北京大学药学专业特色教材

先进药剂学

U0197196

主　　编　吕万良　汪贻广

荣誉主编　张　强　武凤兰　魏树礼

编　　委（以姓氏笔画为序）

王坚成（北京大学药学院）　　　　何　勤（四川大学华西药学院）

王学清（北京大学药学院）　　　　何仲贵（沈阳药科大学）

王建新（复旦大学药学院）　　　　汪贻广（北京大学药学院）

方　亮（沈阳药科大学）　　　　　张　华（北京大学药学院）

尹莉芳（中国药科大学）　　　　　张　烜（北京大学药学院）

代文兵（北京大学药学院）　　　　张　强（北京大学药学院）

吕万良（北京大学药学院）　　　　陆伟跃（复旦大学药学院）

齐宪荣（北京大学药学院）　　　　胡富强（浙江大学药学院）

吴传斌（暨南大学药学院）　　　　涂家生（中国药科大学）

何　冰（北京大学药学院）

学术秘书　谢　英（北京大学药学院）

北京大学医学出版社

XIANJIN YAOJIXUE

图书在版编目（CIP）数据

先进药剂学 / 吕万良，汪贻广主编 . —北京：北
京大学医学出版社，2022.9
ISBN 978-7-5659-2448-4

Ⅰ.①先⋯　Ⅱ.①吕⋯②汪⋯　Ⅲ.①药剂学－高等
学校－教材　Ⅳ.① R94

中国版本图书馆 CIP 数据核字（2022）第 031721 号

先进药剂学

主　　编：吕万良　　汪贻广
出版发行：北京大学医学出版社
地　　址：（100191）北京市海淀区学院路 38 号　北京大学医学部院内
电　　话：发行部 010-82802230；图书邮购 010-82802495
网　　址：http://www.pumpress.com.cn
E-mail：booksale@bjmu.edu.cn
印　　刷：北京信彩瑞禾印刷厂
经　　销：新华书店
责任编辑：韩忠刚　吕曼婕　　责任校对：靳新强　　责任印制：李　啸
开　　本：850 mm×1168 mm　1/16　　印张：34.75　　字数：996 千字
版　　次：2022 年 9 月第 1 版　2022 年 9 月第 1 次印刷
书　　号：ISBN 978-7-5659-2448-4
定　　价：99.00 元

本书由
北京大学医学出版基金资助出版

前　言

"先进药剂学"是药学专业必修的专业课程。本书是按照药学八年制教学大纲编写的，内容包括药剂学六年制本科到硕士研究生、药剂学八年制本科到博士研究生需要掌握的有关知识。

本书分为三篇。**第一篇**为药剂学概论，包括绪论、表面活性剂、药物制剂的稳定性、制药用水与净化技术、粉碎与制粒。**第二篇**为现代药物制剂，包括液体制剂、灭菌制剂与无菌制剂、固体制剂、皮肤和黏膜用制剂、药品包装材料。**第三篇**为先进药物制剂，包括微囊与微球、纳米制剂、脂质体制剂、缓释与控释制剂、经皮递药系统、抗体药物制剂、基因药物制剂、疫苗制剂、细胞治疗制剂、蛋白质多肽类药物制剂。

本书在编写过程中力求形成如下特点：①主要针对药学六年制和八年制的教学，在内容和形式等方面分别考虑了药剂学本科生和药剂学硕士与博士研究生的知识需求。②主要讲授本科学生必须掌握的基本概念、基本理论和基本知识，要求文字精练、表达准确。③尽量体现先进药剂学的最新进展，给学生宽广的视野。④尽量引用英文专业术语，为学生阅读药剂学专业文献打下良好的基础。⑤书中提供了较多的应用实例，帮助学生理解问题。⑥在形式上图文并茂。⑦为了方便学习与查阅，在书后纳入了中英文专业词汇对照索引。

本书是北京大学长学制药学专业的专用教材，也可供其他相同或相关专业的本科生或研究生使用。由于编写上的特点，本教材也适用于一切从事药学教育与研究的教员、技术员和科研工作者使用。本书中所出现的所有商品仅为教学所需，无推荐之意，临床中应在专业人员指导下使用。

本书的编者主要为北京大学的教员，包括张强教授、吕万良教授、齐宪荣教授、张烜教授、王坚成教授、汪贻广研究员、王学清研究员、张华副教授、代文兵副教授、何冰副研究员；在中国药学会药剂专业委员会的大力支持下，也邀请了九位知名学者参与编写，包括复旦大学的陆伟跃教授、王建新教授，浙江大学的胡富强教授，四川大学的何勤教授，暨南大学的吴传斌教授，中国药科大学的涂家生教授、尹莉芳教授，沈阳药科大学的方亮教授、何仲贵教授。北京大学的谢英副教授担任本套教材编委会的学术秘书。在编写、校稿等过程中，李佩珊、冯赫宣、陈毓凌等博士生和长学制学生也参与了大量工作。

由于编者水平与经验所限，错误难免，敬请各位读者批评与指正。

编　者

目　　录

第一篇　药剂学概论
Introduction of pharmaceutics

第 1 章　绪论

Introduction ·················· **002**

第一节　先进药剂学概述

　　　　Introduction of advanced

　　　　pharmaceutics ·················002

一、基本概念 Basic concepts ···········002

二、发展沿革 Developing history ······003

三、药物制剂的分类与命名规则

Classifications and naming rules of drug

preparations ·····················004

第二节　先进药剂学的任务

　　　　Mission of advanced

　　　　pharmaceutics ·················006

一、发展经典药剂学理论与技术

Development of classical pharmaceutics

theory and technology ··············006

二、研究先进治疗策略 Investigation for

advanced therapy strategy ··········007

三、开发先进药物制剂 Development of

advanced drug preparations ········007

第三节　新药注册

　　　　Registration of new drugs ·······007

一、化学药品的注册分类 Registration

classification of chemical drugs ······007

二、新药制剂的注册申报 Registration

application of new drug

preparations ·····················008

三、新药制剂的研究内容 Research contents

of new drug preparations ··········009

第四节　药典与处方

　　　　Pharmacopoeia and

　　　　prescription ·················010

一、药典 Pharmacopoeia ·············010

二、国家药品标准 National drug

standard ························011

三、处方 Prescription ················012

四、处方药与非处方药 Prescription drug

and OTC ························012

第五节　药品生产质量管理规范与药物

　　　　非临床研究质量管理规范

　　　　GMP and GLP ···············012

一、药品生产质量管理规范 Good

manufacturing practice ·············012

二、药物非临床研究质量管理规范

Good laboratory practice ···········013

第 2 章　表面活性剂

Surfactants ·················· **014**

第一节　表面现象

　　　　Surface phenomenon ···········014

一、液体铺展 Liquid spreading ········015

二、润湿 Wetting ···················015

三、吸附 Adsorption ················015

第二节　表面活性剂的定义和性质

　　　　Definition and properties of

　　　　surfactants ··················016

一、表面活性剂的定义和特点 Definition

and characteristics of surfactants ·····016

二、表面活性剂的分类 Classification of

surfactants ······················016

三、表面活性剂的性质 Properties of

surfactants ······················020

四、表面活性剂的复配 Compound use of

surfactants ······················025

第三节　表面活性剂的应用

　　　　Application of surfactants ·······025

一、增溶作用 Solubilization ···········026

二、乳化作用 Emulsification ··········027

三、润湿作用 Wetting effect ··········027

四、分散和絮凝作用 Disperse and

flocculation·······················028

五、起泡和消泡作用 Foaming and
defoaming····················028

六、消毒和杀菌作用 Disinfection and
sterilization················028

七、新型表面活性剂 Novel
surfactants···················028

第 3 章　药物制剂的稳定性
Stability of pharmaceutical
preparations···············**031**

第一节　概述
Introduction·················031

一、制剂稳定性的研究意义 Study
significance of preparation
stability·····················031

二、制剂稳定性的研究范围 Study scope
of stability of preparations·········031

三、制剂稳定性的基础理论 Basic theory of
stability of preparations···········034

第二节　制剂中药物的化学降解途径
Chemical degradation routes of
drug in preparations············038

一、水解 Hydrolysis················038

二、氧化 Oxidation ···············041

三、其他反应 Other reactions··········042

四、处方因素对稳定性的影响及解决方法
Influence of formulation factors on
stability and the solution strategy······044

五、外界因素对稳定性的影响及解决方法
Influences of environmental factors on
stability and the solution strategy·····047

六、药物制剂稳定化的其他方法 Others
for increasing stability of
preparations·················051

第三节　稳定性试验方法
Methods of testing stability·······052

一、稳定性试验基本要求 Basic
requirements for stability test······052

二、原料药物的稳定性试验 Stability test
of active agents···············053

三、药物制剂的稳定性试验 Stability test
of pharmaceutical preparations······054

四、稳定性重点考察项目 Stability major

investigation items···············056

五、固体制剂稳定性试验 Stability test of
solid preparations··············057

六、固体制剂稳定性试验的特殊要求
Special requirements for stability test
of solid preparations·············058

第 4 章　制药用水与净化技术
Pharmaceutical water and
purification technology··········**059**

第一节　制药用水的制备
Preparation of pharmaceutical
water·························059

一、概述 Introduction ·············059

二、制药用水的分类 Classification of
pharmaceutical water············059

三、制药用水的质量控制 Quality control
of pharmaceutical water···········060

四、制药用水的制备方法 Preparation
methods of pharmaceutical water·····060

五、制药用水供水系统 Pharmaceutical
water supply system············065

第二节　空气净化技术
Air purification technology······068

一、概述 Introduction ·············068

二、空气净化标准 Air purification
standard·····················068

三、空气净化设备 Air purification
facility ·····················071

四、洁净室的设计 Design of clean
room ·······················073

五、空气净化流程和气流组织
Air purification process and air
distribution···················075

第 5 章　粉碎与制粒
Pulverization and granulation ······**078**

第一节　粉碎
Pulverization ·················078

一、粉碎的目的与原理 Purposes and
principles of pulverization·········078

二、粉碎的方法 Methods of
pulverization ·················078

三、粉碎设备 Pulverization

equipment ·······················079
第二节　筛分
　　　　Sieving ·······················080
　一、筛分的目的 Purposes of sieving······080
　二、药筛与粉末等级 Pharmaceutical
　　　sieves and powder grading··········080
　三、筛分设备 Sieving equipment ······081
第三节　混合与捏合
　　　　Mixing and kneading···········081
　一、混合的原理与影响因素 Principles
　　　and influence factors of mixing ······081
　二、混合设备 Mixing equipment········082
　三、捏合与设备 Kneading and
　　　equipment ·······················082

第四节　制粒
　　　　Granulation ·····················083
　一、制粒目的 Purpose of
　　　granulation ·····················083
　二、制粒方法 Methods of
　　　granulation ·····················083
　三、制粒设备 Granulation
　　　equipment ·····················084
第五节　干燥
　　　　Drying ·······················085
　一、干燥目的 Purpose of drying······085
　二、干燥方法 Method of drying·······085
　三、干燥设备 Drying equipment ······085

第二篇　现代药物制剂
Modern drug preparations

第 6 章　液体制剂
Liquid preparations··············**088**
第一节　概述
　　　　Introduction ·················088
　一、液体制剂的定义 Definition of liquid
　　　preparations ·················088
　二、液体制剂的分类 Classification of
　　　liquid preparations ·················088
　三、液体制剂的特点与质量控制
　　　Characteristics and quality control of
　　　liquid preparations ·················089
第二节　液体制剂的溶剂
　　　　Solvents of liquid preparations······089
　一、极性溶剂 Polar solvents ···········090
　二、非极性溶剂 Non-polar solvents ······091
第三节　增加药物溶解度的方法
　　　　Methods for increasing drug
　　　　solubility ·················091
　一、药物的溶解度 Drug solubility······091
　二、影响药物溶解度的因素 Influence
　　　factors on solubility of drugs ·······092
　三、药物的溶出速率及其影响因素
　　　Dissolution rate of drug and influence
　　　factors·······················094
　四、增加药物溶解度的方法 Methods for
　　　improving drug solubility ·········095

第四节　液体制剂的防腐与矫味
　　　　Preservation and flavoring of liquid
　　　　preparations·················096
　一、液体制剂的防腐 Preservation of
　　　liquid preparations ·················096
　二、液体制剂的矫味与着色 Flavoring
　　　and coloring of liquid
　　　preparations ·················100
第五节　低分子药物溶液剂
　　　　Low molecular drug
　　　　solutions·················101
　一、溶液剂 Solutions ·················101
　二、芳香水剂 Aromatic waters ·········102
　三、糖浆剂 Syrups ·················103
　四、醑剂 Spirits ·················104
　五、酊剂 Tinctures ·················104
　六、甘油剂 Glycerins ·················105
第六节　高分子溶液剂
　　　　Polymer solutions·················105
　一、概述 Introduction ·················105
　二、高分子溶液的性质 Characteristics of
　　　polymer solutions ·················106
　三、高分子溶液剂的制备 Preparation of
　　　polymer solutions ·················107
第七节　溶胶剂
　　　　Colloidal preparations·················108

一、概述 Introduction ·············108
二、溶胶的性质 Characteristics of colloids ·············108
三、溶胶剂的制备 Preparation of colloids ·············109

第八节　混悬剂 Suspensions ·············110
一、概述 Introduction ·············110
二、混悬剂的物理稳定性 Physical stability of suspensions ·············110
三、混悬剂的稳定剂 Stabilizing agents of suspensions ·············112
四、混悬剂的制备 Preparation of suspensions ·············114
五、混悬剂的质量控制 Quality control of suspensions ·············115

第九节　乳剂 Emulsions ·············116
一、概述 Introduction ·············116
二、乳剂形成理论 Emulsion-forming theory ·············118
三、乳化剂 Emulsifiers ·············119
四、乳剂的稳定性 Stability of emulsions ·············121
五、乳剂的制备 Preparation of emulsions ·············123
六、乳剂的质量控制 Quality control of emulsions ·············126

第十节　其他液体制剂 Other liquid preparations ·······127
一、合剂 Mixtures ·············127
二、洗剂和冲洗剂 Lotions and washing lotions ·············127
三、搽剂 Liniments ·············128
四、涂剂和涂膜剂 Paints and paint films ·············128
五、滴耳剂和洗耳剂 Ear drops and ear lotions ·············128
六、滴鼻剂和洗鼻剂 Nasal drops and nasal lotions ·············129
七、灌肠剂 Enemas ·············129

第十一节　液体制剂的包装与贮存 Package and storage of liquid preparations ·············129

第 7 章　灭菌制剂与无菌制剂 **Sterile and aseptic preparations** ·············**131**

第一节　概述 Introduction ·············131
一、定义与分类 Definition and classification ·············131
二、灭菌与无菌操作 Sterilization and aseptic operation ·············131
三、空气净化与洁净室设计 Air purification and design of clean rooms ·········137

第二节　注射剂 Injections ·············143
一、概述 Introduction ·············143
二、注射剂的溶剂与附加剂 Solvents and additives of injections ·········145
三、注射剂的制备 Preparation of injections ·············153
四、注射剂的质量控制 Quality control of injections ·············162
五、注射剂举例 Examples of injections ·············162
六、注射剂的包装与贮存 Package and storage of injections ·············164

第三节　输液 Infusions ·············164
一、概述 Introduction ·············164
二、输液的生产工艺 Production process of infusions ·············166
三、输液存在的问题及解决方法 Problems and solution methods of infusions ·············169
四、输液举例 Examples of infusions ·············170

第四节　注射用无菌粉末 Sterile powder for injection ·····172
一、概述 Introduction ·············172
二、注射用无菌分装制品 Subpackage products of sterile powder for injection ·············173
三、注射用冷冻干燥制品 Freeze-drying products of sterile powder for injection ·············174
四、注射用无菌粉末举例 Examples of

sterile powders for injection ········ 178

第五节　眼用制剂
　　　　Ophthalmic preparations········ 179
　一、概述 Introduction ············· 179
　二、眼用制剂的吸收 Absorption of
　　　ophthalmic preparations············ 179
　三、滴眼剂 Eye drop ········ 181
　四、其他眼用制剂 Other ophthalmic
　　　preparations ················ 186

第六节　其他灭菌和无菌制剂
　　　　Other sterile and aseptic
　　　　preparations················ 189
　一、埋植给药系统 Implantable drug
　　　delivery systems ············ 189
　二、创面用制剂 Trauma therapeutic
　　　preparations ············ 190
　三、海绵剂 Sponges ········ 190

第 8 章　固体制剂
　　　　Solid Preparations ··········· 191
第一节　粉体学
　　　　Micromeritics ············ 191
　一、粉体学及在药剂学中的应用
　　　Micromeritics and application in
　　　pharmaceutics ············ 191
　二、粉体的粒子大小和粒度分布
　　　Particle size and distribution of
　　　powders ············ 191
　三、粉体的粒子形态及比表面积
　　　Particle shape and specific surface
　　　area of powders············ 195
　四、粉体的密度及孔隙率 Density and
　　　porosity of powders············· 195
　五、粉体的流动性 Flowability of
　　　powders ················ 196
　六、粉体的吸湿性 Hygroscopicity of
　　　powders ················ 197
第二节　散剂
　　　　Powders ··········· 198
　一、固体制剂概述 Introduction of solid
　　　preparations ············ 198
　二、散剂概述 Introduction of
　　　powders ················ 200
　三、散剂的制备 Preparation of

powders·················· 201
　四、散剂的质量控制 Quality control
　　　of powders ················ 202
　五、散剂举例 Examples of
　　　powders ················ 203
第三节　颗粒剂
　　　　Granules ············ 204
　一、颗粒剂概述 Introduction of
　　　granules ················ 204
　二、颗粒剂的制备 Preparation of
　　　granules ················ 204
　三、颗粒剂的质量控制 Quality control
　　　of granules ············ 205
　四、颗粒剂的包装与贮存 Package and
　　　storage of granules ············ 206
　五、颗粒剂举例 Examples of
　　　granules ················ 206
第四节　胶囊剂
　　　　Capsules············ 206
　一、胶囊剂概述 Introduction of
　　　capsules················ 206
　二、胶囊剂的制备 Preparation of
　　　capsules················ 207
　三、胶囊剂的质量控制 Quality control
　　　of capsules ············ 211
　四、胶囊剂的包装与贮存 Package and
　　　storage of capsules················ 212
　五、胶囊剂举例 Examples of
　　　capsules················ 212
第五节　片剂
　　　　Tablets················ 212
　一、片剂概述 Introduction of
　　　tablets················ 212
　二、片剂的分类 Classification of
　　　tablets················ 213
　三、片剂的辅料 Excipients of
　　　tablets················ 215
　四、片剂的制备 Preparation of
　　　tablets················ 221
　五、压片时常见问题及对策 Tableting
　　　problems and overcoming
　　　strategies ················ 231
　六、片剂的质量控制 Quality control of
　　　tablets················ 232

七、片剂的包装及贮存 Package and storage of tablets ·················· 236

八、片剂举例 Examples of tablets ····· 236

九、片剂的包衣 Tablet coating ········· 239

第六节 小丸剂和滴丸剂
Pellets and dropping pills ········ 247

一、小丸剂 Pellets ····················· 247

二、滴丸剂 Dropping pills ·············· 249

第 9 章 皮肤和黏膜用制剂
Preparations for skin and mucous
membrane uses ·················· **253**

第一节 栓剂
Suppositories ··················· 253

一、概述 Introduction ················ 253

二、栓剂的基质与附加剂 Matrices and additives of suppositories ··········· 254

三、栓剂的处方设计 Formulation design of suppositories ················ 257

四、栓剂的制备 Preparation of suppositories ···················· 258

五、栓剂的质量控制与包装 Quality control and packaging of suppositories ···················· 261

六、栓剂的研究进展 Advance in suppositories ···················· 262

第二节 软膏剂与乳膏剂
Ointments and creams ··········· 263

一、概述 Introduction ················ 263

二、软膏剂的基质与附加剂 Matrices and additives of ointments ··········· 264

三、软膏剂的制备 Preparation of ointments ························ 266

四、软膏剂的质量控制与包装 Quality control and packaging of ointments ························ 268

五、乳膏剂 Creams ···················· 269

六、糊剂 Pastes ····················· 274

七、眼膏剂 Eye ointments ············· 274

第三节 凝胶剂
Gels ··························· 276

一、概述 Introduction ················ 276

二、凝胶基质 Matrices of gels ········· 276

三、凝胶剂的制备及举例 Preparation and examples of gels ················ 279

四、凝胶剂的质量控制 Quality control of gels ························ 279

第四节 膜剂
Films ························· 280

一、概述 Introduction ················ 280

二、成膜材料 Matrices of films ········ 280

三、膜剂的制备与举例 Preparation and example of films ················· 281

四、膜剂的质量控制 Quality control of films ························ 282

五、涂膜剂 Paints ··················· 282

第五节 气雾剂、喷雾剂、粉雾剂
Aerosols, sprays and powder aerosols ······················ 283

一、概述 Introduction ················ 283

二、气雾剂的组成 Components of aerosols ························ 286

三、气雾剂的制备 Preparation of aerosols ························ 290

四、气雾剂的质量控制 Quality control of aerosols ······················ 292

五、粉雾剂 Powder aerosols ··········· 292

六、喷雾剂 Sprays ···················· 295

第 10 章 药品包装材料
Drug packaging materials ········ **299**

第一节 概述
Introduction ··················· 299

一、药品包装材料简介 Introduction of drug packaging materials ··········· 299

二、药品包装材料监管 Regulation of drug packaging materials ··········· 300

三、风险评估与监管科学 Risk evaluation and regulatory science ·············· 301

第二节 药品包装材料及其生产加工
Drug packaging materials and manufacture ···················· 302

一、玻璃类药品包装材料 Glass drug packaging materials ················ 302

二、橡胶类药品包装材料 Rubber drug packaging materials ················ 303

三、塑料类药品包装材料 Plastic drug packaging materials ················ 304

四、金属类药品包装材料 Metal drug packaging materials ·············· 306

第三节 特殊药品包装材料的生产加工 Production and processing of special drug packaging materials ········ 307

一、管制西林瓶 Vials ············· 307

二、吹灌封一体化技术 Integrated technique for blow-fill-sealing ····· 308

第四节 药品包装材料与药物相容性研究 Compatibility of drug packaging material with drug ············· 309

一、概述 Introduction ··············· 309

二、研究内容 Study content ········ 309

第五节 药械组合产品用包材 Packaging materials for drug-device combinations ······· 311

一、概述 Introduction ············· 311

二、药械组合产品的包材要求 Requirements of packaging materials for drug-device combination ······· 312

三、预灌封注射器 Prefilling syringe····· 312

第三篇　先进药物制剂
Advanced drug preparations

第 11 章 微囊与微球
Microcapsules and microspheres ···················· **316**

第一节 概述 Introduction ················· 316

第二节 微囊的组成 Composition of microcapsules ··················· 317

一、囊心物 Core materials ············· 317

二、微囊化材料 Materials for microencapsulation ·············· 317

第三节 微囊的制备方法 Preparation methods for microcapsules ·················· 320

一、物理化学方法 Physicochemical methods ···················· 320

二、化学法 Chemical methods ········· 324

三、物理机械法 Physical methods ······ 325

第四节 微球的制备方法 Preparation methods of microspheres ·················· 326

一、乳化分散法 Disperse emulsification methods ···················· 326

二、凝聚法 Coacervation method ······ 327

三、聚合法 Polymerization method ····· 327

第五节 微囊与微球的影响因素 Influence factors on microcapsules and microspheres ············· 327

一、影响粒径的因素 Influence factors of particle sizes ·················· 327

二、影响药物释放的因素 Influence factors of drug release ·············· 328

三、影响包封率和载药量的因素 Influence factors for entrapment efficiency and drug loading capacity················ 330

第六节 微囊与微球的质量控制 Quality control of microcapsules and microspheres ················· 330

一、形态与粒径及其分布 Shape，size and size distribution ·············· 330

二、载药量与包封率 Drug loading capacity and entrapment efficiency ···················· 331

三、释药速率 Drug release rate········ 331

四、有害有机溶剂的限度 Limit of harmful organic solvents ············· 331

五、药物突释效应与渗漏率 Burst effect and leakage rate of drug············ 331

六、其他 Others ···················· 331

第 12 章 纳米制剂
Nanopreparations ···············**333**

第一节 概述 Introduction ················· 333

一、基本概念 Basic concepts ········· 333

二、药物靶向递送系统 Targeting drug delivery systems ··················· 333

三、纳米制剂与蛋白冠 Nanopreparations

and protein corona ·············· 335

第二节　纳米粒
　　　　Nanoparticles ············· 337
　一、常用载体材料 Commonly used
　　　carrier materials ············· 337
　二、制备方法 Preparation methods ····· 339
　三、纳米粒的质量控制 Quality control
　　　of nanoparticles ·············· 340
　四、纳米粒的应用 Application of
　　　nanoparticles ················ 341
第三节　固体脂质纳米粒
　　　　Solid lipid nanoparticles ······· 343
　一、概述 Introduction ············· 343
　二、常用材料 Commonly used
　　　materials ··················· 344
　三、制备方法 Preparation methods ····· 344
　四、固体脂质纳米粒质量控制
　　　Quality control of solid lipid
　　　nanoparticles ················ 345
　五、固体脂质纳米粒的应用 Application
　　　of solid lipid nanoparticles ······· 345
第四节　纳米结晶
　　　　Nanocrystal ················ 346
　一、概述 Introduction ············· 346
　二、稳定剂与表面修饰 Stabilizers and
　　　surface modifiers ············· 346
　三、制备方法 Preparation methods ····· 347
　四、应用实例 Application
　　　examples ·················· 348
第五节　聚合物胶束
　　　　Polymeric micelles ··········· 349
　一、概述 Introduction ············· 349
　二、常用材料 Commonly used
　　　materials ··················· 349
　三、制备方法 Preparation methods ····· 349
　四、载药方式与影响因素 Drug loading
　　　ways and influence factors ······· 350
　五、应用实例 Application examples ····· 351
第六节　纳米脂质圆盘
　　　　Nanodisk ·················· 352
　一、概述 Introduction ············· 352
　二、常用材料 Commonly used
　　　materials ··················· 352
　三、制备方法与载药方式 Preparation

methods and drug loading ways ······ 353
　四、研究实例 Research examples ······ 353

第 13 章　脂质体制剂
　　　　　Liposome preparations ········· 355
第一节　概述
　　　　Introduction ··············· 355
第二节　脂质体的结构与性质
　　　　Structure and property of
　　　　liposomes ················· 356
　一、脂质体的组成 Composition of
　　　liposomes ················· 356
　二、脂质体的结构 Structure of
　　　liposomes ················· 360
　三、脂质体的理化性质 Physicochemical
　　　properties of liposomes ········· 361
第三节　脂质体的分类
　　　　Classification of liposomes ······ 363
　一、按结构类型分类 Classification by
　　　structure types ·············· 363
　二、按结构性能分类 Classification by
　　　structure performance ········· 364
　三、按荷电性分类 Classification by
　　　electric charges ·············· 367
　四、按给药途径分类 Classification by
　　　routes of administration ········· 367
第四节　脂质体的制备方法
　　　　Preparation methods of
　　　　liposomes ················· 367
　一、薄膜分散法 Film dispersion
　　　methods ··················· 368
　二、逆相蒸发法 Reverse-phase
　　　evaporation method ··········· 369
　三、溶剂注入法 Solvent injection
　　　methods ··················· 370
　四、表面活性剂分散法 Surfactant
　　　dispersion method ············ 370
　五、钙离子融合法 Ca^{2+}-induced
　　　fusion method ··············· 371
　六、冻结融解法 Freeze-thaw
　　　method ··················· 371
　七、主动包封法 Active loading
　　　method ··················· 371
　八、冷冻干燥法 Freeze-drying

method ···················· 372

九、复乳法 Multiple emulsion
method ···················· 373

十、制备方法比较 Comparison of
preparation methods ········ 373

十一、未包封药物的分离 Separation of
non-entrapped drug ·········· 374

十二、脂质体制剂的灭菌 Sterilization of
liposome preparations ·········· 375

第五节　脂质体与细胞的作用机制
Action mechanism between
liposomes and cells ·········· 376

一、吸附 Adsorption ················ 376

二、脂质交换 Lipid exchange ········· 377

三、融合 Fusion ···················· 377

四、内吞 / 吞噬 Endocytosis/
phagocytosis ················ 377

五、渗漏 Leakage ················ 377

六、扩散 Diffusion ················ 377

七、磷酸酯酶消化 Phosphatase
digestion ···················· 377

第六节　脂质体的体内命运与靶向性
In vivo fate and targeting of
liposomes ···················· 378

一、影响脂质体体内命运的因素
Influence factors for in vivo fate of
liposomes ···················· 378

二、脂质体靶向性载体的优势
Advantages of liposomes as drug
targeting carrier ············ 379

三、靶向脂质体的局限性与对策
Limit of targeting liposomes and
solutions ···················· 379

四、靶向性脂质体的应用 Application
of targeting liposomes ······ 380

第七节　脂质体的质量控制
Quality control of liposomes ······ 380

一、包封率 Entrapment efficiency ····· 380

二、稳定性与渗漏 Stability and drug
leakage ···················· 382

三、粒径和分布 Particle size and
distribution ················ 383

四、表面电性的测定 Determination of
surface charge ·············· 384

第 14 章　缓释与控释制剂
Sustained and controlled release
preparations ···················· 386

第一节　缓释与控释的原理和方法
Principles and methods for
sustained and controlled
release ···················· 387

一、控制溶出速度法 Control of
dissolution rate ·············· 387

二、控制扩散速度法 Control of
diffusion rate ·············· 388

三、溶蚀作用法 Application of
erosion effect ·············· 389

四、渗透作用法 Application of
osmosis effect ·············· 390

五、离子交换法 Application of ion-
exchange effect ············ 390

第二节　缓释与控释设计要求
Design requirements for sustained
and controlled release ·········· 391

一、生物利用度及波动度 Bioavailability
and degree of fluctuation ·········· 391

二、药物的选择 Selection of drug ······· 391

三、缓释与控释材料的选择 Selection
of excipients for sustained and
controlled release ·············· 392

第三节　缓释与控释骨架片
Sustained and controlled release
matrix tablets ···················· 395

一、骨架片的释药机制 Release
mechanism of matrix tablets ········ 395

二、亲水凝胶骨架片的制备 Preparation
of hydrophilic gel matrix tablets ····· 396

三、溶蚀性骨架片的制备 Preparation of
bioerodible matrix tablets ·········· 399

四、不溶性骨架片的制备 Preparation of
insoluble matrix tablets ············ 400

第四节　缓释与控释胶囊
Sustained and controlled release
capsules ···················· 401

一、小丸的特点 Characteristics of
pellets ···················· 401

二、包衣的溶出 Dissolution of
coating ···················· 401

三、包衣液的组成 Components of coating solution ……………………403

四、包衣方法与设备 Coating methods and equipment ………………406

五、包衣小丸的释药机制 Drug release mechanism of coated pellets ………407

六、典型处方与工艺 Typical formulation and process ………………408

第五节　渗透泵片剂 Osmotic pump tablets …………409

一、渗透泵片剂与释药原理 Osmotic pump tablets and principle of drug release ……………………409

二、影响释药因素 Influence factors of drug release ………………410

三、实例 Examples ………………412

四、渗透泵片的发展展望 Prospect of osmotic pump tablets …………413

第六节　缓释与控释植入剂 Sustained and controlled release implants ………………414

一、植入剂的特点 Characteristics of implants ……………………414

二、植入剂的分类 Classification of implants ……………………414

三、植入剂的材料 Materials of implants ……………………415

四、植入剂药物释放与应用 Drug release and clinical application of implants ……………………415

第七节　迟释制剂 Delayed release preparations ……416

一、肠溶胶囊及片剂 Enteric-coated capsules and tablets ………………416

二、结肠定位制剂 Colon positioning preparations ………………416

三、脉冲制剂 Pulsatile preparations ……416

第八节　缓释与控释制剂的质量控制 Quality control of sustained and controlled release preparations ………………417

一、体外评价 In vitro evaluation ……417

二、体内评价 In vivo evaluation ……418

三、体内与体外相关性 In vivo and in vitro correlation ………………418

四、植入剂的质量控制 Quality control of implants ………………419

第15章　经皮递药系统 Transdermal drug delivery system ……………………420

第一节　概述 Introduction ………………420

一、经皮递药系统的发展史 History of transdermal drug delivery system ……………………420

二、经皮递药系统的特点 Characteristics of transdermal drug delivery system ……………………421

第二节　药物经皮吸收 Transdermal absorption of drug ……………………421

一、皮肤构造及经皮吸收 Skin structure and transdermal absorption ………421

二、影响药物经皮吸收的因素 Influence factors of transdermal drug absorption ………………423

三、经皮吸收促进方法 Methods for enhancing transdermal drug absorption ………………424

第三节　经皮递药贴剂设计与生产工艺 Design and production of transdermal drug delivery patches ………………426

一、选择药物的原则 Principles of drug selection ……………………426

二、经皮递药贴剂的种类 Types of transdermal delivery patch ………426

三、经皮递药贴剂的辅助材料 Auxiliary materials for transdermal patches ……………………427

四、经皮递药贴剂的生产工艺 Production of transdermal delivery patches ……428

五、典型处方 Typical formulations ……429

第四节　经皮递药贴剂的质量控制 Quality control of transdermal delivery patches ………………430

一、体外评价方法 In vitro evaluation

method ······················430

二、体内药物动力学评价方法 In vivo
pharmacokinetic evaluation
methods ·····················432

三、贴剂的质量控制 Quality control of
patches ·····················433

第 16 章　抗体药物制剂
Antibody drug preparations ····434
第一节　概述
Introduction ·················434
一、抗体药物的定义 Definition of
antibody drugs ···········434
二、抗体药物的特点 Characteristics of
antibody drugs ···········435
第二节　抗体药物的分类
Classification of antibody
drugs ·······················436
一、多克隆抗体 Polyclonal
antibody ···················436
二、单克隆抗体 Monoclonal
antibody ···················437
三、基因工程抗体 Gene engineering
antibody ···················437
第三节　抗体药物的制备方法
Preparation methods of antibody
drugs ·······················439
一、杂交瘤技术 Hybridoma
technology ················439
二、噬菌体抗体库技术 Phage antibody
library technology ··········439
三、核糖体展示技术 Ribosome display
technology ················440
四、转基因小鼠技术 Transgenic mouse
technology ················440
第四节　抗体药物的质量控制
Quality control of antibody
drugs ·······················440
一、鉴别与一致性分析 Analysis of
identification and consistency ······440
二、纯度和杂质 Purity and
impurity ···················441
三、效价 Titer ················441

四、含量 Content ···············441
五、其他 Others ···············441
六、抗体药物质量控制举例 Examples
for quality control of antibody
drugs ·······················441
第五节　抗体药物举例
Examples of antibody drugs ······442
一、阿达木单抗 Adalimumab ·········442
二、贝伐珠单抗 Bevacizumab ·········442
三、英夫利昔单抗 Infliximab ·········443
四、曲妥珠单抗 Trastuzumab ·········443

第 17 章　基因药物制剂
Gene drug preparations ········444
第一节　概述
Introduction ·················444
一、基因治疗 Gene therapy ···········444
二、基因药物概念与特点 Concept and
characteristics of gene drugs ·······444
三、基因药物类型与作用机制 Gene
drug types and mechanisms of
action ·······················445
第二节　基因导入技术与基因递送系统
Gene transfer technology and gene
delivery system ················447
一、理化导入技术 Physicochemical gene
transfer methods ··············447
二、病毒基因载体系统 Gene delivery by
viral vectors ················448
三、非病毒基因载体系统 Gene delivery
by non-viral vectors ··········449
第三节　质量控制与技术要求
Quality control and technical
requirement ·················455
一、制造基本要求 Basic requirements
for preparation ···············455
二、特性分析 Characteristics
analysis ····················455
三、标准参考物质 Standard reference
materials ···················456
四、制品检定 Quality assay ···········456
五、贮存、有效期及标签 Storage,
validity and label ···············456

第 18 章　疫苗制剂
Vaccine preparations ············· **458**
第一节　概述
　　Introduction ················458
第二节　疫苗的分类及特点
　　Classification and characteristics
　　of vaccines ···············458
一、减毒活疫苗 Attenuated live
　　vaccines ················459
二、灭活疫苗 Inactivated vaccines ······459
三、蛋白亚单位疫苗 Protein subunit
　　vaccines ················459
四、病毒载体疫苗 Viral vector
　　vaccines ················460
五、DNA 疫苗 DNA vaccines ·········460
六、mRNA 疫苗 mRNA vaccines ·······461
七、其他疫苗 Other vaccines ··········461
第三节　疫苗的配方
　　Formulations of vaccines ········462
一、抗原 Antigen ················462
二、佐剂 Adjuvant ···············463
三、稳定剂 Stabilizer················464
四、抑菌剂和抗生素 Preservative and
　　antibiotics ···············464
五、灭活剂和脱毒剂 Inactivating agent
　　and detoxifying agent ·········465
六、其他 Others ················465
第四节　疫苗的质量控制
　　Quality control of vaccines ······466
一、原材料与辅料的质量控制 Quality
　　control of raw materials and
　　excipients ···············466
二、生产过程的质量控制 Quality control
　　of production process ··········467
三、产品的质量控制和稳定性 Quality
　　control and stability of vaccine
　　products ················467

第 19 章　细胞治疗制剂
Cell therapy preparations ······· **471**
第一节　细胞治疗概述
　　Introduction of cell therapy ······471
一、细胞治疗制剂的定义 Definition of
　　cell therapy preparations ········471

二、细胞治疗制剂的特点 Characteristics
　　of cell therapy preparations ········471
三、细胞治疗的发展沿革 Development
　　history of cell therapy ··········472
第二节　细胞治疗制剂材料
　　Materials of cell therapy
　　preparations ···············473
一、细胞治疗制剂所需细胞来源 Cell
　　sources for cell therapy
　　preparations ···············473
二、细胞治疗制剂所需生物材料
　　Biomaterials for cell therapy
　　preparations ···············476
第三节　细胞治疗制剂
　　Cell therapy preparations ········477
一、TCR-T 细胞治疗制剂 TCR-T cell
　　therapy preparations ···········477
二、CAR-T 细胞治疗制剂 CAR-T cell
　　therapy preparations ···········480
三、CAR-T 细胞制剂的临床应用
　　Clinical application of CAR-T cell
　　preparations ···············484
第四节　其他细胞治疗
　　Other cell therapy··············485
一、脂肪间充质干细胞治疗 Adipose
　　derived mesenchymal stem cell
　　therapy··················485
二、干细胞治疗肾脏疾病 Stem cells
　　treat kidney disease ···········486
第五节　质量控制
　　Quality control ··············486
一、细胞治疗制剂 GMP　GMP for cell
　　therapy preparations ···········486
二、细胞治疗制剂的质量研究 Quality
　　study of cell therapy
　　preparations ···············487
三、CAR-T 制剂的质量控制 Quality
　　control of CAR-T preparations ······488
第六节　监管和伦理
　　Regulation and ethics ···········488
一、监管考虑因素 Regulatory
　　considerations ··············489
二、细胞治疗的伦理问题 Ethical issues
　　in cell therapy················489

第 20 章　蛋白质多肽类药物制剂
Protein and peptide drug
preparations ······················· **491**
第一节　概述
Introduction ······················· 491
一、基本概念 Basic concepts ··········· 491
二、蛋白质多肽类药物理化性质及生物
学特点 Physicochemical properties
and biological characteristics of
proteins and peptides ·············· 492
第二节　蛋白质多肽类药物的普通注射
给药系统
Regular injection delivery system
for proteins and peptides ········ 495
一、处方设计 Design of
formulation ······················· 495
二、制备对蛋白质多肽类药物的影响
Effects of preparation on proteins and
peptides ························· 497
第三节　蛋白质多肽类药物的新型注射
给药系统
New injection delivery systems for
proteins and peptides ·············· 498
一、微球注射制剂 Injectable
microspheres ······················· 498
二、注射型植入剂 Injectable
implants ······················· 501
三、PEG 化蛋白质多肽注射给药系
统 Injectable pegylated proteins and
peptides ························· 502
四、其他注射给药系统 Other injectable
delivery systems ················· 506
第四节　蛋白质多肽类药物的非注射给药
系统
Non-parenteral delivery systems of
proteins and peptides ············ 507

一、鼻腔给药系统 Nasal delivery
systems ························· 507
二、肺部给药系统 Pulmonary delivery
systems ························· 509
三、口服给药系统 Oral delivery
systems ························· 510
四、口腔给药系统 Buccal delivery
systems ························· 511
五、直肠给药系统 Rectal delivery
systems ························· 511
六、经皮给药系统 Transdermal delivery
systems ························· 512
七、其他给药途径 Other delivery
systems ························· 515
第五节　蛋白质多肽类药物的质量控制
Quality control of protein and
polypeptide drugs ··············· 516
一、原料药的质量控制 Quality control
of raw materials ················· 516
二、制剂的质量控制 Quality control of
preparations ······················· 517

附录 I　中华人民共和国国家标准
《生活饮用水卫生标准》
（GB 5749-2006）················· **520**

附录 II　纯化水、注射用水、灭菌注射用水
的药典标准 ····················· **524**
一、《中国药典》2020 年版二部
纯化水项 ························· 524
二、《中国药典》2020 年版二部
注射用水项 ······················· 525
三、《中国药典》2020 年版二部
灭菌注射用水项 ················· 526

中英文专业词汇对照索引 ················· **528**

第一篇

药剂学概论

Introduction of pharmaceutics

绪 论
Introduction

第一节　先进药剂学概述
Introduction of advanced pharmaceutics

一、基本概念 Basic concepts

（一）先进药剂学 Advanced pharmaceutics

先进药剂学（advanced pharmaceutics）是指研究先进药物制剂的处方设计、基本理论、生产技术、质量控制和合理应用等的综合性应用科学。先进药剂学与现代药剂学在概念上似乎差异不大，都是研究药物制剂的处方设计、基本理论、生产技术、质量控制和合理应用等相关内容。但是，先进药剂学在理论、技术和诊疗策略方面突出"先进"二字，与经典现代药剂学有明显的差异。例如，从涉及的学科来看，先进药剂学涉及学科面更宽，既包括数学、物理、化学等基础学科，也包括药学、生物学、免疫学、基因组学、生物信息学、遗传学、分子与细胞生物学、微纳米科学、计算机科学、人工智能科学等新兴学科。

从当前的研究情况来看，先进药剂学更侧重新理论及其变革性新技术的运用，重点针对难治性重大疾病、罕见病、传染病以及新疾病，研发相应的诊疗药物。

例如，日本京都大学免疫学家本庶佑（Tasuku Honjo）克隆并报道了程序性细胞死亡受体-1（programmed cell death protein 1，PD1），并证实程序性细胞死亡配体-1（programmed cell death ligand 1，PDL1）可与 PD1 结合而抑制 T 细胞的功能。美国得克萨斯大学安德森癌症中心医学博士詹姆斯·艾利森（James Allison）率先提出免疫检查点的概念，在小鼠体内证实 CTLA-4 抗体的抗肿瘤作用。这两项发现共同促进了"抑制消极免疫调节机制"的肿瘤新疗法的产生，即 PD1/PDL1 治疗策略。抑制消极免疫调节机制，简单地说，就是肿瘤细胞如何在免疫细胞监视下逃逸的。至此，变革性免疫疗法改变了传统的癌症治疗格局。二人共同获得2018 年诺贝尔生理学或医学奖。

又如，嵌合抗原受体 T 细胞（chimeric antigen receptor T-cell，CAR-T）免疫疗法，简称CAR-T 疗法，是一种治疗肿瘤的新型精准靶向疗法。近几年通过优化改良，CAR-T 疗法在临床肿瘤治疗上取得了很好的效果，是一种非常有前景的、精准高效且有可能治愈癌症的新型肿瘤免疫治疗方法。T 细胞也叫 T 淋巴细胞，是人体白细胞的一种，来源于骨髓造血干细胞，在胸腺中成熟，然后移居到人体血液、淋巴和周围组织器官，发挥免疫功能。其作用相当于人体内的"战士"，能够识别和消灭"敌人"，如感染、肿瘤、外来异物。通过基因工程技术，激活 T 细胞，并为其装上"定位导航装置"CAR（肿瘤嵌合抗原受体），将 T 细胞这个普通"战士"改造成"超级战士"，即 CAR-T 细胞。CAR-T 细胞利用其"定位导航装置"CAR，专门识别体内的肿瘤细胞，并通过免疫作用大量释放多种效应因子，高效地杀灭肿瘤细胞，从而达到治疗恶性肿瘤的目的。

从上述两例可以看出，先进药剂学研究的内容，既需要经典的药剂学理论知识和技术手段，也需要先进的多学科理论知识和变革性技术手段，与传统的药物制剂已经有了很大的不同，但也有密切的联系。例如，注射剂的相关要求对 PD1/PDL1 抗体制剂、CAR-T 细胞制剂依然是适用的。

（二）药物 Drugs

药物是指能够用于治疗、预防或诊断人类和动物疾病并对机体生理功能产生影响的物质。药物的最基本特征是其防治疾病的活性，因此在药物研发的上游阶段通常将其称为活性药物成分（active pharmaceutical ingredient，API）。

根据来源，可将药物分为三大类：中药与天然药物、化学药物和生物技术药物。其中，中药（traditional Chinese medicines）是指在中医理论指导下使用，且来源于我国民间经典收载的中药材、中成药和草药等，而天然药物（natural medicines）则是在现代医药理论指导下使用的天然药用物质及制剂，包括植物、动物和矿物等；化学药物（chemical medicines）即通常所说的西药，是通过化学合成途径而得到的化合物；生物技术药物（biological medicines）则指通过基因重组、发酵、核酸合成等生物技术手段获得的药物，如细胞因子药物、核酸疫苗、反义核酸、单克隆抗体。

（三）剂型 Dosage forms

药物在临床应用之前都必须制成适合医疗预防应用，并具有与一定给药途径相对应的形式，此种形式称为药物剂型（dosage forms），简称剂型。

剂型是药物临床使用的最终形式，即患者应用并获得有效剂量的药物实体。同时，剂型也是所有基本制剂形式的集合名词，包括片剂、注射剂、胶囊剂、粉针剂、软膏剂、栓剂等。

（四）药物制剂 Pharmaceutical preparations

药物制剂（pharmaceutical preparations，drug preparations）简称制剂，是指剂型确定以后的具体药物品种，例如注射用青霉素钠、地高辛片、阿莫西林胶囊、重组人胰岛素注射液。在制剂中除了具有活性成分的药物外，还包括其他成分，这些成分统称为辅料（excipients）。如片剂中用到的填充剂、崩解剂、黏合剂、润滑剂，液体制剂中用到的溶媒、增溶剂、助悬剂、乳化剂、pH 调节剂、等渗调节剂、矫味剂、防腐剂。

（五）药品 Medicinal products

药品通常是指药物经一定的处方和工艺制备而成的制剂产品，是可供临床使用的商品。

二、发展沿革 Developing history

在我国历史上，古代劳动人民将新鲜的动植物捣碎后再为药用，这就是将药材加工制成一定剂型的开端，这一演变的目的在于更好地发挥药效和便于服用。

汤剂是我国应用最早的中药剂型，早在商代（约公元前 1600—约公元前 1046）已有使用记载。不仅如此，汤剂、酒剂、洗浴剂、饼剂、曲剂、丸剂和膏剂等剂型的使用在夏商周到三国时期的医书《五十二病方》《甲乙经》《山海经》中也有相关记录。

东汉张仲景（约公元 150～154—约公元 215～219）的《伤寒论》和《金匮要略》则更进一步，收载了栓剂、糖浆剂、洗剂和软膏剂等 10 余种剂型。晋代葛洪（公元 281—341）的《肘后备急方》中也收载了各种膏剂、丸剂、锭剂和条剂等。唐代则修订出了我国第一部和世界上最早的国家药典《新修本草》。在宋代，成方制剂已有规模生产，并出现了官办药厂及我国最早的国家制剂规范。明代李时珍（公元 1518—1593）所编著的《本草纲目》更是集前人之大成，收载药物共计 1892 种，剂型 61 种。

国外古代药剂学的历史也颇为悠久。目前发现的公元前 3000 年的黏土板上就刻有成文的药方。在木乃伊墓穴中被发现的"Ebers 纸草文稿"（公元前 1550 年）记载了 700 多药物（包括是植物药、矿物药和动物药）和 800 多个处方。希腊的药剂历史同样引人注目，自希波克拉底（Hippocrates，公元前 460—前 370）创立医药学后，希腊医药学家格林（Galen，公元 129—199 年）制备了各种植物药的浸出制剂，被称为格林制剂（Galenicals）。

现代药剂学是在古代制剂的基础上逐渐发展起来的，至今已有约 170 年的历史。1843 年模印片出现，1847 年伦敦 Murdoch 发明了硬胶囊，1862 年有了加压包装的概念，1872 年费城制药商 John Wyeth 雇员发明旋转压片机，1886 年法国药师 Limousin 发明了安瓿。片剂、注射剂、胶囊剂、气雾剂等近代剂型的相继出现，无一不标志着药剂学的发展进入了一个新阶段。而同一时期物理学、化学、生物学等自然科学的飞速进展又为药剂学这一门学科的出现奠定了良好的理论基础。1847 年德国药师莫尔（Mohr）总结了有史以来的药剂学成果，出版了第一本药剂学教科书《药剂工艺学》。这本教科书的出现意味着药剂学自此成为一门独立的学科。

按现代药物制剂的发展过程进行划分，第一代药物制剂包括片剂、注射剂、胶囊剂、气雾剂等所谓的普通制剂，上市数量最大，主要依靠体外试验控制制剂质量。在这一时期，物理药学的发展较快；第二代药物制剂能在较长时间内维持体内药物有效浓度，主要为口服缓释制剂或长效制剂。这类制剂不需频繁给药，开始注重疗效与体内药物浓度的关系等定量给药问题，比较关注药动学；第三代药物制剂为控释制剂，包括透皮给药系统、脉冲式给药系统等，更注重于解决定时给药的问题；第四代药物制剂为靶向给药系统，目的是使药物浓集于靶器官、靶组织或靶细胞中，从而具有环境响应性等特殊功能。这类制剂强调药物定位给药，可以提高疗效并降低毒副作用，开发难度较大；也有人将智能给药系统称为第五代药物制剂。

三、药物制剂的分类与命名规则 Classifications and naming rules of drug preparations

（一）按形态进行分类 Classifications by morphology

药物制剂可分为液体制剂（如溶液剂、注射剂）、固体制剂（如片剂、胶囊剂）、半固体制剂（如软膏剂、凝胶剂）和气体制剂（如气雾剂、喷雾剂）。形态相同的制剂制备方式比较接近；不同形态的制剂有不同的起效速率和作用时间。一般液体制剂起效最快，而固体制剂则起效较慢。

此分类法简单明了，在制备、贮藏和运输等实际运用方面有较大的作用，不足之处是没有给出制剂的内在特性和给药途径的信息。

（二）按分散系统分类 Classifications by disperse system

分散系统是分散相分散于分散介质中所形成的系统，可分为六种类型。

1. 溶液型 Solution types

溶液型是指药物以分子或离子状态分散在液体分散介质中所形成的均匀分散系统，也称为真溶液或低分子溶液，分散相直径小于 1 nm。如糖浆剂、溶液剂和溶液型注射剂。

2. 胶体型 Colloidal types

胶体溶液型是指固体或高分子药物分散在液体分散介质中所形成的不均匀（溶胶）或均匀（高分子溶液）分散系统，分散相直径在 1 ～ 100 nm 之间。如凝胶剂、胶浆剂和涂膜剂。

3. 乳状液型 Emulsion types

乳状液型是指液体分散相分散在液体分散介质中所组成的不均匀分散系统，分散相直径在 0.1 ～ 50 μm 之间。如乳剂和微乳。

4. 混悬液型 Suspension types

混悬液型是指固体药物分散在液体分散介质中形成的不均匀分散系统，分散相直径为

0.1 ～ 100 μm 之间。如洗剂和混悬剂。

5. 气体分散型 Gas disperse types

气体分散型是指液体或固体药物分散在气体分散介质中所形成的不均匀分散系统，粒径在微米数量级。如气雾剂和喷雾剂。

6. 固体分散型 Solid disperse types

固体分散型指药物以固体形式分散在固体介质中所形成的分散系统。如丸剂和片剂。

按分散系统分类的方法的特点是将所有的剂型视为分散系统，以便反映出制剂的分散状态以及对制法的一般要求，不足之处是不能反映给药途径对制剂的要求。例如，某种剂型因辅料与制法的不同可能同时属于不同的分散系统，如注射剂就有溶液型、混悬型、乳状液型和固体分散型。

（三）按给药途径分类 Classifications by route of administration

人体的给药途径包括口腔与消化道（口腔、舌下、颊部、胃肠道）、呼吸道（咽喉、支气管、肺部、鼻腔）、其他腔道（直肠、阴道、肛门、尿道、耳部）、血管（静脉、动脉）、组织（肌内、皮下、皮内）和其他部位（皮肤、眼部）等。细分的给药途径可达 100 多种，主要可分为如下两大类。

1. 经胃肠道给药的剂型 Dosage forms for gastrointestinal administration

经胃肠道给药的剂型即口服药物制剂。口服给药方法简单，用药依从性最好，在品种与数量上都位列各剂型之首。如糖浆剂、散剂、片剂、丸剂和胶囊剂。

2. 经胃肠道外给药的剂型 Dosage forms for parenteral administration

（1）**注射给药**：静脉注射、肌内注射、皮下注射和皮内注射等。

（2）**呼吸道给药**：吸入剂、喷雾剂、气雾剂等。

（3）**皮肤给药**：外用溶液剂、洗剂、搽剂、软膏剂、糊剂、贴剂等。

（4）**黏膜给药**：滴眼剂、滴鼻剂、含漱剂、舌下片剂、膜剂等。虽然直肠给药属肠道内给药，但一般将其归于黏膜给药一类，如灌肠剂、栓剂和直肠用胶囊栓。

此分类法的特点是与临床使用关系较密切，能反映给药途径对于剂型制备的特殊要求；缺点在于某一制剂由于给药途径的不同，可能出现多种剂型，如氯化钠溶液，可以是注射剂、滴眼剂、含漱剂或灌肠剂等。

此外还有按制法分类的，主要是灭菌制剂与无菌制剂。本教材采用将上述分类法结合的方法对制剂进行分类，既可与临床用药密切配合，又可体现出剂型特点，属于综合分类法。

（四）剂型的命名 Naming of dosage forms

1. 按形状命名 Naming by shape

片剂、胶囊剂、丸剂、颗粒剂、散剂（粉剂）、软膏剂、硬膏剂、栓剂、喷雾剂、气雾剂、粉雾剂、乳剂、混悬剂、溶液剂等。

2. 按给药途径命名 Named by route of administration

输液剂、注射剂、滴眼剂、滴鼻剂、滴耳剂、漱口剂、口含剂、贴剂、滴剂、洗剂、搽剂、灌肠剂和植入剂等。

3. 按形状与途径结合命名 Naming by combination of shape and route

注射用粉末、注射用微球、眼用软膏剂、鼻腔喷雾剂、阴道用栓剂、混悬型滴眼剂和乳剂型洗剂等。

4. 按形状与功能结合命名 Naming by combination of shape and function

缓释胶囊、缓释片、控释片、渗透泵片、分散片、泡腾颗粒和结肠定位胶囊等。

5. 按给药系统命名 Naming by delivery system

速释给药系统、缓释给药系统、控释给药系统、经皮吸收给药系统、结肠定位给药系统和靶向给药系统等。

（五）制剂的命名 Naming of preparations

1. 常规制剂命名 Regular preparation naming

单方制剂的常用规则是原料药名＋剂型名。如磺胺嘧啶片、吲哚美辛胶囊、庆大霉素注射液、罗红霉素颗粒、利巴韦林滴眼液、沙丁氨醇气雾剂、红霉素肠溶胶囊、奥美拉唑肠溶胶囊、硝苯地平渗透泵片、茶碱缓释片。

若有描述用途或特点的定语时，一般是定语＋原料药名＋剂型名。如重组人胰岛素注射液、浓氯化钠注射液、胶体酒石酸铋胶囊。有一种特殊情况是在药名前加"注射用"，特指粉针剂。如注射用头孢呋辛钠、注射用青霉素钠、注射用曲妥珠单抗。

2. 复方制剂命名 Compound preparation naming

对复方制剂的命名有以下新规定：两个组分的制剂，原则上将两个药名并列，后加制剂名，如头孢他啶舒巴坦钠注射液、阿莫西林克拉维酸钾片、葡萄糖氯化钠注射液；三个组分的制剂，原则上从每个药名中取两个字（不用词干）并列组成，后加制剂名，如右芬那敏伪麻糖浆；四个组分的制剂，原则上从每个药名中取一个字（不用词干）并列组成，后加制剂名，如氨非咖敏片（乙酰氨基酚、非那西丁、咖啡因、氨苯那敏组成的复方片剂）；四个以上组分的制剂，前加复方二字，从两至三个药名中各取一至两个字并列组成，后加制剂名，如复方甲氧非那敏片。

第二节　先进药剂学的任务
Mission of advanced pharmaceutics

一、发展经典药剂学理论与技术 Development of classical pharmaceutics theory and technology

（一）研究基本理论和技术 Study of basic theory and technology

药剂学中常涉及的基本理论包括流变学理论、增溶与助溶理论、片剂成型理论、释药动力学理论、分散体系理论、化学动力学理论、表面现象和生物药剂学知识等；药剂学中常涉及的新技术包括微粉化技术、纳米技术、固体分散技术、微囊化技术、包合技术、缓释与控释技术等。

传承和研究经典药剂学的基本理论和技术将为药剂学的深入发展打下良好基础，对提高制剂生产的技术水平有重要意义，能够有效推动安全、有效、稳定和用药方便的药物制剂的研制。

（二）开发新型药用辅料 Development of new medicinal excipients

辅料对制剂的影响很大，辅料优质与否对药品的质量起决定性作用。辅料不仅具有成型效果，还可以提供特殊功能。药物剂型的改进和发展、产品质量的提高、制剂设备的更新、新技术的应用等，都需多种性能优良、符合需要的药用辅料。辅料发展的方向包括规格多样化、专门化、功能化等。白蛋白、生物降解型高分子、脂质材料、口崩片专用辅料等直接推动了白蛋白纳米制剂、微球制剂、脂质体和口崩片的迅速发展。总之，辅料的研发和生产在药物制剂中正在成为越来越重要的环节。

（三）开发中药新品种 Development of new traditional Chinese medicines

在中医中药基础理论指导下，在继承、整理、发展和提高中药传统剂型（丸、散、膏、丹、胶、露、酒等）的基础上，运用现代药学知识和方法，进一步丰富和发展中药新剂型和新品种，是我国药剂学的一项重要任务。

（四）研究新型制药设备 Study of new pharmaceutical equipment

研究与开发新型制药机械和设备，对发展新剂型和新工艺、提高制剂质量、提高生产效率、降低生产成本、改变生产环境等具有重要意义。目前制药设备正向着高质量、高效率、高智能、多功能（一机多用）、多机联动、低能耗、低成本和绿色环保的方向发展。

二、研究先进治疗策略 Investigation for advanced therapy strategy

21世纪生命科学的快速发展，带动了先进治疗理念的深入与创新，同时也为新药的研发开创了一条崭新的道路。随着基础科学研究不断取得突破性进展，变革性的先进治疗策略亦将不断涌现。

近年来，先进治疗理念和策略在免疫治疗、细胞治疗和基因治疗领域取得了突破性进展。例如前文所述的CAR-T治疗，这是一种治疗肿瘤较为精准高效的新型靶向疗法，甚至有可能治愈癌症。CAR-T细胞治疗中较为著名的临床案例就是对于急性淋巴细胞白血病和慢性淋巴细胞白血病的治疗取得了良好的效果，不仅脱靶作用较低，而且CAR-T细胞对正常B细胞的毒性低，不会给患者带来严重的副作用。又如，PD1/PDL1免疫疗法是一种变革性治疗新策略，与传统疗法相比，该方法疗效更好、副作用更低，在超过15种肿瘤类型，包括黑色素瘤、非小细胞肺癌、肾细胞癌（RCC）、膀胱癌等难治性癌症中表现出临床效果。

生物技术药物包括基因、核糖核酸、酶、蛋白质、多肽等，普遍具有活性强、剂量小、对各种疑难病症有独特治疗效果的特点。例如预防乙肝的基因重组疫苗、治疗严重贫血症的红细胞生长素，都是基于先进治疗理念、取得突出疗效的先进药物制剂。

但是，生物技术药物所存在的分子量大、稳定性差、体内吸收差、生物半衰期短等问题严重影响其临床应用。寻找和发现适合于这类药物的长效、安全、稳定、使用方便的新剂型是摆在药剂学工作者面前的艰巨任务。

三、开发先进药物制剂 Development of advanced drug preparations

当今，积极开发先进制剂是药剂学工作中的一项重要任务。在科技不断发展、生活水平普遍提高的情况下，普通剂型（如片剂、注射剂和溶液剂）已较难满足高效、低毒、定时、定量和定位等要求，也难以适应不断发现的变革性治疗策略的新要求。先进递药系统可以提高药物的有效性，降低血药浓度的波动程度，延长药物的体内作用时间，提高药物对靶组织的选择性等，从而达到提高药物疗效、降低毒副作用和提高用药依从性的目的。因此，大力开发先进药物剂型及其制剂在药剂学研究中占有非常重要的位置。

第三节　新药注册
Registration of new drugs

一、化学药品的注册分类 Registration classification of chemical drugs

化学药品的注册分类分为创新药、改良型新药、仿制药、境外已上市境内未上市化学药品，分为以下5个类别：

1 类：境内外均未上市的创新药。指含有新的明确结构、具有药理作用的化合物，且具有临床价值的药品。

2 类：境内外均未上市的改良型新药。指在已知活性成分的基础上，对其结构、剂型、处方工艺、给药途径、适应证等进行优化，且具有明显临床优势的药品。可再细分为以下四类：

2.1 含有用拆分或者合成等方法制得的已知活性成分的光学异构体，或者对已知活性成分成酯，或者对已知活性成分成盐（包括含有氢键或配位键的盐），或者改变已知盐类活性成分的酸根、碱基或金属元素，或者形成其他非共价键衍生物（如络合物或包合物），且具有明显临床优势的药品。

2.2 含有已知活性成分的新剂型（包括新的给药系统）、新处方工艺、新给药途径，且具有明显临床优势的药品。

2.3 含有已知活性成分的新复方制剂，且具有明显临床优势。

2.4 含有已知活性成分的新适应证的药品。

3 类：境内申请人仿制境外上市但境内未上市原研药品的药品。该类药品应与参比制剂的质量和疗效一致。

4 类：境内申请人仿制已在境内上市原研药品的药品。该类药品应与参比制剂的质量和疗效一致。

5 类：境外上市的药品申请在境内上市。可分为以下两类：

5.1 境外上市的原研药品和改良型药品申请在境内上市。改良型药品应具有明显临床优势。

5.2 境外上市的仿制药申请在境内上市。

原研药品是指境内外首个获准上市，且具有完整充分的安全性、有效性数据作为上市依据的药品。参比制剂是指经国家药品监管部门评估确认的仿制药研制使用的对照药品。参比制剂的遴选与公布按照国家药品监管部门相关规定执行。申请人提出药物临床试验、药品上市注册及化学原料药的申请，应按照国家药品监管部门公布的相关技术指导原则的有关要求开展研究，并按照现行版《M4：人用药物注册申请通用技术文档（CTD）》（以下简称 CTD）格式编号及项目顺序整理并提交申报资料。不适用的项目可合理缺项，但应标明不适用并说明理由。

二、新药制剂的注册申报 Registration application of new drug preparations

新制剂的申报可分为两个阶段：临床前研究阶段与临床研究阶段。申报过程也相应地分为申请临床研究（临床前研究完成后）与申请生产（临床研究完成后）两个过程。

按 CTD 的格式和内容要求，新制剂申报资料包括五个部分：概要、主要研究信息汇总表、药学研究资料、非临床研究资料和临床试验资料。针对这些申报内容进行研究、分析相关文献资料并总结整合，即为新药申报资料。

新药注册申报临床资料的目录如下：

第一部分　概要

1. 药品名称。

2. 证明性文件。

3. 立项目的与依据。

4. 自评估报告。

5. 上市许可人信息。

6. 原研药品信息。

7. 药品说明书、起草说明及相关文献。

8. 包装、标签设计样稿。

第二部分　主要研究信息汇总表

9. 药学研究信息汇总表。

10. 非临床研究信息汇总表。

11. 临床研究信息汇总表。

（第 1 章 绪 论 009）

第三部分 药学研究资料

12. 原料药药学研究资料。

13. 制剂研究资料。

    13.1 剂型及产品组成；

    13.2 产品开发研究资料（如处方和剂型筛选）；

    13.3 生产工艺研究资料；

    13.4 原辅料的质量控制研究资料；

    13.5 制剂的质量控制研究资料；

    13.6 对照品；

    13.7 稳定性研究资料。

第四部分 非临床研究资料

14. 非临床研究资料综述。

15. 主要药效学试验资料及文献资料。

16. 安全药理学的试验资料及文献资料。

17. 单次给药毒性试验资料及文献资料。

18. 重复给药毒性试验资料及文献资料。

19. 遗传毒性试验资料及文献资料。

20. 生殖毒性试验资料及文献资料。

21. 致癌试验资料及文献资料。

22. 依赖性试验资料及文献资料。

23. 过敏性（局部、全身和光敏毒性）、溶血性和局部（血管、皮肤、黏膜、肌肉等）刺激性等特殊安全性试验资料及文献资料。

24. 其他安全性试验资料及文献资料。

25. 非临床药动学试验资料及文献资料。

第五部分 临床试验资料

26. 复方制剂中多种成分药效、毒性、药动学相互影响的试验资料及文献资料。

27. 临床试验综述资料。

28. 临床试验计划及研究方案。

29. 数据管理计划、统计分析计划。

30. 临床研究者手册。

三、新药制剂的研究内容 Research contents of new drug preparations

新药制剂的开发研究要求必须提供全部 30 份临床申报资料，但对于药剂工作者而言，主要涉及药学部分的研究内容包括申报资料 12 和资料 13 等。其中资料 13（制剂研究资料）是研究重点，必须由药剂工作者来完成。在此对其作简单介绍。

制剂研究资料一般包括以下主要内容：最终剂型及选择依据、最终完整处方（包括原辅料种类、用量、比例、是否过量添加、作用和执行标准）、最终使用的包装材料及容器（名称、生产厂家、注册证号、有效期、执行标准和检验报告）、原料药性能评价、辅料性能评价、原辅料相容性研究、处方开发与确定（确定关键评价指标，进行辅料种类和用量的选择等）、生产工艺开发与确定（包括关键工艺参数筛选、主要生产设备、拟定大生产规模、中间体控制、工艺验证与评价等）、包装材料／容器的筛选和确定、最终生产工艺和工艺流程图、原辅料的质量控制研究、制剂的质量控制研究、稳定性研究（包括影响因素试验、加速试验、中间条件试验、长期试验等）、三批制剂的放大规模制备试验、三批放大规模制备样品的初步质量检查结果、主要参考文献等。其中，制剂研究的重点在于处方筛选与制备工艺的筛选。

在处方筛选中，应设计若干个基本合理的不同处方。尽量采用量化且适当的科学指标进行比较，以获得最佳处方。以片剂为例：要比较和选择不同的填充剂、黏合剂、崩解剂和润滑剂等；如果是难溶性药物，应以溶出度甚至生物利用度为主要考察指标；如果是稳定性差的药物，应以主药含量和降解产物为主要考察指标；如果是微量片，应以含量均匀度为主要考察指标等等。对于新结构药物，还应充分考察主药与各种辅料之间的相互作用。在工艺筛选中，应设计不同的工艺参数或工艺流程，采用科学指标进行比较和评价。特别要注意不同原理的生产设备可能产生不同的结果，以及各种工艺变更可能带来的影响等。

在实际研究开发新药制剂的过程中，可以参考国家药品监管部门颁布的有关化学药品制剂处方和制备工艺、质量研究和质量标准制定、稳定性试验的指导原则。

第四节　药典与处方
Pharmacopoeia and prescription

一、药典 Pharmacopoeia

药典是一个国家记载药品规格和标准的法典。一般由国家的药典委员会组织编写，并由政府颁布施行，具有法律约束力。药典收载的品种是疗效确切、副作用小、质量稳定的常用药物及其制剂。药典规定了药物或制剂的质量标准、制备要求、鉴别、杂质检查与含量测定等项目，是药品生产、检验、供应与应用的重要依据。药典制定的标准一般是一个原料药或制剂等必须符合的最低标准，生产单位等一般应制定更为详尽和要求更高的标准，以提高药品的品质。药典在一定程度上可以反映一个国家的药品生产、医疗和科学技术水平，并且在保证人民用药安全有效、促进药品研究和生产等方面有重大作用。药典出版后，每隔几年须修订一次。为了使新的药物和制剂能及时地得到补充和修改，往往会在下一版药典出版前发布增补本。

（一）中国药典 Chinese Pharmacopoeia

1949 年中华人民共和国成立后，新中国药典的编制便被纳入筹划之中。1950 年成立了第一届中国药典编纂委员会。1951 年第一届药典委员会第一次会议上决定将药典命名为《中华人民共和国药典》，简称《中国药典》（Chinese Pharmacopoeia，ChP）。1953 年，卫生部编印发行第一部《中国药典》，此后陆续又出版发行 1963、1977、1985、1990、1995、2000、2005、2010、2015、2020 年版共 11 个版次。

《中华人民共和国药典》（以下简称《中国药典》）1953 年版共收载药品 531 种，包括化学药 215 种、植物药与油脂类 65 种、动物药 13 种、抗生素 2 种、生物制品 25 种、各类制剂 211 种。1957 年出版《中国药典》1953 年版增补本。

《中国药典》1963 年版共收载药品 1310 种，首次分成一部和二部，各有凡例和有关附录。一部收载常用的中药材 446 种和中药成方制剂 197 种；二部收载化学药品 667 种。此外，一部增加了药品的"功能与主治"，二部增加了药品的"作用与用途"。

《中国药典》1977 年版收载药品 1925 种。一部收载中草药、中草药提取物及单味药材制剂等 882 种，中药成方制剂 270 种，共 1152 种；二部收载化学药品、生物制品等 773 种。

《中国药典》1985 年版共收载药品 1489 种。一部收载中药材及单味制剂 506 种，中药成方制剂 207 种，共 713 种；二部收载化学药品、生物制品等 776 种。1987 年 11 月出版了《中国药典》1985 年版增补本，新增品种 23 种，修订品种 172 种和附录 21 项。1988 年 10 月，出版了我国第一部英文版《中国药典》1985 年版，同年还出版了药典二部注释选编。自 1985 年开始，《中国药典》每隔 5 年再版一次，且编写相应的英文版。

《中国药典》1990 年版共收载品种 1751 种。一部收载中药材等 509 种，单味制剂及中药成方制剂 275 种，共 784 种；二部收载化学药品、生物制品等 967 种。1990 年版对药品名称作了适当修订，二部品种项下规定的"作用与用途"和"用法与用量"，分别改为"类别"与"剂量"，另组织编著了《临床用药须知》（1996 年出版）和《药典注释》（1993 年出版）两本重要参考书，并出版了《中国药典》1990 年版增补本。

《中国药典》1995 年版共收载品种 2375 种。一部收载中药材等 522 种、单味制剂及中药成方制剂 398 种，共 920 种；二部收载化学药、抗生素、生化药、放射性药品、生物制品及辅料等 1455 种。本版药典增加了搽剂、露剂、颗粒剂、口服液和缓释制剂等剂型；二部药品外文名称改用英文，取消拉丁名；中文名称只收载药品法定的通用名称，不再列副名。

《中国药典》2000 年版共收载药品 2691 种。一部收载中药材及制剂等 992 种，二部收载化学药物及制剂、生物制品等 1699 种。一、二部共新增品种 399 种，修订品种 562 种。本版药典的附录作了较大幅度的改进。一部新增附录 10 个，修订附录 31 个；二部新增附录 27 个，修订附录 32 个。二部附录中首次收载了药品标准分析方法验证等六项指导原则，对统一和规范药品标准试验方法有重要的指导作用。

《中国药典》2005 年版共收载药品和辅料共 3217 种。首次将中国药典分为三部，除一、二部分别收载中药材及制剂、化学药物及制剂之外，将《中国生物制品规程》作为《中国药典》三部。一部收载中药材及制剂等 1146 种，二部收载化学药物及制剂等 1970 种，三部收载生物制品 101 种。

《中国药典》2010 年版共收载药品和辅料共 4567 种。一部收载中药材及制剂等 2165 种，二部收载化学药物及制剂等 2271 种，三部收载生物制品 131 种。

《中国药典》2015 年版共收载药品和辅料共 5608 种。首次将中国药典分为四部，除一、二、三部分别收载中药材及制剂、化学药物及制剂、生物技术药品之外。首次将 3 部药典的附录整合为通则，并与药用辅料单独成卷作为《中国药典》四部。一部收载中药材及制剂等 2598 种，二部收载化学药物及制剂等 2603 种，三部收载生物制品 137 种，四部收载通则 317 个，其中制剂通则 38 个、药用辅料 270 种。

《中国药典》2020 年版共收载药品和辅料共 5911 种。一部收载中药材及制剂等 2711 种，二部收载化学药物及制剂等 2712 种，三部收载生物制品 153 种，四部收载通用技术要求 361 个，其中制剂通则 38 个、检测方法及其他通则 281 个、药用辅料 335 种。

（二）其他国家药典 Pharmacopoeia of other countries

国际上比较有参考价值的药典有美国药典（简称 USP）、英国药典（简称 BP）、日本药局方（简称 J.P）和欧洲药典（简称 EP）。美国药典每年修订 1 次，最新版本是 USP43 版（2020 年），只提供互联网在线版，不再提供印刷版；其他较新的版本包括英国药典 2019 版（BP2019）、日本药局方第 19 版（2019 年）和欧洲药典第 10 版（2020 年）。

世界卫生组织（World Health Organization，WHO）为了统一世界各国药品的质量标准和质量控制方法，在 1951 年出版《国际药典》第 1 版（简称 Ph.Int.I）为各国编纂药典提供参考标准。1967 年出版了第 2 版（简称 Ph.Int. II），1971 年又出版了第 2 版补充本，现已出版《国际药典》第 5 版。

二、国家药品标准 National drug standard

国家药品标准是指国家为保证药品质量所制定的质量指标、检验方法以及生产工艺等的技术要求，包括《中国药典》和主管部门如国家药品监督管理局批准的药品标准（简称部颁标准）。在药品检验时，首先应该以中国药典的检验标准作为检验依据，对于中国药典没有收载的品种，则需要按照部颁标准进行检验。

三、处方 Prescription

处方是指医疗和生产中关于药剂调制的一项重要文件。一般而言，处方是医师为了某一患者预防或治疗疾病的需要，给药房（药局）开具的关于制备和发出药剂的书面凭证。广义而言，制备任何一种药剂的书面文件都可称为处方。按性质不同，可分为法定处方、协定处方和医师处方等不同类型。

（一）法定处方 Official prescription

法定处方主要指国家法定部门批准发布的处方，如收载于药典和部颁标准中的处方，多用于配制制剂，具有法律约束力，不能随意改变，在制造或医师开写法定制剂时均需遵照其规定。这类处方配制的制剂称为法定制剂。

（二）协定处方 Cipher prescription

协定处方一般是根据某一地区或某一医院日常医疗用药的需要，由医院药剂科与医师协商，共同制订的处方，即医院制剂的处方。合理应用协定处方具有一定的优点，它可适用于大量配制和贮备药品，便于控制药物的品种和质量，以减少患者等候取药的时间。这类处方仅限于本单位使用，不可完全代替医师处方。

（三）医师处方 Physician prescription

医师处方是医师对个别患者用药的书面文件。处方除了作为发给患者药剂的书面凭证之外，还具有法律、技术和经济上的意义。

四、处方药与非处方药 Prescription drug and OTC

凡必须凭医师处方才可配制、购买和使用的药品称为处方药。患者不需要凭医师处方即可自行判断、购买和使用的药品称为非处方药（over-the-counter drug，OTC）。

非处方药来源于处方药，它们在长期用药中被证明是安全、有效和使用方便的，一般是从被收载于《中国药典》或其他国家药品标准的药品中，由国家药品监督管理局组织专家遴选出来的，主要用于患者可自我诊断和治疗的常见轻微疾病。国家药品监督管理局制定了处方药与非处方药分类管理办法，根据药品品种、规格、适应证、剂量及给药途径的不同，对药品分别按处方药与非处方药进行管理。

非处方药的标签和说明书须经国家药品监督管理局批准，除符合规定外，用语应当科学、易懂，便于消费者自行判断、选择和使用；非处方药的包装必须印有国家指定的非处方药专有标识，必须符合质量要求，方便储存、运输和使用，且每个销售最小包装必须附有标签和说明书。处方药只准在专业性医药报刊进行广告宣传，非处方药经审批可以在大众传播媒介进行广告宣传。药品按处方药与非处方药进行管理，可以规范药物生产和经营行为，引导公众合理用药，减少不良反应的发生，确保公众用药安全有效。

第五节   药品生产质量管理规范与药物非临床研究质量管理规范
GMP and GLP

一、药品生产质量管理规范 Good manufacturing practice

药品与人类的健康甚至生命密切相关，因此需要对其进行全面的质量管理。药品生产质量管理规范（Good Manufacturing Practice，GMP）是 WHO 制定的世界医药工业生产和药品质量管理的指南和准则，也是国际医药贸易、相互监督和检查的统一标准。药品就是制剂，则制剂的生产必须严格执行 GMP 要求。

1982 年由中国医药工业公司颁发的《药品生产管理规范（试行本）》是我国医药工业界第一部试行的 GMP。1986 年，国家医药管理局正式颁布《药品生产管理规范》和《药品生产管理规范实施指南》，并从该年 7 月起在全国化学制药行业全面推行。1988 年 3 月，卫生部制定并颁布了《药品生产质量管理规范》，1992 年对其进行了较大修订。1999 年 8 月 1 日，国家药品监督管理局颁布实施新的《药品生产质量管理规范》，该规范共 14 章 88 条具体标准与要求，同时国家药品监督管理局还颁布了《药品生产质量管理规范》附录，其内容是对无菌药品、非无菌药品、原料药、生物制品、放射性药品、中药制剂等的生产和质量管理的特殊要求的补充规定。

国家药品监督管理局为了加强对药品生产企业的监督管理，重新规范了 GMP 认证工作。该认证工作由国家药品监督管理局药品认证管理中心承办，经资料审查与现场检查审核后，上报国家药品监督管理局审批，对认证合格的企业（车间）发《药品 GMP 证书》，并予以公告。《药品 GMP 证书》有效期 5 年（新办的企业为 1 年，期满复查合格后为 5 年），期满前 3 个月内，按药品 GMP 认证工作程序重新检查并换证。按规定，所有生产药品的企业（车间）必须通过 GMP 认证。

二、药物非临床研究质量管理规范 Good laboratory practice

药物非临床研究质量管理规范（Good Laboratory Practice，GLP）是试验条件下进行药理与动物试验（包括体内和体外试验）的指南和准则。GLP 要求在进行急性、亚急性和慢性毒性试验，生殖试验，致癌、致畸、致突变以及其他毒性试验时，按统一规范的试验设计、试验方法和试验管理来进行。因此，GLP 是保证药品安全的有效法规，对新药开发的临床前研究的安全性评价尤其重要。

1965 年，日本制药团体联合会发表 GLP。1975 年日本规定研究开发新药必须进行动物试验，并规定了试验的基本技术和方法。美国于 1976 年由美国食品药品管理局（Food and Drug Adminstration，FDA）提出 GLP 草案，1978 年正式实行，1979 年将该草案纳入美国联邦法律中。目前加拿大及欧盟等都制订了 GLP。

我国已建立了若干个国家级 GLP 实验中心，要求所有新药申报资料中与安全性相关的研究（包括制剂的安全性研究）必须在 GLP 实验中心完成。

（吕万良　张强）

参考文献 References

［1］国家药典委员会. 中华人民共和国药典：2020 年版［M］. 北京：中国医药科技出版社，2020.
［2］崔福德. 药剂学［M］. 7 版. 北京：人民卫生出版社，2011.
［3］方亮. 药剂学［M］. 3 版. 北京：中国医药科技出版社，2016.
［4］张强，武凤兰. 药剂学［M］. 北京：北京大学医学出版社，2005.
［5］张强. 药剂学［M］. 2 版. 北京：国家开放大学出版社，2020.
［6］唐星. 药剂学［M］. 4 版. 北京：中国医药科技出版社，2019.

表面活性剂
Surfactants

第一节　表面现象
Surface phenomenon

　　不同物相间存在交界面，发生在界面上的物理或化学现象称为界面现象，一般将固相与气相或液相与气相之间的界面现象称为表面现象。表面分子受到的作用力与内部分子所受作用力是不同的（图 2-1）。内部分子受邻近相同分子作用力是对称的，各个方向的力彼此抵消；但表面的分子一方面受到本相内物质分子的作用，另一方面又受到性质不同的另一相中物质分子的作用，如界面表面分子受到气相分子对它的作用力明显小于内部液态分子对它的作用力，于是形成了一个垂直指向液相内部的合力，即表面张力（surface tension），致使界面分子有被拉入液体内部的倾向。表面分子相比内部分子具有更高的势能，在表面张力作用下，液面发生收缩，液体的比表面积增加，内部分子转移至界面成为界面分子，在此过程中，界面分子增加的能量称为表面自由能（surface free energy）。

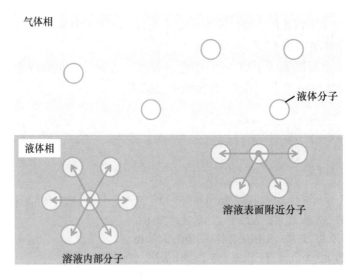

图 2-1　液体内部分子与表面分子受力情况

　　影响表面张力的因素有物质的本性、温度和压力，除此之外，一种物质中加入另一种物质，或由多种物质所形成的溶液对液体的表面张力也有影响。①物质的本性，液体的表面张力是将液体分子从体相拉到表面上所做功的大小，与液体分子间相互作用力的性质和大小有关。对非极性有机液体，如正己烷，分子间的相互作用主要是色散力，表面张力一般较小；对有氢键作用力存在的液体，如水，表面张力较大。②温度，液体表面张力受温度影响较大，一般温度升高，分子间引力减弱，液体的表面张力下降。同时，温度升高，液体的饱和蒸气压增大，气相中分子密度增加，气相分子对液相表面分子的引力增大，导致液体表面张力减小。③压力，液体表面张力一般随气相压力的增加而降低。如水在 20℃、0.098 MPa 压力下表面张力为 7.27×10^{-2} N/m，但压力上升到 9.8 MPa 时，表面张力下降到 6.64×10^{-2} N/m。

表面张力与表面现象在自然界和生活中普遍存在，如毛细现象、吸附、铺展与润湿。表面现象对制剂的生产及研究过程存在明显影响，如乳剂、混悬剂、脂质体等的制备与稳定，药物的润湿与溶解，药物在体内通过生物膜的转运，药物的经皮吸收及在胃肠道的吸收都与表面现象有着密切的关系。

一、液体铺展 Liquid spreading

对于两种互不相容的液体系统，一种液体滴到另一液体的表面，会产生两种表面现象：①分子之间的相互排斥作用使一种液体覆盖在另一液体表面并形成一层液膜，这种现象称为铺展（spreading）；②形成液珠，以尽量减少接触的表面积，加入表面活性剂后上述液珠可以铺展或混合。

铺展现象在药剂学中有重要应用。在制剂中常见的例子是油脂性软膏或其他油性外用制剂，在渗出液较多的皮肤上难以铺展，适当添加表面活性剂以增加油脂的铺展系数，可使它能在皮肤上均匀涂布。

二、润湿 Wetting

润湿是液体在固体表面自发地铺展的一种界面现象，与界面张力关系密切。润湿在药剂学中的应用非常广泛，如在水溶性药物或辅料的制粒过程中加入润湿剂——水，可对物料起到润湿作用，润湿后的物料可产生黏性，从而黏结形成颗粒；片剂中的崩解剂，既能提高片剂与水的润湿性，也能促进水分子进入片芯，加快崩解；在制备复方硫黄洗剂时，因为硫黄不溶于水，难于分散，加入一定量的表面活性剂能降低固 / 液界面的接触角，提高润湿性，使药物更好地混悬于体系中。同样在制备布洛芬混悬液时，处方中的表面活性剂聚山梨酯 80（吐温 80）分子由两个末端组成：一端为极性基团，另一端为非极性有机链。非极性基团吸附到布洛芬的非润湿疏水表面上，极性末端延伸到水相中，使布洛芬间接被水相润湿。表面活性剂就通过空间稳定作用，使悬浮的颗粒被水分子包围并掺入水溶液中。

三、吸附 Adsorption

吸附是指当两相组成一个体系时，其组成在两相界面与相内部是不同的，处在两相界面的成分产生了积蓄（浓缩），这种现象称为吸附。吸附可分为物理与化学吸附（如离子交换吸附、氢键吸附）。影响吸附的因素包括：比表面积、溶解介质、pH、电荷、温度与溶质溶解度等。

吸附作用对部分药物的吸收与药效等会产生明显影响，故可根据原料药的性质，对药物制剂的处方进行合理设计，主要包括：①增溶与促进吸收，一些表面活性剂吸附于难溶性药物分子或颗粒上，能够降低表面张力，明显提高药物的溶解速率和溶解度，并促进药物的吸收；②导致疗效下降，如季铵盐类化合物在水中带正电荷，可以吸附于带负电荷的微生物表面，形成微团，并逐步渗入细胞浆的类脂层，从而改变胞膜通透性，使细胞内容物外渗，导致微生物死亡，用于皮肤与黏膜杀菌的效果理想，但处方中的其他带负电荷的成分与药物间的吸附作用会导致活性降低。此外吸附还可以起到掩味作用，如地西泮吸附于硅酸铝镁胶体颗粒上可以明显掩盖药物的苦味；胶态二氧化硅内部多孔，比表面积极大，对部分粒径较小的 API 有吸附，使得 API 的含量和溶出终点值降低。

第二节　表面活性剂的定义和性质
Definition and properties of surfactants

一、表面活性剂的定义和特点 Definition and characteristics of surfactants

表面活性剂（surfactant）指具有很强的表面活性、能使液体的表面张力显著下降的物质，可以起到润湿、乳化、增溶、分散、起泡等作用，因此在药剂学上具有非常广泛的应用。从结构特征来看，表面活性剂是一类两端分别有极性亲水基团和非极性疏水基团的两亲性化合物，其中极性亲水基团的结构和相对位置对表面活性剂的性质影响较大。位于分子中间的亲水基团较位于末端的润湿作用强，位于末端的较位于中间的去污作用强。亲水基团一般为电负性较强的基团，可以是阴离子、阳离子、两性离子或非离子基团，例如羧基、硫酸基、磺酸基、磷酸基、胺基、聚氧乙烯基、糖基。疏水基团通常由烃基构成，其结构的不同主要表现在碳氢链结构的差异上，通常是长度在 8 个碳以上的烃链、含有杂环或芳香基团的碳链、聚硅氧烷基或者松香衍生物等。

两亲性的结构特点使表面活性剂可以集中在溶液表面、两种不相混溶液体的界面或集中在液体和固体的界面，定向排列，较少的用量就可以起到降低表面张力或界面张力的作用，进而改变混合、铺展、润湿与吸附等表面现象。

二、表面活性剂的分类 Classification of surfactants

表面活性剂的分类方法有多种：①根据来源可分为天然表面活性剂和合成表面活性剂；②根据分子组成特点和极性基团的解离性质，分为离子型表面活性剂和非离子型表面活性剂；离子型表面活性剂又可分为阳离子型表面活性剂、阴离子型表面活性剂和两性离子型表面活性剂；③根据分子量大小可分为高分子表面活性剂和低分子表面活性剂；④根据表面活性剂在不同液体中的溶解度主要可分为水溶性表面活性剂与油溶性表面活性剂。

（一）离子型表面活性剂 Ionic surfactants

1. 阴离子型表面活性剂 Anionic surfactants

阴离子型表面活性剂是指能在水溶液中解离生成带负电荷的表面活性剂离子，即起表面活性作用的是其阴离子部分。阴离子型表面活性剂多种多样，一般按照其亲水基团进行分类：羧酸盐、硫酸（酯）盐、磺酸盐型和磷酸（酯）盐型等。

（1）羧酸盐：主要是金属的脂肪酸盐类，脂肪酸以硬脂酸、油酸、月桂酸等较为常见，金属离子有碱金属、碱土金属及有机胺离子等。

1）碱金属皂：为可溶性皂，是碱金属的脂肪酸盐类，一般为钾盐或钠盐，脂肪酸烃链一般在 $C_{12} \sim C_{18}$ 之间，以月桂酸、棕榈酸、硬脂酸以及油酸最为常见。这类表面活性剂具有良好的乳化能力，是水包油（O/W）型体系的乳化剂，但刺激性较大，一般仅用于外用制剂。该类表面活性剂在 pH 9 以上稳定，pH 9 以下易析出脂肪酸失去表面活性，多价金属离子如 Ca^{2+}，Mg^{2+} 等也可以与其结合成难溶性金属皂而破坏制剂稳定性。

2）多价金属皂：系不溶性皂，是多价金属如 Ca^{2+}、Mg^{2+}、Zn^{2+}、Al^{3+} 等的高级脂肪酸皂。该皂类不溶于水，也不溶于乙醇和乙醚，在水中不解离，不水解。这类皂亲水基团强于亲油基团，是油包水（W/O）型乳剂的辅助乳化剂，如硬脂酸钙既可作为片剂的润滑剂，也可作为软膏剂的基质。

3）有机胺皂：是有机胺和脂肪酸反应形成的皂类，常用的脂肪酸是 $C_{12} \sim C_{18}$ 的饱和或不饱和脂肪酸，有机胺主要是三乙醇胺等有机胺，一般为 O/W 型体系乳化剂，例如：硬脂酸三乙醇胺。

（2）磺酸盐：脂肪醇或不饱和脂肪油与硫酸反应生成的产物，在酸性介质中不水解，遇热比较稳定。主要包括烷基磺酸盐、烷基苯磺酸盐、α-烯基磺酸盐、琥珀酸酯磺酸盐等。磺酸盐型的表面活性剂黏度低，起泡性强，有着较好的胶体保护的性能。目前常用的品种有二辛基琥珀酸磺酸钠（aerosol-OT）、二己基琥珀酸磺酸钠（aerosol-MA）、十二烷基苯磺酸钠。其中，十二烷基苯磺酸钠是常用的洗涤剂。另外，甘胆酸钠、牛磺胆酸钠等胆酸盐类常用作胃肠道脂肪的乳化剂和单硬脂酸甘油酯的增溶剂。

（3）硫酸酯盐：主要是由硫酸与脂肪醇或不饱和脂肪油的不饱和键作用生成的硫酸单酯或双酯。该类表面活性剂乳化性很强，但对黏膜也有一定刺激性，常作为外用乳膏的乳化剂及固体制剂的润湿剂或增溶剂。

1）十二烷基硫酸钠：白色至微黄色结晶粉末，略溶于醇，易溶于水，不溶于氯仿，临界胶束浓度为 8.6×10^{-3} mol/L（40℃），亲水亲油平衡值（HLB 值）为 40，可用作增溶剂、乳化剂、润湿剂、起泡剂或去污剂使用，但对肾、肝、肺的毒性较大，不用于静脉注射。

2）十二烷基硫酸镁：为白色结晶性粉末，具特殊臭味，溶于水，微溶于醇，不溶于氯仿和醚，可用作润滑剂和乳化剂。其润滑作用不及硬脂酸镁，但较滑石粉、聚乙二醇及十二烷基硫酸钠等好。

3）十八烷基富马酸钠：白色细粉，可溶于甲醇，几乎不溶于水，常用作片剂和胶囊剂的润滑剂，性质稳定，且结构中的富马酸功能团是亲水性的，因此十八烷基富马酸钠作为润滑剂时，可以减少对片剂溶出速率和崩解时间的影响。

（4）磷酸酯盐：磷酸酯盐表面活性剂是含磷表面活性剂的重要品种，常见的磷酸酯盐主要有烷基磷酸单、双酯盐，脂肪醇聚氧乙烯醚磷酸单、双酯盐和烷基酚聚氧乙烯醚单、双酯盐。烷基磷酸单酯盐及烷基醇醚磷酸单酯盐对皮肤的刺激性较小，生物降解性好。

2. 阳离子型表面活性剂 Cationic surfactants

阳离子型表面活性剂是指能在水溶液中解离生成带正电荷的表面活性剂离子，即起表面活性作用的是其阳离子部分。其疏水基与阴离子型表面活性剂类似，亲水端通常含氮原子，也有磷、硫、碘等原子。亲水基和疏水基可直接相连，也可通过酯、醚或酰胺键相连。阳离子型表面活性剂水溶性较好，同时在酸性及碱性溶液中显示了较好的溶解度与稳定性。但使用时不能与阴离子型表面活性剂配伍使用，因为二者可生成沉淀，从而失去活性。阳离子型表面活性剂有着较强的细胞渗透性以及蛋白沉淀能力，因此毒性较大，具有良好的杀菌及防腐能力，目前工业上常用的品种有：苯扎氯铵（洁尔灭）、苯扎溴铵（新洁尔灭）、度米芬（消毒宁）及消毒净等，主要用于皮肤、黏膜以及手术器械的消毒等。

3. 两性离子型表面活性剂 Zwitterionic surfactants

两性离子型表面活性剂是在同一分子中既含有阴离子亲水基又含有阳离子亲水基的表面活性剂。两性离子型表面活性剂分子与单一的阴、阳离子型表面活性剂离子不同，在分子的一端同时存在有酸性基和碱性基。酸性基大都是羧基、磺酸基或磷酸基，碱性基则为胺基或季铵基，能与阴离子和非离子型表面活性剂混配，能耐酸、碱、盐以及碱土金属盐。

两性离子型表面活性剂随着溶液 pH 的变化表现出不同的性质，pH 在等电点范围内（一般在微酸性环境中）呈中性；在等电点以上（碱性介质中）呈阴离子型表面活性剂的性质，具有很好的起泡和去污作用；在等电点以下（酸性介质中）则呈阳离子型表面活性剂的性质，具有很强的杀菌性。目前常用的人工合成两性离子型表面活性剂中阴离子部分大多是羧基，也有少数是磺酸基，阳离子部分大多是胺盐或季铵盐。在两性离子型表面活性剂中，由胺盐构成阳离子部分的叫氨基酸型；由季铵盐构成阳离子部分的叫甜菜碱型；结构中含有咪唑啉环的称为咪唑啉型。此外磷脂、蛋白衍生物等均为两性离子型表面活性剂。

（1）**氨基酸型和甜菜碱型**：这两类表面活性剂为合成化合物，阴离子部分主要是羧酸盐，阳离子部分分别为胺盐和季铵盐。氨基酸型表面活性剂在等电点时亲水性减弱，并可能产生沉淀，为了充分发挥氨基酸型两性离子型表面活性剂的作用，必须在偏离等电点 pH 的水溶液中使用，如烷基氨基酸、烷基多胺多氨基酸、酰基低聚氨基酸。而甜菜碱型两性离子型表面活性剂无论在酸性、碱性还是中性溶液中均易溶，在等电点时也无沉淀，如羧基甜菜碱、磺基甜菜碱。

（2）**咪唑啉型**：咪唑啉型两性离子型表面活性剂主要是含脂肪烃咪唑啉的羧基两性离子型表面活性剂，具有高效、无毒、低刺激性且有优良的生物降解特性。该类表面活性剂由于其混溶性好，可以被调节到所需的各种 pH 值，使其呈阴离子或阳离子型表面活性剂使用。

（3）**磷脂类**：来自于大豆的豆磷脂和来自于蛋黄的卵磷脂是天然的两性离子型表面活性剂。大豆磷脂的等电点约为 3.5，在空气中不稳定、易氧化变色，须充氮低温保存。卵磷脂为透明或半透明的黄色或黄褐色油脂状物质，对热敏感，60℃以上数天内即变为不透明褐色，在酸性、碱性条件下以及酯酶作用下易水解。磷脂类两性离子型表面活性剂具有很强的乳化能力，可作为脂肪乳的乳化剂，是脂质体的主要膜材。

（二）非离子型表面活性剂 Non-ionic surfactants

非离子型表面活性剂是以不解离的羟基和醚基为主要亲水基的表面活性剂。非离子型表面活性剂具有较高的表面活性和良好的增溶、分散、乳化等性能，刺激性小。按照亲水基的不同，可分为两类：聚乙二醇型和多元醇型。

1. 聚乙二醇型 Polyethylene glycol type

聚乙二醇型是以环氧乙烷与疏水原料进行加成得到的产物，也称聚氧乙烯型。根据疏水基的不同，聚乙二醇型非离子型表面活性剂可分为以下几类：

（1）**聚氧乙烯脂肪酸酯**：由聚氧乙烯与长链脂肪酸缩合而成的酯，通过羧基将疏水基和亲水基连接，也称为聚乙二醇酯型表面活性剂。这类表面活性剂有较强水溶性，乳化能力强，为水包油型乳化剂。主要包括卖泽（Myrj）类、聚乙二醇-羟基硬脂酸酯、聚氧乙烯蓖麻油衍生物（主要包括 Cremophor EL，RH40 与 RH60 三种型号）与聚乙二醇 1000 维生素 E 琥珀酸酯等。

（2）**聚氧乙烯脂肪醇醚与聚氧乙烯烷基酚醚**：由高级醇或烷基酚与环氧乙烷加成而得，具有醚的结构。因聚乙二醇的聚合度和脂肪醇的种类不同而具有不同的品种。主要包括苄泽（Brij）类、乳化剂 OP、平平加 O-20 等。

（3）**聚氧乙烯聚氧丙烯共聚物**：也称泊洛沙姆（Poloxamer），商品名为普朗尼克（Pluronic），由聚氧乙烯和聚氧丙烯共聚而成，通式为 $H(CH_2CH_2O)_a(CH_3CH CH_2O)_b(CH_2CH_2O)_aOH$，其中 a 部分为亲水基聚氧乙烯，b 部分为疏水基聚氧丙烯，由分子量为 1000～2500 聚氧丙烯的疏水基与环氧乙烷加成而得。分子中聚氧乙烯部分的比例增加，则亲水性增加；聚氧丙烯部分的比例增加，则亲油性增强。该类表面活性剂毒性、刺激性小，不易引起过敏反应，泊洛沙姆特别是泊洛沙姆 188 是可在静脉乳剂中使用的合成乳化剂。常用作消泡剂、润湿剂与增溶剂，主要型号见表 2-1。

表 2-1　泊洛沙姆型号

泊洛沙姆型号	普朗尼克型号	分子量	a	b	溶解度
401	L121	4400	6	67	不溶
407	F127	12000	101	56	易溶
338	F108	15000	141	44	易溶
237	F87	7700	64	37	易溶
188	F68	8350	80	27	易溶

2. 多元醇型 Polyol type

该类表面活性剂为疏水性脂肪酸与亲水性多元醇（如甘油、季戊四醇、失水山梨醇）作用生成的酯。主要包括：

（1）**脂肪酸山梨坦**：即失水山梨醇脂肪酸酯，是由山梨糖醇及其单酐和二酐与脂肪酸反应而成的酯类化合物，商品名为司盘（Span）。根据脂肪酸的不同，脂肪酸山梨坦有不同的类别，如表 2-2 所示，短链至中链脂肪酸的失水山梨醇能溶解或分散于冷水或热水中，在一些亲水性与亲油性物质中具有一定溶解性，如 Span 20 和 Span 40，可作为水包油（O/W）分散体系的乳化剂。随着脂肪酸链长的增加和脂肪酸基团数量的增多，在醚、液体石蜡或脂肪油等非极性溶剂中的溶解度增加，如 Span 60，可作为油包水（W/O）分散体系的乳化剂。

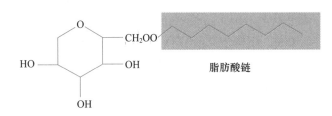

脂肪酸山梨坦

表 2-2　不同脂肪酸山梨坦的 HLB 值

化学名	商品名	熔点（℃）	HLB 值
失水山梨醇单月桂酸酯	Span 20	—	8.6
失水山梨醇单棕榈酸酯	Span 40	42～46	6.7
失水山梨醇单硬脂酸酯	Span 60	49～53	4.7
失水山梨醇单油酸酯	Span 80	—	3.7
失水山梨醇三油酸酯	Span 85	—	1.8

（2）**聚山梨酯**：即聚氧乙烯失水山梨醇脂肪酸酯，是在脂肪酸山梨坦类的多余羟基上结合聚氧乙烯得到的酯类化合物，商品名为吐温（Tween），美国药典品名为 Polysorbate。根据脂肪酸链长的不同，聚山梨酯有不同的分类，理化性质也不同，如表 2-3 所示。由于增加了亲水性的聚氧乙烯基，聚山梨酯一般易溶于水，不溶于油，低浓度时在水中形成胶束，其增溶作用不受溶液 pH 影响。可用作难溶性药物的增溶及水包油（O/W）分散体系的乳化剂。

表 2-3   不同聚山梨酯的 HLB 值

化学名	商品名	形态	HLB 值
聚氧乙烯失水山梨醇单月桂酸酯	Tween 20	油状	16.7
聚氧乙烯失水山梨醇单棕榈酸酯	Tween 40	油状	15.6
聚氧乙烯失水山梨醇单硬脂酸酯	Tween 60	油状	14.9
聚氧乙烯失水山梨醇单油酸酯	Tween 80	油状	15.0
聚氧乙烯失水山梨醇三油酸酯	Tween 85	油状	11.0

脂肪酸链

聚山梨酯

（3）脂肪酸甘油酯：主要有脂肪酸单甘油酯和脂肪酸二甘油酯，如单硬脂酸甘油酯。根据脂肪酸甘油酯的纯度，其外观可以是褐色、黄色或白色的油状、脂状或腊状物质，熔点在 30～60℃，不溶于水，在热、酸、碱及酶等作用下在水中易水解成甘油和脂肪酸。其表面活性较弱，HLB 值为 3～4，主要用作油包水（W/O）分散体系的型辅助乳化剂。

（三）高分子表面活性剂 Polymer surfactants

一般将分子量大于 1000，结构中同时存在亲水与疏水结构的材料称之为高分子表面活性剂，也称为双亲性共聚物。与小分子表面活性剂相比，高分子表面活性剂胶束的缔合数量、形态、结构等均表现出明显的差别；在功能方面，高分子表面活性剂降低表面张力或界面张力、去污、气泡的能力较弱，渗透性也差，多数情况不形成胶束。但高分子表面活性剂在各种表面、界面有很好的吸附作用，因而分散性、絮凝性和增溶性均好，用量较大时乳化作用、稳泡作用、增稠作用、成膜作用、分散性和稳定性较强。该类表面活性剂主要有：PEG 嵌段共聚物、氨基糖类、羧甲基纤维素衍生物等。按来源分，可分为天然及合成高分子表面活性剂两类。

（1）天然高分子表面活性剂：包括半合成高分子表面活性剂。天然高分子表面活性剂是从动植物中分离、精制或经过化学改性而制得的水溶性高分子，种类有纤维素类、淀粉类、木质素类、聚酚类、植物胶和生物聚合物等，具有优良的增黏性、乳化性、稳定性和结合力，还具有很好的无毒安全性和易降解性等。

（2）合成高分子表面活性剂：可由两亲性单体均聚或由亲水性单体和亲油性单体共聚以及在水溶性较好的高分子物质上引入两亲性单体或亲油性单体制得。

三、表面活性剂的性质 Properties of surfactants

（一）表面活性剂对表面张力的影响 Effect of surfactant on surface tension

由于表面活性剂具有两亲性，低浓度时，表面活性剂分子可以聚集于水溶液表面，形成单分子层，并发生定向排列，亲水基朝向内部，疏水基朝向外部。此时，表面水分子被表面活性剂中的碳氢链或其他非极性基团代替，由于水分子和非极性疏水基团间作用力小于水分子间的作用力，因此表面收缩力降低，从而降低表面张力。浓度较高时，表面吸附达到饱和，表面张力达到最低值。表面活性剂降低表面张力的能力即表面活性（surface activity），除与浓度有关外，其分子结构、碳链的长短、不饱和程度及亲水亲油平衡程度均可影响表面活性的大小。

表面老化（surface aging）是指表面活性剂分子在溶液表面开始聚集至恒定浓度或达到稳定表面张力所需的时间或将溶液表面张力降低的程度。在表面张力达最低点前，表面张力降低迅速，这是因为表面活性剂分子在初始时迅速向表面聚集；达最低点后，因表面活性剂分子在表面的浓度增加、速度降低以及分子重新定向，表面张力下降缓慢，表面张力出现微小的上升可能与表面层转变成聚集态有关。凡是能影响表面活性剂定性排列的因素，如电解质和温度，都会影响老化。

（二）表面活性剂胶束 Surfactant micelles

1. 临界胶束浓度 Critical micelle concentration

当低浓度时，表面活性剂会在液体界面发生定向排列，形成亲水基朝向内、疏水基团向外的单分子层，此时疏水基团离开水性环境，此时体系处于最低自由能状态。随着表面活性剂浓度的增加，当液体表面不能容纳更多表面活性剂分子时，剩余的表面活性剂自发形成亲水基向水、疏水基在内的缔合体，这种缔合体称为胶束（micelle）。表面活性剂在溶液中形成胶束的最低浓度称为临界胶束浓度（critical micelle concentration，CMC）。当溶液达到 CMC 后，在一定范围内，胶束数量和表面活性剂的总浓度几乎成正比；且溶液的一系列物理性质包括电导率、表面张力、去污能力、渗透压、增溶能力与吸附量等均会发生明显变化。

CMC 可用于度量表面活性剂的表面活性，CMC 越小，表明这种表面活性剂形成胶束所需的浓度越低，达到表面饱和吸附的浓度越低，从而起到润湿、乳化、增溶、起泡等作用所需的浓度也越低。不同表面活性剂的 CMC 值，除了与结构和组成有关外，还可随外部条件的变化而不同，温度、溶液的 pH 及电解质等均影响 CMC 的大小。另外，测定方法不同，得到的结果也会有差别。

表面活性剂可形成不同形状的胶束，如球形、棒状和圆柱状。当聚集数确定，胶束的形态结构也随之确定。当浓度接近 CMC 时，胶束呈球形或类球形结构；当溶液中表面活性剂浓度继续增加，浓度达到 CMC 的 10 倍以上时，由于胶束尺寸或缔合数增加，不能保持球形结构而形成具有缔合体的棒状与板层状；一般表面活性剂质量浓度增加到 20% 以上时，可以形成圆柱状或六角束状胶束，浓度进一步增加时，则会形成板层状胶束（图 2-2）。在板层状胶束结构中，表面活性剂的排列已经接近于双分子层结构。在含高浓度表面活性剂的水溶液中，如加入少量有机溶剂，则可能形成亲水基向内、疏水基朝外的反向胶束。

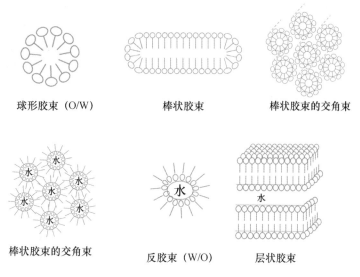

| 球形胶束（O/W） | 棒状胶束 | 棒状胶束的交角束 |

| 棒状胶束的交角束 | 反胶束（W/O） | 层状胶束 |

图 2-2　常见胶束结构

2. CMC 测定 Measurement of CMC

当表面活性剂在溶液中的浓度达到 CMC 时，除溶液的表面张力外，溶液的摩尔电导率、黏度、渗透压、密度、光散射等多种物理性质会发生急剧变化。利用这一性质，通过测定溶液的物理性质间接得到表面活性剂的 CMC 值，即将该物理性质发生急剧变化时的表面活性剂浓度作为该表面活性剂的 CMC 值。主要测定方法包括：电导法、表面张力法、光散射法、染料法、增溶法以及荧光探针法等。采用电导率测量法，测得磷酸盐缓冲液中十二烷基硫酸钠（sodium dodecylsulfate，SDS）的 CMC 为 2 mmol/L。

3. 影响胶束形成的因素 Factors affecting micelle formation

（1）表面活性剂分子结构

1）疏水基团：多数表面活性剂的疏水基是由 8 ～ 16 个碳组成的碳氢链构成的，其 CMC 随碳原子数的增加而降低；对于具有相同碳原子数疏水基团的表面活性剂，含支链结构的比直链结构的 CMC 大很多，如二辛基二甲基氯化铵和十六烷基三甲基氯化铵的 CMC 分别为 2.7×10^{-2} mol/L 和 1.4×10^{-3} mol/L。疏水基中引入羟基等极性基团通常会使 CMC 增大，且极性基团的位置越靠近中间，CMC 越大。

2）亲水基团：亲水基团对离子型表面活性剂的影响不大；而对于聚氧乙烯型非离子型表面活性剂，聚氧乙烯链的增加或延长会使 CMC 增加。当疏水基的链长与结构相同时，离子型表面活性剂比非离子型表面活性剂的 CMC 大近两个数量级。

3）表面活性剂的种类：当碳氢链的碳原子相同时，直链离子型表面活性剂的 CMC 通常远大于直链非离子型表面活性剂。两性离子型表面活性剂的 CMC 与相同碳原子数疏水基的阴、阳离子型表面活性剂相近。

4）反离子：对于离子型表面活性剂，反离子与胶束的结合或缔合会显著降低离子之间的排斥力，从而显著降低 CMC。

（2）其他外在因素

1）电解质：对于离子型表面活性剂，无机电解质的加入会导致 CMC 显著降低，且 CMC 的对数与反离子浓度的对数数为线性关系；对于非离子型表面活性剂，电解质的加入对 CMC 的影响主要来源于其对疏水基的盐溶或盐析效应，前者导致 CMC 增加，而后者会降低 CMC。

2）氢离子浓度：对于羧酸盐类表面活性剂，低 pH 条件会降低其 CMC，因为游离脂肪酸在此时较少解离，与水分子的亲和力弱，而自身易于缔合；对于具有强酸型阴离子基团的表面活性剂，例如十二烷基硫酸钠，降低 pH 也有助于胶束的形成；对于两性离子和聚乙二醇型表面活性剂，降低 pH 会增加 CMC，前者可能是由于其解离作用（主要由阳离子引起），而对于后者，则是由于增加了聚乙二醇基的亲水性（促进醚氧原子形成离子）所致。

3）醇类：碳原子较多的长链醇能较为显著地降低 CMC。一些多元醇、短链醇、尿素与甘油等会提高 CMC。但在较低浓度时，因醇类会进入胶束内部，增强了胶束的稳定性，导致其提高 CMC 的能力被减弱，甚至被逆转；如大量乙醇抑制胶束形成，但少量乙醇能使 CMC 下降。

4）温度：温度对表面活性剂 CMC 的影响较为复杂。对于非离子型表面活性剂来说，在一定范围内，温度上升，分子水合程度降低，CMC 降低，并在 50℃左右达最低值。对于离子型表面活性剂，温度升高时，由于热振动的影响，胶束的解离增加，分子缔合数下降，CMC 增加。离子型表面活性剂受温度的影响较小。同时，在稀溶液中提高温度可以使胶束的形状发生改变。

（三）表面活性剂的溶解特性 Dissolving properties of surfactants

1. Krafft 点 Krafft point

低温时，离子型表面活性剂在水溶液中的溶解度随温度升高而缓慢增加，但当温度升至某一值后，溶解度迅速增加，该温度称为 Krafft 点（Krafft point），其对应的表面活性剂的浓度为该温度的 CMC。Krafft 点是离子型表面活性剂的特征参数，数值大小可用于判断表面活性剂的亲水亲油性，数值越高亲油性越好，亲水性越差；数值越低亲油性越差，亲水性越强。十二烷基硫酸钠的 Krafft 点为 8℃，十二烷基磺酸钠的 Krafft 点为 70℃。

2. 昙点 Cloud point

对于聚氧乙烯型（聚乙二醇型）非离子型表面活性剂溶液，进行加热升温时可导致表面活性剂析出（溶解度下降）、出现混浊，甚至产生分层，这种现象称为"起浊"或"起昙"（clouding formation）。此时的温度称浊点或昙点（cloud point）。"起浊"是一种可逆的现象，当温度下降至浊点以下时溶液则重新变澄明，起浊实际上是聚氧乙烯型非离子型表面活性剂在浊点以上不溶于水和在浊点以下溶于水的表现。这种现象产生的原因是，在温度升高时，聚氧乙烯型非离子型表面活性剂溶液中的聚氧乙烯链与水之间的氢键逐渐断裂，溶解度下降。大多数表面活性剂的浊点在 70～100℃，一般在聚氧乙烯链相同时，碳氢链越长，浊点越低；在碳氢链相同时，聚氧乙烯链越长，浊点越高。

（四）表面活性剂的亲水亲油平衡值 Hydrophile-lipophile balance of surfactant

1. HLB 值的计算

作为双亲性物质，表面活性剂的最重要特征之一是同时具有水溶性与油溶性，主要取决于分子结构中亲水基与亲油基的强弱。表面活性剂分子中亲水和亲油基团对油或水的综合亲和力称为亲水亲油平衡值（hydrophile-lipophile balance，HLB），HLB 值的范围为 0～40，常见基团的 HLB 值见表 2-4。一个好的表面活性剂，在亲水性和亲油性之间应有一种好的均衡关系。因为亲油性主要取决于碳氢链的长短，故可用其质量表示，而亲水基却由于种类繁多，没有适宜的量度。规定不含疏水基的聚氧乙烯的 HLB 值为 20，无亲水基的石蜡 HLB 值为 0。因此，其他既含有亲水基和疏水基的表面活性剂的 HLB 值一般介于 0～20 之间。但是随着越来越多新型表面活性剂的开发和应用，出现了更多亲水性很强的品种，例如月桂醇硫酸钠的 HLB 值为 40。

HLB 值计算公式为：

$$HLB = \frac{\text{亲水基质量}}{\text{亲水基质量}+\text{亲油基质量}} \times 20 \tag{2-1}$$

2. 混合表面活性剂 HLB 值的计算

对于离子型表面活性剂，如果把表面活性剂的 HLB 值看成分子中各结构基团的综合，则每个基团对 HLB 值的贡献可通过数值表示，这些数值称为 HLB 基团数，常见基团的 HLB 值见表 2-4。计算公式为：

$$HLB = 7 + \sum(\text{亲水基团的 HLB 值}) - \sum(\text{疏水基团的 HLB 值}) \tag{2-2}$$

非离子表面活性剂 HLB 值具有加和性，计算公式为：

$$HLB = \frac{HLB_a \times W_a + HLB_b \times W_b}{W_a + W_b} \times 20 \tag{2-3}$$

W_a 和 W_b 分别是两种表面活性剂的质量，HLB_a 和 HLB_b 分别是两种表面活性剂的 HLB 值。

3. HLB 值的应用

HLB 值的概念在表面活性剂的应用中非常重要，可以根据 HLB 值的大小判断表面活性剂的应用范围（表 2-5）。HLB 值在 1.5～3 的表面活性剂可用作消泡剂，3.5～8 可用作 W/O 型分散体系的乳化剂，7～9 适合用作润湿剂，8～18 可用作 O/W 型分散体系的乳化剂，13～15 作为去污剂，15～18 作为增溶剂。

表 2-4　常见基团的 HLB 值

亲水基团	HLB 值	疏水基团	HLB 值
—SO$_4$Na	38.7	—CH$_3$	−0.475
—COOK	21.1	—CH$_2$—	−0.475
—COONa	19.1	=CH$_2$	−0.475
—SO$_3$Na	11.0	=CH—	−0.475
—N=	0.94		
酯（失水山梨醇环）	6.8		
酯（游离）	2.4		
—COOH	2.1		
—OH（游离）	1.9		
—O—（醚基）	1.3		
—OH（失水山梨醇环）	0.5		
—（CH$_2$CH$_2$O）—	0.33		
—（CH$_2$CH$_2$CH$_2$O）—	−0.15		

表 2-5　HLB 值适用范围

HLB 值	用途	HLB 值	用途
1.5～3	消泡剂	8～18	O/W 型乳化剂
3.5～8	W/O 型乳化剂	13～15	去污剂
7～9	润湿剂	15～18	增溶剂

（五）表面活性剂的毒性 Toxicity of surfactant

各种表面活性剂虽然在药物制剂中有广泛应用，但其毒性必须被密切关注，因为现有的表面活性剂不管用于何种给药途径，均不同程度地出现了各种毒性。如聚氧乙烯（35）蓖麻油用于增溶紫杉醇，进行注射给药会出现过敏反应、中毒性肾损害、神经毒性与心脏毒性等严重不良反应；大多数表面活性剂口服给药相对安全，但长期给药也会出现消化道毒性等。如环孢素微乳制剂连续口服两周后，需要停药一段时间后再给药，主要是因为处方中含有大量表面活性剂，会对消化道产生明显的刺激作用。对于外用制剂，表面活性剂，特别是阳离子表面活性剂，长期应用或高浓度使用也会对皮肤或黏膜产生各种损害，如脱脂、过敏反应等。因此，化妆品行业为了减少清洁产品中表面活性剂产生的不良反应，多使用氨基酸型两性离子型表面活性剂，与皮肤的作用更加温和。通常不同种类表面活性剂产生的毒性大小也不同，其毒性大小一般遵循以下顺序：阳离子型表面活性剂＞阴离子型表面活性剂＞非离子型表面活性剂。离子型表面活性剂还有较强的溶血作用，而非离子型表面活性剂的溶血作用较轻微。以聚氧乙烯基为亲水基的非离子型表面活性剂中，聚山梨酯类的溶血作用相对较小，其毒性大小顺序为：聚氧乙烯烷基醚＞聚氧乙烯芳基醚＞聚氧乙烯脂肪酸酯＞聚山梨酯类；聚山梨酯 20＞聚山梨酯 40＞聚山梨酯 60＞聚山梨酯 80。通常认为聚山梨酯 80、聚氧乙烯（35）蓖麻油用于肌内注射等非血管直接给药方式给药是相对安全的，但用于静脉注射给药必须慎重，主要是因为其安全应用范围非常窄，浓度的轻微增加就有可能产生严重毒性。诸多表面活性剂中，泊洛沙姆类由于安全性较高，目前已用于静脉直接给药，但可能会导致剧烈的注射疼痛。如丙泊酚微乳注射剂处方中含有 10% 的泊洛沙姆和 0.7% 的 PEG 660 羟基硬脂酸，疗效与亚微乳注射剂

Diprivan® 相当，但会导致更剧烈、更频繁的注射疼痛。

四、表面活性剂的复配 Compound use of surfactants

表面活性剂相互间或与其他化合物的配合使用称为复配（compound use），常见的是同类型的表面活性剂或某类表面活性剂的同系物间的复配。复配通过协同作用或增效作用能显著改善表面活性剂的效能，如增溶、润湿、铺展与乳化。若在制备纳米乳时，两种表面活性剂的配合使用能提高乳剂的稳定性，则主要是因为复配作用能使表面活性剂在油/水界面处所形成的界面膜与油滴之间具有更匹配的自然曲率与弯曲刚度，实现了对油滴更为完美的"包裹"。

（一）阴离子-阴离子型表面活性剂复配 Compound use between anionic and anionic surfactants

阴离子与阴离子型表面活性剂的复配只有在特定的结构时才能产生增效作用，如常用的阴离子型表面活性剂十二烷基硫酸钠与脂肪醇聚氧乙烯醚硫酸酯类复配，可降低表面张力，使洗涤性、去污性以及对脂类的润湿性和乳化性提高；但当添加的是脂肪醇硫酸酯时则无增效作用。阴离子型表面活性剂的 Krafft 点是衡量应用性能的重要指标之一，超过 Krafft 点才能形成胶束，所以 Krafft 点越低，表面活性剂的低温溶解性越好，应用范围越广。如在水中将十二烷基硫酸钠与不同环氧乙烷加成数的月桂醇聚氧乙烯醚硫酸盐混合使用后，Krafft 点均出现不同程度的降低，有效提高了其表面活性。

（二）阴离子-阳离子型表面活性剂复配 Compound use between anionic and cationic surfactants

阴离子与阳离子型表面活性剂分子间作用力强，适当配伍可形成具有很高表面活性的复配体系，并且具有两类表面活性剂的应用特点，在降低表面活性剂、混合胶束的形成方面都显示了较强的加和增效作用，在润湿性、稳泡性和乳化性能等方面也有较大提高。如不同比例辛基硫酸钠与辛基三甲基溴化铵复配会产生不同的加和增效作用。但应当注意，阴离子-阳离子型表面活性剂复配时容易生成不溶性的盐从溶液中析出，从而失去表面活性，因此要慎重选择复配品种。

（三）阴离子-非离子型表面活性剂复配 Compound use between anionic and nonionic surfactants

阴离子-非离子型表面活性剂复配体系既可能提高也可能降低胶束的增溶作用。如脂肪醇聚氧乙烯醚溶液中加入的十二烷基硫酸钠可以与胶束表面聚氧乙烯基竞争吸附，进而降低对丁巴比妥的增溶作用；而十二烷基硫酸钠与失水山梨醇单十六酸酯混合体系的水溶液对二甲基氨基偶氮苯具有更好的增溶效果。不同增溶效果的产生与两种表面活性剂分子的相互作用和混合胶束的形式有关。一般认为，当非离子型表面活性剂的烃链较长、环氧乙烷的加成数较小时，与阴离子型表面活性剂复配更容易形成混合胶束；反之，则容易形成富阴离子表面活性剂和富非离子表面活性剂的两类胶束，在溶液中共存。

（四）阳离子-非离子型表面活性剂复配 Compound use between cationic and nonionic surfactants

在阳离子型表面活性剂溶液中加入非离子型表面活性剂，可以使临界胶束浓度明显降低。如十六烷基三甲基溴化铵与壬基酚聚氧乙烯醚复配体系中，随着非离子型表面活性剂比例的增加，临界胶束浓度逐渐降低，并在阳离子与非离子质量比为 1∶2 时达到最低。此类复配体系混合胶束的形成是阳离子型表面活性剂的离子基团与非离子型表面活性剂的极性聚氧乙烯基相互作用的结果。

第三节　表面活性剂的应用
Application of surfactants

表面活性剂作为药物制剂辅料，在传统剂型如片剂、乳剂、液体制剂和新剂型如脂质体、脂肪乳中均有广泛的应用，其作用主要包括增溶、乳化、润湿、分散、灭菌等作用。

一、增溶作用 Solubilization

表面活性剂浓度达到临界胶束浓度后可形成胶束，使难溶性药物溶解度增加而溶于分散介质的过程称之为增溶，所使用的表面活性剂称为增溶剂（solubilizer）。表面活性剂的增溶能力可用最大增溶浓度表示（maximum additive concentration，MAC），达到 MAC 后继续加入药物，体系将会变成热力学不稳定体系，即变为乳浊液或有沉淀发生。该类表面活性剂的 HLB值为 15～18。如抗肿瘤药物紫杉醇溶解度较差，因此已上市的紫杉醇注射液中加入了聚氧乙烯（35）蓖麻油作为增溶剂，显著提高了紫杉醇的溶解度。

影响增溶作用的因素包括表面活性剂和被增溶药物的化学结构、温度因素和添加剂的性质等。

1. 表面活性剂 Surfactants

表面活性剂本身的性质对于增溶作用的影响是各类影响因素中最重要的。表面活性剂种类不同，其增溶量也不尽相同；同系物类表面活性剂之间的相对分子量的差异也会导致增溶效果的差异。一般来说离子型表面活性剂的增溶能力随着碳氢链增长而增加，而非离子型表面活性剂的增溶能力随着氧乙烯链个数减少而增大。不同表面活性剂具有不同 HLB 值，对烃类与极性有机物的增溶作用不同，主要顺序为：非离子型表面活性剂＞阳离子型表面活性剂＞阴离子型表面活性剂，主要因为非离子型表面活性剂 CMC 小，而离子型表面活性剂除了 CMC 较大以外，形成的胶束结构也较为松散。由于阳离子型表面活性剂的毒性和刺激性均较大，一般不用作增溶剂。阴离子型表面活性剂一般用于外用制剂，而非离子型表面活性剂应用较广，在口服、外用制剂以及注射剂中均有应用。

2. 药物性质 Drug property

一般被增溶药物的分子形状、极性、链长、支链、环化等均对增溶量有一定的影响。被增溶药物的相对分子量越大，其增溶量越小。脂肪烃与烷基芳烃被增溶的程度一般随其链长的增加而减小，随不饱和度及环化程度的增加而增大。烷烃的氢原子被羟基、氨基等极性基团取代后，增溶量明显增加。被增溶药物的极性对增溶量的影响是随着被增溶物的极性越弱，链烃长度越长，进入胶束的栅状层越深，进而导致增溶量越小。此外被增溶药物和表面活性剂的添加顺序对增溶量也有较大影响，如以脂肪酸山梨坦或聚山梨酯类为增溶剂考察对维生素 A 棕榈酯（vitamin A palmitate，VAP）的增溶效果，若先将增溶剂溶于水，再加入VAP，则 VAP 几乎不溶解；若先将 VAP 与增溶剂充分混合，再加水稀释，则 VAP 的溶解度显著提高。

3. 温度 Temperature

温度对增溶作用的影响主要是影响胶束的形成、表面活性剂与被增溶药物的溶解度。对于大多数体系，温度升高增溶量增大。温度对离子型表面活性剂的 CMC 和胶团影响较小，主要是温度升高导致热运动加剧，使得胶团中存在更多的空间以容纳被增溶药物，从而提高其溶解度。对非离子型表面活性剂，温度对增溶量的影响与被增溶药物紧密相关。对于非极性被增溶药物，温度升高会使非离子型表面活性剂的聚氧乙烯链发生去水化作用，促进胶束的形成，特别是当温度升高至浊点时，胶束的数量和体积明显增大，进而显著提高增溶量。但是，温度升高会使聚氧乙烯链脱水，使胶束外壳变紧密，导致短链极性被增溶药物的增溶能力下降。

4. 添加剂 Additives

在离子型表面活性剂溶液中加入中性无机盐，可使烃类化合物的增溶程度和胶团聚集数增加，进而提高溶于胶团内核的非极性有机物的增溶量。对于非离子型表面活性剂，一般认为无机盐的添加对化合物的增溶量影响较小。一般对于无机电解质，钠盐影响增溶的作用比钾盐强，一价离子的作用大于二价离子的影响。当表面活性剂的浓度达到 CMC 附近时，加入无机电解质，此时增溶能力变化会非常明显；若表面活性剂的浓度远大于 CMC 时，电解质浓度的变化对增溶能力影响较小。烃类非极性有机化合物加入表面活性剂溶液中，胶束变大，栅栏层变大，有利于极性有机物插入胶束的"栅栏"中，提高极性有机物的增溶量。极性有机物的添加也会导致非极性的烃类化合物增溶量的增加。此外一些极性有机物如尿素、乙二醇可显著提高表面活性剂的 CMC，可以与水分子发生强烈的竞争性结合，增加表面活性剂的溶解度，进而提高被增溶药物的溶解度。

二、乳化作用 Emulsification

两种互不相溶的液体（如油与水），其中一种液体以微粒（液滴或液晶）状态均匀分散于另一种液体中形成乳状液的过程，称为乳化。把油滴分散到水中称为水包油型乳状液（O/W），水滴分散到油中则称为油包水型乳状液（W/O）。由于形成乳状液时两种液体的接触面积增大，导致界面能增加，使体系处于热力学不稳定状态，需加入第三组分即乳化剂以降低体系的界面能，提高乳状液的稳定性。表面活性剂分子能在油 / 水界面上定向排列，在油滴表面形成一层分子膜，使油 / 水界面张力降低，防止油滴碰撞而发生聚集。离子型表面活性剂形成的定向排列分子膜，还会使油滴带上同种电荷，使相互间的斥力增加，进一步防止油滴的碰撞与聚集。

表面活性剂是乳剂中常用的乳化剂，表面活性剂对乳液的乳化作用主要包括：降低油 / 水界面的表面张力、产生静电与位阻排斥效应、提高界面黏度、混合表面活性剂的自稠化效应等。乳化作用在乳剂、栓剂、乳膏等剂型的制备中有广泛应用，并且在使用时可以采用两种或多种表面活性剂配合使用，以达到更好的乳化效果。HLB 值在 3.5 ～ 8 的表面活性剂一般作为 W/O 型乳化剂，HLB 值在 8 ～ 18 的表面活性剂一般作为 O/W 型乳化剂。一般认为，离子型表面活性剂由于毒性较大，主要用于外用乳剂，如乳膏剂；两性离子型表面活性剂，如卵磷脂、乳球蛋白、西黄蓍胶可用于口服乳剂；大部分非离子型表面活性剂不仅可用于外用，还可用于口服乳剂，有些还可作静脉给药乳剂的乳化剂，如泊洛沙姆 188 和磷脂。单硬脂酸甘油酯表面活性剂可增加基质的吸水性，促进药物分散和穿透，如外用咪康唑乳膏。聚氧乙烯单硬脂酸酯常用于制备亲水性软膏的基质，广泛用于皮肤科的外用制剂。在气雾剂中，选择适宜的表面活性剂有助于获得稳定性好的泡沫气雾剂。例如，考虑到硝酸益康唑在水中的溶解性差，可用甘油、乙二醇类溶剂代替水溶解药物，形成非水性泡沫，加适当的乳化剂，如聚山梨酯类或脂肪酸山梨坦类，再与抛射剂形成乳剂。

三、润湿作用 Wetting effect

促进液体在固体表面铺展或渗透的物质称为润湿剂（wetting agent），一般用作润湿剂的表面活性剂的 HLB 值通常为 7 ～ 9，并应具有一定的溶解度。表面活性剂分子中的两亲性基团吸附于固体表面，形成定向排列的吸附层，降低界面自由能，从而有效地改变固体表面润湿性质。润湿的机制主要包括：交换吸附、离子对吸附、π 电子极化吸附、范德华力吸附、疏水作用吸附等。

润湿剂在软膏、颗粒剂、混悬剂、片剂等剂型的制备过程中有着广泛的应用。如在眼膏剂的凡士林基质中加入少量的羊毛脂，可以改善铺展效果，有利于眼膏与结膜的接触从而提高药效。制备复方硫黄洗剂时，由于硫黄溶解性较差，处方中加入了一定量聚山梨酯 80 后，降低了固 / 液界面的界面张力，使沉降硫黄易被润湿且均匀地分散于液体中。但对于极性或解离药物，若加入的表面活性剂可在药物与水的界面形成亲水基团吸附在药物表面，而疏水基团朝向水，结果反而造成药物表面不易润湿。

四、分散和絮凝作用 Disperse and flocculation

混悬剂作为热力学不稳定体系，存在着离子聚集和沉降等问题，表面活性剂通过定向吸附在固体粒子上，产生能量壁垒和空间位阻，降低了固/液界面张力，有利于混悬剂分散均匀并减小聚集趋势，提高混悬剂的稳定性。表面活性剂加入到混悬剂体系中可以：①通过水分子-表面活性剂相互作用，在疏水药物颗粒表面形成水化膜并带电，降低了固/液界面的表面张力，提高了颗粒间的排斥力，从而提高颗粒的润湿性与分散性，减少沉降；离子型表面活性剂能使固体颗粒表面带有相同的电荷，互相排斥，从而促进颗粒团块在液体中的分散；非离子型表面活性剂吸附于固体粒子表面时，亲水链伸向水中，形成水化层，造成粒子凝聚的空间障碍，从而提高所形成的分散体系的稳定性。②高分子表面活性剂的加入可以进一步提高分散介质的稠度，延缓药物颗粒的沉降。除此之外，还具有延效、掩味等作用。但应注意的是表面活性剂的用量应适当，加入过多可能会导致体系过分黏稠而不宜倾倒，服用后在口腔中残留时间延长而后味不佳，且微粒沉降后不易再分散。

五、起泡和消泡作用 Foaming and defoaming

能产生泡沫的表面活性剂称为起泡剂。泡沫形成时，气/液界面的面积快速增加，界面吸附表面活性剂并形成的吸附膜能实现泡沫的稳定存在，这就是表面活性剂的起泡作用。通常阴离子型表面活性剂的起泡能力强于非离子型表面活性剂。在腔道和皮肤给药中，起泡剂均有一定的应用，如在一些外用栓剂中加入起泡剂和稳泡剂后，通过起泡作用使药物均匀分布于腔道且不易流失，从而提高治疗作用。

在泡沫中加入某些物质后，使泡沫破灭的物质称为消泡剂。通常包括一些 HLB 值在 $1 \sim 3$ 的亲油性表面活性剂，主要机制是吸附于气/液界面并取代原有的起泡剂，使液膜局部表面张力降低，破坏界面膜弹性使液膜失去自修复作用，同时可以降低液膜的表面黏度，使泡沫液膜的排液速度和气体扩散速度加快，进而使泡沫消除。有效的消泡剂不仅能迅速破坏泡沫，还要有持久的消泡能力，即在一段时间内防止泡沫生成。聚氧乙烯醚与聚氧乙烯甘油醚等聚酯类表面活性剂是性能优良的水系消泡剂。

六、消毒和杀菌作用 Disinfection and sterilization

一些表面活性剂，如含有长碳链的季铵盐类阳离子型表面活性剂，对生物膜具有强烈的溶解作用，可以完全溶解包括细菌、细胞在内的各种细胞膜。所以该类表面活性剂常作为杀菌剂和消毒剂使用。主要应用包括术前皮肤消毒、伤口或黏膜消毒、医疗器械消毒与环境消毒等。该类表面活性剂主要有苯扎氯铵（洁尔灭）、苯扎溴铵（新洁尔灭）、消毒净等。但在应用此类表面活性剂时也应注意其与生物膜发生作用而产生的毒性与刺激性。此类表面活性剂口服给药时呈慢性毒性，静脉给药毒性大于口服给药，因此用于外用制剂，若长期使用亦可能对皮肤或黏膜造成伤害。

七、新型表面活性剂 Novel surfactants

随着合成化学工业的发展，具有各种性能的新型表面活性剂相继问世，如碳氟表面活性剂、含硅表面活性剂、冠醚型表面活性剂、生物表面活性剂、具有螯合性能的表面活性剂、分解性表面活性剂。碳氟表面活性剂与传统表面活性剂中的碳氢疏水链不同，由氟原子部分或全部替代氢原子，即碳氟键取代了碳氢键，因此表面活性剂的非极性基不仅具有疏水性质，而且具有疏油性质。碳氟表面活性剂也可分为离子型和非离子型两大类，离子型又可分为阳离子型、阴离子型和两性离子型碳氟表面活性剂。含硅表面活性剂是除碳氟表面活性剂外的优良表面活性剂类别，作为杀菌剂、消泡剂、化妆品用头发调理剂、UV 吸收促进剂、润滑剂等使用，得到越来越多的应用。冠醚型表面活性剂是以冠醚作为亲水基团，且又在冠醚环上连接有长链烷基、苯基等疏水基团的化合物及其衍生物，属于大环多醚化合物，是一类特殊结构的聚醚。此外，新型表面活性剂在制药工业中的应用有了较为迅猛的发展，以下是几种代表性的新型表面活性剂。

1. 多库酯钠 Docusate sodium

多库酯钠是磺基琥珀酸钠的二辛基酯，是一种通用且有效的阴离子型表面活性剂。室温下为蜡质薄片或团块，密度为 1.1 g/cm^3，具有吸湿性，表面张力为（26 ～ 29）×10^{-3} N/m（0.1% 溶液），可溶于水及苯、四氯化碳等有机溶剂。随着温度升高，多库酯钠在水中的溶解度增加。在高浓度时，会形成凝胶。多库酯钠可用于肌内注射剂、片剂、缓控释胶囊剂、凝胶剂、混悬剂等，主要用于胶囊剂和片剂等固体制剂中的湿润和增溶。多库酯钠在室温条件下较稳定，但其水溶液在 pH 低于 1 或高于 10 时易水解；此外电解质溶液如 3% 的氯化钠溶液可使多库酯钠的水溶液变混浊。此外，多库酯钠可降低粪便的表面张力，促使水和脂肪类物质浸入粪便，具有软化粪便和润滑肠道的双重效果，可作为便秘患者的基础治疗药物。

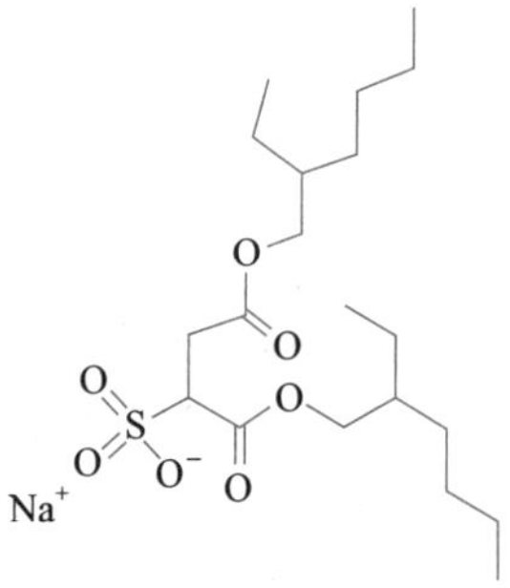

多库酯钠

2. 月桂酰精氨酸乙酯盐酸盐 Ethyl lauroyl arginate hydrochloride

月桂酰精氨酸乙酯盐酸盐是阳离子型表面活性剂，为白色粉末状固体，熔点 50 ～ 58℃，易溶于水、乙醇、丙二醇和甘油，水中溶解度 247 g/kg（20℃），在 pH 3 ～ 7 范围内化学性质稳定，主要作为外用制剂和食物中的防腐剂应用。月桂酰精氨酸乙酯盐酸盐油水分配系数大于 10，即主要存在于水相中，该性质使得月桂酰精氨酸乙酯盐酸盐与其他功能相似的防腐剂相比，可以更方便地溶解到水性体系中，更好地发挥抑菌作用。

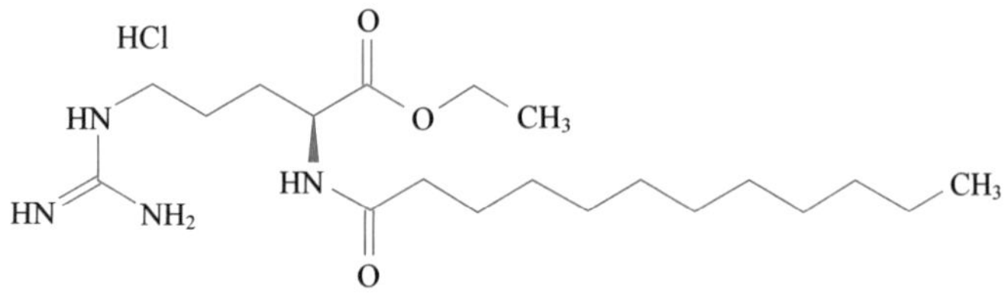

月桂酰精氨酸乙酯盐酸盐

3. 辛酸癸酸聚乙二醇甘油酯 Octyldecyl mono and diglycerides

辛酸癸酸聚乙二醇甘油酯（Octyldecyl mono and diglycerides, Labrasol）为非离子型表面活性剂，为甘油单酯、甘油二酯、甘油三酯、聚乙二醇单酯和聚乙二醇二酯的混合物，常温下为油状液体，HLB 值 14，作为一种 O/W 型表面活性剂，可用于自乳化或自微乳化体系，提高乳剂的稳定性；可用于药物增溶和提高生物利用度；亦可作为促透剂，适用于水性凝胶，提高皮肤渗透能力和药物的吸收。

4. 8-（2-羟基苯甲酰胺基）辛酸钠 Sodium 8-［（2-hydroxybenzoyl）amino］octanoate

8-（2-羟基苯甲酰胺基）辛酸钠为白色结晶粉末，简称 SNAC，是一种二碳磷酸盐化合物吸收促进剂，用于治疗胃肠道疾病，尤其适用于二碳磷酸盐化合物吸收不良引起的肠胃道疾病。目前已上市的口服索马鲁肽片中利用 SNAC 作为吸收促进剂，SNAC 能够与大分子以弱分子间相互作用相互结合，提高药物的膜通透性，促进药物的吸收。

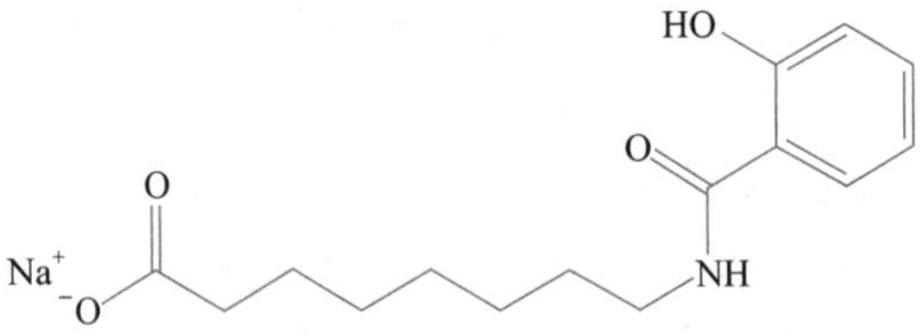

8-（2-羟基苯甲酰胺基）辛酸钠

（尹莉芳）

参考文献

［1］平其能. 药剂学［M］. 4 版. 北京：人民卫生出版社，2013.

［2］方亮. 药剂学［M］. 8 版. 北京：人民卫生出版社，2016.

［3］崔福德. 药剂学［M］. 7 版. 北京：人民卫生出版社，2011.

［4］国家药典委员会. 中华人民共和国药典：2020 年版［M］. 北京：中国医药科技出版社，2020.

［5］吴正红. 药剂学［M］. 北京：中国医药科技出版社，2020.

［6］肖进新，赵振国. 表面活性剂应用原理［M］. 北京：化学工业出版社，2020.

［7］钟静芬. 表面活性剂在药学中的应用［M］. 北京：人民卫生出版社，1996.

［8］孙戒，袁爱琳. 表面活性剂化学［M］. 北京：化学工业出版社，2020.

［9］王世荣，李祥高，刘东志. 表面活性剂化学［M］. 北京：化学工业出版社，2010.

［10］Arun KC，Mittal KL. Surfactants in Solution［M］. Florida：CRC Press，2020.

［11］Myers D. Surfactant Science and Technology［M］. 4th ed. New York：John Wiley & Sons，Inc，2020.

［12］崔正刚. 表面活性剂、胶体与界面化学基础［M］. 北京：化学工业出版社，2013.

［13］刘程. 表面活性剂应用大全［M］. 北京：北京工业大学出版社，1994.

［14］Florence AT，Attwood D. Physicochemical Principles of Pharmacy［M］. 5th ed. London：Pharmaceutical Press，2011.

药物制剂的稳定性
Stability of pharmaceutical preparations

第一节 概 述
Introduction

一、制剂稳定性的研究意义 Study significance of preparation stability

药物制剂是一种特殊的商品，需满足安全、有效、稳定的要求。稳定性是药物制剂用药安全的有效保证。然而，药物制剂在生产、贮存和使用过程中，受各种因素影响，药品质量可能发生变化，导致疗效降低或副作用增加，因此，开展稳定性研究具有重要的意义。

药物制剂的稳定性研究是基于对原料药物、制剂及其生产工艺等的系统理解，通过特定试验了解和认识原料药物或制剂的质量特性在不同环境因素（如温度、湿度、光照）下随时间的变化规律，为药物制剂的处方、工艺、包装、贮藏条件和有效期/复检期的确定提供支持性信息。药物制剂应保持物理、化学、生物学和微生物学特性的稳定。

药物制剂的稳定性是指药物制剂在体外的稳定性。药物制剂在生产、运输、贮存过程中若发生化学或生物因素所导致的降解，不仅使药物本身的药理活性降低，而且也有可能会产生一定的毒副作用。

药物制剂在研发过程中必须开展相应的稳定性研究。此外，药物制剂的申报资料中必须包含稳定性试验数据，以此作为判断该药物制剂稳定性是否符合规定的依据。制药企业生产的药物制剂产品，无论是在生产、储存、销售甚至是使用环节出现稳定性不合格情况，该批次产品都将被认定为不合格产品，不可继续流通与使用，给制药企业造成巨大的经济损失。因此，药物制剂的稳定性是药物制剂研究、开发、生产及使用中的一项重要内容。

二、制剂稳定性的研究范围 Study scope of stability of preparations

药物制剂稳定性一般包括化学、物理与生物学三个方面。药物制剂的化学稳定性是指药物制剂由于水解、氧化等化学降解途径使药物有效含量（或效价）降低及产生色泽等方面的变化。药物制剂的物理稳定性是指药物制剂的物理性状发生的变化，如混悬剂中药物分散度的下降、结晶的长大与转型、乳剂的分层、胶体制剂的老化、片剂崩解、溶出性能的改变。药物制剂的生物学稳定性是指制剂由微生物作用所造成的药物制剂变质。

本章主要讨论药物制剂的化学稳定性，因为它引起的危害性较为突出、更具有普遍意义。在此我们将重点讨论影响药物制剂稳定性的各种因素，并探讨制剂稳定化措施，介绍研究药物制剂稳定性的方法。而药物制剂的物理稳定性与生物学稳定性因剂型不同其表现形式、规律以及研究方法均有较大差异，故本章中对药物制剂的物理稳定性与生物学稳定性仅作一般性介绍。

（一）制剂的化学稳定性 Chemical stability of preparations

药物制剂的化学稳定性是指药物制剂中药物出现的化学变化，即药物出现水解、氧化等化学降解途径产生的有效含量（或效价）降低及色泽等方面的变化。药物制剂的化学稳定性是药物制剂稳定性研究中最为重要的内容，因为化学稳定性所引起的问题更为突出、产生的危害更为严重、研究意义更具普遍性。在研究制剂化学稳定性的过程中，往往是以药物为研究对象。药物制剂化学稳定性的研究可为药物制剂的处方筛选及药物制剂的包装提供依据，可预测药物制剂的有效期。

药物制剂的化学稳定性是本章的重点介绍内容，诸如，药物的化学降解途径及影响因素、动力学方程及有效期预测、药物制剂稳定性研究的理论及方法的相关内容，均会在后文进行详细的介绍，在此就不再重复了。

（二）制剂的物理稳定性 Physical stability of preparations

在贮存过程中，药物制剂的物理性状可能出现一些变化。这些物理变化可能改变药物制剂或药品的外观，如液体制剂的分层、沉降、结块，半固体制剂的稠度改变，以及固体制剂的风化或潮解；这些物理变化也可能会影响药物制剂的疗效或功能，如片剂、胶囊剂等固体制剂的崩解时限延长或溶出度下降。对于药物而言，在不同药物制剂中发生物理变化时，其表现形式也不同，如溶液剂的颜色、注射剂的外观、糖浆剂的黏度、芳香水剂中挥发性油的挥发逸散、混悬剂的再分散性、乳剂的均匀性、软膏剂的稠度、栓剂的软化、散剂的共熔、胶囊剂或片剂的崩解时限与溶出速率。因而物理稳定性研究方法各不相同。

药物制剂物理变化的规律和机制较化学变化更为复杂，产生过程更为漫长，如溶液析晶现象可长达数月之久。另外，物理变化中变化速率与温度的关系大多不符合阿伦尼乌斯方程的指数规律，因而往往难以进行稳定性预测。对大多数物理稳定性的预测，只能通过变化的程度同时间的关系来推断。为了方便对药物制剂的物理稳定性研究应从两方面考虑，即药物制剂中主药的物理变化与药物制剂整体的物理变化。

1. 制剂中主药的物理变化 Physical change of active ingredient in preparations

药物的物理变化是指药物本身发生的物理变化使药物制剂的性状及功能发生变化，包括药物的晶型改变、结晶生长、升华等。原辅料的水溶性、亲水性、热性质对固体制剂的溶出度（释放度）稳定性也非常重要。放置过程中药物制剂可能因为药物吸湿而引起结晶溶解或制剂潮解，从而使制剂的崩解时限改变。同时放置过程中药物制剂的结构、孔隙率等也将变化，上述变化是放置时间与贮藏条件（特别是湿度）的函数。疏水性药物的多晶型现象及转晶现象也需关注。实际工作中，有时需将疏水性药物制备成无定形药物制剂以提高其制剂的溶出速度，继而提高药物的生物利用度，然而，无定形药物制剂的自由能高，易于转变成稳定晶型，导致药物溶出度下降。固体制剂中的药物结晶在放置过程中也可能发生变化，多数情况发生结晶增长，有时也因药物吸湿溶解有结晶变小的情况。一些药物的固体制剂在放置过程中会出现类似有毛刺的结晶现象，而在采用微粉化或固体分散技术处理原料的制剂中，药物微粉或药物微晶的聚集、生长和粗化则经常发生。类似的结晶生长现象可能发生在难溶性药物的溶液或混悬剂中，受温度或其他因素的影响，溶解的药物发生析晶，小粒子长成大粒子等。此外，有升华特性的药物在制剂中遇高温可导致升华，从而使药物含量下降。

2. 制剂的整体物理变化 Overall physical change of preparations

药物制剂的整体物理变化主要包括辅料的物理变化、工艺因素、包装材料等方面的变化。

（1）辅料的物理变化： 在制备药物制剂时，虽然要求辅料不得与药物发生相互作用，但事实上许多辅料会影响固体制剂的物理稳定性。例如乳糖、甘露糖制得的固体制剂易受高温、高湿的影响，使其溶出度发生变化；含有高浓度黏合剂的固体制剂，当暴露于高湿度下，一经干燥则易变得坚硬，使其溶出度降低；当固体制剂中含有易胶化的辅料时，可在水中易形成一层黏胶屏障，阻碍药物的溶出。

（2）工艺因素： 确定合理的工艺及参数对药物制剂的稳定性有着重要的作用，如某些高分子包衣材料，在包衣结束后需要经过一个包衣膜老化的过程，包衣条件、包衣速度以及包衣后的干燥条件等均会影响包衣的老化时间及老化程度。不同条件包衣和老化后的包衣，释放度可能存在差异。特别是采用水性包衣液包衣时，工艺对制剂的释放度稳定性影响很大。有些制成水性包衣液的高分子材料往往具有较高的玻璃化温度，加入增塑剂可以降低其成膜温度，使其容易成膜。成膜过程中，包衣液中的聚合物胶粒虽然相互合并，但是聚合物的链运动并未终止，随着时间增加仍然将进一步相互组合直到完全，从而导致随时间的延长，制剂的释放度发生变化。因此，采用水性包衣时，为了提高制剂的溶出度（释放度）及贮放时的稳定性，需要经过一个升温老化包衣膜的过程。该时间因包衣工艺及干燥温度不同可能是几分钟、几天甚至更长，而且与药物的溶解性质、包衣膜处方、原辅料的比例等有很大关系。当然，有机溶剂包衣液包衣同样也要老化，只是条件可以稍低，这主要是因为聚合物在溶液中的状态与在胶粒中的状态不同。

（3）包装材料： 长期以来，包装被作为次要因素未得到应有的重视，但越来越多的研究表明，包装在确保制剂的稳定方面具有与处方、工艺设计同样的重要性，包装的好坏会影响固体制剂的化学及物理稳定性。在包装中往往要加入干燥剂以降低包装中的湿度。直接与药品接触的包装材料，其透气、透湿、透光等性质可能影响药物的物理及化学稳定性。此外，包装材料中的添加剂如聚合物膜材中的增塑剂、抗老化剂及其残留单体，特别是与液体药物制剂直接接触时，可能迁移至药品中，造成质量的变化。空心胶囊是胶囊剂的重要组成部分，但也可以看成是一种特殊的包装，广泛用于装填药粉、微丸、半固体甚至液体制剂，胶囊壳的崩解或溶蚀稳定性受胶囊壳的含水量影响。此外，胶囊壳和内容物间发生水分迁移也会影响胶囊剂的质量。

药物制剂的物理稳定性虽然是表现在物理方面的变化，但同样会影响药物制剂的内在质量。不同剂型和制剂可发生多种形式的物理变化，发生物理变化的原因也非常复杂，即使同类制剂产生物理变化的原因也不尽相同，因此，需要在药物、辅料、制剂处方及工艺、包装材料等多个方面加以综合考虑。

（三）制剂的生物稳定性 Biological stability of preparations

药物制剂在贮存过程中由于微生物的滋长，引起药剂发霉、腐败或分解，从而导致药物制剂的质量下降。总体上来讲，药物制剂的生物稳定性是药物制剂受到微生物的污染而导致的。其微生物的来源可能来自于外界或制剂本身。

药物制剂受到微生物污染，可出现以下一种或多种后果：①产生有毒物质，一旦发现这种情况，应立即停止药物制剂的使用；②使药剂疗效减低或不良反应增加，这种情况比较多见；③造成患者使用不便，如混悬剂中的药物沉淀成硬饼状，使用时不仅不便而且可能造成每次剂量不准确；④有时虽然药物降解量极少，制剂疗效、含量、毒性等可能改变不显著，但因为产生较深的颜色或少量的微细沉淀（例如注射液），因而不能继续使用。

对于以水为溶剂的液体制剂易被微生物污染，特别是含有营养性物质，如含有糖、蛋白质的液体制剂污染后微生物更容易滋生。如葡萄糖溶液、各种糖浆剂，特别是中药糖浆剂，以及以水为溶剂的中药浸出制剂，都极易滋生微生物。即使不含营养性物质的液体制剂，如各种生物碱溶液、氨基比林溶液等含氮溶液，药物中的氮元素仍可作为某些微生物的氮源以维持其生命。另外，有些具有抑菌作用的药物，如磺胺类药物的制剂，因其抑菌作用的局限性，其混悬剂仍能滋生微生物。药物浓度较低的各种糖浆制剂极易滋生细菌、霉菌和酵母菌等微生物。许多液体型中成药大都以蔗糖为矫味剂，这些制剂在生产过程中易被微生物污染，继而滋生细菌。此外，半固体制剂如软膏剂，以及固体制剂片剂和丸剂等，均有微生物滋生的可能。

药物制剂在贮存过程中滋生微生物时，常发生下列变化：①物理性状的变化，如变色、溶液浑浊、产生异臭和异位、黏度和均匀性发生改变；②产生毒素或热原，如注射剂或滴眼剂；③对主药和辅料产生酶催化反应；生成致敏物质，微生物在繁殖过程中生成脂多糖、蛋白质等物质，在人体内可引起抗原-抗体反应，如青霉素类药物可产生青霉素或类似物质，从而使一些过敏者致敏；④因微生物繁殖而引起有效成分的失效。微生物的繁殖速率主要与水分、氧、温度、辅料、pH 值和抑菌剂等因素有关。

药物制剂的微生物学质量要求分为两种。一种是要求完全无菌的制剂，对这种制剂规定了无菌要求。另一种是不要求完全无菌的一般制剂，但不允许某些致病菌存在，或对某种菌的菌数需加以限制，并制定了卫生标准要求。各类制剂的微生物学质量要求为：注射液、眼用制剂（滴眼液、洗眼液、眼用软膏）均要求无菌；口服固体制剂，包括中西药散剂、片剂、冲剂、丸剂、胶丸剂等，不应检出致病菌（如大肠埃希菌），允许有少量非致病杂菌和霉菌，但含菌数有一定限制；口服液体制剂，包括合剂、糖浆剂等，均要求无大肠埃希菌；外用制剂，均不得检出铜绿假单胞菌、金黄色葡萄球菌，以及其他化脓性病菌。

对于糖浆剂、合剂、滴鼻剂、滴眼剂等多剂量液体制剂，需加入抑菌剂来解决使用过程中的染菌问题，常用的抑菌剂有：①醇类及其取代的卤代衍生物，如乙醇、苯甲醇、甘油、三氯叔丁醇；②苯甲酸衍生物及其酯类，如尼泊金类、苯甲酸类；③酚类，如苯酚、甲酚、麝香草酚；④季铵盐类，如苯扎溴铵；⑤有机汞类，如硫柳汞、硝酸苯汞、醋酸苯汞。使用抑菌剂时，应考虑在贮存过程中其自身或与药物及包装材料不应发生化学变化和物理变化，否则不仅会影响抑菌剂的抑菌效果，同时也会影响药物制剂的质量。

药物制剂的生物学稳定性研究是制剂稳定性研究的重要组成部分，可为确保药物制剂的生物学安全性提供依据。

三、制剂稳定性的基础理论 Basic theory of stability of preparations

（一）动力学基础 Fundamental concept of kinetics

在 20 世纪 50 年代初期，Takeru Higuchi 等已将化学动力学的原理与方法用于评价药物制剂的稳定性。在研究药物制剂稳定性的过程中，主要是要了解药物制剂中药物的含量（或浓度）在不同条件下（温度、湿度、光、pH 值等）随时间变化而改变的规律。

可采用化学动力学中不同反应级数的动力学方程来处理，其中最常用的是零级反应与一级反应，在一定温度下药物浓度与时间的关系为：

零级反应
$$C = -kt + C_0$$

一级反应（包括伪一级）
$$\log C = -\frac{kt}{2.303} + \log C_0$$

式中 C_0 为 $t = 0$ 时反应物的浓度；C 为 t 时刻反应物的浓度；k 为反应速率常数。在药物降解反应中药物降解 10% 的时间有特殊意义，因为常用其评价制剂稳定性并以此预测有效期。

对零级反应 $t_{0.9} = \dfrac{0.1\,C_0}{k}$；一级反应为 $t_{0.9} = \dfrac{0.1054}{k}$。此外药物的半衰期也具特殊意义。零级与一级反应半衰期分别为：$t_{1/2} = \dfrac{0.5\,C_0}{k}$ 与 $t_{1/2} = \dfrac{0.693}{k}$；而速率常数 k 值的单位分别

为：［浓度］·［时间］$^{-1}$ 与［时间］$^{-1}$。可用于判断降解反应是否属于零级与一级。

（二）恒温法 Constant temperature method

1. 经典恒温法 Classic constant temperature method

经典恒温法的理论依据是阿伦尼乌斯指数定律 $k = Ae^{-E/RT}$，其对数形式为

$$\log k = -\frac{E}{2.303RT} + \log A \tag{3-1}$$

以 $\log k$ 对 $1/T$ 作图得一直线，此图称阿伦尼乌斯图，直线斜率$=-E/2.303R$，由此可计算出活化能 E。若将直线外推至室温，就可求出室温时的速率常数（k_{25}）。由 k_{25} 可求出分解 10% 所需的时间（即 $t_{0.9}$）或室温贮藏若干时间以后残余的药物浓度。

在开展正式实验前，建议首先进行预试，以便对该药物的稳定性有一个基本的了解，然后再设计实验，确定实验温度与取样时间点。将样品放入各种不同温度的恒温水浴中，定时取样并测定其浓度（或含量），分别求出各温度下不同时间药物的浓度变化。以药物浓度或浓度的其他函数对时间作图，以判断反应级数。若以 $\log C$ 对 t 作图得一直线，则为一级反应。再由直线斜率求出各温度的速率常数，然后按前述方法求出活化能和 $t_{0.9}$。

若想得到预期的结果，除精心设计实验外，更为重要的是对实验数据进行正确的处理。化学动力学参数（如反应级数、k、E、$t_{1/2}$）的计算，有图解法和统计学方法，后一种方法比较准确、合理，故近来在稳定性的研究中广泛应用。下面介绍线性回归法。例如某药物制剂，在 40℃、50℃、60℃、70℃四个温度下进行加速试验，测得各个时间的浓度，确定为一级反应，用线性回归法求出各温度的速率常数，结果见表 3-1：

表 3-1　动力学数据表

t（℃）	$1/T \times 10^3$（K）	$k \times 10^5$（h^{-1}）	$\log k$
40	3.193	2.66	-4.575
50	3.095	7.94	-4.100
60	3.002	22.38	-3.650
70	2.914	56.50	-3.248

注：$T = t + 273.15$。

将上述数据（$\log k$ 对 $1/T$）进行一元线性回归，得回归方程：

$$\log k = -4764.1/T + 10.64$$
$$E = -(-4764.1) \times 2.303 \times 8.314$$
$$= 91\,218.9\,(\text{J/mol}) = 91.22\,(\text{kJ/mol})$$

2. 简化法 Simplified method

（1）Q_{10} **法**：即依据 Van't Hoff 规则建立的一种测定物质稳定性的简化方法。设 Q_{10} 为温度增加 10℃，相邻的两温度的反应速率常数的比值，其表示式为：

$$Q_{10} = k_{(T+10)}/k_T \tag{3-2}$$

若以 $t_{0.9}^1$、$t_{0.9}^2$ 分别表示在温度 T_1 和 T_2 时降解 10% 所需的时间，则 k_{T_1} 与 k_{T_2} 分别表示在温度 T_1 和 T_2 时速率常数。

$$k_{T_2}/k_{T_1} = t_{0.9}^1/t_{0.9}^2 \tag{3-3}$$

$$t^1_{0.9}/t^2_{0.9} = Q_{10}\ (T_2 - T_1)\ /10 \tag{3-4}$$

其具体方法为：先通过两个相差10℃的温度进行加速试验，求出两个温度下的速率常数。算出 Q_{10}，进而算出室温下的 $t_{0.9}$。由于该方法的受试温度点较少，准确性较差，然而其准确性比活化能估算法高。

例题：测得克拉霉素溶液（pH 3.5）在50℃和60℃的一级降解速率常数分别为 6.301×10^{-5} 和 1.531×10^{-4} min^{-1}，用 Q_{10} 法计算室温（25℃）下的有效期。

按已知条件可以计算出克拉霉素溶液的 Q_{10} 及50℃下的有效期：

$$Q_{10} = k_{(T+10)}/k_T = 2.4298, \qquad t^2_{0.9} = 1672.8\ min = 27.9\ h$$

根据公式可以计算出室温下的有效期：

$$t^1_{0.9} = t^2_{0.9} \times Q_{10}\ (T_2 - T_1)\ /10 = 27.9 \times 2.4298 \times 2.5 = 169.48\ h = 7.06\ d$$

（2）初均速法：初均速是指反应开始阶段的平均速率，即反应开始阶段单位时间内药物含量的变化。设在某温度 T 下进行反应，药物的原始含量为 C_0，时间 t 后的含量为 C，则反应的初均速 V_0 为：

$$V_0 = -\frac{C_0 - C}{t} \tag{3-5}$$

若在不同温度 T_1，$T_2 \cdots T_i$（一般 $i = 8 \sim 9$）做 i 次实验，得各初均速分别为 V_{01}，$V_{02} \cdots V_{0i}$ 以 $\ln V_0$ 对 $1/T$ 作图，得一直线，其方程为：

$$\ln V_0 = \ln A - \frac{Ea}{RT} \tag{3-6}$$

此式与阿伦尼乌斯方程相似，只是以 V_0 代替 K。从直线外推至室温的 V_0，进而可求有效期。许多药物的降解是复杂反应，尤其是自动催化反应、光化反应或链反应，后期的反应机理更为复杂，由于不同时间内和不同温度下的反应机理可能不同，因而反应级数也不同。而初均速法的特点是：只需测定反应初期药物的含量变化，这样可避免反应后期副反应的干扰。

本方法由于每一温度下只采取一个样品点，易产生实验误差，通过增加测定的温度数，可以抵消此实验误差。为了排除副反应的干扰，应采用初瞬间速率，即在 C-t 曲线上在 $t \to 0$ 时求出曲线的斜率 $\left(-\dfrac{dC}{dt}\right)$。为了既减少实验次数，同时又保证试验结果的可靠性，可用初均速代替初瞬间速率。

（3）温度指数法：此法也是根据阿伦尼乌斯指数规律建立起来的。设药物在室温 T_0、低温 T_1 和高温 T_2 下降解10%的时间分别为 t_0、t_1 和 t_2，从阿伦尼乌斯指数规律可导出下式：

$$t_0 = t_1 \left(\frac{t_1}{t_2}\right) \alpha \tag{3-7}$$

α 称为温度指数，可由已知的 T_0、T_1 和 T_2 求出：

$$\alpha = \frac{T_2\ (T_0 - T_1)}{T_0\ (T_1 - T_2)} \tag{3-8}$$

例如，选择 100℃为高温，82.1℃为低温，使药物在此二温度下恒温降解，定时取样测含量。然后作此二温度的 C-t 图，由图上分别找出此二温度下药物降解 10% 的时间 t_2 和 t_1，代入式（3-7）即得室温降解 10% 的时间 t_0，即为有效期。

此法比较简单，只做两个温度的实验，但若实验结果稍有偏差，最后求得的有效期误差将会很大。

恒温法中除以上方法外，还有多元线性模型法、活化能估算法、单点法、列线图解法（算图法）等。采用恒温法进行加速试验应注意以下几点：

①选择适宜的试验温度；

②确定合理的取样时间间隔，以能较明显地测出含量或与之有关的某一物理性质的变化为准；

③恒温法适用于反应速率随温度升高而增大的反应，且活化能在 40 ～ 120 kJ/mol 者最适宜；

④由于光化反应、链反应或自动催化反应与由热引起的降解反应的机理不同，故不适用本方法；

⑤被测体系不应发生相变化，含蛋白质的制品在高温下会变性，即高温与室温的物态不同，就不能外推；

⑥不适用于由微生物引起的药物降解反应。

（三）线性变温法 Linear variable temperature method

变温法是在恒温法的基础上发展起来的，它使加速试验的温度按预先设计的速率循序上升。反应过程中定时取样测含量，直至反应到预定的温度而停止，然后处理实验数据，求出有效期。

此方法省时、操作相对简单，一次连续实验可获得全部数据，但应备有控制温度循序上升的程序升温仪。

线性变温法的温度与时间的关系为：

$$\frac{1}{T_0} - \frac{1}{T_1} = 2.303a \cdot \log(1+bt) \tag{3-9}$$

T_0 为初始时的绝对温度，T_t 为 t 时间的绝对温度，t 为时间，b 是升温常数，可由 a 确定，$a = 1/2.303T_0$。

按式（3-9）升温，温度随时间呈线性变化，根据式（3-9）并结合阿伦尼乌斯公式及有关级数的方程，得出下列通式：

$$\log f(c) = \log k_0 - \left[b\left(1+\frac{aE}{R}\right)\right] + \left(1+\frac{aE}{R}\right)\log(1+bt) \tag{3-10}$$

式中 $f(c)$ 为浓度函数，零级反应：$f(c) = C_0 - C$；一级反应：$f(c) = C_0 - C$；C_0 与 C 分别为初始时和 t 时的浓度。故以 $\log f(c)$ 对 $\log(1+bt)$ 作图得直线，直线的斜率为 $\left(1+\frac{aE}{R}\right)$，截距为 $\log k_0 - \left[b\left(1+\frac{aE}{R}\right)\right]$，可根据斜率和截距求出活化能 E 和速率常数 k_0；然后由式（3-11）可以算出 k_{25}

$$k_{25} = \log k_0 - \frac{E(T_0-298.2)}{2.303RT_0298.2} \tag{3-11}$$

从而可求出 $t_{0.9}$。

除上述线性升温法外，还有对数升温法、台阶升温法、倒数升温法及自由升温法等。其数据处理多借助于计算机。

在使用变温法时，应根据药物的稳定性恰当地选择适宜的升温范围和升温速率。一般对稳定的药物，升温范围可适当大些，升温速率可适当小些，以使反应进行完全。实验中，应使反应尽量完全，才能得到浓度函数与时间之间的线性关系。

第二节　制剂中药物的化学降解途径
Chemical degradation routes of drug in preparations

药物制剂中药物的化学降解途径主要取决于药物的化学结构。水解与氧化是药物降解的两个主要降解途径。此外，在一些药物中，也会发生其他诸如异构化、聚合、脱羧的降解途径的反应。一种药物也会存在同时发生两种或两种以上降解反应的可能。

一、水解 Hydrolysis

水解是药物降解的主要途径，药物分子结构中含有易水解的官能团，如酯键、酰胺键，不同官能团水解难易程度不同，如：

$$R-\overset{\overset{\displaystyle O}{\|}}{C}-Cl \;>\; R-\overset{\overset{\displaystyle O}{\|}}{C}-O-\overset{\overset{\displaystyle O}{\|}}{C}-R \;>\; R-\overset{\overset{\displaystyle O}{\|}}{C}-OR' \;>\; R-\overset{\overset{\displaystyle O}{\|}}{C}-NH_2$$

这里主要讨论酯类（含内酯）、酰胺类（含内酰胺）药物的水解。

（一）酯类药物的水解 Hydrolysis of esters

含有酯键的药物水溶液，在 H^+ 或 OH^- 或广义酸碱的催化下，水解反应加速。特别在碱性溶液中，由于酯分子中氧的电负性比碳的大，故酰基被极化。亲核性试剂 OH^- 易于进攻酰基上的碳原子，而使酰-氧键断裂，生成醇和酸。酸与 OH^- 反应，使反应进行完全。

在酸或碱催化下，酯的水解动力学方程式如下：

$$-\frac{d[E]}{dt}=k_2[E][H^+]$$

$$-\frac{d[E]}{dt}=k_2[E][OH^-]$$

式中 $[E]$ 为酯的浓度，$[H^+]$ 与 $[OH^-]$ 分别为 H^+ 和 OH^- 的浓度。由速率方程得出，降解反应为二级反应，k_2 为二级速度常数。但如 $[H^+]$ 或 $[OH^-] \gg [E]$，或采用缓冲溶液保持系统 $[H^+]$ 或 $[OH^-]$ 不变，则 $k=k_2[H^+]$ 或 $k=k_2[OH^-]$，上述表达式可写为：

$$-\frac{d[E]}{dt}=k[E]$$

故为伪一级反应。酯类药物的水解常可用一级或伪一级反应处理。

普鲁卡因的水解可作为这类药物的代表，水解生成对氨基苯甲酸与 N_1, N-二乙基乙醇胺，此分解产物无明显的麻醉作用。

$$H_2N-\!\!\!\!\bigcirc\!\!\!\!-\!\!\overset{\displaystyle O}{\underset{\displaystyle \|}{C}}\!\!-OCH_2CH_2N(C_2H_5)_2$$

普鲁卡因

$$\downarrow H_2O$$

$$H_2N-\!\!\!\!\bigcirc\!\!\!\!-\!\!\overset{\displaystyle O}{\underset{\displaystyle \|}{C}}\!\!-OH + HOCH_2CH_2N(C_2H_5)_2$$

阿司匹林水解成水杨酸和醋酸，在中性 pH 范围内因分子内的催化作用，反应速度显著增加，阿司匹林也能和其他亲核试剂如胺类和羟基进行酰基转换。

$$\text{(阿司匹林结构)} \xrightarrow{\ H_2O\ } \text{(水杨酸结构)} + CH_3COOH$$

属于这类的药物还有盐酸丁卡因、盐酸可卡因、溴丙胺太林、硫酸阿托品、氢溴酸后马托品等。羟苯甲酯类，也有水解的可能，在制备制剂时应引起注意。羧酸酯水解的难易与 $R-\overset{O}{\underset{\|}{C}}-OR'$ 中 R 及 R′ 的结构有关，若 R 或 R′ 中有吸电子基存在，则增加水解速率；若 R 或 R′ 体积大，由于位阻的影响，可减慢水解速率，如盐酸丙氧普鲁卡因比盐酸普鲁卡因稳定。酯类水解，往往使溶液的 pH 下降，有些酯类药物灭菌后 pH 下降，即提示有水解的可能。

内酯与酯一样，在碱性条件下易水解开环。硝酸毛果芸香碱、华法林钠均有内酯结构，可以发生水解。

（二）酰胺类药物的水解 Hydrolysis of amides

酰胺类药物水解以后生成酸与胺。属这类的药物有氯霉素、青霉素类、头孢菌素类、巴比妥类等药物。此外，利多卡因、对乙酰氨基酚（扑热息痛）等也属此类药物。

1. 氯霉素 Chloramphenicol

氯霉素比青霉素类抗生素稳定，但其水溶液仍很易分解，在 pH 7 以下，主要是酰胺水解，生成氨基物与二氯乙酸。

在 pH 2 ~ 7 范围内，pH 对水解速率影响不大，在 pH ＝ 6 时最稳定；pH 在 2 以下或 8 以上时，水解作用加速，而且在 pH ＞ 8 时还有脱氯的水解作用。氯霉素水溶液 120℃加热，氨基物可能进一步发生分解生成对硝基苯甲醇。水溶液对光敏感，在 pH ＝ 5.4 时暴露于日光下，变成黄色沉淀。对黄色沉淀进行分析，结果表明可能是由于进一步发生氧化、还原和缩合反应所致。

$$O_2N-\!\!\!\!\bigcirc\!\!\!\!-\!\!\underset{\underset{\displaystyle CH_2OH}{|}}{\overset{\overset{\displaystyle OH}{|}}{CH}}\!\!-\!\!\underset{}{\overset{\overset{\displaystyle O}{\|}}{CHNHCCHCl_2}}$$

氯霉素

$$\downarrow H_2O$$

$$O_2N-\!\!\!\!\bigcirc\!\!\!\!-\!\!\underset{\underset{\displaystyle CH_2OH}{|}}{\overset{\overset{\displaystyle OH}{|}}{CH}}\!\!-CHNH_2 + Cl_2CHCOOH$$

目前常用的氯霉素制剂主要是氯霉素滴眼液，处方有多种，其中部颁标准处方为氯霉素的硼酸-硼砂缓冲液，并规定有效期为 9 个月。有人对此处方进行改进，调整缓冲剂用量，使 pH

由原来的 6.4 降到 5.8，认为可使本制剂稳定性提高。氯霉素溶液可用 100℃、30 min 灭菌，水解约 3% ～ 4%，以同样的时间 115℃ 热压灭菌，水解达 15%，故不宜采用热压灭菌。

2. 青霉素和头孢菌素类 Penicillin and cephalosporins

青霉素类的结构，可用下列通式表示。

$$R-\overset{O}{\overset{\|}{C}}-NH-\cdots\left[\text{β-内酰胺环/噻唑环}\right]\begin{matrix}CH_3\\CH_3\\COOH\end{matrix}$$

青霉素类含内酰胺环和一个酰胺链，几种青霉素在酰胺酰基的性质上不同。虽然内酰胺和酰胺均能被水解，但内酰胺比酰胺更不稳定，这是因为四元内酰胺环并五元环所引起的张力所致。苄基青霉素（青霉素 G）的水解是典型的例子。

$$C_6H_5CH_2\overset{O}{\overset{\|}{C}}NH-\cdots\begin{matrix}CH_3\\CH_3\\COOH\end{matrix}$$

苄基青霉素

$$\downarrow H_2O$$

$$C_6H_5CH_2\overset{O}{\overset{\|}{C}}NH-CH-\cdots\begin{matrix}CH_3\\CH_3\\COOH\end{matrix}$$

青霉素 G 稳定性较差，水溶液在 24℃ 放置 7 天，效价损失 78%，水解最终产物为青霉胺与青霉醛。青霉素皮试液在冰箱中可保存 1 周。青霉素 V、苯氧乙基青霉素、苯唑青霉素，由于 R 基的关系，稳定性有所提高。例如在 pH ＝ 1.5（35℃）时，苯氧乙基青霉素比青霉素 G 稳定性提高 15 倍，可供口服。

在结构上和青霉素类相似的头孢菌素类药物，也发生内酰胺环的水解作用，其稳定性应予以关注，如头孢唑啉钠（cefazolin sodium，头孢菌素 V）在酸与碱中都易水解失效，水溶液 pH 4 ～ 7 较稳定，在 pH 4.6 的缓冲溶液中 $t_{0.9}$ 约为 90 h。本品在生理盐水和 5% 葡萄糖注射液中，室温放置 5 天仍然符合要求，pH 略有上升，但仍在稳定 pH 范围内。庆大霉素、维生素 C 注射液对本品的稳定性无显著影响，故头孢唑啉钠可与这些药物配合使用。

3. 巴比妥类 Barbiturates

为酰胺类药物，在碱性溶液中容易水解，其水解过程如下：

$$\left[\begin{matrix}R\\R'\end{matrix}\right]\underset{H_2O}{\overset{OH^-}{\rightleftharpoons}}\left[\begin{matrix}R\\R'\end{matrix}\right]\overset{OH^-}{\underset{H_2O}{\longrightarrow}}\left[\begin{matrix}R\\R'\end{matrix}\right]$$

有些酰胺类药物，如利多卡因，其结构式为：

$$\begin{matrix}CH_3\\ \\CH_3\end{matrix}-NH-\overset{O}{\overset{\|}{C}}-CH_2-N\begin{matrix}C_2H_5\\C_2H_5\end{matrix}$$

邻近酰胺基有较大的基团，由于空间效应，故不易水解。

（三）其他药物的水解 Hydrolysis of other drugs

阿糖胞苷在酸性溶液中，脱氨水解为阿糖脲苷。在碱性溶液中，嘧啶环被破裂，水解速度加速。

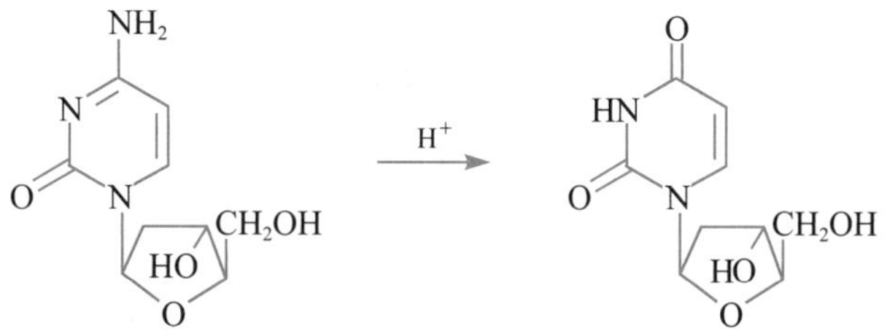

本品在 pH = 6.9 时最稳定，水溶液经稳定性预测 $t_{0.9}$ 约为 11 个月左右，常制成注射粉针剂使用。

另外，维生素 B、地西泮、碘苷等药物的降解，也主要是水解作用。

二、氧化 Oxidation

氧化也是药物降解最为常见的反应。失去电子为氧化。在有机化学中常把脱氢称为氧化。药物氧化分解常是自动氧化，即在大气中在氧的影响下进行缓慢的氧化过程。自氧化反应常为游离基的链式反应，如以 RH 代表药物，一般链反应分以下三步：

第一步　链开始形成：$RH \xrightarrow[激发]{热，光} R·+H·$

第二步　链传播：$RO·+O_2 \longrightarrow ROO·$

过氧根 ROO· 从药物中夺取 H 形成氢过氧化物：

$$ROO·+RH \longrightarrow ROOH+R·$$

金属离子能催化此传播过程。

第三步　链反应终止期，游离基抑制剂 X，或两个游离基结合形成一个非游离基，链反应终止：

$$ROO· + X· \longrightarrow 非活性产物$$

$$\left.\begin{array}{l} ROO· + R· \\ ROO· + ROO· \\ R· + R· \end{array}\right\} \longrightarrow 非活性产物$$

氧化过程一般都比较复杂。有时一个药物氧化、光化分解、水解等过程同时存在。

药物的氧化作用与化学结构有关，许多酚类、烯醇类、芳胺类、吡唑酮类、噻嗪类药物较易氧化。药物氧化后，不仅效价损失，而且可能产生颜色或沉淀。有些药物即使极少量被氧化，亦会色泽变深或产生不良气味，严重影响药品的质量，甚至成为废品。

（一）酚类药物 Phenols

酚类药物分子中具有酚羟基，如左旋多巴、肾上腺素、吗啡、阿扑吗啡、水杨酸钠等。左旋多巴用于治疗震颤麻痹症，主要有片剂和注射剂。由于左旋多巴氧化后形成有色物质，最后产物为黑色素，因此产品研制时，拟定处方应采取防止氧化的措施。肾上腺素的氧化与左旋多巴类似，先生成肾上腺素红，最后变成棕红色聚合物或黑色素

（二）烯醇类 Enols

维生素 C 是这类药物的代表，分子中含有烯醇基，极易氧化，氧化过程较为复杂。在有

氧条件下，先氧化成去氢抗坏血酸，然后水解为 2,3-二酮古洛糖酸，此化合物进一步氧化为草酸与 L-丁糖酸。

有氧条件：

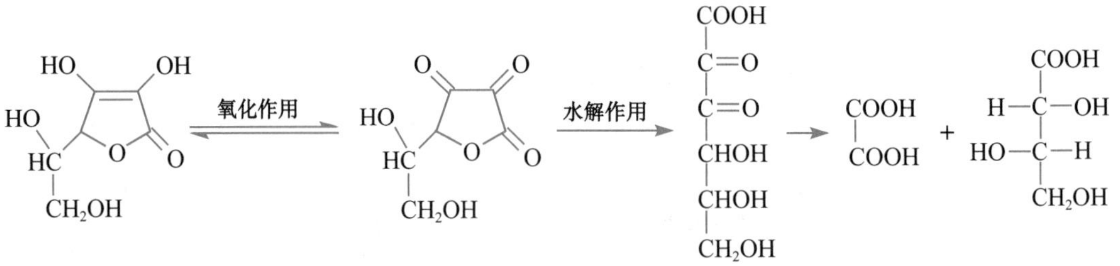

二酮古洛糖酸　　　草酸　　　L- 丁糖酸

在无氧条件下，发生脱水作用和水解作用生成呋喃甲醛和二氧化碳。由于 H^+ 的催化作用，在酸性介质中脱水作用比碱性介质快，实验中证实有二氧化碳气体产生。

无氧条件：

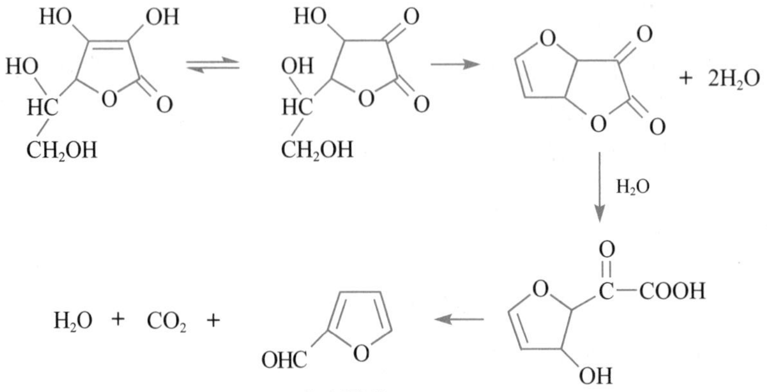

呋喃甲醛

（三）其他类药物 Other drugs

芳胺类药物（如磺胺嘧啶钠）、吡唑酮类药物（如氨基比林、安乃近）、噻嗪类药物（如盐酸氯丙嗪、盐酸异丙嗪）等都易氧化，其中有些药物的氧化过程极为复杂，常生成有色物质。含有碳碳双键的药物如维生素 A 或 D 的氧化，是典型的游离基链式反应。易氧化药物要特别注意光、氧、金属离子对他们的影响，以保证产品质量。

三、其他反应 Other reactions

（一）异构化 Isomerization

异构化一般分光学异构化（optical isomerization）和几何异构化（geometrical isomerization）两种。通常药物异构化后，生理活性降低甚至活性消失，因此，关注药物的异构化也是非常重要的。

1. 光学异构化 Optical isomerization

光学异构化可分为外消旋化（racemization）作用和差向异构（epimerization）。左旋肾上腺素具有生理活性，外消旋以后，只有 50% 的活性。左旋肾上腺素水溶液 pH 在 4 左右产生外消旋化作用。肾上腺素是易氧化的药物，故还要从含量、色泽等全面质量要求考虑，需选择适宜的 pH。左旋莨菪碱也可能外消旋化。外消旋化反应经动力学研究系一级反应。

差向异构化指具有多个不对称碳原子上的基团发生异构化的现象。四环素在酸性条件下，在 4 位上碳原子上出现差向异构形成 4-差向四环素。

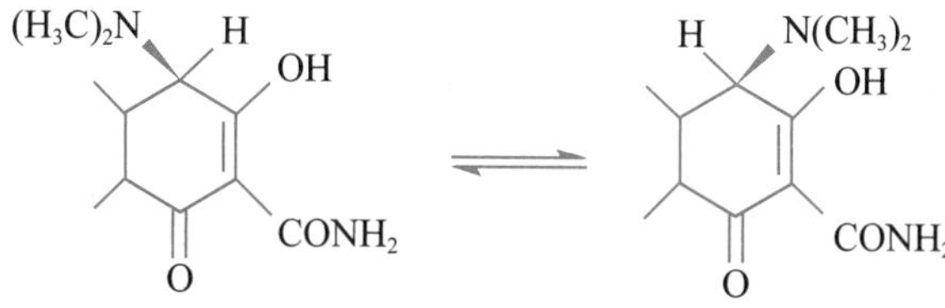

四环素（部分结构）　　　　4-差向四环素（部分结构）

现在已经分离出差向异构四环素，治疗活性比四环素低。毛果芸香碱在碱性 pH 时，α -碳原子也存在差向异构化作用，生成异毛果芸香碱，为伪一级反应。麦角新碱也能差向异构化，生成活性较低的麦角异新碱（ergometrinine）。

2. 几何异构化 Geometrical isomerization

某些有机药物，反式异构体与顺式几何异构体的生理活性差别明显。维生素 A 的活性形式是全反式（all-trans）。在多种维生素制剂中，维生素 A 除了氧化外，还可异构化，在 2，6位形成顺式异构化，此种异构体的活性比全反式低。

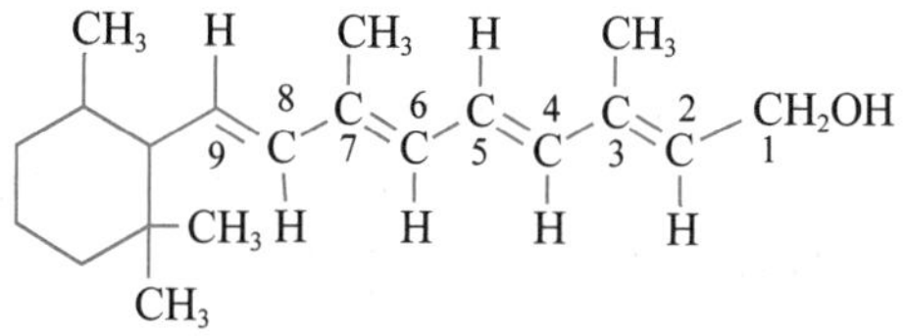

全反式维生素 A

（二）聚合 Polymerization

聚合是两个或多个分子结合在一起形成的复杂分子。已经证明氨苄西林的浓水溶液在贮存过程中能发生聚合反应，一个分子的 β -内酰胺环裂开与另一个分子的氨基反应形成二聚物：

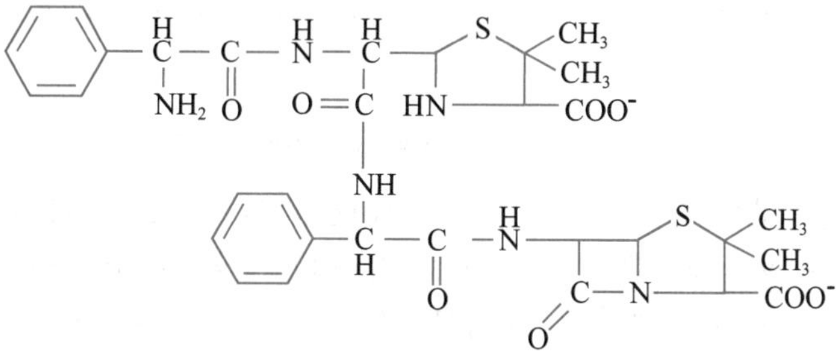

此过程可继续下去形成高聚物，据报告这类聚合物能诱发氨苄西林产生过敏反应。甲醛聚合生成三聚甲醛，这是大家熟知的现象。塞替派在水溶液中易聚合失效，以 PEG 400 为溶剂制成注射液，可避免聚合，使本品在一定时间内稳定。

（三）脱羧 Decarboxylation

对氨基水杨酸钠在光、热、水分存在的条件下很易脱羧，生成间氨基酚，后者还可进一步氧化变色。

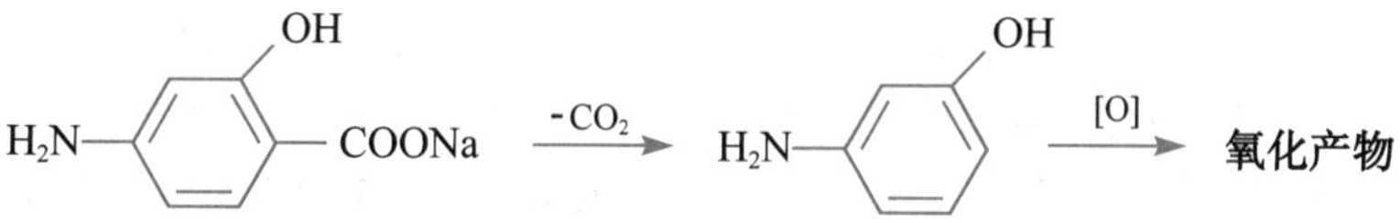

普鲁卡因水解产物对氨基苯甲酸也可慢慢脱羧生成苯胺，苯胺在光线影响下氧化生成有色

物质，这就是盐酸普鲁卡因注射液变黄的原因。

カーボンケミストリー（化学反应式）

碳酸氢钠注射液热压灭菌时产生二氧化碳，故溶液及安瓿空间均应通以二氧化碳，以减少碳酸氢钠的分解。

四、处方因素对稳定性的影响及解决方法 Influence of formulation factors on stability and the solution strategy

制备任何一种制剂，首先要进行处方设计，因为处方的组成不仅会影响制剂中药物的药理作用，同时对制剂的稳定性影响很大。pH 值、广义的酸碱催化、溶剂、离子强度、表面活性剂等因素均可影响易水解药物的稳定性，同时溶液 pH 值与药物氧化反应也有密切关系。此外，半固体、固体制剂的某些赋形剂或附加剂，有时对主药的稳定性也有影响，这些都应加以考虑。

（一）pH 值的影响 Influence of pH value

1. 对水解反应的影响 Effect on hydrolysis reaction

许多酯类、酰胺类药物常受 H^+ 或 OH^- 催化水解，这种催化作用也叫专属酸碱催化（specific acid-base catalysis）或特殊酸碱催化，此类药物的水解速率，主要由 pH 值决定。pH 值对速率常数 k 的影响可用下式表示：

$$k = k_0 + k_{H^+}[H^+] + k_{OH^-}[OH^-] \tag{3-12}$$

上式中，k_0 表示参与反应的水分子的催化速率常数，k_{H^+} 和 k_{OH^-} 分别表示 H^+ 和 OH^- 离子的催化速率常数。在 pH 值很低时，主要是酸催化，则上式可表示为：

$$\log k = \log k_{H^+} - pH \tag{3-13}$$

以 $\log k$ 对 pH 值作图得一直线，斜率为 -1。设 k_w 为水的离子积，即 $k_w = [H^+][OH^-]$，故在 pH 值较高时得：

$$\log k = \log k_{OH^-} + \log k_w + pH \tag{3-14}$$

以 $\log k$ 对 pH 作图得一直线，斜率为 $+1$，在此范围内主要由 OH^- 催化。这样，根据上述动力学方程可以得到反应速率常数与 pH 关系的图形。这样的图形叫 pH-速率图。在 pH-速率曲线图最低点所对应的横坐标，即为最稳定 pH，以 pH_m 表示。pH-速率图有各种形状（图 3-1），说明溶液的 pH 值对药物的降解速度的影响是不同的，其中比较典型的 pH-速率图有 V 型图及 S 型图等。

确定最稳定的 pH_m 也可通过计算的方法得到，计算公式为：

$$pH_m = \frac{1}{2}pk_w - \frac{1}{2}\log\frac{k_{OH^-}}{k_{H^+}} \tag{3-15}$$

2. 对氧化反应的影响 Effect on oxidation

药物的氧化过程同样也会受到 H^+ 或 OH^- 的催化作用，如吗啡在 pH 低于 4 的水溶液中稳定，而 pH 值在 5.5 ~ 7.0 范围内氧化速率迅速增加；再如肾上腺素的氧化变色受 pH 的影响较为明显，随 pH 的增加氧化速率增大。维生素 C 在 pH 6.0 ~ 6.5 及 2.5 ~ 3.0 范围内较为稳定，在其他 pH 值特别是 pH 低于 2.5 时氧化速率迅速增加。

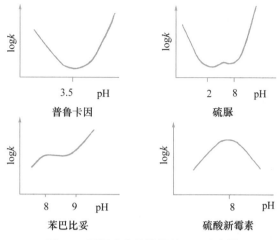

图 3-1　不同药物的降解的 pH-速率图

由上述讨论可以看出 pH 对药物的水解或某些药物的氧化均有不同程度的影响，在进行药物的处方设计时，首先应在资料调研与预试验的基础上确定最稳定的 pH 值或最稳定的 pH 范围，用酸或碱调节 pH 至所需要的值。为了不产生由于加入其他离子而导致的溶解度问题，生产上常用与药物本身具有相同离子的酸或碱进行 pH 的调节，如氨茶碱用乙二胺；马来酸麦角新碱用马来酸；苯巴比妥钠用苯巴比妥，硫酸卡那霉素用硫酸等。眼用制剂的 pH 调节常采用 pH 缓冲体系如磷酸、硼酸、醋酸及其盐组成的缓冲体系。

处方设计中的 pH 调节同时应兼顾三方面的问题：一是有利于制剂的稳定性，二是不影响药物溶解性能，三是要注意到药效及用药安全性，特别是注射剂与眼用制剂 pH 值过高或过低均会造成血管、肌肉或眼部黏膜的刺激性，所以应综合考虑。一些药物最稳定的 pH 值，见表 3-2。

（二）广义的酸碱催化 General acid-base catalysis

按照 Bronsted-Lowry 酸碱理论，给出质子的物质叫广义的酸，接受质子的物质叫广义的碱。有些药物也可被广义的酸碱催化水解。这种催化作用叫广义的酸碱催化（general acid-base catalysis）或一般酸碱催化。

许多药物即使在其较稳定的 pH 溶液中，其降解速度仍然较大，这是因为使用的某种缓冲体系对药物有广义的酸或碱的催化作用。如磷酸与枸橼酸缓冲体系对氨苄西林有广义的酸碱催化作用、广义的碱 HPO_4^{2-} 对青霉素 G 钾盐有催化作用、磷酸、硼酸及其盐的缓冲体系对毛果云香碱的广义酸碱催化作用。

为了观察缓冲液对药物的催化作用，可用增加缓冲剂的浓度但保持盐与酸的比例不变（使 pH 值恒定）的方法，配制一系列的缓冲溶液，然后观察药物在这一系列缓冲溶液中的分解情况。如果分解速度随缓冲剂浓度的增加而增加，则可确定该缓冲剂对药物有广义的酸碱催化作用。为了减少这种催化作用的影响，在实际生产处方中，缓冲剂应用尽可能低的浓度或选用没有催化的缓冲系统。

（三）溶剂的影响 Influence of solvents

对于易水解的药物，有时采用非水溶剂如乙醇、丙二醇、甘油使其稳定。含有非水溶剂的注射液有苯巴比妥注射液、地西泮注射液等。根据下述方程可以说明非水溶剂对易水解药物的稳定化作用。

$$\log k = \log k_\infty - \frac{k' Z_A Z_B}{\varepsilon}$$

（3-16）

表 3-2　一些药物的最稳定 pH 值

药物	最稳定 pH 值	药物	最稳定 pH 值
盐酸丁卡因	3.8	苯氧乙基青霉素	6
盐酸可卡因	3.5～4.0	毛果芸香碱	5.12
溴甲胺太林	3.38	氯氮䓬	2.0～3.5
溴丙胺太林	3.3	克林霉素	4.0
三磷腺苷	9.0	地西泮	5.0
羟苯甲酯	4.0	氢氯噻嗪	2.5
羟苯乙酯	4.0～5.0	维生素 B_1（盐酸硫胺）	2.0
羟苯丙酯	4.0～5.0	吗啡	4.0
乙酰水杨酸	2.5	维生素 C	6.0～6.5
头孢噻吩钠	3.0～8.0	对乙酰氨基酚	5.0～7.0
甲氧西林	6.5～7.0	尼可刹米	5.6～6.5
贝那替秦（胃复康）	＜3.0	氯霉素	6.0
水杨酸毒扁豆碱	2.2	青霉素 G	6.5
盐酸普鲁卡因	3.4～4.0	苯唑西林	6.63
盐酸阿托品	3.7	盐酸阿糖胞苷	6.9
磺胺醋酰钠	4～9	红霉素	7.8
硫酸链霉素	4.5～7.0	安乃近	7.8
碘解磷定	4.36	巴比妥钠	8.5～10

式中 k 为速率常数，ε 为介电常数，k_∞ 为溶剂 ε 趋向 ∞ 时的速度常数。此式表示溶剂介电常数对药物稳定性的影响，适用于离子与带电荷药物之间的反应。式中 Z_AZ_B 为离子或药物所带的电荷，对于一个给定系统在固定温度下 k' 是常数。因此，以 $\log k$ 对 $1/\varepsilon$ 作图得一直线。如果药物离子与攻击的离子的电荷相同，如 OH^- 催化水解苯巴比妥阴离子，则 $\log k$ 对 $1/\varepsilon$ 作图所得直线的斜率将是负的。在处方中采用介电常数低的溶剂将降低药物分解的速率。故苯巴比妥钠注射液用介电常数低的溶剂如丙二醇（60%），可使注射液稳定性提高。25℃时的 $t_{0.9}$ 可达 1 年左右。相反，若药物离子与进攻离子的电荷相反，如专属碱对带正电荷药物的催化，则采用介电常数低的溶剂就不能达到稳定药物制剂的目的。溶剂对稳定性的影响比较复杂。近年来兽用氯霉素注射液采用吡咯酮为溶剂，含量稳定性得到很大提高，但色泽稍深。

（四）离子强度的影响 Influence of ionic strength

在制剂处方中，往往加入电解质调节等渗，或加入盐（如一些抗氧剂）防止氧化，加入缓冲剂调节 pH 值。因而存在离子强度对降解速率的影响，这种影响可用下式说明：

$$\log k = \log k_0 + 1.02\, Z_A Z_B \sqrt{\mu}$$

式中 k 是降解速率常数，k_0 为溶液无限稀（$\mu = 0$）时的速率常数，μ 为离子强度，$Z_A Z_B$ 是溶液中药物所带的电荷。以 $\log k$ 对 $\sqrt{\mu}$ 作图可得一直线，其斜率为 $1.02\, Z_A Z_B$，外推到 $\mu = 0$ 可求得 k_0。

根据上述方程，相同电荷离子之间的反应，如药物离子带负电，并受 OH^- 催化，加入盐使溶液离子强度增加，则分解反应速率增加（图 3-2 中①线），如青霉素在磷酸缓冲液中（pH

为 6.8 ）的水解速率随离子强度的增加而增加。如果药物离子带负电，而受 H$^+$ 催化，则离子强度增加，分解反应速率低（图 3-2 中③线）。如果药物是中性分子，因 $Z_AZ_B = 0$，故离子强度增加对分解速率没有影响（图 3-2 中②线）。

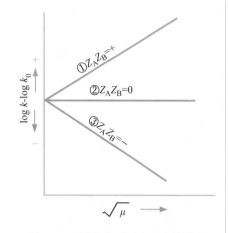

图 3-2　离子强度对反应速度的影响

（五）表面活性剂的影响 Influence of surfactants

某些容易水解的药物，加入表面活性剂可使其稳定性增加，如苯佐卡因易受碱催化水解，在 5% 的十二烷基硫酸钠溶液中，30℃时的 $t_{1/2}$ 增加到 1150 min（不加十二烷基硫酸钠时 $t_{1/2}$ 则为 64 min ）。这是因为表面活性剂在溶液中形成胶团，苯佐卡因增溶在胶团周围形成一层所谓的"屏障"，阻止 OH$^-$ 进入胶团，从而减少其对酯键的攻击，进而增加苯佐卡因的稳定。再如 Moustafa 等研究多种表面活性剂对苯巴比妥稳定性的影响，其中十二烷基硫酸钠、聚山梨酯 80、聚氧乙烯-20-鲸蜡醚等均能使其稳定性增加。但表面活性剂也可使某些药物的降解速率加快，如聚山梨酯 80 使维生素 D 稳定性下降。

（六）处方中赋形剂的影响 Influence of excipients

对于某些半固体剂型如软膏、霜剂来说，药物的稳定性与制剂处方的基质（赋形剂）相关。有人评价了一系列商品基质与氢化可的松稳定性的关系，结果表明聚乙二醇能促进该药物的分解，有效期只有 6 个月。栓剂基质聚乙二醇也可使乙酰水杨酸分解，产生水杨酸和乙酰聚乙二醇。复方维生素 U 片采用糖粉和淀粉为赋形剂，则产品易变色，若应用磷酸氢钙，再辅以其他措施，产品质量则有所提高。一些片剂的润滑剂对阿司匹林的稳定性有一定影响。硬脂酸钙、硬脂酸镁可能与阿司匹林反应形成相应的阿司匹林钙及阿司匹林镁，提高了系统的 pH 值，使阿司匹林溶解度增加，分解速率加快。因此生产阿司匹林片时不应使用硬脂酸镁这类润滑剂，而须用影响较小的滑石粉或硬脂酸。此外，许多辅料对维生素 C（抗坏血酸）均有不同程度影响，见表 3-3，影响大小由 pH、辅料与水的结合能力及微量金属的存在所决定。

表 3-3　某些附加物对于抗坏血酸钠稳定性的影响 [a]

赋形剂	抗坏血酸钠的损失（%）
无	14.5
玉米淀粉	16.4
无水磷酸二钙	17.7
二水磷酸二钙（磨碎）	19.0
微晶纤维	18.3
硅胶	22.0
磷酸三钙	25.3

a 代表 80 mg 赋形剂 +300 mg 抗坏血酸钠＋水（水占赋形剂与抗坏血酸钠重量之和的 11.6%），45℃贮存三天。

五、外界因素对稳定性的影响及解决方法 Influences of environmental factors on stability and the solution strategy

外界因素包括温度、光线、空气（氧）、金属离子、湿度和水分、包装材料等。这些因素对于制订产品的生产工艺条件和包装设计都是十分重要的。其中温度对各种降解途径（如水解、氧化）均有影响，光线、空气、金属离子对易氧化药物影响较大，湿度、水分主要影响固体药物的稳定性，包装材料是各种产品都必须考虑的问题。

（一）温度的影响 Influence of temperature

一般来说，温度升高，反应速度加快。根据 Van't Hoff 规则，温度每升高 10℃，反应速率约增加 2～4 倍。然而不同反应增加的倍数可能不同，故上述规则只是一个粗略的估计。对于温度对于反应速率常数的影响，阿伦尼乌斯提出了如下方程：

$$k = Ae^{-E/RT} \tag{3-17}$$

其中 k 是速率常数，A 是频率因子，E 为活化能，R 为气体常数，T 是绝对温度，这就是著名的阿伦尼乌斯指数定律，它定量地描述了温度与反应速率之间的关系，是预测药物稳定性的主要理论依据。

药物制剂在制备过程中，往往需要加热溶解、灭菌等操作，此时应考虑温度对药物稳定性的影响，制订合理的工艺条件。有些产品在保证完全灭菌的前提下，可降低灭菌温度，缩短灭菌时间。那些对热特别敏感的药物，如某些抗生素、生物制品，要根据药物性质，设计合适的剂型（如固体剂型），生产中采取特殊的工艺，如冷冻干燥、无菌操作，同时产品要低温贮存，以保证产品质量。

（二）光线的影响 Influence of light

在制剂生产贮存过程中，还必须考虑光线的影响。光是一种辐射能，辐射能量的单位是光子。光子的能量与波长呈反比，光线波长越短，能量越大，故紫外线更易激发化学反应。如前所述，光能激发氧化反应，加速药物的降解。有些药物分子受辐射（光线）作用使分子活化而产生降解，此种反应叫光降解（photodegradation），其速率与系统的温度无关。这种易被光降解的物质叫光敏感物质。硝普钠是一种强效速效降压药，临床效果确定。实验表明本品 2% 的水溶液用 100℃ 或 115℃ 灭菌 20 min，都很稳定，但对光极为敏感，临床上用 5% 的葡萄糖配制成 0.05% 的硝普钠溶液静脉滴注，在阳光下照射 10 min 就降解 13.5%，颜色也开始变化，同时 pH 下降。室内光线条件下，本品半衰期为 4 h。值得注意的是本品光降解与浓度有关，浓度越稀越易降解，这是因为光能的数量与反应物质的分子数有一定关系，较浓的溶液在同样条件下只部分降解。

光敏感的药物还有氯丙嗪、异丙嗪、维生素 B_2（核黄素）、氢化可的松、醋酸泼尼松片、叶酸、维生素 A、辅酶 Q10、硝苯地平等，药物结构与光敏感性可能有一定的关系，如酚类和分子中有双键的药物，一般对光敏感。

光敏感的药物制剂，制备过程中要避光操作，选择包装甚为重要。有人对抗组胺药物用透明玻璃容器加速试验，8 周含量下降 36%，而用棕色瓶包装几乎没有变化。因此，这类药物制剂应采用棕色玻璃瓶包装或容器内衬垫黑纸，避光贮存。

（三）氧气的影响 Influence of oxygen

大气中的氧是引起药物制剂氧化的重要因素。大气中的氧进入制剂的主要途径，一方面是氧在水中有一定的溶解度，在平衡时，0℃ 下氧在水中的溶解度为 10.19 mL/L，25℃ 时溶解度为 5.75 mL/L，50℃ 时溶解度为 3.85 mL/L，100℃ 水中几乎就没有氧存在。另一方面在药物容器空间的空气中，也存在着一定量的氧，各种药物制剂几乎都有与氧接触的机会。因此，对于易氧化的品种，除去氧气是防止氧化的根本措施。生产上一般在溶液中和容器空间通入惰性气体如二氧化碳或氮气，置换其中的氧。在水中通 CO_2 至饱和时，残存氧气为 0.05 mL/L，通氮至饱和时约为 0.36 mL/L。若通气不够充分，对成品质量影响很大，有时同一批号注射液，其色泽深浅不同，可能是通入气体有多有少的缘故。对于固体药物，也可采取真空包装。

前面提到药物的氧化降解常为自动氧化，在制剂中只要有少量氧存在，就能引起这类反应，因此还必须加入抗氧剂。一些抗氧剂本身为强还原剂，它首先被氧化以保护主药免遭氧化，在此过程中抗氧剂逐渐被消耗（如亚硫酸盐类）。另一些抗氧剂是链反应的阻化剂，能与游离基结合，中断链反应的进行，在此过程中其本身不被消耗。抗氧剂可分为水溶性抗氧剂与油溶性抗氧剂两大类，这些抗氧剂的名称和用量见表 3-4，其中油溶性抗氧剂具有阻化剂的作用。此外还有一些药物能显著增强抗氧剂的效果，通常称为协同剂，如枸橼酸、酒石酸、磷酸。焦亚硫酸钠（或亚硫酸氢钠）常用于弱酸性药液，亚硫酸钠常用于偏碱性药液，硫代硫酸钠在偏酸性药液中可析出硫的细粒：

$$S_2O_3^{2-}+2H^+ \longrightarrow H_2SO_3+S\downarrow$$

故只能用于碱性药液中，如磺胺类注射液。甲醛合亚硫酸氢钠不宜作静脉注射的抗氧剂。近年来，氨基酸抗氧剂已引起药剂学工作者的重视，有人用半胱氨酸配合焦亚硫酸钠使 25% 的维生素 C 注射液贮存期得以延长。此类抗氧剂的优点是毒性小，本身不易变色，但价格稍贵。

表 3-4　常用抗氧剂及使用浓度

名称	使用浓度（%）	名称	使用浓度（%）
（1）亚硫酸盐		（4）油溶性抗氧剂	
亚硫酸氢钠	0.05～1.0	抗坏血酸棕榈酸酯	0.01～0.02
焦亚硫酸钠	0.025～0.1	叔丁基对羟基茴香醚（BHA）	0.005～0.02
亚硫酸钠	0.01～0.2	二丁基羟基甲苯（BHT）	0.005～0.02
甲醛合亚硫酸氢钠	0.005～0.15	去甲双氢愈疮木酸（NDGA）	0.01
硫代硫酸钠	0.1～0.5	没食子酸丙酯	0.05～0.1
		α-生育酚	0.05～0.075
（2）抗坏血酸衍生物			
l-抗坏血酸	0.02～0.5		
d-抗坏血酸	0.1～1.0		
（3）硫代衍生物			
乙酰半胱氨酸	0.1～0.5		
盐酸半胱氨酸	0.1～0.5		
硫代甘油	0.1～0.5		
硫脲	0.001～0.05		
巯基醋酸	0.5		

油溶性抗氧剂如 BHA、BHT 等，用于油溶性维生素类（如维生素 A、D）制剂，有较好效果。另外维生素 E、卵磷脂，为油脂中的天然抗氧剂，油脂精制时若将其除去，就不易保存。

使用抗氧剂时，还应注意主药是否发生相互作用。早有报道亚硫酸氢盐可以与邻、对-羟基苯甲醇衍生物发生反应，如肾上腺素与亚硫酸氢钠在水溶液中可形成无光学与生理活性的磺酸盐化合物。建议肾上腺素注射液处方中，焦亚硫酸钠用量由 0.2% 降低到 0.02%，并将 pH 值由 3.4 调到 3.0，则产品稳定性可以提高。此外亚硫酸钠在 pH 值 5 左右可使维生素 B_1（盐酸硫胺）分解失效，亚硫酸氢盐也能使氯霉素失去活性。还应注意甘露醇、酚类、醛类、酮类物质可降低亚硫酸盐类的活性。

（四）金属离子的影响 Influence of metal ion

制剂中微量金属离子主要来自原辅料、溶剂、容器以及操作过程中使用的工具等。为方便起见，我们也在外界因素的影响这部分讨论。微量金属离子对自动氧化反应有显著的催化作用，如 0.0002 mol/L 的铜能使维生素 C 氧化速率增大 10 000 倍；铜、铁、钴、镍、锌、铅等离子都有促进氧化作用，它们主要是缩短氧化作用的诱导期，增加游离基生成的速率。

要避免金属离子的影响，应选用纯度较高的原辅料，操作过程中不要使用金属器具，同时还可加入依地酸盐等螯合剂或枸橼酸、酒石酸、磷酸、二巯乙基甘氨酸等附加剂，有时螯合剂与亚硫酸盐类抗氧剂联合应用，效果更佳。依地酸二钠常用量为 0.005% ～ 0.05%。

（五）湿度和水分的影响 Influences of humidity and moisture

湿度与水分对固体药物制剂稳定性的影响特别重要。水是化学反应的媒介，固体药物吸附了水分以后，在表面形成一层液膜，分解反应就在膜中进行。无论是水解反应，还是氧化反应，微量的水均能加速乙酰水杨酸、青霉素 G 钠盐、氨苄西林钠、对氨基水杨酸钠、硫酸亚铁等的分解。药物是否容易吸湿，取决于其临界相对湿度（CRH%）的大小。氨苄西林极易吸湿，经实验测定其临界相对湿度仅为 47%，如果在相对湿度（RH%）75% 的条件下放置 24 h，可吸收水分约 20%，同时粉末溶化。这些原料药物的水分含量必须特别注意，一般水分在 1% 左右比较稳定，水分含量越高分解越快。

关于湿度和水分对氨基水杨酸钠的稳定性影响，虽然实验测定所得的对氨基水杨酸钠的临界相对湿度较高（89%），但若人为添加微量的水（0.53%），则其变色速率显著增加。若在 70℃进行加速试验，当水蒸气压力为 6.97 kPa（52.3 mmHg）时，速率常数为 0.118 mol/h；而在 19.2 kPa（144 mmHg）时，则为 0.305 mol/h，分解速率明显加快。

研究水分对药物稳定性影响的关键是加入水的方法。一般是将样品放在不同无机盐的饱和溶液的密闭器皿中恒温一定时间，以获得不同的水分含量，然后测定反映样品稳定性的各项指标，确定水分对样品稳定性的影响。

湿度的影响详见本章第三节。

（六）包装材料的影响 Influence of packaging materials

药品包装的材料，包括原材料和容器。包装材料是影响药物稳定性的重要因素，也是影响药品安全性以及患者对药品的接受性等的重要因素。但包装问题往往被人们所忽视，实际上如药物制剂不考虑包装，则可能最稳定的处方也不能得到优质的成品。药物贮藏于室温环境中，主要受热、光、水汽及空气的影响。包装设计就是要排除这些因素的干扰，同时也要考虑包装材料与药物制剂的相互作用，通常使用的包装容器材料有玻璃、塑料、橡胶及一些金属。

玻璃理化性能稳定，不易与药物作用，不能使气体透过，为目前应用最多的一类容器。但它有两个缺点，即释放碱性物质和脱落不溶性玻璃碎片。这些问题对注射剂特别重要，在注射剂一章中，将进一步讨论。棕色玻璃能阻挡波长小于 470 nm 的光线透过，故光敏感的药物可用棕色玻璃瓶包装。

塑料是聚氯乙烯、聚苯乙烯、聚乙烯、聚丙烯、聚酯、聚碳酸酯等一类高分子聚合物的总称。为了便于成型或防止老化等原因，常常在塑料中加入增塑剂、防老剂等附加剂。有些附加剂具有毒性，药用包装塑料应选用无毒塑料制品。但塑料容器也存在三个问题：透气性、透湿性与吸附性。因此包装材料的选择十分重要。

橡胶广泛用作塞子、垫圈、滴头等，它可吸附溶液中的主药和抑菌剂，特别对于抑菌剂的吸附可使抑菌效能降低，此点不能忽视。橡胶成型时，也加入硫化剂、填充剂、防老剂等附加剂，故橡胶与药液接触时，其中的附加剂能被药液浸出，因而污染药液，特别对于大输液质量影响更大，各种包装材料的性质见表 3-5。

表 3-5　包装材料的性质比较

材料	平均密度（g/cm³）	水蒸气穿透性	气体穿透性（O_2）	与产品潜在的反应性
聚乙烯（低密度）	0.92	高	低	低
聚乙烯（高密度）	0.96	低	低	低
聚丙烯	0.90	中等	低	低
聚氯乙烯（软的）	1.20	高	低	中等
聚氯乙烯（硬的）	1.40	高	低	低
聚碳酸酯	1.2	高	低	低
聚酰胺（尼龙）	1.1	高	低	高
聚苯乙烯	1.05	高	高	中等
聚四氟乙烯	2.25	低	低	无
钠钙玻璃	2.48	不	不	高
硼硅酸盐玻璃	2.23	不	不	低
丁基橡胶	1.30	低	中等	中等
天然橡胶	1.50	中等	中等	高
氯丁橡胶	1.40	中等	中等	高
聚异戊二烯橡胶	1.30	中等	中等	中等
硅酮橡胶	1.40	很高	很高	低

鉴于包装材料与药物制剂稳定性关系较大，在包装设计产品试制过程中，要进行"装样试验"，对各种不同的包装材料进行认真地选择。

六、药物制剂稳定化的其他方法 Others for increasing stability of preparations

前面结合影响因素对药物制剂稳定化作了相应的讨论，但有些方法还不能完全概括，故在此作进一步的讨论。

（一）改进药物剂型或生产工艺 Improving dosage form and production process

1. 制成固体剂型 Producing solid dosage form

凡是在水溶液中被证明是不稳定的药物，一般可制成固体制剂。供口服的做成片剂、胶囊剂、颗粒剂等；供注射的则做成注射用无菌粉末，可使稳定性大大提高。青霉素类、头孢菌素类药物目前基本上都是固体剂型。此外也可将药物制成膜剂。例如将硝酸甘油做成片剂，易产生内迁移现象，降低药物含量的均匀性，国内一些单位将其试制成硝酸甘油膜剂，增加了稳定性。

2. 制成微囊或包合物 Making microcapsules or inclusion complexes

某些药物制成微囊可增加药物的稳定性。如将维生素 A 制成微囊稳定性有很大提高。也有将维生素 C、硫酸亚铁制成微囊，防止氧化。有些药物可以用环糊精制成包合物。

3. 用直接压片或包衣工艺 Using direct tableting or coating process

一些对湿热不稳定的药物，可以采用直接压片或干法制粒。包衣是解决片剂稳定性的常规方法之一，如氯丙嗪、异丙嗪、对氨基水杨酸钠等，均做成包衣片。个别对光、热、水很敏感的药物如酒石麦角胺，一些药厂采用联合式干压包衣机制成包衣片，效果良好。

（二）制成难溶性盐 Producing water-soluble salt

一般药物混悬液降解只决定于其在溶液中的浓度，而不是产品中的总浓度。所以将容易水解的药物制成难溶性盐或难溶性酯类衍生物，可增加其稳定性。水溶性越低，稳定性越好。例如青霉素 G 钾盐，可制成溶解度小的普鲁卡因青霉素 G（水中溶解度为 1∶250），稳定性显著提高。青霉素 G 还可与 N,N-双苄乙二胺生成苄星青霉素（长效西林），其溶解度进一步减小（1∶6000），故稳定性更佳，可以口服。

第三节 稳定性试验方法
Methods of testing stability

稳定性研究是针对药物或其制剂开展的各项研究，其包含的内容较为广泛，包括理论研究、方法学研究等。但是，作为特殊商品的药品，即药物制剂，只有申报获批后才能上市使用。而稳定性试验资料是药物制剂申报需提交的资料，因此，开展药物制剂稳定性试验对于其申报而言是必须的也是非常重要的。

稳定性试验通常情况下是特指针对药品申报所开展的研究，其实施细则和相关规定等，即指导原则，是由药品审评法定单位制定或由药典委员会在药典附录中所颁布，在药品申报时需严格按照稳定性试验指导原则的相关规定执行。试验结果将按照"药物稳定性研究的试验资料与文献资料"进行申报。

药物制剂稳定性试验的目的是考察制剂在温度、湿度、光线的影响下随时间变化的规律，为药品的生产、包装、贮存、运输条件提供科学依据，同时通过试验确定药品的有效期。

一、稳定性试验基本要求 Basic requirements for stability test

（1）影响因素试验用一个批次药物制剂开展试验；若试验结果不明确，则应加试两个批次样品。生物制品应直接使用三个批次。加速试验与长期试验要求用三批供试品进行。

（2）药物制剂供试品应是放大试验的产品，其处方与工艺应与大生产一致。每批放大试验的规模，至少是中试规模。大体积包装的制剂，如静脉输液，每批放大规模的数量通常应为各项试验所需总量的 10 倍。特殊品种、特殊剂型所需数量，根据情况另定。

（3）加速试验与长期试验所用供试品的包装应与拟上市产品一致。

（4）研究药物稳定性，要采用专属性强、准确、精密、灵敏的药物分析方法与有关物质（含降解产物及其他变化所生成的产物）的检查方法，并对方法进行验证，以保证药物稳定性试验结果的可靠性。在稳定性试验中，应重视降解产物的检查。

（5）若放大试验比规模生产的数量要小，申报者应承诺在获得批准后，从放大试验转入规模生产时，对最初通过生产验证的三批规模生产的产品进行加速试验与长期稳定性试验。

（6）对包装在通透性容器内的药物制剂应当考虑药物的湿敏感性或可能的溶剂损失。

（7）进行稳定性试验时，制剂质量的显著变化通常是指：

①含量与初始值相差 5%，或采用生物或免疫法测定时效价不符合规定。

②降解产物超过标准限度要求。

③外观、物理常数、功能试验（如颜色、相分离、再分散性、黏结、硬度、每揿剂量）等不符合标准要求。

④pH 不符合规定。

⑤12 个制剂单位的溶出度不符合标准规定。

二、原料药物的稳定性试验 Stability test of active agents

（一）影响因素试验 Influencing factor testing

此项试验是在比加速试验更激烈的条件下进行的，目的是探讨药物的固有稳定性、了解影响其稳定性的因素及可能的降解途径与降解产物，为制剂生产工艺、包装、储存条件和建立降解产物分析方法提供科学依据。将供试品置于适宜的开口容器（如称量瓶或培养皿）中，分散放置，厚度不超过 3 mm（疏松原料药可略厚）。若试验结果发现降解物有明显的变化，应考虑其潜在的危害性，必要时应对降解产物进行定性或定量分析。

1. 高温试验 High temperature test

供试品开口置于适宜的恒温设备中，温度一般设置为高于加速试验温度 10℃以上，考察时间点应基于原料药本身的稳定性及影响因素试验条件下稳定性的变化趋势设置。通常可设定为 0 天、5 天、10 天、30 天等取样，按稳定性重点考察项目进行检测。若供试品质量有明显变化，则适当降低试验温度。

2. 高湿试验 High humidity test

供试品开口置于恒湿密闭容器中，在 25℃分别于相对湿度 90%±5% 条件下放置 10 天，于第 5 天和第 10 天取样，按稳定性重点考察项目要求检测，同时精准称量试验前后供试品的质量，以考察供试品的吸湿潮解性能。若吸湿增重 5% 以上，则在相对湿度 75%±5% 条件下，同法进行试验；若吸湿增重 5% 以下，其他考察项目符合要求，则不再进行此项试验。恒湿条件可在密闭容器中完成，如干燥器下部放置饱和盐溶液，根据不同相对湿度的要求，可以选择 NaCl 饱和溶液（相对湿度 75%±1%，15.5 ～ 60℃）、KNO_3 饱和溶液（相对湿度 92.5%，25℃）。

3. 强光照射试验 Photostability test

供试品开口放在光照箱或其他适宜的光照装置内，可选择输出相似于 D65/ID65 发射标准的光源，或同时暴露于冷白荧光灯和近紫外灯下。在照度为 4500 lx±500 lx 的条件下，且光源总照度应不低于 $1.2×10^6$ lx · h，近紫外灯能量不低于 200 W · h/m²，于适宜时间取样，按稳定性重点考察项目进行检测，特别要注意供试品的外观变化。

关于光照装置，建议采用定型设备"可调光照箱"，也可用光橱，在箱中安装相应光源以达到规定照度。箱中供试品台高度可以调节，箱上方安装抽风机以排除可能产生的热量，箱上配有照度计，可随时监测箱内照度。光照箱应不受自然光的干扰，并保持照度恒定，同时防止尘埃进入光照箱内。

此外，根据药物的性质，必要时可设计试验探讨原料药在溶液状态、混悬液状态或在较宽的 pH 范围内 pH 与氧及其他条件对药物稳定性的影响，并研究分解产物的分析方法。创新药物应对其分解产物的性质进行必要的分析。冷冻保存的原料药物，应验证其在多次反复冻融条件下产品质量的变化情况。在加速或长期放置条件下已证明某些降解产物并不形成，则可不必再做降解产物检查。

（二）加速试验 Accelerated testing

此项试验在加速条件下进行，目的是通过加速药物的化学或物理变化，探讨药物的稳定性，为制剂设计、包装、运输、储存提供必要的资料。供试品在温度 40℃±2℃、相对湿度 75%±5% 的条件下放置 6 个月。所用设备应能控制温度 ±2℃、相对湿度 ±5%，并能对真实温度与湿度进行监测。在至少包括初始和末次的 3 个时间点（如 0 个月、3 个月、6 个月）取样，按稳定性重点考察项目检测。如在温度 25℃±2℃、相对湿度 60%±5% 的条件下进行长期试验，当加速试验 6 个月中任何时间点的质量发生了显著变化，则应进行中间条件试验。中间条件为温度 30℃±2℃、相对湿度 65%±5%，建议的考察时间为 12 个月，应包括所有的稳定性重点考察项目，检测至少包括初始和末次的 4 个时间点（如 0 个月、6 个月、9 个月、

12 个月）。

对温度特别敏感的药物，预计只能在冰箱中（5℃±3℃）保存，此种药物的加速试验，可在温度 25℃±2℃、相对湿度 60%±5% 的条件下进行，时间为 6 个月。

对拟冷冻贮藏的药物，应使用同一批样品，在 5℃±3℃ 或 25℃±2℃ 条件下放置适当的时间进行试验，以了解短期偏离标签贮藏条件（如运输或搬运时）对药物的影响。

（三）长期试验 Long-term testing

长期试验在接近药物的实际储存条件下进行，目的是为制定药物的有效期提供依据。供试品在温度 25℃±2℃、相对湿度 60%±5% 的条件下放置 12 个月，或在温度 30℃±2℃、相对湿度 65%±5% 的条件下放置 12 个月。每三个月取样一次，分别于 0 个月、3 个月、6 个月、9 个月、12 个月取样按稳定性重点考察项目进行检测。12 个月以后，仍需继续考察的药物，根据产品特性，分别于 18 个月、24 个月、36 个月等，取样进行检测。

将结果与 0 个月比较，以确定药物的有效期，由于实验数据的分散性，一般应按 95% 置信限进行统计分析，得出合理的有效期。如三批统计分析结果差别较小，则取其平均值为有效期；若差别较大，则取其最短的为有效期。如果测定结果变化很小，说明药物是很稳定的，则不做统计分析。

对温度特别敏感的药物，长期试验可在温度 5℃±3℃ 的条件下放置 12 个月，按上述时间要求进行检测，12 个月以后，仍需按规定继续考察，制定在低温贮藏条件下的有效期。

对拟冷冻贮藏的药物，长期试验可在温度 −20℃±2℃ 的条件下至少放置 12 个月进行考察。

长期试验采用的温度 25℃±2℃、相对湿度 60%±10%，或温度 30℃±2℃、相对湿度 65%±5%，是根据国际气候带制定的（表 3-6）。

表 3-6　国际气候带

气候带	计算数据			推算数据	
	温度（℃）	平均热力学温度（℃）	相对湿度（%）	温度（℃）	相对湿度（%）
Ⅰ 温带	20.0	20.0	42	21	45
Ⅱ 地中海气候、亚热带	21.6	22.0	52	25	60
Ⅲ 干热带	26.4	27.9	35	30	35
Ⅳ 湿热带	26.7	27.4	76	30	70

原料药物进行加速试验与长期试验所用包装应采用模拟小桶，但所用材料与封装条件应与大桶一致。

三、药物制剂的稳定性试验 Stability test of pharmaceutical preparations

药物制剂稳定性研究，首先应查阅原料药物稳定性有关资料，特别了解温度、湿度、光线对原料药物稳定性的影响，并在处方筛选与工艺设计过程中，根据主药与辅料性质，参考原料药物的试验方法，进行影响因素试验、加速试验与长期试验。

（一）影响因素试验 Influencing factor testing

药物制剂进行此项试验的目的是考察制剂处方的合理性与生产工艺及包装条件。供试品用一批进行，将供试品如片剂、胶囊剂、注射剂（注射用无菌粉末如为西林瓶装，不能打开瓶盖，以保持严封的完整性），除去外包装，并根据试验目的和产品特性考虑是否除去内包装，置于适宜的开口容器中，进行高温试验、高湿试验与强光照射试验，试验条件、方法、取样时间与原料药物相同。对于需冷冻保存的中间产物或药物制剂，应验证其在多次反复冻融条件下产品质量的变化情况。

（二）加速试验 Accelerated testing

此项试验在加速条件下进行，目的是通过加速药物的化学或物理变化，探讨药物的稳定性，为处方设计、工业改进、质量研究、包装改进、运输、储存提供必要的资料。供试品在温度 40℃±2℃、相对湿度 75%±5% 的条件下放置 6 个月。所用设备应能控制温度 ±2℃、相对湿度 ±5%，并能对真实温度与湿度进行监测。在至少包括初始和末次的 3 个时间点（如 0 个月、3 个月、6 个月）取样，按稳定性重点考察项目检测。如在温度 25℃±2℃、相对湿度 60%±5% 的条件下进行长期试验，当加速试验 6 个月中任何时间点的质量发生了显著变化，应进行中间条件试验。中间条件为温度 30℃±2℃、相对湿度 65%±5%，建议的考察时间为 12 个月，应包括所有的稳定性重点考察项目，检测至少包括初始和末次的 4 个时间点（如 0 个月、6 个月、9 个月、12 个月）。

溶液剂、混悬剂、乳剂、注射液等含有水性介质的制剂可不要求相对湿度。实验所用设备与原料药物相同。

对温度特别敏感的药物，预计只能在冰箱（5℃±3℃）内保存使用，此类药物制剂的加速试验，可在温度 25℃±2℃、相对湿度 60%±5% 的条件下进行，时间为 6 个月。

对拟冷冻贮藏的制剂，应对一批样品在 5℃±3℃或 25℃±2℃条件下放置适当的时间进行试验，以了解短期偏离标签贮藏条件（如运输或搬运时）对制剂的影响。

乳剂、混悬剂、软膏剂、乳膏剂、糊剂、凝胶剂、眼膏剂、栓剂、气雾剂、泡腾片及泡腾颗粒，宜直接采用温度 30℃±2℃、相对湿度 65%±5% 的条件进行试验，其他要求与加速试验相同。

对于包装在半透性容器中的药物制剂，如低密度聚乙烯制备的输液袋、塑料安瓿、眼用制剂容器，则应在温度 40℃±2℃、相对湿度 25%±5% 的条件下（可用 $CH_3COOK \cdot 1.5\ H_2O$ 饱和溶液）进行试验。

（三）长期试验 Long-term testing

长期试验是在接近药品的实际贮存条件下进行，其目的是为制订药品的有效期提供依据。供试品三个批次，市售包装或拟市售包装，在温度 25℃±2℃、相对湿度 60%±5% 的条件下放置 12 个月，或在温度 30℃±2℃、相对湿度 65%±5% 的条件下放置 12 个月。至于上述两种条件选择哪一种，由研究者确定。每 3 个月取样一次，即分别于第 0、3、6、9、12 个月取样，按稳定性重点考察项目进行检测。12 个月以后，仍需继续考察的，分别于第 18、24、36 个月取样进行检测。

将结果与 0 个月比较以确定药品的有效期。由于实测数据的分散性，一般应按 95% 可信限进行统计分析，得出合理的有效期。如三个批次统计分析结果差别较小，则取其平均值为有效期限。若差别较大，则取其最短的为有效期。数据表明很稳定的药品，不作统计分析。

对温度特别敏感的药品，长期试验可在温度 5℃±3℃的条件下放置 12 个月，按上述时间要求进行检测，12 个月以后，仍需按规定继续考察，制订在低温贮存条件下的有效期。

对拟冷冻贮藏的制剂，长期试验可在温度 -20℃±5℃的条件下放置至少 12 个月，货架期应根据长期试验放置条件下实际时间的数据而定。

对于包装在半透性容器中的药物制剂，则应在温度 25℃±2℃、相对湿度 40%±5%，或 30℃±2℃、相对湿度 35%±5% 的条件下进行试验，至于上述两种条件选择哪一种由研究者确定。

对于所有制剂，应充分考虑运输路线、交通工具、距离、时间、条件（温度、湿度、振动情况等）、产品包装（外包装、内包装等）、产品放置和温度监控情况（监控器的数量、位置等）等对产品质量的影响。

此外，有些药物制剂还应考察临用时配制和使用过程中的稳定性。例如，应对配制或稀释后使用、在特殊环境（高原低压、海洋高盐雾等环境）使用的制剂开展相应的稳定性研究，同时还应对药物的配伍稳定性进行研究，为说明书或标签上的配制、贮藏条件和配制或稀释后的使用期限提供依据。

四、稳定性重点考察项目 Stability major investigation items

稳定性重点考察项目见表 3-7。

表 3-7　原料药及药物制剂稳定性重点考查项目参考表

剂型	稳定性重点考察项目	剂型	稳定性重点考察项目
原料药	性状、熔点、含量、有关物质、吸湿性以及根据品种性质选定的考察项目	凝胶剂	性状、均匀性、含量、有关物质、粒度，乳胶剂应检查分层现象
片剂	性状、含量、有关物质、崩解时限或溶出度或释放度	眼用制剂	如为溶液，应考察性状、可见异物、含量、pH 值、有关物质；如为混悬液，还应考察粒度、再分散性；洗眼剂还应考察无菌；眼丸剂应考察粒度与无菌
胶囊剂	性状、含量、有关物质、崩解时限或溶出度或释放度、水分，软胶囊要检查内容物有无沉淀		
		丸剂	性状、含量、有关物质、溶散时限
注射剂	性状、含量、pH 值、可见异物、不溶性微粒、有关物质，应考察无菌	糖浆剂	性状、含量、澄清度、相对密度、有关物质、pH 值
栓剂	性状、含量、融变时限、有关物质	口服溶液剂	性状、含量、澄清度、有关物质
软膏剂	性状、均匀性、含量、粒度、有关物质	口服乳剂	性状、含量、分层现象、有关物质
乳膏剂	性状、均匀性、含量、粒度、有关物质、分层现象	口服混悬剂	性状、含量、沉降体积比、有关物质、再分散性
糊剂	性状、均匀性、含量、粒度、有关物质	散剂	性状、含量、粒度、有关物质、外观均匀度
气雾剂（定量）	不同放置方位（正、倒、水平）有关物质、递送剂量均一性、泄漏率	气雾剂（非定量）	不同放置方位（正、倒、水平）有关物质、撒射速率、撒出总量、泄漏率
喷雾剂	不同放置方位（正、水平）有关物质、每喷主药含量、递送剂量均一性（混悬型和乳液型定量鼻用喷雾剂）	颗粒剂	性状、含量、粒度、有关物质、溶化性或溶出度或释放度
吸入气雾剂	不同放置方位（正、倒、水平）有关物质、微细粒子剂量、递送剂量均一性、泄漏率	贴剂（透皮贴剂）	性状、含量、有关物质、释放度、黏附力
吸入喷雾剂	不同放置方位（正、水平）有关物质、微细粒子剂量、递送剂量均一性、pH 值，应考察无菌	冲洗剂、洗剂、灌肠剂	性状、含量、有关物质、分层现象（乳状型）、分散性（混悬型），冲洗剂应考察无菌
吸入粉雾剂	有关物质、微细粒子剂量、递送剂量均一性、水分	搽剂、涂剂、涂膜剂	性状、含量、有关物质、分层现象（乳状型）、分散性（混悬型），涂膜剂还应考察成膜性
吸入液体制剂	有关物质、微细粒子剂量、递送速率及递送总量、pH 值、含量，应考察无菌	耳用制剂	性状、含量、有关物质，耳用散剂、喷雾剂与半固体制剂分别按相关剂型要求检查
		鼻用制剂	性状、pH 值、含量、有关物质，鼻用散剂、喷雾剂与半固体制剂分别按相关剂型要求检查

五、固体制剂稳定性试验 Stability test of solid preparations

1. 固体制剂稳定性的特点 Stability characteristics of solid preparations

同液体制剂相比，固体药物一般分解较慢，需要较长时间和精确的分析方法。固体状态的药物分子相对固定，不像溶液那样可以自由移动；一些易氧化的药物，氧化作用往往限于固体表面，而将内部分子保护起来，以致表里变化不一。

固体剂型的主要特点有：①系统具有不均匀性。如片剂、胶囊，这一片与那一片含量就不一定完全相同，因而分析结果难以重现。②这些剂型是多相系统，常包括气相（空气和水汽）、液相（吸附的水分）和固相，当进行试验时，这些相的组成和状态能够发生变化。特别是水分的存在，给试验造成很大的困难，因水分对稳定性影响很大，所以说研究固体药物剂型稳定性，是一件十分复杂的工作。

2. 药物晶型与稳定性的关系 Relation between drug crystal form and stability

物质在结晶时受各种因素影响，形成不同的晶体结构。不同晶型的药物，其理化性质性如溶解度、熔点、密度、蒸气压、光学和电学性质也就不同，故稳定性存在差异。

在药物生产中发现一些药物如利福平、氨苄西林钠、维生素 B_1 的稳定性与晶型有很大关系。例如，利福平无定形（熔点 172℃，分解 180℃）、晶型 A（熔点 183℃，分解 190℃）和晶型 B（熔点并分解 240℃）。利福平无定形在 70℃加速试验 15 天，含量下降 10% 以上，室温贮藏半年含量明显下降，而晶型 A 和晶型 B 在同样条件下，含量下降 1.5% ～ 4%，室温贮藏 3 年，含量仍在 90% 以上。氨苄西林钠有 A、B 和 C 三种晶型，C 型稳定性较好，A 型与 B 型次之。维生素 B_1（盐酸硫胺）也有多晶现象，主要有两种，即晶体 A 和晶体 B。晶体 A 为一水盐酸硫胺，晶体 B 为半水盐酸硫胺。前者在潮湿环境中很不稳定，转为晶体 B 并结块，影响产品质量。

另外，在制剂工艺中，如粉碎、加热、冷却、湿法制粒都可能发生晶型的变化。因此在设计制剂时，要对晶型做必要的研究，弄清该物有几种晶型、何种稳定、何种有效。研究晶型的方法有差热分析法、差示扫描量热法、X 线单晶结构分析法、X 线粉末衍射法、红外光谱法、核磁共振波谱法、热显微镜法、溶出速率法等。

3. 固体药物的相作用 Interactions in solid preparation

固体剂型中组分之间的相互作用可能导致组分的分解。例如，由于非那西丁的某些毒副作用，故逐渐用对乙酰氨基酚代替非那西丁生产复方阿司匹林片剂。现在发现阿司匹林与对乙酰氨基酚之间有乙酰转移反应，也可能使乙酰氨基酚直接水解。同时，加有 1% 滑石粉与加有 0.5% 硬脂酸镁的处方相比，后者使片剂中的阿司匹林分解显著加速，这些问题在生产中要充分注意。

4. 固体制剂中药物分解平衡 Degradation equilibrium in solid preparations

虽然固体药物分解动力学与溶液不同，然而温度对于反应速率的影响，一般仍可用阿伦尼乌斯方程来描述。但在固体分解中若出现平衡现象，则不宜使用阿伦尼乌斯方程，而要用 Van't Hoff 方程来处理。有人在研究杆菌肽的热分解试验中曾发现这种现象，在 40℃贮藏 18 个月，残存效价为 64%，以后不再继续下降，即达到平衡。对维生素 A 胶丸和维生素 E 片剂的研究为此种平衡现象提供了进一步的例证。采用 45℃、55℃、70℃、85℃四个温度进行试验，测定各个温度下产物和反应物的平衡浓度，然后求出平衡常数 k。按 Van't Hoff 方程：

$$\ln k = -\frac{\Delta H}{RT} + \alpha$$

式中，ΔH 为反应热；α 为常数。以 $\ln k$ 对 $1/T$ 作图，得一直线。将直线外推到室温，可求出室温时的平衡常数及平衡浓度，这就能估计药物在室温时的分解限度。在此类问题中，如果最后达到平衡，速率常数对预测稳定性则没有什么重要意义。

六、固体制剂稳定性试验的特殊要求 Special requirements for stability test of solid preparations

药物稳定性加速试验方法，一般均适用于固体制剂，但根据固体药物稳定性的特点，实验设计中需要有一些特殊要求。

①由于水分对固体药物稳定性影响较大，每个样品必须测定水分含量，加速试验过程中也要测定。

②样品必须密封容器。但为了考察材料的影响，可以用开口容器与密封容器同时进行，以便比较。

③测定主药含量和水分的样品，都要分别单次包装。

④固体剂型要使主药含量尽量均匀，以避免测定结果的分散性。

⑤药物颗粒的大小，对结果也有影响，故样品要用一定规格的筛号过筛，并测定其粒度，固体的表面是微粉的重要性质，必要时可用吸附比表面测试法（BET 法）测定。

⑥实验温度不宜过高，以 60℃以下为宜。

此外还需注意赋形剂对药物稳定性的影响。研究这种影响，通常可用下述方法设计实验：药物与赋形剂按 1∶5 配料，药物与润滑剂按 20∶1 配料。常用赋形剂和润滑剂有淀粉、糊精、蔗糖、磷酸氢钙、硫酸钙、硬脂酸镁、硬脂酸等。配好料后，其中一半用小瓶密封，另一半吸入或加入 5% 水，也用小瓶密封。然后在 5℃、25℃、50℃、60℃温度和 4000 lx 光照下进行加速试验，定期取样测含量或色谱分析，并观察外观、色泽等变化，以判断赋形剂是否影响药物的稳定性。在药厂生产中，也要按实际处方中的主药与赋形剂用量进行配合实验，或制成成品后再在热、光、湿等情况下进行加速试验。有人用这种方法发现糖粉或喷雾干燥的乳糖、氢氧化铝可使乙胺丁醇片剂变色，后改用磷酸氢钙为赋形剂，可提高该产品的稳定性。

药物与赋形剂有无相互作用，比较适用的实验方法有热分析法、漫反射光谱法和色谱分析法。将药物与赋形剂做成水混悬液，在恒温（通常 30℃）下搅拌，放置一定时间，定时取样测含量，根据其变化情况评价药物与赋形剂之间是否有相互作用发生。硬脂酸镁与乙酰水杨酸的作用，就是采用这种方法研究的。

（张　烜）

参考文献

[1] 国家药典委员会.中华人民共和国药典：2020 年版 [M].北京：中国医药科技出版社，2020.
[2] 崔福德.药剂学 [M].7 版.北京：人民卫生出版社，2011.
[3] 方亮.药剂学 [M].3 版.北京：中国医药科技出版社，2016.
[4] 张强，武凤兰.药剂学 [M].北京：北京大学医学出版社，2005.
[5] 张强.药剂学 [M].2 版.北京：国家开放大学出版社，2020.
[6] 唐星.药剂学 [M].4 版.北京：中国医药科技出版社，2019.

第4章

059

制药用水与净化技术
Pharmaceutical water and purification technology

第一节 制药用水的制备
Preparation of pharmaceutical water

一、概述 Introduction

制药用水通常指制药工艺过程中用到的各种质量标准的水。《中国药典》2020年版中所收载的制药用水，根据使用范围不同可分为饮用水、纯化水、注射用水和灭菌注射用水。在制药工艺过程中，一般根据各生产工序或使用目的和要求选用适宜的制药用水。

二、制药用水的分类 Classification of pharmaceutical water

制药用水包括饮用水、纯化水、注射用水与灭菌注射用水。

（一）饮用水 Drinking water

为天然水经净化处理所得的水，一般作为其他制药用水的原水。其质量必须符合现行中华人民共和国国家标准《生活饮用水卫生标准》（GB 5749-2006）。饮用水可作为药材净制时的漂洗、制药用具的粗洗用水。除另有规定外，也可作为饮片的提取溶剂。

（二）纯化水 Purified water

为饮用水经蒸馏法、离子交换法、反渗透法或其他适宜的方法制备的制药用水。不含任何附加剂，其质量应符合《中国药典》2020年版二部纯化水项下的规定。纯化水可作为配制普通药物制剂用的溶剂或试验用水；可作为中药注射剂、滴眼剂等灭菌制剂所用饮片的提取溶剂；口服、外用制剂配制用溶剂或稀释剂；非灭菌制剂用器具的精洗用水；也用作非灭菌制剂所用饮片的提取溶剂。纯化水不得用于注射剂的配制与稀释。

（三）注射用水 Water for injection

为纯化水经蒸馏所得的水，应符合细菌内毒素试验要求。其质量应符合《中国药典》2020年版二部注射用水项下的规定。注射用水可作为配制注射剂、滴眼剂等的溶剂或稀释剂及容器的精洗。

（四）灭菌注射用水 Sterile water for injection

为注射用水按照注射剂生产工艺制备所得，不含任何添加剂。主要用于注射用灭菌粉末的溶剂或注射剂的稀释剂。其质量应符合《中国药典》2020年版二部灭菌注射用水项下的规定。灭菌注射用水灌装规格应与临床需要相适应，避免大规格、多次使用造成的污染。

三、制药用水的质量控制 Quality control of pharmaceutical water

（一）饮用水 Drinking water

根据中华人民共和国国家标准《生活饮用水卫生标准》（GB 5749-2006），生活饮用水水质应符合下列基本要求，保证用户饮用安全。

①生活饮用水中不得含有病原微生物。

②生活饮用水中化学物质不得危害人体健康。

③生活饮用水中放射性物质不得危害人体健康。

④生活饮用水的外观良好。

⑤生活饮用水应经消毒处理。

⑥生活饮用水水质应符合附录 I 表 1 和表 3 的卫生要求。集中式供水出厂时水中消毒剂限值、出厂水和管网末梢水中消毒剂余量均应符合附录 I 表 2 要求。

（二）纯化水 Purified water

《中国药典》2020 年版二部纯化水项对纯化水的性状、酸碱度、硝酸盐、亚硝酸盐、氨、电导率、总有机碳、易氧化物、不挥发物、重金属和微生物限度等项目进行了规定，见附录 II。

（三）注射用水 Water for injection

根据《中国药典》2020 年版二部注射用水项，注射用水应符合以下质量要求。

《中国药典》2020 年版二部注射用水项对注射用水的性状、pH 值、氨、硝酸盐与亚硝酸盐、细菌内毒素和微生物限度等项目进行了规定，见附录 II。

（四）灭菌注射用水 Sterile water for injection

《中国药典》2020 年版二部灭菌注射用水项对灭菌注射用水的性状、pH 值、氯化物、硫酸盐与钙盐、二氧化碳、易氧化物、硝酸盐与亚硝酸盐、氨、电导率、不挥发物、重金属与细菌内毒素等项目进行了规定，见附录 II。

四、制药用水的制备方法 Preparation methods of pharmaceutical water

（一）原水的处理 Treatment of raw water

1. 吸附过滤法 Adsorption filtration method

利用硅藻土、活性炭等物质的吸附性能，采用吸附过滤法可除去原水中的悬浮物质、有机物、细菌及铁、锰等杂质。通常采用石英砂滤器、活性炭滤器及细滤过器组合而成的滤过器滤过。石英砂滤器可滤除较大的固体杂质，活性炭滤器可吸附有机物，细滤过器由聚丙烯多孔管上缠绕聚丙烯滤线组成，可以除去大于 5 μm 的微粒。

2. 离子交换法 Ion exchange process

利用离子交换树脂可以除去绝大部分阴、阳离子，对热原、细菌也有一定的清除作用，其制得的水称为离子交换水（或去离子水），主要供蒸馏法制备注射用水使用，用于洗瓶等也较多。目前离子交换水不能达到注射用水的标准，在除热原方面不如蒸馏法那样可靠，有时还带有乳光。主要优点是水质化学纯度高，所需设备简单，耗能小，成本低；缺点是除热原效果不可靠，而且离子交换树脂需经常再生，耗费酸碱，还需定期更换树脂。

最常用的离子交换树脂有两种，一种是 #732 型苯乙烯强酸性阳离子交换树脂，其极性基团是磺酸基，分为 H^+ 型和 Na^+ 型，可用 $RSO_3^-H^+$ 和 $RSO_3^-Na^+$ 表示；另一种是 #717 型苯乙烯强碱性阴离子交换树脂，其极性基为季铵基团，分为 Cl^- 型和 OH^- 型，可用 $R^-N^+(CH_3)Cl^-$ 或 $R^-N^+(CH_3)OH^-$ 表示，其中 Cl^- 型更稳定。将阳离子和阴离子离子交换树脂分别或混合装入离子交换柱中，得到所谓阳床、阴床和混合床。大生产时，一般可采取阳床、阴床和混合床串联的组合。原水通过阳床、阴床或混合床时，原水中的阳离子或阴离子分别与阳离子或阴离子离子交换树脂上的极性基团发生交换，原水中的阳离子或阴离子即被留在离子交换柱上，从而被除去。离子交换水的质量控制主要是采用电导仪测定比电阻，此法速度快、可连续测定或自动测定。比电阻越大表示水中所含的离子越少，一般要求比电阻在 100 万 Ω·cm 以上。

3. 电渗析法 Electrodialysis method

电渗析法效率较高，无需耗酸碱，故较离子交换法经济。当原水含盐量高达 3000 mg/L 时，不宜采用离子交换法制备纯化水，但电渗析法仍适用。然而，该法对于不带电荷的物质去除能力极差，所得水的纯度较低，比电阻较低，一般在 10 万 Ω·cm 左右，故常用于离子交换法的前处理。

电渗析是依据在电场作用下离子定向迁移及交换膜的选择性透过而设计的。阳离子交换膜含有带负电荷的酸性活性基团，能选择性地使溶液中的阳离子透过，而溶液中的阴离子则因受阳离子膜上所带负电荷基团的同性排斥作用而不能透过；同理，阴离子交换膜呈正电性使阴离子透过而阳离子不能透过。图 4-1 为电渗析原理示意图，在电场力的作用下，水中的阳离子向阴极移动，通过阳离子交换膜，但被阴离子交换膜阻挡，在该区浓集；阴离子向阳极移动，通过阴离子交换膜，而被阳离子交换膜阻挡而浓集；这样在阳、阴离子交换膜之间交替形成淡水区和浓水区，收集淡水区的水即可获得含有较低离子的纯化水。

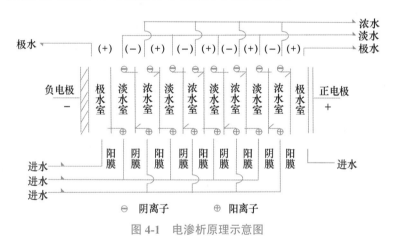

图 4-1　电渗析原理示意图

4. 反渗透法 Reverse osmosis method

反渗透法既可用于原水处理，也可用于制备注射用水。详见下述"反渗透法制备注射用水"部分。

（二）注射用水的制备 Preparation of water for injection

1. 蒸馏法制备注射水 Preparation of water for injection by distillation

蒸馏法（distillation method）是制备注射用水最经典、最可靠的方法，目前应用最为广泛，也是《中国药典》法定的制备注射用水的方法。我国《药品生产质量管理规范》规定以去离子水为水源。

蒸馏法的一般过程是将纯化过的水加热蒸发形成蒸气，通过隔沫装置后，冷凝形成蒸馏水，再加热蒸发成蒸气，冷凝后得重蒸馏水。蒸馏水的生产是通过各种类型的蒸馏水器来完成的。小量生产时常用塔式或亭式蒸馏水器，而大生产常用多效蒸馏水器或气压式蒸馏。

塔式蒸馏水器主要由蒸发锅、隔沫装置和冷凝器三部分组成，塔式蒸馏水器的基本结构包括蒸发锅、隔沫装置和冷凝器三部分，基本结构如图 4-2 所示。使用时蒸发锅内放入大半锅纯化水，输入蒸气，蒸气从进口处经蒸气选择器，除去夹带的水珠后进入加热蛇管，放出热量后变成回汽水喷入废气排出器中（装有中性硬质短玻璃）用来增加回汽水与空气的接触面积，有利于挥发性气体如 CO_2 和 NH_3 逸出，回汽水又流入蒸发锅蒸发，产生二次蒸气。二次蒸气经过隔沫装置上升到第一冷凝器，冷凝成蒸馏水滴于挡板上，然后流入第二冷凝器，进一步冷却后流出，即重蒸馏水。塔式蒸馏水器生产效率较低，能耗较高，并需耗费较多的冷却水，现大生产已基本不用。亭式蒸馏水器的工作原理与塔式蒸馏水器相同，目前也已很少使用。

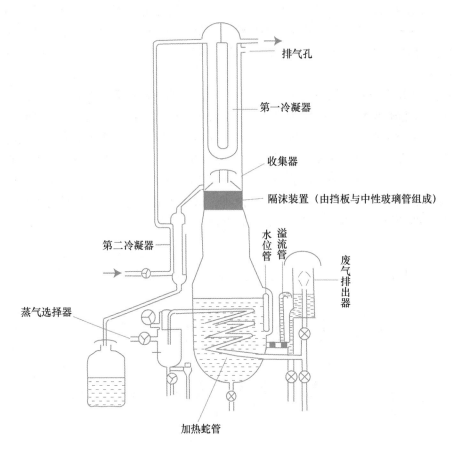

图 4-2 塔式蒸馏水器示意图

多效蒸馏水器通常由两个或更多个蒸发换热器、分离装置、预热器、两个冷凝器、阀门、仪表和控制部分等组成，基本结构如图 4-3 所示。一般的系统有 3 ~ 8 效，每效包括一个蒸发器、一个分离装置和一个预热器。多效蒸馏水器中进料水（纯化水）同时被作为冷凝水使用，进料水受热蒸发后的热蒸气同时作为热源使用。因此，多效蒸馏水器可以充分利用热能，经济效益明显提高，而且产量高，有自动控制系统，是制备注射用水的重要设备。此种蒸馏水器出水温度在 80℃以上，有利于蒸馏水的保存，质量符合药典规定，特别是电导率比塔式蒸馏器生产的蒸馏水显著下降。

气压式蒸馏水器的主要组成部分有蒸发器、压缩机、热交换器、脱气器、泵、电机、阀门、仪表和控制部分等，基本结构如图 4-4 所示。其工作时，进料水（纯化水）在列管的一侧被蒸发，产生的蒸气通过分离空间后，再通过分离装置进入压缩机，通过压缩机的运行使被压缩蒸气的压力和温度升高，然后高能量的蒸气被释放回蒸发器和冷凝器的容器，在这里蒸气冷凝并释放出潜在的热量。此工艺过程不断重复，通过蒸气压缩机使热能得到充分利用，也具有多效蒸馏水器的特点，无需冷却水，但电能消耗较大，故适用于供应蒸气压力较低，工业用水比较短缺的厂家使用。

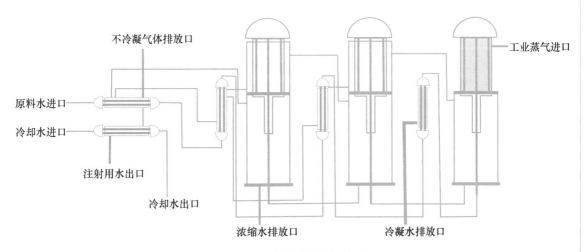

图 4-3　多效蒸馏水器示意图

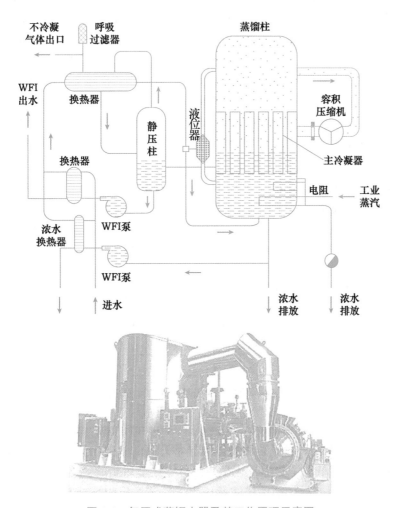

图 4-4　气压式蒸馏水器及其工作原理示意图

2. 反渗透法制备注射水 Preparation of water for injection by reverse osmosis

如果在 U 形管的中间用一个半透膜将纯水和盐溶液隔开，则纯水就会透过半透膜扩散到盐溶液一侧，使盐溶液一侧液面升高，这个现象叫渗透（osmosis）。两侧液柱产生的高度差，就表示此盐溶液所具有的渗透压。如果开始时就在盐溶液上施加一个大于此盐溶液渗透压的压力，则盐溶液中的水会向纯水一侧渗透，使纯水一侧的液面升高，这个现象叫反渗透（reverse osmosis），工作原理如图 4-5 所示。

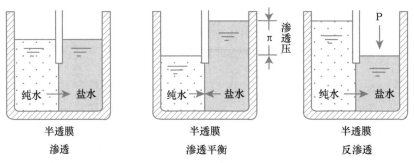

图 4-5 反渗透膜工作原理图

反渗透法（reverse osmosis）具有耗能低、水质好、设备使用与保养方便等优点，是目前国内纯化水制备使用较多的方法，主要用于原水处理，但若装置合理，也能达到注射用水的质量要求，所以《美国药典》（23 版）已收载该法为制备注射用水法定方法之一。与蒸馏法相比，反渗透法设备简单，节省能源和冷却用水。一般情况下，一级反渗透装置能除去一价离子 90%～95%，二价离子 98%～99%，同时能除去微生物和病毒，但除去氯离子的能力达不到药典要求。二级反渗透装置能较彻底地除去氯离子。有机物的排除率与其分子量有关，分子量大于 300 的化合物几乎全部除尽，故可除去热原。反渗透法除去有机物微粒、胶体物质和微生物的原理，一般认为是机械的过筛作用。在实际工作中，因半透膜的类型不同，纯水分离的机理有所不同，反渗透法制备注射用水的膜材，主要包括醋酸纤维膜（如三醋酸纤维膜）和聚酰胺膜。

3. 综合法制备注射水 Preparation of water for injection by a comprehensive method

为提高注射用水的质量，可将上述各种原水处理方法与注射用水制备方法进行组合，以实现最佳的效果。组合的原则应该是注射用水的质量好，成本低，能耗低。图 4-6 是一种常见的综合法制备注射用水的流程。

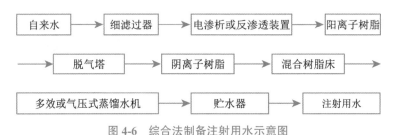

图 4-6 综合法制备注射用水示意图

（三）热原和微生物的去除 Removal of pyrogen and microorganism

热原（pyrogen）系指能引起恒温动物体温异常升高的致热物质，它包括细菌性热原、内源性高分子热原、内源性低分子热原及化学热原等。这里所指的"热原"，主要是指细菌性热原，是某些微生物的代谢产物、细菌尸体及内毒素。革兰氏阴性杆菌产生的热原致热能力最强，真菌和病毒也能产生热原。热原主要为由磷脂、脂多糖和蛋白质所组成的复合物。其中脂多糖所占比例最大，是内毒素的主要成分，热原活性也特别强。一般可以认为：内毒素＝热原＝脂多糖。热原注入人体大约半小时后，人体会产生发冷、寒战、发烧、疼痛、出汗、恶心、呕吐等不良反应，严重者体温可升高至 42℃，并出现昏迷、虚脱，甚至出现生命危险。热原的致热量和热原反应的发热过程因细菌种类不同而异，注射给药的途径不同，引起发热的程度也可不同。

热原具有很强的致热性外，还具有耐热性、不耐强酸强碱强氧化剂、水溶性、滤过性、不挥发性等特征。热原的耐热性能较好，在注射剂通常的灭菌条件下，热原不会被破坏。热原在 60℃加热 1 h 不受影响，在 100℃加热 1 h 也不会发生降解。在更高温度，如：在 180℃加热 3～4 h，200℃加热 60 min，250℃加热 30～45 min，或 650℃加热 1 min 才能彻底破坏热原。因此，在生产过程中，对于可以耐受高温的用具，如注射用针筒、粉针用宽口安瓿或其他玻璃器皿，常在洗涤、干燥后，于 250℃加热 30 min 以上以除去热原。热原能被强酸、强碱、强氧化剂（如高锰酸钾或过氧化氢）破坏，也能被超声波破坏。因此，玻璃容器或用具也可先用重铬酸钾硫酸清洁液或稀氢氧化钠处理，再清洗和干燥。另外，活性炭对热原有较强的吸附作用，同时还有助滤和脱色作用，在注射剂的制备中应用较广，有时活性炭也可与白陶土合用。在配制注射剂时，常将活性炭加入其中，在一定条件下（加热或室温）搅拌一定时间，再过滤。由于脂多糖的结构特点，热原可溶于水且体积很小（约 1～5 nm），一般的微孔滤膜无法截留热原，需采用超滤设备才能滤除热原。离子交换法和凝胶滤过法也可用于除去热原，反渗透法可以除去微生物或分子量大于 300 的有机物质。虽然热原本身不挥发，但在蒸馏时可随水蒸气的雾滴而进入蒸馏水中。因此，在蒸馏水的制备过程中应加以注意，一般可从蒸馏设备上设法防止，例如，采用带有隔沫装置的蒸馏水器以确保制备蒸馏水时不带入热原。

注射用水的热原污染可能是注射剂出现热原的主要原因。如蒸馏器没有隔沫装置、操作不严格、不规范等；注射用水贮藏时间过长也会污染热原，故药典规定注射用水应在制备后 12 h 内使用，《药品生产质量管理规范》（Good Manufacturing Practice，GMP）中规定注射用水宜用优质低碳不锈钢罐贮存，并要求在 80℃以上保温，或 65℃以上循环；另外应定期进行热原检查；一些营养性药物如葡萄糖，若贮存时间太长或包装损坏常可导致微生物滋生而产生热原；一些用生物学方法制造的药品如抗生素、右旋糖酐或水解蛋白，很容易在产品中带入致热物质；各种生产用具（包括容器、管道和装置等）没能认真处理，也可引入微生物的污染而带入热原；在生产制备过程中，由于环境卫生条件差，空气洁净度不够，操作时间太长，装置不密闭，操作不当等，均可因细菌污染而产生热原；输液本身不含热原，仍出现热原反应，很可能是输液器具（如输液瓶和胶皮管）有热原的污染。

五、制药用水供水系统 Pharmaceutical water supply system

在制药企业中，为满足质控要求，需要建立完备的供水系统，对饮用水、纯化水、注射用水和灭菌注射用水等制药用水进行精准化、自动化和连续化输送。只有通过供水系统，才能将制药用水安全而便捷地应用至制剂生产之中。除制药用水外，制药工艺所涉及的某些仪器设备也需要使用水作为冷却或加热媒介，这部分用水的供应也需要通过供水系统来完成。因此，供水系统可谓制药企业的"生命线"。本部分将对制药用水供水系统及其他制药工艺用水系统作简要介绍。

（一）一般要求 General requirements

制药用水供水系统的总体要求是：保证水质始终符合规定的质量标准，控制水速及水温符合生产工艺要求，以及保障生产安全。具体地落实到药品生产线中，制药用水供水系统对空间场地、供水系统设备安装、物料流动和人员管理等方面分别提出了相应的要求。

制药用水供水系统对空间场地的要求：①在保证工艺流程的前提下，尽量充分利用厂房空间体型，集中布置相关设备；②根据管线数量、管径粗细、维护需求和生产经验，合理设置设备与墙之间的净距；③预留吊装孔、安装孔和运输门的位置，方便设备进出、检修和拆卸；④统一规划大型设备（如储水罐）的场所和通道，避免各类障碍物的干扰；⑤依据企业发展愿景，适当保留管路扩建空间。

制药用水供水系统对供水系统设备安装的要求：①最大限度地缩短管线长度，提高供水系统的可靠性，且有利于迅速定位故障；②设备陈列整齐规律，避免密度过低或过高；③同类型设备应集中安置，便于统一管理、操作和维护；④选用可靠型号设备，考虑配备备用机。

制药用水供水系统对物料流动的要求：①车间内用于批量码放物料的空地应与供水系统之间保持足够净距；②物料运输用起重设备不得有碰撞供水系统的风险；③对于特殊物料，宜采用封闭式间隔与供水系统相隔离；④根据管线分布特点，设置高位槽和低位槽，利用槽位高度差进出物料，减少造价。

制药用水供水系统对人员管理的要求：①依照标准设置安全间距，保证操作人员安全；②预留检修通道，便于管理人员定期对设备进行验证和维护；③合理安排工位，避免人员动线过长。

（二）制药用水供水系统的设计 Design of pharmaceutical water supply system

从结构上看，制药用水供水系统主要包括贮水系统、配水系统和管路三个主要部分，因而制药用水供水系统的设计需要根据第（一）项下的一般要求，从上述三个部分着手进行。

设计制药用水供水系统管路前，应首先确定贮水系统和配水系统的规模，这是制药用水供水系统设计的关键。对于现代制药企业，制药用水的制备和消耗基本处于动态平衡。当贮水系统水位较低时，将提高制备量进行补充，直至达到额定标准；当配水系统的消耗量出现高峰时，则贮水系统供水量提高，以满足高峰用水期要求。因此，企业应根据目标产量，合理预设贮水系统和配水系统的规模。

管路负担着上下水的传送功能，制药用水管路的设计、布置和安装在制药工业中占有重要地位。制药工艺用水管路的基本元件是管子、管件和阀门，经过制药工业多年的探索，这些元件早已标准化。在确定贮水系统和配水系统，并满足供水系统设备安装的要求后，只需根据使用条件（如水温）进行材料与规格型号的选择即可。图4-7为典型注射用水管路系统的设计图，可供读者参考。

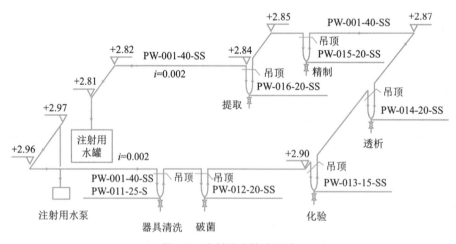

图4-7　注射用水管路系统

（三）循环冷却水和锅炉用水系统 Circulating cooling water and boiler water system

制药用水主要指饮用水、纯化水、注射用水和灭菌注射用水等，指能直接接触制剂或进入最终产品的组分。而在制药工业，还有其他制药工艺用水，即用于其他制药工艺用水系统（主要包括循环冷却水系统和锅炉用水系统）的水。下文将简介循环冷却水系统和锅炉用水系统。

1. 循环冷却水系统 Circulating cooling water system

在制药企业中，水被作为冷却介质广泛使用，相应的冷却水系统包括直流冷却水系统和循环冷却水系统。由于直流冷却水系统耗水量大、运行费用高，不符合当前保护水资源的需求，其已被循环冷却水系统所取代。循环冷却水系统大幅提高了水的循环利用率，有效地节约了水资源。循环冷却水系统可分为封闭式和敞开式两种。

（1）**封闭式循环冷却水系统**：封闭式循环冷却水系统又称为密闭式循环冷却水系统。在循环过程中，水的再冷却是通过一台换热设备中的其他冷却介质来实现的，冷却水不直接暴露在外界环境中，水蒸气的散失较少，所以水量损失控制在极低的水平。该系统运转过程中，水中各种阴、阳离子的浓度一般不会显著提高，因此对管路的堵塞和腐蚀作用相对较弱。封闭式循环冷却水系统的构造如图 4-8 所示。

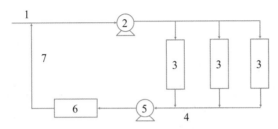

1. 冷却水；2. 冷却水泵；3. 冷却工艺介质的转换器；4. 热水；5. 热水泵；6. 冷却热水的冷却器；7. 冷水。

图 4-8　封闭式循环冷却水系统工艺流程

（2）**敞开式循环冷却水系统**：在敞开式循环冷却水系统中，通过冷却塔进行冷却处理以达到水再冷却的目的，因此冷却水在循环过程中会与外界环境接触。水在冷却塔中会不断蒸发损失，因而水中各种阴、阳离子的浓度不断提高，引发了对管路的堵塞和腐蚀风险。为了使冷却水系统中各种阴、阳离子的浓度控制在阈值水平之下，必须定时补充一定量的低浓度冷却水，通称补充水，并排出一定量的高浓度冷却水，通称排污水。敞开式循环冷却水系统的运转流程如图 4-9 所示。

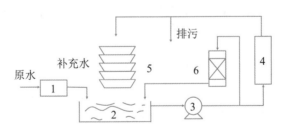

1. 预处理；2. 冷水池；3. 循环水泵；4. 冷却工艺介质和换热器；5. 冷却塔；6. 旁滤池。

图 4-9　敞开式循环冷却水系统流程

2. 锅炉用水系统 Boiler water system

锅炉是一类能量转换设备的统称，向其中输入能量则可输出具有较高内能的热载体。制药企业中管道锅炉用水系统将水加热制备为符合生产需要的热水或蒸气，其主要构成为加热锅炉及管路。

锅炉用水虽然不需要达到制药用水的标准，但其水质的监管是保证锅炉用水系统安全、经济运行的关键措施。如果对锅炉用水处理不当，使水质 pH 值偏低、含氧量偏高，将在锅炉受热面产生腐蚀，不仅会降低传热效率，还可能因结生水垢而堵塞管路，引发锅炉爆炸。此外，水质差还可能恶化蒸气质量。因此，制药企业应做好锅炉用水处理工作。

锅炉用水处理的主要方法包括锅外软化处理、锅内化学处理和回水处理。①锅外软化处理是对锅炉用水系统的补给水进行软化预处理，将碱类和盐类物质去除，使水质达到各类型锅炉的使用要求；②锅内化学处理是根据锅炉用水系统内部的水质情况，向汽锅内定量投放防垢剂等化学试剂，以保证锅炉用水的各项指标符合标准；③回水处理是指，将补给水未进行任何处理直接送往锅炉，但严密监控回水水质，当回水水质降低时，即根据受污染的程度及所含杂质的类型，采取相应的处理措施。制药企业应根据水源、水质和炉型，具体问题具体分析，适当地选取锅炉用水处理方法。

第二节　空气净化技术
Air purification technology

一、概述 Introduction

空气净化（air purification）系指以创造洁净的空气环境为主要目的的空气调节措施。根据不同的洁净标准，可分为工业洁净和生物洁净两种。工业洁净系指除去空气中悬浮的尘埃微粒，以创造洁净的空气环境。在某些环境中，还包括除臭、增加空气负离子等特殊要求。生物洁净不仅要求除去空气中悬浮的尘埃微粒，而且还要除去细菌等微生物，以创造洁净的空气环境。制药工业的空气净化需要达到生物洁净标准，以防止药物受到污染，从而有效保障药品质量。

空气净化措施与环境的空气状态以及不同生产过程对洁净度的要求密切相关。空气中存在的各种尘埃微粒（粉尘、烟、雾、不良气体、水蒸气、微生物等）的种类及其含量均会影响空气净化程度。不同药物制剂（片剂、注射剂、栓剂、软膏剂等）以及不同制备环节（配液、混合、分装、灌封、包装等）对空气洁净程度的要求也不同。

我国《药品生产质量管理规范》（简称 GMP，2010 版）明确规定，进入洁净区（室）的空气必须净化，并根据要求划分空气洁净级别。空气净化是一个综合性调节过程。为了获得良好的洁净效果，除了采取合理的空气净化技术，还必须要求建筑和工艺设计满足相应的要求，并采取严格的维护管理措施。

二、空气净化标准 Air purification standard

（一）洁净室的净化度标准 Cleanliness standards for clean rooms

送入洁净区（室）的空气不仅要经过一系列的净化处理，使其余洁净区（室）的洁净等级相适应，而且还要有一定的温度和湿度要求。我国 GMP（2010 版）将药品生产的洁净环境划分为 4 个等级（表 4-1）。

A 级：高风险操作区，如灌装区、放置胶塞桶、敞口注射剂瓶的区域及无菌装配或连接操作的区域。通常用单向流操作台（罩）来维持该区的环境状态。单向流系统在其工作区域必须均匀送风，风速为 0.36 ～ 0.54 m/s（指导值）。应有数据证明单向流的状态并需验证。

B 级：指无菌配制和灌装等高风险操作 A 级区所处的背景区域。

C 级和 D 级：指生产无菌药品过程中重要程度较低的洁净操作区。

不同药品类别对洁净环境级别也会具有特殊要求，药品可分为无菌药品、非无菌药品；无菌药品根据生产工艺可分为非最终灭菌药品和最终灭菌药品，原料药可细分为无菌原料药和非无菌原料药，不同药品和原料药对于环境的具体要求见表 4-2、表 4-3、表 4-4。

表 4-1　药品生产的洁净环境的划分

| 洁净度级别 | 悬浮粒子浓度限值（个／立方米） | | | | 微生物监测的动态标准 a | | | |
| | 静态 | | 动态 | | 浮游菌 cfu/m³ | 沉降菌 （φ90 mm） cfu/4 h | 表面微生物 | |
	≥ 0.5 μm	≥ 5.0 μm	≥ 0.5 μm	≥ 5.0 μm			接触 （φ55 mm） cfu/ 碟 b	五指手套 cfu/ 手套
A 级	3520	20	3520	20	< 1	< 1	< 1	< 1
B 级	3520	29	352 000	2900	10	5	5	5
C 级	352 000	2900	3 520 000	29 000	100	50	25	不作规定
D 级	3 520 000	29 000	不作规定	不作规定	200	100	50	不作规定

a 指表中各数值均为平均数。b 指单个沉降碟的暴露时间可以少于 4 h，同一位置可使用多个沉降碟连续进行监测并累计计数。

表 4-2　无菌药品类别对洁净环境级别要求的具体示例

| 级别 | 无菌药品 | |
	非最终灭菌	最终灭菌
B 级背景下的 A 级	①处于未完全密封状态下的操作和转运，如产品灌装（或灌封）、分装、压塞、轧盖；②灌装前无法除菌过滤的药液或产品的配制；③直接接触药品的包装材料、器具灭菌后的装配以及处于未完全密封状态下的转运和存放	
C 级背景下的 A 级		对容易长菌、灌装速度很慢、灌装所用容器为广口瓶、容器暴露数秒后方可密封等高风险产品的灌装或灌封
B 级	①处于未完全密封（如轧盖前）状态下的产品置于完全密封容器内的转运；②直接接触产品的包装材料、器具灭菌后处于密闭容器内的转运和存放	
C 级	①灌装前可除菌过滤的药液或产品的配制；②产品的过滤；③吹灌封设备所处的环境	①产品的灌装（或封装）；②容易长菌、配置后需要等待较长时间方可灭菌或不在密闭容器中配置的高污染风险产品的配置和过滤；③眼用制剂、无菌软膏、无菌混悬液的配制、灌装（或灌封）；④直接接触药品的包装材料和器具最终清洗后的处理
D 级	直接接触药品的包装材料、器具的最终清洗、装配或包装、灭菌	①轧盖；②灌装前物料的准备；③产品浓缩或采用密闭系统的稀配；④产品的过滤；⑤直接接触药品的包装材料和器具的最终清洗

表 4-3　生物制品和中药制剂类别对洁净环境级别要求的具体示例

级别	生物制品	中药制剂
B 级背景下的 A 级	①同非最终灭菌无菌药品各工序；②灌装前不经除菌过滤产品的配制、合并等	浸膏的配料、粉碎、过筛、混合等与其制剂操作区一致
C 级背景下的 A 级	—	
B 级	同非最终灭菌无菌药品各工序	

级别	生物制品	中药制剂
C 级	①同非最终灭菌无菌药品各工序；②体外免疫诊断试剂的阳性血清的分装、抗原与抗体的分装	
D 级	①同非最终灭菌无菌药品各工序；②原料血浆的破袋、合并、分离、提取、分装前的巴氏消毒；③口服制剂其发酵培养密闭系统环境（暴露部分需无菌操作）；④酶联免疫吸附试剂等体外免疫试剂的配液、分装、干燥、内包装	①采用敞口方式的收膏、喷雾干燥收料；②中药注射剂浓配前的精制工序

表 4-4 原料药类别对洁净环境级别要求的具体示例

级别	原料药	
	无菌原料药	非无菌原料药
B 级背景下的 A 级	①无菌原料药的粉碎、过筛、混合、分装；②直接接触药品的包装材料、器具灭菌后的装配	—
B 级	直接接触药品的包装材料、器具灭菌后处于密闭容器内的转运和存放	—
D 级	直接接触药品的包装材料、器具的清洗、装配或包装、灭菌	①精制、干燥、粉碎、包装的暴露工序；②直接接触药品的包装材料、器具的清洗、装配或包装

（二）浮尘浓度测定和无菌检查法 Dust concentration and sterility tests

1. 浮尘浓度的测定方法 Measurements of dust concentration

含尘浓度系指单位体积空气中含粉尘的个数（计数浓度）或毫克量（重量浓度）。测定空气中浮尘浓度和粒子大小的常用方法：光散射法、滤膜显微镜法和比色法。

（1）**光散射式粒子计数法**：当含尘气流以细流束通过强光照射的测量区时，空气中的每个尘粒发生光散射，形成光脉冲信号，并转化为相应的电脉冲信号。根据散射光的强度与尘粒表面积成正比，脉冲信号次数与尘粒个数相对应，最后由数码管显示粒径和粒子数目。

（2）**滤膜显微镜计数法**：采用微孔滤膜真空过滤含尘空气，捕集尘粒于微孔滤膜表面，用丙酮蒸气熏蒸至滤膜呈透明状，置显微镜下计数。根据空气采样量和粒子数计算含尘量。此法可直接观察尘埃的形状、大小、色泽等物理性质，这对分析洁净室污染情况是极为宝贵的资料。缺点是取样、计数麻烦。

（3）**光电比色计数法**：采用滤纸真空过滤含尘空气，捕集尘粒于滤纸表面，测定过滤前后的透光度。根据透光度与积尘量成反比，计算含尘量。中、高效过滤器的渗漏常用本法。

2. 无菌检查法 Sterility test

药剂或药品经灭菌或无菌操作法处理后，需经无菌检验证实已无微生物生存，方能作用。《中国药典》2020 年版规定的无菌检查法有"直接接种法"和"薄膜过滤法"。

（1）**直接接种法**：将供试品溶液接种于培养基上，培养数日后观察培养基上是否出现浑浊或沉淀，与阳性和阴性对照品比较或直接用显微镜观察。

（2）**薄膜过滤法**：薄膜过滤用于无菌检查的突出优点，在于过滤大量的样品和可滤除抑菌性物质，过滤后的薄膜，即可直接接种于培养基中，或直接用显微镜观察。故此法灵敏度高，不易产生假阴性结果，操作也比较简便。

无菌检查的全过程应严格遵守无菌操作，防止微生物的污染，因此多在层流洁净工作台中进行。

三、空气净化设备 Air purification facility

空气净化技术一般采用空气过滤法，当含尘空气通过具有多孔过滤介质时，尘埃微粒被介质吸附或截留，以达到空气净化的目的。该技术是空气净化中经济有效的关键措施之一。

（一）过滤方式 Filtration ways

空气过滤法属于介质过滤，可分为表面过滤和深层过滤。

1. 表面过滤 Surface filtration

表面过滤系指将大于过滤介质孔径的微粒截留在介质外表面，使其与空气分离。常用的表面过滤介质材料包括硝酸纤维素或醋酸纤维素滤膜。表面过滤主要用于无尘、无菌洁净室等高标准空气的末端过滤。

2. 深层过滤 Deep filtration

深层过滤系指将小于过滤介质孔径的微粒吸附在介质内部，使其与空气分离。常用的深层过滤介质材料包括天然纤维、合成纤维、玻璃纤维、粒状活性炭、发泡性滤材及薄层滤纸等。

（二）空气过滤机制及影响因素 Air filtration mechanism and influence factors

1. 空气过滤机制 Air filtration mechanism

空气过滤的机制比较复杂，主要包括以下几种作用。

（1）惯性作用：含尘气体通过介质的弯曲通道时，气体流线发生绕流，微粒由于惯性作用径直向前与介质碰撞而被附着。风速越大，粒径越大，惯性作用越明显。

（2）扩散作用：由于气体分子热运动对微粒的碰撞使其产生布朗运动，微粒因扩散作用与介质接触而被附着。风速越小，粒径越小，扩散作用越明显。

（3）拦截作用：当微粒粒径大于介质间隙，微粒与介质发生接触时，即被介质截留。

（4）静电作用：含尘气流通过介质时，微粒和介质因摩擦作用产生静电，由于电荷作用使微粒沉积在介质表面。

（5）其他作用：重力作用、分子间范德华力等其他作用使微粒截留在介质表面。

在实际过滤过程中可能涉及多种机制，但其中的一种或两种机制起主要作用。

2. 空气过滤影响因素 Influence factors of air filtration

（1）粒径：粒径越大，惯性、拦截、重力沉降作用越明显；粒径越小，扩散作用越明显。小于 0.1 μm 的粒子主要做扩散运动，粒子越小，过滤效率越高；大于 0.5 μm 的粒子主要做惯性运动，粒子越大，过滤效率越高；而中间粒径可能过滤效率最低，通常采用中间粒径的微粒评价过滤器的过滤效果，如采用 0.3 μm 微粒检测深层过滤器的效果。

（2）过滤风速：在一定范围内，风速越大，微粒惯性作用越大，但过强的风速易将已附着的细小尘粒吹出，造成二次污染；风速越小，扩散作用越强，小粒子越易与介质接触而被吸附，常用极小过滤风速捕集微小尘粒。

（3）介质纤维直径和密实性：纤维越细、越密实，接触面积越大，拦截和惯性作用增强；但介质过于密实则阻力增加，扩散作用减弱。

（4）附尘：随着过滤的进行，介质表面沉积的微粒增加，拦截作用提高。但达到一定程度时，微粒在风速的作用下，可能再次飞散进入空气中，因此过滤器应定期清洗，以保证空气过滤的质量。

（三）空气过滤器的分类 Classification of air filters

空气净化系统最主要的设备是空气过滤器，按照性能指标的高低，将空气过滤器分为初效过滤器、中效过滤器、亚高效过滤器和高效过滤器。

1. 初效过滤器 Primary efficiency filter

初效过滤器主要滤除粒径大于 5 μm 的悬浮粉尘，过滤效率可达 20% ～ 80%，用于捕集大粒子。并可防止中、高效过滤器被大微粒堵塞，以保护中、高效过滤器。初效过滤器常用作净化空调系统的一级过滤器，用于上风侧的新风过滤，因此也称为预过滤器。

初效过滤器的基本要求是结构简单、容尘量大和压强降小，一般采用易于清洗和更换的粗、中孔泡沫塑料、涤纶无纺布、金属丝网或其他滤料，通过滤料的气流速度宜控制在 $0.8 \sim 1.2$ m/s。

2. 中效过滤器 Medium efficiency filter

中效过滤器主要用于滤除粒径在 $1 \sim 5$ μm 之间的尘粒，过滤效率达到 20% ~ 70%。中效过滤器常用作净化空调系统的二级过滤器，用于新风及回风过滤，适用于含尘浓度在 $(1 \sim 6) \times 10^{-7}$ kg/m 范围的空气净化。一般在高效过滤器之前设置中效过滤器，以延长高效过滤器的使用寿命。

中效过滤器的外形和结构与初效过滤器基本相同，主要区别是滤材。中效过滤器一般采用中、细孔泡沫塑料、玻璃纤维、涤纶无纺布、丙纶无纺布或其他滤料，通过滤料的气流速度宜控制在 $0.2 \sim 0.3$ m/s。

3. 亚高效过滤器 Subefficiency filter

亚高效过滤器主要滤除粒径小于 1 μm 的尘粒，过滤效率达到 95.0% ~ 99.9%，常用于空气洁净度为 D 级或低于 D 级的生物洁净室，作为最后一级过滤器使用，或置于高效过滤器之前以保护高效过滤器。

亚高效过滤器具有运行压降低、噪声小、能耗少和价格便宜等优点。其滤料可用玻璃纤维滤纸、过氯乙烯纤维滤布、聚丙烯纤维滤布或其他纤维滤纸，通过滤料的气流速度宜控制在 $0.01 \sim 0.03$ m/s。

4. 高效过滤器 High efficiency filter

高效过滤器主要滤除粒径小于 0.3 μm 的尘粒，对粒径 0.3 μm 尘粒的过滤效率在 99.97% 以上。高效过滤器常用于空气洁净度高于 C 级的生物洁净室中，在中效过滤器或亚高效过滤器的保护下作为最后一级过滤器使用。

高效过滤器的特点是效率高、阻力大、不能再生、安装时正反方向不能倒装，一般 2 ~ 3 年更换一次。高效过滤器对细菌的滤除效率接近 100%，即通过高效空气过滤器后的空气可视为无菌空气。

高效过滤器的滤料一般采用超细玻璃纤维滤纸或超细过氯乙烯纤维滤布的折叠结构，通过滤料的气流速度宜控制在 $0.01 \sim 0.03$ m/s。

高效过滤器应采取严格的维护管理措施。当出现下列任何一种情况时，需及时更换：①气流速度降至最低限度，且更换初效和中效过滤器后，气流速度仍不能增大；②阻力升至初始阻力的 1.5 ~ 2.0 倍；③出现无法修补的渗漏。

5. 各级过滤器的组合装配 Combined assembly of filters at all levels

含尘空气中所含尘粒的粒度范围非常广，单独使用一个过滤器无法同时除掉所有粒度范围的尘粒，因此在空气净化技术中通常使用各级过滤器的组合装配，使含尘空气逐步通过不同级别过滤器，实现净化。组合过滤器级别不同，得到不同的净化效果。洁净度为 A 级的空气净化系统称高效空气净化系统，末级过滤器必须是高效过滤器；洁净度为 B 级的空气净化系统，末级可采用高效或亚高效过滤器；洁净度为 C 级的空气净化系统，末级可采用中效过滤器。高效空气净化系统的基本流程如图 4-10 所示，新风一般先通过初效过滤器进入风机，再经过中效过滤器和高效过滤器进入洁净室。中效过滤器安装在风机的出口处，以保证中效过滤器以后的净化系统处于正压状态。

（四）单元过滤器 Unit filter

空气过滤器常制成单元过滤器的形式，即将滤材装进金属或木材框架内制成过滤单元，使

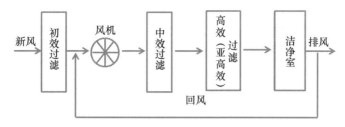

图 4-10　空气净化系统示意图

用时再将一个或多个单元过滤器安装到通风管道或空气过滤箱内，组成空气过滤系统。单元过滤器一般可分为：板式、楔式、袋式和折叠式空气过滤器。

（1）板式过滤器： 将滤材装到用木材、金属或塑料制成的框架内，两侧采用金属网压紧成平面状，是最常用的初效过滤器，通常置于上风侧的新风过滤。

（2）楔式过滤器： 将平板状滤材交错摆放成楔状，主要用于中效过滤。

（3）袋式过滤器： 将滤材制成细长的袋子，并装入框架，主要用于中效过滤。

（4）折叠式过滤器： 将滤材折叠装入框架，采用波纹形分隔板夹在榴状滤材之间，保持滤材榴与褶之间的间隙。该过滤器滤过面积大，主要用于高效过滤，一般装于通风系统的末端，必须在中效过滤器的保护下使用。

（五）过滤器的性能 Filter performance

（1）过滤效率： 指额定风量下，过滤器前后空气中的含尘浓度之差与过滤器前空气中的含尘浓度之比。过滤效率是空气过滤器的主要参数之一，过滤效率越高，除尘能力越强。

（2）穿透率： 指额定风量下，过滤器后空气中的含尘浓度与过滤器前空气中的含尘浓度之比，表明过滤器没有滤除的含尘量，穿透率越大，过滤效率越差。

（3）过滤器的阻力： 指额定风量下，含尘空气流经过滤器时因流动阻力而引起的压强降。过滤器的阻力随积尘量的增加而增大，当增大至最初阻力的 2 倍时，需更换或清洗过滤器，此时的阻力称为终阻力。

（4）容尘量： 系指过滤器允许积尘的最大量，单位为 g 或 kg。一般容尘量定为阻力增大到最初阻力的两倍或过滤效率降至初始的 85% 以下的积尘量。超过容尘量，阻力明显增加，除尘能力显著下降，并且容易发生附尘的再次飞扬，降低过滤效率。

四、洁净室的设计 Design of clean room

（一）温度和湿度 Temperature and humidity

生产工艺要求和工作人员的舒适程度是确定洁净室内温度和湿度的主要依据。高温有利于细菌的繁殖，而且会使工作人员产生不适的感觉，所用洁净室内的温度不能太高。洁净室内空气湿度不能过高，过高的湿度易使产品吸潮，并容易滋生霉菌，而且湿度过高（＞70%），还会对过滤器产生不良影响。空气湿度也不能过低，主要是因为过低的湿度会使工作人员产生不舒服的感觉，而且容易产生静电，不利于洁净室的防火防爆。

我国的《医药工业洁净厂房设计标准》（GB 50457-2019）规定的洁净室内的温度和湿度范围列于表 4-5 中。生产特殊药品的洁净室，其适宜温度和湿度应根据生产工艺要求确定。如生产吸湿性很强的无菌药物，可根据药品的吸湿性确定适宜的温度和湿度，也可用局部低湿工作台代替整室的低湿处理。

（二）压力 Pressure

为防止室外有污染的空气渗入洁净室，洁净室内应维持一定的正压。我国的《医药工业洁净厂房设计标准》（GB 50457-2019）和 GMP（2010 版）规定，不同空气洁净度等级的医药洁净室之间以及洁净室与非洁净室之间应保持不低于 10 Pa 的静压差，医药洁净室与室外大气的

表 4-5 洁净室内的温度和湿度范围

房间性质	温度（℃）		湿度（%）	
	冬季	夏季	冬季	夏季
生产工艺有温、湿度特殊要求的洁净室	按生产工艺要求确定			
生产工艺无温、湿度特殊要求的洁净室	A/B/C 级：20 ～ 24		A/B/C 级：45 ～ 60	
	D 级：18 ～ 26		D 级：45 ～ 65	
人员净化及生活用室	16 ～ 20	26 ～ 30	不作规定	不作规定

静压差应保持不低于 10 Pa；相同洁净度级别的不同功能操作间之间应当保持适当的压差梯度，以防止交叉污染。

对于生产中可产生有害气体或粉尘的洁净室，如青霉素类制剂车间、激素类制剂车间、使用挥发性溶剂的包衣间，与相邻洁净室之间应保持相对负压，以防有害物质逸出。

为维持洁净室内的正压所需的送风量可按式（4-1）计算：

$$送风量＝排风量＋回风量＋渗透风量 \qquad (4-1)$$

可见，通过控制送风量大于排风量和回风量之和的办法，可以维持洁净室内的正压。同理可用式（4-1）计算以维持一些洁净室的负压。

（三）新鲜空气量 Fresh air volume

洁净室应保持一定的新鲜空气量。①非单向流洁净室总送风量的 30%，单向流洁净室总送风量的 4%。②补偿室内排风和保持室内正压值所需的新鲜空气量。③保证室内每人每小时的新鲜空气量不小于 40 m^3。

（四）噪声 Noise

洁净室的噪声级（空态）、非单向流洁净室不应大于 60 dB，单向流、混合流洁净室不应大于 65 dB。

（五）建筑结构 Building structure

（1）建筑平面和空间布局应具有适当的灵活性。洁净区的主体结构不宜采用内承重墙。

（2）洁净室的高度应以净高控制，净高应以 100 mm 为基本模数。

（3）医药工业洁净厂房主体结构的耐久性应与室内装备、装修水平相协调，并应具有防火、控制温度变形和不均匀沉陷性能。

（4）洁净区应设置技术夹层或技术夹道，用以布置送、回风管和其他管线。

（5）区内通道应有适当宽度，以利于物料运输、设备安装和检修。

（6）医药工业洁净厂房的耐火等级不应低于二级，吊顶材料为非燃烧体，其耐火极限不宜小于 0.25 h。

（7）安全出口的设置应满足疏散距离的要求。

（8）安全疏散门应向疏散方向开启，且不得采用吊门、转门、推拉门及电控自动门。

（9）医药工业洁净厂房的建筑围护界区和室内装修，应选用气密性良好，且在温度和湿度变化下变形小的材料。

（10）建筑风道和回风地沟的内表面装修标准，应与整个回风系统相适应并且易于除尘。

（11）洁净室的门窗造型要简单平整、不易积沉、易于清洗，不应设置门槛。

五、空气净化流程和气流组织 Air purification process and air distribution

（一）净化流程 Purification process

应当根据药品品种、生产操作要求及外部环境状况等配置空调净化系统，使生产区有效通风，保证药品的生产环境符合要求。送入洁净室（区）的空气要与洁净室（区）的洁净等级、温度和湿度相适应，因此，空气需经过一系列净化处理和温度、湿度的控制。

制药生产洁净空间的空气净化流程，即由送风口（装高效过滤器）把经过净化处理的洁净空气送入洁净室，室内产生的尘菌被洁净空气稀释后由回风口进入回风管系统，再经空调机组初、中效和送风口高效三级过滤后又送入洁净室，如此反复循环。初效和中效过滤器一般集中布置在空调机房，中效过滤器安装在风机的出口处，主要是为了保证净化系统经中效过滤器以后处于正压。三级高效过滤器一般置于净化空调系统的末端，如洁净室的顶棚上，以避免送入洁净室的洁净空气再次受到污染。

若洁净室的洁净等级低于 D 级，则净化空调系统中可不设高效过滤器。若洁净室内存在易燃易爆气体或粉尘，则净化空调系统不能采用回风，以防易燃易爆物质的积聚。

根据我国 GMP（2010 版），空气净化系统应该符合下列要求：

①生产特殊性质的药品，如高致敏性药物（如青霉素类）或生物制品（如卡介苗或其他用活性微生物制备而成的药品），必须采用专门和独立的厂房、生产设施和设备。青霉素类药品产尘量大的操作区域应保持相对负压，排至室外的废气应经净化处理并符合要求，排风口应远离其他空气净化系统的进风口。

②生产 β-内酰胺结构类、性激素类避孕药品必须使用专门设施（如独立的空气净化系统）和设备，并与其他药品生产区严格分开。

③生产某些激素类、细胞毒性类、高活性化学药品应使用专用设施（如独立的空气净化系统）和设备。特殊情况下，若采取特别防护措施并经过必要的验证，上述药品制剂则可通过阶段性生产方式共用同一生产设施和设备。

④洁净区与非洁净区之间、不同级别洁净区之间的压差应当不低于 10 Pa。必要时，相同洁净度级别的不同功能区域（操作间）之间也应当保持适当的压差梯度。

⑤清洗间应单独设置，清洗间的空气洁净度级别不应低于 D 级。空气洁净度为 A、B 级的洁净室不得设置清洗间。

用于上述①～③点提及的药品生产的空气净化系统，其排风应经净化处理。

激素等对人体有严重危害的药物，净化空调系统的循环送风应经过初效、中效和高效三级过滤器，其目的并非为了控制室内粉尘的粒度，而是为了滤除循环空气中的有害药尘，以减少对工作人员健康的危害。

放射性药物生产区排出的空气不能循环使用，排气应符合国家关于辐射防护的有关规定，其中不应含有放射性微粒，以免对环境造成污染。

干燥、称重和包装工序的成品，均处于敞口状态，故送风口和回风口的位置很重要，一般以顶部或侧面送风，下侧回风方式为好，以免粉尘飞扬。粉碎、过筛工序会产生大量粉尘，致使车间内部无法控制粉尘粒度，此时仅需控制温度和湿度，给工作人员一个舒适的环境。

（二）气流组织 Air distribution

1. 气流流型 Air flow pattern

洁净室内的气流组织根据空气流动方式，可分为层流（laminar flow）和乱流（turbulent flow）两类。

（1）层流：也称为单向流或平行流，其特点是空气流线单一且相互平行。这种气流的运动形式类似于气缸内的活塞动作，将室内粉尘以整层气流方式排出体外，避免了洁净室内空气的交叉混合，有利于保持较高的洁净度。洁净室内各空气质点流速和流向完全一致，因而在洁净室内的停留时间相同，以"活塞流"形式将洁净度较差的空气挤出洁净室（区），从而达到空气净化的目的。层流洁净室的第一工作区均能达到 A 级，其中垂直层流（vertical laminar flow）洁净室和水平层流（horizontal laminar flow）洁净室是比较常见的两种形式。

垂直层流洁净室中的气流自上而下流动，经顶棚的高效过滤器净化后的洁净空气由上而下，呈层流状态垂直流过工作区，将工作区内的尘粒带走，流入地板的回风口，实现系统内空气的循环流动。垂直层流洁净室可获得均匀的向下气流，避免横向交叉污染，自净能力强，工艺设备可布置在任意位置，但其造价和维修费用较高。

水平层流洁净室中气流则以水平方向流动，空气经送风墙的高效过滤器净化后水平流过工作区，将尘粒吹往对面的回风墙。由于尘粒存在重力沉降作用，水平层流洁净室的断面风速应大于垂直层流洁净室，一般不小于 0.35 m/s。水平层流的造价比垂直层流低，但当空气向另一侧流动过程中含尘度逐渐增高，在回风墙附近工作区的洁净度会降为 B 级，适用于工艺过程有多种洁净度要求的洁净室。

（2）乱流：也称为非单向流或紊流，其特点主要体现在以下两方面：①净化原理，洁净空气进入洁净室后，迅速扩散到全室，与室内空气混合，稀释室内污染的空气，再排出差不多等量的空气到洁净室外，从而达到空气净化的目的；②气流形式，气流运动轨迹不规则，气流流速不均匀，且存在涡流，使得某些污染物随气流循环而难以排出室外。因此，乱流洁净室的洁净等级通常较低，在 B 级到 D 级之间，室内洁净度与换气次数以及送、回风的布置形式相关。

2. 送风形式 Air supply form

送风形式对气流组织的影响较大，常见的有顶部送风与侧送风。

（1）顶部送风：顶部送风形式包括孔板顶送、密集散流器顶送以及高效过滤器风口顶送等。

孔板顶送，其特征是洁净室的顶棚全部或局部区域满布送风孔板，经高效过滤器净化后的洁净空气由顶棚送风孔板流出后呈乱流状流过工作区。优点是工作区的风速较小，气流分布比较均匀，洁净室内的洁净度可达到 B 级。缺点是系统非连续运行时，孔板内表面易积尘，需要技术夹层，且灯具布置比较困难。

密集散流器顶送特点与全孔板顶送相仿，具有灯具安装便利的优点。但散流器与散流器之间以及散流器与墙壁之间存在涡流，需要一段较高的混合层，因此这种送风形式一般只适用于 4 m 以上的高大洁净室。

高效过滤器风口顶送的特点是高效过滤器后无管道，系统简单，洁净空气直接送入工作区，因而可达到较高的洁净度，其洁净等级通常在 B 级至 D 级的范围内。缺点是洁净气流扩散缓慢，工作区的气流分布不均匀。采用带扩散板的风口或均匀布置多个风口等措施可使工作区内的气流分布趋于均匀，但在系统非连续运行的情况下，扩散板易积尘，也需要技术夹层。

（2）侧送风：将送风口安装于侧墙上部，向房间横向送入气流。这种气流组织优点是易于管道布置，无需技术夹层，造价低。此外，由于顶棚上和地板下没有管道，可降低层高，可用于层高较低的洁净室。缺点是室内涡流较多，难以获得较高的洁净度，其洁净等级只能达到 C 级。

3. 换气次数 Air change times

洁净室对换气次数有严格要求。B 级 40 ～ 60 次 / 小时，C 级 20 ～ 40 次 / 小时，D 级 6 ～ 20 次 / 小时。

4. 送风量 Delivery rate of air

洁净室的送风量应符合要求。A 级垂直单向流洁净室送风量不小于 0.25 m/s，A 级水平单向流洁净室送风量不小于 0.5 m/s。

（吴传斌）

参考文献

[1] 周建平，唐星. 工业药剂学 [M]. 北京：人民卫生出版社，2014.

[2] 王志祥. 制药工程学 [M]. 北京：化学工业出版社，2015.

[3] 方亮. 药剂学 [M].8 版. 北京：人民卫生出版社，2016.

[4] 唐星. 药剂学 [M].4 版. 北京：中国医药科技出版社，2019.

[5] 中华人民共和国卫生部. 药品生产质量管理规范（2010 年修订）：卫生部令第 79 号 [S].（2011-02-12）[2022-01-05]. http://www.nhc.gov.cn/cms-search/xxgk/getManuscriptXxgk.htm?id=50620.

[6] 中华人民共和国住房和城乡建设部. 医药工业洁净厂房设计标准：GB 50457-2019 [S].（2019-10-12）[2022-02-04]. http://www.mohurd.gov.cn/gongkai/fdzdgknr/tzzg/201910/20191012-242204.html.

[7] 国家药典委员会. 中华人民共和国药典：2020 年版 [M]. 北京：中国医药科技出版社，2020.

[8] 中华人民共和国卫生部. 生活饮用水卫生标准：GB 5749-2006 [S].（2006-12-29）[2022-01-05]. http://www.gb688.cn/bzgk/gb/newGbInfo?hcno=73D81F4F3615DDB2C5B1DD6BFC9DEC86.

[9] 杨丽芳. 制药工艺供水系统 [M]. 北京：化学工业出版社，2007.

第5章

粉碎与制粒
Pulverization and granulation

第一节 粉 碎
Pulverization

一、粉碎的目的与原理 Purposes and principles of pulverization

粉碎是指借机械力将大块固体物料破碎成适当粒度的操作过程。

粉碎的目的：①减少药物粒径，增加比表面积，提高生物利用度；②调节药物粉末的流动性、改善不同药物混合的均匀性和降低药物粉末对创面的机械刺激性；③加速药材中有效成分的溶出；④便于进一步制成各种剂型，如混悬剂、散剂、片剂、胶囊剂。

固体药物的粉碎的过程，一般是利用外加机械力，部分地破坏物质分子间的内聚力，使药物的粒度减小，表面积增加，即机械能转变成表面能的过程。极性晶体物质如生石膏、硼砂均具有相当的脆性，较易粉碎，粉碎时一般沿晶体的结合面碎裂成小晶体；非极性晶体物质如樟脑则缺乏脆性，当施加一定的机械力时，易产生变形而阻碍粉碎，通常可加入少量液体进行研磨粉碎，当液体渗入固体分子间的裂隙时，能降低其分子间内聚力，使物料易于粉碎；非晶型药物如树脂和树胶具有一定弹性，粉碎时机械能引起弹性形变，最后变为热能，会降低粉碎效率，一般可采用低温粉碎来解决。

另外药物在粉碎过程中会产生细粉，消耗机械能，一般应将已达到细度要求的粉末随时除去，使粗粒有机会充分接受机械能。

二、粉碎的方法 Methods of pulverization

（一）混合粉碎和单独粉碎 Mixed pulverization and separate pulverization

一般药物应单独粉碎，氧化性药物与还原性药物必须单独粉碎，否则可能会引起爆炸现象。关于贵重药物及刺激性药物，为减少损耗和便于劳动保护，亦应单独粉碎。若处方中某些药物的性质及硬度相似，可混合粉碎，这样既可避免一些黏性药物单独粉碎的困难，又可使粉碎与混合操作结合进行。含糖类较多的药物如熟地、桂圆、麦冬，必须先将处方中其他干燥药物粉碎，然后取一部分粉末与此类药物混合掺研，使之成为不规则的碎块和颗粒，在60℃下充分干燥后再粉碎（此法称为串研法）。含脂肪油较多的药物如杏仁、桃仁，应先捣成糊状，再与已粉碎的药物掺研粉碎（此法称串油法）。

（二）干法粉碎和湿法粉碎 Dry pulverization and wet pulverization

一般药物通常采用干法粉碎。干法粉碎系将物料经适当干燥处理，使水分降低到一定限度（一般＜5%）后再粉碎的方法。湿法粉碎是指物料中加入适量的液体（如水或乙醇）共同研磨的方法，使粉碎易于进行，这种方法又称加液研磨法。湿法粉碎避免了粉尘飞扬，对毒药和贵重药的粉碎有特殊意义。有些难溶于水的药物如朱砂、炉甘石、滑石，其粉末细度要求高，常采用水飞法进行粉碎。水飞法系指将药物与水共置于研钵和球磨机中研磨，使细粉混悬于水中，然后倾出上层混悬液，余下物料加水反复研磨，至全部物料研磨完毕，将所得混悬液合并，沉降，弃上清液，将湿粉干燥，即得极细粉。

（三）低温粉碎 Cryogenic pulverization

某些在常温下粉碎困难的物料（如树脂、树胶、干浸膏），利用物料在低温时脆性增加的特点，可采用低温粉碎。

（四）其他 Others

流能粉碎系利用高速弹性流体使物料的粗粒之间相互碰撞而粉碎。微粒结晶法系将药物的过饱和溶液在急速搅拌下骤然降温，快速结晶制得微粉，或转化溶剂而得微粉。

三、粉碎设备 Pulverization equipment

常用的粉碎设备有：研钵、球磨机、流能磨及万能粉碎机等。

（一）研钵 Mortars

研钵以瓷制和玻璃制者最常用，主要用于实验室或小剂量药物的粉碎。瓷制研钵内壁粗糙，适宜于结晶性及脆性药物的研磨，由于其吸附作用较大，不宜粉碎小量药物，对于毒药或贵重药用玻璃研钵为宜。

（二）球磨机 Ball mill

球磨机是指不锈钢或瓷制的圆柱筒内装入一定数量、大小不一的钢球或瓷球构成粉碎机器。使用时将药物装入圆柱筒内，密盖后通过电动机转动，使筒中圆球以一定速度和轨道运动而产生撞击和研磨作用，使药物得到良好的粉碎效果。球磨机要有适当的转速才能获得良好的粉碎效果，转速应控制在使圆球达到一定高度后呈抛物线下落而产生撞击与研磨作用，一般为临界转速的 75%。若转速过慢，圆球不能达到一定高度即沿壁滚下，则只能产生磨擦作用，粉碎效率差；若速度过快，圆球受离心力的作用超过圆球重力时，圆球沿桶壁旋转而不落下，从而没有粉碎作用。圆筒内圆球的大小、数量和重量与粉碎的物料的粒径密切相关。圆球应具有足够的重量，使其在下落时，能粉碎物料中粒径较大的药块为适度。圆球多且小，所得粉末细，反之则粗，但圆球的数量不能过多，一般约为圆桶容积的 30% ～ 35%。使用球磨机时，若以干法粉碎，则药物的含湿量不宜超过 2%，可得到很细的粉末；若以湿法粉碎时，一般固体药物占总体积的 30% ～ 60%，水占 70% ～ 40%，可得 200 目极细粉。

球磨机结构简单，密封操作，粉尘少，常用于毒药、贵重药以及吸湿性或刺激性较强的药物的粉碎，易氧化或爆炸的药物亦可在惰性气体条件下密封粉碎；利用球磨机也可创造无菌条件，在无菌条件下粉碎与混合药物，得到无菌产品。

（三）流能磨 Fluid-energy mills

流能磨是指利用高压气流（空气、蒸气或惰性气体）使药物的颗粒之间以及颗粒与室壁之间碰撞、摩擦而产生强烈粉碎作用的机器。

流能磨外型似空心轮胎，由底部喷嘴、粉碎室、顶部分级器和具有单向活塞作用的送料器构成。高压气流自底部喷嘴喷入，在粉碎室下部膨胀并转变为声速或超声速气流于机内高速循环，欲粉碎的物料经送料器加入到机内的高速气流中，药物在粉碎室内互相碰撞而迅速粉碎且随气流上升到分级器，极细粉由气流带出并进入收集袋中，较大的颗粒由于离心力的作用沿流能磨的外侧返回粉碎室，以继续粉碎。流能磨在粉碎过程中，由于气流在粉碎室中膨胀时的冷却效应抵消了粉碎时产生的热量，特别适合于抗生素、酶、低熔点或其他对热敏感的药物的粉碎。应用流能磨粉碎药物的同时可进行药物的分级，所以可得粒径 5 μm 以下均匀的极细粉末。但操作时应注意加料的速度均匀，以免堵塞喷嘴。

（四）冲击式粉碎机 Impact mill

冲击式粉碎机对物料的作用力以冲击力为主，适用于脆性、韧性物料的粉碎，应用广泛。冲击式粉碎机按结构分为锤击式粉碎机和冲击柱式粉碎机。

锤击式粉碎机有高速旋转的旋转轴，轴上安装有数个锤头，机壳上装有筛板。物料从加料斗进入到粉碎室时，由高速旋转的锤头的冲击和剪切作用以及被抛向衬板的撞击等作用使粗物料被粉碎成细的物料，细物料通过筛板收集，粗物料继续被粉碎。粉碎度可由锤头的形状、大小、转速以及筛网的目数来调节。

冲击柱式粉碎机在高速旋转的转盘上固定有若干圈冲击柱，另一与转盘相对应的固定盖上也固定有若干圈冲击柱。物料由加料斗进入粉碎室后，被高速旋转的转子产生离心力向外抛出，通过冲击柱的冲击而被粉碎，细物料通过筛板收集，粗物料继续被粉碎。

第二节　筛　分
Sieving

一、筛分的目的 Purposes of sieving

筛分是指粉碎后的药物借助筛网将粗粉与细粉进行分离的操作。筛分法简单，是医药工业中应用最广泛的分级操作之一。粉碎后得到的物料，总是粒度大小不一致的粉末，一般粗粒子的占比最小，细粒子的百分率中等，粉碎适中的粒子的百分率最大。筛分的目的主要是将粉碎后的物料按细度大小加以区分，以适应医疗和药剂制备的需要。

二、药筛与粉末等级 Pharmaceutical sieves and powder grading

《中国药典》2020 年版四部规定了 9 种药筛和 6 种粉末等级（表 5-1）。

表 5-1　药典规定的标准药筛型号与孔径

筛号	筛孔内径（μm）	目号（目）
一号筛	2000±70	10
二号筛	850±29	24
三号筛	355±13	50
四号筛	250±9.9	65
五号筛	180±7.6	80
六号筛	150±6.6	100
七号筛	125±5.8	120
八号筛	90±4.6	150
九号筛	75±4.1	200

所用药筛，选用国家标准的 R40/3 系列，粉末分等如下：

（1）最粗粉：指能全部通过一号筛，但混有能通过三号筛不超过 20% 的粉末；

（2）粗粉：指能全部通过二号筛，但混有能通过四号筛不超过 40% 的粉末；

（3）中粉：指能全部通过四号筛，但混有能通过五号筛不超过 60% 的粉末；

（4）**细粉**：指能全部通过五号筛，并含能通过六号筛不少于 95% 的粉末；

（5）**最细粉**：指能全部通过六号筛，并含能通过七号筛不少于 95% 的粉末；

（6）**极细粉**：指能全部通过八号筛，并含能通过九号筛不少于 95% 的粉末。

三、筛分设备 Sieving equipment

制药用筛的筛网，目前大多以尼龙丝、绢丝、铜丝或不锈钢丝所制成。过筛器械有摇动筛和电动筛两类。

（1）**摇动筛**：系由筛网固定在圆形的竹圈或金属圈上制成，并按筛号大小依次叠成套，故亦称套筛。最粗号筛在顶上，其上面加盖，最细号在底下，套在接受器上，应用时可取所需要号数的筛套在接受器上，上面用盖子盖好，用手摇动过筛或用马达带动。处理量少时用手摇动，适合于小量药粉或毒药、刺激性或轻质药粉的筛析，亦常用于粉末粒度分布的测定。因过筛在密闭条件下进行，可避免细粉飞扬。

（2）**振动筛**：目前生产上用的电动筛还有振动筛粉机、悬挂式偏重筛粉机、电磁簸动筛粉机等三种。振动筛因其高速振动，故筛网采用坚固耐用、孔径不会变动的模压筛网。振动筛粉机是利用偏心轮对连杆所产生的往复振动而筛选粉末，因其往复振动的幅度比较大，粉末滑动，故适于筛析无黏性的天然药物或化学药物粉末；悬挂式偏重筛粉机，系利用偏重轮转动时不平衡惯性所产生的簸动而筛选药物粉末，效率较高，适用于矿物药、化学药或黏性显著的药材粉末的筛过；电磁簸动筛粉机，系利用电磁原理所产生的簸动而筛选粉末，因其具有较强的振动性能，故适用于筛选黏性较强的药物粉末。

第三节　混合与捏合
Mixing and kneading

一、混合的原理与影响因素 Principles and influence factors of mixing

将两种以上组分的物质均匀混合的操作称为混合。混合是制备复方散剂或固体制剂的重要工艺过程，混合的目的是使药物各组分在散剂中分散均匀，色泽一致，以保证剂量准确，用药安全有效。

影响混合的因素：散剂混合的效果和质量与下列因素及操作有关。

（一）组分的比例量 Proportion of components

两种性状和粗细相似的药物等量混合时，一般容易混合均匀；若组分比例量相差悬殊，则不易混合均匀，应采用"等量递加法"混合，即将量大的药物先研细，然后取出一部分与量小药物约等量混合、研匀，如此倍量增加量大的药物直至全部混匀。

一些毒剧药或贵重药往往剂量很小，除称取费时外，服用也容易被损耗，因此常在这些药物中添加一定比例的辅料制成倍散，以便临床配方。在调剂工作中常用的有五倍散、十倍散，亦有百倍散、千倍散。如配制 1:10 倍散时，可取药物 1 份加稀释剂 9 份混合均匀即可。配制倍散时应采用等量递加混合法稀释以保证倍散的均匀性，有时可加入着色剂如胭脂红、亚甲蓝等，借颜色的深浅以判断散剂的均匀性。常用散剂的辅料有乳糖、淀粉、蔗糖、葡萄糖等稳定的惰性物质，其中乳糖最适宜。

（二）组分的密度 Density of components

各组分密度差异较大时，一般先将轻质的药物放入研钵中，再加入重质的药物，研匀，这样就可以避免因轻质组分浮于上部、重质组分沉于底部造成的混合不匀现象。

（三）混合器械的吸附性 Adsorbability of mixed apparatus

为了防止器械对量小的药物吸附而造成的剂量不准确，一般应先取少部分量大的药物或辅料如淀粉于研钵中先行研磨以饱和研钵，然后按等量递加混合法操作。

（四）液体或易吸湿成分 Liquid or hygroscopic ingredients

处方中若含少量液体成分如挥发油、流浸膏，可利用处方中其他成分吸收；如液体含量较多，则可加入硫酸钙、磷酸氢钙等吸收剂吸收至不潮湿为止。如药物含结晶水（如硫酸镁结晶），则可用等摩尔量的无水物替代。如系吸湿性强的药物（如氯化铵、胃蛋白酶），应在干燥环境下迅速操作，并且密封包装。有的药物本身虽不吸湿，但相互混合后易于吸湿（如对氨基苯甲酸钠与苯甲酸钠混合），应分别包装。

（五）颗粒的形状与粒度 Shape and size of particles

近球形颗粒组分易混匀，若颗粒为鳞片状或针状结晶，则不易混匀，为了混合均匀，可适当延长混合时间，或重新结晶、粉碎破坏结晶形状后再混合。粒度相差悬殊时应先加粒度大的物料，后装粒度小的物料。

（六）粉末的带电性 Electrical property of powders

药物粉末的表面一般不带电，但在摩擦时会产生表面静电而阻碍粉末混合，通常可加入少量表面活性剂如十二烷基硫酸钠，以提高粉末的表面导电性或在较高湿度下混合。有人应用硬脂酸镁等润滑剂作抗静电剂，呈现出有效的抗静电作用。

（七）低共熔现象 Eutectic phenomenon

两种或多种药物混合后，熔点往往降低，如熔点低至室温以下，则出现润湿或液化现象，从而影响散剂的均匀性和药效。对于可形成低共熔的散剂，应根据共熔后对药理作用的影响及处方中所含其他固体成分的剂量而采取相应措施。可发生低共熔现象的药物有水合氯醛、萨罗、樟脑、麝香草酚等。

二、混合设备 Mixing equipment

常用的混合方法有搅拌混合、研磨混合和过筛混合，但在实际制备过程中，多采用多种方法进行混合。常用的混合器械有：

（一）混合筒 Mix cylinder

混合筒常用来混合密度相近的粉末，常见的有 V 形、立方形、圆柱形、纺锤形等，其工作原理是各筒穿过中心固定在水平轴上，由传动装置使其绕轴旋转，粉末在筒内靠重力翻动，实现混合。筒的转速应小于临界速度，否则药粉不能翻动混合。在各种形式的混合筒中，以 V 形筒效率最高。

（二）槽形混合机 Groove type mixer

槽形混合机的主要部分为混合槽，槽上有盖，一般由不锈钢制成。槽内轴上装有与旋转方向成一定角度的倒 S 形搅拌浆起混合作用，槽可以沿水平轴转动，以便自槽中卸出物料。

（三）双螺旋锥形混合机 Double spiral cone mixer

双螺旋锥形混合机是一种新型的高效粉体混合设备，用一固定的锥形容器装物料，通常由顶部加料，锥形容器内有两个螺旋杆，主轴带动螺旋杆在容器内一边自转和一边公转，产生较高的切变力使物料以双循环方式迅速混合。该机的特点是混合速度快、混合度高、所需动力少，操作方便，且适用于混合润湿、黏性的固体药物粉末等。此外，还有气流混合机等。

三、捏合与设备 Kneading and equipment

捏合亦称制软材，是指在固体粉末中加入少量液体（或黏合剂）进行均匀混合，以制备塑性物料的操作，其本质是固-液混合操作，关键是黏合剂的加入量。

　　捏合作为湿法制粒的前处理，其主要目的是：①使粉末具有黏性，易于制粒；②防止各种成分的分离，保持均匀的混合状态；③黏合剂均匀分布在颗粒表面，改善物料的压缩成形性。

　　常用的捏合设备有带式搅拌混合机和立式搅拌混合机。改变带式混合机搅拌浆的形式（如 Z 型，Σ 型）可改善对物料的作用力，适用于不同物料的不同要求。立式搅拌混合机由立式装料容器和搅拌浆组成，搅拌浆可上下调节，其运动方式为行星式，既有自转又有公转，可搅动容器内的全部物料。该混合机不仅用于捏合操作，也可用于粉末混合、液体搅拌和乳化等。

第四节　制　粒
Granulation

一、制粒目的 Purpose of granulation

　　制粒是将粉末、块状、熔融液、水溶液等状态的物料经过加工，制成具有一定形状与大小的粒状物的操作。

　　制粒的目的：①改善流动性；②防止各成分的离析，保持多成分的混合均匀性；③防止粉尘飞扬及器壁上的黏附；④调整堆密度，改善溶解性能；⑤改善片剂生产中压力的均匀传递。

二、制粒方法 Methods of granulation

（一）湿法制粒 Wet granulation

　　湿法制粒是在粉状物料中加入适宜用量的液体黏合剂制备颗粒的方法，粉末靠黏合剂的架桥或黏结作用聚结在一起，并在机械力的作用下分离为具有一定大小和形状的颗粒。

（二）干法制粒 Dry granulation

　　干法制粒是将药物和辅料的粉末混合均匀、压缩成大片状或板状后，粉碎成颗粒的方法。该法靠压缩力使离子间产生结合力，必要时加干黏合剂，以增加粒子间结合力，保证片剂的硬度和脆碎度合格。该法适用热敏性、遇水易分解的药物，如阿司匹林、克拉霉素，但应注意由于高压引起的晶型转变及活性降低等问题。

（三）其他 Others

1. 喷雾制粒 Spray granulation

　　喷雾制粒系指将用于制粒的原辅料与黏合剂混合，不断搅拌成固体量为 50%～60% 的均匀混悬液，再将此混悬液通过高压喷嘴或甩盘输入至特殊的雾化器中，使其在热气流中雾化成细微的液滴，干燥后得到近似球形的细小颗粒。

　　其流程如下：料液由贮药槽进入雾化器形成液滴分散于热气流中，空气经加热装置后沿切线方向即在干燥室与液滴接触，液滴中的水分迅速挥发，干燥后形成固体粉末落于容器底部，干颗粒可间歇或连续取出。废气由干燥室下方的出口流入旋风分离器，进一步分离固体粉末然后经风机和袋滤器放空。

　　喷雾制粒的特点是干燥速度非常快，物料受热时间短，干燥的温度相对较低，适合于热敏物料的处理。所得的颗粒具有良好的溶解性、分散性和流动性。但其缺点是设备高大、汽化，因此设备费用高、能量消耗大、操作费用大。

2. 转动制粒 Rotation granulation

　　转动制粒是在药物粉末中加入一定量的黏合剂，在转动、摇动、搅拌等作用下使粉末聚结成有一定强度的球形粒子的方法。中药丸剂的制备即采用转动制粒的方法，但是粒径比较大，而且粒度分布宽。

在固定容器内，物料在高速旋转的圆盘作用下受到离心力作用而向器壁靠拢并旋转，同时物料被从圆盘周边吹出的空气流带动，向上运动的同时在重力作用下往下滑动落入圆盘中心，落下的粒子重新受到圆盘的离心旋转作用，从而使物料不停地做旋转运动，有利于形成球形颗粒。将黏合剂向物料上定量喷雾并润湿物料，使散布的药粉或辅料均匀附着在颗粒表面，层层包裹，如此反复操作得到所需大小的颗粒。调整在圆盘周边上升的气流温度可对颗粒进行干燥。

3. 高速搅拌制粒 High speed granulation

高速搅拌制粒是将药物粉末、辅料和黏合剂加入一个容器内，靠高速旋转的搅拌器作用迅速完成混合并制成颗粒。

高速搅拌制粒的机制是：在搅拌桨的作用下使物料混合均匀，将其甩向器壁后向上运动，并在切割刀的作用下将大块颗粒绞碎、切割，与搅拌桨的作用相呼应，使颗粒受到强大的挤压，滚动而形成致密均匀颗粒。粒度的大小由外部破坏力与颗粒间内部凝聚力平衡的结果来决定。

其特点是在一个容器内进行混合、捏合和制粒的过程，和传统的挤压制粒相比，具有节省工序、操作简单、快速等优点。改变搅拌桨的结构和搅拌速度、切割刀的位置，调节黏合剂用量和操作时间等，可制备适合各种需求的颗粒，因此高速搅拌制粒在制药工业中的应用非常广泛。但该设备的缺点是不能进行干燥。为了克服该弱点，最近研制出了带有干燥功能的搅拌制粒机，大大促进了生产的自动化。

4. 复合制粒 Complex granulation

将搅拌制粒、转动制粒、流化床制粒等各种制粒法结合在一起，将混合、捏合、制粒、干燥包衣等多个单元操作中的部分操作或全部操作集于一个机器内完成的制粒法称为复合制粒法。复合制粒设备有挤出滚圆制粒机、转动流化制粒机、喷雾干燥流化制粒机、搅拌流化制粒机、搅拌转动流化制粒机等。

5. 液相中晶析制粒 Crystallization granulation in liquid

液相中晶析制粒法指使药物在液相中析出结晶的同时借液体架桥作用和搅拌作用聚结成球形颗粒的方法。因为颗粒的形状为球形，所以也叫球形晶析制粒法。球形晶析制粒法得到的是纯药物结晶聚结在一起形成的球形颗粒，其流动性、填充性和成型性均很好，因此可少用或不用辅料进行直接压片。

近年来该技术进一步成功地用于功能性微丸的制备，即在球晶制粒过程中加入高分子材料共沉淀，研制了缓释、速释、肠溶、漂浮性中空微丸和生物降解性毫微囊等。

其常用的制备方法是将液体架桥剂与药物同加入到良溶剂中溶解，然后再在搅拌下注入不良溶剂中。良溶剂立即扩散于不良溶剂中而使药物析出微细结晶，同时在液体架桥剂的作用下使药物润湿、聚结成粒，并在搅拌的剪切作用下变成球状。此法又叫湿法球形制粒法。另一种方法是乳化溶剂扩散法，即当把药物加于不良溶剂中，先形成亚稳态的乳滴，然后固化成球形颗粒。

球晶制粒法的优点：①在一个过程中同时进行结晶、聚结、球形化过程。球形颗粒的粉体性质可通过改变溶剂、搅拌速度及温度等条件来控制；②制备的球形颗粒具有很好的流动性，接近于自由流动的粉体性质；③利用药物与高分子的共沉淀法，可制备功能性球形颗粒。

三、制粒设备 Granulation equipment

喷雾制粒设备有多种，有小型喷雾干燥机，也有中型、大型喷雾干燥制粒设备；湿法制粒中的挤压制粒法（extrusion granulation）使用的设备为挤压制粒机；转动制粒法使用的有转动圆盘型制粒机，亦称离心制粒机（centrifugal granulator），由固定容器、转盘、喷头组成；高速搅拌制粒法使用的是高速搅拌机，其结构由容器、搅拌桨、切割刀组成。操作时先把药粉和各种辅料倒入容器中，盖好盖，把物料搅拌混合均匀加入黏合剂，搅拌制粒，完成后出料，进行干燥。

第五节 干 燥
Drying

一、干燥目的 Purpose of drying

干燥是利用热能使湿物料中的湿分（水分或其他溶剂）汽化，并利用气流或真空带走汽化了的湿分，从而获得干燥物料的操作。

干燥的目的：①使物料便于加工、运输、贮藏和使用；②保证药品的质量和提高药物的稳定性；③改善粉体的流动性和充填性等。

二、干燥方法 Method of drying

干燥按压力可分为常压及减压干燥；按操作方式可分为间歇式及连续式干燥；按温度可分为高温、低温及冷冻干燥；按供热方式可分为传导、对流及辐射干燥；按物料状态可分为动态及静态干燥。可根据药料性质、数量及产品要求选择适宜的干燥方法与设备。不同干燥方法的适用范围见表 5-2。

表 5-2 不同干燥方法的适用范围

干燥方法		适用范围
常压干燥	烘干干燥	有效成分对热稳定的药物；稠浸膏、糖粉、丸剂、颗粒剂等制剂与物料干燥
	鼓式干燥	中药浸膏的干燥和膜剂的制备
	带式干燥	中药饮片、颗粒剂、搽剂等物料干燥
减压干燥		适用于稠膏及热敏性物料的干燥
沸腾干燥		颗粒性物料的干燥，如片剂、颗粒剂湿颗粒和水丸的干燥
喷雾干燥		液体物料，特别是含热敏性成分的液体物料的直接干燥
冷冻干燥		热敏性药物的干燥
红外线干燥		热敏性物料；中药固体粉末、湿颗粒及水丸等薄料层、多孔性物料的干燥
微波干燥		饮片、散剂、水丸、蜜丸等制剂与物料的干燥

三、干燥设备 Drying equipment

（一）厢式干燥器 Box oven

厢式干燥器多采用部分废气循环法和中间加热法，以提高设备的热效率。厢式干燥器为间歇式干燥器，设备简单，适应性强，适用于小批量生产或实验室小试中物料的干燥。缺点的是劳动强度大，热量消耗大。

（二）流化床干燥器 Fluidized bed dryer

流化床干燥器是热空气以一定速度自下而上通过松散的物料层，使物料形成悬浮流化状态的同时进行干燥操作。由于悬浮的流态化类似液体的沸腾，生产上也叫沸腾干燥器。流化床干燥器有立式和卧式，在制剂工业中常用卧式多室流化床干燥器。

流化床干燥器的特点：①在操作时颗粒与气流间的相对运动激烈，接触面积大，强化了传热、传质，提高了干燥速率；②物料温度均匀，干燥时间短，适用于热敏性物料的干燥；③不适用于含水量高，易黏结成团的物料，要求粒度适宜。

（三）喷雾干燥器 Spray dryer

喷雾干燥器是直接把药物溶液喷入干燥室中进行干燥的方法。其设备结构与操作完全和喷雾造粒相同。喷雾干燥的特点：①由于喷雾的液滴蒸发面积大，雾滴的温度大致等于空气的湿球温度（一般为 50℃左右），因此，干燥时间非常短（数秒到数十秒）；②适于热敏物料及无菌药品的干燥，如抗生素粉针剂的制备；③干燥制品多为松脆的空心颗粒，溶解性好。

（四）红外干燥器 Infrared dryer

红外干燥器是利用红外线对物料直接照射进行加热干燥的设备。红外线的波长在 0.72 ～ 1000 μm，是介于可见光和微波之间的一种电磁波。当红外线的发射频率与物料中分子运动的固有频率相匹配时产生物料分子的强烈振动和转动，这种分子间发生的激烈碰撞与摩擦，产生热，从而使水分气化，物料得到干燥。

红外干燥器的特点：①由于物料表面和内部同时吸收红外线照射，故受热均匀、干燥快、干燥效果好；②缺点是电能消耗大。

（五）微波干燥器 Microwave dryer

微波干燥器是一种介电加热干燥器，使用频率为 915 MHz 或 2450 MHz。微波干燥是把物料置于高频交变电场内进行干燥的方法。水分子在外加的强电场力的作用下极化，并与外加电场一致的方向整齐排列，若外加电场不断改变方向，水分子就会随着电场方向不断地迅速转动，在此过程中水分子间产生剧烈的碰撞和摩擦，部分能量转化为热能，从而使物料得到干燥。

微波干燥器的特点：①加热迅速、均匀、干燥速度快、热效率高；②适合于含水物料的干燥；③操作控制灵敏、方便；④缺点是成本高，对有些物料的稳定性有影响。

（陈毓凌   冯赫宣   吕万良）

参考文献

[1] 国家药典委员会. 中华人民共和国药典：2020 年版［M］. 北京：中国医药科技出版社，2020.
[2] 崔福德. 药剂学［M］. 7 版. 北京：人民卫生出版社，2011.
[3] 方亮. 药剂学［M］. 3 版. 北京：中国医药科技出版社，2016.
[4] 唐星. 药剂学［M］. 4 版. 北京：中国医药科技出版社，2019.

第二篇

现代药物制剂
Modern drug preparations

液体制剂
Liquid preparations

第一节　概　述
Introduction

一、液体制剂的定义 Definition of liquid preparations

液体制剂指药物以一定的形式分散于液体介质中制成的供内服或外用的液体药物分散体系。通常是将药物（固体、液体、气体均可）以不同的方法（溶解、乳化或混悬等）和不同的分散方式（离子、分子、胶粒、微滴、微粒等）分散于液体介质中。药物在介质中的分散程度，不仅会影响液体制剂的理化性质、稳定性，还会影响药效与毒性。此外，不同性质的分散介质与附加剂也会影响制剂的理化性质、稳定性、药效与毒性。液体制剂临床应用广泛，品种众多，同时其涉及的基本制剂处方设计原则和生产工艺在后续多种剂型中均有体现，所以液体制剂在药剂学中占据重要地位。

二、液体制剂的分类 Classification of liquid preparations

（一）按分散系统分类 Classification by disperse systems

按分散系统分类就是按药物在分散介质中的存在状态进行分类，分为均相液体制剂和非均相液体制剂。

1. 均相液体制剂 Homogeneous liquid preparations

均相液体制剂指药物以分子或离子状态分散于液体介质中形成的澄明溶液。它属于真溶液，是热力学稳定体系。根据分散相质点大小又分为低分子溶液剂和高分子溶液剂。

（1）低分子溶液剂：又称溶液剂，是分子量较小的药物以分子或离子状态分散于液体介质中制成的液体制剂，其分散相质点通常小于 1 nm，如对乙酰氨基酚口服液、利巴韦林滴鼻液。

（2）高分子溶液剂：又称亲液胶体制剂，是分子量大的药物以分子形式分散于液体介质中制成的液体制剂，其分散相质点大小通常在 1 ～ 100 nm，属于胶体分散系，如右旋糖酐溶液、胃蛋白酶合剂、阿拉伯胶浆。

2. 非均相液体制剂 Heterogeneous liquid preparations

非均相液体制剂指药物以微粒或微滴状态分散于液体介质中制成的液体制剂。微粒或微滴（分散相）与液体介质（连续相）之间存在相界面，属于热力学不稳定体系。根据分散相的状态及大小，非均相液体制剂又分为溶胶剂、乳剂和混悬剂。

（1）溶胶剂：又称疏水胶体溶液，是难溶性药物以纳米粒状态分散在水中形成的液体制剂，其分散相质点大小在 1 ～ 100 nm，如胶体蛋白银制剂。随着纳米药物递送系统的发展，溶胶剂的性质和应用越来越重要。

（2）乳剂：是由两种互不相溶的液体在乳化剂的存在下制成的非均相液体制剂，粒径一般在 0.1 ～ 100 μm，如鱼肝油乳剂、脂肪乳注射液。

（3）混悬剂：是难溶性药物以微粒形式分散在液体介质中制成的液体制剂，粒径一般在 0.5 ～ 10 μm，如棕榈氯霉素混悬液、磺胺嘧啶混悬液。

（二）按给药途径分类 Classification by drug delivery routes

1. 内服液体制剂 Oral liquid preparations

内服液体制剂包括合剂、糖浆剂、口服溶液剂、口服乳剂、口服混悬剂等。

2. 外用液体制剂 External liquid preparation

（1）皮肤用液体制剂：洗剂、搽剂、涂剂等。

（2）五官科用液体制剂：滴耳剂、滴鼻剂、含漱剂等。

（3）直肠、阴道、尿道用液体制剂：灌肠剂、灌洗剂等。

三、液体制剂的特点与质量控制 Characteristics and quality control of liquid preparations

（一）液体制剂的特点 Characteristics of liquid preparations

（1）药物以分子或微粒状态分散在介质中，分散度大、吸收快，能迅速发挥药效。

（2）能减少药物的刺激性。对胃肠道有刺激性的药物，如碘化物、水杨酸钠制成液体制剂后可避免局部浓度过高而引起的胃肠道刺激作用。

（3）易于分剂量，服用方便，特别适用于婴幼儿和老年患者。

（4）给药途径广泛，可内服、外用，尤其适合腔道用药。

液体制剂与固体制剂相比也存在一些问题，如化学稳定性差，非均相液体制剂的物理稳定性难以保证，易霉变、酸败，非水溶剂可能存在不良反应，贮存、携带不方便等。

（二）液体制剂的质量要求 Quality requirements of liquid preparations

（1）液体制剂要求剂量准确，性质稳定，无刺激性，并具有一定的防腐能力。

（2）均相液体制剂应均匀澄明；非均相液体制剂应粒径小且均匀，并具有良好的再分散性。

（3）外观良好、口服液体制剂应口感适宜，外用液体制剂应无刺激性。

（4）包装容器适宜，便于患者携带和使用。

第二节　液体制剂的溶剂
Solvents of liquid preparations

液体制剂的溶剂对制剂的制备工艺、稳定性和药效都发挥着重要作用，其选择的基本原则为：对药物有适宜的溶解性或分散性；化学性质稳定，不与主药发生反应，不影响主药的药理活性和含量测定；无臭味、无刺激性、毒性小，并具有一定防腐能力。

药物的溶解度与溶剂的极性密切相关。用于表征分子极性的物理量为偶极矩或介电常数，介电常数越大表示其极性越大。常用溶剂的介电常数如表 6-1 所示，根据介电常数的大小分为极性溶剂和非极性溶剂。

表 6-1　常用溶剂与介电常数

溶剂	介电常数（F/m）	溶剂	介电常数（F/m）	溶剂	介电常数（F/m）
水	80	甲醇	33	醋酸乙酯	6.1
甲酸	57	乙醇	26	蓖麻油	4.8
甘油	56	乙醛	21	植物油	3.5
二甲基亚砜	45	醋酸	9.7	液体石蜡	2.1

一、极性溶剂 Polar solvents

（一）水 Water

水不具有任何药理与毒理作用，且廉价易得，是最常用的极性溶剂。它能与乙醇、甘油、丙二醇及其他极性溶剂以任意比例混合。水能溶解大多数无机盐和糖、蛋白质等极性大的有机药物。但水的化学活性较有机溶剂强，某些药物在水中不稳定；水作为分散介质也容易增殖微生物，发生霉变与酸败，故不易久贮。制备液体制剂时应使用纯化水。

（二）乙醇 Ethanol

乙醇也是常用的溶剂。可与水、甘油、丙二醇以任意比例混合；能溶解生物碱、挥发油、树脂等有机物，具有较广泛的溶解性能。乙醇的毒性小于其他有机溶剂。20% 以上的乙醇即具有防腐作用，40% 以上的浓度则能抑制某些药物的水解。但乙醇本身具有一定的生理活性，还存在易挥发、易燃烧等缺点。

（三）甘油 Glycerin

甘油为黏稠状液体、味甜、毒性小。它能与乙醇、丙二醇、水以任意比例混合，能溶解许多不易溶于水的药物，如硼酸、鞣酸、苯酚。无水甘油有吸水性，对皮肤、黏膜均有一定的刺激性，但含水 10% 的甘油则无刺激性，且对药物的刺激性有缓解作用。30% 以上的甘油具有防腐性，在外用液体制剂中常用于保湿剂和防腐。甘油也可用于内服液体制剂中，12%（g/mL）以上的甘油能防止鞣质的析出并兼具矫味作用。但由于甘油浓度过高时具有刺激性，且黏度大，故在使用中受到一定的限制。

（四）丙二醇 Propylene glycol

丙二醇的性质与甘油相似，但其黏度较小、毒性与刺激性也均较小。药用丙二醇应为 1,2-丙二醇，可作为内服及肌内注射用溶剂。丙二醇同样可与水、乙醇、甘油以任意比例混合，能溶解诸多有机药物，如磺胺类药物、局麻药、维生素 A、D 及性激素，同时可抑制某些药物的水解，增加稳定性。但因其具有辛辣味，故在口服制剂的应用中受到一定限制。

（五）二甲基亚砜 Dimethyl sulfoxide

二甲基亚砜（dimethyl sulfoxide，DMSO）为澄明、无色、微臭液体。吸湿性很强，能与水、乙醇、甘油、丙二醇、丙酮等混合。溶解范围广，许多难溶于水、乙醇、甘油、丙二醇的药物，在二甲基亚砜中往往均可溶解，故有"万能溶剂"之称。二甲基亚砜对皮肤略有刺激性，高浓度时可引起皮肤的灼烧感，但对皮肤、黏膜的穿透力很强，且有一定的消炎、止痒作用。当二甲基亚砜浓度为 60% 时，冰点为 −80℃，有良好的防冻作用。

（六）聚乙二醇类 Polyethylene glycol

分子量在 1000 以下的聚乙二醇（polyethylene glycol，PEG）为透明的液体，常用聚乙二醇 300～600（PEG 300～600）。聚乙二醇能与水、乙醇、甘油、丙二醇以任意比例混合。聚乙二醇与水的混合溶液能溶解许多水溶性及水不溶性药物。在液体制剂中，聚乙二醇对易水解的药物具有一定的稳定作用，在外用制剂中还具有与甘油类似的保湿作用。

二、非极性溶剂 Non-polar solvents

（一）脂肪油 Fatty oils

脂肪油指大豆油、花生油、玉米油、橄榄油等植物油。能溶解油溶性药物，如激素、挥发油、游离生物碱及许多芳香族化合物。本品不能与水相混合，多用于外用液体制剂的溶剂，如洗剂、搽剂、滴鼻剂、滴耳剂，也可作为乳剂的油相溶解难溶性药物。脂肪油易氧化、酸败，遇碱易发生水解反应而变质。

（二）液体石蜡 Liquid paraffin

液体石蜡是饱和烷烃化合物，为无色无臭的澄明油状液体，化学性质稳定。根据相对密度的不同可分为轻质与重质两种，其密度（20℃）分别为 0.828 ～ 0.880 g/mL 与 0.845 ～ 0.905 g/mL。40℃时两者的动力黏度分别为 0.037 Pa·s 与 0.387 Pa·s。轻质液体石蜡多用于外用液体制剂，而重质液体石蜡多用于软膏剂及糊剂中。

（三）油酸乙酯 Ethyl oleate

本品为脂肪油的代用品。外观为淡黄色或近乎无色，易流动的油状液体。在水中几乎不溶，可与乙醇、二氯甲烷或石油醚（40 ～ 60℃）任意混溶。本品是甾族化合物及其他油溶性药物的常用溶剂。在空气中易氧化、变色，故使用时常加入抗氧剂。

（四）肉豆蔻酸异丙酯 Isopropyl myristate

肉豆蔻酸异丙酯由异丙醇与饱和高分子量脂肪酸（主要是肉豆蔻酸）酯化而得，为透明、无色、几乎无臭的油状液体。不溶于水，可与乙醇、二氯甲烷、蜡、脂肪和脂肪醇混溶。本品化学性质稳定、不酸败、不易氧化与水解。常用于外用液体制剂或乳剂的油相。

第三节　增加药物溶解度的方法
Methods for increasing drug solubility

在液体制剂、注射剂、滴眼剂等剂型的研制过程中，药物的溶解度是需要关注的首要问题之一。许多药物由于溶解度低，即使处于饱和溶液状态也难以达到有效的治疗浓度。因此了解药物的溶解性能及影响因素，掌握改变药物溶解度的方法在制剂工作中非常重要。

一、药物的溶解度 Drug solubility

（一）溶解度的定义与分类 Definition and classification of solubility

溶解度系指在一定温度与压力下药物在一定量的溶剂中达到饱和时溶解的最大量，它是反映药物溶解性能的重要指标。溶解度的表示方法有多种，如质量摩尔浓度（mol/L）、体积质量百分浓度（w/v）、体积百分浓度（v/v）、质量百分浓度（w/w）、摩尔分数、体积分数。各国药典多用一定温度（多为 25℃）下 1 g（mL）药物溶于若干毫升溶剂来表示溶解度，其中《中国药典》2020 年版规定药品的溶解度以下列名词表示：极易溶解（溶剂 < 1 mL）、易溶（溶剂 1 ～不到 10 mL）、溶解（溶剂 10 ～不到 30 mL）、略溶（溶剂 30 ～不到 100 mL）、微溶（溶剂 100 ～不到 1000 mL）、极微溶解（溶剂 1000 ～不到 10 000 mL）、几乎不溶或不溶（溶剂 10 000 mL 不能完全溶解）。

药物溶解度分为特性溶解度（intrinsic solubility）和平衡溶解度（equilibrium solubility）。特性溶解度是指药物不含任何杂质，在溶剂中不发生解离或缔合，也不发生相互作用所形成的饱和溶液的浓度，是药物的重要物理参数。但是，常用药物大多为弱酸性药物或弱碱性药物，测定中难以排除药物解离和溶剂的影响，所以一般测得的溶解度为平衡溶解度。平衡溶解度是指药物在溶液中的形式和浓度不再随时间而变化的浓度。随着溶剂系统的不同，同一药物的平衡溶解度有很大的差别，这也是处方设计中溶剂系统选择的依据。

（二）溶解度的测定方法 Method for determination of solubility

《中国药典》2020 年版规定溶解度测定方法为：称取研成细粉的供试品或量取液体供试品，于 25℃ ±2℃一定容量的溶剂中，每隔 5 min 强力振摇 30 s；观察 30 min 内的溶解情况，如无目视可见的溶质颗粒或液滴时，即视为完全溶解。

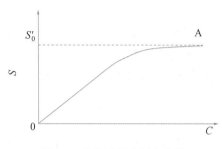

图 6-1 平衡溶解度测定曲线

实际工作中常需得到准确的溶解度数据，可采用如下步骤进行测定：①取药物数份，配制从不饱和溶液到饱和溶液的系列浓度（C）；②在恒温条件下振荡至溶解平衡，静置后经微孔滤膜过滤或高速离心得到药物的澄清溶液；③测定溶液中药物的实际溶解度（S）；④以 S 对 C 作图，图中曲线的转折点 A 即为该药物的平衡溶解度（图 6-1）。

测定过程中应严格控制温度，因为温度不同，药物的溶解度不同，有时即使有 0.05℃的温度变化也可能带来较大误差；同时要给予充分的溶解平衡时间，因为溶解过程是溶质与溶剂分子相互作用、相互扩散达到平衡的过程，溶质与溶剂不同，达到溶解平衡的时间也不同，甚至可能有从几分钟到几十个小时的差别。对于溶解度小，难以达到溶解平衡的体系，为了缩短达到溶解平衡的时间，可采用先加热，后冷却至测定温度的方法，但应注意溶液出现过饱和现象。

二、影响药物溶解度的因素 Influence factors on solubility of drugs

（一）药物性质 Drug property

1. 药物的化学结构与极性 Chemical structure and polarity of drugs

药物分子的极性是影响其溶解度的重要因素。根据"相似相溶"的规律，极性大的药物分子与极性大的溶剂易发生互溶，极性弱的药物分子与极性弱的溶剂易发生互溶。大多数有机药物分子中含有醇羟基、醚、醛、酮、羟基、酰胺基等结构，其在水或醇中的溶解以分子间形成氢键为主，故其溶解度的大小与形成氢键的能力密切相关。

2. 药物的晶型 Crystal forms of a drug

受各种因素的影响，药物在结晶时分子内或分子间键合方式会发生改变，使分子或原子在晶格空间排列不同，形成不同的晶体结构，即多晶型现象（polymorphism），通常包括稳定型、亚稳定型、无定型等状态。不同的晶型具有不同的热力学与物理特性，从而对药物的熔点、溶解度、溶解速率、甚至生物利用度产生影响。一般情况下，稳定型药物表现为熔点高，化学稳定性强，溶解度和溶解速率小等性质；亚稳定型的药物溶解度较高，稳定性低；而无定型药物则具有更大的溶解度。

3. 药物的粒径 Particle size of drug

对于可溶性药物，粒子大小对溶解度影响不大；对于难溶性药物，粒径大于 2 μm 时，粒子的大小对溶解度几乎没有影响；但当粒径小于 0.1 μm 时，可明显观测到溶解度随粒径减小而增大。

难溶性药物粒子大小与溶解度的关系可用 Ostwald-Freundlich 方程表示：

$$\ln \frac{S_2}{S_1} = \frac{2\sigma}{RT} \frac{M}{\rho} \left(\frac{1}{r_2} - \frac{1}{r_1} \right)$$

式中，S_1、S_2 分别为半径为 r_1 与 r_2 的药物粒子的溶解度；σ 为固体物质与液体溶剂间的界面张力；M 为药物的分子量；R 为摩尔气体常数；T 为绝对热力学温度；ρ 为固体药物的密度。由此式可见，减小粒径可以增加难溶性药物的溶解度。

（二）溶剂的性质 Properties of solvents

1. 溶剂的极性 Polarity of solvents

溶剂的极性对药物的溶解度影响很大，当溶剂的极性与药物的极性相似或相近时，才能很好地相溶。溶剂分子的极性可用其偶极矩来衡量，也可用介电常数来表征，极性大的溶剂其偶极矩与介电常数也大。一些离子型药物与极性药物，如无机盐、糖及其他多羟基的药物，在极性溶剂中均有很高的溶解度。

2. 溶剂的 pH 值 pH value of solvents

大多数药物为有机弱酸或弱碱，其溶解度与 pH 密切相关。溶液的 pH、药物的 pK_a、药物溶解度之间的关系可用 Henderson-Hassebalch 方程来表示。

对于弱酸性药物：

$$pH = pK_a + \log \frac{[A^-]}{[HA]}$$

对于弱碱性药物：

$$pH = pK_a + \log \frac{[B]}{[BH^+]}$$

式中，$[HA]$、$[A^-]$ 分别为弱酸性药物分子型和离子型的浓度；$[B]$、$[BH^+]$ 分别为弱碱性药物分子型和离子型的浓度。

若令溶液中药物的总浓度为 S，分子型药物浓度为 S_0，则离子型药物浓度为 $S-S_0$，所以 Henderson-Hassebalch 方程可以改写为

弱酸性药物：

$$pH = pK_a + \log \frac{S-S_0}{S_0}$$

弱碱性药物：

$$pH = pK_a + \log \frac{S_0}{S-S_0}$$

在药物的饱和溶液中，S_0 即为药物的特性溶解度。若已知弱酸或弱碱性药物在某一 pH 值下的解离常数 K_a 和特性溶解度 S_0，即可计算出该药物在某一 pH 值下的溶解度。此式也表明弱酸性药物在低 pH 值环境下溶解度下降，容易发生药物析出；同理弱碱性药物在 pH 值升高时溶解度下降，容易发生药物析出。

3. 溶剂中的附加剂 Additives in solvents

（1）同离子效应：弱酸性药物溶液中加入该酸的可溶性盐，或弱碱性药物溶液中加入该碱的可溶性盐，都会发生同离子效应。例如在硫酸钡饱和溶液中加入氯化钡，由于氯化钡完全电离，溶液中钡离子的浓度突然增大，会导致溶液析出硫酸钡沉淀。

（2）盐效应：电解质会影响非电解质类药物的溶解度。由于加入电解质使非电解质药物溶解度增大，称之为盐溶（salting-in）；反之，使非电解质药物溶解度降低，称之为盐析（salting-out）。非电解质药物的水溶液中加入阴离子的有机酸盐或阳离子的有机铵盐时常出现盐溶，盐浓度增加，溶解度也随之增加，有时可增加几倍。盐析主要是由于加入的电解质与水发生强烈的水合作用，减少了非电解质的有效溶剂量引起的。

（三）溶解的温度 Temperature of dissolution

温度对药物溶解度的影响取决于溶解过程是吸热（$\Delta H_s > 0$）还是放热（$\Delta H_s < 0$）。如果溶解是一个吸热过程，温度升高溶解度将会增大。大多数药物的溶解度是吸热过程，所以升高温度有利于增大药物的溶解度。反之，如果溶解是一个放热过程，温度升高溶解度将会下降，如氢氧化钙。还有一类药物在溶解过程中既不吸热，也不放热，因此，其溶解过程与温度无关，如氯化钠。

药物溶解过程中，溶解度与温度的关系可用 Van't Hoff 方程表示：

$$\ln \frac{S_2}{S_1} = \frac{\Delta H_s}{R} \left(\frac{1}{T_1} - \frac{1}{T_2} \right)$$

式中，S_1、S_2 分别为药物在温度 T_1 和 T_2 下的溶解度；ΔH_s 为摩尔溶解焓；R 为摩尔气体常数。若已知 ΔH_s 与某一温度下的溶解度 S_1，即可求得药物在温度 T_2 时的溶解度 S_2。

三、药物的溶出速率及其影响因素 Dissolution rate of drug and influence factors

（一）溶出速率 Dissolution rate

药物通常只有在分子状态才能被吸收发挥药效，所以药物的溶出是影响药效的关键因素之一。溶出速率是指在一定温度下，单位时间内药物溶出的量。溶出速率取决于溶剂与溶质分子之间的引力以及溶质分子在溶剂中的扩散速率。

药物的溶出过程可分为两步进行：①溶质分子首先经溶解离开固体粒子表面并在其表面上形成饱和溶液层；②溶质分子由饱和溶液层向溶液内部扩散。溶出过程符合 Noyes-Whithey 方程：

$$\frac{dC}{dt} = \frac{DS}{VL} (C_s - C)$$

式中 $\dfrac{dC}{dt}$ 为溶出速率；D 为药物分子的扩散系数，与药物自身的性质及温度有关；S 为固体药物与液体介质接触的表面积；V 为液体介质的体积；L 为液体介质中药物扩散层的厚度；C_s 为固体药物的溶解度；C 为溶解过程中某一时刻药物在溶液中的浓度。

（二）影响溶出速度的因素 Influence factors on dissolution rate

根据 Noyes-Whithey 方程，可以看出影响药物溶出速度的因素有：

1. 药物的溶解度 Solubility of drug

溶解度是影响药物溶出速度的重要因素，通常情况下，溶解度越大，溶出速度越快。影响药物溶解度的因素很多，前已叙及。

2. 固体药物的表面积 Surface area of solid drug

药物颗粒的表面积越大，药物溶出越快。对于同一重量的固体药物，其粒径愈小，表面积愈大，其表面形成饱和溶液的速率愈大。所以溶解速率慢的药物应先粉碎以增大溶解速率。难溶性药物经微粉化技术对溶解度的增加较小，但是表面积的显著增加会显著提高药物的溶出速度。

3. 温度 Temperature

温度升高不仅会使药物的溶解度增大，同时还可以使药物分子的扩散速率增加，介质的黏度下降，从而提高溶出速率。

4. 搅拌 Stirring

搅拌可以减小扩散层厚度，增大 C_s 与 C 的浓度差以提高扩散速率，从而加快药物的溶出。

四、增加药物溶解度的方法 Methods for improving drug solubility

（一）制成盐类 Making salts

某些不溶或难溶的有机药物，若分子结构中具有酸性或碱性基团可分别将其制成盐，以增大其在水中的溶解度。例如巴比妥类、磺胺类、氨基水杨酸等酸性药物，可用碱（常用氢氧化钠、碳酸氢钠、氢氧化铵、乙二胺、二乙醇胺等）与其生成盐，增大其在水中的溶解度。又如天然的及合成的有机碱一般可用酸（盐酸、硫酸、磷酸、氢溴酸、枸橼酸、水杨酸、马来酸、酒石酸或醋酸等）使其成盐。

选用的盐类除考虑到溶解度满足临床要求外，还需考虑到溶液的 pH 值、稳定性、吸湿性、毒性及刺激性等因素。例如用于治疗心律不齐的奎尼丁，其硫酸盐刺激性较大，而葡萄糖酸盐较小；苯海拉明的盐类中以琥珀酸盐的毒性最低。

（二）应用混合溶剂 Applying mixed solvents

在液体制剂、注射剂的制备中常用混合溶剂以达到增加药物溶解度的目的。显著增加药物溶解度的混合溶剂称为潜溶剂（cosolvent）。常用的潜溶剂是水与一些极性溶剂组成的混合体系，如水中加入乙醇、丙二醇、甘油、异丙醇、PEG 300 或 400。例如氯霉素在水中的溶解度仅为 0.25%，采用水中含有 25% 乙醇与 55% 的甘油复合溶剂可制成 12.5% 的氯霉素溶液。

（三）加入助溶剂 Adding hydrotropic agents

一些难溶性药物当加入第三种物质时能够增加其在水中的溶解度而不降低药物的生物活性，此现象称为助溶（hydrotropy），加入的第三种物质称为助溶剂，一般为低分子化合物（非表面活性剂）。

助溶机制为：药物与助溶剂形成可溶性络合物，复合物或复盐。例如难溶于水的碘（1∶2950）可用碘化钾作助溶剂，与之形成络合物（$I_2 + KI \Leftrightarrow KI_3$）使碘在水中的浓度达 5%；咖啡因在水中的溶解度为 1∶50，若用苯甲酸钠助溶，形成分子复合物苯甲酸钠咖啡因，溶解度增大到 1∶1.2；茶碱在水中的溶解度为 1∶20，用乙二胺助溶形成氨茶碱，溶解度提高为 1∶5。

常用的助溶剂可分三类；①无机化合物，如碘化钾、氯化钠；②有机酸及其钠盐，如苯甲酸钠、水杨酸钠、对氨基苯甲酸钠；③酰胺化合物，如乌拉坦、尿素、烟酰胺、乙酰胺。选择助溶剂时应选用无生理活性的物质。

（四）使用增溶剂 Using solubilizers

表面活性剂增大难溶性药物在水中溶解度的现象称为增溶（solubilization）。具有增溶能力的表面活性剂称为增溶剂。

1. 增溶的机制 Mechanism of solubilization

表面活性剂在浓度大于临界胶束浓度时会形成胶束。胶束内部是由亲油基团排列形成的疏水区，外部是由极性基团形成的亲水区。非极性药物如维生素 A 棕榈酸酯因其亲油性强，被包裹在疏水区而被增溶；极性药物如对羟基苯甲酸，由于亲水性强，被镶嵌于胶束的亲水性外壳而被增溶；同时具有极性基团与非极性基团的药物，如甲酚、水杨酸，分子的非极性部分（苯环）插入胶束的疏水中心区，亲水部分（酚羟基、羧基等）嵌入胶束的亲水外壳内而被增溶。三种增溶形式如图 6-2 所示。

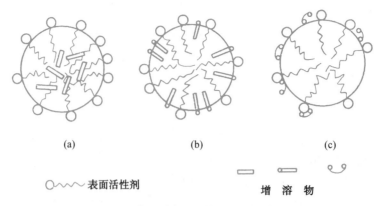

图 6-2   离子型表面活性剂三种增溶形式

2. 影响增溶量的因素 Influence factors on solubilized amount

增溶量以每 1 g 增溶剂能增溶药物的克数来表示，影响增溶量的因素如下。

（1）增溶剂的性质：增溶剂的种类不同，或同系物增溶剂的分子量不同均会影响增溶效果。同系物的碳链愈长，其增溶量愈大；对非极性药物，非离子型增溶剂的 HLB 值愈大，其增溶效果愈好，而对极性弱的药物，其增溶效果与之相反，如非极性药物维生素 A、聚山梨酯类对其增溶的效果随 HLB 值的增大而增强，对弱极性的维生素 A 棕榈酸酯结果相反。

（2）药物的性质：药物的极性、是否解离均会影响可增溶量。此外，药物的分子量越大，其增溶量越小。这是因为当增溶剂的用量一定时，胶束的体积是一定的，即所容纳药物的空间是一定的，药物的分子量越大，其摩尔体积也大，胶束所增溶的药物量越少。

（3）加入的增溶剂顺序：聚山梨酯类或聚氧乙烯脂肪酸酯对维生素 A 棕榈酸酯增溶实验证明增溶剂先溶于水再加入药物，药物几乎不溶；先将药物与增溶剂互溶（最好使之完全互溶），再加水稀释，增溶效果好。

（4）增溶剂的用量：使用增溶剂增溶药物必须选取适当的比例，否则达不到预期的增溶效果。增溶剂的用量一般通过实验来确定，通常采用三元相图的绘制来确定溶剂、增溶剂与药物的配比。

（五）采用制剂学手段 Adopting the method of pharmaceutics

现代药物制剂中还经常采用制剂学技术来增加药物的溶解度，如固体分散技术、包合技术、微粉化及纳米化技术，相关内容请见其他章节。

第四节   液体制剂的防腐与矫味
Preservation and flavoring of liquid preparations

一、液体制剂的防腐 Preservation of liquid preparations

（一）防腐的重要性 Significance of preservation

液体制剂，特别是以水为溶剂的液体制剂易被微生物污染而发生霉变。若液体制剂中含有糖、蛋白质等营养物，更易使微生物滋生并繁殖。即使是具有抗菌或抑菌活性的药物液体制剂，如抗生素类和一些消毒剂，对抗菌谱以外的微生物也起不到抑菌效果，仍有可能因染菌而发生霉变。因此必须严格防止染菌。

《中国药典》2020 年版四部通则 1107 中规定了非无菌化学药品制剂、生物制品制剂、不含药材原粉的中药制剂的微生物限度标准（表 6-2）。药品的生产、销售、使用部门必须严格执行相关标准，确保药品质量与用药安全。

表 6-2　非无菌化学药品制剂、生物制品制剂、不含药材原粉的中药制剂的最低微生物限度标准

给药途径	需氧菌总数（cfu/g、cfu/mL 或 cfu/10 cm²）	霉菌和酵母菌总数（cfu/g、cfu/mL 或 cfu/10 cm²）	控制菌
口服给药 [a]：			不得检出大肠埃希菌（1 g 或 1 mL）；含脏器提取物的制剂还不得检出沙门菌（10 g 或 10 mL）
固体制剂	10^3	10^2	
液体及半固体制剂	10^2	10^1	
口腔黏膜给药制剂 齿龈给药制剂 鼻用制剂	10^2	10^1	不得检出大肠埃希菌、金黄色葡萄球菌、铜绿假单胞菌（1 g、1 mL 或 10 cm²）
耳用制剂 皮肤给药制剂	10^2	10^1	不得检出金黄色葡萄球菌、铜绿假单胞菌（1 g、1 mL 或 10 cm²）
呼吸道吸入给药制剂	10^2	10^1	不得检出大肠埃希菌、金黄色葡萄球菌、铜绿假单胞菌、耐胆盐革兰氏阴性菌（1 g 或 1 mL）
阴道、尿道给药制剂	10^2	10^1	不得检出金黄色葡萄球菌、铜绿假单胞菌、白念珠菌（1 g、1 mL 或 10 cm²）；中药制剂还不得检出梭菌（1 g、1 mL 或 10 cm²）
直肠给药：			不得检出金黄色葡萄球菌、铜绿假单胞菌（1 g 或 1 mL）
固体及半固体制剂	10^3	10^2	
液体制剂	10^2	10^2	
其他局部给药制剂	10^2	10^2	不得检出金黄色葡萄球菌、铜绿假单胞菌（1 g、1 mL 或 10 cm²）

a：化学药品制剂和生物制品制剂若含有未经提取的动植物来源的成分及矿物质，还不得检出沙门菌（10 g 或 10 mL）。cfu：colony-forming units，是指单位体积或重量中的细菌群落总数。

（二）防腐措施 Methods of preservation

液体制剂的防腐应从净化环境、严格控制溶剂及其他辅料质量、优选处方与生产工艺、加强管理等方面进行把控。

1. 减少或防止环境污染 Reducing or preventing environmental pollution

生产环境的空气含尘量和微生物污染程度均对制剂的污染有直接影响，所以从生产车间的选址、设计到管理都有助于防止微生物的污染。操作人员也是重要的污染源，所以也要加强操作人员个人健康与卫生状况的管理，严格工作的标准化和进入操作间的各种制度。

2. 严格控制溶剂与辅料的质量 Controlling the qualities of solvents and excipients

液体制剂的配制应采用纯化水，其他溶剂亦应严格控制质量，避免由溶剂导致的微生物污染。液体制剂中的附加剂若在生产、包装或运输环节被污染，也必然会造成产品的污染，所以使用前应严格检查和控制附加剂的质量。

3. 处方设计中加强防腐措施 Preservation measures in formulation design

在处方中加入适宜的防腐剂是液体制剂最重要的防腐措施。液体制剂的辅料和制备过程中完全避免微生物的污染是很困难的，少量的微生物污染可以通过加入防腐剂达到抑制其生长繁

殖的效果。另外，处方设计时调节制剂 pH 不仅要考虑制剂的稳定性，还要兼顾是否利于抑制微生物的生长。如真菌生长适宜的 pH 值是 4～6，细菌生长适宜的 pH 值在 6～8，而碱性范围对霉菌、细菌都不适宜，所以在满足制剂稳定性、溶解度等前提下可以考虑防腐效果。

4. 优化制备工艺 Optimizing the preparation process

液体制剂的制备过程中应注意防止微生物的污染。如提高操作温度，减少操作流程以缩短暴露时间，配液、灌封在密闭状态下进行，所用器具和与药液直接接触的包材经过严格灭菌处理等，均有利于防止微生物的污染。

（三）防腐剂 Preservatives

1. 防腐剂的抑菌作用 Antibacterial action of preservatives

破坏与杀灭微生物的物质称为杀菌剂，而能够抑制微生物生长繁殖的物质称为防腐剂（或抑菌剂）。防腐剂对微生物也有杀灭作用，但对芽胞只能使其不能发育成繁殖体而逐渐死亡。防腐剂的抑菌机制有：促使病原微生物蛋白质变性，如醇类防腐剂；与病原微生物的酶系结合，竞争其辅酶，如苯甲酸、尼泊金类；防腐剂具有降低表面张力的作用，可增加菌体细胞膜的通透性，甚至使细胞膜破裂、溶解，阳离子型表面活性剂属于此类。

2. 优良防腐剂的选择条件 Selection of suitabe preservatives

防腐剂的选择应遵循三个基本原则，即充分的安全性、广泛的有效性和持久的稳定性。具体应具有如下特点：①用量应很小，成本低，无毒性和刺激性；②性质稳定、贮存时不发生变化，并与制剂中的有效成分不发生作用；③能够溶于制剂并达到抑菌的有效浓度；④具有广泛的抑菌活性，对多种细菌均有较强的抑制作用；⑤无特殊气味或味道。

此外，在选用防腐剂时还应注意具体制剂的要求，如乳剂的防腐中，防腐剂不仅在水相中要达到有效的抑菌浓度，在油相中也需要达到有效的抑菌浓度，因此，所选防腐剂应具有合适的油水分配系数。

3. 常用防腐剂 Commonly used preservatives

防腐剂可分为四类：①酸碱及其盐类，如：苯酚、甲酚、羟苯烷基酯类，苯甲酸及其盐类，山梨酸及其盐、甲醛、戊二醛；②中性化合物，如：三氯叔丁醇、苯甲醇、苯乙醇、聚维酮碘；③汞化合物，如：硫柳汞、醋酸苯汞、硝酸苯汞、硝甲酚汞；④季铵化合物，如：氯化苯甲烃铵、氯化十六烷基吡啶、溴化十六烷铵、度米芬。常用的防腐剂有以下几种。

（1）羟苯烷基酯类（parabens）：商品名为尼泊金，包括对羟基苯甲酸甲酯、乙酯、丙酯、丁酯，是一类性能优良的防腐剂。这类防腐剂化学性质稳定、无味、无臭、无挥发性。在酸性、中性溶液中均有效，在酸性溶液中抑菌作用较强，但在弱碱性溶液中抑菌作用减弱，这是由于酚羟基解离所致。羟苯烷基酯类的抑菌作用随烷基碳原子数的增加而增强，而水中溶解度则随碳原子数的增加而下降，如丁酯的抑菌活性最强，但溶解度最低。几种酯合并使用具有协同作用，抑菌能力更强。通常由乙酯与丙酯（1∶1）或乙酸与丁酯（4∶1）配合使用，其浓度为 0.01%～0.25%。羟苯烷基酯类在不同溶剂中的溶解度及在水中的抑菌浓度见表 6-3。

表 6-3 羟苯烷基酯类的溶解度及抑菌浓度

酯类	溶解度（g/100 mL，25℃）						水溶液中	
	水	乙醇	甘油	丙二醇	脂肪油	1% 聚山梨酯 80 水溶液	酚系数	抑菌浓度（%）
甲酯	0.25	52	1.3	22	2.5	0.38	3	0.05～0.25
乙酯	0.16	70	—	25		0.50	8	0.05～0.15
丙酯	0.04	95	0.35	26	2.5	0.28	17	0.02～0.075
丁酯	0.02	210	—	110		0.16	32	0.01

使用该类防腐剂时应注意：①羟苯烷基酯易与聚山梨酯 20、聚山梨酯 60、聚乙二醇等表面活性剂产生络合作用，这种作用虽能增加其在水中的溶解度，但由于只有游离的羟苯烷基酯才具有抑菌作用，故其抑菌能力反而下降；②本品在弱碱或强酸介质中易水解，遇铁能变色，同时易被塑料吸附，使用时应予以注意。

（2）苯甲酸与苯甲酸钠（benzoic acid and sodium benzoate）：是一种常用防腐剂。苯甲酸在水中溶解度为 0.29%，乙醇中约为 43%（20℃）。通常配成 20% 的醇溶液备用，用量一般为 0.03% ~ 0.1%。分子态的苯甲酸具有较强的抑菌作用，所以在酸性溶液中抑菌效果好，最适 pH 值为 4，随着溶液 pH 值增大，解离度增加，防腐效果降低。苯甲酸防腐作用比尼泊金弱，而防止发酵作用较尼泊金强。二者联合使用对防止发酵与霉变最为理想，特别适用于中药液体制剂。

苯甲酸钠在酸性溶液中防腐活性与苯甲酸相当，用量为 0.1% ~ 0.2%。当溶液 pH 值大于 5 时苯甲酸及其钠盐的抑菌活性明显下降，此时用量应不少于 0.5%。不同 pH 介质中游离苯甲酸的百分数与抑菌浓度的关系见表 6-4。

表 6-4　苯甲酸钠在不同 pH 的介质中对葡萄酒酵母的抑菌浓度

pH	游离苯甲酸的分数	抑菌浓度（%）
3.65	0.77	0.035
4.1	0.55	0.05
4.4	0.38	0.1
5.0	0.13	0.5
5.3	0.022	1.5
6.5	0.003	> 2.5

（3）山梨酸（sorbic acid）：为白色或黄白色结晶性粉末，无味有微弱异臭，80℃以上有升华现象。微溶于水（20℃，0.2%），可溶于乙醇（20℃，12.9%）、甘油（20℃，55%），丙二醇（20℃，0.31%）。水中最低抑菌浓度为 0.07% ~ 0.08%，常用浓度为 0.05% ~ 0.2%。本品特点是对霉菌、酵母菌有较好的抑菌效果，与其他抑菌剂合用具有协同作用。同上述两种抑菌剂一样，只有分子态的山梨酸才具有抑菌作用，故在酸性介质中抑菌效果好，pH 值为 4.5 时效果最佳。

山梨酸虽与聚山梨酯类产生络合作用，但因其抑菌浓度低，在一般用量情况下，未络合的游离山梨酸浓度仍高于最低抑菌浓度。山梨酸在空气中久置易被氧化，遇光氧化加速，在水中尤不稳定，可用没食子酸、苯酚等使其稳定。塑料容器的吸附也会使其抑菌活性降低。

（4）三氯叔丁醇（Chlorobutanol）：为白色结晶，有微似樟脑的特殊臭味，易挥发；在乙醇、三氯甲烷（后文简称氯仿）或挥发油中易溶，在水中微溶。三氯叔丁醇在药剂中主要作为防腐剂和增塑剂，有效浓度 > 0.5%。本品在酸性条件（pH = 3）下稳定，与碱性药物有配伍禁忌，羧甲基纤维素和非离子表面活性剂等会降低其抗菌防腐能力。

（5）苯扎溴铵（Benzalkonium bromide）：又称新洁尔灭，为阳离子型表面活性剂，通常为淡黄色黏稠液体，低温时为蜡状固体。本品极易吸湿潮解，味极苦，有特殊臭味，无刺激性。可溶于水、乙醇。于水溶液中呈碱性，经振摇产生大量泡沫。苯扎溴铵在酸性与碱性溶液中稳定，且对金属、橡胶、塑料等无腐蚀作用。作为防腐剂使用浓度为 0.02% ~ 0.2%，多外用。

（6）其他：含乙醇 20% 以上的制剂有防腐作用，如同时含有甘油、挥发油等具有抑菌活性物时，乙醇量低于 20% 的制剂同样具有防腐作用。30% 以上甘油溶液、0.05% 薄荷油、0.01% ～ 0.05% 桉叶油、0.01% 桂皮油等均有防腐作用。氯己定（洗必泰）是一种广谱杀菌消毒剂，微溶于水可溶于乙醇、甘油、丙二醇等溶剂中，常用量为 0.02% ～ 0.05%。

二、液体制剂的矫味与着色 Flavoring and coloring of liquid preparations

（一）液体制剂的色香味 Color-perfume-flavor of liquid preparations

许多药物有不良臭味，如氯霉素、奎宁、黄连素味极苦，若不经矫味，内服时会引起呕吐，致使患者难以接受，尤其是小儿，往往会拒绝服药。因此矫正药物的不良臭味，改善液体制剂的色、香、味，对于提高药品质量和患者用药依从性非常必要。

味觉器官是舌上的味蕾，嗅觉器官是鼻腔中的嗅觉细胞，矫味与人的味觉和嗅觉密切相关。口服制剂，尤其是口服液体制剂、颗粒剂、咀嚼片等在口中或服用前溶解的剂型，药物的掩味是非常重要的问题。为了掩盖和矫正药物的不良臭味而添加到制剂中的物质称为矫味剂，包括改善味道和气味的物质。

色彩对人的视觉影响比较复杂，比如红色常常令人兴奋，绿色可使人安静，黄色给人温暖、轻快之感，等等。将色彩合理应用于药物剂型，可以发挥如下作用：①使产品美观悦目，提高临床用药依从性；②使用过程中便于识别，防止出现差错；③便于生产过程中的质量控制；④有些色素（如二氧化钛，氧化铁）对光线有遮蔽作用，有助于提高光敏性药物的稳定性。这一类使制剂呈现特定颜色的辅料称为着色剂。

选择矫味剂与着色剂时应注意以下几点：①无毒副作用，患者长期服用无不良反应，对于患有特殊疾病的人群更要慎重，如糖尿病患者不能用蔗糖，而应使用山梨醇、麦芽糖等甜味剂；②性质稳定，不影响主药的理化性质与生理活性；③不影响制剂中主药的含量测定；④配伍后，使液体制剂的色、香、味俱佳且配合协调。

（二）常用矫味剂 Common flavoring agents

矫味的策略有改变药物的化学结构、减小药物的溶解度、添加矫味剂、采用制剂学手段（如微囊、包衣、包合技术）等。常用的矫味剂有：

1. 甜味剂 Sweeteners

甜味剂能掩盖药物的咸、苦、涩等味道，根据来源分为天然甜味剂与合成甜味剂两大类。

（1）天然甜味剂：①蔗糖、单糖浆、芳香糖浆是应用最广泛的甜味剂。芳香糖浆（如橙皮糖浆、枸橼糖浆、甘草糖浆及桂皮糖浆）不但能矫味，而且可以矫臭。在应用单糖浆时往往加入山梨醇、甘油或其他多元醇，以防止蔗糖析晶。②甜菊苷以甜叶菊的叶子为原料经水提取、树脂分离富集、乙醇或甲醇重结晶精制而得的糖苷类混合物，有清凉甜味，甜度约为蔗糖的 300 倍，常用量为 0.025% ～ 0.05%。甜菊苷甜味持久且不被体内吸收，为无热量甜味剂，常与蔗糖或糖精钠等甜味剂合用。

（2）合成甜味剂：①糖精钠的甜度为蔗糖的 200 ～ 700 倍，易溶于水，但在水溶液中不稳定，长时间放置甜味下降，常用量为 0.03%。本品在体内不吸收，无营养价值，故适用于糖尿病患者。糖精钠常与单糖浆、蔗糖及甜菊苷合用。②阿司帕坦亦称蛋白糖，化学名为天冬酰氨苯丙氨酸甲酯。属于二肽类甜味剂，其甜度为蔗糖的 150 ～ 200 倍，且无余味苦现象。已收载于《中国药典》2020 年版。

2. 芳香剂 Aromatic agents

在药剂中用来改善制剂气味的香料和香精称为芳香剂。常用天然芳香剂有薄荷油、橙皮油、桂皮油等；合成芳香剂有香蕉香精、苹果香精、菠萝香精、橘子香精等。

3. 胶浆剂 Mucilages

由亲水性高分子溶于水制成，具有黏稠性，可以干扰味蕾的味觉而矫味。常用的胶浆剂有羧甲基纤维素钠、甲基纤维素、海藻酸钠、琼脂、明胶、阿拉伯胶及西黄蓍胶等制备的胶浆。

4. 泡腾剂 Effervescent agents

将碳酸氢钠与有机酸（枸橼酸、酒石酸）混合后，遇水产生大量二氧化碳。二氧化碳能麻痹味蕾而矫味，常用于苦味、涩味、咸味制剂的矫味。

（三）着色剂 Coloring agents

着色剂的选用应与药物的使用途径、临床治疗目的相适应，与制剂的味道协调匹配，使患者易于接受。常用的着色剂分为天然色素与合成色素两大类。

1. 天然色素 Natural pigment

包括植物性色素和矿物性色素。植物性色素有胡萝卜素、姜黄素、叶绿素等；矿物性色素有氧化铁等。

2. 合成色素 Synthetic pigment

合成色素的特点是色泽鲜艳，价格低廉，但多数产品毒性较大，所以用量不宜过大。我国批注的食用合成色素有苋菜红、胭脂红、柠檬黄、靛蓝、亮蓝等。液体制剂一般用量为百万分之五至十万分之一。具体用量和使用范围参考《食品添加剂使用标准》（GB 2760-2014）及每年增补标准中的着色剂项下。

使用色素时应注意：不同溶剂产生不同的色调和强度；pH 值常对色调产生影响；氧化剂、还原剂、日光对大多数色素有退色作用；不同色素配合使用可产生多种色调。

第五节　低分子药物溶液剂
Low molecular drug solutions

低分子溶液剂系指小分子药物以分子或离子状态分散在溶剂中所制成的供内服或外用的均相液体制剂。

一、溶液剂 Solutions

溶液剂是指药物溶解于溶剂中所形成的可供内服或外用的澄明液体制剂。这里的药物一般指不挥发的化学药物。根据需要可加入助溶剂、抗氧剂、矫味剂、着色剂等附加剂。

（一）制备方法 Preparation of solutions

1. 溶解法 Dissolution method

溶解法的制备过程一般包括药物称量→溶解→过滤→质量检查→包装等步骤。具体操作如下：取处方量 1/2 ～ 3/4 的溶剂，加入药物，搅拌使其溶解，过滤，并通过滤器加溶剂至全量。过滤后的药液经质量检查合格后进行分装和包装。

例 6-1：复方碘溶液（compound iodine solution）

【处方】　碘　　　　　　50 g

　　　　　碘化钾　　　　100 g

　　　　　纯化水　　　适量　　共制成 1000 mL

【制法】　取碘化钾，加纯化水 100 mL 溶解后，加入碘搅拌使之溶解，再加入适量纯化水，使成 1000 mL 即得。

本品俗称卢戈式溶液，碘化钾为助溶剂，溶解时尽量减少水的用量以增加碘化钾的浓度，有利于溶解度大的络合物生成，反应式为：

$$I_2+KI \leftrightarrow KI_3 \leftrightarrow K^+ + I_3^-$$

复方碘溶液可用于预防和治疗地方性甲状腺肿以及甲状腺功能亢进术前准备。内服时可用水稀释 5 ～ 10 倍以减少对黏膜的刺激性。

2. 稀释法 Dilution method

稀释法是将药物先制成高浓度溶液，再用溶剂稀释至所需浓度即得。

例 6-2：过氧化氢溶液（双氧水，hydrogen peroxide solution）

【**处方**】　浓过氧化氢溶液 25%（g/g）　　　　100 mL

　　　　　　纯化水　　　　　　　　　适量　　共制成 1000 mL

【**制法**】　取浓过氧化氢溶液 100 mL，加蒸馏水至 1000 mL 搅匀即得。

本品为无色澄清液体，无臭或有类似臭氧的臭气。遇氧化物或还原物迅速分解并产生泡沫，遇光更易分解。浓的过氧化氢有强腐蚀性，操作过程中应避免直接接触。过氧化氢溶液有消毒防腐作用。

（二）溶液剂制备的注意事项 Precautions for preparation of solution

溶液剂制备过程中应注意以下问题：①处方中有难溶性药物时应加入助溶剂、增溶剂或混合溶剂等使其溶解，并达到要求的浓度；②溶解度小的药物先行溶解，然后再加入其他药物溶解；③溶解时开始应取处方量的 1/2 ～ 3/4 的溶剂，最后通过滤器加溶剂至全量；④处方中有黏度大的液体（如糖浆、甘油）时，应先用少量水稀释后再加入到溶液剂中；⑤溶解缓慢的药物可采用粉碎、搅拌、加热等措施加速药物的溶解；⑥易氧化的药物不宜加热溶解，或在溶剂放冷后再加入，同时添加适量抗氧剂；⑦挥发性药物应在最后加入，并应注意由于挥发可能造成的浓度变化。

二、芳香水剂 Aromatic waters

芳香水剂系指芳香挥发性药物（多为挥发油）的饱和或近饱和水溶液。用乙醇和水混合溶剂制成的含大量挥发油的溶液称为浓芳香水剂。芳香水剂应澄明，具有与原料药相同的气味，不得有异臭、沉淀和杂质。

芳香水剂的制备方法随原料的不同方法各异，有溶解法、稀释法和蒸馏法。纯的挥发油与化学药物多用溶解法或稀释法，一般制成浓芳香水剂，用时稀释。蒸馏法多适用于含有挥发性成分的中药材。《中国药典》2020 年版中收录了露剂，其指含挥发性成分的饮片用水蒸气蒸馏法制成的芳香水剂，是我国传统剂型之一，如金银花露、藿香露、薄荷水。

例 6-3：浓薄荷水（strong mint solution）

【**处方**】　薄荷油　　　　　20 mL

　　　　　　95% 乙醇　　　　600 mL

　　　　　　蒸馏水　　　　　适量　　共制成 1000 mL。

【**制法**】　先将薄荷油溶于乙醇，分次加入蒸馏水至足量（每次加入水后用力振摇），再加入 50 g 滑石粉，充分振摇，放置适当时间后过滤，自滤器上添加蒸馏水至全量。

本品为薄荷水的 40 倍浓溶液（薄荷油于水中的溶解度为 0.05%，mL/mL）。加入的滑石粉为分散剂，其作用是使挥发油吸附于滑石粉颗粒表面，以增大油在水中的分散度，改善溶解速率，同时滑石粉还可以吸附过量的油，有利于通过过滤将油除去。但滑石粉不宜过细，以免通过滤纸，使溶液浑浊。

芳香水剂的浓度一般很低，可作为矫味剂使用，有些具有解表清暑、清热解毒、驱风等药用功效。

三、糖浆剂 Syrups

（一）概述 Introduction

1. 糖浆剂 Syrups

糖浆剂系指含有原料药物的浓蔗糖水溶液。纯蔗糖的近饱和水溶液称为单糖浆（simple syrup）或糖浆，含蔗糖浓度为 85%（g/mL）或 65%（g/g）。糖浆剂中的蔗糖与芳香物质能掩盖药物的苦味、咸味及其他不适臭味，尤其适用于儿童用药。

2. 糖浆剂的质量要求 Quality requirements for syrups

糖浆剂含蔗糖量应不低于 45%（g/mL），澄清。在贮存期间不得有发霉、酸败、产生气体或其他变质现象；药材提取物的糖浆剂，允许有少量摇之易散的沉淀。根据需要可加入适宜的附加剂，如加入适量的乙醇、甘油或其他多元醇作稳定剂；加入山梨酸、苯甲酸或羟苯酯类作抑菌剂；必要时可以加入色素；如需加入其他附加剂，其品种与用量应符合有关规定。相对密度、pH 值应符合要求。单剂量灌装的糖浆剂应作装量差异检查；多剂量灌装的糖浆剂应作最低装量检查。

3. 糖浆剂的分类 Classification of syrups

糖浆剂按其生理作用可分为两类：一类是矫味用糖浆，如单糖浆、橙皮糖浆。另一类为药用糖浆，如枸橼酸哌嗪糖浆、驱蛔灵糖浆主要用于治疗。

4. 糖浆剂的防腐 Preservation of syrups

蔗糖是一种营养物质，微生物很容易繁殖，其代谢产物又可使蔗糖分解，产生酸败、混浊。高浓度的糖浆剂渗透压大，微生物不易生长，故本身具有一定的防腐作用；低浓度的糖浆剂容易滋生微生物，需加适宜的防腐剂。常用防腐剂有山梨酸、苯甲酸、羟苯酯类。山梨酸和苯甲酸的用量不得超过 0.3%（其钾盐、钠盐的用量分别按酸计），羟苯酯类的用量不得超过 0.05%。

（二）制备方法 Preparation methods

1. 溶解法 Dissolution method

（1）热溶法： 将蔗糖加入新煮沸的纯化水中，在沸腾温度下使其全溶，降温后加入其他药物，搅拌溶解、滤过，并通过滤器加水至全量，最后分装即得。

热溶法有多种优点，如：水的温度高，蔗糖溶解速度快、且趁热较容易过滤；温度高有利于杀死微生物，同时蔗糖内的一些高分子杂质，如蛋白质可被加热凝固滤除。但热溶法因为加热过久易造成转化糖的含量增加，使糖浆剂颜色变深。本方法常用于单糖浆及对热稳定药物的糖浆剂的制备。

例 6-4：单糖浆（simple syrup）

【处方】　蔗糖　　　　850 g

　　　　　纯化水　　　适量　　共制成 1000 mL

【制法】　取纯化水 450 mL，煮沸，加蔗糖，搅拌使溶解，继续加热至 100℃，用脱脂棉滤过，自滤器上添加适量的热水，使其冷却至室温时为 1000 mL，搅匀，即得。

单糖浆为无色至淡黄白色的浓稠液体，相对密度为 1.310～1.325。遇热易发酸变质，应遮光，密封，在 30℃以下保存。

单糖浆主要用作矫味剂和黏合剂等。

（2）冷溶法： 将蔗糖溶于冷纯化水或含药的溶液中制成糖浆剂。冷溶法适用于对热不稳定的药物或挥发性药物糖浆剂的制备，制备的糖浆剂颜色也较浅，但由于制备过程所需时间较长，容易被微生物污染。

2. 混合法 Hybrid method

混合法系将药物溶液与糖浆均匀混合而制成。本法操作简便、灵活，适用于制备含药糖浆；但所制备的糖浆剂一般含糖量较低，应注意防腐。

例 6-5：枸橼酸哌嗪糖浆（piperazine citrate syrup）

【处方】
枸橼酸哌嗪	160 g
蔗糖	650 g
防腐剂	适量
矫味剂	适量
纯化水	适量　　共制成 1000 mL

【制法】 ①制备糖浆：将蔗糖加入到容器中，加适量纯化水后通入蒸气加热，蔗糖溶解后用 40 目铜丝筛除去异物，再经过滤，如滤液不清可加入滑石粉助滤。②制备药物溶液：另取纯化水适量，加入枸橼酸哌嗪，经搅拌溶解，必要时过滤。③混合：药物溶液与糖浆充分混合，并将防腐剂、矫味剂溶解后在搅拌条件下缓缓加入上述混合液中，最后加纯化水至全量，搅拌均匀。④测定主药含量，合格后进行灌装。

本品为澄清的含药糖浆剂，具有芳香气味，相对密度应为 1.270 ～ 1.305。

（三）糖浆剂制备的注意事项 Precautions for preparation of syrups

糖浆剂制备过程中应注意以下问题：①选择无色、无异臭的药用白砂糖，不能选用食用糖，因其中含有蛋白质、黏液等杂质，易吸潮、长霉；②蔗糖在加热或酸性条件下易水解生成转化糖，故生产中宜用蒸气夹层锅加热，温度和时间也应严格控制；③在避菌环境中进行，各种用具、容器，应进行洁净或灭菌处理，并及时灌装；④产品应在 30℃以下密闭储存。

糖浆剂中药物的加入也应注意：①水溶性固体药物，可先用少量纯化水溶解再与单糖浆混合；②溶解度低的固体药物可加入适量其他溶剂使药物溶解，再加入单糖浆混合；③液体药物或药物的液体制剂，可直接加入单糖浆中，必要时进行过滤；④含有乙醇的液体制剂与单糖浆混合时易产生混浊，可加入适量的甘油助溶；⑤中药浸出制剂因杂质多易使糖浆剂产生混浊或沉淀，需纯化后再加到单糖浆中。

四、醑剂 Spirits

醑剂系指挥发性药物的浓乙醇溶液剂，可供内服与外用。用于制备芳香水剂的药物一般均可制成醑剂。醑剂中药物浓度可达 5% ～ 10%，乙醇浓度一般为 60% ～ 90%。醑剂可用作治疗（如樟脑醑、芳香氨醑），也可用来做芳香剂，如复方橙皮醑、薄荷醑。

醑剂的制备方法有：①溶解法，系将挥发性药物直接溶于乙醇中制得，如樟脑醑、氯仿醑；②蒸馏法，系将含有挥发性药物的物质置于乙醇中进行蒸馏，如芳香氨醑。

例 6-6：樟脑醑（camphor spirit）

【处方】
樟脑	100 g
95% 乙醇	适量　　共制成 1000 mL

【制法】 取樟脑溶于约 800 mL 乙醇中，充分溶解后加乙醇至全量，摇匀即得。必要时进行过滤。

本品为无色液体，有樟脑的特殊臭味，含醇量应为 80% ～ 87%。

醑剂中的挥发油易氧化、酯化与聚合，长期储存会变色，甚至出现黏性树脂状沉淀物，故醑剂应密闭贮存且不宜时间过长。醑剂是高浓度的乙醇药物溶液，制备过程中要注意防水，如所用机械应干燥；滤器、滤纸先用乙醇润湿以防止挥发性成分析出。

五、酊剂 Tinctures

酊剂系指将原料药物用规定浓度的乙醇提取或溶解而制成的澄清液体制剂，也可用流浸膏稀释制成。供口服或外用。酊剂应澄清，在组分无显著变化的前提下，久置允许有少量摇之易散的沉淀。

　　酊剂的制备方法有：①溶解法或稀释法，取原料药物的粉末或流浸膏，加规定浓度的乙醇适量，溶解或稀释，静置，必要时滤过，即得；②浸渍法，取适当粉碎的饮片，置有盖容器中，加入溶剂适量，密盖，搅拌或振摇，浸渍 3 ～ 5 日或规定的时间，倾取上清液，再加入溶剂适量，依法浸渍至有效成分充分浸出，合并浸出液，加溶剂至规定量后，静置，滤过，即得；③渗漉法，按照流浸膏剂的制备方法，用溶剂适量渗漉，至流出液达到规定量后，静置，滤过，即得。

　　浸渍法和渗漉法主要用于药材中成分的提取和制剂的制备。除另有规定外，每 100 mL 酊剂相当于原饮片 20 g。含有剧毒药品的中药酊剂，每 100 mL 应相当于原饮片 10 g；其有效成分明确者，应根据其半成品的含量加以调整，使其符合各酊剂项下的规定。

　　例 6-7：碘酊（Iodine tincture）

　　【处方】　碘　　　　　　　　　　20 g
　　　　　　　碘化钾　　　　　　　　8 g
　　　　　　　稀醇（50%）　　　　　适量　　共制成 1000 mL

　　【制法】　取碘与碘化钾溶于约 800 mL 稀醇中，充分溶解后加稀醇至全量，摇匀即得。

六、甘油剂 Glycerins

　　甘油剂系指药物溶于甘油中制成的专供外用的溶液剂。甘油具有黏稠性、防腐性（30%以上），对皮肤、黏膜有滋润作用，能使药物于患处延长时间滞留，具有长效性，所以甘油剂常作为口腔、耳鼻喉科用制剂。

　　甘油剂的制备方法有溶解法与化学反应法。如碘甘油是由碘及碘化钾加纯化水溶解后再加甘油混合均匀制成的，为溶解法。而硼酸甘油是由甘油与硼酸经化学反应生成硼酸甘油酯，再将反应产物溶于甘油中制成，为化学反应法。甘油吸湿性较大，应密闭保存。

　　例 6-8：碘甘油（Iodine glycerol）

　　【处方】　碘　　　　　　　　　12.5 g
　　　　　　　碘化钾　　　　　　　25 g
　　　　　　　薄荷油　　　　　　　4 mL
　　　　　　　乙醇　　　　　　　　40 mL
　　　　　　　纯化水　　　　　　　25 mL
　　　　　　　甘油　　　　　　　　适量　　共制成 1000 g

　　【制法】　取碘与碘化钾溶于纯化水中，加部分甘油，然后加薄荷油与乙醇的混合液，再加适量甘油至全量，摇匀即得。

　　本品用于口腔黏膜消毒，急性扁桃体炎等。

第六节　高分子溶液剂
Polymer solutions

一、概述 Introduction

（一）高分子 Polymers

　　高分子为高分子量化合物的简称，一般分子量为 $10^4 \sim 10^6$。通过聚合反应制备的化合物称为聚合物，也可以称为高分子。

根据来源，高分子可分为天然高分子、半合成高分子以及合成高分子，实际上是一系列同系物的混合物。高分子的分子量不是均一的，具有多分散性，一般指平均分子量。高分子的结构可分为不同层次。一级结构包括高分子结构单元的化学组成、键接方式、结构单元在空间排布的立体构型、支化、交联等结构；二级结构主要是高分子形态（构象），包括无规线团、伸直链、折叠链和螺旋链等结构；三级结构，即高分子聚集在一起的结构，也叫聚集态结构或超分子结构，如液晶、胶束的结构。

中国药典收载的高分子不仅有药物，如胃蛋白酶、抗体药物，也有药用辅料，如羟丙甲纤维素、聚维酮。它们在药物制剂研发中发挥越来越重要的作用。

（二）高分子溶液剂 Polymer solutions

高分子溶液剂系指高分子化合物溶于溶剂中制成的均相液体制剂。以水为溶剂的高分子溶液剂称为亲水性高分子溶液剂，或称为胶浆剂。以非水溶剂制备的高分子溶液剂称为非水性高分子溶液剂。高分子溶液剂为分子分散体系，具有动力学和热力学稳定性。

二、高分子溶液的性质 Characteristics of polymer solutions

（一）高分子的溶解特性 Solubility properties of polymers

高分子的溶解过程比小分子复杂得多，其溶解性受化学结构、分子量、结晶性、支化或交联结构等的影响。高分子的溶解实质上是溶剂分子进入高分子，降低高分子间的作用力（称为溶剂化）并将其拉入溶剂中的过程，一般分为两个阶段，即先溶胀后溶解。溶胀（swelling）是指溶剂分子扩散进入高分子结构的空隙中使其体积逐渐增大的过程，也称为有限溶胀。溶胀的速度和程度与溶剂的性质、溶剂量、高分子的结构与分子量有关。对于线型高分子，在足够量的良溶剂中，随着高分子的不断溶胀，高分子的体积不断增大，分子链间的作用力减小，分子链可自由运动并充分伸展，最后完全以分子状态分散在溶剂中形成高分子溶液，这一过程称为无限溶胀，即溶解。对于非线型的网状交联高分子，即使在良溶剂中也只能溶胀，不能溶解。了解高分子的溶解特性对高分子溶液剂的制备非常重要。

（二）高分子溶液的荷电 Electric charge of polymer solutions

许多高分子在溶液中因解离而荷电。纤维素及其衍生物、阿拉伯胶、海藻酸钠等高分子在水溶液中一般带负电荷，而琼脂、血红素等带正电荷。蛋白质分子中同时含有羧基和氨基，属于两性高分子电解质，其荷电性质取决于溶液的 pH。当溶液 pH 高于等电点时，分子中—COO$^-$ 数目多于—NH$_3^+$ 数目，蛋白质带负电荷；当溶液 pH 低于等电点时，蛋白质带正电荷；当溶液的 pH 为等电点时蛋白质分子呈电中性，不带电荷，此时蛋白质的溶解度最低，因而表现为溶液的黏度、渗透压、导电性等最小。研究高分子溶液的电学性质在药剂学中有重要意义，与制剂的制备、稳定性等密切相关。

（三）高分子溶液的胶凝 Gelation of polymer solution

线型高分子在溶剂中溶胀、溶解，形成高分子溶液，此时分子链处于伸展状态。当外界条件（如温度、pH、离子或溶剂）改变时，分子链靠近、相互吸引而产生物理交联，形成含有大量溶剂分子的网状结构，称为凝胶（gel）。形成凝胶的过程称为胶凝（gelation）。这种凝胶与化学交联的凝胶具有相似特征，如网状结构中的溶剂分子不能自由运动，呈半固体状并有一定的强度、弹性或塑性。由于这种凝胶的网状交联主要依赖于分子间范德华力，所以当外界条件改变时这种网状结构有可能被破坏，重新回到溶液状态，也就是说高分子溶液的胶凝具有可逆性。该性质在药剂学中有重要的应用，可用于制剂的制备（如微囊的制备）、提高制剂的稳定性（如温敏凝胶）、改善用药的效果（如原位凝胶）等。

（四）高分子溶液的稳定性 Stability of polymer solutions

高分子溶液的稳定性主要由高分子溶剂化作用和荷电两方面决定的。亲水性高分子含有大量亲水基团，能与水形成牢固的水化膜，阻止高分子之间的相互凝聚，使高分子溶液处于稳定状态。下列情况下高分子溶液易产生沉淀：①向高分子溶液中加入大量电解质，由于电解质本身强烈的水化作用，会竞争水化膜中的水分，破坏水化膜，使高分子凝聚而产生沉淀，这一过程称为盐析（salting out）；②向高分子溶液中加入脱水剂，如乙醇、丙醇，也能破坏水化膜而产生凝聚（coacervation）；③高分子溶液在放置过程中会自动地凝聚而析出沉淀，称为陈化现象（aging phenomenon）；④高分子溶液在盐类、pH、射线等的影响下会凝聚而生成沉淀，称为絮凝（flocculation）；⑤带相反电荷的两种高分子溶液混合时由于电荷的中和作用会凝聚而生成沉淀（sediment）。

　　高分子溶液的稳定性在药剂学中具有重要的意义。利用电解质或脱水剂可以使高分子析出的性质，可将不同分子量的高分子进行分离，也可以用于微粒制剂的制备。但更多情况是需要提高高分子溶液的稳定性，尤其随着越来越多的诸如抗体、疫苗等生物大分子药物的上市，高分子溶液的稳定化成为亟待解决的问题。

三、高分子溶液剂的制备 Preparation of polymer solutions

　　高分子溶液剂制备方法的确定主要依据高分子的溶解特性和稳定性。如前所述，高分子溶解要经历先溶胀后溶解两个阶段，而且由溶胀到溶解一般需较长时间才能达到溶解平衡。对热稳定的高分子可通过加热与搅拌的方式加速溶解过程。如制备明胶溶液时，先将明胶碎成小块，于水中浸泡 3～4 h，使其溶胀，然后加热并搅拌使其成明胶溶液。淀粉遇水立即膨胀，但溶解需要加热至 60～70℃才能完成，淀粉浆的制备即采用此种方法。对热不稳定的高分子需通过自然溶胀达到溶解平衡，不应采用加热与搅拌的方式加速溶解。

　　胶浆剂（mucilage）系指树胶、淀粉、纤维素及其衍生物溶于水中形成的黏稠液体制剂。胶浆剂可以内服，也可以外用。因其具有黏性，可以覆盖在黏膜表面；可延长药物滞留时间；可干扰味蕾对药物的味觉，起到矫味作用；可降低某些药物的刺激性。常用的胶浆剂有：阿拉伯胶浆、西黄蓍胶浆、甲基纤维素胶浆、羧甲基纤维素钠胶浆及淀粉胶浆等。含药胶浆有：盐酸利多卡因胶浆、氯化钾胶浆、盐酸可卡因胶浆以及心电图用偶合剂胶浆等。

　　例 6-9：盐酸可卡因胶浆（cocaine hydrochloride mucilage）

　　【处方】

盐酸可卡因	5 g
甲基纤维素	17 g
枸橼酸	1 g
5% 羟苯乙酯醇溶液	20 mL
甘油	1 g
纯化水	适量　共制成 1000 mL

　　【制法】　取盐酸可卡因、枸橼酸溶于约 800 mL 纯化水中，缓缓加入羟苯乙酯醇溶液，然后撒入甲基纤维素，使其溶胀至溶解（也可经折算加入甲基纤维素胶浆），加纯化水至全量，搅匀即得。

　　本品可作为胃镜检查时的麻醉剂。

　　例 6-10：胃蛋白酶合剂（pepsin mixture）

　　【处方】

胃蛋白酶（1∶30 000）	20 g
单糖浆	100 mL
稀盐酸	20 mL
橙皮酊	20 mL
5% 羟苯乙酯醇溶液	10 mL
纯化水	适量　共制成 1000 mL

【制法】 将稀盐酸、单糖浆加入约 800 mL 纯化水中，搅匀，再将胃蛋白酶均匀撒布于液面上，使其自然膨胀、溶解。将橙皮酊缓缓加入溶液中。另取约 100 mL 纯化水溶解羟苯乙酯醇溶液，将其缓缓加入上述溶解液中，再加入纯化水至全量，搅匀，即得。

胃蛋白酶分子量为 35 500，其活力最大的 pH 范围是 1.5 ～ 2.5，本品 pH 约为 2。胃蛋白酶的消化力应为 1 : 3000，即每克胃蛋白酶应能消化凝固的卵蛋白 3000 g。配制时应将胃蛋白酶撒在液面上，待其溶胀后轻轻搅匀，注意水的温度，高于室温时胃蛋白酶易失活。本品不宜过滤，因胃蛋白酶等电点为 2.75 ～ 3.00，在制剂中带正电荷，而润湿的滤纸、棉花等带负电荷，所以会吸附胃蛋白酶。可先用稀盐酸润湿滤纸、棉花以中和其表面电荷，消除吸附现象。本品不宜与胰酶、氯化钠、碘、鞣酸、浓乙醇、碱以及重金属配伍，以防止其活性下降。

例 6-11： 聚维酮碘溶液（Povidone iodine solution）

【处方】 聚维酮碘　　　100 g
　　　　 纯化水　　　 适量　　 共制成 1000 mL

【制法】 取聚维酮碘，撒布于纯化水液面上，使其自然溶胀、溶解，加纯化水到全量，搅匀即得。

聚维酮碘为消毒防腐药，含有效碘 9.0% ～ 12.0%，为无定型粉末，在水中或乙醇中均溶解，无碘的挥发性，对皮肤黏膜无刺激性，不引起过敏反应，局部应用时不与蛋白质结合。

第七节　溶胶剂
Colloidal preparations

一、概述 Introduction

溶胶（collosol，sols）剂系指难溶性药物微粒分散在水中形成的非均相液体制剂，又称为疏水性胶体溶液，其微粒大小一般在 1 ～ 100 nm 的范围内。溶胶与高分子溶液分散相质点大小均在 1 ～ 100 nm 范围内，因而表现出某些相似的理化性质，故将二者归为胶体分散系。但二者有着根本性区别，溶胶微粒与介质间存在物理界面，是多分子的聚集体，粒径小、分散度大，属于热力学不稳定体系。

药物以溶胶状态分散，其药效与毒性都可能产生异常变化。如硫的粉末不易被肠道吸收，但胶态硫在肠道中极易吸收，以致产生很大的毒性甚至可致人死亡。胶态氯化银、碘化银、蛋白银具有杀菌效果；胶态金曾作为非全麻痹性诊断药使用；胶态汞也曾作为梅毒的治疗药物。目前传统的溶胶剂很少使用，但随着新材料、新技术的发展，尤其是纳米材料与纳米技术的出现，溶胶的性质及相关理论对于指导纳米技术在药剂学领域中的应用具有十分重要的意义。

二、溶胶的性质 Characteristics of colloids

（一）溶胶的双电层结构 Electric double layer structure of colloids

溶胶体系中的固体微粒（纳米级）由于本身的解离或吸附而带有电荷。带电微粒表面通过静电引力吸引荷电相反的离子（称为反离子）分布于其周围。由于扩散作用，反离子在固体微粒表面的分布呈现距粒子表面渐远则稀的梯度分布。微粒表面解离或吸附的离子与靠近表面的反离子构成微粒的吸附层，而反离子扩散至电荷为零处，形成与吸附层荷电相反的扩散层。微粒的吸附层与相邻的扩散层构成所谓的双电层结构。

由于吸附层与扩散层所带电荷相反，在外加电场作用下微粒与分散介质之间发生相对运动，即各自向着与其荷电相反的极向运动，这样就表现出电位差。把双电层发生错动时表现出来的电位差称为 ζ 电位。ζ 电位的大小取决于溶胶中电解质的浓度、反离子的水化程度等因素。ζ 电位可用来表征溶胶的稳定性，ζ 电位越高，微粒间排斥力越强，溶胶体系越稳定；当 ζ 电位降至 25 mV 以下时，微粒凝聚速度增大，溶胶稳定性下降。

（二）溶胶的性质 Properties of colloids

1. 光学性质 Optical properties

溶胶粒子大小小于可见光波长，因此当可见光通过溶胶剂时会发生散射，从侧面可以观察到乳光，具有明显的丁达尔（Tyndall）效应。真溶液对光的散射作用很微弱，所以实验室可用该现象鉴别胶体与溶液。溶胶的颜色与其对不同波长光的吸收和散射密切相关，如氯化金溶胶呈深红色，碘化钾溶胶为黄色，蛋白银溶胶呈棕色。

2. 电学性质 Electrical properties

溶胶剂具有双电层结构，带有电荷，因此表现出一些电动现象。如在外加电场的作用下表现出电泳（胶粒移动）、电渗（介质移动）现象，在沉降过程中产生沉降电势和流动电势等。溶胶体系的双电层结构是其稳定的主要因素，其双电层间的 ζ 电位是评价溶胶体系稳定性的重要参数。

3. 动力学性质 Kinetic properties

溶胶微粒在介质中有不规则的运动，即布朗（Brown）运动。布朗运动宏观表现为扩散，其运动的剧烈程度取决于微粒的大小。粒径越小布朗运动越激烈，可克服微粒自身的重力而不下沉，表现为溶胶体系越稳定；反之粒径增大，布朗运动难以克服微粒自身的重力而下沉，表现为动力学不稳定。沉降速度受粒径、介质黏度、密度等多种因素影响。

（三）溶胶的稳定性 Stability of colloids

溶胶是一个高度分散的热力学不稳定体系，主要表现为聚结不稳定性与动力学不稳定性。但由于胶体粒子表面荷电，粒子间存在静电斥力，同时双电层中的离子水化形成水化膜，故增加了溶胶的聚结稳定性。此外，由于溶胶微粒的粒径小，剧烈的布朗运动在不同程度上降低了其沉降速度，增加了体系的动力学稳定性。

溶胶对电解质极其敏感，少量电解质即可降低 ζ 电位、破坏水化膜，使溶胶聚沉。为了提高溶胶的稳定性，可向溶胶中加入高分子溶液，增加微粒亲水性的同时还可以增加介质的黏度，降低微粒的沉降速度。作为杀菌、消毒剂的蛋白银溶胶剂，就是蛋白质（血浆蛋白）保护的氧化银。

三、溶胶剂的制备 Preparation of colloids

（一）分散法 Disperse method

把药物粗大粒子分散达到溶胶粒子的范围。

1. 机械分散法 Mechanical disperse method

可用胶体磨、球磨机、高压均质机等设备来制备。以胶体磨为例，药物、介质及稳定剂从加料口处投入，经旋转体与固定体之间的狭缝研磨后由排出口流出。狭缝大小可按需要进行调节。胶体磨的转速可达到 10 000 r/min。根据需要可采用反复研磨的方式。

2. 胶溶法 Peptizing method

胶溶法又叫作解胶法，是使新生的粗分散粒子重新分散的方法。一些新产生的沉淀经洗涤除去过多的电解质，加入少量稳定剂经再分散后可制得溶胶剂。如 AgCl 新生沉淀中加入 AgNO$_3$ 作稳定剂，经再分散可制得 AgCl 溶胶。

3. 超声分散法 Ultrasonic disperse method

超声分散法是用 20 000 Hz 以上的超声波所产生的能量使粗分散系粒子分散成溶胶剂的方法。

（二）凝聚法 Coagulation method

1. 物理凝聚法 Physical coagulation method

物理凝聚法是改变分散介质的性质使溶解的药物凝聚成溶胶的方法。

2. 化学凝聚法 Chemical coagulation method

化学凝聚法是借助于氧化、还原、水解、复分解等化学反应来制备溶胶的方法。

第八节　混悬剂
Suspensions

一、概述 Introduction

混悬剂（suspensions）系指难溶性固体药物以微粒形式分散于液体介质中形成的非均相液体制剂。药物微粒大小一般在 0.5 ～ 10 μm，小者可达 0.1 μm，大者可达 50 μm 甚至更大。混悬剂属于热力学不稳定的粗分散体系。分散介质主要是水，有时也可用植物油。

（一）适合制成混悬剂的药物 Drugs suitable for suspensions

下列情况下宜将药物制成混悬剂：①难溶性药物，溶解度不能满足剂量要求时；②所需用药剂量大，适宜用药体积不能溶解药物时；③两种溶液混合药物的溶解度降低而析出固体药物时；④溶液中药物化学稳定性差时；⑤为了达到药物缓释目的时。但是，为了安全，剂量小或者毒性大的药物不宜制成混悬剂。

（二）混悬剂的种类 Classification of suspensions

大多数混悬剂是液体制剂。为了解决混悬剂贮存过程中的稳定性问题，20 世纪 90 年代出现了干混悬剂（dry suspensions），《中国药典》2020 年版收载了多种干混悬剂，如头孢丙烯干混悬剂、头孢拉定干混悬剂、阿莫西林干混悬剂。干混悬剂是按混悬剂的要求将药物用适宜方法制成粉末状或颗粒状制剂，使用时加水即迅速分散成混悬剂。同样是 20 世纪 90 年代还出现了纳米混悬剂（nanosuspension），2005 年 FDA 批准首个纳米混悬剂产品，即醋酸甲地孕酮纳米结晶浓口服混悬剂。纳米混悬剂为改善难溶性药物的溶解度与生物利用度提供了一种有效的技术方法，具有很强的产业化应用潜力。

许多剂型都可以制成混悬剂的形式，如合剂、洗剂、注射剂、滴眼剂、软膏剂、栓剂、气雾剂；混悬剂也可以应用于众多的给药途径，如口服、外用、眼用、注射用、肺部吸入用，所以混悬剂的相关理论和处方工艺在药剂学中具有重要地位。

（三）混悬剂的质量要求 Quality requirements for suspensions

混悬剂除应满足一般液体制剂的质量要求外，还应满足下列要求：①混悬剂中微粒大小应符合用途与给药途径的要求；②微粒沉降速度应很慢，沉降后不应有结块现象，经振摇后有良好的再分散性；③混悬剂应有一定的黏度，其黏度大小视应用而定；④外用混悬剂应容易涂布。

二、混悬剂的物理稳定性 Physical stability of suspensions

混悬剂存在突出的物理稳定性问题。一方面，与胶体分散系相比较，混悬剂微粒粒径大，微粒微弱的布朗运动难以克服其重力的作用，容易下沉，表现出动力学不稳定性。另一方面，混悬剂微粒表面积大，具有高的表面自由能，因而有聚集的趋势，表现出热力学不稳定性。

（一）微粒聚集与热力学不稳定性 Particle aggregation and thermodynamic unstablilty

混悬微粒间存在范德华引力，但微粒靠近时又因双电层的重叠而产生排斥力。微粒间吸引力和排斥力的相对大小决定着微粒的稳定性。20 世纪 40 年代，由 Derjaguin、Landau、

Verwey、Overbeek 四位学者分别独立提出了微粒稳定性理论，称为 DLVO 理论。

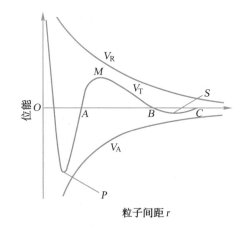

图 6-3　混悬液中粒子间引力与斥力的位能曲线

　　DLVO 理论认为，微粒分散体系在一定条件下是否稳定主要取决于微粒间的相互作用能，而这种作用能是微粒间引力与斥力的综合体现，即微粒间总位能（V_T）是范德华引力位能（V_A）与静电斥力位能（V_R）的代数和，用 $V_T = V_A + V_R$ 表示。V_A、V_R 均是微粒间距离（r）的函数，如图 6-3 所示。

　　两微粒逐渐靠近，当微粒间距离 $OB < r < OC$ 时，微粒间的引力位能与斥力位能都在增大，但引力位能起主导作用，即 $V_A > V_R$，故总位能曲线表现出以引力位能为主。当微粒间的距离缩短至总位能次级最低点（S 点）时，引力稍大于斥力，微粒可形成疏松的聚集体（絮凝状态），此时微粒间的液膜存在，故经振摇容易分散，所以 S 点是混悬剂中微粒间应保持的最佳距离。

　　当微粒继续靠近，$OA < r < OB$ 时，微粒间斥力显著增大，即 $V_R > V_A$。当 $r = OM$ 时，斥力最大，可防止微粒聚集，此时微粒处于高度分散状态（反絮凝状态）。但这种高度分散状态难以维持长久，容易因振摇或微粒的热运动等因素而破坏，因此总位能最高点（M 点）并不是混悬剂稳定的最佳条件。

　　微粒间的距离进一步缩短至 $r < OA$，则容易达到图中总位能最低点（P 点）。此时微粒间引力最大，以至于在强引力的作用下微粒间的分散介质被挤出，致使微粒结成饼块，成为永久性聚集，无法重新分散，这种现象对混悬剂的稳定性也是不利的。

　　所以制备混悬剂时应从处方与工艺两方面保证体系的总位能处于 S 点附近，以获得稳定的混悬剂。加入电解质是控制体系总位能处于 S 点附近的最有效方法，因为电解质可以有效调节微粒的双电层结构，使 ζ 电位下降，V_R 减小，V_A 占居优势，微粒间产生聚集。经验证明，若控制 ζ 电位在 20 ～ 25 mV 范围内，混悬剂恰好处于絮凝状态。

　　（二）微粒沉降与动力学不稳定性 **Particles sedimentation and kinetic unstablity**

　　混悬剂属于粗分散体系，微粒受重力作用，静置时会自然下降，沉降速度服从 Stokes 定律（Stokes' law）：

$$V = \frac{2r^2\,(\rho_1 - \rho_2)\,g}{9\eta}$$

　　式中 V 为微粒沉降速度（cm/s）；r 为微粒半径（cm）；ρ_1、ρ_2 分别为微粒和分散介质的密度（g/cm³）；η 为分散介质的黏度［P（泊），1 P = 0.1 Pa·s］；g 为重力加速度常数（cm/s²）。

　　根据 Stokes 定律可知：①微粒的沉降速度与微粒半径 r^2 成正比，所以减小粒径是使混悬剂稳定的有效手段，在制备过程中可采用微粉化措施。②微粒的沉降速度与黏度 η 成反比，即增加介质的黏度可降低微粒的沉降速度，所以在混悬剂处方中可以加入助悬剂以降低沉降速度。③微粒的沉降速度与微粒和分散介质的密度差成正比，所以降低微粒与分散介质的密度差有利于改善混悬剂的稳定性。

　　实际上微粒的沉降速度一般小于计算值，其原因是混悬剂体系并不完全符合 Stokes 定律的要求，如微粒为单分散（微粒半径一致）、分散体系的浓度为无限稀释、微粒间无相互作用，所以只能说近似符合 Stokes 定律。但这一结论并不妨碍其帮助我们理解影响微粒沉降的因素，从而在处方和工艺上予以针对性优化。

沉降速度可以用来评价混悬剂的动力学稳定性，V 越小说明体系越稳定，反之不稳定。

（三）其他因素 Other factors

混悬剂的物理稳定性问题主要表现为聚集和沉降。除了上述所涉及因素外还有诸多其他因素与微粒的聚集和沉降有关。

1. 微粒粒径的均匀性 Uniformity of particle size

微粒的溶解度与粒子大小有关，半径小的微粒具有较大的溶解度，而半径大的粒子具有较小的溶解度。如果微粒大小分布不均匀，在同一分散介质中，药物浓度对于半径小的粒子是不饱和的，因此它会不断溶解变小，甚至消失，而对于半径大的粒子是饱和的或过饱和的，因此大粒子会越来越大。这种微粒的成长最终表现为沉降速度加快，混悬剂的稳定性显著降低。所以制备混悬剂时不仅要考虑分散相的粒径要小，还要考虑粒度分布的均匀性，同时处方中还可以加入抑制剂阻止微粒的成长，以保证混悬剂的物理稳定性。

2. 晶型的转变 Crystalline transformation

许多有机药物有多晶型现象，存在稳定型、亚稳定型、无定型等状态。相比于稳定型，亚稳定型和无定型药物具有较高的溶解度和溶解速度，容易向稳定型转化。混悬剂中的药物微粒如果多是亚稳定型或无定型，则微粒由于溶解度大会不断溶解，同时形成稳定型结晶的晶核，并不断长大，其结果不仅是微粒粒径增大，而且会转化成溶解度小、溶解速度慢的稳定型，可能造成制剂药理活性的下降。例如氯霉素棕榈酸酯有 A、B、C 与无定型四种晶型，其中 B 型与无定型为有效晶型。如果制剂操作加热到 80℃以上，B 型会转变为无效的 A 型；将无定型加热熔融后再自然缓慢冷却也可转变成无效晶型 A，若采用快速冷却方式可转变为晶型 B。所以在制备混悬剂时应从处方与工艺两方面考虑抑制晶型的转化，提高混悬剂的物理稳定性。

此外，药物的晶癖（结晶的外部形态）对混悬剂的物理稳定性也有影响。如对称的圆柱状碳酸钙制备的混悬剂比不对称的针状碳酸钙制备的混悬剂稳定，前者下沉聚集，但易分散；后者下沉聚集后不易分散。

3. 分散相的温度和浓度 Temperature and concentration of disperse phase

温度升高可促进药物溶解，当温度降低时药物又重新析出结晶。药物在溶解与析晶的过程中，不仅容易引起结晶的长大，而且容易造成晶型或晶癖的变化。同时，温度升高，分散介质的黏度也会下降，微粒间的碰撞加剧，导致沉降速度加大。分散相的浓度增加，微粒间的碰撞机会增加，也容易导致混悬剂稳定性下降。所以混悬剂要浓度适宜，并应避免在运输、贮存过程中温度的剧烈变化。

三、混悬剂的稳定剂 Stabilizing agents of suspensions

混悬剂为热力学与动力学不稳定体系，制备时需加入稳定剂。常用的稳定剂有润湿剂、助悬剂、絮凝剂与反絮凝剂等。

（一）润湿剂 Wetting agents

润湿剂系指能够改善疏水性药物微粒表面被介质（水）润湿性能的附加剂。许多药物疏水性强，加上微粒表面吸附有空气，在制备混悬剂时微粒不易被水润湿而飘浮于液体表面，此时应加入润湿剂来改变药物微粒润湿性能。

润湿剂的作用主要是改变微粒表面的亲水性。常用的润湿剂是 HLB 值在 7 ～ 9 之间的表面活性剂和一些亲水的非水溶剂，如聚山梨酯、泊洛沙姆、十二烷基硫酸钠、乙醇、甘油。

（二）助悬剂 Suspending agents

助悬剂系指能增加分散介质的黏度以降低微粒沉降速度或增加微粒亲水性的附加剂。此外，有些助悬剂还可以吸附在微粒表面形成机械性或电性保护膜，防止微粒间聚集、结晶成长与转型。常用助悬剂有：

1. 低分子助悬剂 Low molecular suspending agents

低分子助悬剂包括甘油、糖浆等。内服混悬剂常用糖浆作助悬剂，兼有矫味作用；外用混悬剂常用甘油作助悬剂，兼有防腐和保湿的作用。

2. 高分子助悬剂 Polymer suspending agents

（1）天然高分子助悬剂： 主要有黄原胶、阿拉伯胶、西黄蓍胶、桃胶、琼脂、白芨胶、海藻酸钠等。阿拉伯胶等可用其粉末或胶浆，用量一般为 5% ～ 15%；西黄蓍胶因其黏度大，用量仅为 0.5% ～ 1.0%。

（2）合成或半合成高分子助悬剂： 主要有甲基纤维素、羧甲基纤维素钠、羟丙纤维素、羟丙甲纤维素、羟乙纤维素、聚维酮、聚乙烯醇等。它们的水溶液澄明，且性质稳定，受 pH 影响较小。但应注意它们可能与某些药物有配伍变化，如甲基纤维素与鞣质或盐酸有配伍变化。此外，有些高分子电解质作助悬剂时可能会引起絮凝。

3. 触变胶 Thixotropic gels

一些亲水性高分子的凝胶状态与其溶液（或称溶胶）状态为等温互变体系，也就是说不需升温，仅向凝胶施加机械力（如振摇），凝胶就变成具有流动性的溶胶。反之不需降温，只需静置一定时间溶胶就变成凝胶。这种性质称为触变性。具有触变性的凝胶称为触变胶。

触变胶由于静置时形成凝胶可使混悬微粒稳定地分散于介质中而不易聚沉，同时由于振摇后形成流动性好的溶胶又不影响分剂量，是一种性能优良的助悬剂。2% 硬脂酸铝在植物油中可形成触变胶，六偏磷酸钠与柠檬酸钠以适当比例（1：0.8 ～ 1.2）配合形成的溶液也具有触变胶的性质，一些具有塑性流体和假塑性流体性质的高分子溶液常具有触变性，可酌情选择使用。

4. 其他 Others

硅皂土为天然的含水硅酸铝，为灰黄或乳白色细粉末，直径约为 1 ～ 150 μm，不溶于水或酸，但在水中膨胀，体积增加约 10 倍，形成高黏度并具有触变性的假塑性凝胶。硅皂土在 pH ＞ 7 时膨胀度更大，黏性更强，助悬效果更佳。胶体微晶纤维素是由微晶纤维素和羧甲基纤维素钠按照 9：1 比例机械混合后形成的具有独特结构的复合物，在水中可分散成阴离子水状胶体，其黏度随温度的变化小，低浓度下即可形成触变胶，是干混悬剂常用的助悬剂。

（三）絮凝剂与反絮凝剂 Flocculating agents and deflocculating agents

混悬剂中加入适量的电解质使其 ζ 电位适当降低，微粒间的引力稍大于斥力，此时微粒形成疏松的絮状聚集体，经振摇可恢复成均匀分散的混悬剂，这个现象称为絮凝（flocculation），所加入的电解质称为絮凝剂。絮凝剂的加入量，以使 ζ 电位降至 20 ～ 25 mV 维度，依据 DLVO 理论，此时总位能处于次级最低点（S 点）附近，是稳定混悬剂所需的最佳状态。

作为絮凝剂的电解质，其离子的化合价和浓度对絮凝的影响很大。一般化合价越高，絮凝作用越强，如化合价为 2、3 价的离子，其絮凝作用分别约为 1 价离子的 10 倍与 100 倍。

如果混悬剂中加入的电解质使微粒表面的 ζ 电位升高，斥力增加，则可以阻碍微粒间的碰撞聚集，这个现象称为反絮凝（deflocculation），加入的电解质称为反絮凝剂。依据 DLVO 理论，反絮凝状态下微粒间斥力大于引力，微粒处于高度分散状态，此时微粒不能形成疏松絮状物的结构，一旦沉降容易结成饼块，不能再分散，这对混悬剂的物理稳定性是不利的。但有时也会利用反絮凝条件下微粒高度分散的状态，如作为消化道造影剂的硫酸钡就是一种超细的硫酸钡混悬剂，处方中需要加入反絮凝剂枸橼酸钠减少微粒的合并聚集。

同一电解质可因加入量的不同，在混悬剂中起絮凝或反絮凝作用。如枸橼酸盐、酒石酸盐、磷酸盐和一些氯化物（如三氯化铝），既可作絮凝剂又可作反絮凝剂。总之，絮凝剂与反絮凝剂的使用是比较复杂的，需要综合考虑电解质本身的种类和用量，混悬剂微粒表面的荷电，以及混悬剂中其他组分的使用情况。

四、混悬剂的制备 Preparation of suspensions

混悬剂制备的关键是防止混悬微粒结块，同时保持其良好的再分散性，所以除了在处方设计时要合理选择与使用稳定剂，在制备工艺上也应采用合理的技术以获得粒径小而且均匀的微粒。混悬剂的制备方法可以分成两大类，即分散法（或称自上而下法，Top-down method）和凝聚法（或称自下而上法，Bottom-up method）。

（一）分散法 Disperse method

分散法是将药物粗颗粒粉碎成符合粒度要求的微粒，再混悬至分散介质中制得混悬剂的方法。粉碎方法的选择与药物的亲、疏水性密切相关：①亲水性药物，如氯化锌、炉甘石、碱式碳酸铋、碳酸钙、磺胺类，一般先干磨到一定程度，再加入分散介质进行加液研磨至适宜的分散度，最后加入剩余的分散介质至全量；②疏水性药物，如硫黄、樟脑，需要先加润湿剂研磨，再加入其他分散介质研磨，最后稀释至全量。加液研磨可以使药物更易粉碎，微粒达到 $0.1 \sim 0.5 \ \mu m$，通常 1 份药物加入 $0.4 \sim 0.6$ 份液体进行研磨分散为宜。对于质重、硬度大的药物，可采用"水飞法"，即在加水研磨后加入大量水（或其他分散介质）搅拌，静置，倾出上层液，残留的粗粒子再研磨，如此反复直至符合分散度的要求为止。"水飞法"可将药物粉碎到极细的程度。

混悬剂小量制备可采用研钵粉碎，大量生产时可用气流式粉碎机、胶体磨、球磨机、高压均质机等设备粉碎，相关设备介绍请见本书其他相关章节。

干混悬剂是在固体状态下按照混悬剂的质量要求进行制备，将达到粒径要求的主药和辅料直接混合后分装或制粒后分装。纳米混悬剂中应将主药加工成纳米级别的粒子，大生产时常采用高效球磨机或高压均质机制备。

例 6-12：复方硫黄洗剂（compound sulfur lotion）

【处方】
沉降硫黄	30 g
硫酸锌	30 g
樟脑醑	250 mL
甘油	50 mL
5% 新洁尔灭溶液	4 mL
纯化水	适量　　共制成 1000 mL

【制法】取沉降硫黄置研钵中，加入甘油后研磨，再加入新洁尔灭溶液研成糊状后缓缓加入硫酸锌水溶液（硫酸锌溶于 250 mL 水中），研磨均匀，然后用细流慢慢加入樟脑醑，并急速研磨（或搅拌）至均匀混悬，添加纯化水至全量，摇匀即得。

沉降磺酸为质地轻的疏水性物质，加入甘油使硫黄表面亲水，且又可增加洗剂的稠度，以利于硫黄在混悬剂中的均匀分散。新洁尔灭为阳离子型表面活性剂，可降低硫黄与水的界面张力，改善硫黄的润湿性，同时兼有抑菌作用。樟脑醑是樟脑的 10% 醇溶液，加入时应急速搅拌或研磨，以免樟脑因溶剂改变而析出。

本品为外用混悬剂，主要用于治疗皮脂溢出，具有杀菌、收敛等作用。

例 6-13：利福昔明干混悬颗粒剂（rifaximin granules for suspensions）

【处方】
利福昔明	200 g
羧甲基纤维素钠	65 g
微晶纤维素	30 g
果胶	65 g
枸橼酸钠	90 g
蔗糖粉	2250 g　　共制成 1000 袋

【制法】　首先称取处方量的利福昔明、羧甲基纤维素钠、微晶纤维素、果胶、枸橼酸钠和蔗糖粉，置于粉状物料混合机中均匀混合 30 min，然后将混合好的物料放入压缩造粒机中进行干式压缩，制成橙黄色颗粒状制剂，最后进行分装，即得。

本品为口服用利福昔明的干混悬剂，用于急性和慢性肠道感染、腹泻等的治疗。为了增加混悬颗粒的漂浮性能，处方中加入了助悬剂（羧甲基纤维素钠、微晶纤维素、果胶），以增加溶液黏度，降低药物微粒沉降速度。此外，处方中加入絮凝剂（枸橼酸钠）增加溶液中电解质浓度，适当改变溶液 ζ 电位，使药物微粒不易聚结成块且分散良好。

（二）凝聚法 Coacervation method

凝聚法是将药物溶液通过溶剂转换或化学反应制备符合粒度要求的混悬剂的方法。

1. 物理凝聚法 Physical coacervation

物理凝聚法系指将用良溶剂溶解的药物溶液加入到不良溶剂中，使药物快速凝聚形成混悬剂的方法。一般选择适当的溶剂，将药物制成饱和溶液，在急速搅拌下加入到另一种不良溶剂中，使药物快速结晶。此法可制成粒径在 10 μm 以下的微粒，其控制粒径的关键因素是适宜的药物浓度、溶剂量、温度和混合条件等。醋酸可的松滴眼剂就是用物理凝聚法制备的。

2. 化学凝聚法 Chemical coacervation

化学凝聚法系指两种或两种以上的物质经化学反应生成难溶性药物微粒，再混悬于分散介质中制成混悬剂的方法。为了获得粒径小且均匀的微粒必须控制反应液的浓度与搅拌速度，一般应在稀的反应液中进行，并应急速搅拌。消化道造影剂口服硫酸钡就是用化学凝聚法制备的。

五、混悬剂的质量控制 Quality control of suspensions

（一）微粒大小 Particle size

混悬剂中微粒大小直接影响制剂的质量与稳定性，同时也会影响制剂的药效与生物利用度，所以测定混悬剂中药物微粒的大小及分布是评价混悬剂质量的重要指标。《中国药典》2020 年版收录的粒径测定方法有显微镜法、筛分法和光散射法，此外还有库尔特计数法、浊度法、沉降天平法等。相关仪器也有很大的发展，如颗粒图象仪法将传统的显微测量方法与现代的图像处理技术相结合，由光学显微镜、数字 CCD（电荷耦合器）摄像头、图像处理与分析软件、电脑、打印机等部分组成。它的基本工作流程是通过专用数字摄像机将显微镜的图像拍摄下来并传输到电脑中，通过专门的颗粒图像分析软件对颗粒图像进行处理与分析，从而得到每一个颗粒的粒度和粒形信息，再将每一个颗粒的粒度和粒形信息进行统计，从而得到粒度及粒度分布、平均长径比及长径比分布、平均圆形度及圆形度分布等结果。

（二）沉降容积比 Sedimentation rate

沉降容积比是指沉降物的容积（V）与沉降前混悬剂的容积（V_0）的比值。一般是将一定量的混悬剂置于量筒内，摇匀，测定混悬剂的体积 V_0，静置一定时间后，观察沉降面不再改变时沉降物的容积 V，其沉降容积比 F 表示为：

$$F = \frac{V}{V_0} = \frac{H}{H_0}$$

沉降容积比也可以用高度表示，混悬剂的开始高度记作 H_0，沉降后的最终高度记作 H。F 值在 0 ～ 1 之间，F 值越大，混悬剂越稳定。《中国药典》2020 年版规定口服混悬剂的具体测定方法为：用具塞量筒量取供试品 50 mL，密塞，用力振摇 1 min，记下混悬物的开始高度 H_0，静置 3 h，记下混悬物的最终高度 H，其沉降容积比应不低于 0.90。干混悬剂加水振摇后应均匀分散，然后按照上法检查沉降容积比，并符合规定。

（三）絮凝度 Flocculation value

絮凝度是反映混悬剂絮凝程度的重要参数，表示由絮凝剂的加入所引起沉降容积增加的倍数，用 β 表示。

$$\beta = F/F_\infty = (V/V_0)/(V_\infty/V_0) = V/V_\infty$$

式中 F 与 F_∞ 分别表示加絮凝剂和不加絮凝剂的混悬剂的沉降容积比。例如 F_∞ 值为 0.15，F 值为 0.75，则 β 值为 5，说明絮凝混悬剂的沉降容积比为无絮凝剂的混悬剂沉降比的 5 倍。β 值越大，表示絮凝效果越好，混悬剂越稳定。

（四）重新分散性 Redisperse

混悬剂具有良好的重新分散性才能保证使用时的均匀性与分剂量的准确性。重新分散试验的具体操作是：将混悬剂置于 100 mL 的具塞量筒内，静置一定时间后以 20 r/min 的速度翻转。经过一定时间的翻转后，量筒底部的沉降物应重新均匀分散，否则视为不合格。

（五）ζ 电位 ζ potential

混悬剂的稳定性与微粒的荷电有关。ζ 电位在 25 mV 左右时混悬剂呈疏松的聚集体状态，ζ 电位过高呈反絮凝状态，沉降后容易结成饼块。所以可以通过电泳仪或 Zeta 电位测定仪测定微粒的 ζ 电位来预测混悬剂的稳定性。

（六）黏度与流变学性质 Viscosity and rheologic property

混悬剂的稳定性与液体的黏度和流变学性质有关。用旋转黏度计可以测定混悬剂的黏度以及流动特性曲线。塑性流动、假塑性流动以及具有触变性的混悬剂具有较高的稳定性。

第九节　乳　剂
Emulsions

一、概述 Introduction

乳剂（emulsions）系指互不相溶的两种液体，其中一种液体以微滴形式分散于另一种液体中形成的非均相液体制剂。形成微滴的液体称为分散相（disperse phase）、内相（internal phase）或非连续相（noncontinous phase）。而另一种液体则称为分散介质（disperse medium）、外相（external phase）或连续相（continous phase）。乳剂的分散相微滴大小一般在 0.1 ～ 100 μm 之间，分散度高，具有很高的表面自由能，属于热力学不稳定体系。

（一）乳剂的组成 Components of emulsions

乳剂由水相（water phase，W）、油相（oil phase，O）、乳化剂（emulsifier）三部分组成。如图 6-4 所示，根据油、水所处分散状态的不同可分为：①水包油型乳剂型，即以油为分散相，以水为分散介质的乳剂，以 O/W 表示；②油包水型乳剂，即以水为分散相，以油为分散介质的

O/W　　　W/O　　　W/O/W　　　O/W/O

图 6-4　乳剂组成示意图

乳剂，以 W/O 表示；③复合乳剂（multiple emulsions），简称复乳。它的分散相不是单一的油相或水相，而是以 O/W 或 W/O 型乳剂（称一级乳）为分散相，以油或水为分散介质而形成的乳剂（O/W/O 或 W/O/W 型）。复乳以 W/O/W 型研究、应用较多，各相依次称为内水相、油相与外水相，其粒径较大，一般约为 10 μm 以下。

乳剂的类型主要取决于乳化剂的种类及分散相与分散介质的相体积比（以 φ 表示）。一

般认为乳剂中最大 φ 值为 75%，实际仅为 25% ～ 50%，因为 φ 值过大乳剂不稳定。乳剂类型可借助于表 6-5 所示方法来鉴别。

表 6-5　区别乳剂类型的方法

性质	O/W 型乳剂	W/O 型乳剂
颜色	通常为乳白色	接近油的颜色
皮肤上的感觉	开始无油腻感	有油腻感
稀释	可用水稀释	可用油稀释
导电性	导电	几乎不导电
染色的效果：		
油溶性染料	分散相油滴染色	分散介质染色
水溶性染抖	分散介质染色	分散相水滴染色
滴在滤纸上的现象	分散相水能很快扩散	水不能扩散、油扩散慢

（二）乳剂的分类 Classification of emulsions

按照乳滴大小分类，乳剂一般有如下分类：

（1）普通乳：乳滴大小一般在 1 ～ 100 μm，O/W 型通常呈乳白色液体。

（2）亚微乳：乳滴大小一般在 0.1 ～ 1 μm 范围内，其稳定性介于纳米乳与普通乳之间。亚微乳常被用作胃肠外给药的载体，具有提高药物稳定性、降低药物毒副作用、促进药物体内及经皮吸收等优点，并具有靶向性及对药物的缓控释作用。近年来已有地西泮、异丙酚、依托咪酯等药物的亚微乳制剂上市。静脉注射乳剂的粒径应属于亚微乳范围。

（3）纳米乳与微乳：当乳滴粒径小于 0.1 μm 时称为纳米乳或微乳，外观为带有乳光的半透明液体。

过于曾把纳米乳（nanoemulsion）和微乳（microemulsion）的概念混淆，近年来越来越多的文献对其予以纠正。纳米乳本质上是一种乳剂，由油相、水相、乳化剂组成，乳化剂在油水两相间形成乳化膜，是一种热力学不稳定的分散体系。纳米乳多采用高能乳化法制备，即先按照工艺配比将油、水、表面活性剂及其他稳定剂成分混合，利用搅拌器得到一定粒度分布的常规乳液，然后利用动态超高压微射流均质机或超声波与高压均质机联用对粗乳液进行特定条件下的均质处理得到纳米乳剂。微乳是水、油、表面活性剂和助表面活性剂按适当的比例混合，自发形成的各向同性、透明、热力学稳定的分散体系。由于微乳是自发形成的，所以其制备不需要特殊的设备，操作简单。纳米乳与微乳的性质比较见表 6-6。

表 6-6　纳米乳与微乳的性质比较

	纳米乳	微乳
外观	透明或近乎透明	透明或近乎透明
质点大小	大多 50 ～ 200 nm，多分散系	大多 10 ～ 100 nm，单分散系
动力学稳定性	稳定	稳定
热力学稳定性	不稳定	稳定
表面活性剂的用量	少，可加适量助表面活性剂	多，一般需加助表面活性剂
制备方法	多采用高能乳化法，与组分的加入顺序有关	组分混合，自发形成，与组分的加入顺序无关
油相的体积	可达 70% ～ 80%	有限
稀释稳定性	基本粒径不变，耐稀释	稀释比例不当时发生相分离

（三）乳剂的特点 Characteristics of emulsions

乳剂中的乳滴分散度大，药物吸收迅速，有利于提高生物利用度，尤其能改善难溶性药物的成药性。油溶性药物制成乳剂能保证用药剂量准确，且使用方便。静脉注射乳剂给药后体内分布快、药效高、具有靶向性。外用乳剂可改善皮肤、黏膜的渗透性，并降低刺激性。复乳（W/O/W）中的油相具有控制药物渗透与扩散的作用，可作为药物的缓控释体系；同时复乳可作为中间体用于微米和纳米级载药系统的制备。但是，和混悬剂一样，乳剂也属于热力学不稳定体系，需要采取多种稳定化措施来改善其物理稳定性。

许多剂型都可以制成乳剂的形式，如注射剂、滴眼剂、软膏剂、栓剂、气雾剂；乳剂也可以应用于众多的给药途径，如口服、外用、眼用、注射用、肺部吸入用，所以乳剂的相关理论和处方工艺在药剂学中具有重要地位。

二、乳剂形成理论 Emulsion-forming theory

乳剂是分散相高度分散于分散介质中形成的热力学不稳定体系。要制备符合制剂要求的、相对稳定的乳剂，首先要有足够的能量使分散相分散成小液滴，其次要保证液滴稳定长期的存在。乳化剂在乳剂形成中发挥着重要的作用，其相应的乳剂形成理论有：

（一）降低界面张力作用 Reducing the interfacial tension

当油、水两相混合时，借助于机械力（如搅拌）的作用即可形成液滴，但此时液滴粒径较大，且不均匀。一旦机械力解除，分散相液滴迅速合并，又分为油、水两层。这是由于两种液体形成乳剂的过程中会在油、水两相间产生大量的新界面，而油、水两相间存在很大的界面张力，有巨大的界面自由能，乳剂有降低界面自由能的趋势，所以液滴会发生合并。为了保持乳剂的分散状态，必须降低界面自由能。乳化剂在降低界面自由能中将发挥重要作用。

乳剂形成所需作的乳化功 W 可表示为：$W = r \cdot \Delta S$

式中 r 为油、水界面张力；ΔS 为新增界面面积。

以液体石蜡在水中分散的过程为例：液体石蜡 100 mL，乳化前界面面积为 300 cm^2；乳化后油滴的平均半径为 1 μm（10^{-4} cm）。

每个油滴的体积（按球形计）为：$V = (4/3) \pi r^3 = (4/3) \pi (10^{-4})^3 = 4.19 \times 10^{-12}$ mL

100 mL 液体石蜡的油滴数为：$N = 100/(4.19 \times 10^{-12}) = 2.39 \times 10^{13}$ 个

每个油滴的界面面积为：$S = 4\pi r^2 = 4\pi (10^{-4})^2 = 12.57 \times 10^{-8}$ cm^2

100 mL 液体石蜡总的界面面积为：$S_{总} = N \cdot S = 3.004 \times 10^6$ cm^2

液体石蜡与水之间的油水界面张力 $r = 57 \times 10^{-5}$ N/cm

所以乳化成半径为 1 μm 的液滴所需的乳化功应为：

$$W = r \cdot \Delta S = 57 \times 10^{-5} \times (3.004 \times 10^6 - 300) = 1712 \text{ N} \cdot \text{cm} = 17.1 \text{ J}$$

若在上述油水体系中加入 1% 聚山梨酯 65 作为乳化剂，则液体石蜡与水之间的界面张力可降低为 3×10^{-5} N/cm，此时所需的乳化功为：

$$W' = r' \cdot \Delta S = 3 \times 10^{-5} \times (3.004 \times 10^6 - 300) = 90 \text{ N} \cdot \text{cm} = 0.9 \text{ J}$$

由此可见乳化功由于乳化剂的加入而显著降低，仅为未加乳化剂时的 1/20。说明在乳剂制备过程中加入乳化剂是非常必要的。尽管乳剂仍属于热力学不稳定体系，但相对于未加乳化剂的乳化过程所制得的乳剂要稳定得多。

（二）界面吸附乳化膜 Absorption of emulsifying membrane on interface

大分子物质或固体粉末被吸附在油、水界面上，同样具有稳定乳剂的作用。这是由于他们被吸附并规则的排列于油、水界面上形成界面吸附膜。吸附膜一面与水接触（饱和油），另一面与油接触（饱和水），两个界面具有不同的界面张力，此界面张力决定吸附膜的弯曲方向，即吸附膜向着界面张力大的一侧弯曲。如图 6-5 所示，O/W 型乳剂中水侧界面的界面张力小于油侧界面的界面张力，而 W/O 型乳剂与之相反。

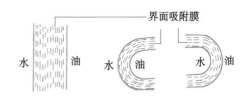

图 6-5　界面吸附膜示意图

根据乳化剂类型的不同，乳化膜有四种类型，如图 6-6 所示。

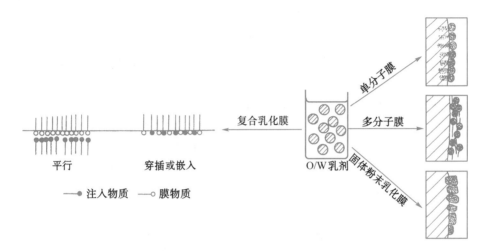

图 6-6　乳化剂在 O/W 界面形成膜的类型

1. 单分子乳化膜 Single molecule emulsion film

表面活性剂作乳化剂吸附于两相界面上可形成单分子乳化膜。该乳化膜不仅显著降低分散相与分散介质间的界面张力，同时可阻碍微滴间的合并。离子型表面活性剂作乳化剂还可使乳化膜荷电，微滴间的静电斥力使乳剂更加稳定。

2. 多分子乳化膜 Multi-molecule emulsion film

亲水性高分子化合物作乳化剂在两相界面上可形成多分子乳化膜。该乳化膜不仅可防止微滴间的合并，同时可增加分散介质的黏度，使乳剂更稳定。如阿拉伯胶作乳化剂能够形成多分子乳化膜。

3. 固体粉末乳化膜 Solid powder emulsion film

有些固体粉末，如硅皂土、氢氧化镁，对油、水两相均有一定的亲和力，可以降低油、水两相的界面张力，同时由于固体粉末足够细，可以吸附在微滴表面形成固体粉末乳化膜，使乳剂稳定。

4. 复合乳化膜 Composite emulsion film

复合乳化膜即由两种或两种以上的不同物质组成的乳化膜。主要有两种形式：①两种物质的极性基团相结合（图 6-6a）；②两种物质的极性基与非极性基同时结合（图 6-6b）。如胆固醇（油状物）在水的表面可形成不溶性单分子膜，若将离子型表面活性剂十六烷基硫酸钠溶液注入上述不溶性膜内，两种物质之间发生结合即可形成坚固的复合乳化膜。

三、乳化剂 Emulsifiers

乳化剂是乳剂的重要组成部分，是制备稳定乳剂不可缺少的物质。

（一）乳化剂的基本要求 Requirements of emulsifiers

理想的乳化剂应具备下列条件：①表面活性强，可使界面张力降至 10^{-4} N/cm 以下；②能够迅速地吸附在微滴表面上，形成牢固的膜，防止微滴合并；③可使微滴荷电增加，微滴间的静电排斥力使乳剂更加稳定；④增加介质的黏度，有利于乳剂的稳定；⑤乳化剂应对酸、碱、盐稳定，乳化能力不受温度的影响；⑥对机体的安全性好，适用于不同的给药途径。

（二）乳化剂的种类 Tpyes of emulsifiers

1. 表面活性剂类 Surfactants

表面活性剂作乳化剂，其乳化能力强，性质稳定，容易在乳滴表面形成单分子乳化膜。通常不同类型的表面活性剂混合使用乳化效果更佳。

阴离子型表面活性剂：硬脂酸钠、硬脂酸钾、油酸钠、油酸钾、硬脂酸钙、十二烷基硫酸钠、十六烷基硫酸化蓖麻油等。

两性离子型表面活剂：卵磷脂与大豆磷脂等。

非离子型表面活性剂：聚山梨酯类、脂肪酸山梨坦类、泊洛沙姆、单硬脂酸甘油酯、三硬脂酸甘油酯、硬脂酸蔗糖酯类、苄泽类、卖泽类等。

2. 亲水性高分子化合物 Hydrophilic polymers

主要是天然的亲水性高分子材料，由于其亲水性强，故多用于制备 O/W 型乳剂。亲水性高分子化合物的水溶液黏性强，可形成多分子乳化膜，有利于乳剂的稳定。此类乳化剂应注意防腐，使用时需加入防腐剂。

阿拉伯胶：主要是含阿拉伯酸的钾、钠、钙、镁盐的混合物。用其可制备 O/W 型口服乳剂。阿拉伯胶的使用浓度为 10% ～ 15%，乳剂在 pH 值 2 ～ 10 范围均较稳定。阿拉伯胶含有氧化酶，易使胶氧化变质或对一些药物有降解作用，所以使用前应在 80℃加热约 30 min 使之破坏。阿拉伯胶的乳化能力较弱，常与西黄蓍胶、果胶、琼脂等合用。

明胶：属于 O/W 型乳化剂，其用量为油量的 1% ～ 2%。明胶为两性蛋白质，溶液的 pH 或电解质均影响其乳化能力。常与阿拉伯胶合用。

西黄蓍胶：其水溶液黏度高，0.1% 溶液为稀胶浆，0.2% ～ 2% 溶液呈凝胶状。西黄蓍胶的乳化性能较差，常与阿拉伯胶合用制备 O/W 乳剂。

杏树胶：为棕色块状物，用量为 2% ～ 4%。乳化性能与黏度均优于阿拉伯胶，可作为阿拉伯胶的代用品。

3. 固体粉末类 Solid powders

不溶性固体粉末在乳化时可以吸附在油/水界面形成固体粉末乳化膜，形成乳剂。这种粉末可同时被两种液体润湿，形成乳剂的类型由接触角 θ 决定。一般 $\theta < 90°$ 时表示被水润湿程度大，可形成 O/W 型乳剂。当 $\theta > 90°$ 时表示被油润湿程度大，可形成 W/O 型乳剂。O/W 型乳化剂有：氢氧化镁、氢氧化铝、二氧化硅、皂土等。W/O 型乳化剂有：氢氧化钙、氢氧化锌、硬脂酸镁等。

（三）乳化剂的选择 Selection of emulsifiers

乳化剂的选择应根据乳剂的给药途径、药物的性质、处方组成、乳剂的类型和乳化方法等因素进行综合考虑。

1. 根据乳剂的给药途径选择 Selection by administration route of emulsions

（1）口服乳剂：可选用无毒、无刺激性的高分子溶液作乳化剂。选择表面活性剂作乳化剂时应注意其毒性，一般选用无毒性或毒性很低的非离子型表面活性剂。

（2）外用乳剂：可选用无刺激性的表面活性剂作乳化剂，一般不宜采用高分子溶液作乳化剂。

（3）注射用乳剂：注射用乳剂，尤其是静脉注射用乳剂的乳化剂应无毒、无刺激性、无致敏及无溶血性。目前可用于静脉注射的乳化剂品种较少，仅有磷脂、泊洛沙姆（poloxamor 188）和聚氧乙烯氢化蓖麻油等。

2. 根据乳剂的类型选择 Selection by emulsion types

表面活性剂的 HLB 值决定着乳剂的类型。HLB 值在 8 ~ 16 范围内的表面活性剂可用作 O/W 型乳剂的乳化剂；HLB 值在 3 ~ 8 范围内的表面活性剂可用作 W/O 型乳剂的乳化剂。

3. 乳化剂的混合使用 Mixed use of emulsifiers

在制备乳剂时常将几种乳化剂合用。乳化剂混合使用具有如下特点。

（1）调节 HLB 值以改变乳化剂的亲油 / 亲水性： 油相的种类不同，乳化时对乳化剂的 HLB 值要求也不相同，见表 6-7。对于非离子型表面活性剂类型的乳化剂，因其 HLB 值具有加和性，所以两种或两种以上的混合乳化剂的 HLB 值可通过计算得到（参见表面活性剂性质部分）。

表 6-7　乳化油相所需 HLB 值

名称	所需 HLB 值	
	W/O 型	O/W 型
液体石蜡（轻）	4	10.5
液体石蜡（重）	4	10 ~ 12
棉籽油	5	10
植物油	—	7 ~ 12
挥发油	—	9 ~ 16
鲸蜡醇	—	15
硬脂醇	—	14
硬脂酸	—	15
精制羊毛酯	8	15
蜂蜡	5	10 ~ 16

（2）增加乳化膜的牢固性： 使用混合乳化剂，尤其是油性与水性乳化剂的混合使用，能在油 / 水界面上形成复合膜，从而提高乳剂的稳定性。如十六烷基硫酸钠（O/W 型乳化剂）与油醇或胆固醇（W/O 型乳化剂）混合后用于制 O/W 型乳剂，这种乳剂较仅使用十六烷基硫酸钠制备的乳剂更具稳定性。

（3）增加乳剂的黏度： 混合乳化剂能增加乳剂黏度，如阿拉伯胶、果胶等混合使用可使水相黏度增加，而十六醇硬脂酸酯与蜂蜡合用可增加油相黏度，使乳剂的分层速度降低，有利于乳剂的稳定。

在使用混合乳化剂时，应注意乳化剂之间及乳化剂与药物之间的配伍变化。如非离子型乳化剂之间可以混合使用，非离子型乳化剂与离子型乳化剂可以混合使用，但是阴离子型乳化剂和阳离子型乳化剂不能混合使用。

四、乳剂的稳定性 Stability of emulsions

乳剂属于热力学不稳定体系，不稳定的表现形式主要有以下几种（图 6-7）：

（一）分层 Delamination

分层系指乳剂在静置过程中出现乳滴上浮或下沉的现象，又称为乳析（creaming）。乳剂分层（图 6-7a）主要是由于分散相与分散介质之间的密度差造成的。

乳剂的分层速度符合 Stokes 定律。减少乳滴粒径，增加分散介质黏度，减少分散相与分

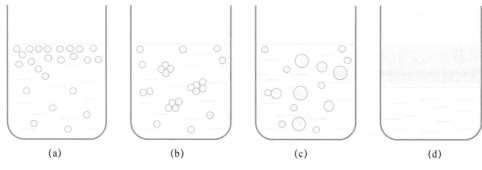

图 6-7   乳状液不稳定的几种表现

（a）分层；（b）絮凝；（c）合并；（d）破乳。

散介质之间的密度差，均可减少乳剂的分层速度。此外乳剂的相容积比与乳剂的分层速度成反比。通常相容积比低于 25% 时分层很快，当达到 50% 时分层速度显著减少。乳剂分层现象一般是可逆的，即经过充分振摇乳滴会重新分散得到均匀的乳剂。

（二）絮凝 Flocculation

乳剂中分散相的乳滴发生可逆性聚集的现象称为絮凝。与混悬剂相似，乳剂中的乳滴可聚集成团，但由于荷电以及乳化膜的存在，阻止了乳滴的合并，乳滴各自仍保持完整性（图6-7b），经振摇聚集的团块可以重新分散。乳剂发生絮凝主要是由于乳滴表面的 ζ 电位降低引起的。絮凝现象的出现说明乳剂的稳定性降低，往往是破乳的前奏。

（三）转相 Phase inversion

乳剂由于某些条件的变化而改变乳剂的类型称为转相，如由 O/W 变为 W/O，或由 W/O 变为 O/W。乳剂的转相主要是由于外界物质的加入使乳化剂的性质发生改变引起的。如油酸钠是 O/W 型乳化剂，遇氯化钙后生成油酸钙，变为 W/O 型乳化剂，这样 O/W 型乳剂就会变为 W/O 型乳剂。向乳剂中加入相反类型的乳化剂也会发生乳剂的转相，特别是当两种乳化剂的量相当时，更易发生相转化。转相时两种乳化剂的量比称为转相临界点（phase inversion critical point）。在转相临界点上乳剂不属于任何一种类型，但能很快向某种类型转化。例如卵磷脂是 O/W 型乳化剂，而胆固醇是 W/O 型乳化剂，两者以某一比例混合时，才会使乳剂处于转相的不稳定状态，见表 6-8。

表 6-8   卵磷脂 / 胆固醇比例对乳剂类型的影响

卵磷脂 / 胆固醇	乳剂类型
19.4	O/W
10.0	O/W
8.0	不定
6.0	W/O
4.1	W/O
2.0	W/O

温度对乳剂转相的影响也是不可忽视的。当温度改变时，乳化剂分子的亲水与亲油性质也随之改变，一般温度升高，它们的亲水性变差，亲油性增加。此种效应在非离子型表面活性剂类乳化剂中尤为显著。在某一温度下，非离子型表面活性剂稳定的乳剂发生转相，即高于此温度时乳剂为 W/O 型，低于此温度时为 O/W 型，这一温度称为相转变温度（phase inversion temperature，PIT）。

此外，乳剂的转相同样会受到相容积比的影响，W/O 型乳剂当相容积比在 50% ～ 60% 时容易发生相转化；而 O/W 型在约 90% 时才容易发生。

（四）合并与破乳 Coalescence and demulsification

絮凝后的乳剂乳化膜破裂导致乳滴变大，称为合并。合并的乳剂进一步发展成具有明显界面的油、水两相，称为破乳。破乳后乳滴表面的乳化膜不复存在，两相不会因振摇而重新分散，所以破乳是一个不可逆过程。

乳剂的稳定性与乳滴的大小及均匀性密切相关，粒径小且均匀的乳剂稳定性好。而决定乳滴粒径大小的主要因素是乳化剂的乳化能力，使用单一或混合乳化剂形成的乳化膜越稳定，乳剂就越不易发生破乳现象。

（五）酸败 Rancidification

在外界因素的影响下，油相和乳化剂发生变化而引起乳剂变质的现象称为酸败。如微生物可以促使乳剂的醇解与酶变及乳化剂的性质变化，这些都会导致乳剂的稳定性下降。通常需加入防腐剂和抗氧剂防止酸败和氧化的发生。

五、乳剂的制备 Preparation of emulsions

（一）乳剂处方拟定 Formulation of emulsions

根据乳剂的用途和类型，选用适宜的油相、水相、乳化剂与辅助乳化剂等。

（1）乳剂的相体积分数一般应在 25% ～ 75% 之间。

（2）给药途径不同的乳剂，应具有不同的流变性，乳剂属于塑性流体，增加连续相的黏度可以改变乳剂的流变性。对于口服或外用乳剂，如 W/O 型可在油相中加入蜡类，O/W 型可加入西黄蓍胶、甲基纤维素等，或加入触变胶使乳剂具有触变性。

（3）根据乳剂的类型不同选择相适宜 HLB 值的乳化剂或混合乳化剂。

（4）外用或口服乳剂为大剂量制剂，由于其原料易滋生微生物，制备环境的净化级别又不同于注射剂，所以处方中应加入防腐剂。选择防腐剂时应考虑其在油、水相中的分配，以保证有效的抑菌浓度。

（5）乳剂根据需要加入抗氧剂，油相与水相分别选择油溶性与水溶性抗氧剂。

（二）乳剂的制备方法 Preparation methods of emulsions

1. 油中乳化剂法 Emulsifier in oil

油中乳化剂法也称为干胶法，具体做法是先将水相加至含有乳化剂的油相中，用力研磨，制备初乳，然后加水稀释至全量，混匀即得。初乳中油、水、胶的比例视油相种类的不同而有所不同，油相为植物油时比例为 4∶2∶1；挥发油时为 2∶2∶1；液体石蜡时为 3∶2∶1。本制备方法适用于阿拉伯胶或其与西黄蓍胶的混合胶。

2. 水中乳化剂法 Emulsifier in water

水中乳化剂法也称为湿胶法，具体做法是先将乳化剂分散在水相中，再加入油相，用力研磨，制成初乳，加水稀释至全量，混匀即得。其油、水、胶的比例与干胶法相同。

3. 新生皂法 Renascent soap method

乳剂处方的油相中常含有硬脂酸、油酸等有机酸，加入氢氧化钠、氢氧化钙、三乙醇胺等碱性物质后（有时需要在高温条件下，如 70℃以上）会在油 / 水界面上生成新皂（表面活性剂）。这种新皂具有乳化性能，在强力搅拌油、水两相混合物时即可有乳剂生成。若此过程生成一价皂，即可形成 O/W 型乳剂；若生成二价皂，即可形成 W/O 型乳剂。这种方法常用于乳膏剂的制备。

4. 两相交替加入法 Two phase alternating addition method

这种方法是指在乳化剂中多次、少量、交替地加入水或油，边加边搅拌，即可形成乳剂。

本方法适用于天然胶类、固体粉末作乳化剂的乳剂的制备，一般乳化剂的用量较大。

5. 机械法 Mechanical method

机械法是将油相、水相、乳化剂混合后用乳匀机等机械设备制备乳剂的方法。由于机械设备可以提供强大的能量，机械法一般无需考虑各组分的混合顺序。

6. 复乳的制备 Preparation of compound emulsions

复乳的制备采用二步乳化法来制备。第一步先将水、油、乳化剂制成一级乳，再以一级乳为分散相与含有乳化剂的水或油制成二级乳。若一级乳为 W/O 型则复乳为 W/O/W 型；若一级乳为 O/W 型，则复乳为 O/W/O 型。目前多用微流控技术进行制备。

7. 亚微乳与纳米乳的制备 Preparations of submicro and nanoemulsions

主要采用高能乳化法（high-energy emulsification methods）：①首先制备粗乳，按照工艺配比将油、水、表面活性剂及其他稳定剂成分混合，利用搅拌器得到一定粒度分布的常规乳剂；②然后制备细乳，利用高压均质机、微射流均质机或超声波均质机对粗乳液进行特定条件下的均质处理得到符合粒径要求的亚微乳或纳米乳剂。

8. 微乳的制备 Preparation of microemulsions

微乳是自发形成的，其制备不需要特殊的设备，通常分为三步：①根据优化的处方，将表面活性剂、助表面活性剂、油混合均匀；②在搅拌下加入药物溶解；③缓缓加水滴定至形成透明的 O/W 型微乳为止。

（三）乳剂制备的设备 Equipment for preparation of emulsions

1. 机械搅拌器 Mechanical agitator

小量制备可以用研钵，大量制备多采用机械搅拌器，如桨式混合器或涡旋混合器。机械搅拌器适用于大多数乳剂的制备，但对于亚微乳、纳米乳的制备用搅拌器制备初乳，然后用胶体磨或均质机再进行分散，直到粒径适合为止。

2. 胶体磨 Colloidal mill

由电动机通过皮带传动带动转齿（或称为转子）与相配的定齿（或称为定子）作相对的高速旋转，被加工物料通过定、转齿之间的间隙（间隙可调）时受到强大的剪切力、摩擦力、高频振动、高速旋涡等物理作用，使物料被有效地乳化、分散、均质和粉碎，达到物料超细粉碎及乳化的效果。相对于压力式均质机，胶体磨是一种离心式设备，其结构简单，保养维护方便，适用于较高黏度物料以及较大颗粒的物料。口服或外用乳剂可选择此设备制备。

3. 均质机 Homogenizer

均质机有多种类型，其工作原理各不相同，主要是通过不同形式的机械力将粗乳再次进行分散，或将油或水两相直接粉碎成适宜的粒径。

（1）高压均质机：开始时阀座和阀芯紧密贴合，工作加压时物料在高压作用下将阀芯和阀座之间挤开一条狭缝，物料通过狭缝后由于环境压力急剧下降，而产生爆裂、粉碎，从而达到均质的效果。

（2）微射流均质机：将液滴经湍流分散后，再高速通过喷嘴产生的空穴效应将乳滴初步剪切分散，同时分散后的乳滴经撞击反向后，双向运动的液滴剪切碰撞使乳滴进一步粉碎，从而形成更小的乳滴。

（3）超声波均质机：利用超声波在遇到物体时会迅速地交替压缩和膨胀的原理实现。超声波均质机是通过将频率为 20 ～ 25 kHz 的超声波发生器放入料液中或使用使料液具有高速流动特性的装置，利用超声波在料液中的搅拌作用使料液实现均质效果。

（四）乳剂中药物的加入方法 Methods for adding drug to emulsions

乳剂是药物很好的载体，可加入各种药物使其具有治疗作用。若药物溶解于油相，可先将药物溶于油后再制成乳剂；若药物溶于水相，可先将药物溶于水后再制成乳剂；若药物不溶于油相也不溶于水相，可用亲和性大的液相研磨药物，再将其制成乳剂，也可将药物先用已制成的少量乳剂研磨至细再与乳剂混合均匀。

制备符合质量要求的乳剂，要根据制备量的多少、乳剂的类型及给药途径等多方面加以考虑。黏度大的乳剂应提高乳化温度。足够的乳化时间也是保证乳剂质量的重要条件。

（五）影响乳剂制备的因素 Factors affecting preparation of emulsions

1. 乳化温度 Emulsification temperature

乳化过程中温度升高可降低体系的黏度，从而减少机械粉碎的阻力，有利于乳剂的形成；温度升高可降低油/水界面张力，有利于界面膜的延伸。但温度升高也会加速乳剂的分层或转相，也可能引起乳化剂性质的改变，所以应适度控制乳化温度。

2. 乳化时间 Emulsification time

乳剂液滴的粒径在搅拌的初期迅速下降，一般在 1 ～ 5 min 达到一定的粒径范围，若继续长时间搅拌，乳滴碰撞的几率增大，反而会使粒径较小的乳滴合并，甚至破裂，所以乳化时间不宜过久。

3. 乳化设备 Emulsification equipment

应根据乳剂粒径的要求来选择具有不同机械强度的机械或乳化方法。

（六）乳剂举例 Samples of emulsions

例 **6-14**：鱼肝油乳剂（cod-liver oil emulsions）

【处方】
鱼肝油	500 mL
阿拉伯胶	125 g
西黄蓍胶	7 g
挥发杏仁油	1 mL
糖精钠	0.1 g
尼泊金乙酯	0.5 g
纯化水	适量　共制成 1000 mL

【制法】取鱼肝油与阿拉伯胶粉置于干燥研钵内，研匀后一次加入纯化水 250 mL，沿一个方向强力研磨至成稠厚初乳，加入糖精钠水溶液（糖精钠加少量纯化水溶解）、挥发杏仁油及尼泊金乙酯乙醇液，然后缓缓加入西黄蓍胶浆（由西黄蓍胶加入 10 mL 的乙醇中摇匀后，一次加入纯化水 200 mL 强力振摇制得）。最后加入适量纯化水研磨制成 1000 mL 乳剂。

本品主要用于治疗维生素 A 和 D 缺乏症。处方中鱼肝油为药物，油相；阿拉伯胶为乳化剂；西黄蓍胶为稳定剂，用于增加分散介质的黏度；糖精钠、杏仁油为矫味剂；尼泊金乙酯为防腐剂。

例 **6-15**：炉甘石擦剂（calamine liniment）　又称炉甘石乳

【处方】
炉甘石	60 g
氧化锌	60 g
液化酚	5.5 mL
甘油	12 mL
芝麻油	500 mL
氢氧化钙溶液	适量　共制成 1000 mL

【制法】取炉甘石、氧化锌研细混合后加入芝麻油并混匀，徐徐加入新鲜配制的氢氧化钙溶液（其中含有甘油与液化酚）至全量，乳化完全即得。

本品为外用液体制剂，主要用于治疗湿疹、晒斑和急性皮炎。处方中芝麻油中的油酸甘油酯及游离脂肪酸可同氢氧化钙作用，生成油酸钙皂（乳化剂），将多余的油乳化生成 W/O 型乳剂，而炉甘石与氧化锌则混悬于乳剂中。本品可用棉籽油代替芝麻油，但应加入少量的油酸（约 0.5%）以增加生成钙皂的量，促使油的乳化。处方中的甘油为保湿剂，液化酚为消毒防腐剂。

本品久置易分层，故常加入 1% 的羊毛脂及 0.5% 油酸（或 10% 硬脂酸）。不仅有利于分散，同时可增加稳定性。

例 6-16： 5-氟尿嘧啶复合乳剂（5-fluorouracil multiple emulsions）

【处方】

W/O 初乳	5-氟尿嘧啶（1 mg/mL）	48.74%
	牛血清白蛋白	0.02%
	肉豆蔻酸异丙酯	48.74%
	乳化剂 I（脂肪酸山梨坦 80）	2.5%
W/O/W 复乳	W/O 初乳	50%
	乳化剂 II（聚山梨酯 80）	1%
	纯化水	49%

【制法】　首先制备初乳，将 5-氟尿嘧啶与牛血清白蛋白溶于生理盐水中作为内水相，司盘 80 加入肉豆蔻酸异丙酯中作为油相，将二者乳化分散得 W/O 型初乳。将聚山梨酯 80 加入到纯化水中作为外水相，然后将初乳缓缓滴入外水相中，再经乳化得 W/O/W 型复乳。

本品为口服复合乳剂，由于乳剂的淋巴靶向性，口服后可提高肝脏内的药物水平。

六、乳剂的质量控制 Quality control of emulsions

乳剂的种类很多，其作用与给药途径各异，因此目前尚无统一的质量评定标准，但对于一些共性的性能必须加以评定，以便控制乳剂的质量。

评价乳剂最简单的方法是目测法，通过肉眼观察其是否分层、是否细腻，同时通过观察其颜色也可估算乳剂的粒径范围。通常，白色：粒径 $< 1\ \mu m$；蓝白色：粒径 $0.1 \sim 1\ \mu m$；半透明：粒径 $0.05 \sim 0.1\ \mu m$；透明：粒径 $< 0.05\ \mu m$。但是影响乳剂质量的因素诸多，往往还需要一些定性的方法予以评价。

（一）粒径及粒度分布测定 Determination of particle size and size distribution

乳剂中乳滴的粒径和粒度分布是评价乳剂质量的重要指标，不同给药途径与用途的乳剂对粒径的要求不同。用于测定乳滴粒径的方法有光学显微镜法、库尔特计数器测定法、激光散射法、透射电镜法等。《中国药典》2020 年版规定静脉用乳状液型注射液中 90% 的乳滴粒径应在 $1\ \mu m$ 以下，不得有大于 $5\ \mu m$ 的乳滴。

（二）乳滴合并速度测定 Determination for coalescence rate of emulsions

乳滴合并速度符合一级动力学规律，其方程为：

$$\ln N = -kt + \ln N_0$$

式中，k 为乳滴合并速度常数，N_0 为合并前乳滴的总数，N 为 t 时刻尚未合并的乳滴数。测定时需要连续测定几个不同时间点所对应样品中的 N 值，以 $\ln N$ 对 t 作图可得一直线，由直线斜率求算合并速度常数 k，并通过 k 值的大小来评价乳剂的稳定性。k 值越大乳剂越不稳定。

（三）稳定常数测定 Determination of stability constant

乳剂离心前后的吸光度变化百分率称为稳定常数，用 k_e 表示，其方程为：

$$k_e = (A_0 - A)/A_0 \times 100\%$$

式中，k_e 为稳定常数；A_0 为离心前乳剂稀释液的吸光度；A 为离心后乳剂稀释液的吸光度。测定时取乳剂适量于离心管中，以一定速度离心一定时间，从离心管底部取少量乳剂，稀释一定倍数，以纯化水为对照，用比色法在可见光波长下测定吸光度 A，同法测定原乳剂稀释相同倍数后的吸光度 A_0，代入公式计算 k_e。k_e 值越大乳剂越不稳定。

（四）离心法观察乳剂稳定性 Study on stability of emulsions by centrifugation

离心法可以观察乳剂的分层或沉降，根据离心力的大小可以估算出重力，进一步可以对乳剂在自然重力条件下的分层或沉降作出判断。《中国药典》2020 年版规定口服乳剂的外观应呈均匀的乳白色，以半径为 10 cm 的离心机每分钟 4000 转的转速（约 1800×g）离心 15 min，不应有分层现象。有人认为以半径为 10 cm 的离心机 3750 r/min 速度离心 5 h 相当于自然放置 1 年的效果。

（五）温度变化观察乳剂稳定性 Study on stability of emulsions by changing temperature

如果乳剂能在 37℃保存 3 个月不变化，则可认为其稳定。周期性改变贮存温度也可以用于考察乳剂的稳定性，其具体做法是将乳剂首先置于低温（如 −5℃）环境中，然后在 24 h 内逐渐升温至 40℃，如此重复 24 次；或从 5℃于 12 h 内升至 35℃，重复 12 次，期间观察乳剂的变化。此法不仅可以考察乳剂的稳定性，还可以了解乳剂对温度变化的耐受性，为贮存和运输温度的选择提供依据。

（六）新技术在乳剂评价中的应用 Use of new technology in emulsion evaluations

为了深入了解乳剂的结构与物理状态，越来越多的新技术被用于乳剂的研究与评价，如冷冻蚀刻透射电镜用于观察乳剂的精细形态，小角 X 射线衍射用于研究各组分在乳剂结构中的位置，热重分析法和偏振光技术用于区分乳剂本体水与层间水，这些研究将加深对乳剂的了解，有助于处方与工艺的优化与改进。

第十节　其他液体制剂
Other liquid preparations

本节介绍按不同给药途径分类的液体制剂。给药途径不同对液体制剂的要求不同，同一给药途径的液体制剂中可以包括分属于不同分散体系的液体制剂。

一、合剂 Mixtures

合剂系一般指中药用水或其他溶剂采用适宜的方法提取制成的口服液体制剂，单剂量灌装者也可称"口服液"。合剂中的溶剂主要是水，有时为了溶解药物可加适量的乙醇。由酊剂、醑剂、流浸膏剂等制备合剂时应缓慢加入溶剂以防止析出沉淀。合剂中可加入矫味剂、着色剂；以水为溶剂的合剂需加入抑菌剂，抑菌效力应符合《中国药典》2020 年版抑菌效力检查法的规定，山梨酸和苯甲酸的用量不得超过 0.3%（其钾盐、钠盐的用量分别按酸计）；羟苯酯类的用量不得超过 0.05%；合剂若加蔗糖，蔗糖量一般不高于 20%（g/mL）。

合剂应澄清，在贮存期间不得有发霉、酸败、异物、变色、产生气体或其他变质现象，允许有少量摇之易散的沉淀。

合剂目前应用较多，《中国药典》2020 年版一部也收载了多个品种，如小儿咳喘灵口服液、杞菊地黄口服液、养血饮口服液、生白合剂（生白口服液）、凉解感冒合剂、复方鱼腥草合剂。

二、洗剂和冲洗剂 Lotions and washing lotions

洗剂系指用于清洗无破损皮肤或腔道的液体制剂，使用时一般轻轻涂于皮肤或用纱布蘸取敷于皮肤上，发挥消毒、消炎、止痒、收敛、保护等局部作用。洗剂可以是溶液型、乳状液型和混悬型液体制剂，分散介质为水和乙醇。水或乙醇在皮肤上蒸发，有冷却和收缩血管的作用，能减轻急性炎症。混悬型洗剂中常加入甘油和助悬剂，当分散介质蒸发后可形成保护膜，使皮肤免受刺激。《中国药典》2020年版收载了二硫化硒洗剂、酮康唑洗剂等。

洗剂可为溶液型、混悬型、乳剂型液体制剂，在贮藏时，乳状液若出现油相与水相分离，经振摇后应易重新形成乳状液；混悬液若出现沉淀物，经振摇应易分散，并具有足够的稳定性，以确保给药剂量的准确。易变质的洗剂应于临用前配制。

冲洗剂系指用于冲洗开放性伤口或腔体的无菌溶液。冲洗剂应无菌、无毒、无局部刺激性，可由原料药物、电解质或等渗调节剂按无菌制剂制备，也可以是注射用水。冲洗剂通常应调节至等渗。冲洗剂开启后应立即使用，未用完者应弃去。

三、搽剂 Liniments

搽剂系指原料药物用乙醇、油或适宜的溶剂制成的液体制剂，供无破损皮肤揉擦用，发挥镇痛、收敛、保护、消炎、杀菌、抗刺激等作用。搽剂常用的溶剂有乙醇、液体石蜡、甘油或植物油等。起镇痛、抗刺激作用的搽剂，多用乙醇为溶剂，使用时用力揉搽，可增加药物的渗透性；起保护作用的搽剂多用油、液体石蜡为溶剂，搽用时有润滑作用，无刺激性。搽剂也可涂于敷料上贴于患处，但不能用于破损皮肤。

搽剂可为溶液型、混悬型、乳剂型液体制剂。在贮存时，乳状液若出现油相与水相分离，经振摇后应能重新形成乳状液；混悬液若出现沉淀物，经振摇应易分散，并具有足够的稳定性，以确保给药剂量的准确。易变质的搽剂应在临用前配制。为了避免溶剂蒸发，应采用非渗透的容器或包装材料。《中国药典》2020年版收载了双氯芬酸钠搽剂、吲哚美辛搽剂、硝酸咪康唑搽剂、薄荷麝香草酚搽剂等。

四、涂剂和涂膜剂 Paints and paint films

涂剂系指含原料药物的水性或油性溶液、乳状液、混悬液，供临用前用消毒纱布或棉球等柔软物料蘸取涂于皮肤或口腔与喉部黏膜的液体制剂。也可为临用前用无菌溶剂制成溶液的无菌冻干制剂，供创伤面涂抹治疗用。涂剂大多为消毒或消炎药物的甘油溶液，也可用乙醇、植物油等作溶剂。甘油能使药物滞留于口腔、喉部的黏膜，有滋润作用，对喉头炎、扁桃体炎等均起辅助治疗作用，如复方碘涂剂。

涂膜剂系指原料药物溶解或分散于含成膜材料的溶剂中，涂搽患处后形成薄膜的外用液体制剂。涂膜剂一般用于无渗出液的损害性皮肤病，使用时涂布于患处，有机溶剂迅速挥发，形成薄膜保护患处，并缓慢释放药物起治疗作用。常用溶剂为乙醇，成膜材料有聚乙烯醇、聚乙烯吡咯烷酮、乙基纤维素和聚乙烯醇缩甲乙醛等，通常还需加入增塑剂，如甘油、丙二醇、三乙酸甘油酯。

涂剂和涂膜剂在启用后最多可使用4周，用于烧伤（除程度较轻的Ⅰ度或浅Ⅱ度烧伤外）、严重创伤的涂剂或涂膜剂须做无菌检查并应符合规定。《中国药典》2020年版收载了哈西奈德涂膜剂等。

五、滴耳剂和洗耳剂 Ear drops and ear lotions

滴耳剂系指由原料药物与适宜辅料制成的水溶液，或由甘油或其他适宜溶剂制成的澄明溶液、混悬液或乳状液，是供滴入外耳道用的液体制剂。以水、乙醇、甘油为溶剂，也可用丙二醇、聚乙二醇等。乙醇作为溶剂虽然有渗透性和杀菌作用，但有刺激性；以甘油为溶剂作用缓和、药效持久、有吸湿性，但渗透性较差；水作用缓和，但渗透性差。所以滴耳剂常用混合溶剂。滴耳剂有消毒、止痒、收敛、消炎、润滑作用。慢性中耳炎患者由于黏稠分泌物存在，使药物很难达到中耳部。制剂中加入溶菌酶、透明质酸酶等能稀释分泌物，促进药物分散，加速肉芽组织再生。外耳道有炎症时 pH 值在 7.1 ～ 7.8 之间，所以外耳道用滴耳剂最好为弱酸性。滴耳剂有复方硼酸滴耳液、氧氟沙星滴耳液、盐酸林可霉素滴耳液等。

洗耳剂系指由原料药物与适宜辅料制成的澄明水溶液，用于清洁外耳道的液体制剂。通常是符合生理 pH 值范围的水溶液，用于伤口或手术前使用者应无菌。

六、滴鼻剂和洗鼻剂 Nasal drops and nasal lotions

滴鼻剂系指由原料药物与适宜辅料制成的澄明溶液、混悬液或乳状液，是供滴入鼻腔用的鼻用液体制剂。以水、丙二醇、液体石蜡、植物油为溶剂，多制成溶液剂，但也有制成混悬剂、乳剂使用的。鼻用水溶液容易与鼻腔内分泌液混合，容易分布于鼻腔黏膜表面，但维持药效短。为促进吸收、防止黏膜水肿，应适当调节渗透压、pH 值和黏度。油溶液刺激性小，作用持久，但不与鼻腔黏液混合。正常人鼻腔液 pH 值一般为 5.5 ～ 6.5，炎症病变时则呈碱性，有时 pH 高达 9，易使细菌繁殖，影响鼻腔内分泌物的溶菌作用以及纤毛的正常运动，所以碱性滴鼻剂不宜经常使用。滴鼻剂 pH 值应为 5.5 ～ 7.5，应与鼻黏液等渗，不改变鼻黏液的正常黏度，不影响纤毛运动和分泌液的离子组成。《中国药典》2020 年版收载了利巴韦林滴鼻液、盐酸麻黄碱滴鼻液、富马酸酮替芬滴鼻液等。

洗鼻剂系指由原料药物制成符合生理 pH 值范围的等渗水溶液，是用于清洗鼻腔的鼻用液体制剂，用于伤口或手术前使用者应无菌。

七、灌肠剂 Enemas

灌肠剂系指以治疗、诊断或提供营养为目的供直肠灌注用的液体制剂，包括水性或油性溶液、乳剂和混悬液。按用药目的分为：①泻下灌肠剂，以清除粪便、降低肠压、使肠道恢复正常功能为目的使用的液体制剂，如生理盐水、5% 软肥皂溶液、1% 碳酸氢钠溶液、50% 甘油溶液。②含药灌肠剂，指在直肠起局部作用或吸收后发挥全身作用的含药液体制剂。局部可起收敛作用，吸收可产生兴奋或镇静作用。对胃有刺激性或在胃内易被破坏的药物、不能口服给药的患者，可使用该制剂。灌肠剂可加入增稠剂以延长其在直肠的保留时间。如 0.1% 醋酸、10% 水合氯醛、0.1% ～ 0.5% 鞣酸、25% ～ 33% 硫酸镁。③营养灌肠剂，系指患者不能经口摄取营养而经过直肠应用的含有营养成分的液体制剂，如 5% 葡萄糖溶液。

第十一节　液体制剂的包装与贮存
Package and storage of liquid preparations

液体制剂的包装关系到产品的质量、运输和贮存。液体制剂体积大，稳定性较差，如果包装不当，在运输和贮存过程中会发生变质。因此包装容器的材料选择、容器的种类、形状以及封闭的严密性等都极为重要。液体制剂的包装材料应符合要求，不与药物发生作用，不改变药物的理化性质及疗效，尽量减少和防止外界因素的影响，坚固耐用，体轻，外形适宜、美观，便于运输、贮存、携带和使用。

液体制剂的包装材料包括：容器（玻璃瓶、塑料瓶等）、瓶塞（软木塞、橡胶塞、塑料塞）、瓶盖（塑料盖、金属盖）、标签、说明书、纸盒、纸箱、木箱等。液体制剂包装瓶上应贴有标签。

液体制剂一般应避光、密闭贮存。对热敏感的品种，应在 2 ～ 8℃保存和运输。

（王学清）

参考文献

[1] 方亮. 药剂学 ［M］. 8 版. 北京：人民卫生出版社，2016.

[2] 平其能. 药剂学 ［M］. 4 版. 北京：人民卫生出版社，2013.

[3] 国家药典委员会. 中华人民共和国药典：2020 年版 ［M］. 北京：中国医药科技出版社，2020.

[4] 何仲贵. 药物制剂注解 ［M］. 北京：人民卫生出版社，2009.

[5] 姚静. 药用辅料应用指南 ［M］. 北京：中国医药科技出版社，2011.

[6] 张奇志，蒋新国. 新型药物递释系统的工程化策略及实践 ［M］. 北京：人民卫生出版社，2019.

灭菌制剂与无菌制剂
Sterile and aseptic preparations

第一节　概　述
Introduction

一、定义与分类 Definition and classification

灭菌制剂系指采用某种物理或化学方法杀灭所有活的微生物繁殖体和芽胞的一类药物制剂。无菌制剂系指采用无菌操作法或无菌技术制备的不含任何活的微生物繁殖体和芽胞的一类药物制剂。

无菌（sterility）是指制剂中不含任何活的微生物，因此广义上讲，上述灭菌制剂与无菌制剂都属于无菌制剂。《中国药典》2020 年版规定，无菌制剂要进行无菌检查，而非无菌药品（如口服制剂、一般的局部用制剂、吸入剂、腔道用制剂）要进行微生物限度的检查，即允许有规定量的微生物存在，但不得有某些种类的微生物存在。

广义的无菌制剂包括注射用制剂（如小体积注射剂、输液、粉针剂）、眼科用制剂（如滴眼剂、眼用软膏剂、眼用凝胶剂）、植入剂（如植入片、生物降解型植入装置）、手术或创面用制剂（如止血海绵剂、外伤用溶液剂、软膏剂和气雾剂）等。

眼用制剂中，眼内注射溶液、眼内插入剂及供手术、伤口、角膜穿通伤用的眼用制剂要求进行无菌检查；一般的眼用制剂，虽然只进行微生物限度检查，但由于是多剂量制剂，容易染菌，故需加入抑菌剂，并按灭菌制剂或无菌制剂的要求进行制备，故也归入灭菌制剂和无菌制剂中。

二、灭菌与无菌操作 Sterilization and aseptic operation

灭菌过程是制剂制备中一项非常重要的操作，尤其对注射液、眼用制剂等无菌制剂更是不可缺少的，而灭菌法的研究对保证产品质量有着重要意义。

微生物的种类不同，相应的灭菌方法也不同，灭菌效果也可能不一样。微生物的种类包括细菌、真菌、病毒等，而微生物因生长期的不同又可分为繁殖体和芽胞，细菌的芽胞具有较强的抗热能力，因此灭菌效果的评价应以杀灭芽胞为准。药剂学中灭菌操作的基本目的是要除去或杀灭微生物，同时不影响药物的稳定性、治疗效果和用药的安全性。

与无菌相关的几个概念包括：灭菌、防腐和消毒。灭菌（sterilization）是指用物理或化学方法将所有致病和非致病的微生物以及细菌的芽胞全部杀灭；防腐（antisepsis）是指低温或化学药品防止和抑制微生物的生长繁殖；消毒（disinfection）是指用物理和化学方法将病原微生物杀死。

灭菌的方法较多，可结合各种灭菌法的特点和被灭菌物质的性质等全面考虑与选择。

（一）物理灭菌法 Physical sterilization

常用的一些物理方法，如加热或射线灭菌可破坏微生物体内的蛋白质和核酸中的氢键，使蛋白质变性、核酸破坏、酶失活，从而导致微生物的死亡。过滤除菌是一种机械截留作用。

1. 干热灭菌法 Hot-air sterilization

干热灭菌法是利用火焰或干热空气进行灭菌的方法。

（1）火焰灭菌法：是直接在火焰中烧灼灭菌的方法。特点是灭菌迅速、可靠、简便。本法可用于耐火焰材质的物品、金属、玻璃及瓷器等用具的灭菌，不适用于药品的灭菌。

（2）干热空气灭菌法：是在高温干热空气中灭菌的方法。干热空气穿透力弱，各处温度的均匀性较差，而且干燥状态下微生物的耐热性强，因此本方法灭菌温度较高，灭菌时间较长。本法可用于耐高温的玻璃制品、金属制品、湿气难以穿透的油脂类、耐高温的粉末化学药品等，如粉针剂用无菌瓶的干燥就可采用干热灭菌法；本方法不适用于橡胶、塑料制品及大部分的药品。

一般认为繁殖性细菌在 100℃以上干热 1 h 即可被杀死；耐热性细菌芽胞在 120℃以下长时间加热也不死亡，但在 140℃前后杀菌效率急剧增长；热原经 250℃加热 30 min，或 200℃以上加热 45 min，可遭破坏。所以，有药典规定了一般的标准：135～145℃灭菌需 3～5 h；160～170℃灭菌需 2～4 h；180～200℃灭菌需 0.5～1 h。在实际工作中应通过实验，研究确定达到完全灭菌所需的温度与时间，并要保证灭菌物品没有损害。

2. 湿热灭菌法 Moist heat sterilization

湿热灭菌法是在饱和蒸气、沸水或流通蒸气中进行灭菌的方法。由于蒸气潜热大，穿透力强，容易使蛋白质变性或凝固，所以比干热空气灭菌法的灭菌效率高。

（1）热压灭菌法：是用压力大于常压的饱和水蒸气加热杀灭微生物的方法。此法灭菌效果很强，能杀灭所有细菌繁殖体和芽胞，灭菌效果可靠。本法适于能耐高压蒸气的药物制剂、玻璃容器、金属容器、瓷器、橡胶塞、膜滤过器等，是制剂生产中应用广泛的一种灭菌方法。

热压灭菌所需的温度、蒸气表压与时间之间有一定的关系，一般可按如下灭菌条件进行选择：115℃、67 kPa、30 min；121℃、97 kPa、20 min；126℃、139 kPa、15 min。

热压灭菌的设备种类较多，如卧式热压灭菌柜、立式热压灭菌柜和手提式热压灭菌器，但生产中以卧式热压灭菌柜最为常用。热压灭菌的基本结构大同小异，主要由柜体、柜门、夹套、压力表、温度计、各种气阀、水阀、安全阀等组成，主要通蒸气加热，有的也用电或煤气等加热。

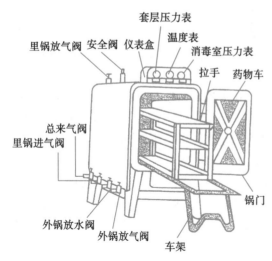

卧式热压灭菌柜是一种生产用灭菌设备，用坚固的合金制成，灭菌柜带有夹套，柜内备有带轨道的格架，可分为若干层，用于放置灭菌的药品。灭菌柜顶部装有两只压力表，一只用于指示蒸气夹套内的压力，一只用于指示灭菌柜内的压力。两压力表中间为温度表。灭菌柜的一侧是进气阀、外锅放气阀和放水阀等，柜的上方安装有排气阀和安全阀等。如图 7-1 所示。

卧式热压灭菌柜的操作方法一般可分为三个阶段。①准备阶段：包括灭菌柜的清洗、夹套先用蒸气加热 10 min，以及使夹套中的蒸气压力上升至所需标准；②灭菌阶段：将待

图 7-1　卧式热压灭菌柜的基本结构

灭菌的物品置于铁丝篮中，排列于格架上，推入柜内，关闭柜门，并将柜门旋紧。将热蒸气通入柜内，当温度上升至规定温度（如 115.5℃）时，开始记录灭菌时间，灭菌过程中柜内压力应比较稳定（如在 70 kPa 左右）；③后处理阶段：到达灭菌时间后，先将蒸气关闭，排气，当蒸气压力降至"0"点，开启柜门，冷却后将灭菌物品取出。

注意事项：①必须使用饱和蒸气。②必须将灭菌器内的空气排除。如果灭菌器内有空气存在，则压力表上的压力是蒸气与空气二者的总压并非纯蒸气压，温度达不到规定值。而且实验证明，热蒸气中含 1% 空气时，传热系数降低 60%。因此灭菌器上往往附有真空装置，通蒸气前将灭菌器内的空气抽出。③灭菌时间必须由全部药液温度真正达到所要求的温度时算起。通常测定灭菌器内的温度，不是灭菌物内部温度，因此最好能设计直接测定被灭菌物内温度的装置或使用温度指示剂。目前，已自动控制、自动记录灭菌温度和时间的装置。④灭菌完毕后停止加热，必须使压力逐渐降到 0，才能放出锅内蒸气，使锅内压力和大气压相等后，稍稍打开灭菌锅，等待 10 ～ 15 min，再全部打开。以避免锅内外压差太大、温差太大而使物品冲出和使玻璃瓶炸裂，保证操作人员的安全。

影响湿热灭菌的因素有如下四点。①细菌的种类与数量：不同种类的细菌或同一细菌的不同发育期对热的抵抗力是不同的。繁殖期的细菌对热的抵抗力比衰老期的细菌弱得多；细菌芽胞的耐热性更强。细菌数量越少，所需灭菌时间越短。在生产过程中应尽可能缩短操作时间，以降低微生物污染的机会，如注射剂在配制灌封后应当日灭菌。②药物性质与灭菌条件：一般而言，灭菌温度越高，所需灭菌时间越短。但是温度越高，药物的分解速度加快。灭菌时间越长，药物分解越多。因此，应综合地考虑到药物的稳定性和灭菌的效果，可通过实验确定一个适当的平衡点，在达到有效灭菌的前提下可适当降低灭菌温度或缩短灭菌的时间。③蒸气的性质：蒸气有饱和蒸气、湿饱和蒸气、过热蒸气。饱和蒸气热含量较高，热的穿透力较大，因此灭菌效力高。湿饱和蒸气带有水分，热含量较低，穿透力差，灭菌效力较低。过热蒸气温度高于饱和蒸气，但穿透力差，灭菌效率低。④介质的性质：细菌的对热的耐受能力受所在介质 pH 值的影响，一般中性环境中细菌的耐热性最大，碱性次之，酸性最差。制剂中含有的营养物质，如糖类、蛋白质，可增强细菌的抗热性。

（2）流通蒸气灭菌法：是在常压下用 100℃流通蒸气加热杀灭微生物的方法。本法不能保证杀灭所有的芽胞，不是一种十分可靠的灭菌法。本法可用于消毒和不耐高热的药物制剂等。灭菌条件：通常灭菌时间为 30 ～ 60 min。

（3）煮沸灭菌法：是把待灭菌物品放入沸水中加热灭菌的方法。本法灭菌效果较差，不能确保杀灭所有的芽胞。本法常用于注射器、注射针等器具的消毒和不耐高热的药物制剂等。灭菌条件：煮沸 30 ～ 60 min，必要时可加入适当的抑菌剂，如甲酚、氯甲酚、苯酚、三氯叔丁醇，可杀死芽胞菌。

（4）低温间歇灭菌法：本法是将待灭菌的物品，用 60 ～ 80℃水或流通蒸气加热 1 h，将其中的细胞繁殖体杀死，然后在室温中放置 24 h，让其中的芽胞发育成为繁殖体，再次加热灭菌、放置，反复进行 3 ～ 5 次，直至消灭芽胞为止。本法适用于不耐高温的制剂的灭菌。缺点是费时，工效低，且芽胞的灭菌效果往往不理想，必要时可加适量的抑菌剂以提高灭菌效率。

3. 射线灭菌法 Gamma ray sterilization

（1）辐射灭菌法：是以放射性同位素（^{60}Co 或 ^{137}Cs）放射出的 γ 射线进行杀菌的方法。射线可使有机化合物的分子直接发生电离，产生破坏正常代谢的自由基，导致微生物体内的大分子化合物分解。本法的特点是不升高温度，穿透性强，包装后也可灭菌，从而大大减少了污染的机会。不足之处是设备费用高，可能促进某些药物的降解，或产生毒性物质或发热物质等，还有安全防护等问题。一般溶液不如固体状态稳定。本法适合于不耐热药物的灭菌，已成功地应用于维生素、抗生素、激素、肝素、羊肠线、重要制剂、医疗器械、高分子材料等物质的灭菌。灭菌剂量一般用 2.5×10^4 Gy（戈瑞）。本灭菌方法已被《英国药典》（2022）和《日本药局方》十七版收载。

（2）紫外线灭菌法：是指用紫外线照射杀灭微生物的方法。紫外线可使核酸蛋白变性，使空气产生微量臭氧，后者有较强的杀菌作用。用于灭菌的紫外线一般是 200～300 nm，灭菌力最强的波长是 254 nm；紫外线是直线传播，可被不同的表面反射，穿透力微弱，但较易穿透清洁空气及纯净的水。紫外线对人体照射过久，会发生结膜炎、红斑或皮肤烧灼等症状，故一般在工作人员进入前开启 1～2 h，进入时关闭；如必须在操作中使用紫外线照射时，则工作者的皮肤和眼睛须有适当的防护措施。本法适用于照射物表面的灭菌、无菌室的空气及蒸馏水的灭菌等；不适用于药液的灭菌、固体物质深部的灭菌；普通玻璃可吸收紫外线，因此装于容器中的药物不能灭菌。

（3）微波灭菌法：是用微波照射产生的热进行杀菌的方法；微波是频率在 300 MHz 到 300 GHz 之间的电磁波。在微波照射下，电场方向每秒钟改变几亿次或几十亿次，这使得极性分子（如水分子）的排列位置随之急剧改变，分子间互相撞击、摩擦而生热。微波灭菌同时利用了微波的热效应和非热效应（生物效应）。热效应可使细菌蛋白质变性；非热效应干扰细菌正常的新陈代谢（这是本法特有的）。微波能穿透到介质的深部，可使介质表里一致地加热。本法具有低温（70～80℃左右）、常压、省时（灭菌速度快，一般为 2～3 min）、高效、均匀、不破坏药物成分、保质期长、节约能源、不污染环境、操作简单、易维护等优点。本法适用于水性注射液的灭菌。由于设备和成本等原因，目前应用还不普遍。

4. 滤过灭菌法 Filtration sterilization

滤过灭菌法是用滤过方法除去活的或死的微生物的方法，是一种机械除菌的方法。此法要求滤过速度快，以适应大生产，滤器不易吸附药液，不脱落任何不需要的物质，容易清洗，操作方便；应配合无菌操作技术对成品进行无菌检查，以保证其除菌质量。本法主要适用于对热不稳定的药物溶液、气体、水等的灭菌。本法所用的设备叫除菌滤过器。常用的除菌滤过器包括微孔薄膜滤器（孔径一般选用 0.22 μm 或 0.3 μm）、G6 号垂熔玻璃漏斗（滤孔直径在 2 μm 以下）和白陶土滤柱（孔径在 1.3 μm 以下）。繁殖型细菌很少小于 1 μm，芽胞大小为 0.5 μm 或更小。

（二）化学灭菌法 Chemical sterilization

化学灭菌法是用化学药品直接作用于微生物而将其杀死的方法。化学杀菌法的特点是不能杀死芽胞，只对细菌的繁殖体有杀灭效果。故化学杀菌的目的在于减少微生物的数目，控制无菌状况至一定水平。化学杀菌法的效果依赖于微生物种类及数目、物体表面的光滑度和多孔性，以及杀菌剂的性质等。

1. 气体灭菌法 Gas sterilization

气体灭菌法是利用环氧乙烷等杀菌性气体进行杀菌的方法。本法可用于注射用固体粉末、不耐热的医用器具、设施和设备等的灭菌；甲醛蒸气、丙二醇蒸气、甘油和过氧乙酸蒸气可用于进行操作室内的灭菌；不适用于对药品或器具质量有影响的情况。要注意灭菌后残留气体的处理。

2. 药液灭菌法 Drug solution sterilization

药液灭菌法是利用药液杀灭微生物的方法。常用的药液有 0.1%～0.2% 苯扎溴铵溶液，2% 左右的酚或煤酚皂溶液，75% 乙醇等。该法主要作为其他灭菌法的辅助措施来应用，如手指、无菌设备和其他器具的消毒。由于化学药液常施用于物体表面，也要注意其浓度不要过高，以防其化学腐蚀作用。

（三）无菌操作法 Aseptic operation

无菌操作法是把整个制备过程控制在无菌条件下进行的一种操作方法。按无菌操作法制备的产品，最后一般不再灭菌，故无菌操作法对于保证无菌产品的质量非常重要。无菌操作法的要求：所用的一切器具和材料，以及整个操作环境，均需按前述的适当的灭菌方法进行灭菌处理，操作须在无菌室或无菌柜内进行。无菌操作法适用于制备不耐热的药物注射剂、眼用溶液、眼用软膏或皮试液等。

1. 无菌室的灭菌 Sterilization of aseptic room

无菌室的灭菌往往需要几种灭菌法同时应用。

首先是用空气灭菌法对无菌室进行灭菌。常用甲醛溶液加热熏蒸法、丙二醇或三甘醇蒸气熏蒸法、过氧乙酸熏蒸法等。以甲醛溶液加热熏蒸法为例，可采用气体发生装置，一般操作如下：将甲醛溶液倒入瓶内，并慢慢吸入蒸气夹层加热锅中，甲醛溶液被加热成甲醛蒸气，后者经蒸气出口送入进风道，由风机吹入无菌室，保持 3 h 后，将风机关闭；此时无菌室内的温度应保持在 25℃以上（防止室温过低使蒸气附着于冷表面），湿度保持在 60% 以上；密闭熏蒸 12 ～ 24 h 以后，再将 25% 氨水加热（每立方米用 8 ～ 10 mL），从进风道送入室内，持续约 15 min（以清除甲醛蒸气），然后开启出风口排风，并通入经过处理的无菌空气，直到室内无甲醛为止。

除此之外，还要定期用药液法（如用 3% 酚溶液、2% 煤皂酚溶液、0.2% 苯扎溴铵或 75% 乙醇）在室内进行喷洒或擦拭室内的用具、地面与墙壁等；每天工作前要用紫外线灭菌法灭菌 1 h，中午休息时再灭菌 0.5 ～ 1 h，以保证室内的无菌状态。

近年来利用臭氧进行灭菌，代替紫外线照射与化学试剂熏蒸灭菌，取得了很好的效果。本法将臭氧发生器安装在中央空调净化系统送、回风总管道中，与被控制的洁净区采用循环形式灭菌。本法可以使臭氧迅速扩散到洁净室的每一个角落，臭氧浓度分布均匀，因而对空气中的浮游菌及设备、建筑物表面的沉降菌落都能消毒，并且对空气净化系统滋生的霉菌和杂菌起到杀灭作用。本法不需增加室内消毒设备，灭菌时间短（一般只需 1 h）、操作简便、效果好。

2. 无菌操作 Sterile operation

无菌室对人、物的净化要求参见本节的有关内容。总之，操作人员进入操作室之前要严格按照操作规程，经过不同的洁净区，经洗澡、更换灭菌工作服和清洁的鞋帽等净化处理；无菌室内所有用具要尽量用热压灭菌法或干热灭菌法进行灭菌，如安瓿要 150 ～ 180℃，2 ～ 3 h 干热灭菌，橡皮塞要以 121℃，1 h 热压灭菌等；物料通过适当的方式（机械传送或传递等）在无菌状态下送入室内；人流与物流要严格分离，避免交叉污染。

用无菌操作法制备的注射剂，大多需加入抑菌剂。小量无菌制剂的制备，普遍采用层流洁净工作台（图 7-2）进行无菌操作，使用方便，效果可靠，为无菌操作创造了良好的条件。

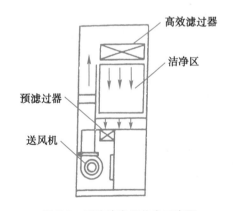

图 7-2　层流洁净工作台示意图

高效滤过器

洁净区

预滤过器

送风机

（四）无菌检查法 Sterility test

经灭菌或无菌操作法处理后的制剂必须经过无菌检查法检验证实已无微生物生存后方能使用。无菌检查法系指检查药品与辅料是否无菌的一种方法。无菌检查的全部过程应严格遵守无菌操作，防止微生物的污染，因此多在层流洁净工作台中进行。

《中国药典》2020 年版四部规定的无菌检查法有"直接接种法"和"薄膜过滤法"。直接接种法将供试品溶液接种于培养基上，培养数日后观察培养基上是否出现浑浊或沉淀，与阳性和阴性对照品比较或直接用显微镜观察；薄膜滤过法取规定量的供试品经薄膜滤过器滤过后，取出滤膜在培养基上培养数日，进行阴性与阳性对照。薄膜过滤法用于无菌检查的突出优点在于可将滤过较大量样品后的薄膜，直接接种于培养基管中，或直接用显微镜观察，故此法灵敏度高，不易产生假阴性结果，操作也比较简便。

（五）灭菌参数 Sterilization parameters

为了对灭菌法的可靠性进行验证（validation）需要测定灭菌参数。F 与 F_0 值是验证灭菌可靠性的参数。在一些最新灭菌设备上已经用 F 表来代替压力表了。

1. D 值与 Z 值 D value and Z value

（1）D 值：研究表明，微生物被杀灭的速度可用一级过程描述，

即 $$dN/dt = -kN \tag{7-1}$$

对数式为 $$\log N_t = \log N_0 - (kt/2.303) \tag{7-2}$$

上式中，N_0 为原有微生物的数量，N_t 为灭菌时间为 t 时残存的微生物数量，而 k 为杀灭速度常数。

由式（7-2），$\log N_t$ 对 t 作图可得一直线，其斜率 $= -k/2.303 = (\log N_t - \log N_0)/t$。

令斜率的负倒数为 D 值，

即 $$D = 2.303/k = t/(\log N_0 - \log N_t) \tag{7-3}$$

当 $\log N_0 - \log N_t = \log(N_0/N_t) = 1$，即 $N_0/N_t = 10/1$ 时，$D = t$。

可见 D 的物理意义是：在一定温度下杀灭 90% 的微生物所需的灭菌时间。

（2）Z 值：灭菌温度不同，灭菌所需时间也不同。当温度升高时，由于速度常数 k 增大，灭菌时间可随之减少，即灭菌温度与灭菌所需时间是成反比的。研究表明，在一定温度范围内（100～138℃）$\log D$ 与温度 T 之间呈直线关系（负相关）。

令 $$Z = (T_2 - T_1)/\log D_1 - \log D_2 \tag{7-4}$$

式中 T_2、T_1 分别表示高、低两个温度，D_2、D_1 分别表示相对应的（杀灭 90% 微生物的）灭菌时间。

当 $\log D_1 - \log D_2 = \log(D_1/D_2) = 1$ 时，即 $D_1/D_2 = 10/1$ 时，$Z = T_2 - T_1$

可见 Z 值的意义为降低一个 $\log D$ 值所需升高的温度，即灭菌时间减少到原来的 1/10 所需升高的温度。如 $Z = 10℃$，表明当灭菌时间减至原来的 10% 时，要使灭菌效果不变，温度需要升高 10℃。Z 值反映了微生物对温度的敏感程度，Z 值越小，微生物对温度越敏感。

式（7-4）可改写成： $$D_2/D_1 = 10^{[(T_1-T_2)/Z]} \tag{7-5}$$

式（7-5）可更方便地计算 D_2 与 D_1 间的关系。

例如，$Z = 10℃$，$T_1 = 110℃$，$T_2 = 121℃$，则通过上式可计算出 $D_2 = 0.079D_1$，即 110℃灭菌 1 min 与 121℃灭菌 0.079 min 的效果相当。

如 $Z = 10℃$，灭菌温度每增加 1℃（$T_2 - T_1 = 1$），则 $D_1 = 1.259D_2$，即温度每增加 1℃，其灭菌时间缩短约 20%。

2. F 与 F_0 值 F and F_0 value

（1）F 值

F 值的数学表达式如下： $$F = \Delta t \sum 10^{[(T-T_0)/Z]} \tag{7-6}$$

假设有一被灭菌物料，每隔一定时间（Δt，一般为 0.5～1.0 min）测定其温度 T，则可以获得不同时间的一系列温度数据（有一定的波动）。理论上可以假设有一个标准的灭菌温度 T_0（参比温度），它是不波动的。

根据上述表达式，F 值表示在给定的 Z 值下，一系列温度 T 下所产生的灭菌效果与参比温

度 T_0 下所产生的灭菌效果相同时，T_0 温度下所相当的灭菌时间，以 min 为单位。也就是说，实际灭菌过程中一定时间的效果相当于 T_0 温度下 F 时间的灭菌效果，即把实际灭菌过程（波动的温度，一定的时间）换算成标准温度下所需的时间。

F 值常用于干热灭菌的验证。

（2）F_0 值

F_0 值的概念与 F 值基本一致，只是参比温度和 Z 值具体化了，目前 F_0 值只用于热压灭菌的验证。

已知嗜热脂肪芽胞杆菌（微生物指示菌）在 121℃进行湿热灭菌时，Z 值为 10℃。如将参比温度定为 121℃，Z 值定为 10℃，则 F_0 值可按下式计算：

$$F_0 = \Delta t \sum 10^{[(T-121)/10]} \qquad (7\text{-}7)$$

根据上述表达式，F_0 值表示 Z 值为 10℃时，一系列灭菌温度 T 下所产生的灭菌效果与 121℃所产生的灭菌效果相同时，121℃下所相当的灭菌时间（min）。换言之，不管实际灭菌温度如何变化，实际灭菌时间内的灭菌效果相当于 121℃下灭菌 F_0 分钟的效果，即把所有温度下的灭菌效果都转化成了 121℃下灭菌的等效值。故 F_0 被称为标准灭菌时间。可以这样理解，F_0 值是 121℃下热压灭菌时杀死容器中全部微生物所需要的时间。

通过不同时间记录被灭菌物的温度，就可算出 F_0 值。假设有表 7-1 中的灭菌数据。

表 7-1 灭菌过程中不同时间（min）灭菌物的温度（℃）

时间	0	1	2	3	4	5	6	7	8	9～39	40	41	42	43	44
温度	100	102	104	106	108	110	112	115	114	115	110	108	106	102	100

根据式（7-7）的计算可知，上例中 44 min 的灭菌效果相当于 121℃下灭菌 8.49 min 的灭菌效果。

测定 F_0 值时应测定灭菌物品内部的实际温度，灭菌器内热分布应均匀一致且重现性好，灭菌的过程（升温、恒温、冷却）都应计算在内，即考虑三个过程中热能对微生物的总致死效果。

影响 F_0 值的主要因素有容器大小与形状、热穿透系数、产品溶液黏度、容器充填量、容器数量与位置等。为了保证灭菌效果，应注意尽可能减少各工序中的微生物污染，尽快灭菌，使初始微生物数处在较低水平；通常规定 F_0 值为 8 min，而实际操作中控制 F_0 值为 12 min 为好，即适当留有余地，一般可将 F_0 值增加 50%。

除了式（7-7）的计算方法，F_0 值还可用下式计算：

$$F_0 = D_{121℃}(\log N_0 - \log N_t) \qquad (7\text{-}8)$$

式中 N_0 为原有微生物的数量，N_t 为灭菌后残存的微生物数量，此 F_0 值被称为生物 F_0 值。当 N_t 达 10^{-6} 时（原有菌数的百万分之一）可认为灭菌较为可靠。

F_0 值作为灭菌过程的重要参数，对灭菌工艺的设计和灭菌效果的验证具有重要意义。

三、空气净化与洁净室设计 Air purification and design of clean rooms

（一）概述 Introduction

空气净化是以制造洁净空气为目的的净化措施，分为工业洁净和生物洁净两种。工业洁净指除去空气中悬浮的尘埃（有时还要除臭和增加负离子等）；生物洁净不仅要除去空气中的尘埃，而且要除去细菌等；在制药工业、生物学实验和医院手术室等环境中需要生物洁净。

空气净化的措施与环境的空气状态密切相关。空气中存在各种浮游微粒，包括各式各样的微小固体粒子和微小液滴等。空气净化主要针对异物污染引起的各种不良影响，对药品质量的提高有着重要意义。

（二）空气净化标准与测定方法 Air purification criterion and determination

1. 空气净化标准 Air purification standard

（1）含尘浓度：含尘浓度的表示方法有两种，一种是计数浓度，即单位体积中所含粉尘的个数，如每升或每立方米空气中所含粉尘个数（个/升，个/立方米）；另一种是重量浓度，即单位体积中所含粉尘的重量，如每立方米空气中所含粉尘的毫克数（mg/m³）。

（2）洁净室的洁净度标准：《中国药典》2020 年版对药品洁净实验室微生物监测和控制进行了相关规定，该规定以指导原则的形式体现，这要涉及人员、初次使用的洁净实验室参数确认、监测方法、监测频次及监测项目、监测标准、警戒限和纠偏限、数据分析及偏差处理、微生物鉴定和微生物控制等内容。其中，药品洁净实验室是指用于药品无菌或微生物检验用的洁净区域、隔离系统及其受控环境。药品洁净实验室的洁净级别按空气悬浮粒子大小和数量的不同参考现行《药品生产质量管理规范》分为 A、B、C、D 四个级别。

A 级为高风险操作区，如灌装区、放置胶塞桶与无菌制剂直接接触的敞口包装容器的区域及无菌装配或连续操作的区域，应当用单向流操作台（罩）维持该区的环境状态。

B 级为无菌配制和灌装等高风险操作（即 A 级洁净区）所处的背景区域。

C 级和 D 级为无菌药品生产过程中重要程度较低的操作步骤的洁净区。

以上各级别空气悬浮粒子的标准规定见表 4-1。

对于洁净级别而言，除对空气中悬浮粒子进行要求外，还对物理参数和微生物有严格要求。物理参数包括高效空气过滤器的完整性、气流组织、空气流速（平均风速）、换气次数、压差、温度和相对湿度等，各洁净级别均有详细要求。微生物要求包括微生物监测方法、监测频次及项目、监测标准、警戒限和纠偏限等，各洁净级别要求不同，其中洁净区微生物监控的动态标准如表 4-1 所示。

检测空气中悬浮粒子和微生物时，常提及空态、静态、动态，其概念如下。空态：设施已经建成，所有动力接通并运行，但无生产设备、材料及人员。静态：设施已经建成，生产设备已经安装，并按照业主及供应商同意的状态运行，但无生产人员。动态：设施以规定的状态运行，有规定的人员在场，并在商定的状态下进行工作。

2. 含尘浓度的测定方法 Determination of dust concentration

测定方法包括光散射式粒子计数测定法、滤膜显微镜计数测定法和光电比色计数测定法。

（1）光散射式粒子计数测定法：含尘空气以细流速通过强光照射的测量区时，每个尘粒都会发生光散射，形成光脉冲信号，后者可被转换成电脉冲信号，与光电脉冲强度成正比，散射光的强度与尘粒表面积成正比，而脉冲信号的次数就是尘粒的数目，最后由数码管显示粒径与粒子数目。

（2）滤膜显微镜计数测定法：用微孔滤膜真空滤过含尘气流，尘粒被收集于滤膜表面，丙酮蒸气熏蒸可使滤膜成为透明体，然后用显微镜观察与计数。根据采样空气量和尘粒数可计算含尘量。此法可观察尘埃的形状、大小与色泽等，对污染源的分析十分有用，缺点是取样与计数的操作比较麻烦。

（3）光电比色计数测定法：用滤纸真空滤过含尘气流，用光电比色计（光电密度计）测定滤过前后滤纸的透光度。在一定条件（粉尘的成分、粒径与分布不变）下，光密度与积尘量成正比，故可测出空气含尘量。此法不能测定尘粒的大小，可用于中、高效滤过器的渗漏检查。

（三）空气净化技术 Technology for air purification

空气净化技术是一项综合性措施，主要方法是空气滤过法。在室内环境中，悬浮粒状物质的粒径绝大多数是小于 10 μm 的粒子。空气滤过法是指含尘空气通过多孔的滤过介质时，尘粒被孔壁吸附或截留与空气分离的方法。空气滤过属于介质滤过，可分为表面滤过与深层滤过。

表面滤过指粒子截留在介质表面上，粒子大小必须大于滤过介质的孔径。常用的表面过滤介质有醋酸纤维素或硝酸纤维素制成的微孔滤膜；此法主要用于要求高的无尘、无菌洁净室的末级滤过。

深层滤过指尘粒的滤过发生在滤过介质内部，尘粒的粒径可小于介质的孔径。常用的深层滤过介质有玻璃纤维、天然纤维、合成纤维、粒状活性炭、发泡性滤材及薄层滤纸等。

1. 常见的净化方法 Common purification methods

一般净化采用的是初效滤过器，主要控制指标为温度和湿度，如空调设备。中等净化采用初、中效二级滤过器，对室内空气含尘量有一定的要求，如室内允许含尘量为 0.15 ～ 0.25 mg/m^3，而且没有 ≥ 1 μm 的尘粒。超净净化必须经过初、中、高效三级滤过器，对室内空气含尘量（颗粒计数为指标）有严格的要求。

2. 空气滤过的机制 Mechanism of air filtration

以常用的滤过介质纤维素为例，其滤过机制是非常复杂的，主要包括以下几种作用类型。

尘粒随空气流通过纤维层的弯曲通道时，由于颗粒运动的惯性较大，可脱离弯曲的运动路线与纤维碰撞而附着；气流速度越大，粒径越大，这一作用越明显；尘粒随空气在纤维介质周围作布朗运动时，尘粒因扩散作用与纤维接触而附着于其上，尘粒越小，滤过速度越低，这一作用越明显；粒径大于纤维的间隙时，尘粒被纤维机构截留；含尘气流通过纤维时，由于尘粒本身荷电或因摩擦产生静电，使尘粒吸附在纤维表面；因重力作用、分子间范德华力等作用使尘粒截留在纤维表面。在实际的滤过装置中可能多种机制同时作用，但有一种或两种机制起主要作用。

3. 影响空气滤过的因素 Influence factors of air filtration

一般而言，粒径越大，惯性、拦截和重力沉降作用越大；粒径越小，扩散作用越明显；而中间粒径可能滤过效率最低。因此可用中间粒径的尘粒检测高效过滤器的滤过效果。如用 0.3 μm 的尘粒来检测深层滤过器。

风速越大，惯性作用越强，但风速过大可将已附着的尘粒重新吹出，而且滤过阻力增大；风速小，扩散作用强，能捕集小的尘粒，而且滤过阻力小。常用极小的滤过风速来捕集更小的尘粒。

纤维越细、越密实，则接触面积越大，惯性作用与拦截作用越强；但纤维过于密实则阻力增大，扩散作用减弱。

随着滤过的进行，纤维表面上沉积的尘粒可增加拦截效果，但到一定程度后尘粒可能再次飞散，因此必须定期清洗。

4. 单元滤过器 Unit filter

滤过器常由单元滤过器（滤材装进金属或木材框架内制成的滤过单元）组成，用时将单个或多个单元滤过器组装到通风管或通风柜的空气滤过箱内。单元滤过器按形式分类有以下几种。

（1）空气滤过器：把滤材装到用木材、金属或塑料等制成的框架内，两侧用金属网压紧形成平面状，是最简单且常用的滤过器。

（2）楔式空气滤过器：将平板状滤材交错摆放成楔状。常用于中效滤过。

（3）袋式空气滤过器：把滤材做成细长的袋子，然后装入框架上。常用于中效滤过。

（**4**）**折叠式空气滤过器**：将较薄的垫块状滤材折叠装入框架内，并且采用波纹形分隔板夹在榴状滤材之间，保持滤材榴与褶之间的间隙，支持手风琴状的滤材，防止滤材变形。该滤过器滤过面积大，可减少通过滤材的有效风速，微米级粉尘的捕集效率高，是经济而可靠的高效滤过设备。

5. 空气滤过器的分类 Classification of air filters

空气滤过器按效率分类有以下几种：

初效滤过器也称为预滤过器（pre-filter），主要用于滤除粒径＞ 5 μm 的大粒子，同时防止中、高效滤过器被大粒子堵塞，延长中、高效滤过器的寿命。初效滤过器一般采用易于拆卸的平板型或袋型。

中效滤过器一般置于高效滤过器之前，主要用于滤出 1 ～ 5 μm 的尘粒，以保护高效滤过器。中效滤过器的外形结构大体与初效滤过器相似，主要区别是滤材的不同。

高效滤过器（high efficiency particle air filter，HEPA）的特点是效率高、阻力大、不能再生、安装时正反方向不能倒装。主要用于滤除＜ 1 μm 的尘埃，对 0.3 μm 尘粒的滤过效率在99.97% 以上，一般装在系统的末端，构造上主要是折叠式滤过器。

6. 各级滤过器的组合 Combination of various filters

含尘空气中尘粒的粒度范围非常广，用一个滤过器难以同时除掉所有粒径范围的尘粒，因此在洁净技术中通常同时使用上述初、中、高三级滤过；新风一般先通过初效滤过器进入风机，再经中效滤过器和高效滤过器后进入洁净室；中效滤过器安装在风机的出口处，以保证中效滤过器以后的净化系统处于正压状态。如图 7-3 所示。

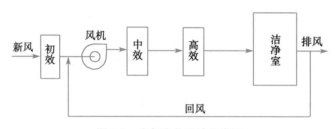

图 7-3 空气净化系统示意图

7. 滤过器的重要参数 Important parameters of filter

面速指滤过器断面上通过的气流速度（m/s），反映滤过器通过气体的能力；滤速指滤材面积上通过的气流速度（m/s 或 cm/s），反映滤材的通过气体能力；滤过效率反映滤除的含尘量；穿透率是滤过后和滤过前的含尘浓度比，表明滤过器没有滤除的含尘量；净化系数表明滤过后含尘浓度降低的程度，是穿透率的倒数；滤过器的阻力以滤过器进出口处的压差表示；容尘量指滤过器允许积尘量的最大值，超过容尘量时阻力增大或捕集的尘粒再次飞扬到洁净空气中，降低滤过效率。

8. 气流形式 Airflow patterns

空气经过高效滤过器后进入洁净室内，其气流形式有层流和乱流两种。

层流是指空气流线互相平行，故又称平行流。层流中各流线间的尘粒不易互相扩散，即使层流遇到人、物等发尘源，尘粒也很少扩散到全室，而是随层流迅速流出室外，从而容易保持室内的洁净度。层流常用于 100 级或 A/B 级的无菌区。

层流又分为两种：垂直层流以高效过滤器为送风口布满顶棚，地面全部做成回风口，气流自上而下地平行流动；水平层流以高效滤过器为送风口满布一侧墙面，对应墙面全部做成回风口，气流以水平方向流动。

乱流指气流具有不规则的运动轨迹，也称紊流。乱流遇到发尘源时，尘粒容易扩散到全室，尘粒排出室外相对较慢。当送风口只占洁净室断面很小一部分时，气流往往成为乱流，这时室内的洁净度与送风口和回风口的布置形式以及换气次数等有关。

9. 送风与回风 Air supply and air returning

送风对气流影响较大，洁净室常见的有侧送风与顶部送风。侧送风是将送风口安装于一侧墙上，向房间横向送入气流；顶部送风是将送风口装设于房间的顶部，使气源从风口向四周以辐射状射出，与室内空气充分混合。

回风对气流影响不大，一般安装于墙下，以调节回风量，防止杂物吸入。

10. 局部净化 Local purification

洁净室造价很高，使整个洁净区达到很高的洁净度是相当困难的，而且很难彻底消除人为的污染。

如果在洁净区内再采用局部净化的措施，就可以在局部获得很高的洁净度。通常的做法是在 10 000 级或 A/B 级的洁净室内，局部使用洁净操作台、超净工作台、生物安全柜、无菌小室等设施，以获得 100 级或 A/B 级洁净度的局部区域。在输液、水针和粉针的某些关键操作区域就常采用局部净化的方法。实践证明，在洁净室内加设局部层流装置，是经济有效地提高操作区洁净度的方法。

超净工作台的特点是设备费用少，可移动，对操作人员的要求相对较少。其工作原理是使通过高效滤过器的洁净空气在操作台内形成低速层流气流，直接覆盖整个操作台面，洁净度可达到 100 级或 A/B 级，其中以水平层流的应用更广。

（四）洁净生产区和洁净室设计 Clean production area and design of clean room

为了保证灭菌制剂和无菌制剂的质量，洁净生产区的设计与管理必须达到很高的要求。洁净生产区的设计是一种综合的建筑设计，它涉及各种水电、通风、控温控湿、空气净化、照明、功能区的划分、洁净室的设计、房间的布局和特殊设备安装等各个方面。近年来层流技术不断发展，使设计高度洁净生产车间成为可能。洁净生产区的设计必须符合 GMP 的要求，而且要根据不同生产情况和不同具体要求进行，才能使之科学化，规范化，符合生产的需要。

1. 位置选择 Selection of location

洁净生产区应该选择环境安静、空气洁净、开旷宽敞、光线充足的地方，周围应无泥土外露，有草坪，但不宜种花；马路边因尘土飞扬，不宜选用；有楼房时可将洁净室等安排在楼上，以避免低层易受到的污染。

2. 洁净区的划分与设计 Division and design of clean zone

洁净生产区按洁净度的要求不同，可分一般生产区、控制区、洁净区和无菌区。一般生产区指无空气洁净度要求的生产或辅助房间；控制区指对空气洁净度或菌落数有一定要求的生产或辅助房间，一般定为 100 万级或 10 万级，或静态 D 级或 C 级、动态 C 级；洁净区指洁净度或菌落数有较高要求的生产房间，一般规定为 10 000 级，或静态 B 级或 C 级、动态 B 级，属于一般无菌工作区；无菌区对洁净度的要求最高，为 100 级，或静态 A 级或 B 级、动态 A 级，可根据工艺特殊要求，在设备上附设局部层流装置或采用超净工作台来实现。

对于不同的产品而言，生产区域的划分并不是绝对的，例如对可灭菌产品可以在控制区内进行制备。

洁净度高的区域（如洁净区和无菌区）宜布置在内侧或中心位置，并保持正压；各洁净区之间应按洁净度等级的高低依次相连，并有相应的压差以防止低级洁净区的空气逆流到高级洁净区。除特殊情况外，洁净度高的区域要求温度 18 ～ 24℃，相对湿度 45% ～ 65%，亮

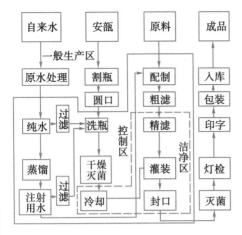

图 7-4　注射剂生产工艺流程和洁净区域划分

度不低于 300 lx，噪声不得超过 80 dB，而且应有安全出入口及火灾报警消防设施。

以注射剂为例，其工艺流程和洁净区域的划分如图 7-4 所示。

3. 房间布局 Room layout

洁净区的组成包括洁净室、气闸（风淋）、亚污染区、厕所、洗澡间、更衣室等，房间设计要注意布局走向的合理性。洁净生产区的设计还应考虑原辅料的外包装处理、原辅料与半成品等的贮存、设备及器具的清洁用房等。

4. 洁净室的设计 Designs of clean room

基本原则为：①洁净室内设备布置尽量紧凑，以减少洁净室的面积；②洁净室内一般不设窗户；③同级别洁净室尽可能置在一起；④不同级别的洁净室由低级向高级顺次安排，设计相应压差（高级洁净室高出 10 Pa 左右）；⑤相连的房间之间应设隔门，门的开启方向朝着洁净度高的房间；⑥洁净室的门要求密闭，人、物进出口处装有气闸（air lock）；⑦无菌区的紫外光灯，一般安装在无菌工作区的上侧或入口处。

洁净室对内部结构的总体要求：表面光滑且便于清扫和消毒、防湿、防霉、不易开裂、不易燃烧、经济等；内墙壁要平直，无缝隙，无死角，无颗粒性物质脱落，内墙饰面材料可用环氧树脂漆；天棚呈弧形；室内电气线路、抽气管道应全部嵌入夹墙内；墙壁与天棚及地板连接处，亦应砌成弧形，便于刷洗；地板可用水磨石或环氧树脂涂面，光滑、平整、耐腐蚀；门要求光滑，关闭严密，门框应无门槛；100 级洁净室不宜设置地漏。要注意洁净室从材料的选择到施工都与洁净度紧密相关。

近年来洁净区设计向着单高层、全密闭、全照明、全空调的方向发展，造价较高，但可使生产环境大为改善。

5. 洁净区的管理 Management of clean zone

（1）对人的要求：人是粉尘和细菌的主要污染源。人源性污染物包括皮屑、唾液和纤维等。人动作增加可明显加剧污染。操作人员须经风淋、缓冲间、淋浴、更衣、风淋后才能进入洁净室；操作人员的服装需通过缓冲间或传递窗经清洁、灭菌后才能进入；无菌衣应为上下连体式，宜连袜、帽，特别是头发要彻底洗净并不得外露。衣料采用发尘少、不易吸附、不易脱落的密织尼龙、涤纶等。

（2）对物的要求：原料、仪器、设备在进入洁净室前均需进行清洁处理。物料进入洁净区有不同的方式。一种是边灭菌边传送进入无菌室内（机械传送），如安瓿可在流水线上经洗涤和灭菌后，由传送带通过洁净区隔墙上的开口送入无菌室内，其中洁净室内保持正压，或在开口上方设有气幕和紫外灭菌灯等；另一种方式是经过贯通无菌室墙壁上的灭菌柜（一端开门于生产区，一端开门于无菌室，相当于传递橱），把物料从生产区装入，经灭菌后从无菌室取出（人工传送）。

要特别要注意人流与物流的严格分离，避免交叉污染。

洁净室要定期清洁消毒，如每日以消毒清洁剂擦拭门窗、地面、墙面、室内用具及设备外壁，并每周进行室内消毒（如用甲醛蒸熏消毒）。洁净室须监测温度、湿度、风速（用风速计）、空气压力（室内外压差）、微粒数、菌落数等。高效滤过器每年应测试一次风量，当风量降至原风量的 70% 时，应及时更换。

每种产品必须制定完善的工艺规程，内容包括该产品处方、工艺操作、生产条件、质量标准、注意事项等；并定期进行修订和完善。在生产的每个工序，都必须有详细的生产记录，操作人员要注意签名，保证内容的真实、及时和完整，要有专人进行核对，保存一定时间备查。

第二节　注射剂
Injections

一、概述 Introduction

注射剂（injections）系指原料药物与适宜的辅料制成的供注入体内的无菌制剂。

（一）注射剂的分类 Classification of injections

《中国药典》2020 年版将注射剂分为注射液、注射用无菌粉末、注射用浓缩液。注射剂按分散系统分为灭菌溶液、乳状液、混悬液、临用前配成溶液或混悬液的注射用无菌粉末（粉针剂）等；按体积大小和容器不同可分为小容量注射剂（安瓿剂）和大容量注射剂（输液，除另有规定外，一般不小于 100 mL）；另外还有临用前配制的注射用浓缩液等。

1. 溶液型注射剂 Solution injections

溶液型注射剂包括水溶液与非水溶液两类。对于可溶于水而且在水溶液中稳定的药物，则制成水溶液型注射剂，如氯化钠注射液、葡萄糖注射液。少数药物可制成非水溶液注射剂，如油溶液注射剂。

2. 混悬型注射剂 Suspension injections

在水中难溶的固体药物或注射后要求延长作用时间的固体药物，可制成水性或油性混悬液，如醋酸可的松注射液。这类注射剂一般仅供肌内注射。

3. 乳剂型注射剂 Emulsion injections

水不溶性的液体药物，可以制成乳剂型注射剂，如胶丁钙注射液和静脉注射脂肪乳剂。

4. 注射用无菌粉末 Sterile powder for injection

注射用无菌粉末又简称粉针，系指原料药物或与适宜辅料制成的供临用前用无菌溶液配制成注射液的无菌粉末或无菌块状物，可用适宜的注射用溶剂配制后注射，也可用静脉输液配制后静脉滴注。常用于在水中不稳定的药物，如青霉素和糜蛋白酶的粉针剂。

（二）注射剂的特点 Characteristics of injections

注射剂是当前临床上应用最广泛的药物剂型之一，在医院药房的常用制剂中约占 40%，在药剂学中具有重要的地位。它的特点可总结如下。

1. 注射剂的优点 Advantages of injection

（1）**药效迅速且作用可靠：** 由于药剂直接注入人体组织或血管中，所以起效很快。尤其是静脉注射给药，药物直接进入血液循环，作用更加迅速，可用于抢救危重患者。另外，注射剂由于不经过胃肠道给药，不受消化液及食物的影响，不经过吸收而直接入血，故生物利用度高，作用可靠，药效也易于控制。

（2）**适合于不能口服的药物：** 有些药物（如链霉素）口服不易吸收；而有些药物（如青霉素、胰岛素）口服给药可被胃肠道中的消化液所破坏。这些药物只有制成注射剂，才能发挥其疗效。

（3）**适用于不能口服给药的患者：** 对于某些特定的患者，如不能吞咽或处于昏迷状态时，采用注射给药比较方便。

（4）**可以产生局部定位作用：** 局部注射给药可达到定位给药的作用。如麻醉药的局部注射、动脉注射造影剂用于局部造影、动脉插管注射给药（介入治疗）用于肝肿瘤栓塞。

（5）某些注射剂还可具有长效作用：如油溶液型和混悬型注射剂用于肌内注射时往往有长效作用；微球制剂进行肌内或皮下注射也可产生长效作用。

2. 注射剂的缺点 Disadvantages of injection

（1）使用不便：注射剂一般不能患者自己使用，而需要技术熟练的医护人员进行注射给药，如进行输注给药则所需时间较长，在使用上不是很方便。

（2）安全性问题：注射给药属于侵入式给药，伴有明显的疼痛感，而且药物直接进入体内，避开了人体正常的生理保护功能，如果药品稍有质量问题，就可能带来安全隐患。

（3）稳定性问题：由于溶液型注射剂占多数，故注射剂有液体药剂共有的化学稳定性问题；乳剂型和混悬型注射剂还有物理稳定性问题；大多数注射剂必须经过的高温灭菌过程，也可能加速药物的降解等。

（4）制备工艺相对复杂：注射剂对设备和环境条件等的要求较高，对产品的质量要求也很严格，可以说注射剂代表着普通药物制剂在生产和质控上的最高水平，故生产费用较高，产品的最终价格也相对较高。

（三）注射剂的给药途径 Administration routes of injection

根据医疗上的需要，注射剂的给药途径主要有静脉注射、肌内注射、皮下注射、皮内注射、脊椎腔注射等。给药途径不同，作用特点也不一样。

1. 静脉注射 Intravenous injection

静脉注射分静脉推注（intravenous bolus，iv bolus）和静脉滴注（iv infusion），前者用量小，一般 5～50 mL，后者用量大，从数百毫升到数千毫升不等。静脉注射多为水溶液。油溶液和混悬型注射液一般不能作静脉注射。凡能导致红细胞溶解（溶血作用）或使蛋白质沉淀的药物，均不宜静脉给药。

2. 肌内注射 Intramuscular injection

肌内注射以水溶液为主，也可以是油溶液、混悬液或者乳剂。肌内注射的单次剂量一般在 5 mL 以下。肌内注射后药物有一个吸收入血的过程。

3. 皮下注射 Subcutaneous injection

皮下注射主要是水溶液，注射于真皮和肌肉之间。注射剂量一般为 1～2 mL。当静脉不易注射时（如儿童静脉太细）也可进行皮下滴注给药。

4. 皮内注射 Intracutaneous injection

皮内注射注射到表皮和真皮之间，单次注射量在 0.2 mL 以下。主要用于过敏性试验或疾病诊断，如青霉素皮试液和结核菌阳性试验。

5. 脊椎腔注射 Spinal cavity injection

脊椎腔注射注射于脊椎四周蛛网膜下腔内。由于脑脊液的量少且循环较慢，神经组织较敏感，故脊椎腔注射产品的质量应严格控制，其 pH 与渗透压应与脊椎液相等，注射体积应在 10 mL 以下。

除此之外，还有其他的注射给药途径，包括动脉注射、关节内注射、心内注射、瘤内注射和穴位注射等。

（四）注射剂的质量要求 Quality control of injections

1. 无菌 Sterility

注射剂成品中不应含有任何活的微生物。所有注射剂都必须达到药典无菌检查的要求。对于不能用高温进行灭菌的注射剂，保持无菌是一个重要的问题。

2. 无热原 Pyrogen-free

用量大的注射剂、供静脉注射及脊椎腔注射的药物制剂，均需进行热原检查，合格后方能使用。热原进入人体可引发各种不良反应，严重时可危及生命。

3. 细菌内毒素 Bacterial endotoxin

注射剂需要进行细菌内毒素检查，合格后方能使用。利用鲎试剂可检测或量化由革兰氏阴性菌产生的细菌内毒素，以判断注射剂中细菌内毒素的限量是否符合规定。

4. 安全性 Safety

注射剂不应对组织有刺激性或毒性反应。特别在使用非水溶剂或一些附加剂时，必须经过严格的动物实验，证实使用的安全性。

5. 可见异物 Visible foreign matter

注射剂在规定的条件下检查，不得有肉眼可见的混浊或异物。注射剂中的微粒较大或较多时可引起局部血管栓塞，进而因供血不足或缺氧发展成为静脉炎或水肿，微粒进入组织还可引发肉芽肿，或引起过敏与热原样反应等。《中国药典》2020 年版要求对注射剂进行可见异物检查，应符合相关规定。

6. 不溶性微粒 Insoluble particles

输液应进行不溶性微粒的检查。《中国药典》2020 年版要求，静脉注射、静脉滴注、鞘内注射、脊椎腔注射的溶液型注射液、注射用无菌粉末及注射用浓缩液需进行不溶性微粒检查，应符合规定。

7. 渗透压 Osmotic pressure

注射剂的渗透压应尽量与血液相等或接近，其中脊椎腔注射液必须等渗；输液剂由于量大最好等渗或稍高渗；其他注射剂由于机体的耐受性和血液的稀释作用，渗透压的要求可以适当放宽。

8. pH 值 pH value

注射剂的 pH 应尽量与血液相等或接近（血液的 pH 为 7.4）。考虑到不同药物在不同环境中溶解度和稳定性的不同，而且机体具有一定的缓冲能力，故注射剂的 pH 可控制在 4 ～ 9 范围内。

9. 稳定性 Stability

要求注射剂必须具有必要的物理稳定性、化学稳定性和生物学稳定性，确保产品在有效期内稳定和安全。

10. 其他 Others

有些注射液（如复方氨基酸注射液），可能含有降压物质，要按规定进行检查，其降压物质必须符合规定。有些注射剂也可能含有升压物质，也要检查合格。在新药开发时有时还要进行溶血试验、血管刺激性试验等。

（五）注射剂的新进展 New advances in injections

注射剂的新进展包括一些新品种的上市，如脂质体注射剂、单抗注射剂、长效生物降解型微球注射剂、用于基因治疗的注射剂；一些新上市的装置或包装形式，如单剂量与多剂量无针注射剂、粉末注射器、粉末 / 液体预混型注射器、皮下植入用注射器。

二、注射剂的溶剂与附加剂 Solvents and additives of injections

注射剂由注射用原料药、注射用溶剂与附加剂等组成。注射用溶剂中最常用的是注射用水。

（一）注射用水 Water for injections

1. 注射用水的质量要求 Quality requirements for water for injection

（1）注射用水及相关概念：原水通常为自来水公司供应的自来水或深井水，质量符合我国生活饮用水卫生标准（国家标准 GB 5749-2006），不能直接用作制剂的制备或试验用水；纯化水为原水经用蒸馏法、离子交换法、反渗透法或其他适宜方法制得的供药用的水；注射用水是纯化水再蒸馏所得的水，再蒸馏是为了除去细胞内毒素；灭菌注射用水为注射用水经灭菌所得的水；制药用水是纯化水、注射用水和灭菌注射用水的统称。

应用范围：纯化水可作为配制普通药物制剂的溶剂或试验用水，不得用于注射剂的配制；注射用水为配制注射剂用的溶剂；灭菌注射用水用于注射用灭菌粉末的溶剂或注射液的稀释剂等。

（2）注射用水的质量要求：注射用水的质量要求在《中国药典》2020年版中有严格规定。一些通常的检查项目包括酸碱度、氯化物、硫酸盐、钙盐、铵盐、二氧化碳、易氧化物、不挥发物及重金属等应符合规定，这与一般蒸馏水的要求一样；注射用水还必须通过细菌内毒素检查，每毫升中内毒素含量不得超过 0.25 EU，pH 要求在 5.0 ～ 7.0 范围内，氨含量不得超过 0.00002%。

2. 热原 Pyrogens

（1）热原的定义、产生、热原反应及可能的机制：热原是微生物代谢产生的内毒素。热原主要由细菌产生，它存在于细菌的细胞膜和固体膜之间，其中革兰氏阴性杆菌产生的热原致热能力最强。真菌和病毒也能产生热原。

热原注入人体大约 0.5 h 后，人体会产生发冷、寒战、发烧、疼痛、出汗、恶心、呕吐等不良反应，严重者体温可升高至 42℃，并出现昏迷、虚脱，甚至出现生命危险。热原的致热量和热原反应的温度过程因细菌种类不同而异；注射给药的途径不同，引起发热的程度也可不同。

出现热原反应时，一般先有一个短的潜伏期，温度稍稍上升，然后又略微下降，接着温度快速上升，并出现高峰。据此现象可导致一个假设：细菌性热原本身并不直接引起发热反应。热原可能促使多形核白细胞（polymorphonuclear leucocytes）及其他细胞释放内源性热原（endogenous pyrogen），内源性热原作用于下丘脑体温调节中枢，引起 5-羟色胺的升高而引起发热。

（2）热原的组成：作为热原的内毒素是由磷脂、脂多糖和蛋白质所组成的复合物。其中脂多糖（lipopolysaccharide，LPS）所占比例最大，是内毒素的主要成分，热原活性也特别强。一般可以认为：内毒素＝热原＝脂多糖。脂多糖的化学组成因细菌种类不同而异，如大肠埃希菌的脂多糖由 68% ～ 69% 的糖（葡萄糖、半乳糖、庚糖、氨基葡萄糖、鼠李糖等）、12% ～ 13% 的类脂化合物、7% 的有机磷和一些其他成分组成。热原的相对分子量在 10^6 左右。

（3）热原的性质

耐热性：不同细菌产生的热原具有不同的热稳定性，一般说来热原的耐热性能较好，在注射剂通常的灭菌条件下，热原不会被破坏。例如，热原在 60℃加热 1 h 不受影响，100℃加热 1 h 也不会发生降解。但高温可以破坏热原，例如，在 180℃加热 4 ～ 7 h，200℃加热 60 min，250℃加热 30 ～ 45 min，或 650℃加热 1 min 均可彻底破坏热原。

可滤过性：热原体积很小，大约在 1 ～ 5 nm 之间，可以通过一般的滤器，微孔滤膜也不能截留热原，但超滤设备可以滤除热原。

吸附性：热原分子量较大，在溶液中可被活性炭、石棉、白陶土等吸附。

水溶性：由于脂多糖的结构特点，热原可溶于水。

不挥发性：热原本身不挥发，但在蒸馏时，可随水蒸气的雾滴而进入蒸馏水中，在蒸馏水的制备时应加以注意，一般可从蒸馏设备上设法防止。

不耐强酸、强碱、强氧化剂和超声波：热原能被强酸、强碱、强氧化剂（如高锰酸钾或过氧化氢）破坏，也能被超声波破坏。

（4）**热原污染的途径**：注射用水的热原污染可能是注射剂出现热原的主要原因。如蒸馏器没有隔沫装置，操作不严格、不规范；注射用水贮藏时间过长也会引入热原，故药典规定注射用水应在制备后 12 h 内使用；GMP 中规定注射用水宜用优质低碳不锈钢罐贮存，并要求在 80℃以上保温，或 65℃以上循环；另外应定期进行热原检查；一些营养性药物如葡萄糖，若贮存时间太长或包装损坏常可导致微生物滋生而产生热原；一些用生物学方法制造的药品如抗生素、右旋糖酐或水解蛋白，很容易在产品中带入致热物质；如各种生产用具（包括容器、管道和装置等）没能认真处理，也可引入微生物从而带入热原；在生产制备过程中，环境卫生条件差、空气洁净度不够、操作时间太长、装置不密闭、操作不当等均可引入细菌而产生热原；如输液本身不含热原，仍出现热原反应，很可能是输液器具（如输液瓶和胶皮管）被热原污染。

（5）**除去热原的方法**：对可以耐受高温的用具，如注射用针筒、粉针用宽口安瓿或其他玻璃器皿，可在洗涤、干燥后，于 250℃加热 45 min 以上；玻璃容器或用具也可先用重铬酸钾硫酸清洁液或稀氢氧化钠处理，再清洗和干燥；在配制注射剂时，将活性炭加入其中，在一定条件下（加热或室温）搅拌一定时间，再过滤。活性炭对热原有较强的吸附作用，常用量为 0.1% ～ 0.5%。活性炭同时还有助滤和脱色作用，在注射剂的制备中应用较广。有时也可将活性炭与白陶土合用；用带有隔沫装置的蒸馏水器可确保制备蒸馏水时不带入热原；反渗透法可以除去微生物或分子量大于 300 的有机物质，包括内毒素；超滤可以除去热原，目前已有定型设备可供应用；离子交换法和凝胶滤过法也可用于除去热原。

（6）**热原检查法**：家兔法是《中国药典》2020 年版收载的热原检查法（四部通则 1142），通过观察家兔体温升高的情况判断供试品中所含热原的限度是否符合规定。

家兔法的基本操作是将一定剂量的供试品通过静脉注入家兔体内，在规定时间内观察家兔体温升高的情况，如体温升高超过规定的标准即可判断为阳性。家兔法的试验依据是注射含与不含热原的样品时家兔体温的变化是不同的。家兔对热原的反应和敏感度与人相似，故实验结果准确，但操作繁琐、费时费力、实验条件严格、影响因素较为复杂（注射技术、温度测定方法、家兔饲养条件等都会影响试验结果）；本法适用于大多数注射剂品种，但一些可给家兔带来不适的药物，如放射性药品和肿瘤抑制剂，也可能引起家兔体温的变化，故不能用此法作热原检查。

为提高家兔法试验的重现性，关键是保持实验条件（如动物状况、室内环境条件和操作方式）的恒定。目前已采用直肠热电偶代替直肠温度计，前者在整个试验过程中固定在直肠内，可免除肛表多次插入对家兔的刺激，从而引起体温的波动，而且热电偶测定的温度可在仪表中显示出来。热原试验所用的一切与供试品接触的器具均需经高温等方法处理，以保证实验结果的可靠性。

（7）**细菌内毒素检查法（鲎试剂法）**：细菌内毒素检查法（鲎试剂法）是利用鲎试剂（pyrogent，即鲎变形细胞溶解物）来检测或量化由革兰氏阴性菌产生的细菌内毒素，以判断供试品中细菌内毒素的限量是否符合规定的一种方法。具体的检测方法包括两种，即凝胶法和光度测定法，后者包括浊度法和显色基质法。

鲎试剂法的基本操作是在洁净的无热原试管中，加入一定量的鲎试剂，再加入一定量的供试品，于 37℃水浴中培育 60 min，观察结果，同时作阳性对照与阴性对照实验。判断结果时，将试管从水浴中轻轻取出并缓缓倒转 180°，如管内凝胶不变形，也不从管壁滑脱，则表明结果为阳性；如凝胶不能保持完整，从管壁滑脱，则表明结果为阴性；两管供试品均为阴性时表明供试品中无细菌内毒素。具体试验方法和结果判断标准可参看《中国药典》2020 年版细菌内毒素检查法相关规定（四部通则 1143）。

鲎试剂法的基本原理是鲎（limus polyphemus）的变形细胞溶解物（amebecyte lysate）可

与内毒素发生凝集反应。鲎细胞中含有一种凝固酶原和一种凝固蛋白原，前者经内毒素激活而转化成具有活性的凝固酶，使凝固蛋白原转变为凝固蛋白而形成凝胶。

鉴于内毒素和热原之间的相关性，鲎试剂法在之前也归为热原检查法的一种，目前，《中国药典》2020年版已明确规定，鲎试剂法用于细菌内毒素的检查，并与热原检查法进行了区分。

鲎试剂法的特点是操作简单、迅速、费用少，比家兔法的灵敏度高，体外试验易于控制，影响因素较少；由于本法简单迅速，因而适用于生产过程中对热原的快速检测，如用于成品和半成品的检查，也可用于注射用水的检查；本法还特别适用于某些不能用家兔进行热原检测的品种，如放射性药品和肿瘤抑制剂；鲎试剂法的不足之处是对革兰氏阴性菌以外的内毒素不够灵敏，故不能代替家兔法。

《中国药典》2020年版收录了细菌内毒素检查法，特别是对细菌内毒素定量测定法（浊度法与显色基质法）的试验方法和结果判断标准做了规定。

3. 原水的处理 Treatment of raw water

在制备注射用水之前，需要将自来水进行净化处理，以除去水中大部分离子和可能存在的固体杂质等，减轻在制备注射用水时对相应设备的损害。原水处理除了过滤之外，还包括离子交换法、电渗析法与反渗透法等。

（1）过滤法： 可采用各种滤器的组合，如石英砂滤器、活性炭滤器与各种细滤过器的组合。如石英砂滤器可除去大部大部分固体杂质，活性炭滤器可除去有机物，而细滤过器可以除去大于 5 μm 的微粒。

（2）离子交换法： 是原水处理的主要方法之一，是通过离子交换树脂进行的。

最常用的离子交换树脂有两种，一种是强酸性阳离子交换树脂，其极性基团是磺酸基，分为 H^+ 型和 Na^+ 型，可用 $RSO_3^-H^+$ 和 $RSO_3^-Na^+$ 表示；另一种是强碱性阴离子交换树脂，其极性基为季铵基团，分为 Cl^- 型和 OH^- 型，可用 $R—N^+(CH_3)_3Cl^-$ 或 $R—N^+(CH_3)_3OH^-$ 表示，其中 Cl^- 型更稳定。将阳离子和阴离子离子交换树脂分别或混合装入离子交换柱中，得到所谓阳床、阴床和混合床。大生产时，一般可采取阳床、阴床和混合床串联的组合。

原水通过阳床、阴床或混合床时，原水中的阳离子或阴离子分别与阳离子或阴离子交换树脂上的极性基团发生交换，原水中的阳离子或阴离子即被留在离子交换柱上，从而被除去。

离子交换法设备简单，节约能源与冷却水，成本低，所得水的化学纯度较高。一般自来水通过离子交换系统后，可除去绝大部分阴、阳离子，对于热原和细菌也有一定的清除作用。对新树脂需要进行预处理，对使用中的树脂需要经常进行再生处理，处理过程要使用较多的酸碱。

离子交换水主要供蒸馏法制备注射用水使用，用于洗瓶等也较多。目前离子交换水不能达到注射用水的标准，在除热原方面不如蒸馏法那样可靠，有时还带有乳光。

离子交换水的质量控制主要是测定比电阻，此法速度快、可连续测定或自动测定。比电阻越大表示水中所含的离子越少，一般要求比电阻在 $1×10^6$ Ω·cm 以上。测量比电阻可采用各种类型的电导仪。

（3）电渗析法： 电渗析是依据在离子电场作用下的定向迁移及交换膜的选择性透过而设计的。在电渗析的设备中，阴、阳离子交换膜交替平行排列，将空间隔成若干隔室，隔室中充满原水，左右两端分别是与离子交换膜平行的正、负电极。阴、阳离子交换膜分别对阴离子和阳离子的透过具有高度选择性，即阳离子只能通过阳离子交换膜，阴离子只能通过阴离子膜。当电极接通直流电源后，原水中的离子在电场作用下迁移，阳离子只能透过阳离子膜，向负极运动；阴离子只能透过阴离子膜，向阳极运动。这样经过一段时间，隔室1、3、5中阳、阴离子逐渐减少（隔室2、4、6中离子浓度增加），将这部分的水合并起来，就得到了净化的水。

电渗析法的纯化过程较离子交换法经济，节约酸碱，也可用于离子浓度较高的原水。但本法制得的水比电阻较低，一般在（5 ～ 10）×10^4 Ω·cm。电渗析法广泛用于原水预处理，可除去大部分离子，处理后的水再进行离子交换，可减轻离子交换树脂的负担。

（4）反渗透法：反渗透法既可用于原水处理，也可用于制备注射用水。具体介绍见本节"反渗透法制备注射用水"部分。

（5）电去离子法：电去离子法是将电渗析法和离子交换法相结合的除盐方法，该方法结合了电渗析法和离子交换法两者的优点，体现出较好的优势互补作用。电去离子法发挥的主要作用是进一步除盐，利用电的活性介质和电压产生离子的运送，从水中去除电离的或可离子化的物质。在电去离子装置中，被纯化的水只能通过通电的离子交换介质，而非离子交换膜，离子交换膜能透过离子化的或可电离的物质，而不能透过水。

4. 注射用水的制备 Preparation of water for injection

（1）蒸馏法制备注射用水：蒸馏法是制备注射用水最经典、最可靠的方法，目前应用最为广泛，也是《中国药典》2020 年版法定的制备注射用水的方法。

用蒸馏法制备注射用水，必须注意原水的选择，我国《药品生产管理规范》规定以去离子水为水源。蒸馏法的一般过程是将纯化过的水加热蒸发形成蒸气，通过隔沫装置后，冷凝形成蒸馏水，再加热蒸发成蒸气，冷凝后得重蒸馏水。

蒸馏水的生产是通过各种类型的蒸馏水器来完成的。小量生产时常用塔式或亭式蒸馏水器，大生产常用多效蒸馏水器或汽压式蒸馏水器。

塔式蒸馏水器：基本结构包括蒸发锅、隔沫装置和冷凝器三部分。塔式蒸馏水器生产效率较低，能耗较高，在大生产中应用较少。

多效蒸馏水器（multiple-effect still）：基本结构包括多个圆柱型蒸馏塔、冷凝器和控制元件等。多效蒸馏水器中进料水（纯化水）同时被作为冷凝水使用，进料水受热蒸发后的热蒸气同时作为热源使用，因此多效蒸馏水器可以充分利用热能，经济效益明显提高，而且产量高，可以有自动控制系统，是近年发展起来制备注射用水的重要设备；此种蒸馏水器出水温度在80℃以上，有利于蒸馏水的保存，质量符合药典规定，特别是电导率比塔式蒸馏器生产的蒸馏水显著下降。

接收蒸馏水时，初馏液应弃去一部分，检查合格后，方能收集；收集时应注意防止空气中灰尘及其他污物落入。最好采用带有无菌过滤装置的密闭收集系统。注射用水应在80℃以上或灭菌后密封保存。

在注射用水的生产过程中，一般要检查几个主要项目，例如氯化物、重金属、pH 和铵盐。比电阻的测定比较常用，可快速监测注射用水的质量，而热原可定期检查。对于注射用水的质量检查和具体检查方法，可参看《中国药典》2020 年版的有关内容。

为了保证注射用水的质量，除了注意对原水的要求外，还必须注意蒸馏水器的构造、操作方法与工作环境的清洁卫生，制造、输送和贮存蒸馏水的容器和管道应定期清洗、消毒等。要加强质量检查，及时发现问题，及时解决。

（2）反渗透法制备注射用水：反渗透法是在 20 世纪 60 年代发展起来的新技术，它为原水处理与注射用水的制备开辟了一条新的途径。

反渗透法制备注射用水的原理主要是利用渗透和反渗透现象。如果在 U 形管的中间用一个半透膜将纯水和盐溶液隔开，则纯水就会透过半透膜扩散到盐溶液一侧，使盐溶液一侧液面升高，就个现象叫渗透（osmosis）。两侧液柱产生的高度差，就表示此盐溶液所具有的渗透压。如果开始时就在盐溶液上施加一个大于此盐溶液渗透压的压力，则盐溶液中的水会向纯水一侧渗透，使纯水一侧的液面升高，这个现象叫反渗透（reverse osmosis）。

反渗透的结果为可将水从盐溶液中分离出来，通过施加一个大于盐溶液渗透压的压力，使纯水透过半透膜与盐溶液分离。在实际工作中，因半透膜的类型不同，纯水分离的机制有所不同。用反渗透法制备注射用水常用的膜有醋酸纤维膜（如三醋酸纤维素膜）和聚酰胺膜等。下面以醋酸纤维膜为例，介绍一种选择性吸附：毛细管流动机制。

在恒温条件下吉布斯吸附公式可表示为：

$$\varGamma = (-C/RT)(\mathrm{d}\sigma/\mathrm{d}C) \tag{7-9}$$

其中 $\varGamma$ 为溶质在界面上的吸附量，σ 为溶液的表面张力，C 为溶质的浓度。

由于氯化钠和其他盐类能增加水溶液的表面张力，因此根据吉布斯吸附公式，C 增加，σ 值增加，则 $\varGamma < 0$，称为负吸附，说明表面层的溶质浓度要比溶液内部小，即在氯化钠溶液与空气的界面上有一个盐浓度相对较低的水层。

如果选择一种化学结构适宜的多孔性膜（如醋酸纤维膜），它与盐溶液相接触时，能选择性吸附水分子而排斥溶质，故可以在膜与溶液的界面上形成一个纯水层，大约为 1～2 个水分子的厚度。利用反渗透现象，在这一体系中再施加一定的压力，界面上纯水层的纯水就可不断通过醋酸纤维膜的毛细管而渗出，从而完成从盐水中分离纯水的过程。研究表明，如果膜孔的有效直径为纯水层厚度的两倍，则可达到最大的分离程度。

与蒸馏法相比，反渗透法设备简单，节省能源和冷却用水。一级反渗透装置一般可除去一价离子 90%～95%，二价离子 98%～99%，但除去氯离子的能力有限，达不到药典的要求，二级反渗透装置可以较彻底地除去氯离子；反渗透法也有机械的过筛作用，对有机物质的排除与其分子量的大小有关，分子量大于 300 的有机物可基本除尽，故可除去微生物、病毒和热原。

国内目前主要将其用于原水处理，若装置设计合理，甚至可以达到注射液用水的质量要求。《美国药典》（23 版）已收载此法为制备注射用水法定方法之一。

（3）综合法制备注射用水：为提高注射用水的质量，可将上述各种原水处理方法与注射用水制备方法进行组合，以实现最佳的效果。组合的原则应该是注射用水的质量好，成本低，能耗低。比较有代表性的注射用水的制备流程图如图 7-5 所示，已有成套设备生产。

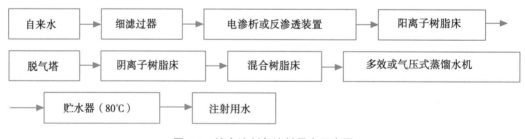

图 7-5 综合法制备注射用水示意图

（二）注射用油 Oils for injections

《中国药典》2020 年版规定注射用油的质量要求包括：①淡黄色的澄明液体；②相对密度为 0.916～0.922；③酸值应不大于 0.1；④皂化值应为 188～195；⑤碘值应为 126～140；⑥过氧化值应不大于 3.0。

常用的注射用油为植物油，包括麻油、大豆油、花生油、蓖麻油和茶油等，是由各种脂肪酸的甘油酯所组成的混合物。

碘值、酸值和皂化值是评价注射用油质量的重要指标。碘值可指示油中含不饱和键的多少，碘值高，表明含不饱和键多，油容易氧化，不适合注射用；酸值表明油中游离脂肪酸的含量多少，可以反映酸败的程度，酸值高则质量差；皂化值表示油中游离脂肪酸和结合成酯的脂肪酸的总量，反映油的种类和纯度。考虑到油脂氧化可能生成过氧化物，故最好对注射用油中的过氧化物加以控制。

注射用油应贮存于避光、密闭、洁净的容器中，必要时可考虑加入生育酚和没食子酸丙酯等油溶性抗氧剂。

由于长时间的贮存或与空气、光线的接触，注射用油可能发生复杂的化学反应，产生低分子的分解产物如醛类、酮类和脂肪酸类，并伴有特异的刺激性臭味，这个现象被称为油脂的酸败。酸败的油脂往往不符合上述注射用油的质量标准。凡不符合药典规定的油类，均需严格加以精制，符合药典规定后，才能供注射使用（表 7-6）。

表 7-6　注射用油举例

药物	油	种类	药物	油	种类
二巯基丙醇	花生油	解毒剂	孕酮	麻油花生油	激素
环戊丙酸雌二醇	棉籽油	激素	庚酸睾酮	麻油	激素
雌二醇戊酸酯	麻油或蓖麻油	激素	羟孕酮己酸酯	蓖麻油	激素
氟奋乃癸酸酯	麻油	安定药	庚酸睾酮与雌二醇	麻油	激素
氟奋乃庚酸酯	麻油	安定药			

（三）其他注射用溶剂 Other solvents for injections

对需要增加溶解度或提高稳定性的药物，可采用水溶性或油溶性的非水溶剂，以非水溶剂或复合溶剂的形式制备注射液。

1. 乙醇 Ethyl alcohol

乙醇与水、甘油、挥发油等可任意混合，对很多药物有较大的溶解度。作注射用溶剂时浓度可高达 50%（如氢化可的松注射液）。可供肌内注射或静脉注射使用，对肌内注射而言浓度超过 10% 会产生疼痛感。

2. 甘油 Glycerin

甘油与水或醇可任意混合，对许多药物具有较大的溶解度。本品黏度较大，注射给药有一定刺激性，故不能单独使用，常用浓度一般为 1% ~ 50%，多与乙醇、丙二醇、水等混合应用。对小白鼠皮下注射的 LD_{50} 为 10 mL/kg，肌内注射时为 6 mL/kg，对大白鼠静脉注射的 LD_{50} 为 5 ~ 6 g/kg。

3. 1,2-丙二醇 1,2-Propylene glycol

1,2-丙二醇可与水、乙醇、甘油混溶，可溶解多种挥发油，对药物的溶解范围较广，常用浓度为 1% ~ 50%，作注射用溶剂较常用（如地西泮注射液）。本品一般情况下较稳定，但高温下（250℃以上）可被氧化成丙醛、乳酸、丙酮酸及醋酸。本品可供肌内、静脉等给药。小鼠腹腔注射的 LD_{50} 为 9.7 g/kg，皮下注射的 LD_{50} 为 18.5 g/kg，静脉注射的 LD_{50} 为 5 ~ 8 g/kg。

4. 聚乙二醇 Polyethylene glycol

根据分子量大小不同，聚乙二醇有多种规格，其中 PEG 300 和 PEG 400（数字表示平均分子量）可作注射用溶剂。PEG 300 的常用浓度为 1% ~ 50%。PEG 400 是无色有微臭的液体，黏度为 0.73 mPa·s（99℃），相对密度为 1.125，能与水或乙醇混溶，化学性质稳定，作注射用溶剂较多（如噻替哌注射液）。小白鼠腹腔注射 PEG 400 的 LD_{50} 为 4.2 g/kg，大白鼠皮下注射的 LD_{50} 为 10 mL/kg。

5. 苯甲酸苄酯 Benzyl benzoate

苯甲酸苄酯不溶于水和甘油，能与 95% 的乙醇、脂肪油混溶。在二巯基丙醇油注射液中，苯甲酸苄酯不仅作为助溶剂，而且能够增加二巯基丙醇的稳定性。

6. 油酸乙酯 Ethyl oleate

油酸乙酯为黄色油状液体，性质与脂肪油相近，但黏度较小，可与脂肪油混溶。贮存过程中容易变色，可加抗氧剂。

7. 二甲基乙酰胺 Dimethylacetamide

二甲基乙酰胺为澄明的中性液体，能与水、乙醇任意混溶，作助溶剂用，常用浓度为 0.01%。替尼泊苷注射液中即含有二甲基乙酰胺，见表 7-7。对小白鼠腹腔注射的 LD_{50} 为 3.3 g/kg，连续使用时，应注意其慢性毒性。

此外，N-（2-羟基乙基）乳酰胺、肉豆蔻异丙基酯、乳酸乙酯等也有应用。

表 7-7　含非水溶剂（%，v/v）的注射剂举例

药物	乙醇	丙二醇	PEG 400	药物	乙醇	丙二醇	PEG 400
地高辛	10	40		氯氮䓬		20	
巴比妥钠	10	40		苯巴比妥钠		90	
苯妥英钠	10	40		茶苯海明		50	5
复方磺胺甲噁唑	10.5	40	1	劳拉西泮		80	18
地西泮	10.5	40	1.5	司可巴比妥钠			50

（四）注射剂的附加剂 Additives for injections

注射剂中除主药和溶剂外所添加的其他所有物质统称为注射剂的附加剂。添加附加剂的目的：增加药物的溶解度；提高注射剂的化学与物理稳定性；抑制注射剂中微生物的生长；减轻注射时的疼痛；保证注射剂的有效、安全与使用方便。注射用附加剂应符合药典或部颁标准的要求，并有相应的质量标准。

1. 增溶剂、润湿剂或乳化剂 Solubilizers，wetting agents or emulsifiers

增溶剂、润湿剂或乳化剂包括聚山梨酯 80、聚山梨酯 40、聚山梨酯 20，聚维酮，卵磷脂、泊洛沙姆 188（普朗尼克 F-68）和聚氧乙烯蓖麻油等，其中在注射剂中用的较多的是聚山梨酯 80，而用于静脉注射的主要有卵磷脂、泊洛沙姆 188 与聚氧乙烯蓖麻油。卵磷脂主要作为乳化剂用于静脉注射用脂肪乳剂中；聚氧乙烯蓖麻油作为增溶剂可用于难溶性药物，但毒副反应较大。

2. 缓冲剂 Buffer agents

缓冲剂包括醋酸-醋酸钠，磷酸氢二钠-磷酸二氢钠，枸橼酸-枸橼酸钠，酒石酸-酒石酸钠，碳酸氢钠-碳酸钠等缓冲对，还可用盐酸、氢氧化钠等调节 pH 值。在药物制造与贮存过程中，由于药物的降解、玻璃组分的溶解、橡皮塞或塑料容器中组分的释放、以及空气的透入等常使产品的 pH 发生改变，加入缓冲剂就是为了使注射剂的 pH 值变动较小，有利于其质量的保证。调节 pH 值对减缓药物的水解与氧化、增加产品的稳定性、提高某些药物溶解度甚至减轻注射时的疼痛都是非常重要的。

3. 助悬剂 Suspending agents

助悬剂包括明胶、果胶、甲基纤维素和羧甲基纤维素钠等，在混悬型注射剂中是不可缺少的，其中比较常用的是 0.5% 的羧甲基纤维素钠。

4. 抗氧剂与螯合剂 Antioxidants and chelating agents

抗氧剂主要有亚硫酸氢钠、焦亚硫酸钠（弱酸性时用）、亚硫酸钠（偏碱性时用）和硫代硫酸钠（碱性时用）等，螯合剂主要是 EDTA 的钠盐或钙盐。

5. 抑菌剂 Antibacterial agents

多剂量包装的注射剂可加适宜的抑菌剂，抑菌剂的用量应能抑制注射液中微生物的生长，除另有规定外，在制剂确定处方时，该处方的抑菌效力应符合抑菌效力检查法的规定。加有抑菌剂的注射液仍应采用适宜的方法灭菌。静脉给药与脑池内、硬膜外、椎管内给药的注射液均不得加抑菌剂。常用的抑菌剂为 0.5% 苯酚、0.3% 甲酚、0.3% 三氯叔丁醇、0.01% 硫柳汞等。

6. 等渗调节剂 Isoosmotic adjusting agents

等渗调节剂常用的有氯化钠和葡萄糖。主要用于输液剂，小剂量注射剂可不必调节渗透压。

7. 填充剂与保护剂 Fillers and protective agents

填充剂与保护剂包括乳糖、蔗糖、麦芽糖、甘露醇、甘氨酸和人血清白蛋白（HSA）等。填充剂主要用于冷冻干燥的注射用无菌粉末，当主药剂量特别小时需要加入填充剂。保护剂主要用于蛋白质类药物或脂质体的处方中，既可防止蛋白质在冷冻干燥过程中变性失活，也可防止蛋白质类药物被设备、滤器或容器吸附。

三、注射剂的制备 Preparation of injections

注射剂生产过程包括容器的预处理、洗涤、干燥、灭菌和冷却、原辅料及注射用水的准备、注射剂的配制、过滤、灌封、灭菌、质量检查、印字或贴签、包装等步骤。

（一）注射剂容器的处理 Treatment for injection containers

1. 注射剂容器的种类 Type of injection container

注射剂的容器包括各种大小和形状的安瓿（ampule）、西林瓶（vial）、输液瓶（infusion bottle）和软包装（flexible container）等。

安瓿的式样主要分为有颈安瓿与粉末安瓿两种。对于小体积的注射剂而言有颈安瓿的使用是最多见的。这种安瓿的形状有平颈和曲颈两种。目前一般采用的易折安瓿都是曲颈安瓿，即在安瓿的曲颈部位有一环状刻痕，用时不用挫刀就很易折断，而且不易产生碎玻璃片，使用方便。安瓿的颜色可以是无色透明的，也可以是琥珀色的，后者应用不多。琥珀色安瓿可滤除紫外线，对光敏感药物的注射剂比较适用，但应注意琥珀色破璃的颜色主要来源于氧化铁，而痕量的氧化铁有可能进入产品中，对于易被铁离子催化的药物成分而言，则不宜使用此类容器。安瓿的容积主要有 1 mL、2 mL、5 mL、10 mL 和 20 mL 等不同的规格。粉末安瓿主要用于分装注射用固体粉末药物。这种安瓿的瓶身与颈同粗，便于药物的分装；在颈与身的连接处有一沟槽，以便临用时易于锯开，灌入溶剂溶解后进行注射。此种安瓿瓶壁较厚，使用不便，应用不多。

西林瓶分为管制瓶与模制瓶两种。管制瓶的瓶壁较薄，厚薄比较均匀，而模制瓶正好相反。西林瓶也有无色透明和琥珀色两种。西林瓶的体积一般以 10 mL 和 20 mL 比较常见，应用时都需配有橡胶塞，外面有铝盖压紧，有时铝盖上再外加一个塑料盖。

输液瓶是无色透明的玻璃瓶，体积从 50 ～ 500 mL 大小不等，也需配有橡胶塞、铝盖或外层塑料盖。随着塑料工业的发展，各种软包装输液剂不断出现，其优点是便于运输、搬运和贮存，由于多为一次性使用，可以减少污染。

2. 注射剂容器的质量要求 Quality requirements for injection containers

注射剂容器（以安瓿为例）主要是由硬质中性玻璃制成的。注射剂容器可能灌装各种不同性质的药物溶液，在制造过程中可能需要高温灭菌，而且可能在不同的环境下长期贮藏。由于药液与玻璃表面充分接触，可能发生化学作用而影响注射剂的质量。

注射剂容器的质量问题包括注射剂的 pH 值改变、混浊、沉淀、变色或出现"小白点"，玻璃容器出现脱片、爆裂或漏气等现象。一般而言，如容器的玻璃含有过多的游离碱将使注射液的 pH 值升高，有些药物可出现沉淀；不耐碱或不耐侵蚀的容器，在装入碱性较大的药液时，灭菌后或长期贮存时常可出现"小白点"或者产生混浊，容器可能脱片；玻璃容器若不耐水腐蚀，则盛装注射用水有时也产生脱片；如玻璃容器耐热性差，则在封口或灭菌时可能发生爆裂或漏气；如安瓿表面黏有的麻点或玻璃屑没洗净，在灌封及灭菌后往往因脱落而产生废品；若安瓿外形规格差别较大，将不利于自动化生产。

注射剂容器的质量取决于玻璃的理化性质，而玻璃的理化性质主要取决于玻璃的化学组成和结构。玻璃的基本骨架为二氧化硅四面体，其中加有某些氧化物以调节其理化性能。一般而言，玻璃中碱金属氧化物含量越低，化学稳定性和耐热性就越好，从玻璃中释放出的碱性成份也越少。现在用于制造安瓿的主要材料有中性玻璃、含钡玻璃与含锆玻璃。中性玻璃是低硼硅酸盐玻璃，化学稳定性较好，可作为 pH 接近中性或弱酸性注射剂的容器，应用最广；含钡玻璃耐碱性好，可作为碱性注射剂的容器（磺胺嘧啶钠注射液，pH 10～10.5）；含锆玻璃含少量氧化锆，具有更高的化学稳定性，耐酸，耐碱，不易受药液侵蚀，可用于碱性较大的药液或钠盐类的注射液等。

注射剂容器应达到以下质量要求：①无色容器应透明，便于观察澄明度、杂质或颜色变化等；②膨胀系数较低、耐热性优良；③足够的物理强度；④化学稳定性要好；⑤对安瓿而言，玻璃的熔点应较低，易于熔封；⑥玻璃不得有气泡、麻点及砂粒等。

为了达到上述质量要求，注射剂容器要经过一系列质量检查，包括物理和化学检查。物理检查包括容器的外观、尺寸、应力、清洁度和热稳定性等。化学检查包括容器的耐酸性、耐碱性等。当安瓿材料发生变更时，虽然理化性质检查合格，最好再进行模拟试验，如将药液装入安瓿，按正常程序进行封口，加热灭菌，甚至高温加速，以观察是否出现任何质量问题。

3. 注射剂容器的预处理 Preconditioning of injection containers

（1）安瓿的预处理：空安瓿出厂时安瓿颈可能长短不一，另有一种密封安瓿（两个安瓿颈口相连），均需经切割，使安瓿口整齐、无缺口、裂口和双线，长短符合要求，便于灌药与包装。切割不好，玻璃屑可掉进安瓿，增加洗涤困难，影响澄明度。小量生产可采用安瓿切割机。

安瓿切割后，颈口截面粗糙，留有细小玻璃屑，在相互碰撞及洗涤时容易落入安瓿内，因此需要圆口。圆口是将强烈火焰喷于颈口截面，使其熔融而变得光滑。圆口完毕后拍出安瓿内的玻璃屑，贮存时不得重压。

大生产时可采用安瓿自动割圆机，即切割与圆口在同一台机器上完成。目前国内使用的易折安瓿，生产时已将安瓿预处理好，并用塑料薄膜封装好，勿需再切割与圆口，用时可直接放到洗灌封联动机上。上述密封安瓿，在制备过程中没有开口，而是直接拉制成两个安瓿（颈口相连），条件允许时，可在净化空气下用火焰开口，直接灌封，可以免去洗瓶、干燥、灭菌等工作。

（2）安瓿的洗涤：安瓿在洗涤前先可进行热处理。一般可用离子交换水或 0.5% 的醋酸水溶液（质量较差的安瓿用）灌满，在 100℃ 下进行 30 min 的热处理。热处理的目是使瓶内附着的灰尘或砂粒等杂质经加热浸泡后落入水中，同时加热使玻璃表面的硅酸盐水解，微量的游离碱和金属离子溶解，使安瓿的化学稳定性提高。

安瓿的洗涤方法有下面几种。

①甩水洗涤法：是将安瓿经灌水机灌满滤净的水，再用甩水机将水甩出，如此反复三次。

此法的特点是安瓿清洁度一般可达到要求，生产效率高，劳动强度低，符合大生产需要，但洗涤质量不如加压喷射气水洗涤法好；一般适用于 5 mL 以下的安瓿。

②加压喷射气水洗涤法：是将滤净的水与滤过的压缩空气交替喷射洗涤安瓿。冲洗的顺序可以是气、水、气、水、气，一般 4 ～ 8 次，最后一次洗涤用水须用微孔滤膜精滤的注射用水。此法的特点是洗涤质量好；将其安装在洗、灌、封联动机上，整个洗涤程序由机械自动完成，生产效率非常高；但此方法对水和空气的质量（尤其是空气的质量）要求较高，因为压缩空气中有润滑油雾及尘埃，滤得不净可污染安瓿，出现"油瓶"现象。近年来国内有采用无润滑空气压缩机，其压缩空气含油雾较少，滤过系统可以简化。加压喷射气水洗涤法特别适用于大安瓿的洗涤，目前应用较多。

③超声波洗涤法：是将安瓿灌满滤净的水，然后进行超声清洗。此方法本身是一个静态过程，需要和前述方法联合使用。目前在生产中已有用加压喷射气水洗涤与超声波洗涤相结合的方法。

④洁净空气吹洗法：安瓿在玻璃厂生产时，就在洁净状态下进行，产品经严密包装，不受污染，故使用时只需用清洁空气吹洗即可。此法的特点是无须水洗一步，仍能保证安瓿的洁净度，非常有利于针剂的高速度、自动化生产。在实际生产中洁净空气吹洗法已有应用。

（3）安瓿的干燥与灭菌： 安瓿洗涤后需要干燥与灭菌，一般可同步进行。常用方法有以下两种方式。

①烘箱：洗涤后的安瓿置于烘箱内，用 120 ～ 140℃干燥和灭菌。对于无菌操作法或低温灭菌制备的注射剂，其安瓿须用 180℃干热灭菌 1.5 h。此方法效率较低。

②隧道式红外线干燥设备：大生产时，多采用隧道式干燥设备，主要由红外线发射装置与安瓿自动传送装置两部分组成。隧道内平均温度在 200℃左右。近年来广泛采用远红外线加热技术，一般是在碳化硅电热板辐射源表面涂上远红外涂料，如氧化钛、氧化铬，温度可达250 ～ 350℃，一般 350℃经 5 min 能达到安瓿灭菌的目的。远红外干燥装置效率高、质量好、速度快并且节约能源。为了防止污染，在隧道式红外线干燥设备中可以加上局部层流装置，安瓿在连续层流洁净空气的保护下，经过高温很快就完成干燥、灭菌，安瓿的洁净度非常好。隧道式干燥设备有利于连续化生产。

灭菌好的安瓿应放置在净化空气中并尽快使用，放置时间不应超过 24 h。

（二）注射液的配制 Preparation

1. 原辅料的要求与投料 Raw material quality control and feeding calculation

供注射用的原辅料应符合《中国药典》2020 年版规定的质量标准，未收入药典的品种应符合部颁标准的要求，某些品种还应同时符合"厂标"。原辅料在进厂时要进行全面质量检查，在生产前应做小试，合格后方能使用。

原辅料应采用注射用规格。对不易获得注射用规格的原辅料，医疗上又确实需要时，须将其进行精制，使之符合注射用标准，并经有关部门批准后才可使用。活性炭要使用针剂用炭。

在配制注射剂前，应先按处方规定计算原辅料的用量，如果注射剂在灭菌后含量下降明显，可酌情增加投料量。如原料中含有结晶水应注意换算，在称量时应两人核对。

投料量可按下式计算：

$$原料（附加剂）用量 = 实际配液量 \times 成品含量\%$$
$$实际配液量 = 实际灌注量 + 实际灌注时的损耗量$$

2. 配制用具的选择与处理 Selection and treatment of preparation equipment

配制用具以有夹层的不锈钢配液缸最为常用，大生产时应装配有适当的搅拌器，夹层锅可以通蒸气加热也可通冷水冷却，使用方便；不锈钢表面性能稳定，易于清洗。也可采用其他惰性材料（如玻璃、搪瓷、不锈钢、耐酸耐碱陶瓷及无毒聚氯乙烯、聚乙烯塑料）制成的容器。但塑料不耐热，需要高温配制时不宜采用，一般也不用铝质容器。

在使用配制用具以前，应用洗涤剂或硫酸清洁液处理、洗净，临用前再用新鲜注射用水荡洗或灭菌备用。每次配液后，一定要立即将配制用具刷洗干净；玻璃容器可加入少量硫酸清洁液或 75% 乙醇放置，以免长菌，用时再洗净。

3. 注射剂的配制方法 Preparation method of injections

配制方法有稀配法和浓配法。稀配法是将全部药物加入全部溶剂中，一次配成所需的浓度。此法操作简单，当原料质量好，杂质少，不溶性物质少，不易出现可见异物或不溶性微粒问题时可采用。浓配法是将全部药物加入到部分溶剂中，配成浓的药物溶液，必要时经冷藏、滤过后，再稀释至所需浓度。此法可滤过除去溶解度小的杂质，易出现可见异物或不溶性微粒问题时常用此法。

按《中国药典》2020 年版规定，配制注射剂所用注射用水的贮存时间不得超过 12 h，为了提高质量，一般药厂控制得更为严格。

在配制注射剂的过程中，对于难滤清的药液，可加入 0.1% ～ 0.3% 的活性炭助滤，或用铺有炭层、纸浆或纸浆混炭的漏斗滤过，滤清效果较好。配制油性注射液时，一般先将注射用油在 150 ～ 160℃灭菌 1 ～ 2 h，冷却至适宜温度（一般在主药熔点以下 20 ～ 30℃），趁热配制、过滤（一般在 60℃以下）。配制一些剧毒药品注射液时，所用容器和仪器等宜分开使用，以免交叉污染。

注射剂的配制过程中常用活性炭进行脱色、除热原或助滤。使用活性炭时要特别注意它对药物的吸附作用，尤其对小剂量药物（如生物碱盐），要通过测定加炭处理前后药物含量的变化，以确定能否使用，或者具体的使用条件。活性炭在酸性溶液中吸附作用较强，故最好用酸处理活化，并在酸性环境中使用。

药液配好后，要进行 pH、含量等项目的检查，合格后可进入下一道工序。

（三）注射液的滤过 Filtration of injections

1. 滤过方式与影响因素 Filtration ways and influence factors

滤过方式分为介质滤过与滤饼滤过两种。介质滤过是指药液中的固体粒子被滤过介质所截留而实现的固液分离。当药液中固体含量小于 0.1% 时则属于介质滤过，介质滤过比较常见，主要用于注射液的滤过和除菌滤过等；滤饼滤过是指滤过过程中滤过介质表面上逐渐增厚的滤饼层（固体粒子的沉积物）起主要的截留作用。当药液中固体含量大于 1% 时则以滤饼滤过为主，滤饼滤过可用于中药材浸出液的滤过等。

以介质滤过为例，其滤过机制主要包括筛析作用与深层截留作用两个方面。筛析作用是指药液中固体粒子的粒径大于滤过介质的孔径，粒子被截留在相当于筛网的滤过介质的表面。筛析作用的滤过介质主要是各种滤膜（如微孔滤膜、超滤膜和反渗透膜），因此也被称为膜滤过或表面滤过。深层截留作用是指药液中粒径小于滤过介质孔径的粒子进入滤过介质的内部，可能由于惯性、重力或扩散等作用，沉积在滤过介质的深层（形成架桥或滤渣层），或由于静电力与范德华力等被吸附在滤过介质的深层，故也称为深层滤过。起深层截留作用的滤过介质主要是垂玻璃漏斗、多孔陶瓷和石棉滤板等。

对介质滤过与滤饼滤过而言，其滤过阻力与速度分别受滤过介质和滤饼层的影响。假定滤渣层中的孔隙是均匀的毛细管束，液体的流动可用泊肃叶（Poiseuille）方程来描述：

$$V = P\pi R^4 t / 8\eta L \tag{7-10}$$

其中 V 表示液体的滤过体积，P 为滤过时的操作压力（或滤床上下的压差），R 是毛细管半径，L 表示滤层厚度，η 为滤液黏度，t 是滤过的时间。

可见压力增加有利于液体的滤过，因此可采用加压或减压滤过的方式，但也要注意压力过大时的泄漏问题；黏度增加不利于液体的滤过，可采用趁热滤过的办法以降低黏度；滤材中毛细管的长度增加不利于滤过，滤层越厚，阻力越大，可先经预滤，以降低滤层厚度；滤材的毛细管孔径过细不利于滤过，阻力越大；滤渣的性质也有影响，柔软变形的滤渣容易堵塞滤孔，采用助滤剂可防止堵塞；当然滤过面积等也是重要的影响因素。

2. 滤器的种类与选择 Types and selection of filters

常用滤器有垂熔玻璃滤器、砂滤棒、板框压滤器、膜滤器等。各种滤器的性能与用途有较大区别。

（1）垂熔玻璃滤器：系用硬质中性玻璃细粉烧结而成。类型包括漏斗、滤球和滤棒三种（图 7-6）。根据滤板孔径大小不同有 1 ～ 6 号等不同规格。由于生产厂家不同，代号与孔径大小不一致。国内由上海玻璃厂和长春玻璃总厂生产。目前有关垂熔玻璃滤器的使用已不多见。

垂熔玻璃滤器化学性质稳定，吸附性低，不影响药液的 pH 值，无微粒脱落，可热压灭菌；不足之处是易碎、价高、操作压力不能太高（不能超过 98 kPa）。垂熔玻璃滤器适用于精滤或膜滤器前的预滤。以上海玻璃厂的产品为例，3 号的滤板孔径为 15 ～ 40 μm，多用于常压滤过；4 号的滤板孔径为 5 ～ 15 μm，可用于减压或加压滤过；6 号的滤板孔径在 2 μm 以下，可用于无菌滤过。

（2）砂滤棒：国产主要有两种类型。一种是硅藻土滤棒，主药成分是 SiO_2 和 Al_2O_3，有粗号、中号和细号之分，其滤过速度分别为 500 mL/min 以上、500 ～ 300 mL/min 和 300 mL/min 以下；此类滤器质地疏松，适用于高黏度或高浓度药液的滤过；另一种是多孔素瓷滤棒，用白陶土烧结而成，质地致密，滤速慢，适用于低黏度或低浓度药液的滤过。目前，有关砂滤棒的使用已不多见。

砂滤棒价格低廉，滤速快，适用于大生产中的粗滤；不足之处是对药液吸附性强，有时影响药液的 pH 值，易于脱砂，不易清洁。

（3）微孔滤膜滤过器：微孔滤膜滤过器是目前注射剂制备滤过工艺中所使用的最为常用的装置。微孔滤膜的膜材种类包括醋酸纤维膜、硝酸纤维膜、醋酸纤维与硝酸纤维混合酯膜、聚碳酸酯膜、核微孔滤膜、聚砜膜和聚丙烯腈膜等。

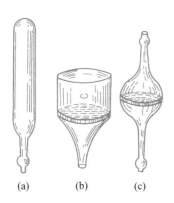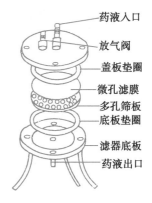

图 7-6　垂熔玻璃滤器
（a）滤棒；（b）漏斗；（c）滤球。

图 7-7　圆盘形膜滤器

微孔滤膜的滤过性能主要由其孔径大小及孔径分布等决定。孔径大小的测定一般用气泡法，每种滤膜都有特定的气泡点，它是滤膜孔隙度额定值的函数，是推动空气通过被液体饱和的膜滤器时所需的压力。微孔滤膜的孔径有 0.025 ～ 14 μm 各种不同规格。流速是一定压力下一定面积滤膜滤过的水的体积。气泡点越小，流速越大。对于用于除菌滤膜，还应测定其截留细菌的能力。

微孔滤膜的理化学性质会影响其实际应用。如常用的纤维素混合酯滤膜在干热125℃以下的空气中是稳定的，可进行121℃热压灭菌，并可过滤85℃的药液达若干小时，可用于pH 3 ~ 10的水溶液、10% ~ 20%的乙醇、2%的苯甲醇、50%的甘油、30% ~ 50%的丙二醇、稀酸、稀碱、脂肪族和芳香族碳氢化合物或非极性液体；不适用于酮类、酯类、乙醚-乙醇混合溶液、强酸、强碱、2%的聚山梨酯80溶液、PEG 400或某些药液（尼可刹米注射液）等。醋酸纤维膜耐溶剂性能比混合酯膜略优。在不能使用纤维素酯滤膜的情况下，可用尼龙膜或聚四氟乙烯膜代替。尼龙膜或聚四氟乙烯膜稳定性很好，耐强酸、强碱及各种有机溶剂，在260℃的高温下也不受影响。在使用微孔滤膜之前，应进行膜与药物溶液的配伍实验，确证二者间无作用，同时膜对药物也没有吸附作用时，才能使用。

微孔滤膜的滤材薄，阻力小，孔径小而均匀，面积大，速度快，对微粒的截留能力强，不影响药物酸度，不易吸附药液，不易有杂质脱落，多为一次性使用，不会有交叉污染。主要不足是孔径小，容易堵塞，有些纤维素膜不稳定。解决堵塞的办法是在微孔滤器之前加上各种滤器进行粗滤，在微孔滤膜上加上2 ~ 3层滤纸。微孔滤膜在注射剂中应用较多，主要作为精滤或无菌滤过等，目前国外还有不少定型产品可以成功地除去热原。

常见的微孔滤膜滤过器有圆盘形膜滤器（图7-7）和圆筒形膜滤器。前者使用单层的圆形滤膜，由于配件较多，安装与清洗比较麻烦。后者是将滤膜折叠成的圆形滤筒作为一个基本的滤过单元，用时再将一个或多个滤筒组装到管道流水线上，外封无锈钢圆筒。滤筒本身是一种定型产品，可有不同滤膜、不同面积、不同孔径、一次性使用或多次使用等多种选择；圆筒形膜滤器滤过面积大，安装与清洗方便，符合大生产的需要，大生产中应用普遍。

（4）板框压滤器：由多个金属滤板（实心）和滤框（中空）交替排列组成，滤板和滤框之间放置有专用的滤布；滤板、滤框和滤布被金属杆串在一起；滤板表面有很多凹凸形，以支撑滤布并有利于滤液的排除；滤框可收集滤渣。滤板、滤框和滤布的两个上角部位均有小孔，串联起来就成为两条通道，一个进料孔，用于药液的滤过，另一个用于滤器的清洗。滤过时药液通过进料孔进入滤框内，药液从滤框两侧的滤布上滤过，滤液进入滤板一侧，并顺着滤板上的凹槽流下，经出口阀排出，而滤渣则留在了滤框内（图7-8）。

板框压滤器滤过面积大，一般是加压滤过，速度快，截留固体量多，经济耐用，适于大生产，常用于黏性或固体物较多的药液（如抗生物的发酵液或中药提取液）的滤过，在注射剂生产中可用于中药注射剂等的预滤。

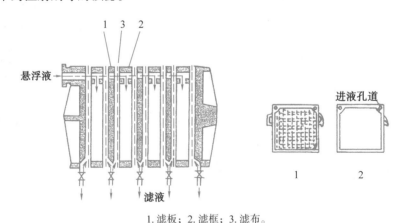

1. 滤板；2. 滤框；3. 滤布。

图 7-8　板框压滤器示意图

（5）钛滤器：钛滤器是一类新型的滤器，是通过粉末冶金工艺将钛粉末加工制成的滤过元件，主要有钛滤棒和钛滤片两种。钛滤器的特点是耐抗性好、抗腐蚀、强度大、质量轻、滤过阻力小、流速大。钛滤器在国内已有部分应用，如 $F_{2300}G-30$ 型钛滤棒，最大孔径不大于 30 μm，可用于注射剂配制中的脱碳过滤；而 $F_{2300}G-60$ 型钛滤片，最大孔径不大于 60 μm，厚度为 1.0 mm，直径为 145 mm，可用于注射液的预滤。

（6）其他滤器：超滤器、微孔滤芯过滤器、多孔聚乙烯烧结管过滤器、核径迹微孔滤膜等也有应用。

3. 滤过装置 Filtration devices

先前，注射剂的滤过一般采用预滤（粗滤）与精滤相结合的方式。最常用的组合是：砂滤棒＋垂熔玻璃滤器＋微孔膜滤器，前两个是预滤，最后是精滤。所需的滤过动力可通过高位静压、减压或加压等方法来实现。

（1）高位静压滤过装置：一般是在楼上配液，通过管道滤过到楼下进行灌封。此法压力稳定，滤清效果好，成本低，但滤速稍慢；此种装置适用于产量不大、缺乏加压或减压设备的情况。

（2）减压滤过装置：是在滤器之后安装减压设备，以抽真空形成的压差为动力。此法设备简单，可以连续进行，但进入系统中的空气必须经过滤过处理；此法压力不够稳定，操作不当易使滤层松动，影响滤清效果。此法适应于各种滤器。

（3）加压滤过装置：是在滤器之前安装加压设备（图 7-9）。此法压力稳定、滤速快、效果好、产量高。由于全部装置保持正压，即使滤过时中途停顿，对滤层影响也较小；同时外界空气不易漏入滤过系统；但此法需要耐压设备，另外，泵可能污染药液。本法适用于药厂大生产，目前应用最多。无菌滤过宜采用此法。本法适于配液、滤过及灌封工序在同一平面的情况。

加压滤过装置需要经常检查其严密性。检查时先让一定量的药液通过膜滤器，让滤膜全部湿润，关闭进液阀；打开阀门通入氮气或压缩空气，使其压力在该滤膜气泡点以下约 32.36 kPa（0.33 kg/cm^2），关闭阀门，保持 15 min，如压力表指示压力不变，则表示膜滤器不漏气或膜没有破裂。我国 GMP 已经将滤膜使用前后做严密性检查列入有关规定。

目前，注射剂制备工艺中的滤过工艺一般采用微孔膜滤器串联使用的方式。

总之，滤过装置可因地制宜，通过各种滤器和滤过装置间的不同组合，达到满意效果，以保证注射剂的质量。

（四）注射液的灌封 Filling of injections

注射液的灌封包括灌注药液和安瓿封口两步。灌封是注射剂生产中的最关键的操作，而灌封通常是暴露在环境空气中进行的，因此灌封室要达到尽可能高的洁净度（例如 100 级），灌注不仅要在同一室内进行，而且应在同一台机器上完成，灌注后立即封口，尽量缩短暴露时间；在生产玻璃瓶装的输液时，应准备好隔膜与胶塞，在灌注药液后尽快盖好。

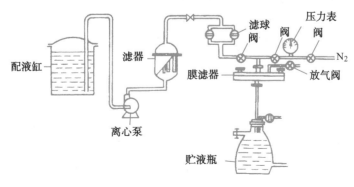

图 7-9　加压滤过装置示意图

药液灌封时要求做到剂量准确。由于临床使用时瓶壁黏附和注射器及针头的吸留，可造成一定的药液损失，为保证用药剂量准确，灌注量要比标示量稍多。对于流动性好的液体可增加少些，而黏稠性液体可增加多些，对此《中国药典》2020 年版注射剂制剂通则中有具体的要求。为使灌注容量准确，在每次灌注前，必须使用精确的小量筒校正灌注器上注射器的吸取量，然后试灌若干支安瓿，合乎规定时再正式灌注。

药液灌封时常见的质量问题包括安瓿封口不严、焦头、瘪头、鼓泡、尖头和剂量不准等。这些质量问题大多与操作不当和安瓿质量不佳有关。产生焦头的原因包括：灌药时给药太急，药液溅到安瓿壁上，封口时形成炭化点；针头注药后，药液收缩不好，针尖还带有药液，易沾在安瓿壁上；针头安装不正，安瓿粗细不匀，注药时药液沾瓶；机械问题造成针头刚进瓶口就注药或针头临出瓶口时才注完药液；针头升降轴不够润滑，针头起落迟缓等，也会造成焦头。应分析原因，加以解决。

封口方法分拉封和顶封两种。由于拉封封口严密，不会像顶封那样易出现毛细孔，故目前规定采用拉封。粉末安瓿或其他广口安瓿都必须进行拉封。

灌封操作分为手工灌封和机械灌封。

1. 手工灌封 Manual filling and sealing

手工灌封器分为单针、双针或多针灌注器，原理是一样的。单针灌注器又有竖式和横式之分。单针灌注器的基本结构包括容器、胶管、单向活塞、玻璃注射器和灌注针头等。注射器上下的两个单向活塞可控制药液单向流动；唧筒提起的距离可控制吸液的容量；吸液时将注射器上的唧筒向上提，注射器筒内压力减少，注射器下的活塞开放，将容器中的注射液吸入，同时上面的活塞关闭；灌注时唧筒下压，上面活塞开放，将注射液从灌注针头挤出，而下面活塞关闭。一提一压，反复操作，进行灌注。由于针头的毛细管作用，灌注前药液收缩而不至于流出；如操作不当造成沾瓶，在安瓿封口时可出现焦头，影响产品质量。

手工封口多采用拉封法，用镊子进行操作。按火焰喷口多少，分为单火焰和双火焰法，后者温度高，速度快，操作容易掌握，封口后安瓿长短比较一致，质量较高。现有多种小型喷灯，用煤气、天然气或汽化汽油等产生火焰，同时喷射压缩空气或氧气助燃。封口时火焰大小要调节好，以防鼓泡、封口不严等现象。

2. 机械灌封 Mechanical filling and sealing

目前我国使用较多的是安瓿自动灌封机。安瓿自动灌封机上药液的灌注过程主要由四个基本步骤组成：①移动齿档将若干安瓿送到灌注位置上；②若干灌注针头同时下降，准确进入安瓿中；③灌注药液进入安瓿；④灌注针头上升，移动齿档将灌好药液安瓿移开，将若干空安瓿再送到灌注位置上，与此同时灌注器吸入药液。安瓿的封口在同一自动灌封机上进行，也可分为四个基本步骤：①移动齿档将灌好药液的若干安瓿送到封口位置上，此时安瓿的颈部正处在调节好的火焰上；②转动安瓿使其颈部受热均匀；③在火焰下向上拉动安瓿的颈口部，使其融封；④将封口的安瓿移开。上述步骤依次协调进行。

安瓿自动灌封机上设有药液容量调节和自动止灌装置。自动止灌器的作用是防止在机器运转过程中，遇到个别缺瓶或安瓿用完尚未关机的情况下，不使药液因注出而污损机器和浪费。

3. 通气问题 Ventilation questions

对于某些容易氧化的药品，水中溶解的氧或安瓿剩余空间中的氧可以加速其氧化过程，故可考虑通入惰性气体以置换空气。常用惰性气体有氮气和二氧化碳。通气方式包括配液时直接通入药液中、灌液前通入空安瓿中或灌液后通入安瓿剩余空间中等；一般 1 ~ 2 mL 注射剂可在灌注药液后通气，5 mL 以上的注射剂可在灌注药液前、后分别通气一次；惰性气体的选择，要根据具体品种而定。二氧化碳可改变药液的 pH 值，可使一些碱性药液或钙制剂等产生沉淀，而且二氧化碳易使安瓿爆破。惰性气体应选用其纯品，若非纯品则要进行纯化后才可使用。如纯度差的氮气可先通过缓冲瓶，后经过硫酸、碱性焦性没食子酸和 1% 的高锰酸钾溶液处理后再使用；二氧化碳可经过浓硫酸、硫酸铜溶液、1% 的高锰酸钾溶液与 50% 甘油溶液处理后再使用。通气效果可用测氧仪测定残余氧气的含量来评价。

4. 注射剂生产的自动化 Automation of injection production

注射剂的生产过程如能实现全程自动化或阶段自动化，则可缩短操作时间，提高生产效率，有利于提高产品质量。目前已有洗、灌、封联动机和割、洗、灌、封联动装置（图 7-10）。

洗、灌、封联动机的一般操作步骤是：从密封的包装中取出安瓿后，机器自动进行空气冲洗，传送装置在防护罩的保护下输送安瓿通过灭菌隧道，然后依次进行灌注、封口，最后被传送装置送入包装室；包装线的自动化设备一般包括澄清度自动检测装置、破损安瓿自动去除装置、印字装置、贴签装置、装盒与装箱装置等。

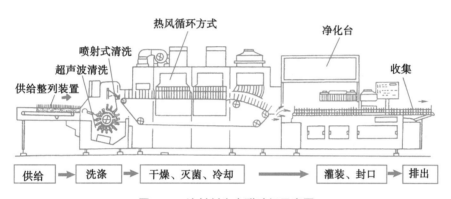

图 7-10　注射剂生产联动机示意图

（五）注射剂的灭菌和检漏 Sterilization and leakage detection

1. 注射剂的灭菌 Sterilization of injections

灭菌方法的选择是注射剂灭菌的关键。灭菌与保持药物稳定是矛盾的两个方面。温度高、时间长，容易把微生物杀死，但却不利于药液的稳定。因此在选择灭菌方法时，要根据具体情况，选择不同的灭菌方法和条件，必要时可采用几种灭菌方法的联合应用。

凡能耐热的产品，宜采用热压灭菌的终端灭菌方式，F_0 大于 12 min；对热不稳定的产品，可采用热压灭菌的终端灭菌方式，F_0 需大于 8 min；若无法按照终端灭菌方式处理，则可采用滤膜除菌联合无菌操作的工艺以确保注射剂的无菌。

要注意不同批号、不同品种或相同色泽的注射剂，不得在同一灭菌区同时灭菌；注射剂从配制到灭菌，必须在规定时间（一般 12 h）内完成。

2. 注射剂的检漏 Leakage detection of injections

安瓿如果有毛细孔或微小的裂缝存在，在贮存过程中，温度的变化将导致安瓿内容物的膨胀和收缩，安瓿内外的物质交换就会增强，微生物或污物可能进入安瓿，或安瓿内药物泄漏出来，损坏包装。

检漏多用灭菌检漏两用灭菌器。灭菌完毕后，从进水管放进冷水安瓿使温度降低，然后抽气使灭菌器内压力降低。真空度达 85.3 ~ 90.6 kPa（640 ~ 680 mmHg）后停止抽气，将颜色水吸入灭菌锅中至盖过安瓿后，再将颜色水抽回贮器中，开启锅门淋洗安瓿后检查，剔去带色的漏气安瓿。也可在灭菌后，趁热立即于灭菌锅内放入颜色水，安瓿遇冷内部压力收缩，颜色水即从漏气的毛细孔进入而被检出。此外还可将安瓿倒置或横放于灭菌器内，灭菌与检漏同时进行，这些方法均较简便，可根据情况选用。还可用仪器检查安瓿隙裂。

四、注射剂的质量控制 Quality control of injections

所有注射剂均需符合《中国药典》2020 年版注射剂项下的共同规定，如装量、可见异物、无菌检查、热原或内毒素检查；每个具体的品种还应符合各自的具体规定，包括主药含量测定、pH 值测定和各自特有的检查项目等。

（一）可见异物检查 Test for visible foreign matters

按照《中国药典》2020 年版可见异物检查法检查，应符合规定。可见异物检查法有灯检法和光散射法。一般常用灯检法，也可采用光散射法。

现在有一种半自动检查设备，可放大 10 倍，但仍需目视判断，不合格者可用机械方法剔除；国外在生产上已应用自动检查机，商品名为 AUTOSKAN，配有电视摄像机，可自动剔除不合格产品。

可见异物检查的意义在于不仅可以保证用药的安全，而且可以发现生产中出现的问题。例如，白点多因原料或安瓿有质量问题；纤维大多源于环境污染；而玻璃屑往往是割口或灌封不当所造成。

需要说明的是，之前该项检查是以澄明度检查命名的，在现行的许多参考资料中仍可见澄明度的表述，《中国药典》2020 年版已明确用"可见异物检查"代替"澄明度检查"称谓。

（二）细菌内毒素检查和热原检查 Tests for pyrogen and endotoxin

除另有规定外，静脉用注射剂按各品种项下的规定，按照细菌内毒素检查法和热原检查法检查，应符合规定。

（三）无菌检查 Test for sterility

任何注射剂在灭菌操作完成后，必须抽出一定数量的样品进行无菌试验，以确保注射剂的灭菌质量。通过无菌操作制备的成品更应注意无菌检查的结果。

（四）降压物质检查 Test for hypotensive substances

有些注射剂品种如生物制品要求检查降压物质，可参照《中国药典》2020 年版规定的方法进行。

五、注射剂举例 Examples of injections

（一）维生素 C 注射剂 Vitamin C injections

【处方】
维生素 C	104 g	依地酸二钠	0.05 g
碳酸氢钠	49 g	注射用水	适量　共制成 1000 mL
亚硫酸氢钠	2 g		

【制法】　在配制容器中加入配制量 80% 的注射用水，通二氧化碳饱和后加入维生素 C，搅拌使溶解，然后分次缓缓加入碳酸氢钠，搅拌使完全溶解，加入预先配制好的依地酸二钠溶液和亚硫酸氢钠溶液，搅拌均匀，调节溶液 pH 6.0 ~ 6.2，添加二氧化碳饱和的注射用水至足量，用垂熔玻璃漏斗与膜滤器滤过，滤液中通二氧化碳，并在二氧化碳或氮气流下灌封，最后 100℃ 15 min 流通蒸气灭菌。

【注解】

1. 本品在临床上用于预防及治疗坏血病，并用于出血性素质、鼻、肺、肾、子宫及其他器官的出血。

2. 维生素 C 分子中有烯二醇式结构，故具有强酸性，对注射部位的刺激性大，可产生疼痛。故在配制注射剂时加入碳酸氢钠（或碳酸钠），使维生素 C 部分中和为钠盐，pH 近中性，以避免疼痛；调节 pH 还可增强本品的稳定性。研究表明，本品在 pH 5.8 ~ 6.0 时最稳定，色泽也不易变黄；pH 5.5 以下时灭菌后含量就会有明显降低；pH 6.0～7.0 时灭菌后含量不会明显降低，但颜色已变黄。

3. 由于维生素 C 的烯二醇式结构，其注射剂在贮存过程中极易自动氧化成脱氢抗坏血酸，再经水解则生成 2,3-二酮-L-古罗糖（已失去治疗作用），后者再被氧化成草酸及 L-丁糖酸。维生素 C 注射剂发生分解后呈黄色，原因可能由于维生素 C 自身氧化水解生成糠醛或由原料带入的杂质糠醛，后者在空气中继续氧化聚合而呈黄色。本品质量好坏与抗坏血酸和碳酸氢钠的质量密切相关，需要严格控制。

4. 氧、pH 和金属离子（特别是铜离子）对本品的稳定性影响也很大，因此生产上采用了充惰性气体、调 pH、加抗氧剂和金属络合剂等措施。实验表明抗氧剂（亚硫酸盐或半胱氨酸）只能改善本品的色泽。本品稳定性还与温度有关，实验证明 100℃ 30 min 灭菌，维生素 C 含量可减少 3%，而 100℃ 15 min 只减少 2%，故以 100℃ 15 min 灭菌为好。操作过程应尽量在避菌条件下进行，以防污染。

（二）盐酸普鲁卡因注射剂 Procaine hydrochloride injections

【处方】

	0.5%	2%
盐酸普鲁卡因	5.0 g	20.0 g
氯化钠	8.0 g	4.0 g
0.1 mol/L 盐酸	适量	适量
注射用水	适量　共制成 1000 mL	适量　共制成 1000 mL

【制法】　取注射用水约 800 mL，加入氯化钠，充分搅拌使溶解。加入盐酸普鲁卡因，充分搅拌使溶解。用 0.1 mol/L 的盐酸溶液调节 pH 至符合要求，再加水至足量，搅匀。滤过，分装于中性玻璃容器中。封口，再经流通蒸气 100℃ 30 min 灭菌。瓶装时可适当延长灭菌时间（如 100℃，45 min）。

【注解】

1. 本品为局部麻醉药，用于封闭疗法、浸润麻醉和传导麻醉等。

2. 盐酸普鲁卡因为酯类药物，易水解。保证本品稳定性的关键是调节适当的 pH，本品 pH 应控制在 3.5～5.0。灭菌温度不宜过高，时间不宜过长。

3. 氯化钠用于调节等渗，但实验证明氯化钠还有稳定本品的作用。未加氯化钠的处方，一个月分解 1.23%，加 0.85% 氯化钠后在相同时间内仅分解 0.4%。

4. 极少数患者对本品有过敏反应，故用药前应询问患者过敏史或做皮内试验（0.25% 普鲁卡因溶液 0.1 mL）。

（三）己烯雌酚注射剂 Diethylstilbestrol injections

【处方】

己烯雌酚	0.5 g
苯甲醇	0.5 g
注射用油	适量　共制成 1000 mL

【制法】　取适量注射用油，先后加入己烯雌酚和苯甲醇充分搅拌使溶解，再加入适量注射用油至足量，搅匀，用干燥垂熔玻璃斗滤过，分装于中性玻璃安瓿中，封口，再经 150℃ 1 h 干热灭菌。

【注解】

1. 本品为人工合成雌激素，主要用于治疗前列腺癌和乳腺癌等。

2. 己烯雌酚为白色的结晶性粉末，极微溶于水，但可溶于植物油中，故将其制成注射用油溶液；己烯雌酚的化学稳定性较好，故可 150℃ 1 h 干热灭菌。

3. 处方中的苯甲醇为抑菌剂。

4. 油溶液遇水会出现混浊等现象，故操作过程可通过控制环境湿度、缩短操作时间、滤过时使用干燥瓶等方法，尽量避免油溶液与水分的接触。灌封本品时要注意防止焦头。

5.用前如发现本品有固体沉淀等，可用热水保温使溶解，摇匀后方可使用。

六、注射剂的包装与贮存 Package and storage of injections

印字与包装是注射剂生产的最后环节，但也具有重要的作用。完成灭菌的产品，要在每支安瓿或玻瓶上印字或贴签，内容包括注射剂的名称、规格及批号等，以免临床使用时发生差错。然后将安瓿或玻瓶装盒、贴签，最后放入适当的包装箱中，包装对注射剂的贮存和运输非常重要。

目前已有了印字、装盒、贴签及包装等联成一体的印包装联动机，大大提高了效率。塑料包装是近年来发展起来的一种新型包装形式，安瓿的塑料包装分为热塑包装和发泡包装。

注射剂的贮存条件是由药物和制剂的性质等决定的。在制剂的研发过程中，要对制剂的稳定性进行全面的考察，并最终通过试验结果来确定药品的贮存条件和有效期。因此注射剂应在规定的贮存条件下贮存，并定期进行检查，以保证药品的安全性。

第三节 输 液
Infusions

一、概述 Introduction

输液（infusions）是指由静脉滴注输入体内的大剂量注射液。《中国药典》2020年版将输液称为静脉滴注用注射液，因此可以把输液作为注射剂的一种特殊类型。

（一）输液的种类 Categories of infusions

输液包括电解质输液、营养输液、胶体输液和治疗性输液四大输液品种。

电解质输液主要用于补充体内电解质和水分，纠正或维持体内酸碱平衡，常见的品种如氯化钠注射液、复方氯化钠注射液、碳酸氢钠注射液、乳酸钠注射液。

营养输液主要用于补充体液、营养和热能等，近年来有系列化的发展趋势。常见的品种为糖类（如葡萄糖、果糖、木糖醇）、氨基酸类和脂肪乳输液等，有时还需补充电解质、维生素和微量元素。全营养输液是指经静脉注射向患者提供全部营养成分的输液。营养输液多为复方制剂。

胶体输液主要用作代替血浆，但不能代替全血。常见的品种为多糖类（如右旋糖酐、羟乙基淀粉）、明胶类（如变性明胶）和高分子类（如聚维酮、氟碳乳剂）。血浆代用品除了要符合注射剂有关规定外，应不妨碍血型试验和红细胞的携氧功能，在血液中循环时间较长，易被机体吸收，而不在组织中蓄积。

治疗性输液主要用于临床疾病的治疗，这类品种近年来发展较快。常见的品种包括抗生素输液（如环丙沙星、甲硝唑）、抗肿瘤药物的输液（如紫杉醇、丝裂霉素）等。还有一些特殊品种如脑循环改善剂、肝昏迷抢救剂甚至单克隆抗体的输液。具有我国特色的中药输液也已有品种上市。

国外的输液品种大约在200个左右，而国内经常生产的输液品种大约为50个。我国的输液品种中，营养输液品种最多，其次是电解质输液和治疗性输液，胶体输液品种最少。

（二）输液的质量要求 Quality requirements of infusions

对输液的基本要求与普通注射剂是一致的，但由于输液是大量液体直接输入静脉中，故对无菌、无热原、可见异物或不溶性颗粒的要求应更严格。

输液必须无菌、无热原；输液的澄明度必须符合要求；输液的 pH 值原则上允许在 4 ～ 9 范围内，但应尽量与血浆的 pH 值接近；输液的渗透压应为等渗或稍偏高渗，不得引起血象的异常变化，不能用低渗溶液作为输液；输液不得添加任何抑菌剂；输液中不能含有过敏性物质或降压物质。

（三）渗透压的调节 Osmotic pressure adjustment

假设有一个 U 形管，中间放置有一层半透膜（水分子可通过而溶剂分子不能透过的膜），左侧是纯水，而右侧是 NaCl 溶液，在开始时左右侧液面高度一致；由于两侧 NaCl 的浓度差，左侧的水分子会通过半透膜不断进入右侧，并使右侧的液面升高，直至达到新的平衡，这个现象被称为渗透；如果在右侧施加足够的压力，可以阻止渗透的发生，使液面不发生改变，所需的压力就是右侧是 NaCl 溶液的渗透压，也就是右侧液面比左侧液面高出部分产生的压力。

渗透压的计算调节方法有以下几种。

1. 根据定义调节 Adjustment by definition

根据依数性的概念，渗透压只与溶液中溶质的浓度有关，所以渗透压的计算可以用溶质的浓度表示。临床上用渗量（Osm）或毫渗量（mOsm）作为体液渗透压的单位。1000 mOsm ＝ 1 Osm。1 mmol 分子（非电解质）或 1 mmol 离子（电解质）可以产生 1 mOsm 的渗透压。体液（包括血浆）渗透压的平均值为 298 mOsm/L，正常范围为 280 ～ 310 mOsm/L，换言之，要调节等渗溶液就需要 298 mmol/L 的非电解质分子或 298 mmol/L 的电解质离子。根据这样的标准可以计算出调节等渗所需的物质量。

例 7-1：制备等渗氯化钠注射液 1000 mL，需要多少克的氯化钠？

解：因为 1 mmol/L 的 NaCl 可产生 1 mmol/L 的 Na^+ 和 1 mmol/L Cl^-；即 1 mmol/L 的 NaCl 可产生 2 mOsm/L 的渗透压；

设需要 x mmol/L 的 NaCl，可以产生 298 mOsm/L 的渗透压；

则 1 mmol/L : 2 mOsm/L ＝ x mmol/L : 298 mOsm/L

x ＝ 149 mmol/L

所需 NaCl 的重量 ＝ 149×58.5 mg ＝ 9 g

所以临床上常用氯化钠等渗溶液的浓度就是 0.9%。

2. 氯化钠等渗当量法 Isosmotic equivalent method of sodium chloride

通过上述计算，我们知道氯化钠等渗溶液的浓度为 0.9%。所谓氯化钠等渗当量就是指 1 g 某物质与多少克氯化钠产生的渗透压相当。如硼酸的氯化钠等渗当量为 0.48，即 1 g 的硼酸在溶液中可以产生与 0.48 g 氯化钠相同的渗透压。氯化钠等渗当量可以从表 7-8 中查出。

例 7-2：0.5% 硫酸锌溶液 100 mL，要调节至等渗需要加入多少克硼酸？

解：经查表可知，硼酸的氯化钠等渗当量为 0.48，硫酸锌的氯化钠等渗当量为 0.15；

100 mL 中需要氯化钠 0.9 g，可成为等渗溶液

100 mL 中 0.5% 硫酸锌相当于氯化钠 0.15×0.5 g

100 mL 中还需加入硼酸 x g，使下式成立：0.15×0.5+0.48x ＝ 0.9

故 x ＝ 1.71 g，即 100 mL 中还需加入硼酸 1.71 g，就可获得等渗溶液。

3. 冰点降低法 Cryoscopic method

冰点降低与渗透压一样都属于溶液的依数性，即都与溶液的浓度有关。如果某溶液的冰点降低值与体液相等，则表明此溶液中溶质的数量与体液是一致的，故渗透压也应一样，此溶液应为等渗溶液。试验证明，血浆或泪液等体液的冰点为 −0.52℃，因此，只要将溶液的冰点降低值调节为 −0.52℃，则该溶液就是等渗溶液。冰点降低法的公式为：

$$W = (0.52 - a)/b$$

式中 W 为使溶液等渗，在 100 mL 溶液中需加入的物质的克数；a 为调节前溶液的冰点降低值；b 为待加入物质的 1% 溶液具有的冰点降低值。

例 7-3：现有 0.5% 硫酸锌溶液 1000 mL，要调节至等渗需要加入多少克硼酸？

解：经查表可知，1% 硫酸锌溶液的冰点降低值为 0.09，故 $a = 0.09 \times 0.5$；

1% 硼酸溶液的冰点降低值为 0.28，故 $b = 0.28$

$W = (0.52 - 0.09 \times 0.5)/0.28 = 1.70$ g

1000 mL 溶液中应加入的硼酸 $= 1.70 \times 10 = 17$ g

4. 等渗溶液与等张溶液 Isosmotic solution and isotonic solution

等渗与等张考虑问题的角度是不同的。等渗是从物理化学的角度强调渗透压力值的相等，而等张则是从生物学的角度强调血细胞是否破裂，不使血细胞破裂的溶液即为等张溶液。因此等张在药剂学中更具有研究价值。

在设计输液和其他注射剂的处方时，必须考虑到制剂的渗透压应该和体液的渗透压相等，即控制在 280～310 mOsm/L 的范围内，然后再通过溶血试验验证制剂是否等张。由于眼球对渗透压有一定的耐受性，故滴眼剂对渗透压的要求可以相对放宽。

注射剂中常用的渗透压调节剂是氯化钠和葡萄糖等。一些药物溶液的冰点降低值与氯化钠等渗当量见表 7-8。

表 7-8 一些药物溶液的冰点降低值与氯化钠等渗当量

药物	1% 水溶液（w/v）冰点降低值（℃）	氯化钠等渗当量（E）	药物	1% 水溶液（w/v）冰点降低值（℃）	氯化钠等渗当量（E）
盐酸乙基吗啡	0.19	0.15	依地酸钙钠	0.12	0.21
盐酸可卡因	0.09	0.14	氯霉素	0.06	
盐酸麻黄碱	0.16	0.28	硼酸	0.28	0.47
盐酸吗啡	0.086	0.15	葡萄糖	0.09	0.16
盐酸普鲁卡因	0.12	0.18	无水葡萄糖	0.10	0.18
盐酸丁卡因	0.11	0.18	氯化钠	0.58	
硝酸毛果芸香碱	0.13	0.22	碳酸氢钠	0.38	0.65
硫酸阿托品	0.08	0.10	聚山梨酯 80	0.01	0.02
氢溴酸后马托品	0.10	0.17			

二、输液的生产工艺 Production process of infusions

（一）输液生产工艺的流程图 Flow chart of infusion production process

生产输液的厂房或车间必须是根据我国 GMP 规定验证合格的，而且配有相应的设备和经过训练的技术人员。在输液生产线上，一般洗涤、配液、灌封、室内洁净度为 10 000 级，温度 18～28℃，相对湿度 50%～60%，室内正压 > 4.9 Pa；而洗瓶、传送、灌装、盖膜、盖胶塞等关键部分，采用局部层流净化。洁净度要求 10 000 级、100 级或 A/B 级。

输液生产工艺的流程图如图 7-11 所示。

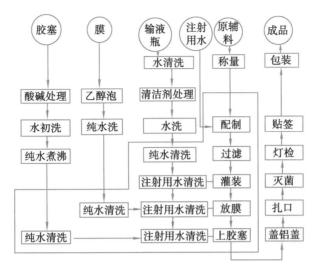

图 7-11　输液生产工艺的流程图

方框表示生产过程需在 C 级洁净区进行，其中灌装、放膜及上胶塞的操作需在 C 级条件下的局部 A 级区域进行。

（二）输液的制备与质量控制 Preparation and quality control of infusions

1. 输液容器的清洁处理 Cleaning of infusion containers

（1）输液容器： 玻璃瓶通常采用硬质中性玻璃制成，优点是理化性质稳定、不透水汽、清洁透明、成本低；不足之处是体积大、质量重、材质脆（易产生碎片或裂缝等）、用时需引入空气（故输液反应的发生率较高）、制造过程中有高能耗和环保问题；一般要求输液瓶的瓶口须光滑圆整，大小合适，不影响密封程度，否则在储存期间可能被细菌污染。

塑料瓶一般用聚丙烯制备，优点是耐水、耐腐蚀、无毒、重量轻、体积小、耐热、机械强度高和化学稳定性强，可以热压灭菌；不足之处是透明度差、有一定透气性、用时也需引入空气等。

塑料袋（软包装）一般由无毒的聚氯乙烯（PVC）制成，优点是透明、柔软、质轻、体积小、耐压、易加工、运输使用方便等，特别是用时不需引入空气（因为有收缩性，因此不易污染）；目前国产塑料袋已可以耐受 115℃ 30 min 的灭菌条件；不足是有透气性、长期放置可能溶出微量组分等。

塑料瓶与塑料袋均应符合《中国药典》2020 年版"输液输血用塑料容器检查法"的有关规定。

（2）输液容器的清洁处理： 输液容器的洗涤包括直接水洗、酸洗、碱洗等方法。如果生产车间洁净度较高，瓶子出炉后立即密封，则输液瓶只需用滤过的注射用水直接冲洗即可；旧瓶需采用酸洗法，一般认为重铬酸钾清洁液的洗涤效果较好；新瓶及洁净度较好的输液瓶可考虑采用碱洗法，一般是用 2% 氢氧化钠溶液（50～60℃）或 1%～3% 的碳酸钠溶液进行冲洗。无论用哪种方法洗涤，最后都要用微孔滤膜滤过的注射用水洗净，才能使用。采用适当的洗瓶机械可大大提高洗涤效率。

（3）橡胶塞及其清洁处理： 输液橡胶塞的种类包括硅橡胶塞、丁腈橡胶塞、氯丁橡胶塞、聚异戊二烯橡胶塞、丁基橡胶等。其中硅橡胶塞质量较好，但成本较贵。橡胶塞的主要成分为天然橡胶，但为了改善其理化性能而加入了大量的附加剂，包括填充剂、硫化剂、增塑剂、防老化剂、润滑剂、着色剂等。由于组成复杂，与注射液接触后可能出现质量问题，如胶塞中的一些成分可进入药液，或与药物发生化学反应，或使药液中出现异物，或使药液变得混浊。减少胶塞污染的方法，包括提高橡胶塞质量、加强橡胶塞的清洁处理和使用隔离膜。橡胶塞的清洗，一般先用酸、碱处理，水洗至 pH 呈中性后，再用纯水煮沸 30 min，最后用注射用水洗净。

（4）隔离膜及其清洁处理：主要品种有涤纶膜和聚丙烯薄膜，涤纶膜更常用。涤纶膜的特点是对电解质无通透性，理化性质稳定，用稀酸或水煮均无溶解物脱落，耐热性好（软化点在230℃以上），并有一定的机械强度，灭菌后不易破碎。清洁时将直径38 mm的薄膜，逐张分散，用药用乙醇浸泡或放入蒸馏水中，于112～115℃加热处理30 min或煮沸30 min，再用微孔滤膜滤过的注射用水动态洗净，备用。操作中要严格控制环境，防止污染。

2. 输液配制 Preparation of infusions

输液的配制用具与普通注射剂基本相同。一般采用带夹层的不锈钢或搪瓷玻璃罐。所有配制用具的处理，要特别注意热原的污染，尤其是管道阀门等特殊部位不得留死角；应选用优质的注射用原辅料。实践证明，原辅料的质量好坏对输液的质量影响极大；输液的配制必须采用新鲜的注射用水，要注意控制注射用水的质量，特别是热原、pH与铵盐等；配制方法以浓配法更常用，这样有利于除去杂质。对于原辅料质量很好的，也可采用稀配法。称量时必须严格核对原辅料的名称、规格和重量。配制过程中通常加入0.01%～0.5%的针用活性炭，起吸附热原和杂质、脱色或助滤作用。对于剂量较少或浓度较低的药液，要注意活性炭吸附对含量的影响。活性炭分次使用的效果比一次使用好。输液配好后，作为半成品要进行质量检查。

3. 输液的滤过 Filtration of infusions

输液的滤过方法和滤过装置等与普通注射剂基本相同。预滤可采用陶瓷砂滤棒、垂熔玻璃滤棒、板框式压滤机、微孔钛滤棒或滤片，还可用由超细玻璃纤维或超细聚丙烯纤维在特殊工艺条件下加工制成的预滤膜。预滤时滤棒上应先吸附一层活性炭，并反复回流直到滤液澄明为止；滤过时，不宜随便中断或搅动滤层；精滤多采用微孔滤膜（常用滤膜孔径为0.65 μm或0.8 μm），砂滤棒（如 G$_3$ 滤球）加微孔滤膜，或用双层微孔滤膜（上层3 μm微孔膜＋下层0.8 μm微孔膜）；滤过方式以加压滤过法的效果较好。

目前，输液制备工艺中的滤过工艺一般采用微孔膜滤器串联使用的方式。

4. 输液的灌封 Filling and sealing of infusions

输液的灌封是制备输液的重要环节，要严格控制室内的洁净度。灌封步骤分为药液灌注、加膜、盖橡胶塞和轧铝盖四步，最好是连续完成；药液的温度维持在50℃为好；隔离膜位置要放端正；输液的灌封设备包括旋转式自动灌封机、自动翻塞机和自动落盖轧口机等，可在一条流水线上连续完成整个灌封过程；灌封完成后，应进行质量检查，对于轧口松动的输液，应从流水线剔除；对于药房自制输液，可用火棉胶封口，并且尽快地使用。

5. 输液的灭菌 Sterilization of infusions

输液配制好后应尽快灭菌，一般从配制到灭菌不应超过4 h。

输液灭菌的方式是由其特点决定的，输液容器体积大且瓶壁厚，如果骤然升温，受热不匀，可引起输液瓶的爆炸；开始灭菌操作时应逐渐升温，一般在20～30 min内达到灭菌温度，在115℃、68.64 kPa（0.7 kg/cm^2）条件下维持30 min，然后停止加热，待锅内压力降至零，再放出锅内蒸气，锅内压力与大气相等后，才缓慢打开灭菌锅门；生产中也有在灭菌温度时间达到后，用不同温度的无盐热水喷淋降温，并降低瓶内外压力差，以减少输液瓶爆破和漏气的可能。

塑料输液袋的灭菌有时可采用109℃、30 min灭菌的方式，但灭菌温度比较低，生产过程要注意严格防止污染。灭菌时输液袋受热膨胀可能破裂，可采用外加布袋的方法预防；有时可在灭菌时间达到后，通入压缩空气驱逐锅内蒸气，以降低锅内的温度。

现在已有流水线式的灭菌作业，如水封式连续蒸气灭菌塔可由传送系统运载产品，在塔内经过预热、灭菌、降温，最后送出；还有一些自动灭菌控制系统，采用自动记录调节监视仪，记录和调节灭菌过程的温度和时间，实现了自动化生产。关于灭菌条件，现行国家规定要求是热压灭菌，F_0 值大于 8 min，常用 12 min，灭菌器配有 F_0 显示屏。

6. 输液的质量控制 Quality control of infusions

除常规检查外，输液的热原、无菌、可见异物与不溶性微粒检查是特别重要的。

输液的可见异物按照《中国药典》2020 年版可见异物检查法的规定进行，应符合规定。

不溶性微粒检查按照《中国药典》2020 年版不溶性微粒检查法的规定进行，该法是在可见异物检查符合规定后，用于检查 100 mL 以上的静脉滴注用注射液。有两种法定检查法，一是显微计数法，一是光阻法。两种方法均需打开输液瓶取样，故只能抽检，不能用于常规检查。肉眼只能检出 50 μm 以上的粒子，故用仪器进行微粒检查更有利于提高输液的质量。

显微计数法的基本操作是将药物溶液用微孔滤膜滤过，然后在显微镜下测定微粒的大小及数目。标示装量为 100 mL 或 100 mL 以上的静脉用注射液，除另有规定外，判断标准为每 1 mL 中含 10 μm 以上的微粒不得超过 12 粒，含 25 μm 以上的微粒不得过 2 粒。

光阻法：当液体中的微粒通过一窄小的检测区时，与液体流向垂直的入射光受到不溶性微粒的阻挡，使传感器的输出信号发生变化，而变化的大小与微粒的截面积成正比，信号经过处理后可直接获得微粒大小与数目的信息，这就是光阻法的测定原理。光阻法主要适用于真溶液型的注射剂，不适于混悬液、乳剂、胶体溶液、脂肪乳或易析结晶的注射剂。光阻法所用仪器是基于上述原理设计的各种注射液微粒分析仪。库尔特计数器（Coulter counter）也可用于微粒检查。

三、输液存在的问题及解决方法 Problems and solution methods of infusions

（一）染菌问题 Bacterial contamination

输液的染菌原因，可能是由于生产过程中环境受到严重污染、灭菌不彻底、瓶塞不严或者漏气等；由于输液多为营养物质，细菌易于滋长繁殖，因此也特别容易染菌；即使最后经过灭菌，但大量细菌尸体的存在，也能引起发热等不良反应；输液的灭菌条件一般为 115℃ 处理 30 min，但有些细菌的芽胞需经 120℃ 加热 30 ～ 40 min 才能被杀灭，而某些放线菌要经过 140℃ 处理 15 ～ 20 min 才能被杀死；输液染菌后的现象，包括霉团、云雾状、浑浊或产气等，但有时即使染菌较严重，外观上也可能没有任何变化；使用染菌的输液会造成严重后果，如引起脓毒症、败血病、内毒素中毒甚至死亡；解决方法主要是尽量减少生产过程中的污染，同时要严格灭菌，严密包装。

（二）热原污染 Pyrogen contamination

临床使用过程中的热原污染多数是由于输液器和输液管道引起的，有效的防止方法之一是按规定使用一次性全套输液器，包括插管、导管、调速装置、加药装置、末端滤过、排除气泡装置及针头等，全套输液器在出厂前进行了很好的包装和灭菌，可以保证其在临床使用过程中不受热原污染。

（三）可见异物问题 Visible foreign matter problems

产生可见异物问题的原因是多方面的，但实践证明，原辅料的质量对输液的澄明度有明显的影响。例如注射用葡萄糖中可能含有少量蛋白质、水解不完全的糊精和钙盐等杂质；氯化钠、碳酸氢钠中含有较高的钙盐、镁盐和硫酸盐等杂质；氯化钙中含有较多的碱性物质；活性炭杂质含量多时，不仅影响输液的澄明度，还会影响药液的稳定性；各种杂质的存在可使输液产生乳光、小白点或发浑，对输液中"小白点"的分析表明其含有钙、锌、硅酸盐与铁等物质；解决可见异物问题的方法主要是严格控制原辅料的质量，制定符合输液用的原辅料质量标准。

（四）不溶性微粒污染问题 Insoluble particle contamination

注射液中的微粒各种各样，已经鉴别出来的有炭黑、碳酸钙、氧化锌、纤维素、纸屑、黏土、玻璃屑、细菌、真菌、真菌芽胞和结晶等。

微粒主要产生于容器与生产过程中。生产过程中的问题包括车间空气洁净度差、容器洗涤工艺设计不当不净、滤器选择不佳、滤过方法不好、灌封操作不合要求、工序安排不合理等；输液容器的问题主要是橡胶塞和输液容器的质量不好，在贮存过程中可能污染药液，影响产品质量。例如有人对聚氯乙烯袋装输液与玻璃瓶装输液进行了对照试验，将两种检品在同样条件下振荡 2 h 后，发现前者产生的 2.3～5 μm 微粒比后者多出 5 倍，经薄层层析和红外光谱分析表明，微粒的成分来至聚氯乙烯输液袋中的增塑剂［邻苯二甲酸二（2-乙基己基）酯，DEHP］，是一种有害物质。

解决微粒问题的办法包括加强工艺过程管理，采用先进的层流净化空气技术和微孔薄膜滤过技术，采取生产联动化等措施，提高输液容器及橡胶塞的质量，必要时加用涤纶膜等。

输液中含有大量肉眼不见的微粒或异物时，可能具有潜在的长期危害。近年来，输液中的异物与微粒污染所造成的危害已引起人们的普遍关注。事实证明，较大的微粒，可造成局部循环障碍或血管栓塞；微粒过多可造成局部堵塞、供血不足、组织缺氧并引起水肿和静脉炎；异物侵入组织，引起巨噬细胞的包围、增殖，并形成肉芽肿（例如有人在用过 40 L 输液的患者尸检肺标本中发现了 5000 个肉芽肿）；微粒还可引起过敏反应、热原样反应等。

不溶性微粒污染的解决办法包括加强工艺过程管理，采用先进的层流净化空气技术和微孔膜滤过技术，采用生产联动化等措施，提高输液容器及橡胶塞的质量，必要时加用涤纶膜等。

四、输液举例 Examples of infusions

（一）葡萄糖注射液 Glucose injections

【处方】　注射用葡萄糖　　50 g　　　　　　　　　100 g
　　　　　1% 盐酸　　　　　适量　　　　　　　　　适量
　　　　　注射用水　　　　　适量　共制成 1000 mL　适量　共制成 1000 mL

【制法】　将注射用水煮沸，加入处方量的注射用葡萄糖，配成 50%～60% 的浓溶液；加入 1% 盐酸适量，并加入占浓溶液 0.1%（g/mL）的针用活性炭，混合均匀；煮沸约 15 min，趁热滤过；滤液中加入注射用水至全量，并进行含量和 pH 值测定，合格后滤过至澄清、灌装、封口、热压灭菌，即得。

【注解】

1. 不同溶液的葡萄糖注射液具有不同的功效。5% 和 10% 的葡萄糖注射液具有营养、补充体液、强心、利尿和解毒等作用；主要用于大量失水与血糖过低等；高浓度的葡萄糖注射液（如 25% 和 50%）具有高渗透压，可使组织中的体液渗出，可用于降低眼压或颅内压，并治疗相关的疾病。

2. 葡萄糖注射液在生产中容易出现的问题是澄明度不合格，如出现云雾状的沉淀，原因主要是原料不纯（含糊精或蛋白质等）或滤过时漏炭。因此一般采用浓配法制备。加热煮沸可使糊精水解，蛋白质凝聚，而加入适量盐酸可中和胶体状杂质颗粒表面的电荷，然后用活性炭将杂质吸附除去。最后滤过时要用膜滤器反复精滤。

3. 葡萄糖注射液容易出现的另一个问题是颜色变黄与 pH 值下降。葡萄糖在溶液中可能首先脱水形成 5-羟甲基呋喃甲醛，后者再分解为乙酰丙酸和甲酸，故 pH 值下降；5-羟甲基呋喃甲醛本身无色，但可形成有色的聚合物。灭菌温度与 pH 值是影响稳定性的主要原因，故应严格控制灭菌条件，并调节酸度至较稳定的 pH 值（3.8～4.0）。

（二）复方氨基酸注射液 Amino acid compound injections

【处方】

L-赖氨酸盐酸盐	19.2 g	L-缬氨酸	6.4 g
L-蛋氨酸	6.8 g	L-组氨酸盐酸盐	4.7 g
L-亮氨酸	10.0 g	L-苯丙氨酸	8.6 g
L-异亮氨酸	6.6 g	L-苏氨酸	7.0 g
L-精氨酸盐酸盐	10.9 g	L-色氨酸	3.0 g
甘氨酸	6.0 g	L-半胱氨酸盐酸盐	1.0 g
亚硫酸氢钠	0.5 g	注射用水	适量　共制成 1000 mL

【制法】　将各氨基酸溶于约 800 mL 热注射用水中，加入抗氧剂，用 10% 氢氧化钠调 pH 到 6.0，加注射用水至全量，加 0.15% 活性炭，过滤至澄清，灌封，充氮，加塞，轧盖，流通蒸气灭菌即得。

【注解】

1. 氨基酸是蛋白质的基本单元，也是生物合成激素和酶的原料。蛋白质由 20 多种 α-氨基酸组成，在进行处方设计时，必需氨基酸与半必需氨基酸一般都必须加入，而非必需氨基酸由于机体可以合成，故可加入一种或几种以便补充氮，维持机体的氮平衡；同时要注意只有 L 型氨基酸才能被人体利用。

2. 复方氨基酸注射液容易出现澄明度问题。氨基酸中除胱氨酸和酪氨酸外，均溶于水，其中以脯氨酸的溶解度最大，其次为甘氨酸、丙氨酸。影响澄明度的主要因素是原料的纯度，当原料中含有不溶性杂质时，就可能出现澄明度问题。解决方法一般是反复精制原料，并严格控制质量。检查项目一般包括比旋度、性状、pH、Cl^-、SO_4^{2-}、Pb、As、Fe、干燥失重、主药含量、热原、降压物质等。

3. 复方氨基酸注射液不太稳定，主要表现为含量下降和色泽变深。氨基酸注射剂的变色现象比较常见，一般认为是由色氨酸、苯丙氨酸和异亮氨酸的氧化所引起；氨基酸注射剂贮存中的含量下降常见于色氨酸，然后是赖氨酸、组氨酸和蛋氨酸等。影响稳定性的因素有氧气、光、温度、金属离子和 pH 值等；解决方法是在输液中通入氮气，调节 pH，加入抗氧剂，避免金属离子混入和避光保存。有些抗氧剂可能与输液有配伍禁忌，可使产品出现浑浊等，因此需要通过试验来进行选择。

（三）静脉注射脂肪乳剂 Intravenous injections of lipid emulsions

【处方】

精制大豆油	150 g	注射用甘油	25 g
大豆磷脂	15 g	注射用水	适量　共制成 1000 mL

【制法】　取大豆磷脂捣碎，加甘油和注射用水 400 mL，搅拌至半透明状，移至高压乳匀机中，加入大豆油和注射用水，在氮气流下匀化多次，在氮气流下经垂熔滤器过滤，分装，充氮气，加塞，轧盖，预热后于 121℃、F_0 为 20 min 条件下灭菌，冷却后置 4 ～ 10℃ 贮存。

【注解】

1. 静脉注射用脂肪乳剂具有体积小、能量高、对静脉无刺激、能完全被机体代谢与利用等特点。

2. 注射用乳剂除应符合注射剂各项规定外，还必须符合下列条件：① 90% 的微粒直径小于 1 μm，剩余 10% 最大不得大于 5 μm；②成品可耐受高压灭菌，在贮存期内乳剂稳定；③无副作用，无抗原性，无降压作用与溶血作用。

3. 制备静脉注射脂肪乳剂的关键是选用高纯度原料，毒性低与乳化力强的乳化剂，采用合理的处方、科学的制备技术和必要的设备，才能制得油滴大小适当、粒度均匀、质量稳定的脂肪乳剂。常用的植物油如大豆油、红花油、棉籽油和麻油。常用的静脉注射用脂肪乳剂的乳化剂有卵磷脂、豆磷脂和泊洛沙姆 188 等，辅助乳化剂可用油酸钠等。其他添加剂包括甘油、山梨醇等。

4.成品可用显微镜检查测定油滴的分散度，并进行溶血试验、热原试验、降压试验、油含量、甘油含量、过氧化值、酸价、pH 值等项目的检查。成品要求在 4 ～ 10℃下贮存，但是不可冰冻，否则油滴会变大。

（四）右旋糖酐 Dextran injections

【处方】

右旋糖酐（中分子量）	60 g
氯化钠	9 g
注射用水	适量　共制成 1000 mL

【制法】 取适量新鲜制备的注射用水加热煮沸，加入 60 g 的右旋糖酐，搅拌使溶解，配成 12% ～ 15% 的浓溶液。加入 1.5% 的活性炭，微沸 1 ～ 2 h，加压滤过脱炭。再加注射用水稀释成 6% 的溶液，然后加入 9 g 氯化钠，搅拌使溶解。待冷却至室温后，取样测定含量和 pH，pH 值一般控制在 4.4 ～ 4.9。再加 0.5% 活性炭，搅拌，加热至 70 ～ 80℃，趁热滤过，至药液澄明后灌装入输液瓶中，最后热压灭菌处理。

【注解】

1.右旋糖酐是蔗糖经细菌发酵产生的葡萄糖聚合物，易夹杂热原，故活性炭用量较大，并分两次加入，效果更好；因本品黏度高，需在较高温度下滤过；本品加热灭菌一次，其分子量可下降 3000 ～ 5000，故受热时间不宜太长，以免改变产品颜色；本品在贮存过程中因贮存温度过低或分子量较大可能析出片状结晶。

2.右旋糖酐包括中分子量（4.5 万～ 7 万）、低分子量（2.5 万～ 4.5 万）和小分子量（1 万～ 2.5 万）三种，化学通式为（$C_6H_{10}O_5$）$_n$。适当分子量的右旋糖酐具有与血浆相同的胶体特性。对于所有用于血浆代用品的聚合物而言，分子量及其分布都是重要的理化特性。一般分子量愈大，排泄愈慢；分子量不同，其特性和黏度也有明显区别。

第四节　注射用无菌粉末
Sterile powder for injection

一、概述 Introduction

注射用无菌粉末系指原料药物或与适宜辅料制成的供临用前用无菌溶液配制成注射液的无菌粉末或无菌块状物。可用适宜的注射用溶剂配制后注射，也可用静脉输液配制后静脉滴注。以冷冻干燥法制备的注射用无菌粉末，也可称之为注射用冻干制剂。注射用无菌粉末配制成注射液后应符合注射剂的要求。

注射用无菌粉末适用于在水溶液中不稳定的药物，如青霉素 G、先锋霉素类、医用酶制剂（胰蛋白酶、辅酶 A）、血浆制品和一些生物技术产品（如巨噬细胞集落刺激因子、人生长激素）。

制备注射用无菌粉末的方法主要有两种，一是药物溶液分装后通过冷冻干燥法制备成固体药物粉末；二是灭菌溶剂通过结晶法或喷雾干燥法等制得固体药物粉末，再进行无菌分装。用第一种工艺方法制备的产品称为注射用冷冻干燥制品，用第二种工艺方法制备的产品称为注射用无菌分装产品。

对具体的品种而言，注射用无菌粉末与溶液型注射剂在名称上也是有区别的，如头孢拉定的两种产品可分别称为注射用头孢拉定和头孢拉定注射剂，在英文中分别表示为 cefrazidine for injection 和 cefrazidine injection。

对注射用无菌粉末的质量要求与普通注射剂是基本一致的。《中国药典》2020 年版注射剂项下对注射用无菌粉末的装量差异有专门规定，其他各项检查（如可见异物、无菌、热原、不溶性微粒）与注射剂相同。此外，注射用无菌粉末应标明配制溶液所用的溶剂种类，必要时还应标注剂量。

注射用无菌粉末的生产必须在无菌室内进行，特别是一些关键工序，更应严格要求，可采用层流洁净装置，保证无菌无尘。

二、注射用无菌分装制品 Subpackage products of sterile powder for injection

注射用无菌分装制品是将符合注射用要求的药物粉末在无菌操作条件下直接分装于洁净灭菌的小瓶或安瓿中，密封而成。

（一）理化性质的测定 Determination of physiochemical properties

为了制订合理的生产工艺，首先应对药物的一些相关物理化学性质进行调查。

1. 热稳定性 Thermal stability

测定物料的热稳定性，是为了确定产品能否耐受加热灭菌操作。如结晶型青霉素粉末在150℃加热 1.5 h 或在 170℃加热 1 h，效价均无损失。由于本品在干燥状态耐热性能较好，故生产上采用 120℃加热 1 h 的补充灭菌是比较安全的。

2. 临界相对湿度 Critical relative humidity

测定临界相对湿度一方面可以了解药物的吸湿性能，另一方面可为生产环境相对湿度的控制提供依据。如青霉素钾盐的临界相对湿度为 81%，而青霉素钠盐为 71%，故后者比前者更易吸湿；药物颗粒吸湿后一般流动性变差，装量不易准确，因此，生产过程中分装室的相对湿度必须控制在待分装产品的临界相对湿度以下，以免药物粉末吸潮变质。

3. 粉末的晶型与堆密度 Crystal form and bulk density of powders

粉末的晶型与其流动性关系很大，显然球形结晶流动性好，而针形、片状或多面体结晶的流动性差，其中针形粉末流动性最差。粉末的晶形与其制备工艺有关，如喷雾干燥法制得的多为球形，而溶剂结晶法可有针形、片状或各种形状的多面体。针状结晶（如青霉素钾盐）生产中，可将分离后的湿晶体通过螺旋挤压机，使针状结晶断裂，再通过颗粒机，最后真空干燥，制成的颗粒可以达到分装的要求。粉末的堆密度也与流动性有关，堆密度太小时流动性较差。青霉素钾盐的堆密度达 400 mg/mL 以上时，流动性较好，分装易于控制。

（二）生产工艺 Production process

注射用无菌分装制品的一般生产工艺流程如图 7-12 所示。

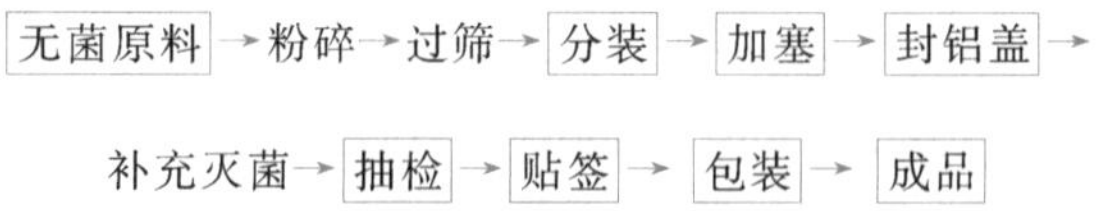

无菌原料 → 粉碎 → 过筛 → 分装 → 加塞 → 封铝盖 →

补充灭菌 → 抽检 → 贴签 → 包装 → 成品

图 7-12　注射用无菌分装制品生产工艺示意图
（无框部分表示必要时进行）

1. 原料及容器的准备 Preparation of raw materials and containers

注射用无菌分装制品多用西林瓶作为容器，安瓿主要用于制备标准品等。对光不稳定的药物可选用棕色西林瓶。西林瓶洗净后可 180℃干热灭菌 1.5 h，胶塞洗净后可用硅油进行硅化处理，再 125℃干热灭菌 2.5 h。灭菌好的空瓶应存放于有净化空气保护的环境中，存放时间不应超过 24 h。

无菌原料可用灭菌结晶法或喷雾干燥法等方法进行制备，必要时可在无菌条件下进行粉碎、过筛等操作，以制得流动性较好的，符合注射用的灭菌粉末。

2. 分装 Subpackage

分装工序一般是在高度洁净的无菌环境中，通过分装流水线，并严格按照无菌操作法进行的。目前使用的分装机械包括插管分装机、螺旋自动分装机、真空吸粉分装机等。少量制备时可用人工分装。生产时，小瓶通过传送装置首先进入分装机进行分装，然后通过传送装置依次送至加塞装置、加铝盖和密封装置，自动完成加塞和封铝盖的工作。分装机局部配有层流装置时效果更好。

不同产品最好有专门的分装线（如青霉素有专门的青分车间），而且必须与其他车间严格分隔，以防止交叉污染。

3. 灭菌和异物检查 Sterilization and foreign matter examinations

对于耐热的药物，一般可按180℃干热灭菌1.5 h进行补充灭菌，以确保安全。对于不耐热的品种，则必须严格按无菌操作进行，产品不能加热灭菌。异物检查一般用目检视，在传送带上进行，不合格者则从流水线上剔除。

4. 贴签与包装 Labeling and packaging

产品的贴签与包装等目前生产上已实现机械化和自动化。

（三）无菌分装中存在的问题 Problems in aseptic subpackaging

1. 无菌问题 Aseptic problems

由于此类产品是通过无菌操作法制备的，不能用热压灭菌法等进行灭菌，最多只能作补充灭菌，稍有不慎就有可能在局部受到污染。微生物在固体粉末中繁殖相对较慢，不易察觉，因此染菌后具有潜在的危险性。成品无菌检查合格，只能说明抽查那部分产品是无菌的，不能代表全部产品完全无菌。解决无菌分装过程中微生物污染问题的方法，主要是改善环境，提高洁净度，并且严格按规程进行操作。实验证明采用层流净化装置可为高度无菌提供可靠保证。

2. 可见异物问题 Visible foreign matter problems

采用无菌分装工艺制备时，药物原料要经过制备、粉碎、过筛，然后在分装流水线上进行分装，被污染的机会较多；固体制剂不能像注射剂溶液那样可以逐瓶检查，一般只能是抽查。因此往往在粉末溶解后出现毛毛、小点，以致可见异物不合要求。解决问题的方法是从原料的处理开始，主要控制环境与设备等的洁净度等，严格防止污染的发生。

3. 吸潮变质问题 Hygroscopic metamorphism

对于瓶装无菌粉末，吸潮变质的情况也时有发生。原因可能是药物粉末吸湿性强，而环境的湿度控制不当；另外，天然橡胶塞的透气性过大也可出现此类情况。因此，一方面要控制环境的相对湿度，另一方面对所有橡胶塞要进行密封防潮性能测度，以便选择性能好的橡胶塞。必要时铝盖压紧后瓶口再烫蜡，以防止水汽的透入。

4. 装量差异问题 Weight variation problems

影响装量差异的因素较多。药粉的物理性质如晶形、粒度、比容及机械设备的性能均能影响装量差异。药粉因吸潮发黏，导致流动性下降，也可影响装量的准确性。应根据具体情况采取相应的措施。

三、注射用冷冻干燥制品 Freeze-drying products of sterile powder for injection

冷冻干燥（freeze-drying）是将需要干燥的药物溶液预先冻结成固体，然后在低温低压条件下，水分从冻结状态不经过液态而直接升华除去的一种干燥方法。凡是对热敏感或在水溶液中不稳定的药物，均适合采用此法。

冷冻干燥过程主要是在固态、低温和真空中进行，避免了灭菌操作的高温过程，药物不易被水解或氧化；所制成的产品也是以固体形式贮藏，含水量低（一般在 1% ～ 3% 范围内），用前加适当溶剂溶解后使用，有利于药物的稳定性；所得冻干制品质地疏松，加水后溶解迅速；由于污染机会相对较少；产品中的微粒物质一般比普通注射剂、输液或无菌分装制品少；产品剂量准确，外观优良。

冷冻干燥需特殊设备，成本较高，产量受一定限制；溶剂不能随意选择，有时难以制备某些特殊的晶型；少数产品重新溶解时可能出现浑浊。

（一）冷冻干燥原理与设备 Principle and devices of freeze-drying

1. 冷冻干燥的原理 Principle of freeze-drying

在水的三相图中有三条曲线，分别用 OA、OB 和 OC 表示（图 7-13）。三条曲线划出了三个区域，分别代表冰、水和水蒸气三个单相区；曲线上是二相共存，如 OA 线是冰和水的平衡线，此线上冰与水共存；OB 线是水和水蒸气的平衡线，此线上水与水蒸气共存；OC 线是冰和水蒸气的平衡线，此线上冰与水蒸气共存；三条曲线交于 O 点，而 O 点正好是冰、水和水蒸气三相的平衡点，即冰、水和水蒸气共存，被称为水的三相点。三相点时的温度为 0.01℃（即水的冰点），压力为 613.3 Pa。

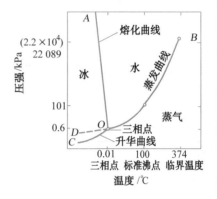

图 7-13　水的三相图

从水的三相图中可以看到，当压力低于三相点的压力时，水的物理状态只有冰和水蒸气两种，不存在液态的水；也就是说，不管温度如何变化，水只在固态与气态之间变化；固态的冰受热时可不经液相直接变为水蒸气（即升华过程），而水蒸气遇冷时放热又可直接变为冰。冷冻干燥就是利用上述原理，使体系的压力控制在三相点的压力之下，此时升高温度或降低压力都可使固态的冰不经液相直接升华为水蒸气，而低压力（高真空）下水蒸气可迅速地从系统中除出，并在冷凝器上凝集。

2. 冷冻干燥设备 Freeze-drying equipment

冷冻干燥设备即冷冻干燥机（简称冻干机）。冷冻干燥机有各种不同的种类和规格，但基本组成大体相同。一般包括制冷系统、真空系统、加热系统和控制系统四个主要部分。制冷系统包括冻干箱中的冷冻管、制冷压缩机和冷凝器等；真空系统主要是真空泵和各种阀门；加热系统主要是冻干箱中的加热管；控制系统包括各种电器控制元件等（图 7-14）。

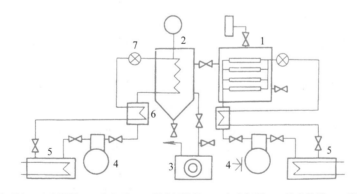

1.冻干箱；2.冷凝器；3.真空泵；4.制冷压缩机；5.水冷却器；6.热交换器；7.膨胀阀。

图 7-14　冷冻干燥机的示意图

当装有药液的玻璃瓶放入冻干箱后，制冷压缩机开始工作，通过冻干箱中的冷冻管使样品预冻；然后真空泵开始工作，使整个冻干箱中的压力远远低于水在三相点时的压力；加热系统在控制系统的控制下程序升温，并通过冻干箱中的加热管使样品受热，而且在样品的最低共熔点以下保持较长的时间，使样品中的水分大部分升华除去；由于低压力（高真空）的环境，升华出来的水分可迅速地离开系统并在冷凝器上凝集。

（二）制备工艺 Preparation process

冷冻干燥的制备工艺条件对保证产品质量极为重要。

1. 低共熔点的测定 Determination of low eutectic point

假设有一个两组分体系（如溶质与水，简称 A 与 B）的溶液。当均匀冷却时，组分多的一个可能先析出来。实验证明，不管 A 与 B 的比例如何，也不管是哪个组分先析出，当体系冷却至一定温度时，A 与 B 按照它们在溶液中的比例同时析出，此时体系的温度保持不变，溶液的组成保持不变，直到液相全部凝固为止；同时析出的 A 与 B 的晶粒极微小，外观均匀，这种混合物称为低共熔混合物，此时的温度称为最低共熔点（表 7-9）。也就是说，最低共熔点是水溶液在冷却过程中，冰和溶质（如药物）同时析出结晶时的温度。一般药液的最低共熔点在 −10℃～−20℃之间。

表 7-9　一些物质的最低共熔点和玻璃化温度数据

物质	最低共熔点（℃）	物质	玻璃化温度（℃）
氯化钠	−21.5	乳糖	−32.0
氯化钙	−51.0	葡萄糖	−43.0
氯化钾	−10.7	麦芽糖	−32.0
枸橼酸	−12.2	山梨醇	−48.0
甘露醇	−1.0	右旋糖酐	−9.0
碳酸钠	−18.0	明胶	−10.0
磷酸氢二钠	−0.5	PVP	−24.0

如果在冷冻干燥过程中，把温度控制在最低共熔点以下，就可以保证整个二组分体系（药物和水）处在固体状态，加上高真空的环境，则保证水分以升华的形式除去，这样才能确保冷冻干燥制品的质量。如甘氨酸和水的最低共熔点为−3.5℃，理论上升华干燥允许的最高温度就是−3.5℃，但在实际冷冻干燥的过程中，至少需要把产品温度控制在最低共熔点以下几度，才能保证升华干燥的效果，使冻干过程不至于出现产品熔化的现象。

最低共熔点的测定方法包括热分析法和电阻法。

热分析法的基本原理就是当两组分体系冷却至一定的温度时，A 和 B 同时析出，此时的温度保持不变。因此可以将 A 与 B 配制成不同比例的溶液，分别进行冷却并记录温度的变化，所得数据可以绘制成冷却曲线（以温度为纵坐标，时间为横坐标），各冷却曲线上温度最低的转折点（温度保持不变的线段）所对应的温度即为该体系的最低共熔点。

电阻法的基本原理是电解质溶液在冷却过程中，当达到其最低共熔点时电阻会突然增大。测定时可将两个电极插入待测药物溶液中，缓慢降温，用电导仪测定并记录电阻的变化，电阻突然增大时所对应的温度即为该体系的最低共熔点。由于过冷现象的存在，测定结果往往比实际的最低共熔点低。此时可将体系缓慢升温，当电阻突然变小时所对应的温度就是实际的最低共熔点。该方法测定比较简单，但对于大多数有机化合物而言由于电阻变化小，该方法显得不够灵敏。

冷冻干燥过程还常常遇到玻璃化温度（glass transition temperature，T_g）的概念，它是无定形系统的重要特性。某些溶质（如糖类或聚合物）在冷冻过程中不析出结晶而是呈无定形状态，由于不能形成共熔体系，故没有最低共熔点；随着温度的不断降低，不断析出冰晶，体系变得越来越黏稠，而且黏度随温度下降增加非常明显，直到水全部形成冰晶。此时的温度就是玻璃化温度。在 T_g 以下，整个体系呈硬的玻璃状态；而在 T_g 以上，整个体系为黏稠的液体。

坍塌温度（collapse temperature）是另一个重要的概念，是整个冻干体系宏观上出现坍塌时的温度。如果在坍塌温度以上进行干燥，则冷冻体系会有部分熔化，从而破坏了冷冻建立起来的微细结构。在无定形系统中这种微细结构是由冰晶支持的，而在共熔体系中则由药物与水共同析出的微晶支持。一旦这种结构被破坏，冷冻的体系可能出现各种形式的坍塌，包括饼状物的轻微皱缩和整个饼状物的塌陷等。

显然对无定形系统而言，T_g 与坍塌温度有密切关系；而对共熔体系来讲，最低共熔点与坍塌温度有密切关系。

2. 冷冻干燥工艺过程 Freeze-drying process

冷冻干燥工艺流程如图 7-15 所示。

冻干前　　　　　　　　　冻干　　　　　　　　后处理

配液、过滤、分装、加半塞、入箱 → 预冻、升华、干燥 → 压塞、出箱、压盖

图 7-15　冷冻干燥工艺示意图

（1）**冻干前操作**：一般包括配液，活性炭处理，预滤，滤过除菌，分装入西林瓶，加半塞（即胶塞一半插入瓶口，胶塞上的孔道使西林瓶内外相通，既可防止异物落入，冷冻干燥时水分又可以升华出来），最后将玻璃瓶放入冻干机中。配液和滤过等前期操作与普通注射剂基本相同。分装时溶液厚度要薄些，溶液厚度越薄，水分升华就越容易，制得的冻干品质量比较有保证，一般药液的厚度在 1 cm 左右比较适当；从配液到压塞的过程要在无菌环境下，严格按无菌操作法进行。

（2）**预冻**：预冻的目的是防止"沸腾"现象，保证冻干品的质量。制品在干燥之前如不经过预冻而直接抽真空，当压力降低到一定程度时，溶于溶液中的气体可迅速逸出，类似"沸腾"，少量药液可能溢出瓶外。预冻温度应低于产品低共熔点 10 ～ 20℃。预冻方法有速冻法和慢冻法。速冻法是在产品进箱之前，先把冻干箱温度降到 −45℃ 以下，再将制品装入箱内，这样急速冷冻，形成细微冰晶，制得产品疏松易溶。特别对于生物制品，此法引起蛋白质变性的概率很小，对于酶类或活菌活病毒的保存有利。慢冻法形成结晶粗，但有利于提高冻干效率。实际工作中应根据情况选用。预冻时间因品种不同而异，一般 2 ～ 3 h，有些品种需要更长时间。

（3）**升华**：升华分为一次升华法和反复预冻升华法两种，其中以一次升华法较常用。

一次升华法适用于低共熔点在 −20 ～ 10℃ 之间的制品，且溶液浓度、黏度不大，装量厚度在 10 ～ 15 mm 的情况。操作时先将样品溶液在干燥箱内预冻至低共熔点以下 10 ～ 20℃，同时将冷凝器温度下降至 −45℃ 以下，启动真空泵，待真空度达一定数值后，缓缓打开蝶阀，当干燥箱内真空度达 13.33 Pa（0.1 mmHg）以下时，关闭冷冻机，通过搁置于板下的加热系统缓缓加温，供给制品在升华过程中所需的热量，使冻结产品的温度逐渐升高至约 −20℃，药液中的水分就可升华，最后可基本除尽，然后转入再干燥阶段。

反复冷冻升华法适用于熔点较低、结构比较复杂、黏稠的产品如蜂蜜和蜂王浆。像蜂蜜这样的产品在升华过程中，往往冻块可软化，冻块表面形成黏稠状的网状结构，或在表层外壳形成致密结构，严重影响升华和干燥，影响最终产品的外观。如某制品低共熔点为 −25℃，可迅速预冻到 −45℃ 左右，然后在真空状态下将制品升温到一定温度，又速冻到 −45℃ 左右，如此反复处理，使制品晶体结构改变，制品表层外壳由致密变为疏松，有利于水分的升华。

（4）**干燥**：干燥是为了除去残余的水。通常是将制品温度缓慢升到 0℃ 或 0℃ 以上（根据

制品的稳定性等具体情况确定，如 0℃、10℃或 25℃），然后保温一段时间，一般在 0.5 ～ 5 h 不等。

冻干过程结束后，制品需要在真空条件下进行箱内压塞；样品出箱后进行压盖。冻干周期一般在 25 ～ 30 h 之间，样品量越大，所需冻干时间越长。

在制备注射用冷冻干燥制品时，应注意一些工艺参数，如预冻温度和时间、最适干燥温度、干燥时间和真空度对其稳定性和产品外观的影响，应该在预实验中了解产品药品的稳定性等。冻干制剂的含水量也是一个重要参数，水分过多会影响药物的稳定性或引起制剂的塌陷；而过度干燥（保温时间较长）也可能影响稳定性，同时成本增加。因此对产品的水分应加以控制（一般在 3% 左右）。在大生产前一般宜用小型冻干设备进行试制，探讨各步工艺操作的条件，再进行放大生产。

（三）常见异常现象及处理方法 Common problem and solution methods

1. 含水量偏高 High water content

原因包括装入容器的液层过厚，如超过 10 ～ 15 mm；干燥过程中热量供给不足，使蒸发量减少；真空度不够或冷凝器温度偏高；干燥时间不够。解决办法要根据上述具体问题而定。

2. 喷瓶 Spray bottle

原因包括预冻温度过高或时间太短，产品冻结不实，升华时供热过快，局部过热等等，结果使部分内容物熔化为液体，在高真空条件下从已干燥的固体界面下喷出。防止方法主要是控制预冻温度在低共熔点以下 10 ～ 20℃，时间足够，使产品冻结结实；加热升华时的温度不能超过低共熔点，而且应该是均匀、缓慢地进行。

3. 产品外观不饱满或萎缩 Non-plump or shrunken appearance of products

原因可能是由于冻干过程中先形成的干燥外壳结构致密，使水蒸气难以穿过而升华出去，并使部分药品逐渐潮解，引起体积收缩和外观不饱满。一般黏度较大的样品更易出现这类情况。解决办法包括改变处方和冻干工艺两个方面。在处方中适当加入甘露醇或氯化钠等填充剂，可以改善结晶状态和制品的通气性，制品比较疏松，有利于水蒸气的升华；在制备工艺上采用反复预冷-升华法，可防止形成干燥致密的外壳，也有利于水蒸气的顺利逸出，使产品外观得到改善。

四、注射用无菌粉末举例 Examples of sterile powders for injection

例 7-4：注射用细胞色素 C。

【处方】（按每支注射剂计算）

细胞色素 C	15 mg
葡萄糖	15 mg
亚硫酸钠	2.5 mg
亚硫酸氢钠	2.5 mg
氢氧化钠	适量
注射用水	0.7 mL

【制法】 在无菌环境中，称取处方量的细胞色素 C 和葡萄糖，加入注射用水，在氮气流下加热（温度控制在 75℃以下）、搅拌，使充分溶解后，加入亚硫酸钠和亚硫酸氢钠，搅拌使溶解。用 2 mol/L 的氢氧化钠调 pH 至 7.0 ～ 7.2，再加入占全量 0.1% ～ 0.2% 的针用活性炭，搅拌数分钟后，趁热滤过脱炭。滤液进行含量与 pH 值的测定，合格后用 5 号垂熔玻璃漏斗滤清，分装于西林瓶中，低温冷冻干燥约 34 h，在无菌条件下加塞、扎盖即得。

【注解】

1. 细胞色素 C 为含铁卟啉的结合蛋白质，溶于水，易溶于酸性溶液。氧化型的水溶液为深红色，而还原型水溶液呈红色。

2. 本配方的最低共熔点为 −27℃，故冷冻干燥过程要控制在较低的温度下进行。

第五节　眼用制剂
Ophthalmic preparations

一、概述 Introduction

眼用制剂系指直接用于眼部发挥治疗作用的无菌制剂。从广义上讲，眼用制剂包括所有用于眼部起治疗、保健、预防作用的眼用溶液剂、眼用混悬液、眼膏剂、眼用注射剂、眼用凝胶剂、眼用植入剂等制剂及用于提高视力的接触镜及其附属制剂等。

在临床上，眼用制剂主要用于：杀菌、消炎、散瞳、麻醉、治疗青光眼、降低眼内压等。眼用制剂不但可以用于治疗，还可以用于预防和保健，如缓解眼睛疲劳、补充泪液，润湿干涩的眼球。随着电视、电脑应用的普及，合理用眼、预防眼部疾病等问题愈发受到人们的重视，因此，起治疗或预防作用的眼用制剂将越来越受重视。用于制备眼用制剂的药物主要有抗生素类、甾体激素类、非甾体消炎类、肾上腺素能神经类、胆碱能神经类、降压类和麻醉类等药物。近年用于眼科的生物技术药物明显增多。

近年来，眼用制剂的发展主要表现在眼用缓控释膜剂、亲水性凝胶剂、原位凝胶剂、眼用植入剂、玻璃体内给药的注射剂、眼用喷雾剂等。如眼用凝胶制剂，可以显著延长药物与眼部的作用时间，以提高药物的疗效和生物利用度。

滴眼剂是眼用制剂的一种类型，它虽然属于液体制剂，但是由于眼睛的生理组织较为娇嫩，且一旦受到损伤后果严重，因此对滴眼剂的要求远远高于普通的液体制剂，尤其是在刺激性和安全性方面。《中国药典》2020 年版在眼用制剂通则中对滴眼剂进行了规定。

二、眼用制剂的吸收 Absorption of ophthalmic preparations

眼用制剂的给药部位在眼部，给药方式多为局部给药，包括滴入和眼内注射，其中以滴入方式给药为主。除眼内局部给药之外，也可以通过眼外的其他部位给药，然后分布到达眼部。

（一）给药途径 Administration routes

眼用制剂的给药分为滴入、眼内注射给药和眼外给药三种途径。

1. 滴入方式给药 Drip adminstration

滴眼剂滴入眼睛后，药物进入结膜囊内，可经过角膜和结膜两条途径吸收。经角膜吸收的药物，其转运过程为：角膜—前房—虹膜。经结膜的吸收途径为：通过巩膜后，达到眼球后部。对于大多数滴眼剂而言，都应配制成易与泪液混合并能分散在角膜和结合膜表面的液体。当滴入给药后，药物在结膜的下穹隆中借助毛细管力、扩张力和眨眼反射等使药物进入角膜前的薄膜层中，再渗透到角膜。

2. 眼内注射给药 Intraocular injection

眼内注射给药分为结膜下或眼球筋膜鞘（特农囊，tenons's capsule）注射和球后注射。对于药物不能透过眼前段或透入太慢者，可采用结膜下或眼球筋膜鞘注射给药，药物借助于简单扩散过程通过巩膜进入眼内，以对睫状体、脉络膜和视网膜发挥作用。若作球后注射，则药物同样以简单扩散方式进入眼后段，可对球后的神经及其他结构发挥作用。

3. 眼外给药 Outside administration of eye

眼外给药指在眼睛以外的部位给药，再分布到达眼睛的给药方式。但由于存在血-房水屏障（blood-aqueous barrier），它可阻止某些药物在眼前段所达到有效治疗浓度。同时，有些药物若采取全身给药往往需达中毒剂量，眼部的药物浓度才能相应达到有效治疗浓度。因此，作用于眼的药物，多数情况下仍需采取局部给药。

（二）影响吸收的因素 Influence factors of absorption

眼睛局部给药后，影响药物吸收的因素主要有以下几个方面。

1. 药物从眼睑缝隙的损失 Drug Loss by eyelid gap

人正常泪液容量约为 7 μL，若不眨眼，可容纳 30 μL 左右的液体。一般而言，一滴滴眼药液的体积约为 50 ～ 75 μL。滴入给药后，估计约有 70% 的药液会从眼中溢出而造成损失。若眨眼将有 90% 的药液损失。溢出的药液大部分沿着面颊流下，或从排出器官进入鼻腔或口腔中，然后入胃肠道。这也是某些作用强烈的眼用制剂，用药后出现全身作用的原因之一。故若每次增加滴眼液的用量，将会使药液出现较多的流失。由于泪液每分钟能补充总体积的 16%，故角膜或结膜囊内存在的泪液和药液的容量越小，泪液稀释药液的比例就越大，因此，若每次多滴进一些药液量或增加滴药次数，则有利提高药物的利用率。

2. 药物外周血管消除 Drug elimination by peripheral blood vessel

滴眼液中药物进入眼睑和眼结膜的同时也可通过外周血管迅速从眼组织消除。结膜含有许多血管和淋巴管，当受到外来物引起的刺激，血管处于扩张状态，透入结膜的药物有很大比例进入血液中，并有可能引起全身性的毒副作用。

3. 药物 pH 与 pK_a 值 pH and pK_a values of drug

角膜上皮层和内皮层均有丰富的类脂物，脂溶性药物较易渗入，水溶性药物则比较容易渗入基质层中。两相都能溶解的药物较易透过角膜。具有两相溶解的药物，既有脂溶性部分，又有水溶性部分，两者通常保持一定的平衡状态。完全解离或完全不解离的药物不能透过完整的角膜。

小分子量的离子能以类同的速度通过细胞的间隙透入角膜，可通过细胞层最大粒子的直径在 10×10^{-10} ～ 25×10^{-10} m 的范围内。

水溶性药物容易通过巩膜，而脂溶性药物则不易通过。药物的 pK_a 也影响到溶液中游离盐基的量。pK_a 值高的药物在碱性溶液中有较多的游离盐基存在，例如盐酸肾上腺素的 pK_a 是 8.66，在 pH 9.2 溶液中的游离碱量比在 pH 7.4 的溶液中大 22 倍。氢溴酸后马托品的 pK_a 为 9.7，则相应地要大 4.8 倍。

4. 刺激性 Irritation

眼用制剂刺激性较大时，不仅给患者增加痛苦，且局部刺激能使结膜的血管和淋巴管扩张，增加药物从外周血管的消除，并能使泪腺分泌增多，泪液能将药物浓度稀释，并通过泪系统洗刷进入鼻腔或口腔，从而影响药物的吸收利用，降低药效。

5. 表面张力 Surface tension

滴眼剂的表面张力对其与泪液的混合及对角膜的渗透均有较大影响。表面张力愈小，愈有利于泪液与滴眼剂的充分混合，也愈有利于药物与角膜上皮接触，使药物容易渗入。

6. 黏度 Viscosity

增加黏度可使眼用溶液中的药物与角膜接触时间延长，有利于药物吸收，也能减低药物的刺激性。

（三）眼药的浓度测定 Concentration measurement of ophthalmic drug

常用家兔作为评价眼用制剂的试验动物，进行眼用制剂处方的设计、疗效评价、药物动力学及生物利用度等研究。试验药物常采用同位素标记。根据试验目的和要求，可分别采用以下的方法：

1. 泪液中药物浓度 Determination of drug concentration in tears

将家兔固定在木匣中，给予麻醉药物，使麻醉。以精密、可控制体积的滴管滴注给药，给药方法为：将家兔下眼睑轻轻向外拉开并与眼球成一小袋状，将药液滴入其中，然后，将下眼睑复位并轻轻覆盖在角膜上，在 5 s 内重复"覆盖—拉开"动作四次，使药液与泪液充分混合，切记不可用眼睑按摩角膜。分别在不同时间点以毛细管沿泪管侧缘采集泪液，通过测定泪液中的放射性，来表征药物的浓度。

2. 玻璃体中药物浓度的测定 Determination of drug concentration in vitreum

本试验采用清醒家兔，将其固定在木匣中，保持正常状态，但限制头部运动。以微量注射器将药液直接滴在受试动物的双眼角膜上，分别于不同时间点注射超大量苯巴比妥钠，并将其处死，角膜表面以蒸馏水充分冲洗干净，以吸水纸吸干。然后，用注射器于前房抽取玻璃体，测定其中的放射性物质含量，得玻璃体内不同时间点的药物浓度，进行药动学参数的计算。

3. 角膜内药物含量的测定 Determination of drug content in cornea

家兔眼部给药后，分别于不同时间点取其完整角膜。将角膜以无菌生理盐水反复清洗，以吸水纸吸干，称重。采用一定的方法对角膜中含有的放射性物质的量进行测定，以计算角膜中药物的量。

4. 血药浓度的测定 Determination of drug concentration in blood

家兔眼部给药后，于不同时间点采集血样，测定血样中放射性物质的量，得不同时间点药物血药浓度，进行药动学参数的计算。

三、滴眼剂 Eye drop

（一）定义 Definition

滴眼剂是指由原料药物与适宜辅料制成的供滴入眼内的无菌液体制剂。

按照分散系统可分为溶液型、混悬型和临用前以无菌溶媒溶解的无菌粉状或片状固体状物等滴眼剂。滴眼剂多为溶液型，其中以水性溶剂（眼药水）为主，药物呈溶解状态，为澄明溶液；滴眼剂也有水性混悬剂（混悬型）和乳状液（乳液型）；对于在溶液中不稳定的药物，也可先制备成散剂、颗粒剂或片剂（固体），另备有溶剂，在临用前以溶剂溶解形成澄明的溶液或分散成混悬液后给药。

（二）质量要求 Quality control

滴眼剂的质量要求与注射剂相似，对 pH 值、渗透压、无菌、澄明度等均有一定的要求。

1. pH 值 pH value

pH 对滴眼剂的质量有较为重要的影响，它除影响药物的稳定性外，更为重要的是 pH 不当可引起对眼睛的刺激，同时使泪液分泌增加，进而导致滴眼剂中的药物迅速流失，药效下降。同样，这种刺激性会对眼睛产生一定的影响，严重时甚至会损伤角膜或眼球。因此，在制备滴眼剂时，应注意眼睛所允许使用的 pH 值。正常情况下，眼睛所可以耐受的 pH 值为 5.0～9.0，一般多选择 6.0～8.0，在此 pH 条件下眼睛无不舒适感。当 pH 小于 5.0 或大于 11.4 时，眼睛有明显的感觉。过于偏酸时，会凝固眼结膜蛋白质；过于偏碱时，会使眼结膜上皮细胞硬化或膨胀。

滴眼剂 pH 的选择应同时兼顾药物的溶解性、稳定性及对眼睛的刺激性。在实际操作中，因为滴眼剂的用量小，作用时间相对较短，同时眼泪有稀释和缓冲的作用，所以在满足滴眼剂基本的 pH 值条件下，pH 的选择也可以适当偏重于考虑药物的稳定性。一般选择硼酸盐或磷酸盐缓冲液作为滴眼剂 pH 的调节剂。

2. 渗透压 Osmotic pressure

眼球可耐受一定的不等渗，如在相当于 0.6%～1.5% 氯化钠溶液的渗透压条件下，眼球是可以耐受的，但是当大于 2% 时就会产生一定的不适感。相对于 pH 值而言，眼球对渗透压的感觉不如对 pH 值敏感。但是，在条件允许的情况下，最好将滴眼剂调整成为等渗溶液。一般用于调节渗透压的物质有：氯化钠、硼酸盐、葡萄糖等。

3. 无菌 Sterilization

虽然以眼部有无外伤作为判断滴眼剂是否需严格绝对无菌的标准，但对于绝大多数滴眼剂而言，是要求无菌的。

对于包括术后用药在内的眼外伤滴眼剂，要求绝对无菌，并且不能使用抑菌剂。《中国药典》2020 年版规定，供角膜穿通伤或手术用滴眼剂或眼内注射溶液，按照无菌检查法检查。同时该类型滴眼剂应按无菌制剂操作配置，密封于单剂量容器中，且不得加抑菌剂与抗氧剂。

正常人泪液中含有起杀菌作用的溶菌酶（lysozyme），泪液有不断冲洗眼部使之保持清洁无菌的作用，角膜和巩膜等也能阻止细菌眼球内部。尽管如此，在一般情况下，滴眼剂应在无菌条件下配制，并尽量保证无菌。

4. 可见异物 Visible foreign matters

溶液型滴眼剂应按照可见异物检查法滴眼剂项下要求进行检测，应符合规定。

5. 黏度 Viscosity

当外来物质进入眼睛后，对眼睛产生一定刺激，使眼睛本能地分泌泪液。因此，滴眼剂应具有适宜的黏度，否则很容易被泪液所稀释、冲洗而流失。同时，适当增加滴眼剂的黏度可延长滴眼剂中的药物在眼内停留的时间，从而增加药物与眼部接触的时间，提高疗效。此外，增加黏度可以减少对眼部的刺激性。滴眼剂适宜的黏度范围在 4.0 ～ 5.0 mPa·s 之间，黏度太小则易被泪液冲洗、清除；太大则会造成滴入困难。

6. 稳定性 Stability

像许多溶液型液体制剂一样，滴眼剂的稳定性是一个值得注意的问题。与溶液型注射剂相似，影响滴眼剂稳定性的因素主要有：溶液的 pH 值、离子强度、外界温度、光线等。为解决这一问题，在处方筛选过程中应从多方面加以考虑。

（三）处方设计与附加剂的选择 Formulation design and selection of additives

滴眼剂处方设计原则主要是以考虑：药物溶解度、稳定性、滴眼剂的 pH 值、渗透压、无菌、澄明度等方面的内容。常用的赋形剂种类包括：pH 调节剂、渗透压调节剂、抑菌剂和防腐剂、黏度调节剂等。

拟研制滴眼剂时，应根据滴眼剂的质量要求与处方设计思路，从药物的溶解性能（是否需要增溶或助溶）、药液的 pH 值、等渗性能、黏度大小、无菌及刺激性等内容出发，结合滴眼剂中常用的赋形剂，来研制出有效、稳定、无菌、安全的滴眼剂。一般情况下，可从下列几个方面入手解决。

1. pH 值的调整 pH adjustment

眼用溶液 pH 值的确定，主要需兼顾刺激性、溶解性和稳定性等内容。为避免过强的刺激性和确保药物的稳定性，多选择适当的磷酸盐或硼酸盐缓冲液，如沙氏磷酸盐缓冲液、巴氏硼酸盐缓冲液、吉斐氏缓冲液等，这样可使滴眼剂的 pH 值稳定在一定范围内，常用的缓冲液如下。

磷酸盐缓冲液：以无水磷酸二氢钠 8 g 配成 1000 mL 溶液，无水磷酸氢二钠 9.47 g 配成 1000 mL 溶液，按不同比例配合得 pH 5.9 ～ 8.0 的缓冲液；其等量配合的 pH 为 6.8，该 pH 最为常用，其适用的药物有阿托品、麻黄碱、后马托品、毛果芸香碱、东莨菪碱等。

硼酸盐缓冲液：先配成 1.24% 的硼酸溶液及 1% 硼砂溶液，再按不同量配合可得 pH 6.7 ～ 9.1 的缓冲液。硼酸盐缓冲液能使磺胺类药物的钠盐溶液稳定而不析出结晶。此外还可用硼酸液，以 1.9 g 硼酸溶于 100 mL 蒸馏水中制成，pH 值为 5。其适用的药物如下：盐酸可卡因、盐酸普鲁卡因、盐酸丁卡因、去氧肾上腺素、盐酸乙基吗啡、甲基硫酸新斯的明、水杨酸毒扁豆碱、肾上腺素、硫酸锌等。

吉斐氏缓冲液：该缓冲液由酸性溶液和碱性溶液两种贮备液组成。酸性溶液由 1.24% 的硼酸与 0.74% 的氯化钾组成；碱性溶液为 2.12% 的无水碳酸钠溶液。用时按比例配制，pH 在 4.66 ～ 8.47 范围内，渗透压与 1.16% ～ 1.20% 的氯化钠相当。适用于盐酸丁卡因、盐酸可卡因、阿托品、水杨酸毒扁豆碱和东莨菪碱等药物。

2. 渗透压的调整 Osmotic pressure adjustment

眼球对渗透压有一定的耐受范围，渗透压的调整可不必很精密，但是，因为泪液有稀释和缓冲作用，最好将滴眼剂的渗透压调节到等渗或高渗，如治疗时需要用高渗溶液，30% 磺胺醋酰钠滴眼剂。眼泪能使滴眼剂浓度下降，所以刺激感觉是短暂的。眼泪的冰点降低值与血液一样。等渗的计算法见注射剂有关章节，常用的渗透压调节剂有：氯化钠、硼酸、硼砂、葡萄糖、硝酸钠等。

3. 无菌度的保持 Maintenance of sterility

对于外科手术、供角膜穿通伤的滴眼剂或眼内注射溶液，不得加抑菌剂与抗氧剂。

但对于多数滴眼剂而言，滴眼剂属多剂量制剂，在使用过程中无法始终保持无菌。因此选用适当有效的抑菌剂是十分重要的。不但要求滴眼剂在未开启时，能保证抑菌，而且要求在患者使用过程中（即开启后的使用过程中）同样保证抑菌。能符合这类要求的抑菌剂不多，虽然有机汞类和季铵盐类作用比较迅速，但是抑菌剂要求有一个合适的 pH 范围并须注意配伍禁忌，故最好经过筛选来选用适当的抑菌剂。实验条件下，要求在一小时内能将铜绿假单胞菌及金黄色葡萄球菌杀死，当然可能污染的致病菌不只这两种，但这两种危害最大，且铜绿假单胞菌的抗药能力很强，以它作为标准就可以保证安全。

用于眼用溶液的抑菌剂要求对眼无刺激，因此适用的品种数量不多，按其化学组成可分下列几类。

（1）**有机汞类**：硝酸苯汞、醋酸苯汞、硫柳汞、氧氰化汞等；有机汞类为常用的抑菌剂，如硝酸苯汞，其有效浓度为 0.002% ～ 0.005%，在 pH 6 ～ 7.5 时作用最强，与氯化钠、碘化物、溴化物等有配伍禁忌。另一常用的有机汞为硫柳汞，稳定性较差，日久变质。

（2）**季铵盐类**：苯扎氯铵、苯扎溴铵、氯己定、氯化苯甲烃铵等；季铵盐类阳离子界面活性剂的抑菌力都很强，也很稳定，但这类化合物的配伍禁忌很多，在 pH 小于 5 时作用减弱，遇阴离子型表面活性剂或阴离子胶体化合物失效。最常用的是苯扎氯铵，其有效浓度为 0.002% ～ 0.01%，对硝酸根离子、碳酸根离子、蛋白银、水杨酸盐、磺胺类的钠盐、荧光素钠、氯霉素等有配伍禁忌。

（3）**醇类**：三氯叔丁醇、苯乙醇等；三氯叔丁醇较为常用，在弱酸溶液中作用好，与碱有配伍禁忌，常用浓度为 0.35% ～ 0.5%。苯乙醇的配伍禁忌很少；但单独用效果不好，对其他类抑菌剂有良好的协同作用。常用浓度为 0.5%。苯氧乙醇对铜绿假单胞菌有特殊的抑菌力，常用浓度为 0.3% ～ 0.6%。

（4）**酯类**：羟苯酯类，即尼泊金类；常用的有甲酯、乙酯与丙酯。乙酯单独使用其有效浓度为 0.03% ～ 0.06%，甲酯与丙酯混合用，其浓度分别为 0.16%（甲酯）及 0.02%（丙酯），在弱酸溶液中作用力强，但某些患者感觉有刺激性。

（5）**酸类**：山梨酸等；山梨酸，微溶于水，最低抑菌浓度为 0.01% ～ 0.08%，常用浓度为 0.15% ～ 0.2%，对真菌有较好的抑菌力。适用于含聚山梨酯的眼用溶液。

（6）**复合抑菌剂**：因处方的 pH 值不适合或与其他成分有配伍禁忌，采用单一抑菌剂常不能达到速效的目的，尤其是杀灭铜绿假单胞菌，效果不理想。采用复合的抑菌剂发挥协同作用能获得明显改进，如少量的依地酸钠能使其他抑菌剂对铜绿假单胞菌的作用增强，而依地酸钠本身是没有抑菌作用。配合苯氧乙醇后，个别抑菌剂对铜绿假单胞菌的杀灭能力也有提高。常用的复合抑菌剂有：苯扎氯铵加依地酸钠、苯扎氯铵加三氯叔丁醇再加依地酸钠或尼泊金、苯氧乙醇加尼泊金。

4. 黏度的调整 Viscosity adjustment

适当增加滴眼剂的黏度，可以延长滴眼剂中药物在眼内停留的时间，降低刺激性，这两方面都能提高疗效。滴眼剂适宜的黏度范围在 4.0 ～ 5.0 mPa·s 之间。用于调节滴眼剂黏度的增黏剂有甲基纤维素，羟丙甲纤维素、羧甲基纤维素钠、聚乙烯醇和聚维酮等。其中甲基纤维素较为常用。甲基纤维素与某些抑菌剂有配伍禁忌，如经苯酯类、氯化十六烷基吡啶，但与酚类、有机汞类、苯扎溴铵无禁忌。羧甲基纤维素钠因与生物碱盐及氯己定有配伍禁忌。

5. 增溶剂、助溶剂、抗氧剂 Solvent，cosolvent and antioxidant

增溶剂和助溶剂多为表面活性剂，如洁尔灭、卖泽、吐温，其作用主要是增加药物的溶解度。抗氧剂主要包括：焦亚硫酸钠、亚硫酸氢钠、亚硫酸钠等。详细内容参见液体药剂、药物制剂的稳定性等有关章节。

（四）生产工艺 Manufacturing process

滴眼剂的配制过程和生产工艺与注射剂相似。其基本配制过程包括：容器处理、药液的配制与过滤、药液灌装等。

1. 配制过程 Preparation process

（1）**容器的处理**：目前药厂生产的滴眼剂外包装大多由聚烯烃塑料制成。塑料瓶由吹塑制成，当时封口，不易污染。塑料滴眼瓶可按下法清洗处理：切开封口，应用真空灌装器将滤过灭菌蒸馏水灌入滴眼瓶中，然后用甩水机将瓶中水甩干，如此反复三次；洗涤液经抽样检查符合澄明要求后，甩干，必需时再用气体灭菌，然后避菌保存备用。

对氧敏感药物制备的滴眼剂多用玻璃滴眼瓶。工厂生产可将滴眼瓶先用洗涤剂水溶液刷洗清洁，再用普通生活用水冲洗，然后用滤过后澄明的蒸馏水或去离子水冲洗。最后进行干热灭菌或热压灭菌备用。滴管橡皮帽一般先用 1% 碳酸钠溶液煮沸 15 min，放冷，搓揉，用常水冲洗，继用 0.1% ～ 0.3% 盐酸溶液煮沸 15 min，再用常水冲洗，最后用滤过精制的水洗净，煮沸灭菌后备用。

（2）**药液的配制与过滤**：滴眼剂要求无菌，小量配制可在避菌柜中进行，工厂大量生产，要按注射剂生产工艺要求进行。所用器具于洗净后干热灭菌，或用杀菌剂（用 75% 乙醇配制的 0.5% 度米芬溶液）浸泡灭菌，用前再用新鲜蒸馏水洗净。操作者的手宜用 75% 酒精消毒，或戴灭菌手套，以避免细菌污染。

滴眼剂的配制与过滤同注射剂。对热稳定的药物，配滤后应装入适宜的容器中，灭菌后进行无菌灌装。对热不稳定的药物可用已灭菌的溶剂和用具，在无菌柜中进行配制与过滤，操作中应避免细菌污染。

（3）**药液的灌装**：大生产用减压灌装法为多。灌装方法要随瓶的类型和生产量的大小而改变。如间歇式减压灌装情况：将已清洗并灭菌的滴眼剂空瓶，瓶口向下，排列在一平底盘中，将盘放入一个真空灌装箱内，由管道将药液从贮液瓶定量地（稍多于实灌量）放入盘中，密闭箱门，抽气使成一定负压，瓶中空气从液面下小口逸出。然后经洗气装置通入空气，恢复常压。药液即灌入瓶中，取出盘子，立即封口并旋紧罩盖即可。

2. 工艺流程 Process flow-chart

根据药物对热的稳定程度以及滴眼剂给药途径（滴入或注射给药）的差别，滴眼剂一般有下列三种生产工艺：

（1）对于性质稳定的药物

原辅料——→配滤、过滤（灭菌）

洗瓶（塞）——→灭菌   ⎫——→分装——→灭菌——→质量检查——→印字包装

（2）对于不耐热药物的品种，全部无菌操作法制备。

（3）对用于眼部手术或眼外伤的滴眼剂，必须制成单剂量包装制剂。如用安瓿，按注射剂生产工艺进行，保证完全无菌。洗眼液瓶包装，按输液生产工艺处理。

（五）质量控制 Quality control

滴眼剂的质量控制主要包括：装量、澄明度、混悬液粒度、无菌、微生物限度、含量测定等，具体要求见药典规定。

（六）包装 Package

滴眼剂的包装，应以眼外伤的有无为前提。有眼外伤的要严格无菌，不用多剂量包装，包装容量要小，用过一次就废弃。在包装材料上，也要根据具体情况来选择，目前用于滴眼剂包装的材料有玻璃、橡胶和塑料。中性玻璃对药液的影响小，是最好的包装材料，配有滴管的小瓶，可使滴眼剂保存时间较长。塑料瓶包装价廉、不易碎、轻便，但是塑料瓶会吸收或吸附某些药物如抑菌剂，使其浓度降低，不能抑菌，也可能会吸收或吸附某些主药，使其含量降低，对于高浓度的药物影响不大。塑料瓶有一定透气性，不适宜盛装对氧敏感的药物溶液。塑料中的增塑剂或其他成分也会溶入药液中，使药液不纯。所以采用的塑料瓶要通过试验，然后才能决定其是否能用。滴管橡皮帽和塑料有类似的缺点，但是橡皮帽的接触面比较小，在程度上比塑料可能要低一些。塑料瓶目前使用比较普遍，有软塑料瓶与硬塑料瓶两种，后者常配有带滴管的密封瓶盖，使用方便。

（七）举例 Examples

1. 人工泪滴眼剂 Artificial tear drops

【处方】

成分	用量	处方分析
甲基纤维素	5 g	基质
氯化钠	9 g	等渗调节剂
氯化钾	0.14 g	等渗调节剂
氯化钙	0.42 g	等渗调节剂
葡萄糖	1 g	等渗调节剂
碳酸氢钠（预制成 5% 的注射液）	0.2 g	pH 调节剂
羟苯乙酯	0.3 g	防腐剂
注射用水	加至 1000 mL	溶剂

【制法】　取注射用水约 500 mL，将甲基纤维素撒于水面上，使自然溶解，混匀，过滤。另取羟苯乙酯、氯化钠、氯化钾、氯化钙和葡萄糖溶解于约 400 mL 热注射用水中，过滤，冷却，与甲基纤维素溶液混合，加注射用水至 996 mL，100℃流通蒸气灭菌 30 min，冷却，备用。临用前，加 5% 碳酸氢钠注射液 4 mL，混匀，无菌分装，即得。

【注释】　本品用于代替或补充泪液、润湿眼球。用于无泪液患者及干燥性角膜炎、结膜炎。

2. 氧氟沙星滴眼剂 Ofloxacin eye drops

【处方】

成分	用量	处方分析
氧氟沙星	3 g	主药
氯化钠	8.5 g	等渗调节剂
羟苯乙酯	0.3 g	防腐剂
醋酸	qs	pH 调节剂
氢氧化钠	qs	pH 调节剂
注射用水	加至 1000 mL	溶剂

【制法】 取氧氟沙星，加注射用水约 200 mL，滴加醋酸使恰好溶解。另取羟苯乙酯，用适量热注射用水溶解，加入氯化钠使溶解。将上述两溶液混合，用氢氧化钠溶液调节 pH，过滤，加注射用水至 1000 mL，灌装，100℃流通蒸气灭菌 30 min，即得。

【注释】 本品为抗生素类药物，用于细菌性眼睑炎、麦粒肿、结膜炎、角膜炎、角膜溃疡及术后感染等。

3. 硝酸毛果芸香碱滴眼剂 Pilocarpine nitrate eye drops

【处方】

成分	用量	处方分析
硝酸毛果芸香碱	10 g	主药
无水磷酸二氢钠	4.63 g	pH 调节剂
无水磷酸氢二钠	4.37 g	pH 调节剂
氯化钠	4.3 g	等渗调节剂
注射用水	加至 1000 mL	溶剂

【制法】 分别称取处方量的磷酸二氢钠、磷酸氢二钠、氯化钠、硝酸毛果芸香碱，依次溶解于适量的注射用水中，加水至全量，过滤，灌装，100℃流通蒸气灭菌 30 min，即得。

【注释】 本品具有缩瞳、降低眼压的作用，可治疗青光眼，对抗阿托品。

4. 地塞米松磷酸钠滴眼剂 Dexamethasone sodium phosphate eye drops

【处方】

成分	用量	处方分析
地塞米松硫酸钠	2.5 g	主药
亚硫酸氢钠	2.0 g	抗氧剂
烟酰胺	12.0 g	稳定剂
注射用水	加至 1000 mL	溶剂

【制法】 分别称取处方量的亚硫酸钠、烟酰胺、地塞米松硫酸钠，依次溶于已通氮气的注射用水 950 mL 中，以 10% 的氢氧化钠溶液调节酸碱度，使 pH = 8.0，加注射用水至全量，搅拌均匀，再通氮气约 30 min，过滤，灌装，100℃流通蒸气灭菌 30 min，即得。

【注释】 本品用于治疗急性、亚急性虹膜炎、小泡性角膜结膜炎。

5. 盐酸普萘洛尔滴眼剂 Propranolol hydrochloride eye drops

【处方】

成分	用量	处方分析
盐酸普萘洛尔	1 g	主药
枸橼酸	0.3 g	pH 调节剂
依地酸钙钠	0.05 g	络合剂
氯化钠	0.5 g	等渗调节剂
注射用水	加至 100 mL	溶剂

【制法】 称取处方量的枸橼酸、氯化钠、依地酸钙钠、盐酸普萘洛尔，依次溶解于热注射用水中，用 0.1 mol/L 氢氧化钠溶液调节 pH 至 6.5 左右，过滤，100℃流通蒸气灭菌 30 min，无菌分装，即得。

【注释】 本品为肾上腺素受体阻滞剂，用于单纯性青光眼或高眼压患者，降低眼压。

四、其他眼用制剂 Other ophthalmic preparations

（一）洗眼剂 Ophthalmic solution

洗眼剂是将药物配制成一定浓度的灭菌水溶液，用于眼部冲洗和清洁，多为医院自行配制，如生理氯化钠溶液、2% 硼酸溶液。其质量要求同注射剂，药房内配制的洗眼剂，按输液包装处理。

例 7-5： 依地酸二钠洗眼剂

【**处方**】

成分	用量	处方分析
依地酸二钠	4 g	主药
注射用水	加至 1000 mL	溶剂

【**制法**】　称取处方量的依地酸二钠溶解于注射用水中，用 0.1 mol/L 氢氧化钠溶液调节 pH 至 7～8，加注射用水至全量，过滤，灌封，热压灭菌，即得。

（二）眼膏剂 Ophthalmic ointment

眼膏剂是指药物与适宜基质制备成供眼用的无菌软膏剂。

眼膏剂宜用于遇水不稳定的药物，如某些抗生素药物。与滴眼剂相比，眼膏剂与结膜囊内保留时间长，具有长效作用，能减轻眼睑对眼球的摩擦，有助于角膜损伤的愈合，夜晚使用时应减少滴眼次数，以及施于不宜使用滴眼液的小儿。眼膏剂的缺点是有油腻感并使视力模糊。

眼膏剂的基质有黄凡士林、羊毛脂、液体石蜡等。

眼膏剂属于灭菌制剂，应在清洁、无菌条件下（无菌室或超净工作台）配制，对配制间的清洁度要求基本上同前述的滴眼剂，配制过程与软膏剂相似。

例 7-6： 氧氟沙星眼膏

【**处方**】

成分	用量	处方分析
氧氟沙星	0.3 g	主药
灭菌注射用水	2 mL	溶剂
眼膏基质	加至 100 g	基质

【**制法**】　按照无菌操作法，称取处方量的氧氟沙星，置于研钵中，加入灭菌注射用水研制成细腻糊状，再分次递加眼膏基质使成全量，研匀，分装，即得。

（三）眼用注射剂 Ophthalmic injection

眼用注射剂是用于眼球结膜下及球后眼周围组织或前房与玻璃体内注射、前房冲洗、玻璃体灌注等的注射用制剂。

眼用注射剂应符合小剂量静脉注射液的质量要求，为 pH 在 7.0～7.4 的等渗且不能含有防腐剂和抗氧剂的注射液。眼用注射剂所使用的赋形剂与配制方法与注射剂相仿。

例 7-7： 两性霉素 B 注射液

【**处方**】

成分	用量	处方分析
两性霉素 B	0.05 g	主药
葡萄糖	5 g	等渗调节剂
注射用水	加至 100 mL	溶剂

【**制法**】　称取处方量的葡萄糖溶解于适量的注射用水中，过滤后再加注射用水至全量，100 ℃流通蒸气灭菌 30 min，备用。无菌操作，加入两性霉素 B，溶解，混合均匀，灌封，即得。

（四）眼用植入剂 Ophthalmic implants

眼用植入剂是药物以高分子成膜材料为载体，制成一定形状，在结膜囊内缓慢释药的眼用制剂。眼用植入剂为固体眼用制剂，根据其形状不同，可分为眼用膜状植入剂和眼用棒状植入剂，制备时应按照无菌操作或用适当方式灭菌。

眼用植入剂的优点是可增加眼部滞留时间，延长药物作用时间，提高眼部药物生物利用度；可以缓慢或恒定速率释药；给药剂量准确，植入药物不易随泪液流失；较溶液剂稳定等。

常用的成膜材料主要有聚乙烯醇（PVA）、乙烯-醋酸乙烯共聚物（EVA）、羟丙甲纤维素

（HPMC）等。

眼用植入剂可分为非溶蚀性和溶蚀性两种。

非溶蚀性眼用膜剂，多以 EVA 等水不溶性材料制成的多层药膜，一般由三部分组成，即药物贮库、控制药物释放的外膜和便于眼内定位和观察的白色标志环。如 Alza 公司研制的治疗青光眼的 Ocusert，是最早正式用于临床、为数不多的非溶蚀性眼用长效药膜，该药物贮库是毛果芸香碱和海藻酸的均匀混合物，含药分别为 5 mg 和 10 mg，均可恒速释药一周。使用该药膜后，药物在房水中的浓度明显比使用滴眼剂高，具有较好的降眼压作用。Ocufit SR 为一种缓释硅橡胶棒，其形状与人体眼结膜穿隆一致，直径为 1.9 mm，长为 25 ～ 30 mm。

溶蚀性眼用膜剂，多用 PVA 为膜材，如荧光素药膜在 20 min 内释药 70%，40 min 内释药 85%，60 min 内释药 90%。PVA 溶解在泪液中，在角膜表面形成黏性含药泪膜，直接接触上皮层并向眼内渗透，使房水获得较高的药物浓度。新型眼部给药系统（new ophthalmic drug delivery system，NODS）是一种精确控制药物释放速率的眼用给药系统，该系统由指示头（4 mm× 6 mm，厚度 20 μm，重量为 0.5 g）和纸形覆盖的薄膜（长度为 0.7 mm，厚度为 3 ～ 4 μm）构成。整个给药系统由 PVA 构成，单片包装，γ-射线灭菌。使用时，指示头贴在下部结膜囊表面。地塞米松眼用植入剂已在部分国家上市。

例 7-8：复方诺氟沙星植入剂

【**处方**】
成分	用量	处方分析
诺氟沙星	0.15 g	主药
地塞米松磷酸钠	0.001 g	主药
聚乙烯醇（05-88）	2.8 g	膜材
甘油	1.0 mL	增塑、保湿剂
注射用水	加至 50 mL	溶剂

【**制法**】　称取处方量的 PVA，加入甘油和注射用水，搅拌膨胀后，于 90℃水浴上加热溶解，趁热过 80 目筛，得无色澄明液体；将诺氟沙星、地塞米松磷酸钠溶解于热的注射用水中，与上液混合，100℃流通蒸气灭菌 30 min，放冷；在无菌条件下操作，制备膜剂，分装，即得。

【**注释**】　眼膜在结膜囊内溶解成胶状物，能维持较长的有效浓度，以提高疗效。用灭菌小镊子或 75% 酒精消毒的手指，将眼膜置于下穿隆结膜处，1 日 1 ～ 2 片，1 次 1 片药膜。

（五）脂质体 Liposomes

脂质体（见有关章节）可有效促进药物对角膜的透过。目前，眼用含药脂质体的制备和应用尚处在不同的研究阶段，但国内外已空白脂质体用于干眼症。

（六）亲水凝胶 Hydrophilic gel

眼用亲水凝胶分为预先形成的凝胶和在位形成凝胶两种（原位凝胶），后者的优点表现为给药剂量准确，重现性好。

用于制备眼用亲水凝胶的材料有以下几种。gellan 树胶，在水溶液中形成阴离子多糖，离子强度增加后，从溶液变成凝胶，凝胶的黏度随泪液中单价和二价阳离子量的增加而增加；泊洛沙姆 407 是一种多聚物，具有热敏感性，一般使用浓度在 20% ～ 30% 范围内，当温度由室温升至体温时，该溶液即可形成凝胶；醋酸丙酸纤维素（cellulose acetate phthalate，CAP）的低黏度水性分散体与结膜囊接触时，由于 pH 的升高，其微小 CAP 粒子可迅速凝聚，生成凝胶；卡波姆在眼用亲水凝胶制剂中的使用也较为广泛。

国外的眼用凝胶制剂有 Pilopine HS 和 Timoptic-XE，空白原位凝胶有产品用于干眼症，国内有抗生素的原位凝胶正在申报中。

（七）微球和纳米粒 Microspheres and nanoparticles

微球和纳米粒（见有关章节）在眼科用药方面也有较多的研究。如玻璃体内注射含药生物降解型微球可解决一般给途径下眼内药物浓度低、作用时间短的问题；纳米粒可增加对角膜的透过，并在眼部滞留较长时间；虽然曾经对毛果芸香碱的纳米粒（Piloplex）等的研究较多，但目前还没有眼用微球和纳米粒产品。目前，用含倍他洛尔的离子交换树脂制备的微粒制剂（Betoptic®）已有产品。

（八）其他剂型 Other dosage forms

虽然渗透促进剂可促进药物更多地进入眼内，但同时对角膜等有较大破坏作用，故目前在眼用制剂中未见应用；前体药物可用于改进药物的亲脂性，以增加对角膜的透过，典型的产品是 Propine®；用于治疗干眼症等的乳剂目前在国外正进行Ⅲ期临床研究；胶原盾主要由猪巩膜组织制备，其组成成分类似于人的角膜，当受到泪液的水化作用时，即变软并形成一个柔软透明的薄膜，有不少研究将其用于眼用缓释制剂；环糊精较多地用于眼用液体制剂，主要是增加难溶性药物的溶解度等。

第六节　其他灭菌和无菌制剂
Other sterile and aseptic preparations

一、埋植给药系统 Implantable drug delivery systems

埋植给药系统（implantable drug delivery systems，IDDS）是指由药物与赋形剂或单独由药物经热融压制或膜制而成的一种供腔道或皮下植入的无菌固体控制制剂。宜于制备该制剂的药物多具有剂量小但药理作用强的特点。埋植制剂的主要优点表现为：长效作用，药物释放期可达数月到数年，药效维持长久；控释作用，可较好地控制药物的释放，达到维持平稳血药浓度，减小药物的毒副作用。就埋植制剂的形状而言，有片状、棒状、环状、T 形状等。该制剂的释药机制与普通固体缓控释制剂相似，包括膜扩散、骨架扩散、微贮库溶解等。

按照给药部位分为宫内埋植系统、阴道内埋植系统和皮下埋植系统。

（一）宫内埋植 Intrauterine device

宫内埋植（intrauterine device，IUD）是一种作用于局部，对整体功能扰乱较小的避孕工具，具有安全、有效、经济、简便等特点。有 T 形、鸟形和钥匙形等结构形状，当植入宫内后，所释放的药物可直接起效。如 Alza 公司的 T 形宫内孕酮释放系统（Progestasert）结构如图 7-16 所示，其实心横臂为具有柔韧性的乙烯-醋酸乙烯共聚物（EVA）构成，药物为 38 mg 的孕酮硅油分散液，控释膜为 EVA 空心纵杆膜，有效释药面积为 2.3 cm²，释药速率为 65±10 μg/d，可维持 1 年，共计释药 24 mg 左右。

（二）阴道内埋植 Intravaginal ring

阴道内埋植（intravaginal ring，IVR）是借助屏障法终止妊娠、宫颈扩张及抑制排卵的避孕药具。该系统多呈轮胎状或圆盘状环形结构。其骨架通常由硅橡胶组成，药物均匀分散在硅橡胶骨架中或包埋在硅橡胶膜内，所形成的释药系统分别为骨架型释药系统和夹心型释药系统。

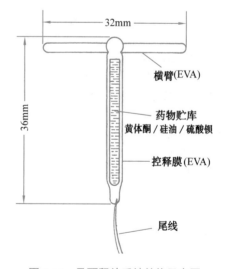

图 7-16　孕酮释放系统结构示意图

（三）皮下埋植系统 Sub-dermal implant

皮下埋植系统具有多种形状，如管状、棒状、丸状、片状、膜状及微囊型等。其中管状系统多是用一定长度的医用硅橡胶管，一端封口，待充满药物结晶或药物溶液后，再将另一端封闭，药物在体内的释药行为多为零级。棒状、丸状、片状与膜状系统则是将药物溶解或分散于硅橡胶中，经浇铸而成。

二、创面用制剂 Trauma therapeutic preparations

创面用制剂主要是用于溃疡、烧伤及外伤部位的灭菌制剂，按分散系统可分为溶液型，如溶液剂和气雾剂；半固体型，如软膏剂和凝胶剂；固体型，如散剂、粉雾剂和膜剂。该类制剂主要是用于创面的保护，皮肤、黏膜及伤口的清洁消毒，局部麻醉和止血等局部作用。创面制剂须在无菌条件下进行制备，所用的药物、赋形剂、器具等均应严格灭菌。可用于创面的最终成品须按《中国药典》2020 年版规定进行相应的无菌检查及微生物限度检查。

三、海绵剂 Sponges

海绵剂主要用于外伤止血，属灭菌制剂。海绵剂是指亲水胶体溶液，经冷冻或其他方法处理后制备而成的质轻、疏松、柔韧又具有极强吸水性能的海绵状固体灭菌制剂。

海绵剂所用的原料包括糖类和蛋白质，如淀粉、明胶、纤维蛋白原、新鲜血浆。海绵剂的制备过程一般包括：发泡、固化和冷冻、干燥、灭菌、包装等。

（何 冰）

参考文献

[1] 陆彬. 药剂学 [M]. 北京：中国医药科技出版社，2003.

[2] 崔福德. 药剂学 [M]. 北京：人民卫生出版社，2003

[3] 张强. 药剂学 [M]. 北京：中央广播电视大学出版社，2003

[4] 屠锡德，张钧寿，朱家璧. 药剂学 [M]. 3 版. 北京：人民卫生出版社，2002.

[5] 毕殿洲. 药剂学 [M]. 北京：人民卫生出版社，1999.

[6] 平其能. 现代药剂学 [M]. 北京：中国医药科技出版社，1998.

[7] Baker GS. Modern Pharmaceutics [M]. 3nd ed. New York：Marcel Dekker Inc，1996.

[8] Ansel HG. Pharmaceutical Dosage form and Drug Delivery Systems [M]. 7th ed. Baltimore：Lippincott Willams（Wilins），1999.

[9] 庄越，曹宝成，萧瑞祥. 实用药物制剂技术 [M]. 北京：人民卫生出版社，1999.

[10] 中华人民共和国卫生部药政局. 中国医院制剂规范：西药制剂 [M]. 2 版. 北京：中国医药科技出版社，1995.

[11] 沈宝亨，李良铸，李明华. 应用药物制剂技术 [M]. 北京：中国医药科技出版社，2000.

[12] 张强. 药剂学 [M]. 2 版. 北京：国家开放大学出版社，2021.

[13] 唐星. 药剂学 [M]. 4 版. 北京：中国医药科技出版社，2019.

固体制剂
Solid Preparations

第一节 粉体学
Micromeritics

一、粉体学及在药剂学中的应用 Micromeritics and application in pharmaceutics

粉体学是研究具有各种形状的粒子集合体性质的科学。粒子集合体是指由粒子组成的整体，而不是指一个个单独的粒子。因此，粉体学研究的是粒子整体的性质，研究单个粒子的性质在药剂学领域没有太大的意义。粉体中粒子的大小范围很宽，可以小至 10 nm，大至 1000 μm。粒子的种类和来源不同，其形状也不同，粒度分布也是不均匀的，而且粒子的大小范围不同，其性质也是有区别的。粉体属于固体分散在空气中形成的胶体或粗分散体系，有较大的分散度，因而具有很大的比表面积和表面自由能，进而表现出一些物理化学性质，与药剂学有关的性质如粒径、粒子形态、比表面积、密度、孔隙率、流动性、吸湿性，亦会影响药物生产中的粉碎、过筛、混合、结晶、沉降、吸湿、过滤、干燥、制粒、压片、分剂量、包装等工艺过程及各种剂型（如散剂、颗粒剂、片剂、胶囊剂、混悬剂、微囊、微球）的成型与生产。此外，粉体的基本性质（如粒子大小、表面积）直接影响药物的溶出度和生物利用度。

药剂学中的某些制剂，如散剂本身就是粉体，经过粉碎后的药物细粉、填充胶囊所用的药物粉末，都属于粉体；一些药用辅料如稀释剂、崩解剂、润滑剂等就是典型的粉体。颗粒剂、微囊、微球等颗粒状制剂，也具有粉体的某些性质。药物混合的均匀性，分剂量的准确性受到粉体的相对密度、粒子大小与形态、流动性等性质的影响，压片时颗粒的流动性严重地影响片重差异。总之，粉体学是药剂学中描述固体制剂基本理论的重要组成部分，对制剂的处方设计、制备、质量控制、包装等都有重要指导意义。

二、粉体的粒子大小和粒度分布 Particle size and distribution of powders

粉体的粒子大小是粉体的基本性质，它提供的物理参数对粉体学、药物制剂都是不可缺少的基本数据。粉体粒子大小不同，其表现的性质也不同，粉体粒子愈小，比表面积愈大，其堆密度、孔隙率、流动性、溶解性、吸附性、附着性等都随之发生明显变化，所以粉体粒子大小是粉体的最基本性质。

（一）粒径 Particle size

粉体的粒子大小也称粒度，含有粒子大小和粒子分布双层含义。粒子的大小可用粒径表示。但是由于粉体是粒子的集合体，用不同方法制备的粉体以及使用同一方法制备的粉体，粉体中粒子的大小差别较大，同时形状也各不相同。普通球形或立方体的单个粉体粒子可用球的直径或立方体的边长表示，不过真正类似球形或立方体的粒子并不多，随着粒子不对称程度的增加，粒径的表示就更困难。为了适应生产与研究的需要，科学工作者根据测定方法的不同提出了一些表示粒径的方法。

1. 几何学粒径 Geometric diameter

根据几何学尺寸定义的粒径称几何学粒径。按测定方法不同又分为下面几种（图 8-1）。

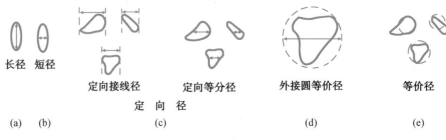

图 8-1　粒径的表示方法

（1）长径和短径： 粒子最长两点间的距离为长径，如图 8-1（a）。粒子最短两点间的距离为短径，如图 8-1（b）。可用光学显微镜或电子显微镜测定。

（2）定向径： 全部粒子按同一方向测得的粒径，又分为定向接线径和定向等分径，如图 8-1（c），可用光学显微镜或电子显微镜测定。

（3）等价径： 形状不规则的粒子，可用一个与粒子投影具有相同表面积或体积的圆球代表，将它视为形状不规则的粒子的等价球体，并用此等价球体的径代表欲测的不规则的粒子的径，称为表面积等价径或体积等价径，如图 8-1（e）。以粒子投影外接圆的直径表示的粒径称为外接圆等价径，如图 8-1（d）。用库尔特计数器测得的粒径为体积等价径。

2. 比表面积径 Equivalent specific surface diameter

用吸附法或透过法测定粉体的比表面积（单位重量或体积粉体的表面积）后推算出的粒子径称为比表面积径，即用与待测粒子具有相同比表面积的球体的直径作为粒子的粒径。

3. 有效径 Effective diameter

有效径又称 Stokes 径，是用沉淀法求得的粒径，它是指与被测定粒子具有相同沉降速度的球形粒子的直径。常用于测定混悬剂的粒径。

4. 筛分径 Sieving diameter

筛分径是当粒子可通过粗筛网而被细筛网截留时，用相邻两筛的孔径平均值表示该层粉体粒径的大小。由于粒径有方向性，故用该法测定的通过某一孔径筛的粒子的真实直径可能比筛孔的孔径大，因而用上下两筛孔径的平均值来代表粉体的粒径会产生一定的误差。

（二）粒径的测定方法 Measurement of particle size

测定粉体粒径的方法有显微镜法、筛分法、沉降法、比表面积法（吸附法）、库尔特计数法（电阻法）、光阻法、激光衍射法及动态光散射法等多种。

1. 显微镜法 Microscopy method

显微镜可分为光学显微镜和电子显微镜。显微镜测定粒径可参考《中国药典》2020 年版四部通则 0982（粒度和粒度分布测定法）的方法。显微镜法实际上测定的是粒子的投影而不是粒子本身，主要是测定粒子的几何学粒径。测定时一般应选择视野中 300 ～ 600 个粒子进行测定，若粒径的差别较大，样本数还应提高，这样才具有平均意义。本法可测定 2 ～ 100 μm 之间的粒子，粒径小于 2 μm 的粒子必须用扫描或电子显微镜观察和测定，通常按一定方向，测定每个粒子的长度作为粒径，此法比较费时。除了显微镜直接测量、计数外，还可应用显微摄影和放大投影的方法来测定粒子的大小。显微镜法在药剂学中常用于散剂、乳浊液、混悬型软膏和其他粉体粒径的测定。

2. 筛分法 Sieving method

筛分法是用筛孔的孔径表示粒径的测定方法。一般分为手动筛分法、机械筛分法与空气喷射筛分法。手动筛分法和机械筛分法适用于测定大部分粒径大于 75 μm 的样品。对于粒径小于 75 μm 的样品，则应采用空气喷射筛分法或其他适宜的方法。机械筛分法系采用机械方法或电磁方法，产生垂直振动、水平圆周运动、拍打、拍打与水平圆周运动相结合等振动方式。空气喷射筛分法则采用流动的空气流带动颗粒运动。筛分试验时需注意环境湿度，防止样品吸水或失水。对易产生静电的样品，可加入 0.5% 胶质二氧化硅和（或）氧化铝等抗静电剂，以减小静电作用产生的影响。

3. 沉降法 Sedimentation method

本法利用粒子在液体介质中受重力的影响而在沉降运动中表现的性质，测定其有效径。如果粒子为球形，且下降时不受器壁及粒子间作用力的影响，则粒子在液体介质中的沉降服从 Stokes 定律，当测定粒子的沉降速度后，可根据 Stokes 公式求出粒径：

$$V = \frac{2r^2 (\rho_1 - \rho_2) g}{9\eta}$$

$$V = h/t$$

式中 V 为微粒沉降速度（m/s）；r 为微粒半径（cm）；ρ_1、ρ_2 分别为微粒和分散介质的密度（g/cm³）；η 为分散介质的黏度（Pa·s）；g 为重力加速度常数（cm/s²）；t 为沉降时间（s）；h 为沉降高度（cm）。

沉降法适用于球形、大小为 1 ～ 250 μm 范围粒子的测定，若粒子形态不规则亦可用此公式，不过结果有一些偏差。在实际应用沉降法时，如果粒子沉降速度太快，则粒子周围的分散介质形成湍流，从而影响粒子的沉降，也影响粒子大小的测定，因而在一定黏度与密度条件下，用沉降法所测定的粒子最大直径应有所限制。另外用沉降法测定粒径时，要求混悬液中微粒的浓度不宜过高（以 0.5% 以下为宜），否则粒子不能沉降。混悬液中微粒也不能聚结或结块，因为结块物质的沉降速度比单个微粒的沉降速度大得多，易导致错误结果。

4. 库尔特计数法 Coulter counter method

库尔特计数法又称电阻法，可直接测定粒度分布。在测定管中装有电解质溶液，测定管壁有一细孔，孔两侧各有一电极，电极间有一定的电压。将测定管置于装有相同电解质溶液（待测粒子分散于其中）的容器中，由于液面差使粒子随电解质溶液通过细孔，当粒子通过细孔时，粒子体积引起电阻增大，使细孔两侧产生电压差。电压经增幅后进入波高分析仪，一定粒子的个数和粒子大小分布被显示出来，并可打印出全部数据和分布图。所测定的粒径可在 1 ～ 600 μm 范围内。粒子通过细孔的速度为 4000 个 / 秒，所以测定可在短时间内完成。混悬剂、乳剂、脂质体、药物粉末等制剂都可用本法测定。

5. 比表面积法 Specific surface area method

比表面积是指单位重量或体积的粒子所具有的表面积。比表面积随粉体粒径的减少而迅速增加。因此测得粉体的重量比表面积后就可计算平均粒径。测定比表面积的方法有气体吸附法（0.03 ～ 1 μm）、透过法（1 ～ 100 μm）和折射法等。

6. 光阻法 Photoresistance method

当液体中的微粒通过一窄小的检测区时，与流体流向垂直的入射光，由于被不溶性微粒所阻挡，从而使传感器输出的信号变化，这种信号变化与微粒的截面积成正比。光阻法检查注射液中不溶性微粒即依据此原理。光阻法所用仪器通常包括取样器、传感器和数据处理器三部分。测量粒径范围为 2 ～ 100 μm，检测微粒浓度为 0 ～ 10 000 个 / 毫升，《中国药典》2020

年版四部通则0903（不溶性微粒检查法）中收载了光阻法。取供试品，翻转20次，使溶液混合均匀，立即小心开启容器，先倒出部分供试品溶液冲洗开启口及取样杯，将供试品溶液倒入取样杯中，静置2 min或适当时间脱气泡，置于取样器上。开启搅拌，使溶液均匀，每个供试品依法测定至少3次，每次取样应不少于5 mL，记录数据，弃第一次测定数据，取后续测定数据的平均值作为测定结果。光阻法不适于混悬液和易析出结晶的制剂，如乳剂、胶体溶液、脂肪乳。

7. 激光衍射法及动态光散射法 Laser diffraction and dynamic light scattering

对于纳米级的极小粒子，用一般粒径测定方法不能得到准确的粒径，可采用激光衍射法或动态光散射法来测定，例如脂质体、纳米粒、纳米囊的测定。具体方法可参考有关仪器使用说明书。

（三）平均粒径和粒度分布 Mean diameter and particle size distribution

平均粒径系由若干个粒径的平均值表示的粒径，平均粒径比单个粒子的粒径更具有实用价值和代表性。平均粒径的表示方法很多，例如有平均径（mean diameter，如算数平均径、几何平均径、重量平均径、体积平均径）、中位径（medium diameter，累计中间值）和众数径（mode diameter，频率最多的粒子的直径）。不同的表示方法，其数值不相同，在表述时要写清楚。

研究粉体性质时不仅要知道粉体粒子的大小，还要知道某一粒径范围内粒子所占的百分率，这就是粒度分布。粒度分布对了解粒子的均匀性很重要，也对粉体的其他性质和药物的溶出度有影响。表示粒度分布的方法有频率分布和累积分布，都可以用表或图表示。频率分布是将各种粒度范围内粒子在粉体中的分布情况，用一定粒度范围内的粒子数目或重量的百分率（称频率）为纵坐标，粒径为横坐标，把一定粒度范围内粒子频率绘成直方图，根据直方图的高低，沿外周作平滑曲线，此曲线称频率分布图，见图8-2（a）。累积分布是将小于或大于某粒径的粒子在全粒子群中所占的百分数为纵坐标，粒径为横坐标作图得到，见图8-2（b）。

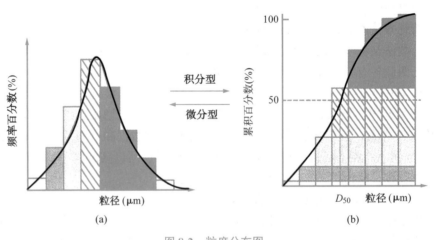

图 8-2   粒度分布图
（a）频率分布；（b）累积分布。

平均粒径相同的粉体，其粒度分布可能相差很大，频率分布越窄，粉体的粒子大小越均匀。一般用显微镜法测定的粒子，常以数目分布表示粒度分布的情况。但是，沉降法和筛分法测定的粒子以重量分布表示。如果先得到的是数目分布，也可以换算成重量分布，反之亦然。数目分布图和重量分布图不完全重合。

三、粉体的粒子形态及比表面积 Particle shape and specific surface area of powders

（一）粒子的形态 Particle shape

对于规则的几何形态的粉体，可用球形、立方体、柱状等描述；较规则的结晶也可用扁平状、板状、针状、鳞片状等描述。实际中所应用的粉体粒子的形态是十分复杂的，其原因是由于粉体是用人工或机械方法粉碎而成，因而粒子的形态很不规则，表面也很粗糙，难于用适当的词句来描述这些不规则粉体的形态。

形态不规则的粒子的形态用形态系数（coefficient shape）来表示，又分为表面形态系数、体积形态系数、比表面形态系数。规则粒子的比表面形态系数（可简称形态系数）为6，不规则粒子的形态系数在 6.5 ~ 11 之间。另外，表面粗糙的粒子常用皱度系数（coefficient rugosity）表示其表面状态，皱度系数是指物质的真实面积与其假设的几何图形的表面积之比。只要测出微粒的比表面积，再用前述显微镜法或筛分法等测定粒径并计算出表面积，将比表面积与表面积相比，就得到皱度系数。

（二）比表面积 Specific surface area

单位重量或体积的粒子所具有的粒子表面积称为比表面积，根据计算基准不同可分为重量比表面积（单位 cm^2/g）和体积比表面积（单位 cm^2/cm^3）。粉体的粒径越小，而且粉体的表面十分粗糙或有裂隙和细孔时，则有巨大的表面积。测定比表面积的方法有吸附法（Brunauer-Emmett-Teller method，BET 法）、透过法和折射法。粉体的表面积与比表面积与溶质的溶出、气体或溶液中溶质的吸附、混悬剂和乳剂的稳定性有关。

四、粉体的密度及孔隙率 Density and porosity of powders

（一）粉体的密度 Density of powders

密度是指单位容积物质的质量。欲求得密度，先要求得粉体的容积。对于流体或无孔隙的固体来说，测定其准确的体积并不困难。但是要测定表面粗糙、内有裂隙和孔隙的粉体的容积就有一定的困难。根据粉体容积的不同的表示方法，密度的表示方法有下列几种。

1. 真密度 True density

真密度指除去粉体中微粒内部的孔隙所占的容积和粉体中微粒间空隙所占的容积后，得到粉体中微粒所占的真实容积后求出的密度。常用的测定方法为氦气置换法，由于氦能钻入极其微小的裂隙和孔隙，所以一般认为用氦测定的密度接近于真密度。水、醇等液体，由于不能钻入极细小的孔隙，以这些液体测得的密度往往略小于真密度。如将粉末用强大的压力压成片，测定片的重量和体积，求出的密度称为高压密度，其结果与真密度十分接近。

2. 粒密度 Granule density

粒密度指除去粉体中微粒间空隙所占的容积后，利用粉体中微粒内部的孔隙所占的容积和微粒所占的真实容积求出的密度。常用的测定方法为汞置换法，由于汞有较大的表面张力，一般常压下不能透入粉体本身的细小裂隙或孔隙（< 20 μm）中，但可以透入粉体间的空隙中，所以用本法测得的容积是微粒本身固有容积与粉体微粒内部孔隙之和。除用汞以外，苯、水、四氯化碳也可用于测定粒密度。

3. 松密度 Bulk density

松密度也称堆密度，即单位容积粉体的质量，此时所指的粉体的容积既包括粉体中微粒内部的孔隙所占的容积，也包括粉体中微粒间空隙所占的容积和粉体的真实容积。测定粉体的松密度时，一般是将粉体充填于量筒中，并按一定的方式振动，量出粉体的容积，由重量及容积求得松密度。在固体药物中有"轻质"、"重质"之说，即指物质的松密度不同，凡松密度小的物质属于轻质，凡松密度大的物质属于重质，而与物质的真密度无关（表 8-1）。

表 8-1   一些物质的真密度与松密度

药品	松密度（g/cm³）	真密度（g/cm³）
滑石粉	0.48	2.70
磺胺噻唑	0.33	1.50
苯巴比妥	0.34	1.30
轻质碳酸镁	0.07	3.00
重质碳酸镁	0.39	3.00
轻质碱式碳酸铋	0.22	6.90
重质碱式碳酸铋	1.01	6.90

（二）粉体的孔隙率 Porosity of powders

如上所述，粉体中的孔隙包括微粒内的孔隙和微粒间的空隙，所以粉体的孔隙率是指微粒内的孔隙和微粒间的空隙所占的容积与粉体总容积（包括微粒内的孔隙、微粒间的空隙和微粒的固有容积）之比。

粉体的孔隙率受很多因素影响，如粒子形态、大小、表面状态。颗粒剂及片剂均由粉体加工制成，颗粒剂与片剂都是多孔体，内部有很多孔隙，片剂的孔隙率对片剂的崩解时间和崩解程度有影响，孔隙率大者，水易透入片剂内部，崩解速度快。

五、粉体的流动性 Flowability of powders

粉体的流动性是粉体的重要性质。粉体流动性对某些药物制剂的质量控制至关重要。当粉末在机器上填充胶囊时，粉末的流动性就将影响到胶囊剂装量的准确性；片剂颗粒在压片加料时，颗粒的流动性和分层现象可以造成压片时的片重差异大，高速压片机和粉末直接压片技术要求物料应具有更高的流动性；散剂和颗粒剂的分剂量也与其流动性有关。粉体的流动性可用休止角和流出速度等来衡量。

1. 休止角 Angle of repose

休止角系指静止状态的粉体堆积体的自由表面与水平面之间的夹角，用 α 表示。假如一堆粉体的堆积体，粉末加到一定程度以后，再加上更多的粉末，粉末就会沿侧面下滑，此时粉末的相互摩擦力与重力达到平衡，粉体堆积体的侧面与水平面的夹角将不再继续变化，此时的夹角即为休止角（$\alpha = \tan^{-1} H/R$）。测定休止角的装置和方法见图 8-3。

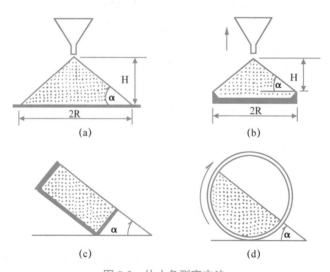

图 8-3   休止角测定方法
（a）固定漏斗法；（b）固定圆锥槽法；（c）倾斜箱法；（d）转动圆柱体法。

休止角越小，说明摩擦力越小，流动性越大。当休止角≤ 30°，为自由流动的粉体；休止角≤ 40°，可以满足生产过程中流动性的需要；当休止角＞ 40°，粒子不再自由流动。由于休止角测定方法不同所得的数据有所不同，重现性差，一般不把休止角作为粉体的一个物理常数。

2. 流出速度 Flow rate

单位时间内流出粉体的量称为流出速度。流出速度的测定方法见图 8-4。具体的方法为在容器的底部中心部位开一圆孔，将粉末装入容器中，测定单位时间流出粉体的量。流出速度越大，粉体的流动性越好。

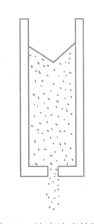

图 8-4　流出速度的测定

3. 改善粉体流动性的方法 Methods for improving fluidity of powders

粉体流动性与构成粉体的粒子大小、形态、表面结构、含水量、孔隙率、密度等性质有关，通过改变这些物理性质可改善粉体的流动性。

（1）适当增加粒径：粉体的粒径增大，休止角变小，即流动性变好。一般来说，粒径大于 200 μm，休止角小，流动性好。粒度在 100 ～ 200 μm 之间，粒子间的内聚力和摩擦力开始增加，休止角也增大，流动性减小。粒径小于 200 μm，粒子易发生聚集，表现出黏着性（stickiness）。

（2）调整粒子的形态和表面结构：粒子的形态越不规则，表面越粗糙，粉体运动时需要克服的摩擦力就越大，流动性就越差。球形粒子的光滑表面，能减少摩擦力，改善流动性。

（3）控制含水量：粉体中所含水分与凝集力有关。在一定范围内，休止角随含水量的增加而增加，因为水分使粉体粒子间的凝聚力增加；但含水量超过某一值后，休止角又逐渐减小，这是因为粉体粒子孔隙被水分充满而起润滑作用，使流动性增加。

（4）加入润滑剂或助流剂：润滑剂或助流剂一般是粒径非常小的粉体，在表面粗糙的粉体中加入适量的润滑剂或助流剂，可黏附在粉体的表面将粗糙表面的凹陷处填平，改善粒子的表面状态，并将颗粒隔开，降低了颗粒剂间的摩擦力，从而改善粉体的流动性。润滑剂的添加超过一定限度后，粉体中含有大量细粉，反而会降低粉体的流动性。

六、粉体的吸湿性 Hygroscopicity of powders

粉体具有大的表面积，把粉体放在空气中，有些粉末容易吸湿，出现润湿、流动性下降、结块等物理变化，从而造成剂量不准、称量与混合困难。有些粉体还会发生变色、分解等化学变化。这些变化主要是粉体吸收容器中或空气中的水汽引起的，粉体的这种现象称为吸湿性。吸湿是药物表面吸附水分子的现象，当空气中水蒸气分压大于药物粉末本身（结晶水或吸附水）所产生的饱和水蒸气压时，粉末会发生吸湿或潮解；风化是药物失去结晶水的现象。

药物粉体的吸湿性取决于其在恒温下的吸湿平衡，吸湿平衡常用吸湿平衡曲线表示，即在恒定温度下，测定一定相对湿度下粉末的平衡吸湿量，用平衡吸湿量对相对湿度作图就得吸湿平衡曲线。有些粉末放在空气中容易吸湿，有些则不然，有些单独在空气中不吸湿，但混合后就容易吸湿。通常用临界相对湿度（critical relative humidity，CRH）来衡量粉末吸湿的难易。所谓临界相对湿度是指引起粉末大量吸湿时的相对湿度，也就是吸湿平衡曲线开始急剧吸湿的那一点所对应的相对湿度。

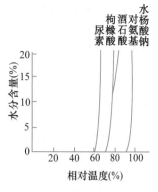

图8-5 水溶性药物的吸湿平衡曲线

水溶性药物的吸湿平衡曲线见图8-5。具有水溶性的药物粉末在较低相对湿度环境下一般不吸湿，但当提高相对湿度到某一值时，由于粉末表面形成了饱和水溶液层，此饱和水溶液的蒸气压较外界的蒸气压低，水蒸气凝聚，此药物也随之溶解以保持其饱和，如此继续，吸湿量骤然增加，吸湿曲线的后部几乎与纵坐标平衡。在吸湿平衡曲线上开始急剧吸湿的那一点所对应的相对湿度，就是该药物的临界相对湿度。

水溶性药物均有特定的CRH值，因此可用CRH值作为散剂吸湿性大小的衡量标准。CRH值越高则粉末越不易吸湿，反之，则越易吸湿。

在药物制剂的处方中多数为两种或两种以上的药物或辅料的混合物，水溶性物质的混合物吸湿性更强，因为水溶性药物混合物的CRH符合Elder假说：水溶性物质混合物的CRH值大约等于各成分CRH的乘积，而与各成分的量无关，即$CRH_{AB} = CRH_A \cdot CRH_B$。式中$CRH_{AB}$为A物质与B物质混合物的临界相对湿度，$CRH_A$、$CRH_B$分别表示A物质与B物质的临界相对湿度。使用Elder假说的条件是各成分间不发生相互作用，因此对于含有相同离子或水溶液中形成复合物的体系不适用。

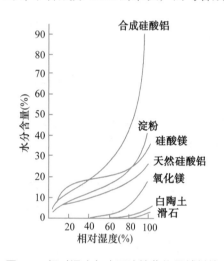

图8-6 相对湿度与水不溶性药物及辅料的吸湿平衡量的关系

测定CRH可为生产、贮存的环境提供参考，应将生产、贮存环境的相对湿度控制在药物的CRH值以下，以防止吸湿。

水不溶性药物、高分子物质粉末在相对湿度增加时没有特定的CRH值，其相对湿度与吸湿平衡量的关系见图8-6。

由水不溶性且不发生作用的两种或几种粉末混合时，其混合物的吸湿量具有加和性，即由各组分的分量及吸湿量算出的结果基本一致。

第二节 散 剂
Powders

一、固体制剂概述 Introduction of solid preparations

（一）固体制剂简介 Brief introduction of solid preparations

常用的固体剂型有散剂、颗粒剂、胶囊剂、片剂、膜剂等，一些新型给药系统例如口服缓释、控释给药系统、口服定时释药系统的给药形式也是固体。固体制剂约占药物制剂的70%。

固体制剂具有下列共同特点：与液体制剂比较，固体制剂的稳定性好，生产成本较低，服用和携带方便；药物在吸收前一般经历溶出或溶解过程后，才能透过生物膜，被吸收进入血液循环中；固体制剂的前期制备过程有着共同的操作，例如都有粉碎、过筛、混合操作，某些具有制粒、压片等操作。固体制剂的制备工艺流程见图8-7。

在固体剂型的制备过程中，首先将药物和辅料进行粉碎、过筛、混合均匀后，分剂量，可获得散剂；将混合均匀的物料进行制粒、干燥后分装，可获得颗粒剂；将获得的颗粒或混合均

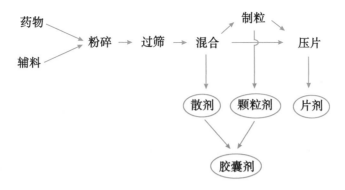

图 8-7 固体制剂的制备工艺流程

匀的物料经过压制过程，可制成片剂；将混合均匀的物料或颗粒装入胶囊，可制成胶囊剂等。

（二）固体制剂的溶出 Dissolution of solid preparations

固体制剂在体内必须从固体制剂中溶出（溶解）于胃肠液中，才能经过胃肠道上皮细胞膜吸收进入血液循环，发挥作用。口服固体剂型的药物在体内的溶出和吸收过程见图 8-8。

由于各种口服固体剂型的处方和制备工艺不同，所以药物从固体剂型中的溶出和吸收速度也不相同。因为溶出过程在吸收过程之前，所以溶出速率对药效起始的快慢、作用的强弱和维持时间

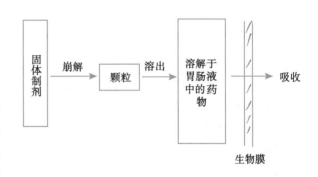

图 8-8 固体制剂的溶出

的长短都有很大的影响。特别是对于难溶性药物，药物的溶出过程是药物吸收的限速过程。例如服用 400 mg 的螺内酯片剂后，比服用 100 mg 的胶囊剂（小于 10 μm 的微粉为原料）后的血药浓度还要低；又如服用泼尼松龙滴丸（5 mg）与片剂（10 mg）在人体内血药浓度曲线相比，前者峰值为 118.34 ng/mL，达峰时间为 1.32 h，而后者峰值 60.86 ng/mL，达峰时间为 3.77 h。以上说明，药物制成不同的固体剂型在胃肠道的吸收速度和吸收量可有很大差异。对同一药物来说，其吸收量通常与溶出量成正比。

根据 Noyes-Whitney 溶出速度公式：

$$\frac{dC}{dt} = \frac{DS}{\delta V} = (C_s - C)$$

式中，$\frac{dC}{dt}$ 为溶出速率（dissolution rate）；D 为药物的扩散系数；δ 为扩散层的厚度；V 为溶液介质的体积；S 为溶出质点暴露于介质的总表面积；C_s 为固体表面层形成的饱和溶液的浓度，即固体药物的溶解度；C 为时间 t 时药物在总体溶液中的浓度。当在一定温度下和一定的搅拌速度或胃肠道的蠕动速度不变时，上式可简化成

$$\frac{dC}{dt} = kS(C_s - C)$$

其中 k 为药物的溶出速度常数。上式表明，药物从固体剂型中的溶出速率与药物粒子的比表面积，溶解度、在溶出介质中的浓度梯度成正比。

在温度一定时，C_s 和 k 均为常数。当溶出药物迅速吸收，$C_s \gg C$ 时，上述方程可进一

步简化为

$$\frac{dC}{dt} = kSC_s$$

所以将药物微粉化以增加药物的比表面积，可以增加药物的溶出速率。溶出速率的提高可以加快药物的吸收。例如将灰黄霉素的比表面积从 0.3 m²/g 增大到 2.4 m²/g，服用相同剂量的灰黄霉素后，体内相对吸收量将增大 1.5 倍；又如氯霉素 50 μm 的粉末，给药 1 h 后即可出现血药浓度高峰，800 μm 的粉末，3 h 才能达到血药高峰。

片剂口服后需首先崩解成颗粒，进一步崩解成细粉，药物才能较快地从颗粒或细粉中溶出，药物再通过胃肠道黏膜吸收进入血液循环。颗粒剂只有从颗粒进一步崩解成细粉和溶出的过程，而散剂没有崩解过程。胶囊剂囊壳的溶解一般来说比较快。溶液剂口服后没有崩解和溶出过程，药物可直接吸收进入血液循环，药物起效迅速。所以口服制剂的吸收快慢和溶出的快慢顺序一般是：溶液剂＞混悬剂＞散剂＞颗粒剂＞胶囊剂＞片剂。当然，混悬剂、颗粒剂、胶囊剂、片剂等剂型中，也有缓释和速释之分，所以上述排列并不是一成不变的。

二、散剂概述 Introduction of powders

（一）散剂的定义 Definition of powders

散剂（powders）是指原料药物或与适宜的辅料经粉碎、均匀混合制成的干燥粉末状制剂，分为口服散剂和局部用散剂。

（二）散剂的发展 Development of powders

散剂是我国古老剂型之一，早在《五十二病方》中就有药末剂的记载。我国古代著名方书《伤寒论》、《名医别录》等均载有不少散剂。散剂除作为药物剂型直接用于患者外，粉碎后的药物成分也是作为丸剂、片剂、混悬剂及胶囊剂等其他剂型制备的基本原料，同时制备散剂的基本操作技能在药剂上的应用具有一定的普遍意义。近年来，由于微粉学和生物药剂学等学科的发展，在药物的溶解、吸收与颗粒大小对工艺和疗效的关系等方面做了许多研究工作，如对不溶或微溶药物采取固体分散法，使药物在基质中分散成无定型或胶晶等超细状态，使其在胃肠液中迅速溶解吸收。为了掩蔽散剂的不适臭味或刺激性，除应用矫臭、矫味剂或装入硬胶囊外，还可将药粉制成包衣颗粒剂或微囊。这些研究表明散剂在医疗上的应用中有了较大的发展。

（三）散剂的质量要求 Quality requirements of powders

《中国药典》2020 年版四部通则 0115 中规定：①供制散剂的原料药物均应粉碎；②除另有规定外，口服散剂应为细粉，儿科用和局部用散剂应为最细粉；③散剂应干燥、疏松、混合均匀、色泽一致；④散剂中可含或不含辅料，口服散剂需要时亦可加矫味剂、芳香剂、着色剂等；⑤用于深部组织创伤或损伤皮肤的散剂应无菌。

（四）散剂的特点 Characteristics of powders

散剂有较大的比表面积，因而具有易分散、奏效快的特点；同时散剂制法简单，剂量可随意增减，容易分剂量，运输携带方便，便于小儿服用；由于散剂不含液体，故相对比较稳定；散剂外用时，覆盖面积大，对外伤可起到保护、吸收分泌物、促进凝血和愈合的作用。但由于药物粉碎之后比表面积增大，其臭味、刺激性及化学活性等也相应增加，故一些腐蚀性较强、易挥发，遇光、湿、热容易变质的药物一般不宜制成散剂；剂量大的散剂，有时不如丸剂、片剂便于服用。

（五）散剂的分类 Classification of powders

1. 按组分分类 Classification by components

散剂按组成不同，可分为单散剂和复方散剂两类。单散剂由一种药物组成，复方散剂由两种或两种以上的药物组成。

2. 按用途分类 Classification by usages

散剂按用途不同，可分为口服散剂和局部用散剂。

3. 按分剂量与否分类 Classification by dose or not

散剂按分剂量与否，可分为分剂量散剂和不分剂量散剂两类。分剂量散剂系将散剂分成分次服用的单独剂量，由患者按包服用，此类散剂多口服；不分剂量散剂系不将散剂分成单独剂量，而以总剂量形式发出，由患者按医嘱自己分取剂量使用，此类散剂以局部用为主。

4. 按组成性质分类 Classification by component properties

散剂按组成成分的不同性质尚可分为剧毒药散剂、含浸膏散剂、泡腾散剂、含共熔成分散剂、中药散剂等。

三、散剂的制备 Preparation of powders

散剂制备的工艺流程是：物料→粉碎→过筛→混合→分剂量→质量控制→包装→散剂。

用于深部组织创伤及溃疡面的局部用散剂，应在清洁、避菌环境下操作。

一般情况下，粉碎前将固体物料进行处理，如果是西药，将原料进行充分干燥；如果是中药，则根据药材的性质进行适当的处理，如洗净、干燥、切割或粗碎，供粉碎之用。

1. 粉碎 Pulverization

粉碎是指借机械力将大块固体物料破碎成适当粒度的操作过程。粉碎的目的是：①减少药物粒径，增加比表面积，提高生物利用度；②调节药物粉末的流动性，改善不同药物的混合均匀性和降低药物粉末对创面的机械刺激性；③加速药材中有效成分的溶出；④便于进一步制成散剂。药品粉碎后，还要根据散剂的粒度要求进行筛分，而后与处方量的其他成分混匀、分装、质检。

2. 混合 Mixing

将两种以上组分的物质均匀混合的操作称为混合。混合是制备复方散剂或固体制剂的重要工艺过程，混合的目的是使药物各组分在散剂中分散均匀，色泽一致，以保证剂量准确，用药安全有效。

（1）各组分体积比差异大：此时应采用等量递加混合法（又称配研法），即先称取小剂量药粉，然后加入等体积的其他成分混匀，依次倍量增加，直至全部混匀，再过筛混合。

小剂量的剧毒药与数倍量的稀释剂混合制成的散剂叫"倍散"。稀释倍数由药物的剂量而定，见表 8-2。制备倍散时必须采用等量递加混合法。

表 8-2　倍散的剂量与稀释倍数

倍散名称	剂量（g）	稀释剂：药粉
10 倍散	0.1～0.01	9：1
100 倍散	0.01～0.001	99：1
1000 倍散	0.001 以下	999：1

倍散中常用的稀释剂有乳糖、蔗糖、淀粉、糊精、沉降碳酸钙、磷酸钙、白陶土等惰性物质。有时为了便于观察混合度，可加入少量色素。

（2）各组分粒径差或密度差较大：这种情况往往不易混匀或混匀后也可能离析。但粒径小于 30 μm 时，密度的差异不会是造成离析的主要原因。

（3）药物具有黏附性或带电性：这种物料容易对混合器壁产生黏附，不仅影响混合均匀，而且造成损失以致剂量不足。一般将量大或不易吸附的药粉或辅料垫底,量少或易吸附的成分后加入。对混合时摩擦起电的粉末,通常加少量表面活性剂或润滑剂加以克服,如硬脂酸镁、十二烷基硫酸钠等具有抗静电作用。

(4)含液体或易吸湿成分:先用处方中其他固体成分或吸收剂来吸附液体成分。常用的吸收剂有磷酸钙、白陶土、蔗糖和葡萄糖等。近年来新开发的多孔性微分硅胶 Sylysia320 和 Sylysia350 的粒径分别为 3.2 μm 和 3.5 μm,其比表面积为 300 m²/g,其吸油量高达 3.3 mL/g,可应用于油性药物的固体化制剂或防吸潮。

(5)形成低共熔混合物:低共熔物一般在某一比例时生成,有时在室温条件下出现湿润或液化现象。此时应尽量避免形成低共熔物的混合比,亦可将各成分独立分装,服用时混合。易发生低共熔现象的药物有水合氯醛、樟脑、麝香草酚等。

3. 分剂量 Dose division of powders

散剂混合均匀后,根据实际需要采用适当方法将散剂分成等量份数的过程称为分剂量,其常用方法有目测法、重量法和容量法,目测法和容量法都是按容积分剂量的方法,其中目测法(又称为估分法)较为简便,但误差大,适用于药房临时调配少量普通散剂;重量法操作麻烦,效率低,但分得剂量准确,适用于需要精密称重的含毒剧药或贵重药的散剂;容量法因易实现自动化操作而常用,效率高,较目测法准确,但准确性较重量法差。药物粉末的物理性状如流动性、堆密度、吸湿性以及分剂量的速度发生变化,均可影响分剂量的准确性。

4. 包装与贮存 Package and storage

散剂分散度大,故其吸湿性和风化性也较显著,吸湿后可发生很多物理变化和化学变化,从而影响散剂质量和疗效,所以防潮是保证散剂质量的一项重要措施,选用适当的包装材料和贮存条件可延缓散剂的吸湿。

散剂常用的包装材料有:

(1)包药纸:可分为有光纸、玻璃纸、蜡纸等,其中有光纸适用于包装一般较稳定的中西药散剂,但不适合于吸湿性强的散剂包装;药房最好用多色纸包装以便发药检查核对。玻璃纸适用于包装挥发性和油脂性散剂;蜡纸则适用于易引湿、风化及在二氧化碳作用下易变质的散剂。分剂量散剂一般可用包药纸包装,式样有四角包、五角包及长方包,其中以四角包较坚固、五角包易包折。

(2)塑料袋:常用聚乙烯塑料袋,由于目前此种塑料袋的透气透湿等问题尚未解决,故应用上受到一定限制。

(3)玻璃瓶:适用于芳香性、挥发性散剂,也常用于含细料药物或剂量较小药物及吸湿性散剂。复方散剂用瓶装时,药物应填满压紧,防止运输时因振动而分层。

散剂在贮存过程中,防潮是关键,因为防止了散剂吸湿,就可防止药物因吸湿而引起变质或结块,同时也防止了微生物的污染。

四、散剂的质量控制 Quality control of powders

散剂的质量控制是保证散剂质量的重要措施,目前散剂主要检查项目是药物含量、粒度、均匀度、装量差异和水分等。

1. 粒度 Granularity

除另有规定外,取供试品 10 g,精密称定,参照《中国药典》2020 年版四部通则 0982(粒度和粒度分布测定法)测定。化学药散剂通过七号筛(中药通过六号筛)的粉末重量,不得少于 95%。

2. 外观均匀度 Uniformity of appearance

取散剂适量置于光滑纸上平铺约 5 cm²,将其表面压平,在明亮处观察,应色泽均匀、无花纹与色斑。

3. 干燥失重 Weight loss on drying

化学药和生物制品散剂，除另有规定外，取供试品，参照《中国药典》2020 年版四部通则 0831（干燥失重测定法）测定，在 105℃干燥至恒重，减失重量不得过 2.0%。

4. 装量差异 Weight variation

单剂量及一日剂量包装的散剂，均应检查其装量差异，并不得超过表 8-3 的规定。方法：取供试品 10 袋（瓶），分别称重，每袋（瓶）装量与平均装量相比较［凡有标示装量的散剂，每袋（瓶）装量应与标示装量相比较］，超出装量差异限度的散剂不得多于 2 袋（瓶），并不得有 1 袋（瓶）超出装量差异限度的 1 倍。

表 8-3　散剂装量差异限度的规定

平均装量或标示装量	装量差异限度（中药、化学药）	装量差异限度（生物制品）
0.1 g 或 0.1 g 以下	±15%	±15%
0.1 g 以上至 0.5 g	±10%	±10%
0.5 g 以上至 1.5 g	±8%	±7.5%
1.5 g 以上至 6.0 g	±7%	±5%
6.0 g 以上	±5%	±3%

凡规定检查含量均匀度的化学药和生物制品散剂，一般不再进行装量差异的检查。

5. 微生物限度检查 Microbial limit test

除另有规定外，参照《中国药典》四部通则 1105 非无菌药品微生物限度检查法检查，应符合规定。

6. 无菌检查 Sterility test

除另有规定外，用于烧伤（除程度较轻的烧伤 Ⅰ°或浅 Ⅱ°外）、严重创伤或临床必须无菌的局部用散剂，参照《中国药典》2020 年版四部通则 1101 无菌检查法检查，应符合规定。

五、散剂举例 Examples of powders

1. 痱子粉 Heat rash powders

【处方】
滑石粉	677 g	水杨酸	14 g
氧化锌	60 g	硼酸	85 g
升华硫	40 g	麝香草酚	6 g
薄荷脑	6 g	薄荷油	6 g
樟脑	6 g	淀粉	100 g

【制法】　先将薄荷脑、麝香草酚和樟脑研磨形成低共熔物，与薄荷油混匀，另将水杨酸、硼酸、升华硫、氧化锌、淀粉、滑石粉共置于球磨机中混合粉碎成细粉，过 100 ～ 120 目筛。将此细粉置混合筒内，喷入含有薄荷油的上述低共熔物，混匀过筛即得。

【用途】　本品有吸湿、止痒及收敛作用，适用于汗疹、痱子等。

2. 硫酸阿托品散 Atropine sulfate powders

【处方】
硫酸阿托品	1.0 g
1% 胭脂红乳糖	0.5 g
乳糖	998.5 g

【制法】　先研磨乳糖使研钵内壁饱和后倾出，将硫酸阿托品和胭脂红乳糖置于研钵中研磨均匀，再按等量递加法逐渐加入所需要的乳糖，充分研匀，待全部色泽均匀即得。

【用途】 胆碱受体阻断药。解除平滑肌痉挛，抑制腺体分泌，扩大瞳孔，用于胃肠道、肾、胆绞痛等。

【注解】 1%胭脂红乳糖的制备方法：取胭脂红于研钵中，加90%乙醇10～20 mL，搅拌，再加入少量的乳糖研磨均匀，至全部乳糖加入并混和均匀，于50～60℃干燥，过筛即得。

3. 冰硼散 Compound bomeol and borax powders

【处方】

冰片	50 g	硼砂	500 g
朱砂	60 g	玄明粉	500 g

【制法】 取朱砂以水飞法粉碎成细粉，干燥后备用。另将硼砂研细，并与研细的冰片、玄明粉混匀，然后将朱砂与上述混合粉末按配方研磨均匀，过七号筛即得。

【用途】 清热解毒、消肿止痛。用于咽喉、牙龈肿胀，口舌生疮。

第三节　颗粒剂
Granules

一、颗粒剂概述 Introduction of granules

颗粒剂是指药物与适宜的辅料制成的具有一定粒度的干燥颗粒状制剂，其中粉末状或细粒状称为细粒剂。颗粒剂既可吞服，又可混悬或溶解在水中服用。根据其在水中的溶解情况，分为可溶性颗粒剂、混悬性颗粒剂及泡腾性颗粒剂。另有肠溶颗粒剂、缓释颗粒剂、控释颗粒剂等。

颗粒剂的特点：

①飞散性、附着性、聚结性均较散剂小，流动性好，利于分剂量。

②服用方便，适当加入芳香剂、矫味剂、着色剂等可制成色香味具全的药物制剂。

③中药颗粒剂继承了汤剂、浸膏剂的优点，又克服了汤剂临时煎煮，体积大，易霉变等缺点，服用方便。

④经过包衣的颗粒剂，根据包衣材料的性质，可使颗粒具有肠溶、缓释和防潮性能。

二、颗粒剂的制备 Preparation of granules

颗粒剂制备的基本操作如下，其中药物的粉碎、过筛、混合操作与散剂的制备过程相同，而制软材、制粒、干燥、整粒操作与片剂相同。

粉碎→过筛→混合→制软材→制粒→干燥→整粒与分级→分剂量→包装。

1. 制软材 Preparation of soft wet granules

制软材系将药物与辅料（常用淀粉、乳糖、蔗糖等作稀释剂，常用淀粉、纤维素衍生物等作崩解剂）等混合后，加入黏合剂溶液或润湿剂进行混合制成软材。

2. 制粒 Granulation

颗粒的制备常采用挤出制粒法，即将软材通过机械挤压通过筛网得到湿颗粒。

3. 干燥 Drying

干燥是指用适当的方法除去湿颗粒中水分的操作。常采用烘箱加热法、真空干燥和流化床干燥等。

4. 整粒与分级 Particle adjustment and grading for homogenization

湿粒干燥过程中，颗粒间可发生相互粘连，致使部分颗粒形成块状或条状，必须通过解碎或整粒以制成具有一定粒度的均匀颗粒。一般应按粒度规格的上限，过一号筛，把不能通过筛孔的部分进行适当解碎，然后再按照粒度规格的下限，过五号筛，进行分级，除去粉末部分。

芳香性成分或香料一般溶于适量 95% 乙醇中，雾化喷洒在干燥的颗粒上，混匀后密闭放置规定时间后再进行分装。

三、颗粒剂的质量控制 Quality control of granules

1. 外观 Appearance

颗粒应干燥，粒径应均一，色泽一致，无吸潮、软化、结块、潮解等现象。

2. 粒度 Granularity

粒度除另有规定外，取单剂量包装的颗粒剂 5 包或多剂量包装颗粒剂 1 包，称定重量，置药筛内，保持水平状态过筛，左右往返，边筛动边拍打 3 min，不能通过 1 号筛（2000 μm）与能通过 5 号筛（180 μm）的颗粒和粉末总量不得超过供试量的 15%。细粒剂的粒度为不能通过 5 号筛（180 μm）和能通过 9 号筛（75 μm）的颗粒和粉末总量不得超过供试量的 10%。

3. 干燥失重 Loss on drying

除另有规定外，颗粒剂的含水量不得超过 2.0%。

4. 溶化性 Dissolving ability

取供试颗粒剂 10 g，加热水 200 mL，搅拌 5 min，可溶性颗粒应全部溶化或轻微混浊，但不得有异物。取供试品 3 袋，将内容物分别转移至盛有 200 mL 水的烧杯中，水温为 15 ～ 25℃，应迅速产生气体而呈泡腾状，5 min 内颗粒应完全分散或溶解在水中。

5. 装量差异 Weight variation

单剂量包装颗粒剂的重量差异限度，应符合《中国药典》2020 年版的规定（表 8-4）。取供试品 10 袋（瓶），除去包装，分别精密称定每袋（瓶）内容物的重量，求出每袋（瓶）内容物的装量与平均装量。每袋（瓶）装量与平均装量相比较，凡无含量测定的颗粒剂或有标示装量的颗粒剂，每袋（瓶）装量应与标示装量比较，超出装量差异限度的颗粒剂不得多于 2 袋（瓶），并不得有 1 袋（瓶）超出装量差异限度 1 倍。

表 8-4　颗粒剂装量差异的规定

平均装量或标示装量	装量差异限度
1.0 g 及 1.0 g 以下	±10%
1.0 g 以上至 1.5 g	±8%
1.5 g 以上至 6.0 g	±7%
6.0 g 以上	±5%

6. 装量 Packing weight

多剂量包装的颗粒剂，参照《中国药典》2020 年版通则 0942 最低装量检查法检查，应符合规定。

7. 微生物限度检查 Microbial limit test

以动物、植物、矿物质来源的非单体成分制成的颗粒剂和生物制品颗粒剂，参照《中国药典》2020 年版通则 1105 非无菌产品微生物限度检查、通则 1106 控制菌检查法及通则 1107 非无菌药品微生物限度标准检查，应符合规定。规定检查杂菌的生物制品颗粒剂，可不进行微生物限度检查。

四、颗粒剂的包装与贮存 Package and storage of granules

颗粒剂吸湿性较强，除另有规定外，颗粒剂宜密封，置干燥处贮藏。一般塑料包装材料有透湿透气性，应选用质地较厚的塑料薄膜袋包装，若结合铝塑包装效果更佳。

五、颗粒剂举例 Examples of granules

复方维生素 B 颗粒剂 Compound vitamin B granules

【处方】
盐酸硫胺	1.20 g	苯甲酸钠	4.0 g
核黄素	0.24 g	枸橼酸	2.0 g
盐酸吡多辛	0.36 g	橙皮酊	20 mL
烟酰胺	1.20 g	糖粉	986 g
混悬泛酸钙	0.24 g		

【制法】 将核黄素加糖粉混合粉碎 3 次，过 80 目筛，将盐酸吡多辛、混悬泛酸钙、橙皮酊、枸橼酸、苯甲酸钠溶于水中作润湿剂；另将盐酸硫胺、烟酰胺等与上述稀释的核黄素搅拌均匀后制粒，60～65℃干燥，整粒，分级即得。

【用途】 用于营养不良、厌食、脚气病等各种疾患的辅助治疗。

【注解】 处方中核黄素有黄色，须与辅料充分混匀；加入枸橼酸使颗粒呈弱酸性，以增加主药的稳定性；本品中核黄素对光敏感，操作时应尽量避免光线直射，贮存于棕色瓶中。

第四节　胶囊剂
Capsules

一、胶囊剂概述 Introduction of capsules

胶囊剂（capsules）可分为硬胶囊和软胶囊。根据释放特性不同还有缓释胶囊、控释胶囊、肠溶胶囊等。硬胶囊剂（hard capsules）系指将一定量的药物或药物加辅料制成均匀的粉末或颗粒，充填于空心胶囊中制成。软胶囊剂（soft capsules）系指将一定量的药液或将药物粉末等密封于球形或椭圆形的软质囊材中制成的制剂。肠溶胶囊（enteric capsules）系指硬胶囊或软胶囊经药用高分子材料处理或用其他适宜方法加工而成，其囊壳不溶于胃液，但能在肠液中崩解，释放活性成分。胶囊剂不仅是装单一的药物粉末，还可以灌装多种不同时间释放的固体分散体、包衣颗粒或小丸，以达到调节释放速度的目的。因此，可根据胶囊中药物的释放速度将胶囊剂分为速释、缓释与控释胶囊剂。胶囊剂一般供口服，但也有用于直肠、阴道等部位使用的胶囊剂。

空胶囊的主要原料为明胶，近年来也有用甲基纤维素、海藻酸钙（或钠盐）、聚乙烯醇、变性明胶以及其他高分子材料等试制胶囊，以改变胶囊剂的溶解性或生产肠溶性胶囊。随着电子及机械工业的发展，自动胶囊填充机的问世，使胶囊的生产有了很大的发展，在世界各国药典收载的品种数仅次于片剂和注射剂，居于第三位。

胶囊剂的特点如下：

①可以掩盖药物的不良臭味及苦味，减少药物的刺激性。

②药物的生物利用度高。胶囊剂不像片剂和丸剂那样在制备时需加黏合剂和压力，所以在胃肠中分散快、吸收快。

③提高药物的稳定性。对光敏感的药物、遇湿热不稳定的药物，例如维生素、抗生素，可装入不透光的胶囊中，以保护药物不受湿气和空气中氧、光线的作用。

④可弥补其他固体剂型的不足。如含油量高或液态的药物难以制成片剂和丸剂，可制成胶囊剂；又如服用剂量小、难溶于水、胃肠道不易吸收的药物可使其溶于适当的油中，再制成胶囊剂，以利于吸收。

⑤可控制药物的释放。如可先将药物制成颗粒或小丸，然后以不同释药速率的材料进行包衣，按需要比例装入胶囊剂中，可制成缓、控释胶囊。

⑥可定位释药。可在胶囊外面涂上肠溶性材料或将肠溶性材料包衣的颗粒或小丸装入胶囊，使其在肠道起作用。

⑦整洁、美观、容易吞服，而且还可具有各种颜色或印字加以识别，携带方便。

由于胶囊壳的主要材料为明胶，所以下列物质不能填充于胶囊中：

①药物的水溶液或稀乙醇溶液，以防囊壁溶化。

②易溶性药物如氯化钠、溴化物、碘化物，由于刺激性强，在胃中胶囊壳一经溶解，药物就立即溶解，会使局部的药物浓度过高而刺激胃黏膜。

③易风化药物，药物中的结晶水被胶囊壁吸收，从而使胶囊壁变软。

④吸湿性药物，药物会吸收胶囊壁中的水分，从而使胶囊壁变干、变脆。

⑤药液中含有 5% 以上的水或低分子水溶性和挥发性的有机药物（如醇、酮、酸）。

⑥O/W 或 W/O 型乳剂。

二、胶囊剂的制备 Preparation of capsules

（一）硬胶囊剂的制备 Preparation of hard capsules

制备硬胶囊剂的一般流程如图 8-9 所示。

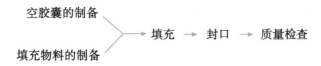

图 8-9　制备硬胶囊剂的一般流程

1. 空胶囊的制备 Preparation of empty capsules

（1）**空胶囊的组成**：制备胶囊所用的材料主要是明胶。明胶质量的好坏，直接影响胶囊的质量。明胶因水解方法不同，分为 A 型明胶（用酸法水解而得，等电点 pH 7 ~ 8）和 B 型明胶（用碱法水解而得，等电点 pH 4.7 ~ 5.2），明胶的类型（A 型和 B 型）对胶囊质量的影响不明显，但是胶原的来源不同，明胶的物理性质有很大的差别。如以骨骼为原料制得的骨明胶，质地坚硬，性脆且透明度较差；以猪皮为原料制得的猪皮明胶，可塑性和透明度较好，猪皮明胶和骨明胶两者合用效果较为理想。

（2）**胶液的组成**：由于明胶易吸湿又易脱水，为了增加空胶囊的坚韧性和可塑性，一般加入增塑剂，如羧甲基纤维素钠、羟丙基纤维素、油酸酰胺磺酸钠、山梨醇或甘油。为了减少蘸模后明胶的流动性，增加胶液的胶冻力，可加入增稠剂琼脂等。为了增加美观，便于区别，可加入各种食用色素，少量的月桂醇硫酸钠可增加空胶囊的光泽。对光敏感的药物，还可加入 2% ~ 3% 的二氧化钛作遮光剂。为了防止胶囊的腐败，还可加入适量尼泊金作防腐剂。必要时也可加入芳香性矫味剂。

（3）**空胶囊的制备工艺**：目前普遍采用的方法是将不锈钢的栓模浸入明胶溶液形成囊壳的栓模法。其工艺流程大致如下：溶胶→蘸胶→干燥→拔壳→切割→整理。

空胶囊一般由专门的工厂生产，大多已实现自动化操作。操作的环境温度为 10 ~ 25℃，相对湿度为 35% ~ 45%，空气净化应达 10 000 级。

（4）空胶囊的质量和规格：空胶囊的质量和规格标准有明确规定，空胶囊应检查以下项目。

1）外观：色泽鲜明、色度均匀，囊壳光洁无黑点、无异物、无纹痕；应完整不破、无沙眼、气泡、软瘪变形；切口应平整圆滑，无毛缺。

2）长度和厚度：全囊长度偏差在 ±0.60 mm 以内，囊帽、囊体的长度偏差在 ±0.30 mm 以内。囊壳厚度应均匀，囊帽与囊体套合时的间隙（又称松紧度）应在 0.04～0.05 mm 之间。

3）含水量：应在 12%～15% 之间。

4）应无臭、无味。

5）脆碎度：应有一定的强度和弹性，轻捏囊帽和囊体切口使成合缝应不破碎。

6）溶化时限：于 37℃ 水中振荡 15 min，应全部溶散。

7）炽灼残渣：对不同品种空胶囊有不同要求。透明空胶囊灰分不得超过 2.0%，半透明空胶囊（囊帽或囊体含有二氧化钛）3.0% 以下，不透明空胶囊（囊帽和囊体中均含有二氧化钛）为 5.0% 以下。

8）微生物限度：每 1 g 供试品中需氧菌总数不得过 10^3 cfu，霉菌和酵母菌总数不得过 10^2 cfu，不得检出大肠埃希菌；每 10 g 供试品中不得检出沙门菌。

空胶囊应贮存在密闭容器中，在温度 10～25℃，相对湿度 35%～65% 条件下保存。

（5）空胶囊的选用：目前生产的空胶囊有普通和锁口型两类，锁口型的囊帽、囊体有闭合用的槽圈，套合后不易松开，以保证硬胶囊剂在生产、贮存和运输过程中不易漏粉。

空胶囊的规格由大到小分为 000、00、0、1、2、3、4、5 号共 8 种，5 号容积最小，000 号容积最大，一般常用的是 0～5 号空胶囊，见表 8-5。

表 8-5 空胶囊的号数与容积

空胶囊号数	0	1	2	3	4	5
容积（mL）	0.75	0.55	0.40	0.30	0.25	0.15

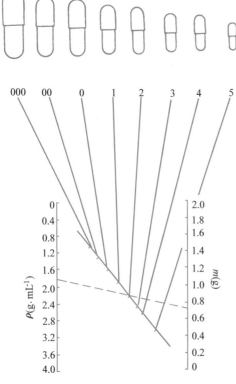

由于药物填充多用容积控制，而各种药物的密度、晶形、细度以及剂量不同，所占的体积亦不同，故必须选用适宜大小的空胶囊。一般凭经验或试装来决定，亦可从图 8-10 中找出所需空胶囊的号码，例如某固体药粉 700 mg，密度为 1.8 g/mL，在图上密度与重量间作直线，与胶囊号的交点即为欲找的空胶囊号。

2. 填充物料的制备与填充 Preparation and filling

可以单纯用药物粉末或颗粒添装空胶囊剂，但更多的情况是在药物中添加适量的辅料制成混合物料后再装入空胶囊中，也可取一种或多种速释小丸或缓释、控释小丸充填入胶囊。常用辅料有稀释剂，如淀粉、微晶纤维素、蔗糖、乳糖，用于调节填充物料的容积；润滑剂如硬脂酸、硬脂酸镁、滑石粉、微粉硅胶，用于增加填充物料的流动性。小量配制时，一般以手工法操作。先将固体药物的粉末置于纸或玻璃板上，用药刀铺成一层并轻轻压紧，厚度约为下节胶囊高度的 1/4～1/3，然后持下节胶囊，口向下插入粉末内，

图 8-10 空胶囊号码与近似容积的关系

使粉末嵌入胶囊内，如此压装数次至胶囊被填满，然后称重，如重量合适，即套上胶囊帽即可。如重量不适合，则应调节粉末的高度和紧密度或重新选空胶囊后重新填装。在填装过程中所施的压力应均匀，使每一胶囊剂量准确，并应随时校准。在填充个别含毒剧药处方的胶囊时，可一一称取后再装入胶囊中。手工填充，药尘飞扬严重，装量差异较大，生产效率低。在大量生产时，使用胶囊填充机操作，但对于不同性质的药物，应使用不同的胶囊填充机。对于流动性好的颗粒或粉末，可以采用填充物料自由进入的方式填充，但是大多数的填充物料的流动性不能达到要求，除了加入助流剂增加物料的流动性外，填充方式多选用由螺旋进料器压进物料、用柱塞上下往复压进物料等，对于聚集性较强的药物，可加入黏合剂如矿物油、食用油或微晶纤维素，在填充管内先将药物压成单位量，然后再填充于空胶囊中。

3. 封口 Sealing

使用非锁口型空胶囊以防止药物的泄漏。封口是最后一道工序，封口材料常用不同浓度的明胶液，如明胶 20%、水 40%、乙醇 40% 的混合液。目前多使用锁口型空胶囊，药物填充后，囊体、囊帽套上后即咬合锁口，药物不易泄漏。

（二）软胶囊的制备 Preparation of soft capsules

1. 软胶囊的性质 Properties of soft capsules

软胶囊的囊材组成与硬胶囊的相同，其主要特点是可塑性强、弹性大。其弹性与明胶、增塑剂（通常为甘油、山梨醇或它们的混合物）和水的重量比例有关，通常较适宜的重量比为干明胶：干增塑剂：水为 1：（0.4 ～ 0.6）：1。若增塑剂的量少，则囊壳较硬；若增塑剂的量多，则胶囊较软。

2. 填充药物与辅料的选择 Selection of filling drugs and excipients

软胶囊中可以填充各种油类或对明胶无溶解作用的液体药物、药物溶液或混悬液，也可以填充固体粉末和颗粒。通常口服或局部应用的软胶囊剂中，不能充分溶解的药物可制成混悬液，最常用的混悬介质是植物油或植物油加非离子型表面活性剂或 PEG 400 等，混悬液中一般还含有助悬剂，油状基质常用的助悬剂是 10% ～ 30% 油蜡混合物。对于非油状基质，常用 1% ～ 15% 的 PEG 4000 或 PEG 6000 作助悬剂。若药物可能吸水或含有与水混溶的液体如 PEG、甘油、丙二醇、聚山梨酯 80 等，应注意其吸水性，因为此时软胶囊壁中的水分往往可能转移到胶囊内的液体中去。软胶囊壁太干时，药物含有的水分也可以转移到软胶囊壁中。在填充液体药物时，液体药物的 pH 值一般在 2.5 ～ 7.5 范围内，因为酸性液体会使明胶水解而使药物泄漏，碱性液体能使明胶变性而影响明胶的溶解性。一般如药物是亲水的，可在药物中保留 5% 的水。通常用油作为药物的溶剂或混悬液的介质，然后再填充于软胶囊中。

3. 软胶囊大小的选择 Selection of soft capsule size

软胶囊有不同形状，但是以圆形或卵形为多，为了便于成型和服用，选用时容积一般要求尽可能小，但填充药物的量应能达到治疗量。

4. 软胶囊的制备 Preparation of soft capsules

软胶囊的制备有滴制法和压制法两种。

（1）滴制法：是用具有双层滴头的滴丸机制备的。滴丸机如图 8-11 所示的，系由贮液槽、定量控制器、喷头、冷却器等组成。制备时将明胶液与药液（如鱼肝油）分置于两贮液槽内，经定量控制器将定量的胶液和药液，通过双层滴头（外层通入胶液、内层通入药液）使两相按不同的速度滴出，使胶把药液包起来，包好的胶丸滴入液体石蜡的冷却液中。胶液由于表面张力的作用而形成球状并逐渐凝固而成胶丸，收集胶丸用纱布拭去附着的液体石蜡，再用石油醚、乙醇先后洗涤两次以除净液体石蜡，于 30 ～ 35℃烘干即可。在滴制过程中，胶液的处方和黏度，胶液、喷头、冷却液的温度，药液、胶液和冷凝液三者的密度等均可影响软胶囊的质量。

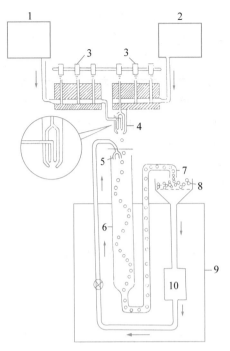

1. 鱼肝油贮槽；2. 明胶液贮槽；3. 定量控制器；4. 喷头；5. 冷却液体石蜡出口；6. 冷却管；7. 软胶囊出口；8. 胶囊收集器；9. 冷却箱；10. 液体石蜡贮箱。

图 8-11　软胶囊滴丸机

（2）压制法： 压制法的工作过程如图8-12，系用明胶与水、甘油等溶解后制成胶板，再将药物置于两块胶板之间，用钢模压制成囊。钢模板包括大小及形状相同而可以复合的钢板，每块板上均有一定数目与大小的圆形穿孔，在下张已涂有药液的胶板上再覆盖一张胶板，然后盖上上模，加压，将胶板切断，包裹药物的胶板即被压入上下模孔而成胶丸。在连续生产时，可采用自动旋转轧囊机，其工作原理如图 8-13 所示。由机器自动制出的两条胶带以连续不断的形式，向相反的方向移动，在达到旋转模之前逐渐接近，一部分经加压而结合，此时药液则从填充泵经导管由楔型注入管压入两胶带之间，由于旋转模的不停转动，遂将胶带与药液压入模的凹槽中，使胶带全部轧压结合，将药液包于其中而成软胶囊剂，剩余的胶带自动切割分离，药液的数量由填充泵准确控制。本方法是连续自动化生产，产量高，成品率也高，成品的装量差异小。

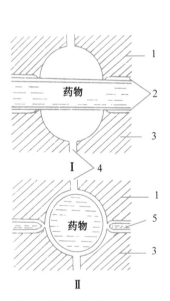

1. 上模；2. 胶片；3. 下模；4. 气孔；5. 残留于网料中的药物。

图 8-12　药物压入胶片示意图

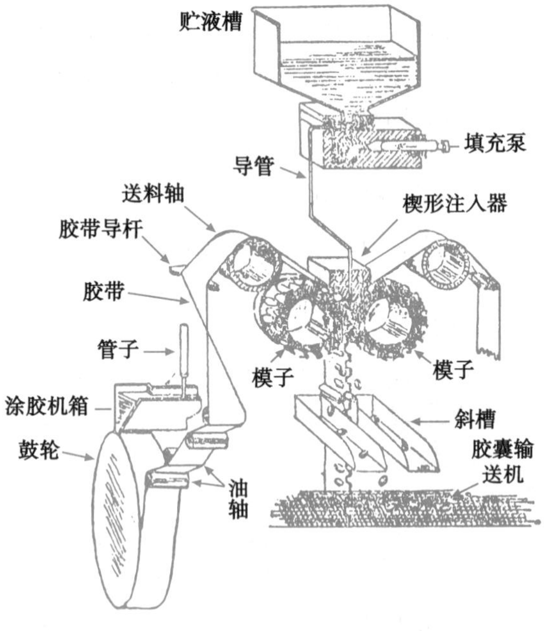

图 8-13　自动旋转轧囊机旋转模压示意图

（三）肠溶胶囊剂的制备 Preparation of enteric capsules

　　肠溶胶囊剂系指硬胶囊或软胶囊经药用高分子材料处理或其他适宜方法加工而成。根据临床的需要，一些具有辛臭味、刺激性，或遇酸不稳定，或需在肠内溶解吸收发挥药效，而又选用胶囊剂的药物，可制成肠溶胶囊。肠溶胶囊剂的一般制备方法如下。

　　（1）甲醛浸渍法： 即用甲醛处理囊壳使与明胶发生胺缩醛反应，形成在胃中不溶的甲醛明胶，但因含有羧基，故能在肠液的碱性介质中溶解。但此种方法制得的肠溶胶囊其肠溶性不稳定，受影响因素多，所以现在已不用。

（2）肠溶性材料为原料制备肠溶胶囊：常用的肠溶性材料有丙烯酸树脂 L、S 型，虫胶，醋酸纤维素酞酸酯（CAP）和羟丙甲纤维素酞酸酯（HPMCP）等。其制备方法有两种：一是把普通硬胶囊外涂上肠溶材料而成为肠溶胶囊；二是把溶解好的肠溶材料直接加到明胶液中，然后加工制成肠溶空胶囊。

（3）颗粒或小丸包上肠溶衣装入胶囊中：将药物与辅料用适宜的方法制备成颗粒或小丸，再用肠溶材料如 CAP、HPMCP 包衣，把包衣后的颗粒或小丸装入硬的空心胶囊中制成。此种方法目前应用较普遍，肠溶性好，并具有肠溶颗粒剂和小丸剂的特点。

三、胶囊剂的质量控制 Quality control of capsules

1. 外观 Appearance

胶囊剂应整洁，不得有黏结、变形或破裂现象，并应无异臭。

2. 装量差异 Weight variation

除另有规定外，取供试品 20 粒（中药取 10 粒），分别精密称定重量，倾出内容物（不得损失囊壳），硬胶囊囊壳用小刷或其他适宜的用具拭净；软胶囊或内容物为半固体或液体的硬胶囊囊壳用乙醚等易挥发性溶剂洗净，置通风处使溶剂挥尽，再分别精密称定囊壳重量，求出每粒内容物的装量与平均装量。每粒装量与平均装量相比较（有标示装量的胶囊剂，每粒装量应与标示装量比较），超出装量差异限度的不得多于 2 粒，并不得有 1 粒超出限度 1 倍。胶囊剂的装量差异限度应符合表 8-6 的规定。

表 8-6　胶囊剂的装量差异限度规定

平均装量或标示装量	装量差异限度
0.30 g 以下	±10%
0.30 g 及 0.30 g 以上	±7.5%（中药 10%）

凡规定检查含量均匀度的胶囊剂，一般不再进行装量差异的检查。

3. 崩解时限 Time limit of disintegration

除另有规定外，取胶囊 6 粒。按《中国药典》2020 年版四部通则 0921（崩解时限检查法）进行。如胶囊漂浮于液面，可加挡板一块。硬胶囊剂应在 30 min 内全部崩解，软胶囊应在 1 h 内全部崩解，以明胶为基质的软胶囊可改在人工胃液中进行检查。如有 1 粒不能完全崩解，则取 6 粒复试，均应符合规定。

肠溶胶囊：除另有规定外，取胶囊 6 粒，先在盐酸溶液中（9→1000）中检查 2 h，每粒均不得有裂隙、崩解现象；将吊篮取出，用少量水洗涤后，每管各加入挡板 1 块，再按上述方法在人工肠液中进行检查，1 h 内应全部崩解，如有 1 粒不能完全崩解，则另取 6 片复试，均应符合规定。

结肠肠溶胶囊：取供试品 6 粒，按上述装置与方法，先在盐酸溶液（9→1000）中不加挡板检查 2 h，每粒的囊壳均不得有裂缝或崩解现象；将吊篮取出，用少量水洗涤后，再按上述方法，在磷酸盐缓冲液（pH 6.8）中不加挡板检查 3 h，每粒的囊壳均不得有裂缝或崩解现象；续将吊篮取出，用少量水洗涤后，每管加入挡板，再按上述方法，改在磷酸盐缓冲液（pH 7.8）中检查，1 h 内应全部崩解。如有 1 粒不能完全崩解，应另取 6 粒复试，均应符合规定。

4. 溶出度与释放度 Dissolution and release rate

测定在规定的溶出介质中有效成分从胶囊剂中溶出的速度与程度。一般以多少时间内溶出有效成分的百分率为限度标准。溶出度是对普通的胶囊剂而言，释放度是对缓释、控释制剂等而言。溶出度是反映产品内在质量的重要指标之一，受多种因素的影响，可参考本章第五节片剂。

凡规定检查溶出度或释放度的胶囊剂可不再进行崩解时限检查。

5. 微生物限度检查 Microbial limit test

除另有规定外，参照《中国药典》2020年版通则1105非无菌产品微生物限度检查、通则1106控制菌检查法及通则1107非无菌药品微生物限度标准检查，应符合规定。

四、胶囊剂的包装与贮存 Package and storage of capsules

胶囊剂对高温、高湿不稳定。在环境温度 > 25℃、环境湿度 > 60% 时，胶囊可吸湿、软化、发黏和膨胀，并有利于微生物的生长。在温度 > 75℃、相对湿度 > 45% 时，变化更快，最后发生黏结、融合或溶化。因此胶囊剂常贮存于玻璃瓶、塑料瓶或泡罩式和窄条式包装中。密闭并置阴凉干燥处贮存，贮存温度一般不宜超过25℃、环境湿度不超过45%，以免吸湿发生黏结，但也不宜过分干燥，以免胶囊中的水分过少而使胶囊易于断裂。

五、胶囊剂举例 Examples of capsules

1. 吲哚美辛胶囊 Indometacin capsules

【处方】 吲哚美辛粉   250 g   淀粉   适量（约2050 g）
共制 10 000 粒

【制法】 将淀粉先进行干燥，过七号筛，将吲哚美辛粉与干淀粉混匀，过七号筛2次，充分混匀，送检合格后，分装入胶囊。

【用途与用法】 抗风湿药，具消炎、镇痛、解热作用，每粒含吲哚美辛25 mg，常用于风湿性或类风湿性关节炎。口服一次1粒，一天1～3次。

2. 硝苯地平胶囊 Nifedipine capsules

【处方】 硝苯地平   5 g
PEG 400   200 g

【制法】 先将硝苯地平与1/8量的PEG 400混合，胶体磨粉碎，然后加入剩余PEG 400混溶，即得透明淡黄色药液；另配明胶液（明胶100份、甘油55份、水120份）放入铺展箱内备用。在室温23℃±2℃、相对湿度40%的条件下，药液与明胶液用自动旋转轧囊机制成胶丸，且在28℃±2℃、相对湿度40%条件下将胶囊干燥24 h即得。共制成软胶囊1000粒，每粒内含主药5 mg。

【用途与用法】 本品为预防心绞痛和高血压的有效药，用量与用法遵医嘱。

【注解】 硝苯地平遇光不稳定，可制成软胶囊剂，本品操作时宜避光。硝苯地平剂量小需加稀释剂。硝苯地平在植物油中不溶解，故选用PEG 400为溶剂，PEG 400易吸湿可使囊壁硬化，故制得的软胶囊在干燥后，其囊壁应保留约5%的水分。

第五节 片 剂
Tablets

一、片剂概述 Introduction of tablets

（一）片剂的定义 Definition of tablets

片剂（tablets）系指药物与适宜辅料均匀混合，通过制剂技术压制而成的圆片状或异形片状的固体制剂。

片剂有悠久的历史,在 10 世纪后叶的阿拉伯人手抄本中就有模印片(molded tablets)的记载。在 1872 年创制了压片机,并出现了压制片(compressed tablets)。片剂现已成为临床应用最广泛的剂型之一。由于近代科技的发展,片剂的制备理论、生产技术和仪器设备得到相应的提高,片剂的质量标准逐步完善,如流化喷雾制粒、粉末直接压片、高速自动控制压片机、喷雾包衣及采用铝塑热封包装和生产程序自动化,特别是许多新型辅料的研制和使用,对提高片剂的质量和生物利用度或制成缓释、控释新剂型,均起到关键作用。

（二）片剂的特点 Characteristics of tablets

片剂的优点如下:

①剂量准确,携带、贮存、运输和使用方便,含量差异小,药片上还可压上凹纹,便于分取较小剂量而不失其准确性。

②质量稳定,保存时间长。片剂系经压缩的干燥固体制剂,体积小,与光线、水分、空气等的接触面积小,因而在贮存期间稳定。

③适宜机械化大生产,卫生条件易于控制,易达到 GMP 要求,产量高,成本低。

④能适应医疗预防用药的多种要求,可通过各种技术制成各种类型的片剂以满足临床的需要,例如分散（速效）片、缓释（长效）片、咀嚼片、口含片、肠溶包衣片。

⑤易于识别,片面上还可压上主药名称和含量标记。

片剂的缺点如下:

①婴、幼儿和昏迷患者不易吞服。

②因在片剂的制备中一般加入了黏合剂等辅料,并经压缩成型,故有时会出现溶出度和生物利用度等方面的问题。

③缓释、控释片剂不能分开服用,剂量不易调整。

④含挥发性成分的片剂,久贮含量会下降;片剂长时间贮存往往易变硬,不易崩解而影响疗效等。

（三）片剂的质量要求 Quality requirements of tablets

《中国药典》2020 年版四部通则 0101 对片剂的质量要求有:

①含量准确,重量差异小;

②硬度适宜;

③崩解时限或溶出度应符合规定;

④符合卫生学检查的要求。

此外要求外观完整光洁,色泽均匀,在规定贮存期内不得变质,对某些品种如小剂量片剂还应符合含量均匀度检查。

二、片剂的分类 Classification of tablets

按制法,片剂可分为压制片和模印片两类。模印片是在药物和辅料中加入润湿剂和黏合剂制成可塑性团块后,用模型塑制成片状后,干燥而得。模印片现已少用。现今应用的片剂多是指压制片而言,本章重点讨论压制片的问题。压制片按制备和使用方法不同,种类甚多。

1. 普通压制片 Regular compressing tablets

普通压制片是药物与辅料均匀混合后,经制粒或不经制粒再用压片机压制而成的片剂。一般不包衣片剂多属此类,应用广泛,其重量一般为 $0.1 \sim 0.5 \, g$,如阿司匹林片、维生素 B_1 片。

2. 层压片 Multilayer tablets

层压片也称多层片,是指两层或多层组成的片剂,各层可含不同的药物或辅料,或各层间药物相同但有不同的释放速度。层压片可以避免复方制剂中不同成分之间的配伍变化以及起到缓、控释作用，如复方氨茶碱片。包芯片也属于此种，如地尔硫䓬片。

3. 包衣片 Coated tablets

包衣片指在片芯外包上衣膜的片剂，起到保护、美观、或控制药物释放作用。根据包衣物料不同可分为糖衣片（sugar coated tablets）、薄膜衣片（film coated tablets）、肠溶片（enteric coated tablets）和膜控释片剂（film control released tablets）等，如阿司匹林肠溶片、红霉素片。

4. 泡腾片 Effervescent tablets

泡腾片系指含有碳酸氢钠和有机酸，遇水可放出大量二氧化碳而呈泡腾状的片剂，可供口服或外用。泡腾片中的药物应是易溶性的。有机酸一般用枸橼酸、酒石酸、富马酸等。制备时可根据需要加入矫味剂、芳香剂和着色剂，如乙酰水杨酸泡腾片。

5. 咀嚼片 Chewable tablets

咀嚼片系指口腔中咀嚼或吮服使片剂溶化后吞服，在胃肠道中发挥作用或经胃肠道吸收发挥全身作用的片剂，较适合于儿童和吞咽困难的患者，多用于治疗胃部疾病和补钙制剂，如复方氢氧化铝片。咀嚼片生产一般采用湿法制粒，但不需加入崩解剂，可加入多种辅料以改善口味和色泽，如芳香油、阿司巴坦甜剂和色素。

6. 口含片 Buccal tablets

口含片系指含于口腔内，药物缓慢溶解产生持久局部作用的片剂，多用于口腔及咽喉疾病，如华素片、清凉润喉片。这类片剂硬度一般较大，不应在口腔中快速溶解或崩解。

7. 舌下片 Sublingual tablets

舌下片系指置于舌下能迅速溶化，药物经舌下黏膜吸收发挥全身作用的片剂。因药物由舌下静脉直接吸收，故作用迅速且可防止胃肠液、酶对药物的不良影响，提高生物利用度。舌下片不应含有刺激唾液分泌的成分，以免药物随唾液咽下，如硝酸甘油舌下片几分钟之内起效。

8. 分散片 Dispersible tablets

分散片系指在水中能迅速崩解均匀分散的片剂。分散片可口服或加水分散后服用，也可将分散片含于口中吮服或吞服。分散片中的药物主要是难溶性的，分散后得到均匀的混悬液形式，制备时可根据需要加入矫味剂、芳香剂和着色剂。分散片在 $20℃ ±1℃$ 水中 3 min 即能崩解分散并可通过 2 号筛。分散片溶解后类似混悬液，吸收快，生物利用度高，如阿司匹林分散片、雷尼替丁分散片。

9. 缓释片 Sustained-release tablets

缓释片通过适宜的方法延长药物在体内的释放、吸收，从而达到药物作用的一类片剂，具有药物释放较慢，血药浓度较平稳，药物作用时间长，服药次数减少等特点，例如氨茶碱缓释片、萘普生缓释片。

10. 控释片 Controlled-release tablets

控释片指药物从制剂中恒速释放而发挥治疗作用的一类片剂，具有药物释放接近零级速度过程，血药浓度平稳，药物作用时间长，副作用小，服药次数减少等特点，例如氯化钾控释片。

11. 速释片 Rapid-release tablets

速释片系指药物与辅料制成的药物快速释放的片剂，主要用于急症的治疗，如硝酸甘油速释片。

12. 口腔贴片 Buccal patches

口腔贴片系指黏贴于口腔，经黏膜吸收后起局部或全身作用的速释或缓释制剂。按需要可加入矫味剂、芳香剂和着色剂。口腔贴片应进行释放度检查。

13. 溶液片 Solution tablets

溶液片又称调剂用片，临用前加适量水使其溶解成具有一定浓度溶液的片剂。所用药物和辅料都应是可溶性的，一般供漱口消毒、洗涤伤口用。为避免口服中毒，此类片剂常制成特殊的形状或着色，便于识别，如复方硼砂片。

14. 阴道片 Vaginal tablets

阴道片供置于阴道内应用的片剂，起消炎、杀菌、杀精子及收敛等局部作用。避孕用阴道片为加快药片的崩解常制成泡腾片应用。

15. 植入片 Implant tablets

植入片为灭菌的、用特殊注射器或手术埋植于皮下产生持久药效的片剂，多为剂量小、作用强烈的激素类药物，常制成缓释片。制备时，一般由纯净的药物结晶，在无菌条件压制而成或对制成的片剂进行灭菌而得。

三、片剂的辅料 Excipients of tablets

片剂由药物和辅料（excipients 或 adjuvants）两部分组成，辅料又称赋形剂。由于片剂是通过压片机冲模加压而制成的一种固体制剂，故首先要求药物有一定的流动性，以便药物定量地填充到模孔中去；其次，应具有一定的黏合性便于压制成型，并同时具有一定的润滑性，使压制成的片剂外表光滑美观；且具有一定的崩解性及硬度，使片剂能在体内顺利崩解，释放药物，发挥药效，又保证在贮存运输时的完整性。根据辅料在片剂中所起的作用，可以分为填充剂（或稀释剂）、黏合剂（润湿剂）、崩解剂、润滑剂（抗黏剂、助流剂）等，有时药物中还加入着色剂、芳香矫味剂等。以上分类是仅就其在片剂中的主药功能而言的，事实上一种辅料往往兼具数种功能，例如淀粉既可作填充剂，又是很好的崩解剂；微晶纤维素作为填充剂使用时，兼具黏合崩解作用，往往用作填充、黏合、崩解剂，是直接压片工艺中广泛使用的辅料。

辅料的选用一般是根据主药的性质和用药的目的来决定的。制片用的辅料应为"惰性物"，其性质应稳定，不与药物发生反应，无生理作用，应不影响药物的含量测定，应适应药物的溶出和吸收的预期要求。但"完全惰性"的辅料几乎不存在，辅料不同，往往能对片剂的性质和疗效产生显著影响。因此应注意辅料的选择，同时考虑其经济效益。

（一）填充剂 Fillers

填充剂也称稀释剂（diluents）。当药物剂量过小（一般小于 100 mg）压片困难时，常需加入一定量的填充剂以增加片剂的重量和体积，所以填充剂是有利于成型和分剂量的辅料。片剂中若含有较多的挥发油或其他液体成分，须加入适当辅料将其吸收后再压片，此种辅料称为吸收剂（absorbents）。常用的吸收剂有硫酸钙、磷酸氢钙（商品名叫 Emcompress）、轻质氧化镁、碳酸钙、淀粉、干燥氢氧化铝等。

1. 乳糖 Lactose

常用乳糖为含 1 分子结晶水的结晶乳糖，即 α-乳糖，本品为白色、无臭、略带甜味的粉末，能以 1：5 溶于水中，微溶于乙醇。本品性质稳定，可与大多数药物配伍而不起化学反应，无吸湿性，制成的片剂光滑美观，释药快，对含量测定结果影响小，经贮存后片剂的崩解时限亦不延长，是一种理想的片剂填充剂。

乳糖以结晶和喷雾干燥制备者为宜，结晶性乳糖更纯净，颗粒大小在 300 ～ 325 目之间；用喷雾干燥法制得的乳糖（spray-drying lactose）近似球形，流动性强，其大小在 100 ～ 200 目之间，大量应用于粉末直接压片。

球粒状乳糖（fast flow lactose）为在制备喷雾干燥乳糖的基础上，在乳糖从母液中析晶之前就直接进行喷雾干燥，使之成球粒状，有较好的流动行和可压性，在直接压片中常替代喷雾干燥乳糖。在湿度较高的条件下长期贮存，可压性下降，所以应注意贮存条件。

无水乳糖（anhydrous lactose）分子中无结晶水，流动性好，用于直接压片。所压制的片子，如需粉碎返工重压，并不影响其可压性，其他类型乳糖片子经磨碎后即失去可压性。无水乳糖含有较多量的细粉，如处方中用量较多时，应酌情添加适量的助流剂。因含水量较少，适合于作为对水敏感的药物的填充剂。

2. 葡萄糖 Glucose

葡萄糖具有与乳糖类似的性质，也可作片剂的填充剂，并可用于粉末直接压片，主要用于注射用片。

3. 预胶化淀粉 Pregelatinized starch

预胶化淀粉又称可压性淀粉、改性淀粉，是通过物理方法破坏淀粉结构使其部分胶化得到的产品，为白色干燥粉末，无味无臭，性质稳定，不溶于有机溶剂，在冷水中有部分可溶性（约 20%），吸湿性、配伍性等与淀粉相似。本品具有良好的流动性、可压性和自身润滑性，制成片剂具有较好的硬度，崩解性好，有利于生物利用度的提高，为良好的片剂填充剂，在粉末直接压片时最为常用。与国外商品 Starch 1500 相当，国内已广泛推广使用。

4. 微晶纤维素 Microcrystalline cellulose

微晶纤维素（microcrystalline cellulose，MCC）为纤维素部分水解而得到的结晶性纤维素，白色或类白色，无臭，不溶于水、稀酸和一般有机溶剂，在稀碱中部分溶解并溶胀。国外商品名叫"Avicel"，将纤维素加酸加热水解时，纤维素聚合度下降，经喷雾干燥即得 Avicel。本品对主药容纳量大，具有良好的流动性和可压性，可用于粉末直接压片。另兼有润滑和崩解作用，但因其具有较大吸湿性，不适用于包衣片芯。

5. 淀粉 Starch

淀粉为片剂最常用的辅料，主要为玉米淀粉和马铃薯淀粉。前者杂质少、色泽好、产量大、价格低，故被广泛应用。淀粉为多糖类，由支链淀粉和直链淀粉组成，为白色细微粉末，不溶于水和乙醇，在空气中很稳定，与大多数药物不起作用，吸湿而不潮解，遇水膨胀，在潮湿或加热情况下遇酸或碱可因逐渐水解而失去膨胀作用。其水解产物为还原糖，在用还原法测主药含量时对测定结果可能有干扰作用。淀粉价廉易得，且由于其具有以上这些性质，故在片剂生产中是很好的填充剂、吸收剂和崩解剂。淀粉作填充剂时用量一般为干颗粒重的 20% 以上，但单独使用时可压性差，故常加入适量糊精和糖粉混合作填充剂，以增加黏合性，也可使片剂的硬度增加，但药物的溶出不及乳糖。对于主药含量小、价格贵的品种如硫酸阿托品、维生素类的片剂，若用上述混合物替代，在含量测定时往往不易提取完全或易于吸潮松碎，甚至发生发霉现象，所以仍用乳糖比较好。

6. 糖粉 Sugar powders

糖粉是由结晶性蔗糖（sucrose）经低温干燥后磨成的粉末，色白，味甜，露置于空气中易受潮结块。糖粉为可溶性片剂的优良稀释剂，并有矫味和黏合作用，在口含片和咀嚼片中常用。用糖粉作填充剂，制粒时容易掌握，可减少片剂的麻点、松散现象，且片剂外观和硬度较好，常用于中草药或其他纤维性药物的制片。但由于糖粉有一定的吸湿性，在一般片剂中的用量不宜太多，否则片剂在贮存过程中易逐渐变硬，影响片剂的崩解和溶出。糖粉也可作为干黏合剂使用。

7. 糊精 Dextrin

糊精为淀粉水解的中间产物，为黄色或微黄色粉末，多用于填充剂或干燥黏合剂。适用于某些不宜用淀粉作填充剂的药物，如水杨酸钠、对氨基水杨酸钠。糊精因水解的程度不同而有若干规格，其黏度也各不相同。本品在冷水中溶解较缓慢而在热水中较易溶解，在乙醇中不溶。糊精有特殊不适味道，故对无芳香药物的口含片宜少用。在片剂生产过程中，对维生素类及小剂量药物常用糊精或糊精与淀粉、糖粉等的混合物作稀释剂，应用时应严格控制糊精和润湿剂的用量，否则会出现麻点、水印等现象，并影响片剂的崩解。糊精具有很强的黏合性，可作为干燥黏合剂使用。

8. 甘露醇与山梨醇 Mannitol and sorbitol

甘露醇为白色、味甜的结晶性粉末，性质稳定，无吸湿性。适用于咀嚼片的填充剂，所制得片剂表面光滑美观，味佳无沙砾感。因溶解时吸热，在口腔中融化有清凉感，但价格较贵，常与蔗糖配合使用。

山梨醇为白色、味甜的结晶性粉末，性质稳定，近年来用于咀嚼片的填充剂和黏合剂，价格较甘露醇低廉，常与甘露醇配合使用，互补不足。

速溶山梨醇（sorbitol instant）为山梨醇浓缩液采用特殊喷雾干燥设备制得，具有优良的可压性，直接压片时较用乳糖、微晶纤维素所用压力小得多。用速溶山梨醇制备的片剂具有良好的口感，舌下片或含片常用，咀嚼片用得不多。

9. 无机盐类 Inorganic salts

硫酸钙二水物、磷酸三钙、磷酸氢钙、碳酸钙等无机盐类，常用作片剂的填充剂、挥发油的吸收剂和应用于中草药片剂的辅料，但对四环素类药物的胃肠道吸收有干扰作用，不宜使用。

硫酸钙二水物，在升温条件下会逐渐失去水成为 $CaSO_4 \cdot 1/2H_2O$，它遇水会出现固化现象，而二水物和无水物遇水则不固化，故只有二水物和无水物可作为片剂的稀释剂和挥发油吸收剂，目前以二水物应用较多。本品在使用时应控制湿颗粒的干燥温度，一般以 70℃ 为宜。

（二）润湿剂和黏合剂 Moistening agents and adhesives

1. 润湿剂 Wetting agents

有些药粉虽本身无黏性，但加入适当的液体润湿后，即可产生足够的黏性，所加的液体称为润湿剂。因此润湿剂系指可使物料润湿以产生足够强度的黏性以利于制成颗粒的液体，常用蒸馏水和乙醇作润湿剂。

（1）蒸馏水（distilled water）：本身无黏性，但当物料中含有遇水能产生黏性的成分时，用水润湿诱发其黏性即可。但用水作润湿剂时，因需干燥温度较高，故对不耐热、遇水易变质或易溶于水的药物不宜使用。另外由于水的吸收快，物料的湿度不易均匀，因此很少单独使用，常用稀淀粉浆或不同浓度乙醇代替。

（2）乙醇（alcohol）：凡药物本身有黏性但遇水容易变质或润湿时黏性过大、湿度不匀，使操作困难；颗粒干燥后变硬以及片剂不易崩解等情况则应用乙醇作润湿剂，如干酵母片及中草药浸膏片。此外，用大量淀粉、糊精和糖粉作辅料，或对富有蛋白质的药物如多酶片、酵母片亦应用乙醇。乙醇的浓度视药物和温度而定，常用 30% ~ 50% 的浓度，根据应用情况，浓度亦可适当调整。若药物的水溶性大、黏性强、气温高时，乙醇的浓度应高些；反之则浓度可低些。乙醇的浓度越大，润湿后产生的黏性越小，制得颗粒比较松散，压片崩解较快。用乙醇作润湿剂时，应迅速搅拌，立即制粒，以减少乙醇的挥发。另外乙醇可用作水性凝胶骨架片的黏合剂。

2. 黏合剂 Adhesives

黏合剂系指使黏性较小的物料聚结成颗粒或压缩成型的具有黏性的固体粉末或黏稠液体，常用的有以下几种。

（1）纤维素类（cellulose）：羟丙甲纤维素（hydroxypropylmethyl cellulose，HPMC）为白色粉末，无臭、无味，有相当的稳定性，能溶于水及部分极性有机溶剂，在水中能溶胀形成黏性液体，加热和冷却时可在溶胶和凝胶两状态中互相转化。HPMC 除作为分散剂、增稠剂、凝胶骨架片的骨架和薄膜包衣材料外，现已广泛作为片剂的黏合剂，其特点是崩解迅速，溶出速率快，用法简便，适合多种不同的片剂制备工艺，可用其干燥粉末、水溶液或与淀粉浆合用，作为黏合剂的常用浓度为 2% ~ 5%，黏度为 5 ~ 50 mPa·s。甲基纤维素（methylcellulose，MC）和羧甲基纤维素钠（sodium carboxymethylcellulose，CMC-Na）均可作为片剂的黏合剂，MC 和 CMC-Na 可溶于水形成黏稠性较强的胶浆，也可用其干燥的粉末加水润湿后制粒。乙基纤维素（ethyecellulose，EC）溶于乙醇中，黏合性较强，可制成 5% 的乙醇溶液，用于对水敏感药物的黏合剂，但对片剂的崩解和药物的释放有阻碍作用，主要用于缓释制剂的黏合剂。微晶纤维素（microcrystalline cellulose，MCC）受到压力后能借粒子的氢键而结合，有较强的结合力，压成的片剂有较大的硬度，所以又称干燥黏合剂。

（2）聚维酮（polyvinylpyrrolidine，PVP）：本品为白色或乳白色粉末，微有特殊臭味，化学性质稳定，能溶于水和乙醇成为黏稠胶状液体，具有良好的黏合性。PVP 因分子量或黏度不同，有 PVP K15、PVP K30、PVP K90 等多种规格，片剂制备常用 PVP K30 的 10% 溶液。对于湿热较敏感的药物，可用 PVP 的无水乙醇溶液，既可避免水分的影响，又可在较低温度下干燥。对于疏水性药物，可用 PVP 水溶液，不但易于使物料均匀润湿，并且能使物料的表面变为亲水性，有利于药物的崩解和溶出。5% PVP 的无水乙醇溶液可用于泡腾片中酸、碱混合粉末的制粒，可避免在水存在下发生化学反应。PVP 干粉还可用于直接压片的干燥黏合剂。本品亦为咀嚼片的优良黏合剂。

（3）淀粉浆（starch slurry）：淀粉不溶于水，但加水加热至 70℃能糊化而成黏稠液体，因而是湿法制粒常用的黏合剂。淀粉浆适用于对湿热较稳定的药物，视药物和剂型要求不同使用不同浓度的淀粉浆，常用浓度为 5%～20%，但最常用的浓度为 10%。淀粉浆是稠状的胶体液体，当与药物混合制粒时，药物逐渐吸收其中的水分后被均匀润湿而产生一定的黏性，即使药物中有大量易溶性成分亦不至于因吸水过多过快而造成黏合剂分布不匀。

淀粉浆的调制法一般有两种：一种为煮浆法，即将淀粉混悬于全部水中，水浴加热。另一种为冲浆法，即取淀粉加入少量冷水（1～1.5 倍），搅匀，然后加入剩余量的沸水，不断搅拌使均匀糊化即得。淀粉浆放冷后黏性增加，向物料中加浆时，视药物和辅料对热的稳定性选择浆温，一般浆温在 85℃左右加入较适宜，在搅拌过程中逐渐冷却黏性增大，使各组分黏合成软材，便于制粒压片。对于某些药物润湿后具有一定黏性者，可选用低浓度的淀粉浆为黏合剂如葡萄糖酸钙用 8% 淀粉浆、氢氧化铝用 5% 淀粉浆。对于黏性差的药物宜用高浓度的淀粉浆，如复方阿司匹林制粒时选用 17% 淀粉浆。

（4）糊精（dextrin）：一般作干燥黏合剂用，润湿后产生黏性；亦有配成 10% 的糊精浆与 10% 以上的淀粉浆合用。糊精的黏性较糖粉弱，其主要作用是使药粉表面黏合，故不适用于纤维性和弹性较大的药物。

（5）糖粉与糖浆（sugar powder and syrup）：糖粉是一种干燥黏合剂，糖浆则为溶液性黏合剂，常用浓度为 10%～70%（g/g），适用于制备比较坚硬的片剂，能使纤维性药物、质地疏松及弹性较强的粉末成坚实片剂。糖浆的浓度越高，制成的片剂的硬度越大。酸性和强碱性的药物能导致蔗糖转化而产生吸湿性，故对此类药物不应采用。

（6）胶浆（mucilage）：常用的有 5%～10% 的明胶浆和 10%～25% 的阿拉伯胶浆。胶浆黏性大，应保温使用，以防胶凝。胶浆制成的片剂硬度较大，适用于容易松散及不能用淀粉浆制粒的药物，对于不需在水中崩解或需要延长作用的口含片等也适用。

（三）崩解剂 Disintegrants

崩解剂系指能促进片剂在胃肠道中迅速崩解成小粒子，增加药物溶出的辅料。由于药物被较大压力压成片剂后，孔隙率很小，结合力很强，即使在水中易溶的药物在压成片剂后其在水中的崩解和溶出也需要一定的时间。因此，水难溶性药物的片剂溶出速率便成为体内药物吸收速度的限制因素。而片剂的崩解一般是药物溶出的第一步。为使片剂能迅速发挥药效，除需要缓慢释药的口含片、植入片外，一般均需加入崩解剂。崩解剂多为亲水性物质，有良好的吸水性和膨胀性。一般认为其崩解机制是口服片剂表面先被润湿，接着通过毛细管作用使水分进入片剂内部，使片剂润湿而瓦解，或导致崩解剂吸水膨胀，促使片剂裂成碎片，从而增加了片剂总表面积，进而加速药物溶出，有利于药物的吸收。这种膨胀作用还包括由润湿热所致的片剂中残存空气的膨胀作用。另外泡腾崩解剂是靠产气作用使片剂崩解。常用的崩解剂有：

1. 交联羧甲基纤维素钠 Cross-linked carboxymethylcellulose sodium

国外商品名为 Ac-Di-Sol，本品为水溶性纤维素的醚，取代度约为 0.7%。本品为白色、细粒状粉末，大约有 70% 的羧基为钠盐型，因此具有较大的吸湿性，但由于有交联链的存在，在水中膨胀而不溶解，所以有较好的崩解作用，用量可为 0.5% ～ 5%。与羧甲基淀粉钠合用效果更好，但与淀粉合用反而降低其效果。

2. 交联聚维酮 Cross-linked polyvinylpolypyrrolidone

交联聚维酮为白色粉末，流动性好。由于其高分子量和交联结构，所以不溶于水，但有较强的吸湿性，其吸水量能超过其本身重量的 50% 仍保持完整而不溶解。其堆密度小（0.26 g/mL），故有较大的比表面积，作为崩解剂在片剂中分散均匀，加上强烈的毛细管作用，遇水能迅速使水进入片剂，使网络结构膨胀而产生崩解作用，效果比淀粉崩解性能好。其用量一般为片剂重量的 0.5% ～ 5%。

3. 羧甲基淀粉钠 Sodium carboxymethyl starch

羧甲基淀粉钠（sodium carboxymethyl starch，CMS-Na）商品名有 Primjel、Explotab 等。本品为白色粉末，无臭、无味，置空气中能吸潮。其特点是吸水性极强，吸水后体积膨胀，是极好的崩解剂。本品还具有良好的流动性和可压性，可改善片剂的成型性，增加片剂的硬度。既可用于直接压片，又可用于湿法制粒压片，其用量一般为片剂重量的 2%。

4. 羟丙基淀粉 Hydroxypropyl starch

羟丙基淀粉（hydroxypropyl starch，HPS）又称淀粉羟基丙酸酯。本品无臭，粒径约为 15 ～ 40 μm，含水量 15% 以下，在水中膨胀性好，糊化温度比淀粉低，具有良好的压缩性和崩解性，是当前常用的片剂崩解剂。羟丙基淀粉球粒（Perfiller-101）含羟丙基淀粉 60%、微晶纤维素 20%、硅酸铝 20%，经喷雾制粒而得到的白色无臭无味的球形细粒，粒度在 100 目以上，含水量 10% 以下，是一种快速崩解剂。与药物颗粒混合即可直接压片，湿法制粒的颗粒中也可加入本品 3% ～ 20% 作崩解剂再压片。由于崩解能力强，故主药溶出快。

5. 低取代羟丙基纤维素 Low substituted hydroxypropyl cellulose

低取代羟丙基纤维素（low substituted hydroxypropyl cellulose，L-HPC）羟丙基含量在 4% ～ 10%，为白色或类白色结晶性粉末，在水中不溶但可吸水膨胀。由于 L-HPC 有很大的比表面积和孔隙率，故有较大的吸湿速度和吸水量，其吸水膨胀度为 500% ～ 700%。本品的用量一般为 2% ～ 5% 左右，是一种良好的片剂崩解剂。在片剂中可用于湿法制粒，也可加入干颗粒中应用。

6. 干淀粉 Starch

淀粉在片剂颗粒间形成毛细管作用，可增加片剂的孔隙率而增加透水性，为广泛应用的崩解剂。对水不溶性或微溶性药物片剂的崩解作用较可溶性药物显著。有些药物，如水杨酸钠、对氨基水杨酸钠遇水溶解，能引起淀粉胶化失去膨胀作用，故不宜采用。淀粉用前应在 105℃ 干燥，使含水量达 8% 以下，其用量一般为干颗粒重量的 5% ～ 20%。

7. 表面活性剂 Surfactants

表面活性剂能增加片剂的润湿性，使水分借毛细管作用迅速渗透入片剂而起崩解作用。一般疏水性或不溶性药物对水缺乏亲合力，其孔隙不易被水透过，当加入表面活性剂则能得到很好的解决。常用的表面活性剂有聚山梨酯 80、月桂醇硫酸钠等。另外表面活性剂的增溶作用亦能促进其崩解速度，但要注意选择适当的表面活性剂，以免对片剂的崩解和吸收造成不良影响。

8. 泡腾崩解剂 Effervescence disintegrants

泡腾崩解剂系指一种遇水能产生二氧化碳气体达到崩解作用的酸、碱系统。最常用的是由枸橼酸 / 酒石酸与碳酸氢钠 / 碳酸钠组成。泡腾崩解剂的作用很强，在生产和贮存过程中，要严格控制水分，泡腾崩解剂一般在压片前加入或将两种成分分开制粒后压片。

崩解剂的加入方法有三种：

①崩解剂与主药等成分混合后共同制粒，称为内加法。崩解剂存在于颗粒内部，崩解虽然较迟缓，但崩解得到的颗粒较细，有利于药物的溶出。

②崩解剂加到干颗粒中，混匀后再压片，称为外加法。此种情况，水分一经透入，片剂即可较快崩解，但因颗粒内部无崩解剂，所以不易崩解成细粒，溶出稍差。

③部分崩解剂与主药混合制粒，部分崩解剂在压片前加到干颗粒中混匀后再压片，本法常称为内外加法。此法集中了前两种方法的优点，在崩解剂的用量相同时，一般的崩解速度是外加法＞内外加法＞内加法，但溶出速度则是内外加法＞内加法＞外加法。

（四）润滑剂 Lubricants

压片时为了能顺利加料和出片，并减少黏冲及颗粒与颗粒间、药片与模孔间的摩擦力而加入的辅料称润滑剂。按其作用不同，又可分为三类：①助流剂（glidants）主要作用是增加颗粒流动性，改善颗粒填充状态；②抗黏剂（anti-adherents）用于减轻原料对冲模的黏附作用；③润滑剂（lubricants）用于降低颗粒间及颗粒与模孔间的摩擦力，改善力的传递和分布。一般将具有上述任何一种作用的辅料统称为润滑剂。润滑剂必须是极细粉，才能起到上述三种作用。润滑剂的加入方法有三种：①直接将润滑剂加入到干颗粒中压片，此法不能保证润滑剂与颗粒分散混合均匀；②用 60 目筛筛出颗粒中的部分细粉，将细粉与润滑剂混合均匀后再加入到干颗粒中；③将润滑剂溶于或分散于适宜的溶剂中制成溶液或混悬液，喷入到颗粒中，混匀后挥去溶剂，液体润滑剂常用此法。常用的润滑剂包括以下几种。

1. 水不溶性润滑剂 Water-insoluble lubricants

（1）硬脂酸（stearic acid）、硬脂酸钙（calcium stearate）、硬脂酸镁（magnesium stearate）、硬脂酸锌（zinc stearate）：为白色粉末，细腻松散，有良好的附着性，与颗粒混匀后分布均匀而不易分离，仅用少量即能显示良好的润滑作用，且片面光滑美观，是目前广泛应用的润滑剂。硬脂酸镁使用较广泛，但因其偏碱性可能会降低某些维生素及有机碱盐的稳定性。它们均为疏水性物质，用量过大会导致崩解迟缓或产生裂片，一般常用量为 0.3% ～ 1%。

（2）滑石粉（talc）：其成分为含水硅酸镁（3MgO·4SiO$_2$·H$_2$O），为白色结晶粉末，有较好的滑动性，用后能减少压片时的黏冲现象，且能增加颗粒的润滑性和流动性。本品不溶于水，但有亲水性，对片剂的崩解作用影响不大。与大多数药物合用时不发生反应，且价廉易得。本品颗粒细而比重大，黏附力较差，在压片过程中因振动与颗粒分离而沉于底部，所以现已很少单独使用，但由于其助流性质大于润滑性，因此常与其他润滑剂合用，加上它有亲水性特点，能改善硬脂酸钙和硬脂酸镁对片剂崩解的不良影响。

（3）氢化植物油（hydrogenated vegetable oil）：为精制氢化植物油的喷雾干燥粉末，将本品溶于热己烷或轻质液体石蜡中，然后喷于颗粒上，以利于分布均匀，己烷可在减压下除去。本品润滑性好，为良好的润滑剂。凡不宜用碱性润滑剂的品种，都可用本品替代。

2. 水溶性润滑剂 Water-soluble lubricant

（1）聚乙二醇（polyethylene glycol，PEG）：如 PEG 4000 和 PEG 6000 为水溶性物质，溶解后得澄明溶液，本品与其他润滑剂相比粉粒较小，具有良好的润滑效果，水溶性片剂宜用 50 μm 以下粉粒。

（2）十二烷基硫酸镁（钠）（magnesium/sodium lauryl sulfate）：为水溶性表面活性剂，具有良好的润滑效果，实验证明：在水杨酸片剂中，5% 的十二烷基硫酸钠相当于 2% 硬脂酸镁的润滑效果，但它能增进片剂的机械强度，并能加速片剂的崩解和药物的溶出。用十二烷基硫酸镁为润滑剂压制的片剂片重差异比用硬脂酸镁和十二烷基硫酸钠的小。但要注意它们与酸性药物的配伍禁忌。

3. 助流剂 Glidants

助流剂的作用是促进物料的流动性。原因是其可黏附颗粒或粉末的表面将粗糙表面的凹陷处填平，并将颗粒隔开，降低了颗粒间的摩擦力，故可改善其流动性。

（1）微粉硅胶（colloidal silicon dioxide，aerosil）：本品为白色粉末，又称白炭黑，无味无臭，不溶于水及酸，而溶于氢氟酸和热碱溶液中。本品化学性质稳定，与绝大多数药物不发生反应。微粉硅胶的比表面积大，可达 $100 \sim 350 \ m^2/g$，特别适合于油类和浸膏类药物，与 $1 \sim 2$ 倍质量的油混合后仍呈粉状。具有良好的流动性，对药物有较大的吸附力，是常用的助流剂，特别是用作粉末直接压片的助流剂。本品作助流剂的用量一般为 $0.15\% \sim 3\%$。微粉硅胶的商品有 Syloid、Cab-o-sil、Areosil 等，有报道称 Cab-o-sil 的抗黏效果较 Syloid 为差，可能是其粉粒表面积较小之故。微粉硅胶与微晶纤维素合用大大促进了粉末直接压片的发展。

（2）滑石粉（talc）：具有良好的流动性，与硬脂酸镁合用兼有助流抗黏作用。

4. 抗黏剂 Anti-adhensives

一般具有润滑和助流作用的辅料同时具有抗黏着性。

（五）其他辅料 Other excipients

1. 着色剂 Colorants

片剂中常加入着色剂以改善外观，使其便于识别。使用的着色剂包括天然色素和合成染料，均应无毒、稳定。可溶性色素虽然能形成均衡的色泽，但在干燥过程中，有色素向颗粒表面迁移的倾向，致使片剂带有色斑，因此使用不溶性色素为好。

2. 芳香剂和甜味剂 Aromatic agents and sweetening agents

主要用于口含片及咀嚼片，芳香剂可用芳香油，可将芳香油的醇溶液喷入颗粒中或先与滑石粉等混匀后再加入。甜味剂一般在选择稀释剂时一并考虑，必要时可加甜菊苷或阿斯巴糖等甜味剂。

四、片剂的制备 Preparation of tablets

（一）制片方法分类 Classifications of tableting method

药物制成片剂时，必须首先根据药物的性质和临床需要来确定处方，选择适宜的辅料和制备方法。如果药物遇湿热较稳定，一般可选用湿法制粒压片法，湿法制粒压片法目前应用普遍；有些药物为结晶状，流动性和可压性均较好，直接选粒压片即可，此法称结晶直接压片法；如果药物遇湿热易变质且剂量较小，或易挥发成分，可先将辅料制成空白颗粒，然后将颗粒与药物混合后压片，此法称空白颗粒压片法，也可通过加入干燥黏合剂、助流剂等辅料改善粉末的流动性和可压性后不经制粒过程而直接压片，此法称为粉末直接压片法；另外尚有干法制粒压片法。结晶直接压片、粉末直接压片和干法制粒压片因为在制备过程中不使用润湿剂或黏合剂，所以统称干法制片。本节主要介绍湿法制粒压片法和粉末直接压片法，同时对其他制片方法作简要介绍。

（二）湿法制粒压片法 Wet granulation tableting method

1. 湿法制粒 Wet granulation

其目的包括：①改善药物和原辅料流动性，减少片重差异；②剂量小的药物可以通过制粒达到含量准确、分散良好和色泽均匀；③粉末中加入了黏合剂，增加了粉末的黏和性和可压性，故在压片时仅需较低的压力，有利于延长设备的寿命；④另外制成颗粒后还可增大物料的松密度，使空气易溢出，减少裂片现象；⑤避免粉末分层，使产品中药物含量均匀；⑥避免粉尘飞扬等。但湿法制粒压片尚存在着劳动力、时间、设备、能源等消耗大，生产效率较低等缺点。

2. 湿法制粒一般操作过程 General process of wet granulation

湿法制粒的一般操作过程如图 8-14 所示。

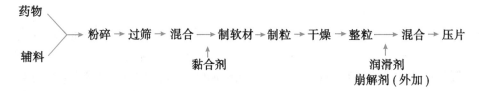

图 8-14　湿法制粒一般操作过程

（1）**原辅料的准备**：制备片剂的药物和辅料在使用前必须经过鉴定、含量测定、干燥、粉碎、过筛等处理，方可投料生产。一般要求粉末细度在 80～100 目以上，对毒性药、贵重药和有色物质则宜更细一些，以便混合均匀，并能减少裂片、黏冲、色斑等现象。

（2）**制粒**：主要包括制软材、制湿颗粒、湿颗粒干燥及整粒等过程。随着科学技术的发展，目前除普通的制软材后过筛制粒压片的方法外，利用流化床、喷雾制粒等制剂设备发展了流化喷雾制粒、喷雾制粒和湿法混合制粒等。

1）湿法制粒（wet gragulation）

①制软材：在已混匀的粉末状原料中加入适宜的润湿剂或黏合剂，用手工或混合机混合均匀而制成软材。软材的湿度应适宜，生产中可凭经验掌握：用手紧握成团而不黏手，用手指轻压能散开。近年已设计出仪表测定混合机中颗粒的动量扭矩，可自动控制软材的终点，从而保证了软材的质量。黏合剂或润湿剂的用量视物料的性质而定，如粉末较细、黏性较差者应酌量多加。一般来说黏合剂用量多、混合强度大、制软材时间长者，得到颗粒硬度大。

②制湿颗粒：软材压过适宜的筛网即成颗粒，小量生产时可人工将软材搓过筛网，工厂中常用摇摆式颗粒机、螺旋挤压式制粒机、旋转挤压式制粒机等，见图 8-15。

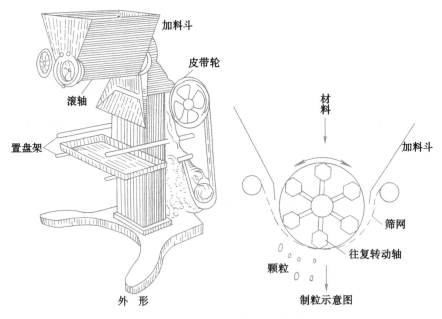

图 8-15　挤压式制粒机示意图

筛网可采用尼龙丝或镀锌铁丝，现多用不锈钢丝制成。筛网的孔径可根据片重和片剂直径来选用。

颗粒由筛孔落下如不呈粒状而呈长条状时，说明软材过湿，黏合剂或润湿剂用量过多；相反，如果软材通过筛孔后呈粉状，表明软材过干，应适量加入黏合剂。

一般软材通过一次筛网即可制成湿粒，称为单次制粒；有时也可通过筛网 2 ～ 3 次，称为多次制粒。有色的以及润湿剂或黏合剂用量不当而颗粒质量较差时应采用多次制粒，多次制粒制成的颗粒质量更好，色泽均匀，细粉少，且黏合剂的用量比单次制粒可少用 15% 左右。多次制粒时第一次用孔径较粗（8 ～ 10 目）的筛网，后用孔径较细（12 ～ 14 目）的筛网。湿粒的质量也可凭经验掌握，一般将湿粒置于手掌上簸动，应有沉重感、细粉少、颗粒大小均匀、无长条者为宜，或用水分快速检测仪检测含水量而定。

③湿颗粒的干燥：湿颗粒制成后，应立即干燥，干燥温度由原料决定，一般以 50 ～ 60℃ 为宜。一些对湿热稳定的药物为缩短干燥时间，干燥温度可适当调整到 80 ～ 100℃，含结晶水的药物，干燥温度不宜过高，时间不宜过长，以免失去过多的结晶水使颗粒松脆而影响压片及崩解。

湿颗粒干燥程度应适宜，含水量过多，易发生黏冲，太低则不利于压片。颗粒的干燥程度可通过测定含水量进行控制，但较费时。一般凭经验掌握，即以食指和拇指取干颗粒捻搓时应立即粉碎，无潮湿感。

干燥颗粒的设备种类很多，生产中常用的有箱式干燥器、沸腾干燥器、微波干燥器或远红外干燥器等。

箱式干燥器干燥：其结构简单，在干燥箱内设置多层支架，在支架上放物料盘。空气经预热器加热后进入干燥室内，以水平方向通过物料表面进行干燥。影响湿颗粒干燥的因素很多，其中主要有：湿粒层的厚度，一般不宜超过 2.5 cm。升温速度应逐渐提高，以免湿粒中的淀粉或糖类等物质因骤热而产生糊化或融化，导致表面硬膜形成，造成外干内湿现象。翻动的时间：为了使颗粒受热均匀，以缩短干燥时间，一般宜在湿粒基本干燥时翻动，因为过早翻动会破坏颗粒结构，过迟则易结块。用这一类干燥器干燥时，如果颗粒中含有可溶性物质或色素，由于颗粒内层水分往表面移动，带动可溶性物质或色素向上表面移动即迁移，造成颗粒间可溶性成分含量不均匀，影响片剂的含量均匀度或色泽。所以在干燥过程中应经常翻动盘内的颗粒，这样既能减少颗粒成分含量不匀，又可加快干燥。

箱式干燥器的设备简单，适应性强，在制剂生产中广泛应用于少量物料的生产。但存在劳动强度大、热量消耗大等缺点。

流化床干燥：是指湿物料在流化状态下进行干燥的方法。将湿物料由加料器送入干燥室中的筛板上，经加热的空气从流化床底部吹入与物料接触，使物料呈悬浮状态作上下翻动的过程中得到干燥。干燥后的产品由卸料口排出，废气由干燥室的顶部排出，经袋滤器或旋风分离器回收其中夹带的粉尘后由抽风机排空。

流化床干燥器构造简单，操作方便，干燥速度快，可减轻劳动强度，适用于热敏性物料的干燥；由于在流化状态下湿颗粒不处于紧密状态，可溶性成分迁移机会少，有利于保持含量均匀。但流化床干燥器要求粒度适宜，不适用于含水量高、易黏结成团物料的干燥。

喷雾干燥：喷雾干燥蒸发面积大，在干燥过程中，湿颗粒的温度基本接近热空气的温度，一般为 50℃ 左右，对热敏物料和无菌操作都非常适合。所得干燥产品多为松脆的空心颗粒，溶解性和分散性均好。

其他干燥方法还有远红外线和微波等加热干燥。

④整粒：由于湿颗粒在干燥过程中受挤压和黏结等因素的影响，部分湿颗粒可黏结成块，所以在压片前必须过筛整粒，使干颗粒大小一致，以利于压片。由于颗粒干燥后体积缩小，故整粒时筛网的孔径一般比制粒时用的要小一些，选用时可根据干颗粒的性质灵活掌握。如干颗粒较疏松宜用较粗的筛网，以免破坏颗粒增加细粉；如干颗粒较硬，则可用较细的筛网。整粒常用的筛网一般为 12 ～ 20 目。

2）流化床制粒（fluidizing-bed granulation）：系指使药物粉末在自下而上的气流中保持

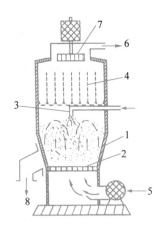

1.容器；2.筛板；3.喷嘴；4.袋滤网；5.空气进口；6.空气排出口；7.排风口；8.产品出口。

图 8-16 流化制粒装置

悬浮的流化状态，润湿剂或黏合剂液体向流化层喷入使粉末聚结成颗粒的方法。由于在一台设备内可完成物料的沸腾混合、喷雾制粒、气流干燥过程，又称一步制粒法（one-step granulation）。流化床喷雾制粒机的结构示意图如 8-16 所示：主要构造由容器、气体分布装置（如筛板）、喷嘴、气固分离装置（如袋滤网）、空气进出口、物料排出口等组成。操作时，把药物粉末与各种辅料装入容器中，从底层下部通过筛板吹入适宜温度的气流使物料在流化状态下混合均匀，然后通过喷嘴喷入润湿剂或黏合剂液体，粉末开始聚集成粒，经反复的喷雾和干燥，当颗粒的大小符合要求时停止喷雾，形成的颗粒继续在流化床中干燥，出料，送至下一步工序。流化床喷雾制粒的影响因素很多，除黏合剂的种类、原料粒度的影响外，操作条件的影响也很大，如喷气速度影响颗粒的流化状态、粉粒的分散性、干燥的快慢；空气温度影响物料表面的润湿与干燥；黏合剂的喷雾量影响颗粒的粒径大小；喷雾速度影响粒径的均匀性；喷嘴的高度影响喷雾均匀性和润湿程度。流化床制粒法简化了工序和设备，节省厂房，自动化程度高，生产效率较高，减少粉尘飞扬，有利于劳动保护，制成的颗粒外形圆整，大小均匀，流动性好，压出的片剂质量好。

3）喷雾制粒（spray granulation）：系指将用于制粒的原辅料与黏合剂混合，不断搅拌成固体量为 50%～60% 的均匀混悬液，再经泵将此混悬液通过高压喷嘴或甩盘输入特殊的雾化器中，使其在热气流中雾化成细微的液滴，干燥后得到近似球形的细小颗粒。其结构如图 8-17 所示，其流程如下：料液由贮药槽进入雾化器形成液滴分散于热气流中，空气经加热装置后沿切线方向即在干燥室与液滴接触，液滴中的水分迅速挥发，干燥后形成固体粉末落于容器底部，干颗粒可间歇或连续取出。废气由干燥室下方的出口流入旋风分离器，进一步分离固体粉末然后经风机和袋滤器放空。

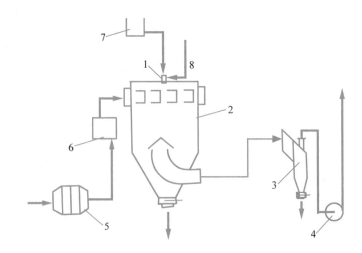

1.雾化器；2.干燥室；3.旋风分离器；4.风机；5.加热器；6.电加热器；7.料液贮槽；8.压缩空气。

图 8-17 喷雾制粒装置

喷雾干燥器的关键部件是喷雾器,常用的喷雾器有三种类型:压力式雾化器、气流式雾化器和离心式雾化器。压力式雾化器是利用高压泵将料液加压送入雾化器,沿切线进入雾化器,因高速旋转自喷嘴喷出时分散成液滴。气流式雾化器是利用压缩气体,以 200～300 m/s 的高速经喷嘴内部的通道喷出,使料液在喷嘴出口处产生液膜并分裂成液滴喷出。离心式雾化器是将料液倾注于高速旋转的圆盘上,液滴在离心作用下被甩向圆盘的边缘并分散成雾滴而甩出。

雾滴的干燥情况与热气流及雾滴的流向安排有关,流向的选择主要由物料的热敏性、所需的粒度等来考虑。常用的流向有并流式、逆流式和混合流式。并流式使气流与喷液并流进入干燥室,干燥颗粒与较低温的气流接触,因此适用于热敏性物料的干燥和制粒。逆流式使气流与喷液逆流进入干燥室,由于干颗粒与温度较高的热风接触,物料在干燥室中的悬浮时间较长,不适宜于热敏性物料的干燥和制粒。混合流式是热气流从塔顶进入,料液从塔底向上喷入与下降的逆热气流接触,而后在下降过程中再与下降的热气流接触完成干燥。这种流向在干燥器室中停留时间较长,具有较高的体积蒸发率,但不适合于热敏性物料的干燥和制粒。

喷雾制粒的特点是干燥速度非常快,物料受热时间短,干燥的温度相对较低,适合于热敏物料的处理。所得的颗粒具有良好的溶解性、分散性和流动性。但其缺点是设备高大、设备费用高、能量消耗大、操作费用大。

4)转动制粒(rotational granulation):在药物粉末中加入一定量的黏合剂,在转动、摇动、搅拌等作用下使粉末聚结成有一定强度的球形粒子的方法。中药丸剂的制备即采用转动制粒的方法,但是粒径比较大,而且粒度分布宽。近年来出现了离心转动制粒机(离心制粒机),如图 8-18。在固定容器内,物料在高速旋转的圆盘作用下受到离心力作用而向器壁靠拢并旋转,同时物料被从圆盘周边吹出的空气流带动,在向上运动的同时在重力作用下往下滑动落入圆盘中心,落下的粒子重新受到圆盘的离心旋转作用,从而使物料不停地做旋转运动,有利于形成球形颗粒。黏合剂的向物料上定量喷雾并润湿物料,使散布的药粉或辅料均匀附着在颗粒表面层层包裹,如此反复操作得到所需大小的颗粒。调整在圆盘周边上升的气流温度可对颗粒进行干燥。

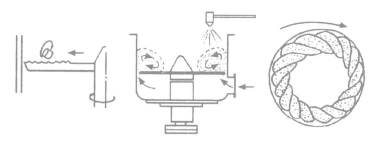

图 8-18 转动圆盘制粒机

5)高速搅拌制粒(high speed stirring granulation):是将药物粉末、辅料和黏合剂加入一个容器内,靠高速旋转的搅拌器作用迅速完成混合并制成颗粒的方法。其示意图如图 8-19,其主要构造由容器、搅拌桨和切割刀所组成。高速搅拌制粒的机制是:在搅拌桨的作用下使物料混合均匀,然

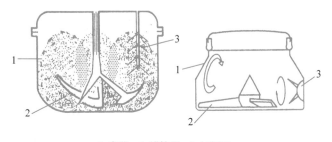

1.容器;2.搅拌器;3.切割刀。

图 8-19 高速搅拌制粒机

后将其甩向器壁后向上运动，并在切割刀的作用下将大块颗粒绞碎、切割，并和搅拌桨的作用相呼应，使颗粒受到强大的挤压，滚动而形成致密均匀颗粒。粒度的大小由外部破坏力与颗粒间内部凝聚力平衡的结果来决定。

高速搅拌制粒的特点是在一个容器内进行混合、捏合和制粒过程，和传统的挤压制粒相比，具有节省工序、操作简单、快速等优点。改变搅拌桨的结构和搅拌速度、切割刀的位置，调节黏合剂用量和操作时间等，可制备适合各种需求的颗粒。因此，在制药工业中的应用非常广泛。但该设备的缺点是不能进行干燥。为了克服该弱点，最近研制出了带有干燥功能的搅拌制粒机，大大促进了生产的自动化。

6）**复合制粒（complex granulation）**：将搅拌制粒、转动制粒、流化床制粒等各种制粒法结合在一起，使混合、捏合、制粒、干燥包衣等多个单元操作中的部分操作或全部操作在一个机器内进行的操作法且设备已经出现，例如挤出滚圆制粒机、转动流化制粒机、喷雾干燥流化制粒机、搅拌流化制粒机、搅拌转动流化制粒机。

7）**液相中晶析制粒（crystallization granulation in liquid）**：是指使药物在液相中析出结晶的同时借液体架桥作用和搅拌作用聚结成球形颗粒的方法。因为颗粒的形状为球形，所以也叫球形晶析制粒法。球形晶析制粒法得到的是纯药物结晶聚结在一起形成的球形颗粒，其流动性、填充性和成型性均很好，因此可少用或不用辅料直接进行压片。近年来该技术进一步成功地用于功能性微丸的制备，即在球晶制粒过程中加入高分子材料共沉淀，研制了缓释、速释、肠溶、漂浮性中空微丸和生物降解性毫微囊等。

球晶制粒技术需要 3 种基本溶剂：即使药物溶解的良溶剂、使药物析晶的不良溶剂和使药物结晶聚结的液体架桥剂。液体架桥剂在溶剂系统中以游离状态存在，即不混溶于不良溶剂中，并优先润湿析出的结晶使之聚结成粒。

其常用的制备方法是将液体架桥剂与药物共同加入到良溶剂中溶解，然后再在搅拌下注入不良溶剂中。良溶剂立即扩散于不良溶剂中而使药物析出微细结晶，同时在液体架桥剂的作用下使药物润湿、聚结成粒，并在搅拌的剪切作用下变成球状。此法又叫湿法球形制粒法。另一种方法是乳化溶剂扩散法，即当把药物加于不良溶剂中，先形成亚稳态的乳滴，然后固化成球形颗粒。

球晶制粒法的优点是：①在一个过程中同时进行结晶、聚结、球形化过程。球形颗粒的粉体性质可通过改变溶剂、搅拌速度及温度等条件来控制；②制备的球形颗粒具有很好的流动性，接近于自由流动的粉体性质；③利用药物与高分子的共沉淀法，可制备功能性球形颗粒。

制粒设备发展很快，现代的制粒设备各有特色，往往有程序控制装置，效率高，物料损失少，交叉污染也少。

（3）压片：整粒后的颗粒与润滑剂、外加崩解剂和挥发性物质经充分混合后进行含量测定，计算片重后，再进行压片。挥发油如薄荷油可先溶于乙醇中，用喷雾法加到干颗粒中，混匀后还应密封贮存数小时，以利于挥发油等渗入颗粒内，否则由于挥发油仅吸附在颗粒表面，压片时易出现油斑等现象。对于小剂量、不稳定药物，可先用辅料制成颗粒（空白颗粒），再将药物与空白颗粒经适宜的方法混合均匀，此种方法称为空白颗粒法。

压片前需进行片重计算，由于制粒时经一系列的操作，因此原辅料有一定的损失，故压片时必须对干粒进行含量测定，然后再根据以下公式计算片重：

片重＝每片主药含量／测得干颗粒中主药含量＋压片前每片加入的平均辅料量

若为大量生产时，原辅料损失较少，可用下式计算：

片重＝（干颗粒重＋压片前加的辅料重）／应压片数

然后选择适宜的冲模安装于压片机上进行压片。片重与筛目和冲头直径的关系见表8-7。

表 8-7　片重与筛目和冲头直径的关系

片重（mg）	筛目数		冲头直径（mm）
	湿粒	干粒	
50	18	16～20	5～5.5
100	16	14～20	6～6.5
150	16	14～20	7～8
200	14	12～16	8～8.5
300	12	10～16	9～10.5
500	10	10～12	12

压片机种类甚多，按其工作原理不同可分为单冲压片机和旋转式多冲压片机，根据不同的要求尚有二次或三次压缩压片机、多层压片机和压缩包衣机等。分别简介如下：

1）撞击式单冲压片机：本机外形结构如图8-20所示。压力调节器，使上冲下降程度不同，因此产生的压力大小不等，使片剂成型后的硬度不同。片重调节器在下冲芯的下部，以调节下冲头下降的最低位置，进而改变模孔中的容量，使片重发生改变。出片调节器在下冲芯的上部，用以调节下冲头上升至最高点，使压成的片剂被推出模孔，被饲粉器（施料器）推开，落入片剂收集器中。

单冲压片机的工作过程由以下几个步骤组成（图8-21）：上冲升起来，饲粉器移动到模孔之上；下冲下降到适宜的深度（可根据片重调节，使容纳的颗粒重恰等于片重），饲粉器在模孔上摆动，颗粒填满模孔；饲粉器由模孔上移开，使模孔中的颗粒与模孔的上缘相平；上冲下降并将颗粒压缩成片；上冲抬起，下冲随之上升到与模孔上缘相平时，饲粉器再移到模孔之上，将药片推开，并进行第二次饲粉，如此反复进行。

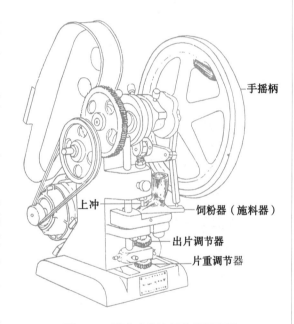

图 8-20　撞击式单冲压片机示意图

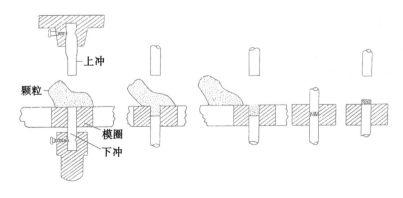

图 8-21　单冲压片机压片的工作过程

单冲压片机的生产能力为 80 ~ 100 片 / 分，适用于医院制剂小量生产片剂或新产品试制用。由于其工作原理为撞击式，单侧受压，受压时间短，压力分布不够均匀，故易发生松片、裂片或片重差异大等问题，且噪音大。

2）旋转式多冲压片机： 是目前生产中广泛应用的一类压片机，有多种型号，按冲数分为16 冲、19 冲、27 冲、33 冲、55 冲、75 冲等多种。其主要由三大部分构成（图 8-22）：动力部分；以皮带和蜗轮杆组成的传动部分；由装有冲头、模圈的机台和上、下压轮、片重调节器、压力调节器、出片调节器、加料斗和刮粉器等组成的工作部分。机台安装在机座的中心轴上，机台上部为上冲转盘，上冲可随上冲轨道上下升降，中间为中模盘，冲模固定在模盘上，形成一个有许多冲模的转盘，下部是下冲转盘，下冲亦随下冲轨道上升、下降。上冲盘的上面有一个与其垂直的上压轮，在下冲盘下面相对应的部位有一个可以调节高低的下压轮，当机台旋转时，上冲行至上压轮下面，下冲也行至下压轮上面，此时上、下冲头在模孔中的距离最近，压力亦最大，因此可以将颗粒加压成形，制成片剂。当下冲向前继续运行至出片斜板上，由于下冲头上升至最高点与冲模相平，将片剂顶出冲模，接着片剂被推入出片轨道，然后落入片剂收集器中。在中模盘上方连接着加料斗和刮粉器，前者向模孔填充颗粒，后者将多余的颗粒和粉末除去，使模孔中的装量恒定。因此当机台旋转一次，即加料一次，压片一次，出片一次，如此周而复始，连续压片。

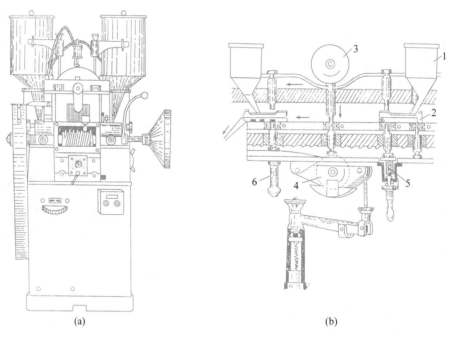

(a)   (b)

1. 加料斗；2. 刮粉器；3. 上压轮；4. 下压轮；5. 片重调节器；6. 出片调节器。

图 8-22   旋转式多冲压片机外型图（a）和压片过程示意图（b）

压力调节器在下压轮下方，调节下压轮的高低位置即可改变上、下冲头在模中的相对距离，因此随着相对距离的缩短而压力增加，相反则压力减少。片重调节器和出片调节器亦在下冲盘的下面，它们都为铜质斜板，调节斜板的相对位置，使下冲头的下降和上升，借以调节模孔中的容积，片重亦随之改变，出片调节器将片剂顶出模孔，便于出片。

旋转式压片机的工作过程与单冲压片机相同，亦可分为填料、压片和出片 3 个步骤。25冲以上的旋转式压片机，一般都有两个加料斗和两副上、下压轮，因此旋转一次即可完成两个压片过程，制成两个片剂，所以产量高。国内使用较多的是 ZP-33 型压片机，是双流程旋转式压片机。旋转式压片机的饲料方式合理，片重差异小；有上、下相对加压，压力分布均匀；生产效率高,是目前片剂生产中广泛使用的一类压片机。

3)二次压片机:本机适用于粉末直接压片法。粉末直接压片时,一次压制存在成型差、转速慢等缺点,因而将一次压制压片机进行了改造,研制成二次、三次压制压片机。片剂物料经过一次压轮或预压轮适当的压力压制后,移到第二次压轮再进行压制。由于经过两步压制,整个受压时间延长,成型性增加,很少有顶裂现象。二次压制压片机的结构如图 8-23 所示。

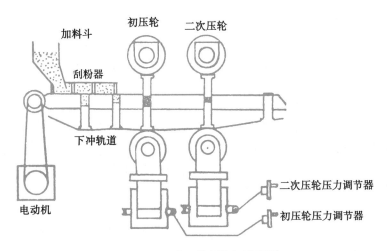

图 8-23 二次压缩压片机示意图

4)多层片压片机:多层片压片机的制片过程(图 8-24)为向模孔中添加第一层物料,进行预压,在第一层上充填第二层物料,再进行压制。还可压制成三层片。

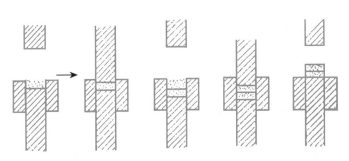

图 8-24 多层压片示意图

5)压片机的冲和模:冲和模是压片机的重要部件,需用优质钢材制成,应耐磨且有足够的强度;冲和模之间孔径差不大于 0.06 mm,冲长差不大于 0.1 mm,一般均为圆形,并有不同的弧度,深弧度的一般适合压制包糖衣片的片芯(图 8-25)。此外,还有压制异形片的冲模,如三角形、椭圆形。

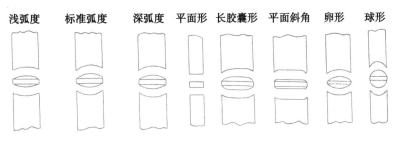

图 8-25 冲和模的形状

（三）直接压片法 Direct tableting method

某些对湿或热不稳定的药物，可以选用直接压片法，主要包括结晶直接压片法、粉末直接压片法等。工艺流程如图 8-26 所示。

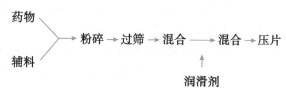

图 8-26 直接压片法的工艺流程

1. 结晶药物直接压片 Direct tableting of crystalline drug

有些结晶性药物如氯化钾、溴化钾、氯化钠、阿司匹林、硫酸亚铁、维生素 C 呈正立方结晶，具有较好的流动性和可压性，则只需筛选成适宜大小的颗粒，加入适宜辅料混合均匀后，即可直接压片。制备溶液片时，常用此法。

2. 粉末直接压片 Direct tableting of drug powders

粉末直接压片系指药物细粉与适宜辅料混合后，不经制粒而直接压片的方法。近几十年来，由于一些新型辅料的相继出现，进一步促进了粉末直接压片的发展。粉末直接压片有工艺简单、节能省时、崩解和溶出较快等优点。但由于细粉的流动性和可压性均比颗粒差，压片将有一定困难，克服的办法分如下两方面。

（1）改善压片用原辅料的性能：在大剂量片剂中，主要由药物本身的性状影响压片过程和片剂的质量，一般可通过适当手段如重结晶法、喷雾干燥法改变药物粒子的大小及其分布，或改变粒子的形状来改善药物的流动性和可压性。对于一些小剂量片剂，由于药物在整个片剂中所占的比例较小，若选用流动性和可压性较好的辅料，可弥补药物性状的不足。直接压片的辅料应具有良好的流动性和可压性，还需要有较大的药品容纳量（即加入较多的药物粉末亦不会对其流动性和可压性产生显著的不良影响）。故粉末直接压片所用的辅料如下。

1）填充剂：常用的填充剂有微晶纤维素、喷雾干燥乳糖、球粒状乳糖、无水乳糖、预胶化淀粉、磷酸氢钙二水物等。

2）黏合剂：均为干燥黏合剂，常用的有糖粉、微晶纤维素和纤维素衍生物等。其中微晶纤维素为微小结晶，具有良好的助流作用，故更适宜作粉末直接压片的辅料。

3）助流剂：常用的有微粉硅胶和氢氧化铝凝胶干粉，均为细小颗粒状物，具有良好的流动性。

4）崩解剂：交联羧甲基纤维素钠、交联聚维酮、羧甲基淀粉钠、羟丙基淀粉、低取代羟丙基纤维素等。

（2）压片机的改进：为适应粉末直接压片的需要，对压片机可从三个方面加以改进。

1）改善饲粉装置：为防止细粉在压片机的饲料器中不能顺利地流动，常在饲粉器上加装振荡装置，或加其他适宜的强制饲粉装置。

2）增加预压结构：改为二次压缩，由于增加了压缩时间，可克服可压性差的缺点，同时有利于粉末间空气的排出，减少裂片现象，增加片剂的硬度。

3）改善除尘结构：由于粉末直接压片时产生的粉尘较多，故要求刮粉器与模台紧密接合，严防漏粉，并安装除尘装置，以减少粉尘飞扬。

（四）干法制粒压片法 Dry granulation tableting method

在药物对水、热不稳定，有吸湿性或采用直接压片法流动性差的情况下，也可采用干法制粒压片，即将药物与适宜的粉状填充剂、润滑剂或黏合剂等混合均匀后，用适宜的设备压制成块状或大片状，再将其破碎成大小适宜的颗粒进行压片。干法制粒压片可分为滚压法和重压法。工艺流程如图 8-27 所示。

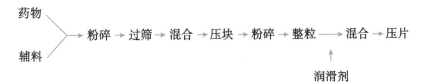

图 8-27 干法制粒压片法的工艺流程

1. 滚压制粒压片法 Rolling granulation tableting method

将药物和辅料混匀后，通过特殊的滚压机压制成薄片，再通过摇摆式颗粒机粉碎并制粒，然后加入润滑剂混合后即可压片。目前已有滚压、碾碎、整粒的整体设备，如国产干挤-30B 型颗粒机，通过它可直接将粉末干挤压成颗粒，既简化了工艺又提高了颗粒的质量（图 8-28）。

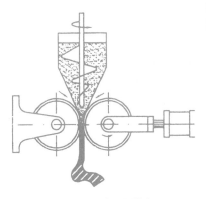

图 8-28 滚压制粒机

2. 大片制粒压片法 Slug granulation tableting method

大片制粒压片法是指将药物与辅料的混合物在较大的压力下，用较大的冲模压成大片（冲模直径一般为 19 mm 或更大），然后再粉碎成颗粒压片。本法操作简单，但由于压片机需用较大压力，冲模等机械部件损耗率大，细粉亦较多。

五、压片时常见问题及对策 Tableting problems and overcoming strategies

1. 裂片 Sliver

裂片是指片剂由模孔中推出后，易受震动而使面向上冲的一层裂开并脱落，用单冲压片机时较易发生。其主要原因有片剂的弹性复原，压力分布不均匀，压速过快，黏合剂选择不当或用量不足，细粉过多和冲模与模圈不符等；解决的办法有换用弹性小、塑性强的辅料，采用旋转式压片机，降低压片速度，选择合适的黏合剂或重新制粒等。

2. 松片 Loosed tablets

松片是指片剂硬度不够，在包装、运输等过程中出现破碎、磨损或成粉末等现象。药物弹性回复大和可压性差为主要原因。一般需用黏合性强的黏合剂，并需调整压片机的压力来解决。

3. 黏冲 Sticking

黏冲是指冲头或冲模上黏着细粉，导致片面不平整或有凹痕的现象。尤其是刻有药名和横线的冲头更易发生黏冲，主要原因有颗粒含水量过多，润滑剂使用不当，冲头表面粗糙和工作场所湿度太高所致。应针对各种原因，及时处理解决，如改善干燥方法。

4. 崩解迟缓 Delayed disintegration

崩解迟缓是指崩解时间超过药典规定的时限。其可能原因是崩解剂用量不足，黏合剂黏性太大，疏水性润滑剂用量太多，压片时压力过大和片剂硬度过大等引起。需针对原因加以解决，如选用优良崩解剂、加入亲水性润滑剂、减少黏合剂用量或降低压片压力。

5. 片重差异超限 Overlimit of tablet weight variation

颗粒大小不匀、流速不一，下冲升降不灵活和加料斗装料过多或过少等均能引起片重差异，应及时停机检查，若为颗粒的原因则需要重新制粒，另外可加助流剂以调节流动性，或调节压片机加料斗填料量一致。

6. 变色与色斑 Color changing and speckling

变色与色斑是指片剂的表面颜色变化或出现色泽不一的斑点、阴影或麻点等，使片剂外观不符合要求。主要原因是颗粒过硬、混料不匀、颗粒干湿不匀，或机器上有油污造成油斑等，需找出原因，及时解决。

7. 均匀度不合格 Overlimit of uniformity

主要原因有混合不匀、细粉过多、颗粒大小不均、流动性差、可溶性成分迁移等，解决的方法有重新制粒、改善干燥方法以防可溶性成分迁移等。

六、片剂的质量控制 Quality control of tablets

《中国药典》2020年版四部通则0101中除对片剂外观、硬度等作了一定规定外，还对片剂的重量差异和崩解时限作了具体规定。同时在含量均匀度检查法中规定对小剂量片剂进行含量均匀度检查，并明确凡规定检查含量均匀度的片剂，可不进行重量差异的检查。对某些片剂规定作溶出度检查，并明确凡规定检查溶出度的片剂，可不进行崩解时限检查。

1. 外观检查 Visual checking

片剂外观完整光洁，色泽均匀。片剂应具有适宜的硬度，对于非包衣片，应符合片剂脆碎度检查法的要求，防止在包装贮运过程中发生磨损或碎片。

2. 重量差异 Weight variation

在片剂生产过程中，许多因素能影响片剂的重量。重量差异大，意味着每片的主药含量不一。因此，必须将各种片剂的重量差异控制在最小的限度内。《中国药典》2020年版规定片剂重量差异限度如表8-8所示。

表8-8　片剂重量差异限度

平均片重或标示片重	重量差异限度
0.30 g 以下	±7.5%
0.30 g 及 0.30 g 以上	±5%

测定方法如下：取药片20片，精密称定总重量，求得平均片重后，再分别精密称定各片的重量。每片重量与平均重量相比较（凡无含量测定的片剂或有标示片重的中药片剂，每片重量应与标示片重比较），超出重量差异限度的药片不多于2片，并不得有1片超出限度1倍。

糖衣片应在包衣前检查片芯的重量差异，符合规定后方可包衣，包糖衣后不再进行重量差异检查。薄膜衣片应在包薄膜衣后检查重量差异并符合规定。凡规定检查含量均匀度的片剂，一般不再进行重量差异检查。

3. 含量均匀度 Content uniformity

含量均匀度系指单剂量的固体、半固体和非均相液体制剂含量符合标示量的程度。除另有规定外，每一个单剂标示量小于25 mg或主药含量小于每一个单剂重量25%者应检查含量均匀度。取供试片10片，照各药品项下规定的方法，分别测定每一个单剂以标示量为100的相对含量，求其平均值X、标准差S以及标示量与均值之差的绝对值A（$A = |100-X|$）；如果$A+2.2S \leq L$，表示供试品的含量均匀度符合规定；如果$A+S > L$则不符合规定；若$A+2.2S > L$，且$A+S \leq L$，则应另取20片复试。根据初、复试结果，计算30个单剂的均值X，标准差S和标示量与均值之差的绝对值A。当$A \leq 0.25 L$时，若$A^2+S^2 \leq 0.25 L^2$，则供试品的含量均匀度符合规定；若$A^2+S^2 > 0.25 L^2$则不符合规定。当$A > 0.25 L$时，若$A+1.7S \leq L$，则供试品的含量均匀度符合规定；若$A+1.7S > L$，则不符合规定。上述公式中L为规定值，除另有规定外，L = 15.0。

4. 崩解时限 Disintegration time

一般内服片剂都应在规定条件下，在规定时间内在介质中崩解，所谓崩解的标志是指片剂崩解成能通过直径2 mm筛孔的颗粒或粉末。崩解仪的结构如图8-29。

测定方法：取药片 6 片，分别置于吊篮的玻璃管中，每管各加一片，然后启动崩解仪，使吊篮浸入 1000 mL 烧杯中，烧杯内盛有温度为 37℃ ±1℃的水，在规定的水位和上下移动距离内，往返速度每分钟 30 ～ 32 次。一般压制片均应在 15 min 内全部崩解成颗粒，并通过筛网。如有一片崩解不完全或残存有小颗粒不能全部通过筛网时，应另取 6 片按上述方法复试，均应符合规定。

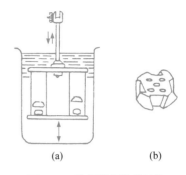

图 8-29　片剂崩解仪的结构
（a）崩解装置；（b）挡板。

薄膜衣片，按上述装置与方法检查，并可改在盐酸溶液（9 → 1000）中检查，化药薄膜衣片应在 30 min 内全部崩解。中药薄膜衣片，则每管加挡板 1 块，各片均应在 1 h 内全部崩解，如果供试品黏附挡板，应另取 6 片，不加挡板按上述方法检查，应符合规定。如有 1 片不能完全崩解，应另取 6 片复试，均应符合规定。糖衣片，按上述装置与方法检查，应在 1 h 内全部崩解，如有一片不能完全崩解，则取 6 片复试，均应符合规定。肠溶衣片，按上述装置与方法，先在盐酸溶液中（9 → 1000）中检查 2 h，每片均不得有裂隙、崩解或软化现象；继将吊篮取出，用少量水洗涤后，每管各加入挡板 1 块，再按上述方法在磷酸盐缓冲液（pH 6.8）中进行检查，1 h 内应全部崩解，如有一片不能完全崩解，则取 6 片按上述方法复试，均应符合规定。

结肠定位肠溶片，除另有规定外，按上述装置和各品种项下规定检查，各片在盐酸溶液（9 → 1000）及 pH 6.8 以下的磷酸盐缓冲液中均应不得有裂缝、崩解或软化现象，在 pH 7.5 ～ 8.0 的磷酸盐缓冲液中 1 h 内应完全崩解。如有 1 片不能完全崩解，应另取 6 片复试，均应符合规定。

泡腾片，取 1 片，置予 250 mL 烧杯中，烧杯内盛有 200 mL 水，水温为 15 ～ 25℃，有许多气泡放出。当片剂或碎片周围的气体停止溢出时，片剂应崩解、溶解或分散在水中，无聚集的颗粒剩留。除另有规定外，按上述方法检查 6 片，各片均应在 5 min 内崩解。

含片，除另有规定外，按上述装置和方法检查，各片均应在 10 min 内全部崩解或溶化；舌下片的崩解时限一般应在 5 min 内全部溶化；咀嚼片不做崩解时限检查；口腔贴片、速释片、缓释片、控释片、肠溶片需进行释放度的检查。分散片进行分散均匀度和溶出度检查。

5. 溶出度 Dissolution

溶出度是指药物从片剂或胶囊剂等固体制剂在规定介质中溶出的速度和程度。凡检查溶出度的制剂不再进行崩解时限检查。难溶性药物的溶出是其吸收的限制过程。片剂的崩解时限与体内的吸收并不都存在着平行关系，了解机体吸收的可靠方法是对该制品进行生物利用度测定，但测定血药浓度、尿药排泄速度等方法比较复杂，以此来控制产品的质量代价太高，且有实际的困难，故不可能用作质量控制的常规方法。很多实验证明，很多药物片剂的体外溶出与吸收有相关性，因此溶出度测定法可反映体内片剂吸收的程度，在片剂质量控制上有重要意义。一般来说，在消化液中难溶或难被吸收的片剂，或与其他成分容易相互作用的药物，或久贮后溶解度下降的药物，或剂量小、药效强、副作用大的药物片剂，以及速效和长效制剂需测定溶出度。目前测定溶出度的方法有篮法、桨法以及小杯法等数种，简介如下。

（1）第一法（篮法）

图 8-30 为篮法测定片剂溶出度的示意图，转篮分为篮体和篮轴两部分，均为不锈钢或其他惰性材料制成。篮体 A 由方孔筛网制成，呈圆柱形，上下两端都有封边。篮轴 B 的末端连末端连一圆盘，作为转篮的盖；盖上有一通气孔；盖边系两层，上层直径与转篮外径相同，下层直径与转篮内径相同；盖上的 3 个弹簧片与中心呈 120°。

溶出杯是由硬质玻璃或其他惰性材料制成的底部为半球形的 1000 mL 杯状容器。溶出杯

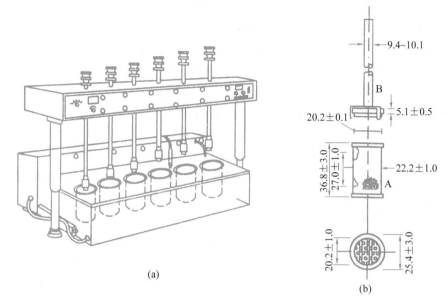

图 8-30 篮法测定片剂溶出度示意图（单位：mm）

（a）溶出仪；（b）转篮。

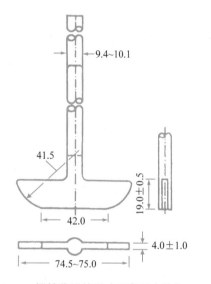

图 8-31 搅拌桨形状尺寸示意图（单位：mm）

配有适宜的盖子，盖上有适当的孔，中心孔为篮轴的位置，其他孔供取样或测量温度用。将溶出杯置于恒温水浴或其他适当的加热装置中。篮轴与电动机相连，由速度调节装置控制电动机的转速，使篮轴的转速在各品种项下规定转速的 ±4% 范围之内。

测定前，应对仪器装置进行必要的调试，使转篮底部距溶出杯的内底部 25 mm ±2 mm。分别量取经脱气处理的溶出介质置各溶出杯内，实际量取的体积与规定体积的偏差应在 ±1% 范围之内。待溶出介质温度恒定在 37℃ ±0.5℃后，取供试品 6 片，分别投入 6 个干燥的转篮内，将转篮降入溶出杯中，注意避免供试品表面产生气泡。立即按各品种项下规定的转速启动仪器，计时。至规定的取样时间（实际取样时间与规定时间的差异不得过 ±2%），在规定取样点吸取溶出液适量，立即用适当的微孔滤膜滤过，自取样至滤过应在 30 s 内完成。取澄清滤液，照各药品项下规定的方法测定，算出每片溶出量，均应不低于规定限度 Q。如 6 片中仅有 1 ～ 2 片低于 Q，但不低于 Q-10%，且其平均溶出量不低于 Q 时，仍可判为合格。如 6 片中有 1 ～ 2 片低于 Q，且其中仅有 1 片低于 Q-10%，但不低于 Q-20%，且其平均溶出量不低于 Q 时，应另取 6 片复试。初、复试的 12 片中有 1 ～ 3 片低于 Q，其中仅有 1 片低于 Q-10%，但不低于 Q-20%，且其平均溶出量不低于 Q 时，应判为合格。以上结果判断中所示的 10%、20% 是指相对于标示量的百分率（%）。

（2）第二法（桨法）

除将转篮换成搅拌桨外，其他装置和要求与篮法相同。搅拌桨的形状如图 8-31 所示，由不锈钢材料制成，旋转时搅拌桨摆动幅度不得超过 ±0.5 mm，具体操作及结果判断方法同篮法。

（3）第三法（小杯法）

使用搅拌桨，溶出杯为 250 mL 杯状容器，其他操作及结果判断同第一法。

释放度的测定可参见缓释与控释制剂一章，或参见《中国药典》2020 年版四部通则 0931（溶出度与释放度测定法）。

（4）第四法（桨碟法）

第四法用于贴片的释放。

（5）第五法（转筒法）

溶出杯按第二法，但搅拌桨另用不锈钢转筒装置替代。组成搅拌装置的杆和转筒均由不锈钢制成，其规格尺寸参见《中国药典》2020 年版。

（6）第六法（流池法）

装置由用于溶出介质的贮液池、用于输送溶出介质的泵和流通池以及用于保持溶出介质温度的恒温水浴组成，接触介质与样品的部分均由不锈钢或其他惰性材料制成，其规格尺寸参见《中国药典》2020 年版。

（7）第七法（往复筒法）

装置由溶出杯、往复筒、电动机、恒温水浴或其他适宜的加热装置等组成。其规格尺寸参见《中国药典》2020 年版。

不同的制剂选用不同的测定装置和方法。例如，普通制剂采用第一法和第二法测定时，测定前，应对仪器装置进行必要的调试，使转篮或桨叶底部距溶出杯的内底部 25 mm±2 mm。分别量取溶出介质置各溶出杯内，实际量取的体积与规定体积的偏差应在 ±1% 范围之内。待溶出介质温度恒定在 37℃ ±0.5℃后，取供试品 6 片（粒、袋），如为第一法，分别投入 6 个干燥的转篮内，将转篮降入溶出杯中；如为第二法，分别投入 6 个溶出杯内，注意避免供试品表面产生气泡。立即按各品种项下规定的转速启动仪器，计时。至规定的取样时间（实际取样时间与规定时间的差异不得过 ±2%），吸取溶出液适量（取样位置应在转篮或桨叶顶端至液面的中点，距溶出杯内壁 10 mm 处；需多次取样时，所量取溶出介质的体积之和应在溶出介质的 1% 之内，如超过总体积的 1%，应及时补充相同体积且温度为 37℃ ±0.5℃的溶出介质，或在计算时加以校正），立即用适当的微孔滤膜滤过，自取样至滤过应在 30 s 内完成。取澄清滤液，照该品种项下规定的方法测定，计算每片（粒、袋）的溶出量。

缓释制剂或控释制剂照普通制剂方法操作，但至少采用 3 个取样时间点，在规定取样时间点，吸取溶液适量，及时补充相同体积且温度为 37℃ ±0.5℃的溶出介质，滤过，自取样至滤过应在 30 s 内完成。照各品种项下规定的方法测定，计算每片（粒）的溶出量。

6. 硬度和脆碎度 Hardness and friability

片剂应有适宜的硬度，以免在包装、运输等过程中破碎或磨损。另外，片剂的硬度与片剂的崩解和溶出有密切的关系，因此硬度也是片剂的质量要求之一。测量硬度的仪器有孟山都（Monsanto）硬度计，如图 8-32 所示，通过一个螺旋对一个弹簧加压，由弹簧推动压板并对片剂加压，由弹簧的长

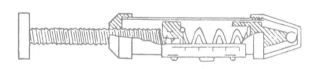

图 8-32　孟山都硬度计

度来反映压力的大小。另外可用压痕法测定片剂的表面硬度。硬度的检查药典中没有作出硬性规定。

片剂因磨损和震动往往引起碎片、裂片等。脆碎度用 Roche 脆碎度测定仪来检测（图 8-33），其主要部分为一转鼓，用透明塑料制成，内径为 286 mm，深度为 39 mm，桶内有一自中心向外壁延伸的弧形隔片（内径为 80 mm±1 mm），使片剂在圆桶转动时产生滚动。片重为 0.65 g 或以下者取若干片，使其总重量约为 6.5 g；片重大于 0.65 g 者取 10 片。用吹风机吹

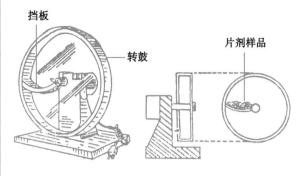

图 8-33 Roche 脆碎度测定仪

去脱落的粉末，精密称重，置圆桶中，以 25 r/min 的速度转动，转动 100 次。取出，同法去除粉末，精密称重，并与原重相比，减失重量不得过 1%，且不得检出断裂、龟裂及粉碎的片。

7. 微生物限度检查 Microbial limit test

除另有规定外，参照《中国药典》2020 年版通则 1105 非无菌产品微生物限度检查、通则 1106 控制菌检查法及通则 1107 非无菌药品微生物限度标准检查，应符合规定。

七、片剂的包装及贮存 Package and storage of tablets

适宜的包装与贮存是保证片剂质量的重要措施。片剂的包装不但讲究外观美观，更应以防潮、避光、密封和卫生等条件为主。

片剂包装通常采用两种形式，即多剂量包装和单剂量包装。

（1）**多剂量包装**：几片至几百片包装在一个容器内，容器多为玻璃瓶和塑料瓶，也有用软性薄膜、纸塑复合膜、金属箔复合膜等制成的药袋。

（2）**单剂量包装**：将片剂单个隔开包装，每片均处于密闭状态，有利于药片的稳定并防止污染，目前应用较多。分以下两种：①泡罩式包装是用无毒铝箔及无毒聚氯乙烯硬片，在平板泡罩式或吸泡式包装机上，经热压形成的泡罩式包装。铝箔成为背层材料，背面可印上药名等说明，聚氯乙烯成为泡罩，透明、坚硬、显得美观、贵重。②窄条式包装是由两层膜片（铝塑复合膜、纸塑复合膜）经黏合、或热压形成的带状包装。较泡罩式简便，价格也较低廉。

单剂量包装均用机械化操作，包装效率较高，但片剂的包装还有许多问题有待改进。首先应从密封、防潮、轻巧及美观等方面着手，这不仅有利于片剂的质量控制，而且对片剂产品的销售和与国际市场接轨有关。其次加快包装速度、减轻劳动量方面，要从机械化、自动化和联动化等方面着手。国外已应用光电控制的自动数片机和铝塑热封包装机，大大提高了包装质量和工作效率。我国目前也日益重视这方面的新材料、新技术、新设备的引进和研制，推动了制药工业的进一步发展。

片剂的贮存，按药典规定宜密封贮存、防止受潮、发霉、变质。故包装好的片剂应放在阴凉、通风、干燥处贮存。对光敏感的片剂，应避光保存（采用棕色瓶包装）。受潮后易分解变质的片剂，应在包装容器内放干燥剂（如装有氧化钙的小袋）。

八、片剂举例 Examples of tablets

将某种药物或几种药物制成片剂，首先必须根据药物的理化性质和临床用途及剂量，选用适当的辅料组成合理的处方，然后再根据前述适当的方法制成片剂。关键是设计好合理的处方，下面分类举例。

1. 性质稳定且易成型药物的片剂 Stable and easy moulding drug tablets

药物的理化性质稳定，亲水性好，粉末比重不太轻，受压易成型，如磺胺类药物只要加常量的淀粉作崩解剂和常用浓度的淀粉浆作黏合剂制成颗粒，干燥后整粒，加常量的润滑剂混匀后压片即得。

2. 理化性质不稳定药物的片剂 Physiochemically unstable drug tablets

这类片剂的处方设计，应注意辅料和工艺的选择。例如乙酰水杨酸受潮时易水解失效，需加入适量的酒石酸或枸橼酸以增加其稳定性，并不宜采用硬脂酸镁为润滑剂。还可以采用干法制粒压片。乙酰水杨酸与其他某些解热镇痛药如咖啡因配伍时，会产生低共熔现象，倘若干燥温度稍高，则颗粒中药物会熔解，不仅引起质变、变色，还会削弱辅料在片剂中应起的作用，致使片剂不合格。为克服上述困难，常用分别制粒法。此外还应注意其晶形的大小和形状，若呈鳞片状或针状结晶则需磨成粉后制粒，否则易裂片。为防止裂片，一般采用高浓度的淀粉浆作黏合剂，而且干燥后颗粒的含水量宜稍高于 3%，以减少润滑剂的用量。

例 8-1： 复方乙酰水杨酸片（compound aspirin tablets）

【处方】
乙酰水杨酸	268 g	淀粉浆（17%）	适量
对乙酰氨基酚	136 g	滑石粉	15 g
咖啡因	33.4 g	淀粉	266 g
轻质液体石蜡	0.25 g	共制 1000 片	

【制法】 取对乙酰氨基酚和咖啡因，混合后过 100 目筛然后与约 1/3 的淀粉混匀，加入淀粉浆制成软材，过 14 目筛制粒。湿粒在 70℃下干燥，干粒再过 12 目筛整粒。再将此颗粒与乙酰水杨酸粒状结晶混合，加入剩余的淀粉（预先在 100～105℃干燥）和吸附有轻质液体石蜡的滑石粉（将轻质液体石蜡喷于滑石粉中混匀）混合均匀，含量测定合格后计算片重，12 mm 冲模压片。

【用途与用法】 解热镇痛药，1 日 3 次，每次 1～2 片。

【注解】 因乙酰水杨酸受湿热易水解，故选用粒状结晶，便于直接压片。其次乙酰水杨酸、对乙酰氨基酚和咖啡因三种成分在润湿混合时常使熔点下降，在压缩时有熔融和再结晶现象，压片时可能出现花斑和水印等现象，同时将削弱崩解剂的作用，使崩解时限延长，故采用分别制粒的方法。淀粉为崩解剂，采用内外加入法，以增强崩解效果。淀粉浆为黏合剂，由于主药均为疏水性药物，故选用高浓度淀粉浆。滑石粉为润滑剂。

在选用乙酰水杨酸粒状结晶时，应选用能通过 40～60 目筛的细小结晶，若晶形过大，将产生阴影。如遇到这种大结晶，应将大结晶与半量滑石粉混合，先压制成大片，然后通过颗粒机粉碎成大小适宜的颗粒后，拌入咖啡因、对乙酰氨基酚的颗粒中，再加滑石粉混合压片。

若乙酰水杨酸结晶过细，不能直接压片时，可单独湿法制粒，即取乙酰水杨酸加 1% 的酒石酸作稳定剂混匀后，加入适量的淀粉和淀粉浆混合制粒，湿粒在 50～60℃温度下通风干燥，干粒过 12 目筛整粒后与对乙酰氨基酚等颗粒混合均匀后压片。

由于硬脂酸镁能促使乙酰水杨酸的水解，所以不宜作本品的润滑剂而选用滑石粉，最好是选用滑石粉加少量液体石蜡混合作润滑剂。滑石粉因有液体石蜡的存在而容易附着在颗粒的表面，在压片振动时不易脱落。

3. 小剂量药物的片剂 Low dose drug tablets

小剂量药物片剂是指药物含量在 100 mg 以下的片剂。由于主药含量小，片剂内含有大量的填充剂。制备时，应特别注意均匀度问题。为此采用等量递加法混合均匀；也可采用溶剂分散法，但要注意可溶性成分迁移现象对均匀度的影响。这类片剂的成型主要由辅料的性质决定。

例 8-2： 核黄素片（riboflavin tablets）

【处方】
核黄素	5 g	50% 乙醇	适量
乳糖	60 g	硬脂酸镁	0.7 g
糖粉	18 g	羧甲基淀粉钠	1.5 g
共制 1000 片			

【制法】 取核黄素与乳糖按等量递加法混合，过筛混合均匀，再与糖粉混合均匀，加 50% 乙醇适量制软材，过 16 目筛整粒，在 55℃以下干燥，干粒再过 16 目筛整粒。加硬脂酸

镁、羧甲基淀粉钠，混匀后压片。

【用途与用法】　本品用于防治因维生素 B$_2$ 缺乏所引起的疾病。1 次 1 片，1 天 3 次。

【注解】　由于核黄素片主药含量小。片剂内含有大量的填充剂，制备时应特别注意含量均匀度问题，为此需采用等量递加法混合均匀。

在制粒时要注意筛网两端，防止有深色颗粒，否则干后压片有深色斑点，必要时二次过筛制粒，使色泽一致。干燥温度宜低，否则将导致乙醇挥发太快而使表层颗粒形成深色。

核黄素还可用微晶纤维素作干燥黏合剂，微粉硅胶作助流剂直接压片。

4. 挥发性药物成分片剂 Volatile ingredient-containing drug tablets

以中药提取的挥发油为主要原料制备片剂时，主要考虑选用适宜的吸收剂吸收，并注意混合均匀。因吸收挥发油后不宜再干燥，故常将吸收剂制成空白颗粒后再吸收挥发油，混合后放置适当时间，使扩散均匀后压片。

例 8-3：清凉润喉片（cool throat lotion tablets）

【处方】

糖粉（100 目）	400 g	滑石粉	20 g
淀粉（120 目）	45 g	桉叶油	0.5 mL
糊精	60 g	薄荷油	0.75 mL
枸橼酸	0.75 g	柠檬油	0.5 mL
糖精	0.375 g	薄荷脑	0.025 g
亚甲蓝	0.06 g	硬脂酸镁	0.003 g

共制 1000 片

【制法】　取亚甲蓝，溶于适量沸水后，加入滑石粉中，充分搅拌均匀，干燥 8 h，过 120 目筛，得亚甲蓝粉。另取糖精，溶于适量沸水中，再用适量淀粉吸收，搅拌备用。另取枸橼酸，溶于约 60 mL 水中，过滤备用。

取糊精、淀粉、亚甲蓝粉及糖精粉，混合，过 40 目筛后，再加于糖粉中。共置搅拌机中混合 2 ~ 3 min，加入枸橼酸溶液为润湿剂制软材，继续搅拌 15 min。将软材通过 10 目筛制粒，干燥，得干粒。将桉叶油、薄荷油、柠檬油混合，加入薄荷脑置温热处，时常搅拌使完全溶解，用 60 目筛过滤。

取以上制备的干颗粒，过 30 目筛，取筛出的细粉适量，加入上述油溶液，充分搅拌混合均匀，过 16 目筛。将油细粉与其他细粉混合，并与颗粒混合均匀，加入硬脂酸镁混匀，压片即得，片重为 0.48 ~ 0.49 g。

【用途与用法】　口腔咽喉防腐药，适用于咽喉炎、扁桃体炎及口臭等。口含每次 1 ~ 2 片，每天数次。

【注解】　本品主要含挥发性成分，含量约为 0.4%，制备时必须混合均匀。为避免受热，故先将填充剂制成空白颗粒后再吸收挥发性成分。由于两者量悬殊，故先筛出细粉吸收，再与颗粒混合，宜密闭放置适当时间，使扩散均匀后进行压片。

5. 泡腾片 Effervescent tablets

泡腾片是指以适宜的酸和碱，在水存在的条件下反应产生气体而使片剂崩解、溶解或形成泡沫的片剂。常用枸橼酸、酒石酸、苹果酸等和碳酸盐作用产生二氧化碳气体，片型大于一般片剂。在设计处方时，酸的用量往往超过理论用量，以利于稳定及适口。泡腾片的有效成分为水溶性，并且尽量选用适宜的水溶性润滑剂等辅料。

例 8-4：乙酰水杨酸泡腾片（aspipin effervescent tablets）

【处方】

碳酸氢钠（细颗粒）	2050 g	富马酸（细粒）	305 g
枸橼酸（细粒）	520 g	乙酰水杨酸（20 目）	325 g

共制 1000 片

【制法】 取处方中各组分混合 20 min，用直径 2.223 cm 的平面冲压机压片。操作在相对湿度 30% 以下，室温中进行。

【用途与用法】 解热镇痛药，用于发热、头痛、神经痛等。每杯 1～2 片，每日 3 次。

【注解】 本品中泡腾用酸为枸橼酸和富马酸联合应用，前者能增加乙酰水杨酸的溶解度，后者可减少泡腾片的吸湿性。

制备泡腾片剂一般将酸、碱分别制粒，在压片前混合。本品制备采用筛选适宜结晶颗粒直接压片的方法，省略了制粒步骤。

6. 全粉末片 Full powder tablets

在片剂制备方法中已提到粉末直接压片必须改善原料的可压性和流动性。微晶纤维素是最有效的干燥黏合剂，流动性好；微粉硅胶是最有效的助流剂。此外，还应根据原料性状选用适宜的润滑剂。

例 8-5：罗通定片 Rotundine Tablets

【处方】
罗通定	30 g	滑石粉	10 g
微晶纤维素	25 g	微粉硅胶	1 g
淀粉	23 g	硬脂酸镁	1 g
共制 1000 片			

【制法】 将罗通定磨细过 80 目筛，然后与处方中各种辅料混匀，过 40 目筛，直接压片，即得。

【用途与用法】 本品有镇痛、镇静、安眠等作用，常用于治疗消化道溃疡即十二指肠溃疡性疼痛、月经痛及痉挛性咳嗽等症。镇痛：每次 2～4 片，一日 1～4 次。催眠：临睡前口服 1～3 片或遵医嘱。

【注解】 本处方中罗通定为主药。微晶纤维素为干黏合剂，淀粉为填充剂，两者兼有崩解作用，滑石粉、硬脂酸镁为润滑剂，微粉硅胶为助流剂。

九、片剂的包衣 Tablet coating

（一）片剂包衣概述 Introduction of tablet coating

1. 片剂包衣目的 Purpose of tablet coating

包衣系指在片剂（片芯、素片）表面包裹上适宜材料的衣层的操作。其主要目的如下：

（1）掩盖药物的不良臭味；

（2）防潮、避光、隔绝空气以增加药物的稳定性；

（3）控制药物在胃肠道的一定部位释放或缓慢释放；

（4）在胃液中因酸性或胃酶破坏的药物、对胃有刺激及可引起呕吐的药物可以包肠溶性薄膜衣；

（5）可将有配伍变化的药物成分分别置于片芯和衣层，以免发生变化；

（6）改善片剂的外观和便于识别等。

2. 包衣片的质量要求 Quality requirements for coated tablets

（1）片芯：具有适宜的弧度，否则边缘部位难以覆盖衣层；有较大的硬度以承受包衣过程中的滚动和摩擦；对溶剂吸收量低；脆性小，以免因碰撞而破裂。

（2）片剂包衣后：衣层均匀，牢固，与药片不起作用，崩解时限合格，经较长时间贮存仍能保持光洁、美观、色泽一致并无裂片现象，且不影响药物的崩解、溶出和吸收。

3. 包衣片的分类 Classification of coated tablets

根据包衣材料的不同，片剂的包衣通常可分为糖衣和薄膜衣两类，其中薄膜衣又可分为胃溶性、肠溶性及不溶性三类。

（1）**糖衣**：是指以蔗糖为主要包衣材料的包衣。糖衣有一定的防潮、隔绝空气的作用；可掩盖不良臭味，改善外观并易于吞服。在过去以包糖衣为主，但是包糖衣具有包衣时间长，所需辅料量多因而增重多，药物释放会受到影响，防潮性能差等缺点，因而逐渐被薄膜衣取代。

（2）**薄膜衣**：是指在片芯外包上一层比较稳定的高分子材料。可防止水分、空气的侵入，达到掩盖片芯药物的不良气味和提高药物稳定性的作用。与糖衣片相比，具有生产周期短、效率高、片重增加不大（一般增加 2% ～ 5%）、可实现自动化操作等特点。根据高分子材料的性质，可制成胃溶、肠溶、缓释和控释制剂。近年来薄膜衣已广泛应用于片剂、小丸剂、颗粒剂、胶囊剂等剂型中，提高了制剂质量，拓宽了医疗用途。

肠溶片系指用肠溶性包衣材料进行包衣的片剂，可防止酸性及酶对某些药物的破坏，防止药物对胃的刺激性，或为了使药物在小肠中释放起缓释作用。不溶性薄膜衣片材料可控制药物的释放速度和释放时间，与其他材料合用起缓释和控释作用。

（二）包衣方法及设备 Coating methods and equipments

常用的包衣方法有滚转包衣法（trundle pan coating）、流化床包衣法（fluidizing-bed coating）及压制包衣法（compression coating）等。

1. 滚转包衣法 Trundle pan coating

滚转包衣法又称锅包衣法，采用锅包衣机包衣是一种最常用的包衣方法。包衣机一般由莲蓬形或荸荠形的包衣锅、动力部分、加热器及鼓风和吸尘设备组成（图 8-34），包衣锅的转速、温度、风量和倾斜度均可随意调节。包衣锅多采用紫铜或不锈钢等性质稳定并具有良好导热性的材料制成。包衣锅的轴与水平呈一定倾斜度（30°～ 40°），以使片剂在包衣锅内既能随锅的转动方向滚动，又有沿轴方向的运动，使片芯在锅内能最大幅度地上下滚翻，有利于包衣材料均匀地分布于片剂表面。若倾斜角超过 45°，则片芯就不能在锅内很好地滚翻，加入粉料后也就不能均匀地撒布、黏附在片芯上，包衣质量将受到影响。若倾斜度太小，则锅内容量减少，同时锅内滚翻状态亦不理想，且干燥速度慢。包衣锅的转速直接影响包衣效率，若转速过快，由于离心力较大，芯片将依附在锅壁上不能自由下落，故不能翻滚；若转速太慢，则芯片仅在锅底沿着锅壁滑动，亦不能作滚翻运动。因此通常需根据包衣锅直

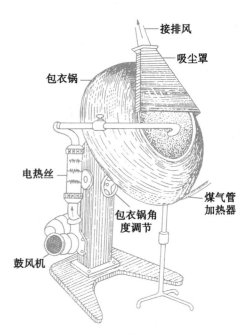

图 8-34　荸荠形包衣机

径、芯片大小、芯片轻重和芯片硬度来调节包衣锅的速度，一般认为以 20 ～ 40 r/min 为宜。包衣锅上的加热和吹风设备，可加速水分蒸发。加热方式有两种：一种是直接用电炉或煤气加热锅壁，此法有升温快的优点，但亦有受热不均匀的缺点。另一种是吹热风，此法有受热均匀的优点，但升温速度慢，故往往采用两者联合加热的方法，以达到理想的加热效果。吹冷风则有除尘和冷却作用，此外在包衣锅的上方还装有吸尘罩，以加速水蒸气的排除和吸去粉尘，有利于加速干燥和劳动保护。

包衣时，将片芯置于转动的包衣锅中，加入包衣材料溶液，使均匀地分布到各片剂的表面上，有时加入高浓度的包衣材料混悬液，加热、通风干燥。按上法操作若干次，至达到要求为止。

在一般包衣锅的基础上加以改进，便有了高效包衣锅、埋管包衣锅等。

高效包衣机（hi-coater）是在锅壁上开数千个小孔，孔径为 1.5 mm，热空气通过小孔吹入锅内，可大大提高包衣效率。高效包衣锅适用于片剂包衣（图 8-35）。

埋管式包衣法（the immersion tube procedure）系指在普通包衣锅的底部装有通入包衣液、压缩空气和热空气的埋管（图 8-36）。包衣时，该管插入包衣锅的片床中，包衣液由泵打出经气流雾化，直接喷洒在片剂上，干热空气也随雾化过程同时从埋管中喷出，穿透整个片床进行干燥，湿空气从排出口排出，经集尘滤过器滤过后排出。此法既可包薄膜衣也可包糖衣，可用有机溶剂材料，也可用水性混悬浆液的衣料。由于雾化过程是连续的，实现了连续包衣。大大节省了包衣时间，同时避免了粉尘飞扬，适合于大生产。

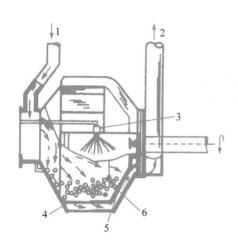

1. 给气；2. 排气；3. 自动喷雾器；4. 多孔板；5. 空气夹套；6. 片子。

图 8-35　高效包衣机

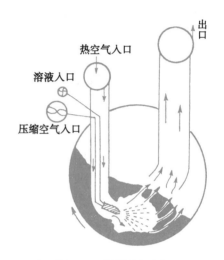

图 8-36　埋管式包衣机

2. 流化床包衣法 Fluidizing-bed coating

流化床包衣法又称喷雾包衣（spray coating），其原理与流化床制粒相近（图 8-37），即片芯置于流化床中，通入气流，借急速上升的空气流使片芯悬浮于包衣室中处于流化状态，另将

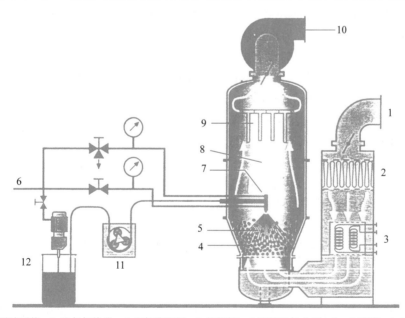

1. 进风；2. 进风过滤系统；3. 空气加热器；4. 空气分配板；5. 物料槽；6. 压缩空气（6 bar）；7. 喷嘴；8. 扩展室；9. 出风过滤系统；10. 排风管；11. 蠕动泵；12. 包衣液及搅拌装置。

图 8-37　流化床包衣机

包衣液喷入流化室并雾化，使片剂的表面黏附一层包衣液，继续通热空气使其干燥，如法包若干层，到达规定要求即得。根据包衣液的喷入方式不同，可分为底喷式、顶喷式和侧喷式 3 种。用流化床包衣时影响包衣膜性质的关键因素除包衣材料的用量和性质外，主要是包衣温度和喷枪的压力（喷入包衣液的速率）。对颗粒和小丸的包衣常首选本法。

3. 压制包衣法 Compression coating

常用的压制包衣机是将两台旋转式压片机用单传动轴配成一套。其包衣过程如下（图 8-38）：先用压片机压成片芯后，由传送装置将片芯传递至另一台压片机的模孔中。在传递过程中需用吸气泵将片芯外的细粉除去，在片芯到达第二台压片机之前，模孔中已填入部分包衣物料作为底层。然后将片芯置于其上，再加入包衣物料填满模孔并第二次压制成包衣片即得。该机由于采用了自动控制装置，大大减少了空衣片和衣膜上下不等厚等现象。

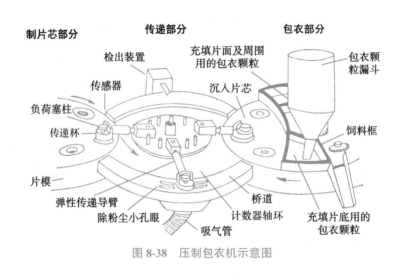

图 8-38 压制包衣机示意图

（三）包衣材料及包衣过程 Coating materials and procedures

1. 薄膜衣 Film coating

（1）常用薄膜衣料 Commonly used film clothing material

1）羟丙甲纤维素 HPMC： 为水溶性薄膜衣料。是目前应用较广、效果较好的一种包衣材料，其特点是成膜性能好，包衣时没有黏结现象，衣膜在热、光、空气及一定的湿度下均很稳定，不与其他附加剂发生反应。常用的品牌有 Pharmacoat（日本）和欧巴代（Opadry）。其中 Pharmacoat 有 3 种类型，即 Pharmacoat 606、603 和 615，主要区别是黏度不同，Pharmacoat 606 因黏度适中而被广泛应用。Opadry 有胃溶、肠溶、中药防潮及最后抛光等多种类型。包衣操作简单，可用水或乙醇为溶剂，胃溶型用量一般为片芯重的 2% ～ 3%，肠溶型用量一般为片芯重的 6% ～ 10%。

2）羟丙基纤维素 HPC： 为水溶性薄膜衣料。与 HPMC 类似，其最大缺点是在干燥过程中产生较大黏性，常与其他薄膜衣料混合使用。

3）乙基纤维素 EC： 为水不溶性薄膜衣料。具有良好的成膜性，本品不溶于水和胃肠液，故不适合单独作衣料，常与 HPMC、MC 等合用，以调节衣膜的通透性，改善药物的扩散速度。近年出现的乙基纤维素水分散体，具有黏性小、成膜均匀等优良特点，已广泛用于包衣生产，著名品牌有 Apuacoat 和 Surelease 等。

4）聚乙二醇 PEG： 为水溶性薄膜衣料。常用 PEG 4000 和 PEG 6000 的 25% ～ 50% 乙醇溶液，形成的衣膜可掩盖药物的不良气味，但对热敏感，不单独用，常与 CAP（醋酸纤维素酞酸酯）合用，或与 HPMC 合用起增塑剂的作用。

5）聚维酮 PVP：为水溶性薄膜衣料。即聚乙烯吡咯烷酮，系由 N-乙烯基-吡咯烷酮聚合而成的水溶性高分子材料。本品为白色粉末或颗粒，性质稳定，无毒，形成的膜较坚固，但本品有较强的吸湿性，常用 5% PVP 溶液、2% PEG 6000 及 5% 甘油单醋酸酯合用。

6）丙烯酸树脂类：丙烯酸树脂可分为甲基丙烯酸共聚物和甲基丙烯酸酯共聚物二大类，是制剂中广泛应用的包衣材料，主要用作片剂、微丸、硬胶囊剂的薄膜包衣材料。本品为白色或类白色的粉末或条状物，溶于乙醇、丙酮等极性溶剂中形成黏稠液体，应用时将树脂浸泡溶胀，加溶剂调节黏度到适合喷雾即可使用。德国产 Eudragit 具有良好的成膜性，有多种型号，其中 E 型是胃溶性的，L、S 型为肠溶性，常用的有 Eudragit L100 和 Eudragit S100，作为肠溶衣层的渗透性较小，在肠中的溶解性能也较好。L100 可溶于 pH 6 以上的微碱性缓冲液中，S100 则在 pH 7 以上的微碱性缓冲液中缓慢溶解，故可将两者按不同的比例混合使用，可调节药物的溶出速率。Eudragit RL 和 Eudragit RS 为不溶性，但在水、人工消化液和适宜的缓冲液中能膨胀并具有渗透性，RL 型的渗透性较强，RS 型的渗透性较弱。国产肠溶性Ⅰ、Ⅱ、Ⅲ号丙烯酸树脂，分别相当于 Eudragit L30D、L100 和 S100；胃溶性 E30 和 IV 号丙烯酸树脂则分别相当于 Eudragit E30D 和 E100，是目前较理想的薄膜衣材料。

7）醋酸纤维素 CA：为水不溶性材料。根据乙酰基取代数不同，可分为三醋酸纤维素、二醋酸纤维素及一醋酸纤维素 3 种。醋酸纤维素可作为缓释、控释制剂的包衣材料或直接与药物混合压片作阻滞剂。二醋酸纤维素薄膜具半渗透性，可阻止溶液中水分子以外的物质的渗透，是制备渗透泵片剂包衣的主要材料。

8）醋酸纤维素酞酸酯 CAP：又称邻苯二甲酸醋酸纤维素（cellulose acetate phthalate，CAP），是一种良好的肠溶衣材料，它在 pH 6 以下时不溶，pH 6 以上时溶解，CAP 可溶于丙酮，常用丙酮和乙醇作为混合溶剂，配成 8%～12% 溶液，用喷雾包衣法进行包衣。

9）羟丙甲纤维素酞酸酯 HPMCP：在 pH 5～6 之间就能溶解，是一种在十二指肠上端就能开始溶解的肠溶衣材料，其效果比 CAP 好。

10）醋酸羟丙甲纤维素琥珀酸酯 HPMCAS：为肠溶材料。为 HPMC 的醋酸和琥珀酸混合酯。因取代度、取代类型及溶解 pH 的不同有三种类型：AS-LG（LF），在 pH 5.5 时溶解；AS-MG（MF），在 pH 6.0 时溶解；AS-HG（HF），在 pH 6.5 以上时溶解，其中 G 型为颗粒状，溶于有机溶剂，F 型为细粉，可制成水分散体。HPMCAS 是 20 世纪 70 年代开发，近年才被批准应用的片剂肠溶包衣材料、缓释性包衣材料和薄膜包衣材料。HPMCAS 的特殊优点是在小肠上部溶解性好，对于增加药物的小肠吸收比现行的一些肠溶材料理想。

11）虫胶 Shellac：是应用最早的肠溶衣材料，可制成 15%～30% 的乙醇溶液包衣。用虫胶包制的肠溶衣有可靠的防酸性能，在 pH 6.4 以上时能溶解；但包得过厚，则易造成排片现象。由于这一缺点，目前虫胶肠溶衣片用的比较少。

12）玉米朊 Zein：本品为白色或浅黄色颗粒或无定型粉末，无臭无味，不溶于水，溶于乙醇，在丙酮中不溶，但溶解于丙酮 60%～80% 和水的混合液中。用其 5%～15% 的乙醇或异丙醇溶液可做包衣剂，也可以作为黏合剂。目前生产上大都用于包隔离层，以防水分进入片剂。有的在糖衣层外加包几层玉米朊以增强糖衣的抗潮性，生产上称作半薄膜衣。

（2）溶剂 Solvent：溶剂的作用是溶解成膜材料和增塑剂并将其均匀地分散到片剂的表面。常用的有乙醇、丙酮等有机溶剂或混合溶剂，溶液浓度低且易挥发除去，但由于使用量大，有一定的毒性和易燃等缺点。近年已研究成功水分散体，如 Eudragit E30D 即 Eudragit E 的 30% 水分散体。

（3）增塑剂 Plasticizer：增塑剂指用来增加包衣材料可塑性的材料。加入增塑剂可降低聚合物之间的作用力，增加衣膜柔韧性，减少了衣膜裂纹的发生率。增塑剂与薄膜衣材料应有相容性、不易挥发并且不向片芯渗透。常用的增塑剂，水溶性的有甘油、丙二醇、聚乙二醇等，非水溶性的有柠檬酸三乙酯、甘油三醋酸酯、乙酰单甘油酯、邻苯二甲酸酯、蓖麻油等。

（4）着色剂与掩蔽剂 Colorants and masking agents：加入着色剂与掩蔽剂的目的在于识别各种不同类型的片剂并使其外观美观，目前常用的色素有水溶性、水不溶性和色淀 3 类。色淀是用氢氧化铝、滑石粉或硫酸钙等惰性物质使水溶性色素吸着沉淀而成。着色剂用水不溶性色素和色淀较好。掩蔽剂常用二氧化钛。

2. 糖衣 Sugar coating

（1）包糖衣材料 Sugar coating materials

1）胶浆：因具有黏性和可塑性，能提高衣层的牢固性和防潮性，主要用于包隔衣层。常用的有 30% ～ 35% 阿拉伯胶浆、10% ～ 15% 明胶浆、10% 玉米朊溶液等。

2）糖浆：主要用作粉衣层的黏结和包糖衣用，一般用 65%（g/g）的浓度。因糖浆浓度高，受热后立即在芯片表面析出蔗糖微晶体的糖衣层，致密地黏附在片芯的表面。如需包有色糖衣，则可用含 0.3% 的食用色素糖浆。包衣时颜色要由浅到深，使包衣色调均一无花斑。

3）粉衣层：有滑石粉、蔗糖粉和白陶土等，最常用的是滑石粉，以白色为宜，过 100 目筛。其起到消除棱角以利于包衣发挥作用。

4）打光剂：常用四川米心蜡，可以增加包衣片的光洁度和抗湿性。用前将米心蜡加热至 80 ～ 100℃熔融后，过 100 目筛除去杂质，并在滤液中加入 2% 硅油作增塑剂，冷却后刨成细粉，过 100 目筛，备用。

（2）包糖衣过程 Sugar-coating process：一般有隔离层、粉衣层、糖衣层、有色糖衣和打光等程序。

1）隔离层：对一般片剂，大多数不需要包隔离层。但凡含有酸性、水溶性及引湿药物制成的芯片，均需先包隔离层。其目的是避免包糖衣层时糖浆被酸性药物水解及糖浆中的水分被片芯吸收，而造成包衣过程中不易干燥和片芯吸水膨胀而导致衣层崩裂。操作时将片剂置于包衣锅中转动，加入适宜温度的胶浆使均匀黏附于片面上，吹热风干燥。为防止药片相互黏连或黏附在包衣锅上，可加入适量的滑石粉至恰不黏连为止，热风 40 ～ 50℃下干燥后，再重复操作若干次，一般包 3 ～ 5 层。

2）粉衣层：是在隔离层的基础上，继续用糖浆和滑石粉包衣，使粉衣层迅速增厚，直至片芯的棱角完全被包没为止。一般需包 15 ～ 18 层，不需要包隔离层的片芯，可直接包粉衣层。其操作方法与包隔离层相同，关键是做到层层干燥，薄层多次，控制温度在 40 ～ 55℃。

3）糖衣层：用浓糖浆为材料，当糖浆受热时，在片芯表面缓慢干燥，形成细腻的表面和坚实的薄膜。操作方法与包粉衣层相同，但不加粉料，加热温度控制在 40℃以下，一般需要包 15 ～ 18 层。

4）有色糖衣层：包衣物为带颜色的糖浆，其目的是使片剂增加美观、便于识辨和遮光作用（加入二氧化钛）。一般在最后数层糖衣时使用色浆，色浆颜色应由浅到深，并注意层层干燥。

5）打光：是包衣的最后工序，其目的是使糖衣片表面光亮美观，并兼有防潮作用。操作时将川蜡细粉加入到包完色衣的片剂中，由于片剂间和片剂与锅壁间的摩擦作用，使糖衣片表面产生光泽，取出包衣片干燥 24 h 后即可包装。

（四）包衣时常见问题及对策 Coating problems and strategies

包衣的质量好坏直接影响包衣片的外观和内在质量。其中与片芯的形状、硬度和水分的多少均有一定的关系，同时包衣的工艺也有影响。一般压制片多为平面片或斜角平面片，但由于这些片剂棱角大，在包衣时不能包严或棱角处的衣层太薄，容易破裂。因此包衣片的片芯要求为深弧度片，因其棱角小，易包严。在包衣过程中片芯要经过多次滚翻，因此片芯必须具有一定的硬度, 否则易产生碎片。衣层的牢固程度, 往往与包裹的层数和衣层的干燥程度有关, 如衣层中的水分未除净, 则将破坏衣层的牢固度, 影响包衣质量。若干燥的温度太高, 因干燥速度太快, 则可出现片面花斑、片面粗糙等现象; 若干燥温度太低, 则要延长工期, 浪费时间。包衣层数太多, 则会延长崩解时限。

包衣过程中常见的问题及解决办法见表 8-9。

表 8-9　包衣过程中常见的问题及解决办法

类别	出现的问题	产生原因	解决办法
包衣锅	1. 糖浆不沾锅	锅壁上有蜡	洗锅或加一层热糖浆和撒滑石粉
	2. 锅壁起毛	锅壁上附有干糖浆	洗锅, 加热糖浆后不加热旋转
糖衣片	1. 片面不平	撒粉太多, 温度过高, 衣层没有干燥就包第二层衣	改进操作方法, 做到低温干燥, 勤加料多搅拌
	2. 色泽不均	片面粗糙, 有色糖浆量太少且未匀, 温度太高, 干燥过快, 衣层未干燥就打光	针对原因加以解决, 洗去色衣层, 重新包衣
	3. 龟裂和爆裂	片芯太松, 过分干燥, 加料不当	更换片芯, 控制加料速度, 注意干燥温度
	4. 黏锅	加糖浆过多, 黏性大, 搅拌不匀	糖浆的含量应固定, 一次用量不宜过多, 锅温不宜过低
薄膜衣片	1. 起泡	固化条件不当, 溶剂蒸发太快	控制成膜条件, 降低干燥温度和速度
	2. 皱皮	选择衣料不当, 干燥条件不适	更换衣料, 改变成膜温度
	3. 剥落	选择衣料不当, 两次包衣的间隔时间太短	更换衣料, 延长包衣间隔时间, 调节干燥温度, 降低包衣液浓度
	4. 花斑	增塑剂、色素等选择不当, 包衣时混入杂质, 可溶性成分迁移	改变包衣处方, 控制成膜条件, 减慢干燥速度
肠溶衣片	1. 不能安全通过胃部	选择衣料不当, 衣层太薄, 衣层的机械强度不够	选择衣料, 重新调整包衣处方
	2. 肠内不溶解	选择衣料不当, 衣层太厚, 贮存时变质	找出原因, 合理解决
	3. 片面不平, 色泽不均, 龟裂和衣层剥落等	与糖衣片相同	与糖衣片相同

（五）包衣片剂的质量控制 Quality control of coating tablets

包衣片在质量控制方面较压制片至少补充考虑以下三方面: 衣膜的物理性质, 包衣片稳定性以及药效评价。

1. 衣膜的物理性质评价 Evaluation on physical properties of coating films

（1）测定片剂直径、厚度、重量及硬度: 在包衣前后进行比较, 以检查包衣操作的均匀性, 比较偏差, 一般用变异系数表示。

（2）残存溶剂检查: 若为非水溶剂包衣, 须从安全性方面进行有机溶剂残存留量的检查, 一般用气相色谱法。若以水为分散介质, 残留水会影响药物的稳定性和包衣的质量, 应检查包衣片的水分含量, 方法可用真空干燥和卡尔-费休尔法测定。

（3）冲击强度实验: 可用测定片剂脆碎度或破坏强度来测定衣膜对冲击的抵抗程度。

（4）被复强度的测定：系指薄膜对来自片剂内部压力的耐受程度。测定时，可将片剂内部插入一个压入计，然后压入气体，以片剂破碎时的压力表示被复强度，或将包衣片放入试管内加热，测定片剂破裂时的时间。

（5）耐湿耐水试验：将包衣片置恒温、恒湿的装置中，经过一定时间，以片剂增重为指标表示其耐湿性。若将包衣片放入蒸馏水中浸渍 5 min，比较它们干燥后的失重，或测定浸渍后的水分增加量，比较其耐水性。

（6）外观检查：主要检查包衣片的外形是否圆整、表面缺陷、表面粗度、光泽度等，一般用肉眼检查，有条件时，可用片剂粗度记录仪和反射光度计等来测定。

2. 稳定性试验 Stability test

可将包衣片置于室温长期保存或进行加热（40～60℃）、加湿（相对湿度40%～80%）、热冷（-5～45℃）及光照实验等，观察片剂内部、外观变化，测定主药含量及崩解、溶出性质的改变，以此作为包衣片的主药稳定性、预测包衣片质量及操作优劣的依据。

3. 药效评价 Efficacy evaluation

由于包衣片比一般片剂增加了一层衣膜，而且片芯较坚硬，崩解时限较一般口服片剂延长 4 倍。如果包衣不当会严重影响其吸收，甚至造成排片现象。因此，必须重视崩解时限和溶出度的测定。此外，还应考虑生物利用度等问题，以确保包衣片的药效。

（六）包衣片剂处方举例 Examples of coated tablets

将某种药物或几种药物制成片剂，首先必须根据药物的理化性质和临床用途及剂量，选用适当的辅料组成合理的处方，然后再根据前述选用适当的方法制成片剂。例如易引湿药物的片剂，如硫酸新霉素片、红霉素片等大多数抗生素类药物片剂以及某些无机盐类。易引湿药物制成的颗粒在压片前必须注意保持干燥，同时避免在潮湿环境下进行压片，否则易造成黏冲等问题。这类片剂宜包以透水性差的薄膜衣。

例 8-6：红霉素片（erythromycin tablets）

【处方】

红霉素	1 亿单位	淀粉	57.5 g
10% 淀粉浆	10 g	硬脂酸镁	3.6 g
共制 1000 片			

【制法】 将红霉素与 52.5 g 淀粉混匀，加淀粉浆继续搅拌制成软材，用 10 目尼龙筛制粒，80～90℃通风干燥，干颗粒加硬脂酸镁和 5 g 淀粉，经 12 目筛整粒，混匀，压片，包肠溶衣。

【肠溶衣处方】

EudragitL100	28 g	蓖麻油	16.8 g
85% 乙醇	560 mL	苯二甲酸二乙酯	5.6 g
聚山梨酯 80	5.6 g	滑石粉	16.8 g

【包衣方法】 将 EudragitL100 用 85% 乙醇溶解制成 5% 树脂溶液。将滑石粉、蓖麻油、苯二甲酸二乙酯、聚山梨酯 80 等混匀、研磨后加入到 5% 树脂溶液中。加入色素混匀后，过 120 目筛备用。

将红霉素片置于包衣锅内，按一般方法包粉衣层 6 层后，喷入上述树脂溶液，锅温控制在 35℃左右，在 4 h 内喷完。

【用途与用法】 本品为抗生物类药，主要用于对青霉素耐药和过敏的病例，特别适用于耐青霉素的严重金黄色葡萄球菌感染，如肺炎、败血症。1 次 1～2 片，每天 4 次。

【注解】 红霉素为白色或类白色结晶或粉末，无臭，味苦。在空气中易引湿，宜在干燥环境中压片。

红霉素在酸性条件下不稳定，能被胃酸破坏，而在肠道中迅速吸收，故需制成肠溶片。

第六节　小丸剂和滴丸剂
Pellets and dropping pills

丸剂系指药物与适宜的辅料均匀混合，以适当方法制成球状或类球状的制剂。一般供口服用，丸剂种类较多，主要有中药丸剂（pills）、小丸剂（pellets）以及滴丸剂（dropping pills）三类。由于赋形剂的不同，丸剂可以起缓释或速释的作用。

一、小丸剂 Pellets

小丸剂是指直径约为 1 mm，一般不超过 2.5 mm 的小球状口服剂型，在制剂工业中制备的小丸一般都在 500 ～ 1500 μm 之间。可根据不同需要制成理想的速效、缓释或控释制剂，一般填充于硬胶囊中、袋装或制成片剂后服用。近年来，小丸剂的发展已经引起广泛的重视，上市品种日益增多，被认为是较理想的缓释、控释剂型之一。

（一）小丸剂的特点 Characteristics of pellets

小丸剂是一种剂量分散型、多个释药单位（multi-unit solid dosage form）组成的剂型，即一个剂量往往由分散的多个单元组成。与单剂量一个释药单位组成的剂型如片剂相比有如下特点。

（1）不在胃内括约肌滞留，即使当幽门括约肌闭合时，直径小于 2 mm 的小丸仍能通过幽门，因此小丸剂在胃肠道内的吸收一般不受胃排空的影响，因而个体差异较小。

（2）对于刺激性大的药物，制成小丸剂后，与胃肠黏膜接触广泛，面积大，可减少药物对胃肠道的刺激性。

（3）由于小丸剂有较大的表面积，释药完全迅速，可迅速吸收达到治疗浓度，生物利用度高。

（4）几种不同释药速度的小丸可按需要装入胶囊，故可控制释药速度制成零级、一级或快速释药的制剂，且无时滞现象。

（5）小丸的释药行为是组成一个剂量的各个小丸释药行为的总和，个别小丸在制备上的失误或缺陷不致对整个制剂的释药行为产生严重影响，因而在释药规律的重现性、一致性方面优于缓释片剂，安全性好。

（6）服用更方便。装入硬胶囊中的小丸剂可以拆开服用，老人、小孩方便适用。

（7）增加稳定性，有配伍的药物可分隔开制小丸，或包衣隔绝空气、氧、湿气等，使药物的稳定性增加。

（8）流动性较好，不易碎，在装胶囊和压片时易操作、均匀性好。

（9）小丸剂的含药百分率范围大，可从 1% 至 95% 以上，可供选择的药物多。

（10）制备工艺较简单。

（二）小丸剂的类型 Classification of pellets

小丸剂通常是由丸芯和外包裹的薄膜衣组成，起释药速度主要由药物的溶解度、小丸的粒径、包衣材料的性质、衣膜的厚度及孔隙率等决定，当药物和小丸的粒径确定后，通常可利用衣层的厚度和衣膜中致孔剂的含量调节小丸的释放速度，此种小丸称为膜控小丸。

根据薄膜衣在体内的溶出机制不同，可将小丸剂分为：

1. 可溶性薄膜衣小丸 Soluble film coated pellets

此种小丸以亲水性聚合物为薄膜衣料，药物可加在片芯中，也可加在薄膜衣中，或两者兼而有之。口服后薄膜衣遇消化液后溶胀，形成凝胶屏障控制药物的溶出，药物的溶出很少受胃肠道生理因素和消化液 pH 变化的影响。

2. 不溶性薄膜衣小丸 Insoluble film coated pellets

此种小丸的薄膜衣为在水和胃肠液不溶解的聚合物组成，例如聚丙烯酸树脂类、醋酸纤维素、乙基纤维素。此类薄膜衣只适用于水溶性药物制备该类小丸。这类小丸中的药物释放是溶解的药物通过连续的高分子膜向胃肠道内扩散和渗透。

3. 微孔膜包衣小丸 Microporous film coated pellets

此种小丸的包衣与微孔膜包衣片相同。薄膜衣由不溶性聚合物（例如乙基纤维素、醋酸纤维素）和致孔剂组成，口服后遇消化液，致孔剂溶解或从衣膜上脱落，使衣膜出现微孔以控制药物的溶出。

除了膜控小丸外，还有利用药物与疏水性骨架材料如可加热熔融的单硬脂酸酯、硬脂酸、硬脂醇、蜂蜡、巴西棕榈蜡及脂肪酸甘油酯类，热塑性聚合物如乙基纤维素、聚乙烯-醋酸乙烯共聚物、聚甲基丙烯酸酯的衍生物，吸水膨胀形成凝胶骨架的亲水性聚合物如微晶纤维素、羟丙甲纤维素，与药物混合，制成骨架型小丸，由骨架的溶解、溶蚀或骨架中的孔道控制药物的释放。

（三）小丸剂的辅料 Excipients of pellets

用于丸芯的辅料主要有稀释剂和黏合剂；用于小丸薄膜衣的辅料有成膜材料、增塑剂，有时还需加入一定量的致孔剂、润滑剂和表面活性剂。

常用丸芯的辅料有蔗糖、淀粉、糊精等，不含药物的空白丸芯一般有专门的工厂生产，可根据需要购买。包衣材料有蜂蜡、脂肪酸、虫胶、聚乙烯醇、聚维酮、甲基纤维素、醋酸纤维素、聚丙烯酸树脂、醋酸纤维素酞酸酯或它们的混合物。常用的增塑剂有柠檬酸三乙酯、甘油三醋酸酯、乙酰单甘油酯、邻苯二甲酸酯、蓖麻油等。致孔剂有甘油、聚乙二醇、月桂醇硫酸钠、微晶纤维素、羧甲基纤维素、糖类、氯化钠等。近年来用可生物降解高分子材料如聚乳酸（PLA）、聚羟基乙酸、聚氨基酸等制备小丸，可避免因长期用药使聚合物在胃肠道堆积的隐患。

（四）制备小丸的方法 Preparation of pellets

小丸的制备方法很多，早期采用中药丸剂的搓丸法和泛丸法制备，随着物理机械学的发展，出现了离心抛射法、沸腾床制粒法、喷雾制粒法、喷雾冻结法、振荡滴制法、成球法和在液体介质中高速搅拌旋转制丸（粒）等方法（参见第五节片剂）。挤压-滚圆成丸法是目前制备小丸剂最广泛应用的方法之一。离心-流化造丸法是 20 世纪 80 年代中期发展起来的一种制粒、造丸新技术，适用于粉料混合、制粒、制丸或包衣，该机重现性好、小丸中主药含量偏差极小、容易扩大生产。

膜控型小丸一般是在空白丸芯的外面包上含药的衣层，所用的黏合剂以聚维酮的水溶液或有机溶液为好。衣层材料除了选用不同性质和释放速度的包衣材料外，还可根据药物释放速率的要求，填加亲水性或疏水性的辅料或致孔剂的量来调节药物的释放速率。

（五）小丸剂质量控制 Quality control of pellets

1. 小丸粒度的测定 Determination of pellet size

小丸剂的大小可用粒度分布、平均直径等来表述，小丸粒子大小的分析，应用最多和最简单的方法是筛分法。

2. 小丸的圆整度 Roundness of pellets

小丸的圆整度是小丸剂的重要特征之一，反映了小丸成型或成球的好坏，小丸的圆整度会直接影响衣膜在小丸表面的沉积和形成，故可影响到膜控小丸的包衣质量，进而影响膜控小丸的释药特性。小丸的圆整度可用小丸的形状因子表述，或用小丸的流动性间接反映小丸的圆整度。

3. 堆密度 Bulk density

用量筒法可测定小丸的堆密度。

4. 脆碎度 Friability rate

测定小丸的脆碎度可评价小丸物料的剥落趋势。测定脆碎度的方法可用 Roche 脆碎测定仪来检测，计算细粉占小丸重的百分率。

5. 水分含量 Moisture content

可通过加热测定小丸的干燥失重来测定水分含量。

6. 强度或硬度测定 Determination of strength or hardness

强度或硬度可利用类似于片剂硬度仪的仪器进行检测。

7. 释放试验 Release test

小丸中药物的释放是小丸剂的最重要特征之一。可利用片剂释放度测定的仪器进行检测。

（六）举例 Examples of pellets

复方苯丙醇胺缓释小丸胶囊 Compound phenylpropanolamine sustained release capsules

【处方】

盐酸苯丙醇胺	42.25 g	聚维酮（PVP）	1.43 g
氯苯那敏	6.76 g	异丙醇	适量
糖球	22.54 g	植物油	1.09 g
乙基纤维素	10.87 g	柠檬酸三乙酯	1.39 g
硬脂酸	4.35 g	滑石粉	7.15 g
聚乙二醇（PEG）	2.17 g		

【制备工艺】 以 10% PVP 的异丙醇溶液为黏合剂，将盐酸苯丙醇胺与扑尔敏的混合粉末包于糖球上，80℃干燥，再用同样黏合剂包滑石粉，80℃再次干燥。取乙基纤维素、硬脂酸、聚乙二醇、植物油、柠檬酸三乙酯溶于二氯甲烷与异丙醇的混合溶媒中，包衣，达所需要的厚度，干燥后装入硬胶囊中即得。乙基纤维素为不溶性缓释材料，PEG 起致孔剂的作用。

也可以制备不同释放速度的带色小丸，然后装入胶囊中。或将小丸分成 4 组，第 1 组为未包衣的速释小丸，其他三组依次 2 h 或 3 h、4 h 或 6 h、6 h 或 9 h 释放的小丸。控制释放的关键因素是包衣层厚度，该厚度决定水分穿透的难易，丸芯吸收水分使包衣膨胀破裂而使药物释放。有些小丸在一定时间内各组交迭释放，即一组释放尚未完全，另一组接着释放，以致形成连续的光滑释药曲线。

二、滴丸剂 Dropping pills

滴丸系指固体或液体药物与适宜的基质加热熔融后溶解、乳化或混悬于基质中后，再滴入不相混溶、互不作用的冷凝液中，由于表面张力的作用使液滴收缩成球状而制成的制剂。主要供内服、亦可供外用（如度米芬滴丸）和眼、耳、鼻、直肠、阴道等局部使用，《中国药典》2020 年版一、二部均有收载。

（一）滴丸剂的特点 Characteristics of dropping pills

（1）溶出速率快，生物利用度高、副作用小。如联苯双酯滴丸，其剂量只需片剂的 1/3。

（2）液体药物可制成固体滴丸，便于携带和服用。如芸香油滴丸和牡荆油滴丸。

（3）增加药物的稳定性。因药物与基质熔融后，与空气接触面积小，从而可减少药物氧化和挥发，若基质为非水性，则药物不易水解。

（4）根据药物选用不同的基质，还可制成长效或控释的滴丸剂。例如灰黄霉素制成滴丸，其疗效是片剂的 2 倍，用于耳腔内治疗的氯霉素滴丸可起长效作用。

（5）生产设备简单、操作容易，生产车间内无粉尘，有利于劳动保护；而且生产工序少、周期短、自动化程度高，成本低。

（6）但由于目前可使用的基质少，且难以制成大丸，所以只能应用于剂量较小的药物。

（二）滴丸的基质和冷凝液 Matrix and cooling sulution of dropping pills

滴丸剂中除主药以外的赋形剂均称为为基质。常用的基质有水溶性和非水溶性两类。常用的水溶性基质有聚乙二醇类、聚氧乙烯单硬脂酸酯（S-40）、硬脂酸钠、甘油明胶、尿素、泊洛沙姆等。聚乙二醇以 PEG 9300 为最佳，PEG 6000 次之，PEG 4000 最差。常用的非水溶性基质有硬脂酸、单硬脂酸甘油酯、十六醇、十八醇、虫蜡、氢化植物油等。在实际应用中常采用水溶性和非水溶性基质的混合物作滴丸的基质，混合基质的特点是可增加药物熔化时在基质中的溶解量。应根据相似者相溶的原则选择基质，即尽可能选用与主药极性相似的基质，而且要求基质在 60 ~ 160℃下能熔化，遇冷立即凝成固体，当与主药混合后仍保持以上物理性质。国内常用 PEG 6000，并加入适量硬脂酸调节熔点，可制得较好的滴丸剂。

用来冷却滴出液使之收缩冷凝而制成滴丸的液体称为冷凝液。冷凝液通常根据主药和基质的性质选择，主药与基质均应不溶于冷凝液中，密度适中，能使滴丸在冷凝液中缓慢上升或下降。非水溶性基质常用的冷凝液有水或不同浓度的乙醇溶液；水溶性基质常用的冷凝液有液体石蜡、二甲基硅油和植物油等。

（三）滴丸的制备方法 Preparation of dropping pills

目前国内滴丸机的滴出方式有：单品种滴丸机、多品种滴丸机、定量泵滴丸机及向上滴的滴丸机等。由下向上滴的方法只适用于药液密度小于冷凝液的品种，如芳香油滴丸，此类滴丸的丸重较大。冷凝方式有静态冷凝和动态冷凝两种。

滴丸机的主要部件有：滴管系统（滴头和定量控制器）、保温设备（带加热恒温装置的贮液槽）、冷却柱（控制冷凝液温度的设备）和滴丸收集器等组成（图 8-39）。型号规格多样，有单滴头、双滴头和多滴头，可根据实际情况选用。滴制时，将保温箱调至适宜的温度，开启吹气管及吸气管，关闭出口，将已熔融的药物与基质加入到贮液瓶中；关闭吸气管，由吹气管吹气使混合液经虹吸管流入滴瓶中，并使滴瓶液面到淹没虹吸管的出口时停止吹气，立即关闭吹气管，同时打开吸气管，吸气，以提高虹吸管内混合液的高度；当滴瓶内的液面升到正常高度时，关闭吸气管，同时调节滴管口的旋塞，使滴出速度为 92 ~ 95 滴 / 分，滴入已预先冷却的冷凝液中，收集，即得滴丸。如有两贮液瓶交替使用，滴制过程可连续进行。收集到的滴丸需沥尽并擦干表面的冷凝液，适当干燥，经检查合格后方可包装。在滴丸制备操作过程中，滴速、药液温度、药液黏度、药液表面张力和虹吸管管径大小均能影响丸重的一致性，而黏度和

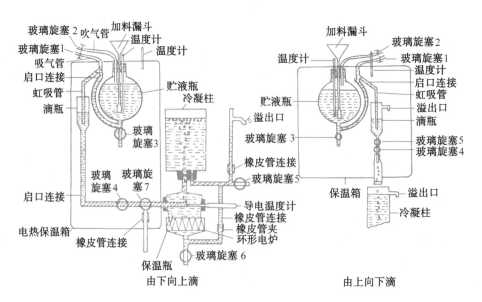

图 8-39 滴丸机

表面张力同温度是密切相关的，因此，应保持混合液温度和滴速的一致性，以保证丸重的一致。

（四）滴丸的质量控制 Quality control of dropping pills

1. 外观 Appearance

滴丸应大小均匀，色泽一致，无黏连现象，表面的冷凝液应除去。

2. 重量差异 Weight variation

滴丸剂的重量差异限度见表 8-10。

表 8-10　滴丸剂的重量差异限度

标示丸重或平均丸重	重量差异限度
0.03 g 及 0.03 g 以下	±15%
0.03 g 以上至 0.1 g	±12%
0.1 g 以上至 0.3 g	±10%
0.3 g 以上	±7.5%

检查法：取滴丸 20 粒，精密称定总重量，求得平均丸重后，再精密称定各丸的重量，每丸重量与标示丸重相比较（无标示丸重的，与平均丸重比较），超出重量差异限度的滴丸不得多于 2 丸，并不得有 1 丸超出限度 1 倍。包衣滴丸应在包衣前检查丸芯的重量差异，符合表8-10 规定后方可包衣，包衣后不再检查重量差异。

3. 溶散时限 Time limit of dissolution

按照《中国药典》2020 年版四部通则 0921（崩解时限检查法）片剂崩解时限项下规定的装置，但不锈钢丝孔内径应为 0.42 mm；除另有规定外，取滴丸 6 粒，按片剂崩解时限项下的方法检查，应在 30 min 内全部溶散，包衣滴丸应 1 h 内全部溶散。如有一粒不能全部溶散，应另取 6 粒，按上述方法复试，均应符合规定。以明胶为基质的滴丸，可改在人工胃液中进行检查。

（五）举例 Examples of dropping pills

1. 灰黄霉素滴丸 Griseofulvin dropping pills

【处方】　灰黄霉素　　50 g　　PEG 6000　　　350 g　　共制 1000 丸

【制法】　PEG 6000 在油浴中加热到 130℃，加入灰黄霉素不断搅拌熔化。滴制温度为120℃，用定量泵滴丸机滴制。用冰水冷却的甲基硅油静态冷凝。收集丸滴，沥尽并擦干滴丸表面的冷凝液，即得。

【用途与用法】　抗真菌药，用于各类癣症。口服每天 10 丸，分 2 ～ 4 次服用。儿童按每公斤体重口服 5 ～ 10 mg。

2. 氯霉素控释眼丸 Chloramphenicol ocular system

【处方】　氯霉素　　3 g　　无味氯霉素　　9 g

【制法】　将无味氯霉素、氯霉素在油浴中加热至 150℃搅拌成溶液。滴制温度约为 90℃。滴头内径为 0.9 mm，外径为 1.1 mm，滴速为 80 滴 / 分。用液体石蜡作冷凝液。除去黏附的冷凝液后，用热不锈钢钻在中心钻孔，成品为淡黄色圆环。用铝塑单个包封后，[60] 钴灭菌。

【用途与用法】　广谱抗生素，用于沙眼、结膜炎、眼睑缘炎等。应用时，用盒中附带的钩状投药器插入眼丸孔，使之黏附，放入眼睑内，10 天后另换新丸。

【注解】　无味氯霉素为缓释基质。

（胡富强）

参考文献

［1］张强，武凤兰.药剂学［M］.北京：北京大学医学出版社，2005.

［2］张志荣.药剂学［M］.2版.北京：高等教育出版社，2014.

［3］崔福德.药剂学［M］.7版.北京：人民卫生出版社，2011.

［4］张强.药剂学［M］.北京：中国广播电视大学出版社，2002.

［5］郑俊民.药用高分子材料学［M］.3版.北京：中国医药科技出版社，2009.

［6］罗明生，高天惠.药剂辅料大全［M］.2版.成都：四川科学技术出版社，2006.

［7］侯惠民.药用辅料应用技术［M］.2版.北京：中国医药科技出版社，2002.

［8］国家药典委员会.中华人民共和国药典：2020年版［M］.北京：中国医药科技出版社，2020.

皮肤和黏膜用制剂
Preparations for skin and mucous membrane uses

皮肤是人体最大的器官，成人皮肤面积约为 $1.5 \sim 2\ m^2$，新生儿的皮肤面积约为 $0.21\ m^2$，是保护人体免受外界侵袭的第一道防线。皮肤具有屏障、调节免疫、控制体温、感觉、吸收、分泌、排泄、呼吸和情感表达等功能。当皮肤的屏障功能被破坏后，就会导致部分疾病的出现，如湿疹、痤疮、皮炎、银屑病。药物经皮吸收能够避免肝脏的首过效应和胃肠道的刺激。

黏膜因其独特的生理结构及其下丰富的毛细血管成为递送药物常用的途径之一。目前临床使用的黏膜给药制剂多为贴剂、喷雾剂和栓剂，可针对不同部位的黏膜选用不同的制剂形式。皮肤和黏膜给药，具有无创、无痛、无须在医院环境下操作、即时性等优点，且适用于无意识和配合度较低的患者，是一种更温和、更易接受的给药方式。口腔、鼻腔、直肠等黏膜血供丰富、渗透性高，药物穿过黏膜后可迅速入血，经血液循环到达全身或靶点，可避免肝脏首过效应，一定程度上能提高药物的生物利用度。尤其是鼻腔黏膜在生物大分子方面的递送研究，受到众多药剂工作者的青睐。

本章主要介绍用于皮肤和黏膜的栓剂、软膏剂、凝胶剂、膜剂、气雾剂等剂型，作为新剂型的经皮给药系统，将单独作为一个章节介绍。

第一节 栓 剂
Suppositories

一、概述 Introduction

（一）栓剂的定义与简史 Definition and history of suppositories

栓剂（suppository）系指原料药物与适宜基质等制成供腔道给药的固体制剂。栓剂在常温下为固体，纳入人体腔道后，在体温时能迅速软化熔融或溶解于分泌液，逐渐释放药物而产生局部或全身作用。

栓剂亦称坐药或塞药，为古老的剂型之一，在约公元前 1552 年埃及人编著的《伊伯氏纸草本》中即有记载。在我国，关于栓剂的最早记载也可上溯到《史记·仓公列传》，后汉张仲景的《伤寒论》中有记载的肛门栓用于通便；晋代葛洪编著的《肘后备急方》中有用半夏和水制成小丸纳入鼻中的鼻用栓剂和用巴豆鹅脂制成的耳用栓剂等，这也是我国古代关于鼻用栓与耳用栓的较早文字记载。

最初认为栓剂只起局部作用，并且由于存在患者使用不便、劳动生产率较低、生产成本较高等因素，严重地制约了其发展。随着医药事业的发展，逐渐发现栓剂不仅能起局部作用，而且还可以通过直肠等部位吸收起全身作用，治疗各种疾病。随着新基质的不断出现和栓剂生产的自动化，以及应用单个栓剂密封包装技术等的发展，近年来国内外栓剂生产的品种和数量显著增加，有关栓剂的研究报道也日益增多。

（二）栓剂的分类 Classification of suppositories

根据作用特点，栓剂可分为两大类：第一类是药物在腔道起局部作用（如滑润、收敛、抗菌消炎、杀虫、止痒、局麻、避孕作用），例如克霉唑栓和壬苯醇醚栓。第二类是主药经腔道（多为直肠）吸收至血液而起全身作用（如镇痛、镇静、兴奋、扩张支气管和血管、抗菌作用），例如硫酸吗啡栓、双氯芬酸钠栓、氧氟沙星栓。相比口服给药，直肠给药的干扰因素少，并能减少肝脏首过效应，有些药物经直肠吸收比经口服吸收有更大的生物利用度。

根据施用腔道的不同，栓剂可分为直肠栓、阴道栓和尿道栓。早期还有牙栓、鼻用栓和耳用栓等，现在已经少见。直肠栓有鱼雷形、圆锥形或圆柱形等；阴道栓有鸭嘴形、球形或卵形等（图 9-1）；尿道栓一般为棒状。阴道栓可分为普通栓和膨胀栓。阴道膨胀栓系指含药基质中插入具有吸水膨胀功能的内芯后制成的栓剂，膨胀内芯系以脱脂棉或黏胶纤维等经加工、灭菌制成。

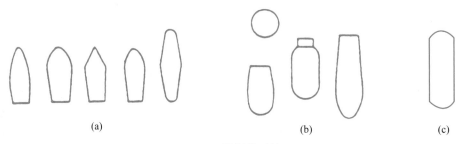

图 9-1　栓剂的形状
（a）直肠栓外形；（b）阴道栓外形；（c）尿道栓外形。

根据释药特点不同，栓剂也可分为普通栓、泡腾栓、微囊栓等。

（三）栓剂的特点 Characteristics of suppositories

栓剂的特点如下：①药物不受胃肠道 pH 或酶的破坏而失去活性；②对胃有刺激作用的药物改用直肠给药后可以使胃免受刺激；③药物经直肠吸收可减少药物的肝脏首过效应，并减少药物对肝的毒副作用；④对不能或不愿口服的患者及伴有呕吐的患者，尤其是婴儿和儿童，腔道给药较为有效；⑤便于某些特定部位疾病的治疗。

栓剂给药的主要缺点包括：使用不如口服方便；栓剂生产成本比片剂、胶囊剂高；生产效率较低等。

（四）栓剂的质量要求 Quality requirements for suppositories

栓剂的一般质量要求：制备栓剂用的固体原料药物，除另有规定外，应预先用适宜方法制成细粉或最细粉。可根据施用腔道和使用需要，制成各种适宜的形状。栓剂中的原料药物与基质应混合均匀，其外形应完整光滑，放入腔道后应无刺激性，应能熔化、软化或溶化，并与分泌液混合，逐渐释放出药物，产生局部或全身作用；并应有适宜的硬度，以免在包装或贮存时变形。

二、栓剂的基质与附加剂 Matrices and additives of suppositories

（一）栓剂的基质 Matrices of suppositories

栓剂需有一定的硬度和韧性，以便塞入腔道；进入腔道后应在一定的时间内熔化、软化或溶化，无刺激性，能按照需要起局部或全身作用。为了满足这些要求，选用适宜的基质是栓剂制备中最重要的工作之一。因为栓剂基质不仅可使药物成型，而且对药物的释放有重要影响。优良的栓剂基质应具备下列要求：①室温时具有适宜的硬度，塞入腔道时不变形，不破碎。在体温下易软化、熔化或溶解，并能与分泌液混合或溶于分泌液中，释放药物，产生局部或全身作用；②具有润湿或乳化的能力，能吸收适宜的水分；③与药物不起化学反应，不影响或妨碍药物的药理作用与含量测定；④本身稳定，不发生理化性质的改变，不易发生霉变等；⑤对黏膜无刺激性和毒性、无过敏性；⑥适用于冷压及热熔法制备栓剂，且易于脱模；⑦基质的熔点与凝固点的间距不宜过大，油脂性基质的酸值在 0.2 以下、皂化值在 200 ～ 245 之间、碘值低于 7。

但实际使用的基质不可能同时满足上述所有条件，而且加入药物后也会改变栓剂基质的某些特性。应根据药物性质和用药目的等来选择基质。

基质常分为油脂性基质和水溶性基质两大类。

1. 油脂性基质 Grease matrices

（1）可可豆脂（cocoa butter）： 本品是由梧桐科植物可可树的种仁，经烘烤、压榨而成的固体脂肪。常温下为黄白色固体，可塑性好，熔点为 29 ～ 34℃。本品化学组成为脂肪酸三酸甘油酯，主要为硬脂酸酯、棕榈酸酯和油酸酯等的混合物，还含有少量的不饱和酸。由于所含酸的比例不同，其熔点和释药速度均不同。另外，可可豆脂是同质多晶型物质，应注意晶型转变对栓剂成型的影响。可可豆脂有 α、β、β' 和 γ 四种晶型，β 晶型为稳定晶型，熔点为 34℃，改变温度可使晶型发生转变，如将可可豆脂加热至 36℃熔化后立即冷却，所得可可豆脂的熔点仅为 24℃，其原因是最稳定的 β 晶型部分转化成其他不稳定的晶型，为避免晶型转化，通常应缓慢升温待熔化至总量的 2/3 时，停止加热，让余热使其全部熔化，这样可减少晶型转变的可能性。

可可豆脂虽是优良基质，但因其多晶型及油酸的不稳定性，已逐渐被半合成或合成的油脂性基质替代。

（2）半合成或全合成脂肪酸甘油酯： 系由天然植物油（如椰子油或棕榈油）水解、分馏得到 C_{12} ～ C_{18} 游离脂肪酸，经部分氢化再与甘油酯化而得到的三酯、二酯、一酯的混合物。这类油酯称半合成脂肪酸甘油酯，也可直接化学合成得到全合成脂肪酸甘油酯。由于其所含的不饱和脂肪酸较少，不易腐败，并且熔点适宜，为目前取代天然油脂的较理想基质，国内品种有：

1）半合成椰油酯： 系椰子油加硬脂酸与甘油经酯化而成，为乳白色块状物，具油脂臭，水中不溶，吸水能力大于 20%，熔点为 33 ～ 41℃，凝固点为 31 ～ 36℃，刺激性小。

2）半合成山苍子油酯： 由山苍子油水解，分离得到月桂酸再加硬脂酸与甘油经酯化而成的脂肪酸甘油酯混合物，又称为混合脂肪酸酯。为黄色或乳白色蜡状固体，具有油脂臭，在水或乙醇中几乎不溶，三种单酯混合比例不同，成品的熔点也不同，根据熔点分为：34 型（33 ～ 35℃）、36 型（35 ～ 37℃）、38 型（37 ～ 39℃）、40 型（39 ～ 41℃）等，其中 36 型、38 型最为常用。

3）半合成棕榈酸酯： 系以棕榈仁油经碱处理而得皂化物，再经酸化得到棕榈油酸，加入不同比例的硬脂酸、甘油经酯化而得到的油酯。本品为乳白色固体，熔点分别为 33.4℃、38.2℃、39.4℃左右。本品对腔道黏膜刺激性小，抗热能力强，化学性质稳定，为较好的半合成脂肪酸甘油酯。

4）其他油脂性基质： 硬脂酸丙二醇酯，系由硬脂酸与 1,2-丙二醇经酯化而成，是硬脂酸丙二醇单酯和双酯的混合物，为全合成的脂肪酸甘油酯。本品为乳白色或微黄色蜡状固体，略有油脂臭。水中不溶，遇热水可膨胀。熔点为 36 ～ 38℃，对腔道黏膜无明显刺激性、安全、无毒。氢化油类，是将植物油部分或全部氢化而得到的白色固体脂肪，如氢化花生油、氢化棉籽油、氢化椰子油。经过氢化处理的植物油硬度增加可以保持很好的固体形状，性质稳定，无毒无刺激，价廉易得。但其释药能力较差，比较适合缓释或者局部作用栓剂的制备，可加入适量表面活性剂调节释药速度。

2. 水溶性和亲水性基质 Water-soluble and hydrophilic matrices

（1）甘油明胶（gelatin glycerin）：多用作阴道栓基质，由明胶、甘油和水组成，三者按一定比例在水浴上加热熔化，蒸去大部分水，放冷后凝固。所得产品富有弹性、不易折断，且在体温时不熔化，但塞入腔道后可软化并缓慢溶于分泌液中，故药效缓慢、持久。其溶解速度与明胶、甘油、水三者比例有关，甘油与水含量越高越易溶解，通常组成为水∶明胶∶甘油＝10∶20∶70。甘油能防止栓剂干燥变硬，水分含量在10%以下为宜，过多会使成品变软。

明胶为胶原水解产物，凡能与蛋白质产生配伍禁忌的药物，如鞣酸、重金属盐均不能用甘油明胶为基质。

（2）聚乙二醇（polyethylene glycol，PEG）：为结晶性载体，易溶于水，无生理作用，遇体温不熔化，但能缓缓溶于体液中而释放药物。本品系乙二醇高分子聚合物的总称，随乙二醇的聚合度、分子量不同，聚乙二醇的物理性质也不同，平均分子量在700以下为无色透明液体，随分子量增加则呈半固体到固体，熔点也随之升高，如PEG 1000、PEG 1540、PEG 4000、PEG 6000的熔点分别为38～40℃，42～46℃，53～56℃，55～63℃。应用时经常将两种以上不同分子量的聚乙二醇混合并加热熔化，制成适当硬度的栓剂。聚乙二醇混合基质中栓剂的硬度随液体聚乙二醇比例的增加而减小，当液体聚乙二醇含量为30%～50%时，其硬度为2～2.7 kg/cm²，接近或等于可可豆脂的硬度，较适宜。

聚乙二醇的吸湿性强，对黏膜有刺激性，加入约20%的水，可减轻刺激性。如处方：33%的PEG 1540、47%的PEG 6000和20%的水为基质的栓剂刺激性则很小。为避免刺激，栓剂在用前也可先用水润湿，或在栓剂表面涂一层鲸蜡醇或硬脂醇薄膜。

本类基质吸湿性强，受潮吸湿后易变形，因此在包装、贮存过程中应注意防潮。聚乙二醇基质不宜与银盐、鞣酸、奎宁、水杨酸、阿司匹林、苯佐卡因、氯碘羟喹、磺胺类药物配伍。水杨酸能使基质软化，阿司匹林能与聚乙二醇生成复合物，巴比妥类等许多药物在聚乙二醇中会析出晶体。

（3）聚氧乙烯40单硬脂酸酯类（polyoxyl 40 stearate）：商品名为Myrj52，代号为"S-40"，系聚乙二醇的单硬脂酸酯和双硬脂酸酯的混合物，并含有游离乙二醇。本品为白色或黄白色蜡状固体，无臭或稍具脂肪臭味，在水、乙醇、丙醇中溶解，不溶于液体石蜡，熔点为39～45℃。可与聚乙二醇混合使用，调节栓剂中药物的释放速率。

（4）泊洛沙姆（poloxamer）：系聚氧乙烯与聚氧丙烯的嵌段聚合物，本品有多种型号，随聚合度增大，物态从液体、半固体到蜡状固体，易溶于水。常用于栓剂基质的型号为188型，即泊洛沙姆188，熔点52℃，能促进药物的吸收并起到缓释与延效作用。

其他水溶性基质还有聚山梨酯61、壳聚糖衍生物等，根据药物性质和用药目的，进行调整使用。

（二）栓剂的附加剂 Additives of suppositories

有些栓剂的基质不能满足使用和储存的要求，往往需要添加一些合适的附加剂，改善基质的性能。

1. 硬化剂 Curing agents

若制得的栓剂在储存或使用时硬度不够，可加入适当的硬化剂，如白蜡、鲸蜡醇、硬脂酸、巴西棕榈蜡进行调节，但效果十分有限。因为它们的结晶体系与构成栓剂基质的三酸甘油酯大不相同，所得混合物明显缺乏内聚性，而且其表面异常。

2. 增稠剂 Thickeners

当药物与基质混合时，因机械搅拌情况不良或生理上需要时，栓剂制品中可酌情添加增稠剂，常用的增稠剂有：氢化蓖麻油、单硬脂酸甘油酯、硬脂酸铝等。

3. 乳化剂 Emulsifiers

当栓剂处方中含有与基质不能相混合的液相，特别是在此相含量较高时（大于 5%）可加适量的乳化剂。

4. 吸收促进剂 Absorption enhancers

对于起全身作用的栓剂来说，为了增加药物的全身吸收或者促进药物迅速起效，可加入吸收促进剂以促进药物被直肠黏膜吸收而进入血循环。常用的促进剂有：非离子型表面活性剂、脂肪酸、脂肪醇、月桂氮䓬酮类、环糊精衍生物等。

5. 吸收阻滞剂 Absorption retardants

对于局部作用的栓剂来说，为了延长药物在作用部位的作用时间，维持疗效，可以适当添加吸收阻滞剂，调节药物的释放速率或抑制药物吸收，起到缓释作用，比如硬脂酸、蜂蜡、卵磷脂、海藻酸、羟丙甲纤维素、卡波姆等。

6. 着色剂 Colorants

可选用脂溶性或水溶性着色剂，但加入水溶性着色剂时，必须注意加水后对 pH 和乳化剂乳化效率的影响，还应注意控制脂肪的水解和栓剂中的色移现象。

7. 抗氧剂 Antioxidants

对易氧化的药物应加入抗氧剂，如叔丁基羟基茴香醚（butylated hydroxyanisole，BHA），叔丁基对甲酚（butylated hydroxytoluene，BHT），没食子酸酯类（gallate）。

8. 防腐剂 Preservatives

当栓剂中含有植物浸膏或水性溶液时，容易发霉变质，可使用防腐剂或抑菌剂，比如对羟基苯甲酸酯类可延长栓剂的有效期。使用防腐剂时应验证其溶解度、有效剂量、配伍禁忌以及直肠对它的耐受性。

三、栓剂的处方设计 Formulation design of suppositories

栓剂的处方设计首先应考虑用药的目的，即用于局部还是全身以及用于何种疾病的治疗；还须考虑药物的性质、基质和附加剂对药物释放、吸收的影响；最后，根据处方选择合适的制备工艺及质量检验和稳定性的测试。

下面分别讨论不同作用特点的栓剂在研制中应考虑的问题。

（一）发挥全身作用的栓剂 Suppositories for systemic efficacy

1. 基质的选择 Selection of matrices

全身作用的栓剂是指主药由腔道黏膜吸收至血液循环起全身作用，如解热镇痛、镇静、兴奋、扩张支气管和血管、抗菌消炎作用。该类栓剂一般要求释药迅速，特别是解热镇痛药宜迅速释放、吸收。一般选择油脂性基质，特别是具有表面活性作用的油脂性基质，不但在体温下能很快熔化，而且能很好地分散。为加速药物的释放和吸收，一般宜选择与药物溶解性相反的基质，如果是脂溶性药物，则应选择水溶性基质；如果是水溶性药物，则应选择脂溶性基质，这样药物溶出速度快、体内峰值高、达峰时间短。为了提高药物在基质中的均匀性，可用适当溶剂将药物溶解或将药物粉碎成细粉后再与基质混合。

2. 栓剂施用部位 Application site of suppository

根据栓剂直肠吸收的特点，在栓剂的处方设计及使用方法上都要考虑如何避免肝的首过效应。栓剂给药时，药物在直肠吸收主要有两条途径：一条是通过直肠上静脉，经门静脉进入肝脏，进行代谢后再进入大循环；另一条是通过直肠下静脉和肛门静脉，经髂内静脉绕过肝脏进入下腔大静脉，直接进入大循环，能够避开肝的首过作用。因此栓剂中药物的吸收与给药部位有关，使用栓剂时只需塞入直肠，即距肛门口约 2 cm 的位置，这样可使 50% ～ 75% 的给药量不经过肝。为了避免塞入的栓剂自动进入直肠深部，已有人研制出双层栓剂，其前端吸水膨胀形成凝胶塞，可阻止栓剂向上移动，从而避免肝脏的首过效应。此外，也有研究指出，淋巴系统对直肠药物的吸收几乎与血液处于相同的地位。所以，直肠淋巴系统也是栓剂药物吸收的一条途径。

3. 药物的性质 Properties of drug

在栓剂的处方设计中，还应考虑药物的性质对其释放吸收的影响，包括药物的解离度、溶解度、粒径等。①解离度：非解离型药物易通过直肠黏膜吸收入血。脂溶性非解离药物最易吸收，而完全解离药物的吸收则较差。一般认为酸性药物的 pK_a 在 4 以上、碱性药物 pK_a 低于 8.5 者可被直肠黏膜迅速吸收。故认为以缓冲液来调节直肠的 pH 值，由此增加非解离药物的浓度以提高生物利用度。②溶解度：据报道在直肠内脂溶性药物容易吸收，而水溶性药物同样能通过微孔途径吸收。③粒度：以未溶解状态存在于栓剂中的药物，其粒度大小能影响释放、溶解及吸收。粒径愈小，愈易溶解，吸收亦愈快。

4. 表面活性剂的影响 Influences of surfactant

为增加栓剂中药物的释放与吸收，也常常在基质中加入表面活性剂，从而增加药物的亲水性，加速药物向分泌液转移，因而有助于药物的释放和吸收，但是不同的表面活性剂促进吸收的程度是不同的。例如将不同的表面活性剂加入以半合成脂肪酸甘油酯为基质的阿司匹林栓剂中，由家兔体内血药浓度得出的生物利用度顺序为：月桂醇硫酸钠（0.5%）＞聚山梨酯 80 ＞月桂醇硫酸钠（0.1%）＞脂肪酸山梨坦 80 ＞烟酸乙酯。需要注意，表面活性剂的浓度不宜过高，否则能在分泌液中形成胶团等因素而使其吸收率下降；所以表面活性剂的用量必须适当，以免得到相反的效果。

5. 其他 Others

在栓剂中加入生物黏附聚合物可使栓剂黏附在直肠黏膜上，药物固定在吸收部位处，同时生物黏附聚合物也可能增加上皮组织对药物的通透性，从而提高药物的生物利用度。此外，在处方设计中要还考虑栓剂的大小、形状及患者的生理状况等对吸收的影响。

（二）发挥局部作用的栓剂 Suppositories for local efficacy

此类栓剂只在腔道起局部治疗作用，如润滑、收敛、抗菌消炎、杀虫、止痒作用。为了保证更多药物滞留在局部，此类栓剂应尽量减少吸收，故应选择熔化或溶解、释药速度慢的基质。水溶性基质制成的栓剂因腔道的液体量有限，使其溶解速度受限，释药缓慢，较脂肪性基质更有利于发挥局部药效。如甘油明胶基质常用于局部杀虫、抗菌的阴道栓剂。一些基质在腔道的液化时间见表 9-1。

表 9-1 常用基质在人体腔道的液化时间（min）

基质名称	可可豆脂	半合成椰油酯	一般脂肪性基质	甘油明胶	聚乙二醇
液化时间	4 ～ 5	4 ～ 5	10	30 ～ 50	30 ～ 50

从表 9-1 中可见，与油脂性基质相比，水溶性基质在腔道中的液化时间要长得多，通常局部作用的栓剂在半小时内开始起作用，要持续约 4 h。但液化时间不宜过长，否则会使患者感觉不适，而且可能不会将药物全部释出，甚至大部分被排出体外。

四、栓剂的制备 Preparation of suppositories

（一）栓剂的制备 Preparation of suppositories

栓剂的制备方法主要有两种：冷压法与热熔法。前者可用手工搓捏、模型冷压；后者用热熔灌模，小量生产时用手工，大量生产时用机械操作进行。另外尚有自动模制成形法，可实现自动化生产，最常见的旋转式制栓机每小时可生产 3500 ～ 6000 枚。

药物与基质的混合方法如下：①油溶性药物，可直接溶于油脂性基质中；当加入的药物量过大时，可能降低油脂性基质的熔点或使基质过软，此时可加入适量石蜡或蜂蜡调节。②水溶性药物，可加少量水配成浓溶液，用适量的羊毛脂吸收后再与油脂性基质混合。③油、水均不溶的药物，须先制成细粉或最细粉，再与基质混匀，但不必过度粉碎，主药过细可能增加基质黏度，制成的栓剂放置后可能硬化，影响吸收。④含中药浸膏剂时，需先用少量水或稀乙醇软化成半固体后，再与基质混合。

1. 冷压法 Cold pressing method

冷压法主要用于制备油脂性基质栓剂。其方法是将基质和药物均磨成细粉，混合均匀，用手工搓捏或装入压栓机中压成一定形状的栓剂。此方法简单，避免了加热对主药或基质稳定性的影响，不溶性药物也不会在基质中沉降，但生产效率不高，成品中往往因夹带空气而影响栓剂的重量差异，同时也可能使基质和药物氧化，现在少用。

2. 热熔法 Hot melting method

热熔法是最常用的生产栓剂的方法。将计算量的基质锉末用水浴或蒸气浴加热熔化，勿使温度过高，加热时间也不宜太长。必要时，熔化的基质可用纱布等滤过以除去杂质，然后以适宜方法加入药物并混合均匀，最后将所得的混合物一次倾入冷却且涂有润滑剂的模具中，倾入量至稍溢出模口为度，放冷，待完全凝固后，削去溢出部分，开模取出栓剂，包装即得。

灌注时混合物的温度在 40℃左右为宜，或待混合物由澄明变为混浊时立即灌注，以免不溶性主药或其他与基质密度不等的组分在模孔中沉降。继续冷却，至温度为 −2℃ ～ 2℃下进行。如果栓剂上有多余的润滑剂或水分，可用滤纸吸去，以免在贮存过程中发生酸败、长霉等现象。

小剂量制备可用不同规格和形状的模具完成，大量生产则有相应的自动化生产机器。常用的小剂量制备模具如图 9-2 所示，一般由金属制成，有铜栓或镀镍、镀铬栓，以免金属与药物发生作用。有的品种还需用木栓模具，如避孕栓因含醋酸苯汞，忌与金属接触。模孔的形状和大小有多种类型，以适应不同需要。

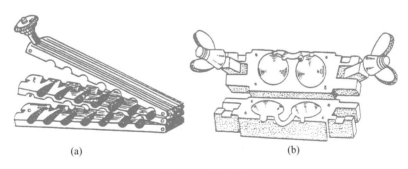

图 9-2 栓剂模具
（a）肛门栓模具；（b）阴道栓模具。

栓剂模孔所涂的润滑剂分为两类：①油脂性基质的栓剂，常用软肥皂、甘油与 95% 乙醇 1∶1∶5 的混合物。②水溶性基质的栓剂，则用油性润滑剂，比如液体石蜡和植物油。有的基质不粘模，如可可豆脂和聚乙二醇类，可不用涂润滑剂。

3. 基质用量的确定 Determination of matrix amount for suppository

通常情况下栓模的容量是固定的，但会因为基质或药物的密度不同而容纳不同的重量。一般说栓剂重 1 g 或 2 g 的模具，是指能容纳以可可豆脂为基质代表的栓剂重量。加入的药物会占一定体积，特别是不溶于基质的药物，导致基质用量减少。所以为了确定不同药物所需的基质量，引入了置换价（displacement value，DV）这个概念。置换价是药物的重量与等体积基质重量的比值。可用下面公式表示：

$$DV = \frac{W}{G-（M-W）}$$

式中，W 为含药栓里药物的平均重量；M 为含药栓的平均栓重；G 为纯基质平均栓重。测定时，取基质制备空白栓，称得平均重量 G，另取基质与药物定量混合做成含药栓，称得平均重量 M，每粒栓剂中药物的平均重量 W，将数据代入，即可求得某药物对某基质的置换价。

用测定的置换价可以方便地计算出制备这种含药栓所需基质的重量 x：

$$x = \left(G-\frac{y}{DV}\right) \cdot n$$

式中 y 表示处方中药物的剂量；n 表示拟制备的栓剂枚数。

（二）栓剂举例 Examples of suppositories

1. 阿司匹林直肠栓 Aspirin rectal suppository

【处方】
阿司匹林	600 g
混合脂肪酸酯	450 g
共制 1000 枚	

【制法】 取混合脂肪酸，置夹层锅中，在水浴上加热融化后，加入阿司匹林细粉，搅匀，在近凝时倾入涂有润滑剂的栓模中，迅速冷却，冷后削平，取出包装即得。

【注解】 ①具有解热镇痛作用，每次 1 枚，塞入肛门内。②为防止阿司匹林水解，可加入 1.0% ~ 1.5% 的枸橼酸作稳定剂；制备阿司匹林栓剂时，避免接触铁、铜等金属，以免栓剂变色。

2. 氧氟沙星栓 Ofloxacin suppository

【处方】
氧氟沙星	100 g
甘油	1000 g
明胶	2000 g
醋酸	适量
蒸馏水	1600 mL
共制 1000 枚	

【制法】 首先，在搅拌下使处方量的氧氟沙星混悬于蒸馏水中，然后向其中滴加适量醋酸，使氧氟沙星溶解。加入甘油、明胶后置于水浴上，在不断搅拌下使其充分溶解、混匀。最后将该混合物灌注于事先已涂有液体石蜡的鸭嘴形阴道栓模具中，稍冷后，刮去溢出部分，待冷凝后取出，包装后即得。

【注解】 用于细菌性阴道炎、细菌性阴道病、淋菌性宫颈阴道炎、衣原体、支原体感染以及混合感染。每日早晚各一次，每次一枚。

3. 蛇黄阴道栓 Shehuang vaginal suppository

【处方】
蛇床子（九号筛）	100 g
黄连（九号筛）	50 g
硼酸	50 g
葡萄糖	50 g
甘油	适量

甘油明胶	2000 g

共制 1000 枚

【制法】 取蛇床子、黄连、硼酸、葡萄糖加适量甘油研成糊状，将甘油明胶置水浴上加热熔化后，将上述糊状物加入甘油明胶中，不断搅拌均匀，迅速倾入已涂润滑剂的栓模中，至稍溢出模口。冷后削平，取出包装即得。

【注解】 ①治疗阴道滴虫病，塞入阴道内，每日 1 次，1 次一枚。②处方中硼酸和葡萄糖为辅药以增加疗效，因硼酸保持低 pH 值，可以防止原虫以及病菌的生长；葡萄糖分解为乳酸，可保持阴道的酸性。

4. 克霉唑阴道栓 Clotrimazole vaginal suppository

【处方】

克霉唑	150 g
PEG 400	1200 g
PEG 4000	1200 g

共制 1000 枚

【制法】 取克霉唑研细，过六号筛。另取 PEG 400、PEG 4000 于水浴上加热熔化，加入克霉唑细粉，搅拌至溶解，并迅速倒入已涂有润滑剂的栓模中，至稍溢出模口。冷后削平，取出包装即得。

【注解】 抗真菌药，用于真菌性阴道炎。每晚 1 次，每次 1 枚。

五、栓剂的质量控制与包装 Quality control and packaging of suppositories

《中国药典》2020 年版四部通则规定，栓剂中的原料药物与基质应混合均匀，其外形应完整光滑；放入腔道后应无刺激性，应能熔化、软化或溶化，并与分泌液混合，逐步释放出药物，产生局部或全身作用；应有适宜的硬度，以免在包装或贮存时变形；并应做重量差异和融变时限等多项检查。

1. 重量差异 Weight variation

取供试品 10 粒，精密称定总重量，求得平均粒重后，再分别精密称定每粒的重量。每粒重量与平均粒重相比较（有标示粒重的中药栓剂，每粒重量应与标示粒重比较），按表中的规定，超出重量差异限度的栓剂不得多于 1 粒，并不得超出限度 1 倍。栓剂的重量差异限度见表 9-2。

表 9-2 栓剂的重量差异限度

平均粒重或标示粒重	重量差异限度
1.0 g 及 1.0 g 以下	±10%
1.0 g 以上至 3.0 g	±7.5%
3.0 g 以上	±5.0%

凡规定检查含量均匀度的栓剂，一般不再进行重量差异检查。

2. 融变时限 Time limit of melting

取栓剂 3 粒，在室温放置 1 h 后，按照《中国药典》2020 年版融变时限检查法（通则 0922）规定的装置和方法检查，除另有规定外，脂肪性基质的栓剂 3 粒均应在 30 min 内全部融化、软化或触摸无硬芯；水溶性基质的栓剂 3 粒均应在 60 min 内全部溶解。如有 1 粒不合格，应另取 3 粒复试，均应符合规定。

3. 药物溶出速度及吸收试验 Drug dissolution rate and absorption test

目前没有标准的检测方法考察栓剂的药物溶出速度和吸收，可采用《中国药典》2020 年版四部通则记载的转篮法或下面的方法。

（1）体外溶出度试验：将待测栓剂置于透析管的滤纸筒中或适宜的微孔滤膜中与介质隔离，浸入盛有介质并附有搅拌器的容器中，于37℃每隔一定时间取样测定，每次取样后应补充同体积的溶出介质，求出介质中的药物含量，作为在一定条件下基质中药物溶出速率的参考指标。

（2）体内吸收试验：先进行动物（如狗或家兔）试验。给药后，按一定时间抽取血液或尿液，测定药物浓度，描绘出血药浓度-时间曲线（或尿药量-时间曲线），最后可计算出动物体内药物吸收的动力学参数，考察栓剂的生物利用度或不同时间点的吸收百分数。与志愿者体内吸收试验方法相同。

4. 稳定性试验和刺激性试验 Stability and irritation test

稳定性试验是将栓剂在室温25℃±3℃和4℃下贮存，定期（0、1、3、12、18、24个月）检查外观变化和融变时限、主药含量及有关物质。

刺激性试验一般是指对动物进行黏膜刺激性检查，即将基质粉末、溶液或栓剂施于家兔眼膜上、或纳入直肠、阴道，观察有何异常反应。在动物试验的基础上，临床多在人体肛门或阴道中观察用药部位有无灼痛、刺激及不适感觉等反应。

5. 微生物限度 Microbial limit

除另有规定外，参照《中国药典》2020年版通则1105非无菌产品微生物限度检查、通则1106控制菌检查法及通则1107非无菌药品微生物限度标准检查，应符合规定。

6. 包装贮存 Packaging and storage

栓剂所用内包装材料应无毒性，并不得与原料药物或基质发生理化作用。

目前普遍使用的包装形式有两种：一种是以硫酸纸、蜡纸、锡箔、铝箔等为内包装材料逐个包裹栓剂，再装入外层包装盒中；另一种是将栓剂逐个嵌入塑料硬片（常用聚氯乙烯）的凹糟中，再将另一张配对的硬片盖上，用热合机将两片热合密封，再用外盒包装即得。其中后者的抗震性、防潮性、密封性均优于前者。

除另有规定外，应在30℃以下密闭贮存和运输，防止因受热、受潮而变形、发霉、变质。生物制品原液、半成品和成品的生产及质量控制应符合相关品种要求。

六、栓剂的研究进展 Advance in suppositories

近年来，国内外药学工作者以控制栓剂中药物的释放为目的，开发出多种类型的新型栓剂，概括起来主要有下列几种：

1. 双层栓剂 Double suppository

此类栓剂由两层组成，较普通的栓剂能更好地适应临床治疗疾病的需要或不同性质药物的需要，一般有三种形式：

（1）内外双层栓：内外两层含有不同药物，可先后释药而达到特定的治疗目的。

（2）上下双层栓（A型）：将两种或两种以上理化性质不同的药物分别分散于脂溶性基质或水溶性基质中，制成含有上下两层的栓剂，以便于调节药物的释放速率或避免药物发生可能的配伍禁忌。

（3）上下双层栓（B型）：上半部分为空白基质，下半部分才是含药栓层，这样空白基质可阻止药物向上扩散，减少药物经直肠上静脉吸收进入肝脏而发生的首过效应，提高药物的生物利用度。还有一种上半部分的基质可以吸水膨胀形成凝胶塞而抑制栓剂向上移动，这样也可以达到避免肝脏首过效应的目的。

2. 中空栓剂 Hollow suppository

中空栓剂的外壳为空白或含药基质，中空部分可以填充固体或液体药物。中空栓剂中的药物可在外壳基质熔融破裂后迅速释放，使药物在体内的达峰时间短、起效快，生物利用度有所提高；也可将药物与适当赋形剂混合或制成固体分散体使药物快速或缓慢释放，从而具有速释或缓释作用。

3. 长效栓剂 Lasting efficacy suppository

长效栓剂比普通栓剂的作用时间长，常见的有微囊（微球）栓、渗透泵栓、缓释栓等。

微囊（微球）栓是将药物预先制备成微囊（微球），然后再将其与基质混合而制成的栓剂。微囊（微球）栓剂具有血药浓度稳定、维持时间长等优点，其对药物的控释效果取决于微囊所用的囊材和制备方法等。如吲哚美辛缓释栓就是选用明胶为囊材，采用单凝聚法将吲哚美辛制成微囊，再将微囊与基质混合制成栓剂。又如采用溶剂蒸发法将吲哚美辛制成乙基纤维素微球，再与栓剂基质混合制备缓释栓剂。

泡腾栓剂是在栓剂中加入了发泡剂，使其在使用时产生泡腾作用，以加速栓剂的熔融和药物的释放。此类栓剂尚有利于药物分布和渗入到黏膜的皱襞之内，所以，尤其适用于阴道栓的制备。如利用乙二酸与碳酸氢钠作发泡剂，以聚氧乙烯单硬脂酸酯和 PEG 4000 为基质制成阴道泡腾栓剂。

渗透泵栓剂是利用渗透压原理制成的，由可透过水分也可透过药物的微孔膜、渗透压产生剂、可透过水分但不能透过药物的半透膜及药物组成。将其纳入体内以后，水分进入栓剂而产生渗透压，压迫储药库使药液透过半透膜上的小孔释放出来。渗透膜泵栓剂的优点是能在一定时间内保持血药浓度的稳定。

缓释栓剂可利用具有可塑性的不溶性高分子材料制成，由于此类骨架材料在体内不溶解而起到缓释的作用。如达那唑缓释栓，用 PEG 600、PEG 6000 和 HPMC K4M 作为基质，药物释放可达 12 h，延长了给药间隔。

第二节　软膏剂与乳膏剂
Ointments and creams

一、概述 Introduction

广义上的软膏剂（ointments）系指药物与适宜基质均匀混合制成的具有一定稠度的半固体外用制剂，能长时间铺展或黏附于用药部位，主要用于局部，如抗感染、消毒、止痒、麻醉、保护创面、润滑皮肤；有的也可以起全身治疗作用。2000 年版之前的《中国药典》将乳膏剂和糊剂包含于软膏剂中，2005 年版之后将他们分出来。《中国药典》2020 年版定义的软膏剂系指原料药物与油脂性或水溶性基质混合制成的均匀半固体外用制剂。因原料药物在基质中分散状态不同，分为溶液型软膏剂和混悬型软膏剂。溶液型软膏剂为原料药物溶解（或共熔）于基质或基质组分中制成的软膏剂；混悬型软膏剂为原料药物细粉均匀分散于基质中制成的软膏剂。乳膏剂系指原料药物溶解或分散于乳状液型基质中形成的均匀半固体制剂。乳膏剂由于基质不同，可分为水包油型乳膏剂和油包水型乳膏剂。

软膏剂是古老的剂型之一，在汉代张仲景的《金匮要略》中有软膏剂的制法和作用的记载。传统使用豚脂、羊脂、麻油、蜂蜡、淀粉、甘油、凡士林和羊毛脂等为基质，19 世纪后，逐步采用乳剂型基质及水溶性基质。近代随着石油、化工及医药科学的发展，新基质和新型高效皮肤渗透促进剂不断涌现。药物透皮吸收途径与机制研究的逐步深入，生产工艺与包装过程的机械化和自动化程度的不断提高，都为软膏剂的进一步发展提供了广阔的天地。近年来人们又以脂质体和传递体（tansfersome）为药物载体研制局部外用制剂，该制剂促进药物进入角质层并使药物持续释放。

一般软膏剂应具备下列质量要求：①均匀、细腻，涂于皮肤上无刺激性、过敏性及其他不良反应；②具有适当的黏稠度，易于涂布于皮肤或黏膜上，且不融化；③应无酸败、异臭、变色、变硬、油水分离等变质现象；④用于大面积烧伤时，应预先进行灭菌；眼用软膏的配制需在无菌条件下进行；⑤所用的包装材料不应与基质或药物发生反应。

二、软膏剂的基质与附加剂 Matrices and additives of ointments

（一）软膏剂的基质 Matrices of ointments

基质是软膏剂成型和发挥药效的重要组成部分。对软膏剂基质的要求是：①均匀、细腻、润滑、无刺激、稠度适宜、易于涂布；②性质稳定，与主药和附加剂不发生配伍变化，久贮稳定；③具有吸水性，能吸收伤口分泌物；④无生理活性，不妨碍皮肤的正常生理功能，具有良好的释药性能；⑤易洗除，不污染衣物等。目前还没有一种基质能同时具备上述要求。在实际应用时，应对基质的性质进行具体分析，并根据药物的性质和临床要求，采用添加附加剂或基质混合使用等方法来保证制剂的质量符合治疗要求。通常情况下，软膏剂的基质可分为油脂性基质和水溶性基质两种。

1. 油脂性基质 Grease matrices

包括烃类、类脂类、动植物油脂及硅酮类等。其特点是润滑、无刺激性，一般不与药物发生配伍禁忌，不易长霉。此类基质涂在皮肤上能形成封闭性油膜，减少皮肤水分的蒸发，促进皮肤的水合作用，使皮肤柔润，防止干裂，可以保护皮肤和裂损伤面，适用于表皮增厚、角化、皲裂等慢性皮损和某些早期感染性皮肤病。其缺点是释药性能差、油腻性强、疏水性大、不易用水洗除，主要用于遇水不稳定的药物制备软膏剂，不能使用于有渗出液的皮损。

（1）烃类： 系石油蒸馏后得到的各种烃的混合物，其中大部分属于饱和烃。

凡士林（vaselin）：是液体烃类与固体烃类组成的混合物，熔程较长（45～60℃），有黄、白两种，后者系前者漂白而得。凡士林有适宜的黏性和涂展性，可单独作软膏基质，不刺激皮肤和黏膜，化学性质稳定，呈中性，能与多种药物配伍，特别适用于遇水不稳定的药物，如某些抗生素。本品油腻性大而吸水性差，妨碍伤患处水性分泌物的排出，故临床上不适用于急性而且有多量渗出液的伤患处。本品仅能吸收5%的水分，可在其中加入适量的羊毛脂或表面活性剂来改善其吸水性能。

石蜡（paraffin）：为固体烃的混合物，熔程为50～65℃，主要用于调节软膏的稠度。

液体石蜡（liquid paraffin）：为各种液体烃的混合物，能与多数脂肪油或挥发油混合，主要用于调节软膏的稠度。

（2）类脂类： 系指高级脂肪酸与高级脂肪醇化合而成的酯及其混合物。有类似脂肪的物理性质，但化学性质较脂肪稳定，且具一定的表面活性作用因而有一定的吸水性能，多与油脂类基质合用，常用的有羊毛脂、蜂蜡与鲸蜡等。

羊毛脂（wool fat）：系指无水羊毛脂，为淡黄色黏稠半固体，有微臭，是羊毛上脂肪性物质的混合物，其主要成分是胆固醇的棕榈酸酯及游离的胆固醇类，熔程为36～42℃。吸水性强，可吸收两倍其重量的水形成W/O型乳剂。羊毛脂的性质接近皮脂，有利于药物透入皮肤，但过于黏稠，不宜单独作基质，常与凡士林合用，并可改善凡士林的吸水性和渗透性。含30%水分的羊毛脂称含水羊毛脂，其黏性低，便于取用。

蜂蜡（bee wax）与鲸蜡（spermaceti）：蜂蜡有黄、白之分，后者由前者精制而成。蜂蜡熔程为62～67℃，其主要成分是棕榈酸蜂蜡醇酯，并含少量的游离醇和游离酸。鲸蜡的主要成分是棕榈酸鲸蜡醇酯及少量游离醇类，熔程为42～50℃，蜂蜡与鲸蜡一般用来增加基质的稠度，且有较弱的吸水性，吸水后可形成 W/O 型乳剂，可在 O/W 型乳剂型基质中起稳定作用。

（3）油脂类：系指从动植物中得到的高级脂肪酸甘油酯及类似物，如豚脂、植物油。此类基质不稳定，目前已较少应用，可加入抗氧剂和防腐剂增加油脂类基质的稳定性。动物油脂中常含胆固醇，有 15% 左右的吸水性。植物油在常温下为液体，常与熔点较高的蜡类融合而得适宜稠度的基质，比如以花生油 67 g 与蜂蜡 33 g 加热熔合而成的"单软膏"；植物油在催化剂作用下加氢而成饱和或接近饱和的脂肪酸甘油酯，得到半固体或固体的氢化植物油，较植物油稳定，亦可作为软膏基质。

（4）硅酮类：硅酮类中最常用的是二甲基硅油（dimethicone），又称硅油或硅酮（silicones），是一系列不同分子量的聚二甲基硅氧烷的总称。本品为无色或淡黄色的透明油状液体，无臭、无味，黏度随分子量的增加而增大，常见有 2 ～ 100 mPa·s 的多种硅油。本品无毒、无刺激性，对大多数化合物稳定，但会在强碱强酸中降解。因具有优良的疏水性能和较小的表面张力，所以有很好的润滑作用而易于涂布，常用作乳膏的润滑剂，最大用量可达 10% ～ 30%。本品也常与其他油脂性原料合用制成防护性软膏，用于防止水性物质如酸、碱的刺激或腐蚀。本品中加入薄膜成型剂，如 PVP 可提高其防护性，硅油对药物的释放和皮肤穿透性较豚脂、羊毛脂及凡士林快，但成本高，本品对眼睛有刺激性，不宜作眼膏基质。

2. 水溶性基质 Water-soluble matrices

由天然或合成的水溶性高分子物质所组成，常用的有聚乙二醇、卡波姆、纤维素衍生物及甘油明胶等。卡波姆、泊洛沙姆（商品名普朗尼克）、纤维素衍生物及甘油明胶等溶解后形成凝胶，一般将其归属为凝胶剂的基质（详见凝胶剂）。

水溶性基质溶于水，能吸收组织渗出液，一般释药较快，无油腻性，易涂展，易洗除，且能与水溶液混合及吸收组织渗出液，多用于湿润糜烂创面及腔道黏膜，有利于分泌物的排除。其缺点是润滑作用差、不稳定、水分易蒸发、并易发霉等，故须加入保湿剂和抑菌剂。

聚乙二醇类：是主要的水溶性基质，常用聚乙二醇的平均分子量为 300 ～ 6000。其物理性状随分子量增大而由液体逐渐过渡到蜡状固体，PEG 700 以下是液体，PEG 1000、1500 及 1540 是半固体，PEG 2000 以上是固体，取不同分子量的聚乙二醇以适当比例配合可制成稠度适宜的软膏基质。本品化学性质稳定且不易腐败。但由于其强吸水性，用于皮肤常有刺激感，久用可引起皮肤的脱水干燥感。可与一些药物如水杨酸、苯甲酸、鞣酸、苯酚络合，导致基质过度软化，并能降低酚类防腐剂的功效。

例 9-1：含聚乙二醇的水溶性基质

【处方】　PEG 3350　　　　　400 g
　　　　　PEG 400　　　　　　600 g

【制法】　称取两种组分，水浴上加热至 65℃，搅拌均匀至冷凝，即得。PEG 3350 为蜡状固体，PEG 400 为黏稠液体，两种成分用量不同可调节软膏的稠度以适应不同气候和季节的需要。若药物为水溶液（6% ～ 25% 的量），则可用 30 ～ 50 g 硬脂酸替代 PEG 3350，以调节稠度。

3. 基质对药物透皮吸收的影响 Influences of matrix on drug transdermal absorption

由于皮肤具有类脂膜的性质，软膏中药物的释放、穿透、吸收，除与药物的脂溶性和油水分配系数有关外，软膏基质对其也有一定影响。目前所用的一些水溶性基质中药物的释放虽然快，但对药物的穿透作用影响不大。基质对药物透皮吸收影响主要表现在：①基质对药物的亲合力，基质对药物的亲合力不应太大，否则会明显影响药物的释放，从而影响透皮吸收。②基质的 pH 值，当基质的 pH 值小于酸性药物的 pK_a 值或大于碱性药物的 pK_a 时，这时药物的分子形式将显著增加，因而有利于药物透皮吸收。③基质对皮肤的水合作用，皮肤外层角蛋白或其降解产物具有与水结合的能力，称为水合作用。由于水合作用能引起角质层肿胀疏松，降低组织的致密性，形成孔隙，促进了药物在角质层的扩散，增加了透皮吸收。当角质层中含水量由 10% 增加到 50% 以上时，渗透性可增加 4～5 倍。

（二）软膏剂的附加剂 Additives of ointments

软膏剂中常用的附加剂包括抗氧剂、防腐剂、助溶剂、增稠剂和皮肤渗透促进剂等。但它们的含量相对较少，根据需要而定。

1. 抗氧剂 Antioxidants

抗氧剂用来防止软膏中某些成分的氧化变质，提高软膏的化学稳定性。常用的抗氧剂通常根据其作用机制可分为以下三种类型：①能与自由基反应，抑制氧化反应，如维生素 E、没食子酸烷酯、丁羟基茴香醚（BHA）和丁羟基甲苯（BHT）；②由还原剂组成，还原剂首先被氧化，从而保护其他物质，如抗坏血酸、异抗坏血酸和亚硫酸盐；③辅助的抗氧剂，如螯合剂，本身抗氧作用小，但通过与金属离子结合抑制其对氧化反应的催化作用，从而间接增强抗氧作用，如枸橼酸、酒石酸、EDTA 和巯基二丙酸。

2. 抑菌剂 Bacteria inhibitors

软膏剂的基质中容易滋生细菌和真菌等微生物。为保证制剂（尤其用于损伤或炎症皮肤的软膏剂）中不含致病菌，如金黄色葡萄球菌、大肠埃希菌、沙门菌，需要在制剂中加入抑菌剂。对抑菌剂的要求是：和处方中组成物没有配伍禁忌；抑菌剂要有热稳定性；在较长的贮藏时间及使用环境中稳定；对皮肤组织无刺激性、无毒性、无致敏性。

3. 皮肤渗透促进剂 Skin penetration enhancers

皮肤渗透促进剂能够降低药物穿过皮肤的阻力，促进药物透皮吸收。常用的皮肤渗透促进剂包括如下几类。①有机溶剂类：乙醇、丙二醇、二甲基亚砜、醋酸乙酯等。②有机酸、脂肪醇类：油酸、亚油酸、月桂醇、月桂酸。③月桂氮草酮及其同系物。④表面活性剂：阳离子型、阴离子型、非离子型、磷脂。⑤角质保湿与软化剂：尿素、水杨酸。⑥挥发油：薄荷醇、柠檬烯、樟脑。⑦环糊精类：β-环糊精、羟丙基 β-环糊精、二甲基 β-环糊精等。

三、软膏剂的制备 Preparation of ointments

软膏剂的处方组成主要由原料药物和软膏基质组成，也可不含原料药物。其中不含药物的软膏主要发挥保护或润滑作用，而含药的软膏剂主要发挥局部治疗作用，广泛应用于皮肤科及其他一些外科疾病的治疗。

软膏剂的制备方法有研和法和熔和法。通常按照形成的软膏类型、制备量及设备条件等选择具体的方法。制备软膏的基本要求是使药物在基质中混合均匀、细腻，以保证药物的剂量与药效，这与制备方法的选择特别是药物加入方法有密切关系。

（一）制备方法与设备 Preparation and equipment

1. 研和法 Pestle mixing method

基质为油脂性的半固体时，可直接采用研和法（水溶性基质和乳膏剂基质不适用）。一般在常温下将药物与基质等量递加，混合均匀。此法适用于小量制备，且药物为不溶于基质者。用软膏刀在陶瓷或玻璃的软膏板上调制，也可在研钵中研制，或用机器研磨。

2. 熔和法 Melt-mixing method

油脂性基质大量制备时，常采用熔和法。适用于软膏中含有的基质熔点较高，在常温下不能均匀混合者。在熔融操作时，采用蒸发皿或蒸气夹层锅进行，一般先将熔点较高的物质先熔化，再加入熔点低的物质，最后加液体成分和药物，以避免低熔点物质受热分解。在熔融和冷凝过程中，均应不断搅拌，使成品均匀光滑，并通过胶体磨或研磨机进一步混匀，使软膏均匀、细腻、无颗粒感。

（二）药物加入的方法 Adding method of drug into matrix

为了减少软膏对病患部位的机械刺激性，提高疗效，制备时药物常按下列方法处理。

（1）**可溶于软膏基质的药物**：将药物直接加入适宜温度的基质中或用少量溶剂溶解后再与基质混合，最后与其余基质混匀。

（2）**不溶于软膏基质的药物**：应先将药物研成细粉，并过 100 目筛。取少量药物与少量基质研匀或与液体成分如液体石蜡、植物油、甘油研匀成糊状，再与其余基质研匀。

（3）**剂量较低的药物**：比如糖皮质激素类、生物碱盐类，可用少量溶剂使其溶解，然后再与基质混合。水溶性药物可用水溶解，如果需要加至油脂性基质中，最好先与羊毛脂或吸水性基质混匀后再加入。

（4）**半固体黏稠性药物**：若与基质不易直接混匀，可适当处理后再加入。如鱼石脂中某些极性成分，不易与凡士林混合，可先加等量羊毛脂或蓖麻油混匀，再加入凡士林基质中。煤焦油可加少量聚山梨酯 80 促使其与基质混合。中药浸出物为液体（如煎剂、流浸膏）时，可先浓缩至稠浸膏再加入基质中。固体浸膏可用少量水或稀醇等研成糊状，再与基质混匀。

（5）**对于挥发性药物成分**：如樟脑、薄荷脑、麝香草酚，单独使用时可用少量适宜溶剂溶解，再加入基质中混匀。若联合应用并能形成低共熔混合物时，可先将其共研至熔合，再与基质混匀。

（6）**其他不稳定药物成分**：对于易氧化、水解的药物或挥发性药物加入时，基质温度应在 60℃以下，减少药物的破坏和损失。

（三）软膏剂举例 Examples of ointments

1. 清凉油软膏 Essential balm ointment

【处方】
樟脑	160 g	薄荷脑	160 g
薄荷油	100 g	桉叶油	100 g
石蜡	210 g	蜂蜡	90 g
凡士林	200 g	10% 氨溶液	6.0 mL

【制法】　先将樟脑、薄荷脑混合研磨使共熔，然后与薄荷油、桉叶油混合均匀；另将石蜡、蜂蜡和白凡士林加热至 110℃（除水分并灭菌），必要时过滤，放冷至 70℃，加入芳香油等，搅拌。最后加入氨溶液，混匀即得。

【注解】　①用于止痛止痒，适用于伤风、头痛、蚊虫叮咬。②本品较一般油脂性软膏稠度大，近于固态，熔程为 46～49℃，处方中石蜡、蜂蜡、凡士林用量配比应随原料的熔点不同加以调整。

2. 杆菌肽软膏剂 Bacitracin ointment

【处方】
杆菌肽	50 万单位
液体石蜡	65 g
凡士林	适量　共制成 1000 g

【制法】　取杆菌肽置灭菌研钵中，加入预先用 150℃干热灭菌 1 h 并放冷的液体石蜡，研磨均匀，然后再加入预先用 150℃干热灭菌 1 h 并放冷的凡士林，研磨均匀，分装于灭菌的软锡管中，即得。

【注解】　①杆菌肽为多肽类抗生素，对大多数革兰氏阳性菌都有较强的抗菌作用。本品常用于脓肿、疖、痈、脓疮、溃疡等。②杆菌肽易溶于水，水溶液稳定性较差，干燥品的稳定性较好。杆菌肽在无水基质如石蜡、凡士林、羊毛脂中稳定，加入鲸蜡醇、炉甘石、氧化锌等可影响杆菌肽的效价。

四、软膏剂的质量控制与包装 Quality control and packaging of ointments

软膏剂的质量控制主要包括外观性状，装量，粒度及粒度分布，熔程，黏度，稠度，混合均匀度，刺激性，稳定性，药物的释放、穿透与吸收，无菌，微生物限度，主药含量测定等。

（一）质量控制 Quality control

1. 外观性状 Appearance

要求软膏的外观色泽均匀，质地细腻，无污物；易于涂抹，无粗糙感；无酸败、异臭、变色、变硬等现象。

2. 装量差异 Weight variation

按照《中国药典》2020 年版四部通则（0942）中的最低装量检查法检测，应符合规定（表9-3）。除另有规定外，取供试品 5 个（50 g 以上的 3 个）除去外盖和标签，清洁外壁，分别精密称定重量，除去内容物，容器用适宜溶剂洗净并干燥，再分别精密称定空容器的重量，求出每个容器内容物的装量与平均装量，均应符合规定。如有 1 个容器装量不符合规定，则另取 5 个（50 g 以上者 3 个）复试，应全部符合规定（表9-3）。

表 9-3　软膏剂装量检查标准

标示装量	平均装量	每个容器装量
20 g（mL）以下	不少于标示装量	不少于标示装量 93%
20 ～ 50 g（mL）	不少于标示装量	不少于标示装量 95%
50 g（mL）以上	不少于标示装量	不少于标示装量 97%

3. 粒度及粒度分布 Size and size distribution

除另有规定外，混悬型软膏剂、含饮片细粉的软膏剂照《中国药典》2020 年版四部通则 0982 第一法显微镜法检查，应符合规定。取供试品适量，置于载玻片上涂成薄层，薄层面积相当于盖玻片面积，共涂 3 片，照粒度和粒度分布测定法（通则 0982 第一法）测定，均不得检出大于 180 μm 的粒子。

4. 熔程 Melting range

一般软膏剂以接近凡士林的熔程为宜。烃类基质、其他油脂性基质或原料药物可参照熔点测定法（《中国药典》2020 年版四部通则 0612 第二法或第三法）检查。

5. 黏度和流变性测定 Determination of viscosity and rheology

软膏剂黏度可照黏度测定法（《中国药典》2020 年版四部通则 0633 第三法）检查。流变性是软膏基质最基本的物理性质，测定流变性主要是考察半固体制剂的物理性质：①可进行质量检控，包括处方设计和制备过程（如混合、研磨、泵料、搅拌、挤压成型、灌注、灭菌）对质量的影响；②了解影响制剂质量的因素，如温度、贮藏时间对产品结构及稳定性的影响；③包装容器中取用方便而不溢出，制剂在皮肤上的涂展性、附着性等；④测定基质的稠度与药物从制剂中释放速度的关系等。

6. 稠度 Consistency

软膏剂及其常用基质材料（如凡士林、羊毛脂、蜂蜡）等半固体制剂，应具有适当的稠度，易涂布于皮肤或黏膜上，不融化，黏稠度随季节变化应很小。为保证批内和批间稠度的均匀性和涂展性，照锥入度测定法（《中国药典》2020 年版四部通则 0983）检查。凡士林的锥入度一般为 130 ～ 230 单位。

7. 无菌 Sterility

用于烧伤（除程度较轻的烧伤，即Ⅰ度或浅Ⅱ度外）、严重创伤或临床必须无菌的软膏剂与乳膏剂，照无菌检查法（《中国药典》2020 年版四部通则 1101）检查，应符合规定。

8. 微生物限度 Microbial limit

除另有规定外，参照《中国药典》2020 年版四部通则 1105 非无菌产品微生物限度检查、通则 1106 控制菌检查法及通则 1107 非无菌药品微生物限度标准检查，应符合规定。

9. 刺激性 Irritatation

软膏剂涂于皮肤或黏膜时，不得引起疼痛、红肿或产生斑疹等不良反应。药物和基质引起过敏反应者不宜采用。软膏的酸碱度不合适可能会引起刺激，因此应在基质的精制过程中进行酸碱度处理，使软膏的酸碱度近中性为宜。参见药典规定的酸碱度测定方法。

10. 稳定性 Stability

《中国药典》2020 年版四部的原料药物与制剂稳定性试验指导原则（9001）中关于软膏剂的重点检查项目包括：性状、均匀性、含量、粒度、有关物质等，在一定的贮存期内应符合规定要求。

11. 药物释放与经皮吸收测定 Drug release and penetration absorption

经皮吸收测定目前常用的有体外试验法和体内试验法。

（1）释放度检查法：包括表玻片法、渗析池法、圆盘法等。例如表玻片法，在表玻片（直径 50 mm）与不锈钢网（18 目）之间装有一个铝塑制的软膏池，将半固体的软膏装入其中，这三层可用三个夹子固定在一起，有效释药面积为 46 cm^2，采用药典中的桨法测定。

（2）体外试验法：主要有离体皮肤法、凝胶扩散法、半透膜扩散法和微生物法等，离体皮肤法因为比较接近应用的实际情况，应用较多。离体皮肤法：在扩散池（常用 Franz 扩散池）中将人或动物皮肤固定，测定不同时间由供给池穿透皮肤到接收池溶液中的药物量，计算药物对皮肤的渗透率。

（3）体内试验法：将软膏涂于人体或动物的皮肤上，经一定时间后进行测定。测定方法与指标有：体液与组织器官中药物含量的分析法、生理反应法、放射性示踪原子法等。

（二）包装 Packaging

生产单位多采用软膏管（锡管、铝管或塑料管）用机械包装（集装管、轧尾、装盒于一体），软膏管密封性好，使用方便，不易污染。医院药剂科生产的院内制剂多采用塑料盒包装，直接用于临床或在短时间内用完。软膏剂的容器应不与药物或基质发生反应，有些遇金属软膏管易引起化学反应者，可在管内涂一层蜂蜡与凡士林（6∶4）的熔合物或用环氧酚醛型树脂防护层隔离。无菌产品的内包装材料应无菌。

包装好的软膏剂应贮于遮光密闭性容器中，在阴凉干燥处保存。贮存温度不宜太高或太低，以免基质分层及药物化学降解而影响软膏的均匀性及疗效。

五、乳膏剂 Creams

（一）概述 Introduction

乳膏剂（creams）系指原料药物溶解或分散于乳状液型基质中形成的均匀半固体制剂。乳膏剂由于基质不同，可分为水包油（O/W）型乳膏剂和油包水（W/O）型乳膏剂。

O/W 型乳膏的连续相为水，易于涂布和洗除，无油腻感，色白如雪，故有"雪花膏"之称。药物从 O/W 型乳膏基质中释放和透皮吸收较快，因此临床应用广泛。常用于亚急性、慢性、无渗出液的皮损和皮肤瘙痒症，忌用于糜烂、溃疡、水疱及脓肿症。当 O/W 型乳膏用于分泌物较多的皮肤病，如湿疹时，其吸收的分泌物可重新透入皮肤而使炎症恶化，故须注意适应证选择。O/W 型乳膏在贮存的过程中外相的水分易挥发而使乳膏变硬，故常加入甘油、丙二醇、山梨醇等作保湿剂，一般用量为 5% ～ 20%。

W/O 型乳膏因分散相为水，连续相为油，水分只能缓慢地蒸发，皮肤上的感觉是冷爽的，所以，有"冷霜"之称。W/O 型乳膏可吸收部分水分或分泌液，具有良好的润滑性、一定的封闭性和吸收性；但是，不易洗除，且对温度敏感。

乳膏剂中因有水分的存在，在贮存过程中易霉变，常须加入适宜的抑菌剂。同时，遇水不稳定的药物，如四环素、金霉素，不宜制备成乳膏。

乳膏剂在生产贮藏期间除符合软膏剂的有关质量规定外，还不得有油水分离及胀气现象；应避光密封，置 25℃ 以下贮存，不得冷冻。

（二）乳膏基质 Matrices of creams

乳膏剂基质与乳剂相似，也是由水相、油相和乳化剂组成。不同的是，乳膏基质的油相含有固体或半固体成分，需加热熔化后与水相借乳化剂的作用在一定温度下混合乳化，最后在室温下形成半固体的基质。形成基质的类型及原理与乳剂相似。常用的油相多为固体，主要有硬脂酸、石蜡、蜂蜡和高级醇（如十八醇）等，有时为调节稠度而加入液体石蜡、凡士林或植物油等。乳膏基质常用的乳化剂如下。

1. 皂类 Soap

（1）一价皂：常为一价金属离子（如钠、钾、铵）的氢氧化物、硼酸盐或三乙醇胺等的有机碱与脂肪酸（如硬脂酸或油酸）作用生成的新生皂。HLB 值一般在 15～18 之间，易形成 O/W 型的乳膏基质，但若处方中含过多的油相时能转相为 W/O 型的乳膏基质。一价皂的乳化能力随脂肪酸中碳原子数从 12 到 18 而递增，但在 18 以上这种能力又下降，故硬脂酸是最常用的脂肪酸，其用量为基质总重的 10%～25%，主要作为油相成分，与碱反应形成新生皂，未反应的部分存在于油相中，被乳化而分散成乳粒，并可增加基质稠度。用硬脂酸制成的乳剂型基质，外观光滑美观，涂于皮肤，水分蒸发后留有一层硬脂酸薄膜而具有保护作用。但是单用硬脂酸为油相制成的基质润滑作用小，故常加入适当的油脂性物质如凡士林、液体石蜡调节稠度和涂展性。

新生皂反应物质的选择，对乳剂基质的影响较大。新生钠皂为乳化剂制成的乳膏基质较硬。钾皂有软肥皂之称，以钾皂为乳化剂制成的乳膏基质较软。而新生有机铵皂为乳化剂制成的基质较为细腻、光亮美观。因此，后者常与前两者合用或单用作乳化剂。新生皂作乳化剂形成的基质应避免用于酸、碱类药物制备乳膏。特别是忌与含钙、镁离子类的药物进行配伍。

例 9-2：用硬脂酸三乙醇胺为乳化剂制成的基质

【处方】
硬脂酸	120 g	单硬脂酸甘油酯	35 g
液体石蜡	60 g	凡士林	10 g
羊毛脂	50 g	三乙醇胺	4 g
羟苯乙酯	1.5 g	甘油	50 g
蒸馏水	适量	共制成 1000 g	

【制法】　取硬脂酸、单硬脂酸甘油酯、液体石蜡、凡士林和羊毛脂置容器内，在水浴上加热至 70～80℃ 使熔化；另取三乙醇胺、羟苯乙酯、甘油和适量蒸馏水混匀，加热至与油相相同的温度，并缓缓倒入油相中，边加边搅拌直至乳化完全，放冷即得。

【注解】　本处方中三乙醇胺与部分硬脂酸形成的有机铵皂为 O/W 型乳化剂。单硬脂酸甘油酯能增加油相的吸水能力，在 O/W 型乳膏基质中作稳定剂。液体石蜡和凡士林用以调节基质稠度。羊毛脂增加基质的吸水量。甘油为保湿剂，羟苯乙酯为抑菌剂。

【注意】　本基质不宜与酸性或强碱性药物配伍，忌与阳离子药物和阳离子型表面活性剂合用。

（2）多价皂：系由二价或三价的金属离子（钙、镁、锌、铝等）的氢氧化物与硬脂酸作用形成的多价皂。由于这类多价皂在水中溶解度小，而亲油基为二或三个脂肪酸链，亲油性大于亲水性，HLB 值小于 6，形成 W/O 型乳膏基质。新生多价皂易形成，且油相的比例大，黏度高，形成的乳膏基质比一价皂形成的 O/W 型乳膏基质稳定。

例 9-3： 用多价钙皂为乳化剂制成的基质

【处方】

硬脂酸	12.5 g	单硬脂酸甘油酯	17.0 g
蜂蜡	5.0 g	地蜡	75.0 g
液体石蜡	410.0 mL	白凡士林	67.0 g
双硬脂酸铝	10.0 g	氢氧化钙	1.0 g
羟苯乙酯	1.0 g	蒸馏水	401.5 mL

【制法】 取硬脂酸、单硬脂酸甘油酯、蜂蜡、地蜡在水浴上加热熔化，再加入液体石蜡、白凡士林、双硬脂酸铝，加热至 85℃，另将氢氧化钙、羟苯乙酯溶于蒸馏水中，加热至 85℃，逐渐加入油相中，边加边搅拌，直至冷凝。

【注解】 处方中氢氧化钙与部分硬脂酸作用形成的钙皂及处方中的双硬脂酸铝均为 W/O 型乳化剂，水相中氢氧化钙为过饱和态，应取上清液使用。

2. 高级脂肪醇和脂肪醇硫酸酯类 Higher fatty alcohols and fatty alcohol sulfate esters

（1）十六醇和十八醇：十六醇，即鲸蜡醇（cetylalcohol），熔程 45 ～ 50℃；十八醇，即硬脂醇（stearylalcohol），熔程 56 ～ 60℃。二者均不溶于水，但有一定的吸水能力，吸水后可形成 W/O 型乳膏基质，在 O/W 型乳膏基质中也可以增加乳剂的稳定性和稠度。

（2）十二烷基硫酸钠（sodium lauryl sulfate）：又称月桂醇硫酸钠，为阴离子型表面活性剂和 W/O 乳化剂，HLB 值为 40，常与其他 W/O 型乳化剂合用调整适当的 HLB 值，以达到油相所需范围，常用的辅助乳化剂有十六醇或十八醇、单硬脂酸甘油酯、脂肪酸山梨坦类等。本品的常用量为 0.5% ～ 2%。与阳离子型表面活性剂作用形成沉淀并失效，也不宜与盐酸苯海拉明、盐酸普鲁卡因等阳离子药物配伍。十二烷基硫酸钠发挥乳化作用适宜的 pH 范围是 6 ～ 7，不应小于 4 或大于 8。

例 9-4： 用十二烷基硫酸钠为乳化剂制成的基质

【处方】

硬脂醇	220 g	白凡士林	250 g
十二烷基硫酸钠	15 g	羟苯甲酯	0.25 g
羟苯丙酯	0.15 g	丙二醇	120 g
蒸馏水	适量	共制成 1000 g	

【制法】 取硬脂醇与白凡士林在水浴上加热至 75℃熔化，然后加入预先溶于水中并加热至 75℃的其他成分，搅拌至冷凝。

【注解】 十二烷基硫酸钠为主要乳化剂，而硬脂醇和白凡士林同时为油相，硬脂醇兼有辅助乳化剂及稳定作用，丙二醇为保湿剂，羟苯甲酯和羟苯丙酯为抑菌剂。

3. 多元醇酯类 Polyol esters

（1）硬脂酸甘油酯（glyceryl monostearate）：是单、双硬脂酸甘油酯的混合物，为白色蜡状固体，熔点不低于 55℃，不溶于水，可溶于热乙醇、液体石蜡和脂肪油，也是一种较弱的 W/O 乳化剂，与较强的 O/W 型乳化剂合用时，可使制得的乳膏基质稳定，且产品细腻润滑，用量约为 3% ～ 15%。

（2）脂肪酸山梨坦和聚山梨酯类：两者均为非离子型表面活性剂，脂肪酸山梨坦类的 HLB 在 4.3 ～ 8.6 之间，为 W/O 型乳化剂；聚山梨酯类的 HLB 在 10.5 ～ 16.7 之间，为 O/W 乳化剂。它们均可单独作乳膏的乳化剂，也可与其他乳化剂合用以调节 HLB。非离子型表面活性剂无毒性，中性，对热稳定，对黏膜与皮肤的刺激性比离子型乳化剂小，能与酸性盐电解质配伍，但与碱类、重金属盐、酚类及鞣质均有配伍变化。聚山梨酯类由于增溶作用而能严重抑制一些抑菌剂的效能，如尼泊金类、季铵盐类、苯甲酸，但可适当增加抑菌剂用量予以克服。

例 9-5：用聚山梨酯类为主要乳化剂制成的基质

【处方】

硬脂酸	60 g	脂肪酸山梨坦 80	16 g
聚山梨酯 80	44 g	硬脂醇	60 g
液体石蜡	90 g	白凡士林	60 g
甘油	100 g	山梨酸	2 g
蒸馏水	适量	共制成 1000 g	

【制法】 将油相成分（硬脂酸、硬脂醇、液体石蜡、脂肪酸山梨坦 80 及白凡士林）与水相成分（聚山梨酯 80、甘油、山梨酸及水）分别加热至 80℃，将油相加入水相，边加边搅拌至冷凝，制成乳膏基质。

【注解】 聚山梨酯 80 为主要乳化剂，油酸山梨坦可调节 HLB 值以形成稳定的 O/W 型乳膏基质。硬脂醇为增稠剂，使制得的基质较光亮细腻。甘油为保湿剂，山梨酸为抑菌剂。

例 9-6：用脂肪酸山梨坦类为主要乳化剂制成的基质

【处方】

单硬脂酸甘油酯	120 g	蜂蜡	50 g
石蜡	50 g	白凡士林	50 g
液体石蜡	250 g	脂肪酸山梨坦 80	20 g
聚山梨酯 80	10 g	羟苯乙酯	1 g
蒸馏水	适量	共制成 1000 g	

【制法】 将油相成分（单硬脂酸甘油酯、蜂蜡、石蜡、白凡士林、液体石蜡、脂肪酸山梨坦 80）与水相成分（聚山梨酯 80、羟苯乙酯、蒸馏水）分别加热至 80℃，将水相加至油相中，边加边搅拌至冷凝即得。

【注解】 处方中脂肪酸山梨坦 80 与硬脂酸甘油酯同为乳化剂，形成 W/O 型乳膏基质。聚山梨酯 80 用以调节适宜的 HLB 值，起稳定作用。单硬脂酸甘油酯、蜂蜡和石蜡均为固体，有增稠作用，单硬脂酸甘油酯用量大，制得的基质光亮细腻。蜂蜡中含有蜂蜡醇也能起较弱的乳化作用。

4. 聚氧乙烯醚类 Polyoxyethylene ethers

主要有平平加 O、乳化剂 OP 和苄泽等，简单介绍如下：

（1）平平加 O（peregal O）：即以十八（烯）醇聚乙二醇-800 醚为主要成分的混合物，为非离子型表面活性剂，HLB 值为 16.5，属 O/W 型乳化剂。本品在冷水中的溶解度比热水中大，水溶液清澈透明，pH 值为 6～7 左右，对皮肤无刺激性，但单用平平加 O 不能制成乳剂型基质，为提高其乳化效率，增加基质稳定性，可用不同辅助乳化剂，按不同配比制成乳膏基质。

例 9-7：用平平加 O 为主要乳化剂制成的基质

【处方】

平平加 O	25～40 g	十六醇	50～120 g
凡士林	125 g	液体石蜡	125 g
甘油	50 g	羟苯乙酯	1 g
蒸馏水	适量	共制成 1000 g	

【制法】 将油相（十六醇、液体石蜡与凡士林）与水相成分（平平加 O、甘油、羟苯乙酯和蒸馏水）分别加热至 80℃，将油相加入到水相中，边加边搅拌至冷凝，制成乳膏基质。

（2）乳化剂 OP：即以聚氧乙烯（20）月桂醚为主的烷基聚氧乙烯醚的混合物，也属于非离子型 O/W 型乳化剂，HLB 值为 14.5，可溶于水，在冷水中的溶解度比热水中大，25% 的水溶液仍清澈透明。本品耐酸、碱、还原剂和氧化剂，性质稳定；用量一般为油相重量的 5%～10%。常与其他乳化剂合用，不宜与苯酚、间苯二酚、麝香草酚、水杨酸等配伍，以免形成络合物，破坏乳膏基质。

例 9-8：用乳化剂 OP 为主要乳化剂制成的基质

【处方】

单硬脂酸甘油酯	40 g	石蜡	40 g
液体石蜡	200 mL	白凡士林	20 g
乳化剂 OP	2 g	脂肪酸山梨坦 80	1 g
氯甲酚	0.4 g	蒸馏水	100 mL

【制法】　将油相成分（单硬脂酸甘油酯、石蜡、液体石蜡、白凡士林、脂肪酸山梨坦 80）与水相成分（乳化剂 OP、氯甲酚）分别加热至 80℃，将水相慢慢加入到油相中，搅拌至冷凝即得。

【注解】　本处方为冷霜基质，乳化剂 OP 为 O/W 型乳化剂，脂肪酸山梨坦 80 为 W/O 型乳化剂，用于调节 HLB 值。单硬脂酸甘油酯为 W/O 型辅助乳化剂，为乳膏基质的稳定剂或增稠剂，并使产品润滑。

（三）乳膏剂的制备与举例 Preparation and examples of creams

1. 乳膏剂的制备 Preparation of creams

乳膏剂组成主要包括：原料药物、乳膏基质和附加剂，常用附加剂有抑菌剂、保湿剂、抗氧剂、增稠剂、芳香剂、渗透促进剂等。乳膏剂基质的类型与乳化剂、油相和水相的组成及比例有关。

乳膏剂的制备采用乳化法，将处方中油溶性成分加热至 80℃左右使熔化，用纱布过滤；另将水溶性组分溶于水中，加热到 80℃或至较油相温度略高时（防止两相混合时油相组分过早析出或凝结），将两相混合，边加边搅拌，直至形成乳膏基质。在温度降低到 30℃时，再通过胶体磨或研磨机使基质更加均匀细腻。

乳膏基质中水、油两相的混合方法有三种：①内相加入到外相中，适用于小体积内相的乳剂系统；②外相加入内相中，适用于多数乳剂系统，在混合过程中会发生乳剂转型，形成的乳剂均匀细腻；③两相同时加入，这种方法适用于大生产，需要一定的设备。

2. 乳膏剂举例 Examples of creams

（1）水杨酸乳膏剂

【处方】

水杨酸	50 g	单硬脂酸甘油酯	70 g
硬脂酸	100 g	白凡士林	120 g
液体石蜡	100 g	甘油	120 g
十二烷基硫酸钠	10 g	羟苯乙酯	1 g
蒸馏水	适量	共制成 480 mL	

【制法】　将水杨酸研细后过 60 目筛，备用。取单硬脂酸甘油酯、硬脂酸、白凡士林及液体石蜡加热熔化为油相；另将甘油及蒸馏水加热至 90℃，再加入十二烷基硫酸钠和羟苯乙酯溶解为水相。然后将水相慢慢倒入油相中，边加边搅拌直至冷凝，即得乳剂型基质，将过筛的水杨酸加入到上述基质中，搅拌均匀即得。

【注解】　①本品用于治疗足癣及体股癣，忌用于糜烂或继发性感染部位。②本品为 O/W 型乳膏，采用十二烷基硫酸钠和单硬脂酸甘油酯（1：7）为混合乳化剂，其 HLB 值为 11，接近本处方中油相所需的 HLB 值 12.7，制得的乳膏稳定性好。③在 O/W 型乳膏中加入凡士林可以克服应用上述基质时易干燥的缺点，有利于角质层的水合作用而有润滑效果。羟苯乙酯为抑菌剂。甘油为保湿剂。液体石蜡调节软膏的稠度。④加入水杨酸时，基质温度宜低，以免水杨酸挥发损失，而且温度过高，冷凝时常析出粗大的药物结晶。还应避免与铁和其他金属器具接触，以防水杨酸变色。

（2）氟轻松乳膏剂

【处方】

氟轻松	0.25 g	三乙醇胺	20 g
甘油	50 g	硬脂酸	150 g

| 羊毛脂 | 20 g | 白凡士林 | 250 g |
| 羟苯乙酯 | 1 g | 蒸馏水 | 适量 共制成 1000 g |

【制法】 取硬脂酸在水浴上熔化，加入羊毛脂和白凡士林并水浴加热至 80℃；另取三乙醇胺、甘油、羟苯乙酯溶于水中，在水浴上加热至 80℃，在不断搅拌下将油相逐渐加到水相中，搅拌冷凝得到软膏，最后加入研细的氟轻松搅匀即得。

【注解】 ①本品有较强的抗炎作用，用于萎缩性皮炎和接触性、神经性、脂溢性皮炎等。②本品基质为 O/W 型乳膏。三乙醇胺与硬脂酸生成的有机铵皂为乳化剂，另外硬脂酸作乳剂型基质的油相。羊毛脂具有较强的吸水性能，甘油为保湿剂。羟苯乙酯为抑菌剂。本品含量较低，制备时应注意混匀。

（四）乳膏剂的包装、贮藏与质量控制 Packaging，storage and quality control of cream

乳膏剂的包装同软膏剂，另外，《中国药典》2020 年版四部通则还规定乳膏剂应避光密封，置 25℃以下贮存，不得冷冻。

乳膏剂的质量控制项目几乎与软膏剂相同，但是，增加了以下项目。

1. 酸碱度 pH value

乳膏剂在配置过程中可能利用脂肪酸与碱皂化形成乳化剂配置乳膏基质，或者因为药物稳定问题而调节 pH 值，为了避免 pH 过高或过低导致的皮肤刺激性，需进行 pH 检测。通常控制在 pH 4.4 ～ 8.3 范围。

2. 稳定性 Stability

乳膏剂易受温度影响导致油水分离，需做耐热、耐寒试验。检查法：取供试品，分别于 55℃放置 6 h 进行耐热试验；在 −15℃条件下放置 24 h 进行耐寒试验。观察有无油水分离现象。

六、糊剂 Pastes

糊剂（pastes）系指大量的原料药物固体粉末（一般 25% 以上）均匀地分散在适宜的基质中所组成的半固体外用制剂。内含大量吸湿、收敛性粉末，稠度大，油腻性低，在体温下软化。起收敛、消炎和吸收分泌物等作用，故常用于亚急性及慢性炎症。其制备方法同软膏剂。可分为含水凝胶性糊剂和脂肪糊剂。质量要求与软膏剂一致，贮藏方法与乳膏剂一致。

例 9-9：复方锌糊

| 【处方】 | 氧化锌 | 250 g | 淀粉 | 250 g |
| | 凡士林 | 500 g | | |

【制法】 取凡士林加热熔化，加入过六号筛的氧化锌，搅拌均匀，待温度降到 50℃以下时加入淀粉，搅拌至冷凝，必要时研磨。

【注解】 ①用于湿症类皮炎、有少量渗出液的亚急性皮炎或婴儿尿布性皮炎。涂于患处 1 ～ 3 mm 厚，外加敷料包扎。②本品因固体量大，约占 50%，宜采用熔融法配制。天冷时可加少量液体石蜡或降低固体药物含量以降低稠度，便于调配和使用。③加入淀粉的温度不宜超过 50℃，以免糊化。原料淀粉与氧化锌宜干燥，以保证其吸湿性作用。为防止淀粉霉变，可加入 0.5% 苯酚或 0.05% 克霉唑。

七、眼膏剂 Eye ointments

（一）概述 Introduciton

眼膏剂（eye ointments）系指由原料药物与适宜基质均匀混合，制成溶液型或混悬型膏状的无菌眼用半固体制剂。眼膏剂应均匀、细腻，易涂布于眼部，对眼部无刺激性，无细菌污染。用于眼部手术或创伤的眼膏剂应灭菌或无菌操作，且不添加抑菌剂或抗氧剂。

眼膏剂的基质必须纯净，常用的基质有油脂性、乳剂型及凝胶型。油脂性基质可保证药效更持久，并适用于剂量小且对水不稳定的抗生素类药物，常用的基质由黄凡士林、液体石蜡和羊毛脂（8：1：1）混合而成，根据气温可适当增减液体石蜡的用量。基质中羊毛脂有表面活性作用、具有较强的吸水性和黏附性，使眼膏易与泪液混合，并易附着于眼黏膜上，使基质中药物容易穿透眼膜。基质加热融合后用绢布等适当材料滤过，并在 150℃ 干热灭菌 1 ～ 2 h，备用。也可将各组分分别灭菌供配制用。

由于用于眼部，眼膏剂中的药物能溶于基质或基质组分者可制成溶液型眼膏剂；不溶性药物应预先用合适方法制成通过 100 目筛的极细粉，再与基质研和均匀即成混悬型眼膏剂。

（二）眼膏剂的制备 Preparation of eye ointments

眼膏剂的制备与一般软膏剂的制法基本相同，但必须在净化条件下进行，一般可在净化室或超净台中配制，所用基质、药物、器械与包装容器等均应严格灭菌。例如制备用的研钵、容器及滤器等可于洗净后干热灭菌，大量生产用的搅拌机、研磨机、填充器等可预先洗净干燥后，再用 70% 乙醇擦洗干净。包装眼膏用的软膏管可先用毛刷洗净，再用 70% 的乙醇或 1% ～ 2% 苯酚溶液浸泡，应用时用蒸馏水冲洗后，置于不超过 60℃ 的烘箱中干燥（避免锡管脱漆）；或洗净后干热灭菌法灭菌（不宜用于涂漆锡管）。也可用紫外线照射灭菌。

眼膏配制时，如主药易溶于水且性质稳定者，先配成少量水溶液，用适量基质研匀吸水后，再逐渐加到其余基质中研匀制成软膏。主药不溶于水或不宜用水溶解又不溶于基质中，应研制成极细粉，并通过 100 目筛，将药粉与少量眼膏基质或灭菌液体石蜡研成糊状，然后加入其余基质制成眼膏剂，灌装于灭菌容器中，密封。

（三）眼膏剂举例 Examples of eye ointments

1. 醋酸泼尼松眼膏 Prednisone acetate eye ointment

【处方】 醋酸泼尼松　　　　5 g　　　　　　液体石蜡　　　　　95 g

　　　　　无水羊毛脂　　　 100 g　　　　　 黄凡士林　　　　　适量　共制成 1000 g

【制法】 在净化条件下，取醋酸泼尼松极细粉末置研钵内，加入适量经灭菌、冷却的液状石蜡，研磨成细糊状后过六号筛，再逐渐加入灭菌、滤过的羊毛脂、凡士林混合物，混匀。

【注解】 本品为肾上腺皮质激素类药物，具有抗炎、抗过敏作用。用于眼部各类炎症。

2. 复方碘苷眼膏（复方疱疹净眼膏）Compound iodide eye ointment

【处方】 碘苷　　　　　　　5.0 g　　　　　 硫酸新霉素　　　　5.0 g

　　　　　无菌注射用水　　 20 mL　　　　　 眼膏基质　　　　　适量　共制成 1000 g

【制法】 取碘苷与硫酸新霉素置灭菌研钵中（一般用乙醇燃烧法灭菌），加入灭菌注射用水研成细腻糊状，再等量递加眼膏基质使成全量，研匀，无菌分装，即得。

【注解】 抗病毒药及抗生素类药，用于单纯疱疹性角膜炎，牛痘病毒性角膜炎及其他病毒感染。

3. 红霉素眼膏 Erythromycin eye ointment

【处方】 红霉素　　　　　 50 万单位　　　　液体石蜡　　　　　适量

　　　　　眼膏基质　　　　 适量　　　　　　共制成 100 g

【制法】 取红霉素，置灭菌研钵中研细，加少量灭菌液体石蜡，研成细腻的糊状，然后加少量灭菌眼膏基质研匀，再分次加入剩余的基质，研匀即得。

【注解】 ①功效与青霉素类似。主要用于对青霉素产生耐药性和过敏的病例及由耐青霉素的葡萄球菌、链球菌、肺炎球菌所引起的沙眼。涂入眼睑内，一日 3 次。②红霉素在干燥状态时较稳定，在水中易失效，故加入液体石蜡研成细腻的糊状后再加入眼膏基质中。并且红霉素遇热易分解，故应待基质冷却后加入。

（四）眼膏剂的质量控制 Quality control of eye ointments

《中国药典》2020 年版四部通则规定应检查的项目有：装量差异，金属性异物，粒度，无菌和微生物限度等。眼膏剂中粒度大于 50 μm 的药物粒子不得多于 2 个，且不得检出大于 90 μm 的粒子。

第三节　凝胶剂
Gels

一、概述 Introduction

凝胶剂系指原料药物与能形成凝胶的辅料制成的具凝胶特性的稠厚液体或半固体制剂。除另有规定外，凝胶剂限局部用于皮肤及体腔，如鼻腔、阴道和直肠。乳状液型凝胶剂又称为乳胶剂。由高分子基质如西黄蓍胶制成的凝胶剂也可称为胶浆剂。小分子无机原料药物如氢氧化铝凝胶剂是由分散的药物小粒子以网状结构存在于液体中，属两相分散系统，也称混悬型凝胶剂。混悬型凝胶剂可有触变性，静止时形成半固体而搅拌或振摇时成为液体。

属单相分散系统，有水性与油性之分。水性凝胶基质一般由水、甘油或丙二醇、纤维素衍生物、卡波姆、海藻酸盐、西黄蓍胶、明胶、淀粉等构成；油性凝胶基质由液体石蜡、聚乙烯、脂肪油、胶体硅、铝皂、锌皂等构成。本节主要介绍临床上应用较多的水性凝胶剂。

水性凝胶剂可用于皮肤、口腔、眼部和阴道等部位，主要用于抗菌、消炎、抗过敏和皮肤科用药的局部治疗等。用于黏膜表面时，水性凝胶剂与黏膜分泌液接触后膨胀，使制剂在局部定位，可延长药物滞留时间。水性凝胶剂中可加入透皮吸收促进剂增加药物的吸收，或加入其他辅料（如透明质酸）延缓药物释放。近年来，随着新剂型的发展，出现了药物的脂质体或乳剂的水性凝胶剂，使药物更容易穿透皮肤。还有包合物凝胶，即将制成的药物包合物与水性凝胶基质混合制备包合物凝胶。与普通凝胶相比，包合物凝胶可以显著增加药物的稳定性与溶解度，提高疗效。

凝胶剂在生产与贮藏期间应符合下列有关规定：①混悬型凝胶剂中胶粒应分散均匀，不应下沉、结块；②凝胶剂应均匀、细腻，在常温时保持胶状，不干涸或液化；③凝胶剂根据需要可加入保湿剂、抑菌剂、抗氧剂、乳化剂、增稠剂和透皮促进剂等；④应调节至适宜的 pH 值；⑤凝胶剂应避光、密闭贮存，并应防冻；⑥粒度、微生物限度和无菌要求等与软膏剂的要求一致，按照药典规定检查。

除普通凝胶剂外，还有一种原位凝胶剂，系一类以溶液状态给药，在用药部位由于温度、pH 值或者离子浓度的改变而发生相变，形成物理交联半固体凝胶状的制剂。广泛用于皮肤、眼部、鼻腔、口腔、阴道、直肠等多种给药途径。

二、凝胶基质 Matrices of gels

（一）水性凝胶剂基质 Matrices of hydrogels

水性凝胶剂基质大多在水中溶胀成水性凝胶而不溶解。大多用作水性凝胶剂的基质具有对黏膜的生物黏附性，通常有以下三种黏附的机制：①机械嵌合，嵌入黏蛋白或组织中的空隙；②以非特异的方式与细胞表面结合，包括静电吸引力、范德华力、疏水键和氢键等；③与黏膜表面的成分形成新的共价键。基质的生物黏附性延长了制剂在用药部位的停留时间，使水性凝胶剂得到更广泛的应用。

水性凝胶基质易于涂展和洗除，无油腻感，能吸收组织渗出液因而不妨碍皮肤正常功能，并且由于其黏度小，特别适合水溶性药物的释放。缺点是润滑作用差，易失水和霉变，常需添加较大量的保湿剂和防腐剂，且用量较大。常用的水性凝胶基质有卡波姆、纤维素衍生物和甘油明胶等。

1. 卡波姆 Carbomer

本品系以非苯溶剂为聚合溶剂的丙烯酸键合烯丙基蔗糖或季戊四醇烯丙醚的高分子聚合物。按干燥品计，含羧基（—COOH）聚合物应为 56.0% ～ 68.0%。本品为白色疏松粉末；有特征性微臭，有引湿性。商品名叫卡波普（carbopol），按不同黏度分为 A（4 ～ 11 Pa·s）、B（25 ～ 45 Pa·s）和 C（40 ～ 60 Pa·s）三个级别，对应的产品规格依次为 941/971、934/974 和 940/980。由于分子中存在大量的羧酸基团，可以在水中迅速溶胀，但不溶解。其分子结构中的羧酸基团的水分散液呈酸性，1% 水分散液的 pH 值为 3.11，黏性较低。当用碱中和时，随大分子逐渐溶解，黏度也逐渐上升，在低浓度时形成透明溶液，在浓度较大时形成半透明的凝胶。pH 在 6 ～ 11 间最为黏稠，中和使用的碱以及卡波姆的浓度不同，其溶液的黏度变化也有区别。一般情况下，中和 1 g 卡波姆约消耗 1.35 g 三乙醇胺或 400 mg 氢氧化钠，本品制成的基质无油腻性，特别适宜于治疗脂溢性皮肤病。盐类电解质可使卡波姆凝胶的黏性下降，碱土金属离子以及阳离子聚合物等均可使之结合成不溶性盐，强酸也可使卡波姆失去黏性，在配伍时必须避免。

例 9-10：卡波姆基质

【处方】

卡波姆 940/980	10 g	乙醇	50 g
羟苯乙酯	0.5 g	聚山梨酯 80	2 g
甘油	50 g	氢氧化钠	4 g
蒸馏水	适量	共制成 1000 g	

【制法】 将卡波姆、聚山梨酯 80、甘油及 300 mL 蒸馏水混合，氢氧化钠溶于 100 mL 蒸馏水中后加入上述液体搅拌，再将羟苯乙酯溶于乙醇后逐渐加入搅拌均匀。即得透明凝胶。

【注解】 氢氧化钠为 pH 调节剂，至适当的黏度；甘油为保湿剂，防止基质的老化；羟苯乙酯为抑菌剂。

2. 纤维素衍生物 Cellulose derivative

纤维素衍生物在水中可溶胀或溶解成胶状物，调节适宜的稠度可形成水溶性凝胶基质。此类基质有一定的黏度，随分子量、取代度和介质的不同而具有不同的稠度。因此取用量也应根据上述不同规格和具体条件进行调整。常用的品种有甲基纤维素（MC）、羧甲基纤维素钠（CMC-Na）和羟丙甲纤维素（HPMC）等，常用的浓度为 2% ～ 6%。甲基纤维素可缓慢溶于冷水，不溶于热水，但湿润、放置冷却后可溶解；CMC-Na 可溶于冷水或热水，1% 水溶液的 pH 约为 6 ～ 8，当 pH 低于 5 或者大于 10 时，其黏度显著下降。本类基质涂布于皮肤有较强的黏性，较易失水，干燥而有不适感，常需加入 10% ～ 15% 的甘油调节。制成的基质需加抑菌剂，常用 0.2% ～ 0.5% 的羟苯乙酯。处方举例如下。

例 9-11：羧甲基纤维素钠

【处方】

羧甲基纤维素钠	60 g	甘油	150 g
羟苯乙酯	2 g	蒸馏水	适量　共制成 1000 g

【制法】 将甘油与羧甲基纤维素钠研匀，然后加至热蒸馏水中，放置使溶解，再加羟苯乙酯的乙醇溶液至 1000 g，搅匀即得。

【注解】 本品为阴离子型化合物，遇强酸与铜、铁等重金属离子会生成不溶性盐，与阳离子药物配伍也可产生沉淀。

例 9-12：甲基纤维素

【处方】

甲基纤维素	60 g	甘油	10.0 g
硝基苯汞	0.05 g	蒸馏水	适量　共制成 100 g

【制法】 将甲基纤维素置 20 mL 的冷蒸馏水中溶胀 1 h，加入甘油、硝基苯汞的水溶液至 100 g，即得。

【注解】 缓缓溶于冷水，不溶于热水，但润湿放置冷却后可溶解；1% 水溶液 pH 在 6 ～ 8 之间，pH 在 2 ～ 12 之间均稳定。

3. 聚乙烯醇 Polyvinyl alcohol

聚乙烯醇是由醋酸乙烯酯聚合后，再经甲醇解制得到的高分子化合物（详见膜剂部分）。对眼组织有良好的润湿性，作凝胶基质可增加黏度，延长药液黏膜的接触时间，使药物吸收增加，提高生物利用度，但用前需精制，以减少对黏膜的刺激性并可提高制剂的澄明度。

4. 聚乙烯吡咯烷酮 Polyvinylpyrrolidone

聚乙烯吡咯烷酮为线型 N-乙烯基-2-吡咯烷酮的聚合物，简称 PVP，白色或类白色粉末，几乎无臭。在低极性的有机溶剂（如苯、乙醚、丙酮、醋酸乙酯）中溶解度差，溶于水、一元醇（甲醇、乙醇）、多元醇（丙二醇）、氯仿、醋酸、聚乙二醇等。具吸潮性，5% 水溶液的 pH 值为 3 ～ 7。化学惰性，无毒，对皮肤黏膜无刺激性，无致敏性。容易生霉，应用时需加防腐剂，常与卡波姆或纤维素衍生物混合使用。

制备凝胶剂时可将上述基质混合使用，如卡波姆与羧甲基纤维素钠合用具有良好的黏合性、乳化性和成膜性；卡波姆与 PVP 合用，凝胶黏性好，附着性强，延长药物在皮肤滞留的时间。

其他的水性凝胶剂还有甘油明胶、淀粉甘油、海藻酸钠（用钙盐调节黏度）壳多糖和交联型聚丙烯酸钠（SDB-L-400）等。

（二）原位凝胶剂基质 Matrices of in situ gels

1. 温度敏感型原位凝胶基质 Thermosensitive in situ gel matrix

温度敏感型是最常用的原位凝胶基质，由一定比例的疏水和亲水链段组成，其胶凝特性受疏水和亲水链段组成、长度及溶剂的影响。常用的高分子材料分为天然和合成两大类。天然的材料主要有壳聚糖、纤维素类、木聚糖等；合成的包括泊洛沙姆类（Poloxamer）、聚乙二醇（PEG）-聚乳酸（PLA）（或聚乳酸-羟基乙酸 PLGA）嵌段共聚物等。

泊洛沙姆，是聚氧乙烯（PEO）-聚氧丙烯（PPO）形成的嵌段共聚物，在原位凝胶中的应用较为广泛。具有一系列不同 PEO/PPO 比例的规格，其中泊洛沙姆 407（普朗尼克 F127）是目前最常用的型号，其胶凝温度低于 30℃，可与泊洛沙姆 188（普朗尼克 F68）等合用以获得理想的胶凝温度，与卡波姆合用以提高胶凝强度和生物黏附性。

聚乙二醇（PEG）-聚乳酸（PLA）（或聚乳酸-羟基乙酸 PLGA）嵌段共聚物，其胶凝温度与 PEG 嵌段、PLA 嵌段的长度和比例有密切关系。

2. pH 敏感型原位凝胶基质 pH sensitive in situ gel matrix

由于该类聚合物分子结构中，有大量的可解离基团的存在，在不同 pH 条件下，可引起分子链伸展与相互缠绕，进而形成凝胶。常用的基质有壳聚糖及其衍生物、丙烯酸聚合物（如卡波姆）、醋酸邻苯二甲酸纤维素（CAP）等。

3. 离子敏感型原位凝胶基质 Ionic sensitive in situ gel matrix

某些多糖衍生物对人体体液中的阳离子可以产生响应，在局部用药部位形成凝胶，代表基质包括海藻酸盐和低乙酰结冷胶。

结冷胶，是一种高分子线性多糖，由 4 个单糖分子组成的基本单元重复聚合而成，通过碱处理，可以得到低酰基结冷胶，其相对分子量约为 50 万，凝胶强度和胶凝温度与离子浓度及种类有关，对钙、镁离子特别敏感，具有广阔的应用前景。海藻酸盐，也是一种线性多糖嵌段共聚物。胶凝行为与不同嵌段的比例及离子交联剂的价态和浓度有关。

三、凝胶剂的制备及举例 Preparation and examples of gels

水性凝胶剂的一般制法，药物溶于水者常先溶于部分水或甘油中，必要时加热，其余处方成分按基质配制方法制成水性凝胶基质，再与药物溶液混匀加水至足量，搅拌即得。药物不溶于水者，可先用少量水或甘油研细，分散，再混于基质中搅匀即得。

1. 甲硝唑凝胶 Metronidazole gel

【处方】

甲硝唑	7.5 g	卡波普 934	8.7 g
丙二醇	250 g	乙二胺四醋酸钠	0.5 g
聚山梨酯 80	1.6 g	氢氧化钠	0.6 g
蒸馏水	适量	共制成	1000 g

【制法】将卡波普 934 溶于乙二胺四醋酸钠及适量蒸馏水中，于搅拌下加入氢氧化钠溶液（10%）制成凝胶基质。另取主药加入丙二醇、聚山梨酯 80 及适量蒸馏水中，加热搅拌直至得到澄清溶液，将其加入凝胶基质中，搅拌混匀制成凝胶。

【注解】①治疗细菌性阴道病和滴虫阴道炎，口服给药全身不良反应大，有恶心、头痛等症状。使用 0.75% 甲硝唑凝胶，其血清药物浓度仅相当于口服的 2%，避免了不良反应，取得较好的疗效。②水凝胶与黏膜表面分泌液接触后膨胀，使制剂在局部定位，可延长滞留时间。

2. 盐酸丁卡因凝胶 Tetracaine hydrochloride gel

【处方】

盐酸丁卡因	40 g	羧甲基纤维素钠（CMC-Na）	30 g
丙二醇	200 g	乙醇	260 g
蒸馏水	适量	共制成	1000 g

【制法】取 CMC-Na 分散于乙醇中，加入适量蒸馏水，放置过夜使其充分溶胀。将盐酸丁卡因溶于丙二醇和适量蒸馏水中，分次加入 CMC-Na 中，边加边搅拌，研磨，加蒸馏水至足量，研匀，分装于密闭避光的容器中，贮存于阴凉处。

【注解】①当丙二醇与水的比例为 1∶2 时，丙二醇发挥潜溶剂的作用，使盐酸丁卡因在水中的溶解速度加快，溶解度增大。②丁卡因具有酯键结构，在碱性条件下及温度较高时可被水解，pH 3.5 ～ 5.5 较为稳定，本品通常控制在 6.0 ～ 7.0 之间。③本品为经皮吸收的局麻药，尤其适用于一些不适合采用局部浸润麻醉的情况。

四、凝胶剂的质量控制 Quality control of gels

《中国药典》2020 年版四部通则指出，凝胶剂在生产与贮藏期间应符合下列有关规定：

（1）凝胶剂应均匀、细腻，在常温时保持胶状，不干涸或液化，混悬型凝胶剂中胶粒应分散均匀，不应下沉、结块。除另有规定外，混悬型凝胶剂照下述方法检查粒度，应符合规定。

粒度检查法：取供试品适量，置于载玻片上，涂成薄层，薄层面积相当于盖玻片面积，共涂 3 片，照粒度和粒度分布测定法（《中国药典》2020 年版四部通则 0982 第一法）测定，均不得检出大于 18 μm 的粒子。

（2）凝胶剂一般应检查 pH 值、装量、无菌、微生物限度等，检查方法与软膏剂相似。

（3）凝胶剂用于烧伤治疗如为非无菌制剂的，应在标签上标明"非无菌制剂"；产品说明书中应注明"本品为非无菌制剂"，同时在适应证下应明确"用于程度较轻的烧伤（Ⅰ度或浅Ⅱ度）"；注意事项下规定"应遵医嘱使用"。

（4）除另有规定外，凝胶剂应避光、密闭贮存，并应防冻。

第四节　膜　剂
Films

一、概述 Introduction

膜剂（films），系指原料药物与适宜的成膜材料经加工制成的膜状制剂。药物可溶解或分散于成膜材料中或包裹于成膜隔室内，可供内服（如口服、口含、舌下）、腔道（如阴道、子宫）、眼用、外用（如皮肤、黏膜）等。膜剂形状、大小和厚度等视用药部位的特点和含药量而定。

膜剂的特点包括：重量轻、体积小、应用方便、可适用于多途径给药；含量准确；稳定性好；采用不同的成膜材料可制成不同释药速率的膜剂，既可制备速释膜又可制备缓释或恒速释药膜剂；多层复方膜剂可防止药物的配伍禁忌；成膜材料用量少，可节省辅料和包装材料；膜剂制备工艺简单、无粉尘飞扬、易于劳动保护。但其缺点是载药剂量小，只适用于小剂量的药物，所以在品种选择上受到限制。

膜剂的分类方法有很多。根据剂型特点可分为单层膜、多层膜（复合膜）和夹心膜等。单层膜在临床中应用较多，是将药物分散在成膜材料中形成的膜剂。厚度常不超过 1 mm，膜的面积可根据药量来调整，口服膜剂一般为 10 mm×10 mm 以下。多层膜（复合膜）系由多层药膜叠合而成，便于解决药物配伍禁忌问题，另外多层膜剂也可制备成缓释膜或者控释膜。夹心膜系指在两层不溶性的高分子膜之间，夹一层含药的膜而成。中间药膜中的药物被溶解出来后，缓慢或恒速释放到体液中。根据给药途径不同又可分为口腔膜、颊黏膜黏附膜、舌下膜、眼膜、阴道用膜、外用敷料膜等。

二、成膜材料 Matrices of films

成膜材料的性能、质量不仅对膜剂的成型工艺有影响，而且对膜剂的质量及药效产生重要的影响。理想的成膜材料应具有下列条件：①生理惰性，应无毒、无刺激性；②性质稳定，不影响药物的活性，不干扰药物的含量测定；③有良好的成膜、脱膜性，有一定的抗拉强度和柔韧性；④用于口服、腔道、眼用膜剂的成膜材料应具有良好的水溶性，能逐渐降解、吸收或排泄；外用膜应能迅速、完全释放药物；⑤来源丰富、价格便宜。

常用的成膜材料有天然或合成的高分子化合物。天然高分子材料有明胶、虫胶、阿拉伯胶、琼脂、海藻酸等；多数可降解或溶解，但成膜、脱膜性能较差，故常与其他成膜材料合用。与之相比，合成的高分子材料成膜性能优良，成膜后的抗拉强度和柔韧性均较好。常用的有聚乙烯醇（PVA），乙烯-醋酸乙烯共聚物（EVA），聚乙烯吡咯烷酮（PVP），丙烯酸共聚物（甲基丙烯酸酯-甲基丙烯酸共聚物），纤维素衍生物类（羟丙基纤维素，羟丙甲纤维素），硅橡胶，聚乳酸等。经实验证明，PVA 的成膜性、膜的抗拉强度、柔韧性、水溶性和吸水性等方面均为最好。而水不溶性的 EVA 常用于制备复合膜的外用控释膜。

1. 聚乙烯醇 Polyvinyl alcohol

聚乙烯醇系由醋酸乙烯在甲醇溶剂中进行缩合反应生成聚醋酸乙烯，最后与甲醇发生醇解反应得到的结晶性高分子材料，为白色或黄白色粉末状颗粒。根据其聚合度（或分子量）和醇解度不同，聚乙烯醇有不同的规格和性质。随聚合度（或分子量）增加，其水溶性降低，成膜性提高。醇解度为 88% 时，聚乙烯醇水溶性最好，在温水中能很快溶解；醇解度在 99% 以上时，在温水中只能溶胀，沸水中可溶解。目前国内主要使用 PVA 05-88 与 17-88 等规格，平均聚合度分别为 500 ~ 600 与 1700 ~ 1800（分子量分别为 22 000 ~ 26 400 和 74 800 ~ 79 200），分别以"05"和"17"表示；两者醇解度均为 88%±2%，以"88"表示。这两种材料均能溶于水，PVA 05-88 聚合度小，水溶性大，柔韧性差；PVA 17-88 聚合度大，水溶性小，柔韧性好。二者以适当的比例（如 1∶3）混合使用能制得很好的膜剂。

PVA 对眼黏膜和皮肤无毒、无刺激性，是一种安全的外用辅料。其溶液能在角膜表面形成保护膜，而且不会影响角膜的生理活性。PVA 不易被微生物破坏，也不易长霉菌。口服后在消化道很少被吸收，80% 的 PVA 在 48 h 后随大便排出。

2. 乙烯-醋酸乙烯共聚物 Ethylene-vinyl acetate copolymer

乙烯-醋酸乙烯共聚物是乙烯和醋酸乙烯在一定条件下共聚而成的水不溶性高分子聚合物。为透明、无色粉末或颗粒。EVA 的性能与其分子量及醋酸乙烯含量有很大关系。随着分子量增加，共聚物的玻璃化温度和机械强度均增加。在分子量相同时，醋酸乙烯比例越大，材料的溶解性、柔韧性和透明度越大。EVA 无毒，无臭，无刺激性，对人体组织有良好的相容性，不溶于水，能溶于二氯甲烷、氯仿等有机溶剂。本品成膜性能良好，膜柔软，强度大，常用于制备眼、阴道、子宫等控释膜剂。

三、膜剂的制备与举例 Preparation and example of films

（一）膜剂的制备 Preparation of films

1. 匀浆制膜法 Homogenization membrane preparation

匀浆制膜法也称流延法，系指将成膜材料溶于适当的溶剂中滤过，再与药物溶液或细粉及附加剂充分混合成药浆（必要时放置一段时间以除气泡），然后用涂膜机（图 9-3）涂膜成所需要的厚度，烘干后根据主药含量计算出单剂量膜的面积，剪切成单剂量的小格，包装即得。小量制备时，将药浆倾于洁净的平板玻璃上涂成宽厚一致的涂层。

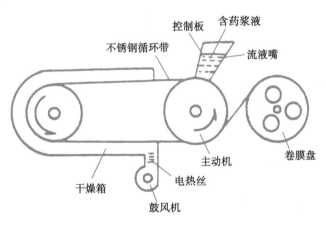

图 9-3 涂膜机示意图

膜剂的干燥温度不宜过高，以免起泡，开始干燥的温度应在溶剂的沸点以下，而且应由低到高，以免引起药浆外干内湿的现象。另外药膜也不能过于干燥，以防剥离困难。有些药膜干燥后比较难剥离，这时可加适量的脱膜剂，常用的脱膜剂有液体石蜡、滑石粉等，可在涂膜前将液体石蜡均匀涂抹在玻璃板上，或撒上少许滑石粉，再用清洁的纱布除去，然后再涂上药浆。膜剂的附加剂还有增塑剂、着色剂、避光剂、矫味剂、表面活性剂等。

2. 热塑制膜法 Thermoplastic film process

热塑制膜法系指将药物细粉和成膜材料，如 EVA 颗粒相混合，用橡皮滚筒混炼，热压成膜；或将热熔的成膜材料，如聚乳酸、聚乙醇酸，在热熔的状态下加入药物细粉，使其溶解或均匀混合，在冷却过程中成膜。本法的特点是可以不用或少用溶剂，机械生产效率高。

3. 复合制膜法 Composite membrane process

复合制膜法以不溶性的热塑性成膜材料（如 EVA）为外膜，分别制成具有凹穴的底外膜带和上外膜带，另将水溶性的成膜材料（如 PVA 或海藻酸钠）用匀浆制膜法制成含药的内膜带，剪切成单位剂量大小的小块，置于 EVA 的两层膜带中，热封即得。此法一般用机械操作，用于制备缓控释膜剂，如毛果芸香碱膜剂（缓释一周），该膜剂比用匀浆制膜法得到的毛果芸香碱眼用膜剂有更好的控释作用。复合膜的简便制备方法是先将 EVA 制成空白覆盖膜后，将覆盖膜与药膜用 50% 乙醇粘贴，加压，60℃ ±2℃烘干即得。

（二）膜剂的举例 Example of films

壬苯醇醚膜剂

【处方】
壬苯醇醚	35 g	PVA 05-88	187 g
PVA 17-88	187 g	甘油	5 g
羟苯乙酯	0.4 g	蒸馏水	适量　共制成 1000 mL

【制法】　取 PVA 05-88、PVA 17-88、甘油、羟苯乙酯和蒸馏水搅拌溶胀，90℃水浴上加热使溶解完全；再加入壬苯醇醚，搅拌使溶解，静置除尽气泡；用涂膜机涂布制成厚约 0.3 mm 膜，并于 80℃干燥，分割成面积 5 cm×7 cm，每片含壬苯醇醚 50 mg 的膜剂；用紫外灯灭菌 30 min（正反面各 15 min），即得。

【注解】　①本品为阴道用短效避孕药膜。②处方中 PVA 为成膜材料，甘油为增塑剂，羟苯乙酯为抑菌剂。

四、膜剂的质量控制 Quality control of films

膜剂的质量应满足以下要求：①膜剂外观应完整光洁，厚度一致，色泽均匀，无明显气泡。多剂量的膜剂，分格压痕应均匀清晰，并能按压痕撕开；②膜剂所用的包装材料应无毒性、易于防止污染、方便使用，并不能与药物或成膜材料发生理化作用；③除另有规定外，膜剂宜密封保存，防止受潮、发霉、变质，并应符合微生物限度检查要求；④膜剂的重量差异应符合要求。

膜剂的重量差异检查法如下：除另有规定外，取供试品 20 片，精密称定总重量，求得平均重量，再分别精密称定各片的重量。每片重量与平均重量相比较，按表中的规定，超出重量差异限度的不得多于 2 片，并不得有 1 片超出限度的 1 倍（表 9-4）。

表 9-4　膜剂的重量差异检查标准

平均重量	重量差异限度
0.02 g 及 0.02 g 以下	±15%
0.02 g 以上至 0.20 g	±10%
0.20 g 以上	±7.5%

凡进行含量均匀度检查的膜剂，一般不再进行重量差异检查。

膜剂的微生物限度检查：除另有规定外，参照《中国药典》2020 年版四部通则 1105 非无菌产品微生物限度检查、通则 1106 控制菌检查法及通则 1107 非无菌药品微生物限度标准检查，应符合规定。

五、涂膜剂 Paints

（一）概述 Introduction

涂膜剂（paints）系指原料药物溶解或分散于含成膜材料的溶剂中，涂搽患处后形成薄膜的外用液体制剂。涂膜剂是近年来我国制剂工业新发展的一种剂型，具有制备工艺简单、不用背衬材料、无需特殊机械设备、使用方便等优点。用时涂布于患处，有机溶剂迅速挥发，形成薄膜保护患处，并缓慢释放药物起治疗作用。涂膜剂一般用于无渗出液的损害性皮肤病、过敏性皮炎、神经性皮炎、牛皮癣等。

除另有规定外，涂膜剂应采用非渗透性容器和包装，避光、密闭贮存。通常在启用后最多可使用 4 周；标签上应注明"不可口服"。

（二）涂膜剂的组成与制备 Components and preparation of paints

涂膜剂的处方主要由药物、成膜材料、挥发性有机溶剂以及增塑剂组成。必要时可加其他附加剂，比如透皮吸收促进剂、抗氧剂，所加附加剂对皮肤或黏膜应无刺激性。常用的成膜材料包括：聚乙烯醇、聚乙烯吡咯烷酮、乙基纤维素和聚乙烯醇缩甲乙醛等。挥发性有机溶剂常用乙醇、丙酮或两者的混合液。增塑剂常用甘油、丙二醇、三乙酸甘油酯等。

涂膜剂的制备常用溶解法，根据药物的性质决定溶解方法：若药物可溶于溶剂中，则直接加入药物溶解；若药物不溶于溶剂中，则先用少量溶剂充分研磨后再加入。成膜材料通常溶于适宜溶剂中，再与药物、附加剂等混合均匀。中药材则需要采用适宜工艺提取、浓缩、纯化、得浓缩液或稠膏，或将药材粉碎成规定细粉，再与成膜材料溶液混合均匀。

（三）涂膜剂的质量控制与举例 Quality control and example of paints

1. 质量控制 Quality control

按照《中国药典》2020 年版四部制剂通则 0119 的规定，涂膜剂应进行装量检查（通则 0942）、微生物限度（通则 1105、1106、1107）的检查；用于烧伤 [除程度较轻的烧伤（Ⅰ° 或浅Ⅱ°）外]、严重创伤或临床必须无菌的涂膜剂，照无菌检查法（通则 1101）检查，应符合规定。

2. 举例 Examples

复方鞣酸涂膜剂

【处方】

鞣酸	5 g	间苯二酚	5 g
水杨酸	3 g	苯甲酸	3 g
苯酚	3 g	聚乙烯醇 124	4 g
甘油	10 mL	蒸馏水	40 mL
乙醇	适量	共制成 100 mL	

【制法】取聚乙烯醇 124 加入蒸馏水充分溶胀后，在水浴上加热使其完全溶解；另取鞣酸、间苯二酚、水杨酸、苯甲酸依次溶于适量乙醇中，加入苯酚及甘油，添加乙醇至 55 mL 并搅匀；将上述溶液缓缓加至聚乙烯醇 124 溶液中，边加边搅拌，并添加乙醇至 100 mL，搅匀，即得。

【注解】①本品用于治疗脚癣、甲癣、体癣、股癣及神经性皮炎；②鞣酸、间苯二酚、水杨酸、苯甲酸、苯酚为主药，聚乙烯醇 124 为成膜材料，甘油为增塑剂，蒸馏水、乙醇为溶剂。

第五节　气雾剂、喷雾剂、粉雾剂
Aerosols，sprays and powder aerosols

一、概述 Introduction

气雾剂（aerosols）、粉雾剂（powder aerosols）与喷雾剂（sprays）是一种或一种以上药物，经特殊的给药装置给药后，药物进入呼吸道深部、腔道黏膜或皮肤等体表发挥全身或局部作用的一种给药系统。气雾剂是借助抛射剂产生的压力将药物从容器中喷出；粉雾剂和喷雾剂均不含抛射剂，其中粉雾剂由患者主动吸入或借适宜装置喷出，而喷雾剂是借助手动机械泵等将药物喷出。

广义的气雾剂起源较早，在中国有吸入燃烧药树脂、桉叶油等的烟治病的案例，在欧洲有吸入氯乙烷气雾进行麻醉的案例。现代气雾剂起源自1862年，Lynde提出了用气体的饱和溶液制备加压包装的概念。1926年Erik Rotheim研制了第一个用于杀虫的带阀门压力容器，而后又出现了用碳氢化合物作抛射剂的产品，但其缺点是易燃、易爆、难控制。1946年，Neodesha等推出了用氟利昂作抛射剂的气雾剂，该气雾剂系统易于操作、成本低，从而扩大了气雾剂的应用范围，并逐步用于医学领域，如治疗烧伤、感染等皮肤疾患。1956年，Rick等首次应用定量阀门并用于呼吸道给药，充分发挥了该剂型的优点。其后，气雾剂及其技术快速发展。与气雾剂类似的剂型，如粉雾剂和喷雾剂虽使用时间较短，同样也发展迅速。

近年来，该领域的研究越来越活跃，产品数量也不断增加，药物应用范围从原来的哮喘治疗用气雾剂增加到抗生素药物、心血管药物、抗病毒药物、镇痛药物、镇静药，外用消炎镇痛药、局麻药、激素类药物气雾剂等，国内又开发了中成药气雾剂。气雾剂、喷雾剂和粉雾剂也已用于多肽和蛋白类药物的吸入或鼻腔给药，如胰岛素的速效吸入型干粉制剂Afrezza®已经于2014年上市，一些疫苗和生物制品的喷雾给药系统也在研究中。给药装置不断完善，如新的吸入装置。新的制剂技术不断应用，如脂质体、前体药物和高分子载体等可延长药物在肺部的滞留时间。气雾剂涉及的理论也越来越多，例如粉体学、结晶行为学、表面化学、增溶技术、混悬技术。由于氟利昂被禁用而引发了新替代品的研究及相应产品的开发，都促进了气雾剂的发展。

下面以气雾剂为主，分别对气雾剂、喷雾剂、粉雾剂进行介绍。

气雾剂系指原料药物或原料药物和附加剂与适宜的抛射剂共同装封于具有特制阀门系统的耐压容器中，使用时借助抛射剂的压力将内容物呈雾状物喷至腔道黏膜或皮肤的制剂。内容物喷出后呈泡沫状或半固体状，则称之为泡沫剂或凝胶剂或乳膏剂。

（一）气雾剂的特点 Characteristics of aerosols

气雾剂与大多数剂型不同，它的性能在很大程度上依赖于容器、阀门系统和抛射剂等。气雾剂具有以下的优点：

①具有十分明显的速效作用与定位作用，药物可以直接到达作用部位或吸收部位，尤其是在呼吸道给药方面具有其他剂型不能替代的优势，如治疗哮喘的气雾剂可使药物粒子直接进入肺部，吸入2 min即能起效；药物可以多种形式释放，例如，妇科用药可以泡沫、凝胶等形式直接将药物递入阴道；

②药物封装于密闭的容器中，可以保持清洁或无菌状态，并且由于容器不透光，不与空气中的氧或水分直接接触，增加了药物的稳定性；

③避免口服给药中的胃肠道破坏和肝脏首过作用；

④给药剂量准确，药用气雾剂等装有定量阀门，通过控制喷出药物的物理形态（如粒度大小）可以获得不同的治疗效果；

⑤外用给药时，与给药部位无直接的机械摩擦，可以减少损伤和刺激性；

⑥使用方便，无需饮水，一揿（吸）即可，老少皆宜，有助于提高患者的用药依从性。

气雾剂存在的主要问题是：

①需要耐压容器、阀门系统和特殊的生产设备，故生产成本较高。

②因抛射剂挥发性高，有制冷效应，故对受伤皮肤多次给药时可引起不适感和刺激作用。

③吸入气雾剂给药时存在手揿与吸气的协调问题，直接影响到达有效部位的药量，尤其对老年人或儿童患者的影响更为显著。

（二）气雾剂的分类 Classification of aerosols

1. 按分散系统分类 Classification by disperse system

气雾剂可分为溶液型、乳剂型和混悬型。

（1）溶液型气雾剂：是指液体或固体药物溶解在抛射剂中形成溶液，在喷射时抛射剂挥发，药物以液体或固体微粒形式释放到作用部位。

（2）乳剂型气雾剂：是指液体药物或药物溶液与抛射剂（不溶于水的液体）形成 W/O 或 O/W 型乳剂，O/W 型乳剂在喷射时随着内相抛射剂的气化而以泡沫形式喷出，因此又称为泡沫气雾剂，W/O 型乳剂在喷射时随着外相抛射剂的气化而形成液流。

（3）混悬型气雾剂：是指药物的固体微粒分散在抛射剂中形成混悬液，喷射时随着抛射剂挥发药物的固体微粒以烟雾状喷出。此类气雾剂又称为粉末气雾剂。

2. 按气雾剂的组成分类 Classification by composition of aerosols

气雾剂按容器中存在的相数可分为二相气雾剂和三相气雾剂。

（1）二相气雾剂：一般指溶液型气雾剂，由气液两相组成。气相是抛射剂挥发形成的气体，液相是药物与抛射剂形成的均相溶液。

（2）三相气雾剂：一般指混悬型和乳剂型气雾剂，分别由气-液-固和气-液-液三相组成。在气-液-固中，气相是抛射剂挥发形成的气体，液相是抛射剂，固相是不溶性药物的微粒；在气-液-液中，气相仍是抛射剂挥发形成的气体，液-液两相是两种不相混溶的液体，即抛射剂与药物水溶液构成的 W/O 或 O/W 型乳剂。

3. 按医疗用途分类 Classification by medical uses

（1）呼吸道吸入气雾剂：系指用时将内容物呈雾状喷出并随呼吸吸入肺部的气雾剂，可发挥局部或全身治疗作用。吸入气雾剂还可分为单剂量或多剂量包装。

（2）皮肤和黏膜用气雾剂：皮肤用气雾剂主要起保护创面、清洁消毒、局部麻醉及止血等作用；阴道黏膜用的气雾剂，常用 O/W 型泡沫气雾剂，主要用于治疗微生物、寄生虫等引起的阴道炎，也可用于节制生育；鼻黏膜用气雾剂主要经鼻黏膜吸收入血而发挥全身治疗作用，尤其适用于蛋白多肽类等大分子药物。

（3）空间消毒用气雾剂：主要用于杀虫、驱蚊及室内空气消毒。喷出的粒子极细（直径不超过 50 μm），一般在 10 μm 以下，能在空气中悬浮较长时间。

4. 按定量阀门系统分类 Classification by quantification valve systems

（1）定量气雾剂：采用定量阀门系统的气雾剂，包括用于口腔、鼻腔和吸入的气雾剂，定量吸入的气雾剂又称为定量吸入剂（metered dose inhaler，MDI）。

（2）非定量气雾剂：未采用定量阀门系统的气雾剂，主要用于局部，包括用于皮肤、阴道和直肠的气雾剂。

此外，还可按用药途径分类，分为吸入气雾剂和非吸入气雾剂。

（三）气雾剂的吸收 Absorption of aerosols

1. 肺部的吸收 Absorption in the lungs

通常吸入型气雾剂发挥作用很快，不亚于静脉注射剂，这与呼吸道的生理解剖结构，特别是肺泡的结构特点密切相关。

人的呼吸系统由口、鼻、咽喉、气管、支气管、终末细支气管、呼吸细支气管、肺泡管、肺泡囊和肺泡构成。肺泡是人体进行气-血交换的场所，也是药物在肺部吸收的主要部位。肺泡的数量多达 3 亿～ 4 亿个，总表面积可达 70 ～ 100 m²，约为体表面积的 50 倍。肺泡由一层上皮细胞膜组成，它们紧贴着致密的毛细血管网（毛细血管总表面积约为 90 m²），肺泡表面到毛细血管的距离仅为 1 μm 左右，肺泡表面的血流非常充盈，还分布有表面活性剂。由于肺部具有巨大的可供药物吸收的表面积和十分丰富的毛细血管，而且从肺泡表面到毛细血管的转运距离极短，因此药物在肺部的吸收是非常迅速的。在肺部吸收的药物可直接进入血液循环，故可避开肝脏的首过作用。

2. 影响分布和吸收的因素 Influence factors of distribution and absorption

呼吸系统的生理因素（呼吸量、呼吸频率和酶等）、气雾剂的性能、药物的性质以及患者使用气雾剂的熟练程度（如揿压阀门与吸气的同步性）等很多因素会影响药物到达吸收部位，从而影响药物的吸收。

（1）呼吸系统的生理因素：呼吸道从上到下，分支增加，直径变小，对药物微粒的截留能力也随之增加；从上到下呼吸道的纤毛运动逐渐减弱，对药物微粒的排除能力随之下降。正常人每分钟呼吸 15 ～ 16 次，每次吸气量约为 500 ～ 600 cm^3，其中约有 200 cm^3 存在于咽、气管与支气管之间，气流常呈湍流状态，呼气时可被呼出。当空气进入支气管以下部位时，气流速度逐渐减慢，多呈层流状态，易使气体中所含药物细粒沉积。药物进入呼吸系统的分布与呼吸量和呼吸频率有关，通常粒子的沉积率与呼吸量成正比而与呼吸频率成反比；缓慢而长时间的吸气可获得较大的肺泡沉积率。肺部存在的酶（如磷酸酯酶和肽酶）也是影响药物在肺部吸收的原因之一。

（2）微粒的大小：气雾剂的性能对吸收有明显影响，这主要表现在气雾剂喷出的雾滴大小方面。吸入呼吸道的微粒沉积受重力沉降、惯性嵌入和布朗运动三种作用的影响。气雾剂被吸入后，由于雾滴大小不同，可在呼吸道的不同部位沉积。粒子太粗则大多沉积在上呼吸道黏膜上，吸收少而慢；粒子太细则可能随呼气排出，在肺部的沉积率很低；只有当粒度大小适当时，药物在肺部的吸收才能达到较为理想的效果。一般吸入型气雾剂喷出的雾滴大小在 0.5 ～ 5 μm 较好，《中国药典》2020 年版四部通则规定吸入气雾剂的雾滴或药物微粒的细度应控制在 10 μm 以下，大多数应小于 5 μm 更好。

（3）药物的性质：吸入的药物最好能溶解于呼吸道的分泌液中，否则易成为异物，对呼吸道产生刺激。药物在肺部的吸收属于被动扩散，吸收速率与药物的分子量和脂溶性有关。大多脂溶性药物是经过肺泡上皮细胞的脂质双分子膜扩散而被吸收，故油 / 水分配系数较大的药物吸收迅速；药物在肺部的吸收还与其分子量的大小有关，小分子药物大多通过肺泡上皮细胞上的膜孔被吸收，故一般分子量小的药物吸收较快；另外，对于干粉吸入剂而言，如果药物粒子的吸湿性较大，在通过湿度较高的呼吸道时，可能会发生聚集、变大和沉积，从而影响药物粒子进入肺泡中。

（4）其他因素：制剂的处方组成、给药装置的结构等直接影响药物雾滴或粒子的大小和性质、粒子的喷出速度等，进而影响药物的吸收。气雾粒子喷出的速度太快，可能导致药物在咽喉部的截留过多；这个速度也不能太慢，否则不利于药物粒子的分散和向呼吸道深部递送，因此，需选择适宜的抛射剂种类和用量、加入适宜的附加剂以及设计合理的给药装置，以满足气雾剂的给药需要，才能达到良好的吸收效果。此外，患者使用气雾剂的方法对药物的吸入量与吸入深度也会产生很大影响。

二、气雾剂的组成 Components of aerosols

气雾剂由抛射剂、药物、附加剂、耐压容器和阀门系统组成。抛射剂与药物（必要时加附加剂）一同封装在耐压容器内，容器内产生压力（抛射剂气化），若打开阀门，则药物、抛射剂一起喷出而形成气雾。雾滴中的抛射剂进一步气化，雾滴变得更细。雾滴的大小决定于抛射剂的类型、用量、阀门和揿钮的类型以及药液的黏度等。

（一）抛射剂 Propellants

抛射剂是提供气雾剂动力的物质，可以兼作药物的溶剂或稀释剂。抛射剂多为液化气体，在常压下沸点低于室温。因此，需装入耐压容器内，由阀门系统控制。在阀门开启时，借抛射剂的压力将容器内药液以雾状喷出到达用药部位。抛射剂喷射能力的大小直接受其种类和用量的影响，同时也要根据气雾剂用药的要求合理地选择。对抛射剂的要求：①在常温下的蒸气压应适当大于大气压；②无毒、无致敏性和刺激性；③惰性，不与药物或容器发生反应；④不易燃，不易爆；⑤无色、无臭、无味；⑥价廉易得。

过去，气雾剂的抛射剂常用氟氯烷烃类化合物（chlorofluorocarbons，CFCs），俗称氟里昂（Freon），具有沸点低、压力易控制、性质稳定、不易燃烧、毒性较小、不溶于水、可作脂溶性药物的溶剂等优点，各国药典均有收载。常用的氟里昂类抛射剂包括 F_{11}（CCl_3F）、F_{12}（CCl_2F_2）和 F_{114}（$CClF_2$-$CClF_2$）三种，密度在 1.3 g/mL 以上，比水重很多；F_{11}、F_{12} 和 F_{114} 三种抛射剂的蒸气压差别较大，故可混合使用以获得适当的蒸气压。国内 F_{12} 使用较多，常见的做法是以 F_{12} 为基本抛射剂，用不同数量的 F_{11} 和 F_{114} 进行稀释，以达到不同产品的具体要求。

虽然氟里昂可以作为优良的抛射剂，但是由于该类物质在大气层受紫外线照射可分解出高活性的元素氯，并与臭氧反应而破坏臭氧层，因此已经被有关国际组织要求停止使用。国家药品监督管理局（NPMA）也出台了相关政策，逐步废除了氟氯烷烃类化合物的使用，积极开发 CFCs 的替代品。《中国药典》2020 年版四部新增四氟乙烷、七氟丙烷和二甲醚作为抛射剂。

1. 氢氟烷烃类 Hydrofluoroalkane

氢氟烷烃类（hydrofluorocarbons，HFA）。氢氟烷烃类不含氯原子，对大气臭氧层的破坏比较小，温室效应也比较小，并且在人体内的残留少，毒性小，化学性质稳定，不具有可燃性，代替 CFCs 作为抛射剂的应用前景广阔。在开发的氢氟烷烃类产品中，以 1994 年在 FDA 注册的四氟乙烷（HFA-134a）和七氟丙烷（HFA-227）应用较多，主要用于外用气雾剂。两者在常温常压下是无色气体，在加压下呈液态。由于 HFA 与 CFCs 在溶解性能、密封材料的相容性方面有较大差异，因此进行抛射剂替代时不是简单地处方成分置换，而是需要对气雾剂的处方、制备工艺和质量控制等方面进行研究，并重新评估新气雾剂在体内的分布、代谢、安全性和有效性等，以及选择合适的阀门系统、耐压容器。

2. 二甲醚 Dimethyl ether

二甲醚（dimethyl ether，DME），在常温常压下为无色、具有轻微醚味的气体，在加压下为液体，溶于水及乙醇、乙醚、丙酮、氯仿等多种有机溶剂。常温下 DME 具有惰性，不易自动氧化。无腐蚀性，无致癌性，毒性小，比丙烷等烷烃的毒性还低。缺点是易燃，但是，可以通过混合不燃性物质而获得不燃性，比如与水混合。由于二甲醚与其他抛射剂相比具有较高的水溶性，常被用于制备水溶性气雾剂。

3. 碳氢化合物类 Hydrocarbons

作为抛射剂的常用碳氢化合物是丙烷、正丁烷和异丁烷。这类抛射剂的特点是价廉易得，基本无毒和惰性，密度一般在 0.5 ~ 0.6 g/mL 之间，不同品种之间蒸气压有较大差别；由于不含卤素，故没有水解的问题，可用于处方中含水的气雾剂；这类抛射剂最大的优点是不涉及环境保护问题，最大的缺点是易燃易爆；这类抛射剂常需与其他碳氢化合物或其他类型抛射剂混合使用，以获得适当的蒸气压和密度，并降低其易燃的特性。

（二）药物与附加剂 Drug and additives

1. 药物 Drug

液体、固体药物均可制备气雾剂，目前应用较多的药物有呼吸道系统用药、心血管系统用药、解痉药及烧伤用药等，近年来有关多肽类药物气雾剂给药系统的研究越来越多。

2. 附加剂 Additives

为制备稳定的溶液型、混悬型或乳剂型气雾剂应加入附加剂，如潜溶剂、润湿剂、乳化剂、稳定剂，必要时还可添加矫味剂、抗氧剂和防腐剂等。

（三）耐压容器 Compression resistant containers

对气雾剂耐压容器的基本要求包括耐压性（有一定的耐压安全系数）、抗撞击性、化学惰性、轻便、价格和美学效果等。用于制备耐压容器的材料包括玻璃、塑料和金属三大类。

1. 玻璃容器 Glass containers

玻璃容器的化学性质比较稳定，但耐压性和抗撞击性较差，故需在玻璃瓶的外面搪以塑料层。常用外包塑料的玻璃瓶，塑料外层可透明或有色，有吸收紫外线保护药物的作用，外观更符合美学要求，而且可以观察（较强的光线下）内容物的多少，一般用于溶液型气雾剂，而不用于混悬型气雾剂。随着新型材料的开发和应用，气雾剂已经较少使用玻璃容器。

2. 金属容器 Metal containers

如铝容器、马口铁和不锈钢，耐压性强，但对药物溶液的稳定性不利，故容器内常用环氧树脂、聚氯乙烯或聚乙烯等进行表面处理。铝制容器很轻，基本是惰性的，表面还可形成稳定的氧化铝层；由于容器是整体成型的，药液不会泄漏；铝制容器可以不用表面处理直接应用（特别是只含药物与抛射剂时），也可表面涂以适当高分子材料后再应用。马口铁容器主要用于局部用气雾剂，内表面一般都经过处理。

3. 塑料容器 Plastic containers

塑料是一种人工合成的高分子材料，以合成树脂为主药原料并加入适当添加剂。塑料容器的优点是质地轻，不易破摔，牢固耐压，具有良好的抗撞击性和抗腐蚀性。但是，需要注意的是，塑料制品本身的通透性较高，需要防止抛射剂的渗透以及塑料制品中的添加剂对药物的影响。

（四）阀门系统 Valves

气雾剂的阀门系统，是控制药物和抛射剂从容器喷出的主要部件，其中设有供吸入用的定量阀门，或供腔道或皮肤等外用的泡沫阀门等特殊阀门系统。阀门系统坚固、耐用和结构稳定与否，直接影响到制剂的质量。阀门材料必须对内容物为惰性，其加工应精密。下面主要介绍目前使用最多的定量型吸入气雾剂阀门系统的结构和组成部件。阀门系统一般由推动钮、阀门杆、橡胶封圈、弹簧、定量室和浸入管组成，并通过铝制封帽将其固定在耐压容器上，其结构与工作示意图见图 9-4。

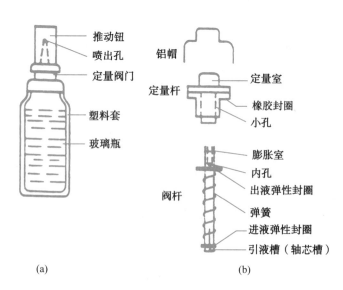

图 9-4 气雾剂的定量阀门系统装置外形及部件图
（a）气雾剂外形；（b）定量阀部件。

1. 封帽 Seal cap

封帽通常为铝制品（即图 9-4 中的铝帽），将阀门固定在容器上，必要时涂上环氧树脂等薄膜。

2. 阀杆 Valve stem

阀杆是阀门的轴芯部分，通常用尼龙或不锈钢制成。阀杆上端内部含一个膨胀室，与上面的喷嘴相通，此室是内容物骤然气化的场所；在膨胀室下部的旁侧有一内孔，是内容物进入膨胀室的通道；阀杆下端有一细槽（引液槽）或缺口以供药液进入定量室。

3. 橡胶封圈 Rubber sealing ring

橡胶封圈通常由丁腈橡胶制成，分进液封圈与出液封圈两种。进液封圈紧套于阀杆下端，在弹簧之下，它的作用是托住弹簧，同时随着阀杆的上下移动而使进液槽打开或关闭，且封住定量杯下端，使杯内药液不致倒流。出液弹性封圈，紧套于阀杆上端，位于内孔之下，弹簧之上，它的作用是随着阀杆的上下移动而使内孔打开或关闭，同时封住定量杯的上端，使杯内药液不致溢出。

4. 弹簧 Spring

弹簧通常由不锈钢制成，套在阀杆的下部，位于定量杯内，为推动钮提供上升的动力。

5. 定量室 Ration Room

定量室通常由塑料或金属制成，其容量一般为 0.05 ～ 0.2 mL，阀杆穿插其中。定量室的容量决定了每揿一次的给药剂量。由于封圈控制药液不外溢，使喷出的剂量准确。

6. 浸入管 Immersing tube

通常用聚乙烯或聚丙烯塑料制成，连接在阀杆的下部，其作用是将内容物向上输送至阀门系统中，向上的动力是容器的内压，如图 9-5。

如不用浸入管而仅靠引液槽输送药液，则使用气雾剂时需将容器倒置，如图 9-6。药液通过阀杆上的引液槽进入阀门系统的定量室。喷射时按下揿钮，阀杆在揿钮的压力下顶入，弹簧受压，内孔进入出液橡胶封圈以内，定量室内的药液由内孔进入膨胀室，部分气化后自喷嘴喷出。同时引液槽全部进入瓶内，封圈封闭了药液进入定量室的通道。揿钮压力除去后，在弹簧作用下，又使阀杆恢复原位，药液再进入定量室，再次使用时，又重复这一过程。

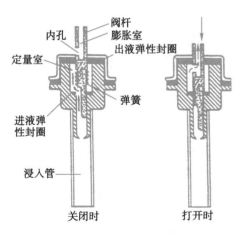

图 9-5　有浸入管的定量阀门

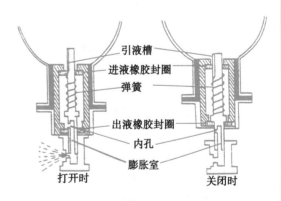

图 9-6　气雾剂阀门启闭示意图

7. 推动钮 Press button

一般用塑料制成，装在阀杆的顶端，推动阀杆用以开启和关闭气雾剂阀门，上有喷嘴，控制药液喷出方向。不同类型的气雾剂，选用不同类型喷嘴的推动钮。

三、气雾剂的制备 Preparation of aerosols

（一）气雾剂的处方设计 Prescription design of aerosols

气雾剂的处方组成，除选择适宜的抛射剂以外，主要根据药物的理化性质，选择某些潜溶剂和附加剂，配制成一定类型的气雾剂，以满足临床用药的要求。

1. 溶液型气雾剂 Solution aerosols

如果药物本身能够溶解于抛射剂中，就可方便地制成溶液型气雾剂，否则需要添加合适的潜溶剂，比如乙醇或丙二醇。目的是要让药物溶于抛射剂与潜溶剂的混合溶液中，并得到澄明的均相溶液。另外必须要注意到毒性和刺激性的问题。

在开发溶液型气雾剂时要注意以下问题：①抛射剂与潜溶剂的混合对药物溶解度与稳定性的影响；②喷出液滴的大小与表面张力；③各种附加剂如抗氧剂、防腐剂、潜溶剂对用药部位的刺激性；④吸入剂中的各种附加剂是否能在肺部代谢或滞留。

2. 混悬型气雾剂 Suspension aerosols

当药物成份不溶于抛射剂或抛射剂与潜溶剂的混合溶液，或者所选用的潜溶剂不符合临床用药的要求时，可考虑将药物的细粒分散在抛射剂中，制成混悬型气雾剂。这类气雾剂常需要加入一些表面活性剂或分散剂，以增加制剂的物理稳定性。

混悬型气雾剂的制备有一定的难度，主要问题包括：颗粒粒度变大、聚集、结块、堵塞阀门系统，等等。因此在进行混悬型气雾剂的处方设计时，应注意以下问题：①水分含量通常控制在 0.005% 以下，防止药物微粒遇水聚结；②颗粒的粒度一般要控制在微米数量级。对于吸入给药的气雾剂，粒度可控制在 $1 \sim 5~\mu m$，不能超过 $10~\mu m$；③药物的溶解度一般选用在抛射剂中溶解度最小的衍生物（如不同的盐基），目的是防止药物的细小颗粒在抛射剂中渐渐长大，多晶型药物一般不能选用；④添加适当的表面活性剂与分散剂，对于口腔、吸入或鼻腔用的气雾剂，可选用一些表面活性剂，以降低药物的表面张力，有利于其在抛射剂中的均匀分散；⑤调节抛射剂、混悬固体的密度，尽量使二者的密度相等；⑥添加适当的助悬剂。

3. 乳剂型气雾剂 Emulsion aerosols

乳剂型气雾剂除含药物和抛射剂外，一般还含有表面活性剂（乳化剂）、水性和非水性的介质。药物可根据其性质不同溶于水性或油性介质中。不能与水混溶的抛射剂，可以与处方中的油性介质混溶，成为 O/W 型乳剂的内相或 W/O 型乳剂的外相。当抛射剂作为乳剂的内相时，喷出物为泡沫状，故称泡沫气雾剂，根据配方不同可以喷出稳定的泡沫或快速破裂的泡沫，更常用；当抛射剂作为乳剂的外相时，喷出物为雾状，当喷射于皮肤等表面后可较快地变成液膜，喷射面积易于控制。

（二）气雾剂的制备工艺 Preparation process of aerosols

气雾剂应在避菌环境下配制，各种用具、容器等须用适宜方法清洁和消毒，整个制备过程应防止微生物的污染。

制备气雾剂的一般工艺流程为：容器与阀门系统的处理和装配，药物的配制、分装和填充抛射剂三部分，最后经质量检查合格后为气雾剂成品。

1. 容器与阀门系统的处理和装配 Handling and assembly of container and valve systems

（1）**玻璃瓶的搪塑**：将玻璃瓶洗净、烘干，并预热到 125℃±5℃，浸入预先配好的塑料黏液中，使瓶颈以下均匀地黏上一层塑料液，倒置后于 160℃±10℃干燥 15 min，备用。塑料黏液可由糊状高分子材料、增塑剂（如苯二甲酸二丁酯或苯二甲酸二辛酯）、润滑剂（如硬脂酸钙或硬脂酸锌）和色素等组成。

（2）**阀门系统的处理**：将阀门系统中的塑料和尼龙制品洗净后用 95% 的乙醇浸泡、备用；

不锈钢弹簧先在 1% ～ 3% 的碱液中煮沸 10 ～ 30 min，用水洗至无油腻，然后再用 95% 的乙醇浸泡、备用；橡胶制品用用 75% 的乙醇浸泡 24 h，干燥备用。上述经处理的零件按阀门系统的构造进行装配。

2. 药物处方配制和分装 Formulation and packaging

根据药物的性质不同和处方组成的差异，气雾剂中药液的配制方式各有不同。一般而言，①对于溶液型气雾剂，可将药物与其他附加剂溶解于潜溶剂中，制成澄清的溶液后进行分装；如需要也可将药物与附加剂分别溶于抛射剂与潜溶剂中，再将两液混溶后进行分装；②对于混悬型气雾剂，可先将药物进行微粉化处理，与其他附加剂混匀后进行分装，或加入部分抛射剂混悬均匀后进行分装，要特别注意环境的湿度、原料、辅料、用具和容器的含水量，以防止水分对混悬型气雾剂质量的影响；③对于乳剂型气雾剂，可先将药物与其他附加剂溶解于处方中的水性或油性介质中，在表面活性剂存在下制备成均匀和稳定的乳剂后进行分装。

3. 抛射剂的填充 Filling of propellent

抛射剂的填充主要有压灌法和冷灌法两种，其中压灌法更常用。

（1）压灌法：是在完成药液的分装后，先将阀门系统安装在耐压容器上，并用封帽扎紧，然后用压装机进行抛射剂的填充。灌装时，压装机上的灌装针头插入气雾剂阀门杆的膨胀室内，阀门杆向下移动，压装机与气雾剂的阀门同时打开，过滤后的液化抛射剂在压缩气体的较大压力下定量地进入气雾剂的耐压容器内。

压灌法在室温下操作，设备简单；由于是在安装阀门系统后灌装，故抛射剂的损耗较少；如用旋转式多头灌装设备，可达较快速度；对水不稳定的药物也可用此法。

（2）冷灌法：药液借助冷却装置冷却至低温（-20℃左右），抛射剂冷却至沸点以下至少5℃。先将冷却的药液灌入容器中，随后加入冷却的抛射剂（也可两者同时灌入）。立即安装上阀门系统，并用封帽扎紧。

冷灌法是在开口的容器上进行灌装，对阀门系统没有影响；但需要低温设备和低温操作；由于是开口灌装，抛射剂有一定损失，因此操作必须迅速；由于低温下结冰的原因，含乳剂或水分的气雾剂不适于用此法进行灌装。

（三）气雾剂的举例 Examples of aerosols

1. 盐酸异丙肾上腺素气雾剂 Isoproterenol hydrochloride aerosol

【处方】　盐酸异丙肾上腺素　　　　2.5 g
　　　　　维生素 C　　　　　　　　1.0 g
　　　　　乙醇　　　　　　　　　　296.5 g
　　　　　四氟乙烷（HFA-134a）　适量
　　　　　共制成 1000 g

【制法】　将盐酸异丙肾上腺素与维生素 C 溶于乙醇中，分装于耐压容器中，安装阀门后压入处方量的 HFA-134a，即得。

【注解】　本品为溶液型气雾剂，用于治疗哮喘及慢性气管炎。主药在 HFA-134a 中的溶解度较小，故需使用乙醇作为潜溶剂；而主药不稳定，加入维生素 C 作为抗氧剂。

2. 硫酸特布他林气雾剂 Terbutaline sulfate aerosol

【处方】　硫酸特布他林　　　　　　0.060 g
　　　　　四氟乙烷（HFA-134a）　21.1 g

【制法】　将微粉化的硫酸特布他林置于清洁、干燥的铝瓶中，四氟乙烷通过真空管路加入瓶中，用定量阀快速将瓶密封，超声 5 min。定量给药的剂量为 250 微克 / 次。

【注解】　本品为混悬型气雾剂，用于治疗支气管哮喘、慢性喘息性支气管炎、阻塞性肺气肿和其他伴有支气管痉挛的肺部疾病。

四、气雾剂的质量控制 Quality control of aerosols

各国药典对气雾剂的质量均有严格要求。《中国药典》2020 年版四部通则规定吸入型气雾剂应标明：总揿次、每揿主药含量及递送剂量、临床最小推荐剂量的揿次。三相吸入型气雾剂的药物颗粒应控制在 10 μm 以下，大多数在 5 μm 以下；二相气雾剂应为澄清、均匀的溶液，其雾滴大小也要控制。还应进行泄漏和爆破检查，确保完全使用。

对气雾剂的包装容器和喷射情况，在半成品时进行逐项检查，主要有如下检查项目，具体检查方法参见《中国药典》2020 年版四部通则 0113。除符合通则 0113 项下的规定外，吸入气雾剂还应符合通则 0111 项下的相关要求；鼻用气雾剂除符合气雾剂项下要求外，还应符合鼻用制剂（通则 0106）相关项下要求。

1. 定量气雾剂的检查 Examination of quantitative aerosols

定量气雾剂释出的主药含量应准确、均一，喷出的雾滴（粒）应均匀。主要应检查每罐总揿次、递送剂量均一性、每揿主药含量和每揿喷量等检查。

（1）每罐总揿次：定量气雾剂照吸入制剂（通则 0111）相关项下方法检查，每罐（瓶）总喷次应不少于标示总喷次。

（2）递送剂量均一性：除另有规定外，定量气雾剂照吸入制剂（通则 0111）相关项下方法检查，递送剂量均一性应符合规定。

（3）每揿主药含量：定量气雾剂照下述方法检查，每揿主药含量应符合规定。每揿主药含量应为每揿主药含量标示量的 80% ～ 120%。凡规定测定递送剂量均一性的气雾剂，一般不再进行每揿主药含量的测定。

（4）每揿喷量：除另有规定外，每罐 10 个喷量的平均值，均应为标示喷量的 80% ～ 120%。凡进行每揿递送剂量均一性检查的气雾剂，不再进行每揿喷量检查。

2. 非定量气雾剂的检查 Examination of non-quantitative aerosols

对于非定量气雾剂，应进行喷射速率、喷出总量和装量等检查。

（1）喷射速率：按照药典规定的方法进行检查，计算每罐的平均喷射速率（g/s），均应符合各品种项下的规定。

（2）喷出总量：按照药典规定的方法进行检查，每罐喷出量均不得少于标示装量的 85%。

（3）装量：照最低装量检查法（《中国药典》2020 年版四部通则 0942）检查，应符合规定。

3. 粒度 Particle size

除另有规定外，混悬型气雾剂应作粒度检查，应符合各品种项下规定。

4. 无菌 Sterility

除另有规定外，用于烧伤（除程度较轻的烧伤，即Ⅰ度或浅Ⅱ度外）、严重创伤或临床必须无菌的气雾剂，照无菌检查法（《中国药典》2020 年版四部通则 1101）检查，应符合规定。

5. 微生物限度 Microbial limit

除另有规定外，参照《中国药典》2020 年版通则 1105 非无菌产品微生物限度检查、通则 1106 控制菌检查法及通则 1107 非无菌药品微生物限度标准检查，应符合规定。

五、粉雾剂 Powder aerosols

（一）概述 Introduction

目前临床上所用的粉雾剂主要分为吸入型粉雾剂（dry powder inhalation，DPI）和非吸入型粉雾剂。吸入型粉雾剂系指微粉化的药物或与药物载体以胶囊、泡囊或多剂量贮库形式，采用特制的干粉吸入装置，由患者主动吸入雾化药物至肺部的制剂；吸入型粉雾剂主要用于治疗哮喘和慢性气管炎等。非吸入型粉雾剂系药物或药物与载体以胶囊或泡囊形式，采用特制的干粉给药装置，将雾化药物喷至腔道黏膜的制剂；非吸入型粉雾剂常见用于咽炎和喉炎的治疗等。还有一种外用粉雾剂，系指药物或药物与适宜的附加剂灌装于特制的干粉给药器具中，使用时借助外力将药物喷至皮肤或黏膜的制剂。本章主要介绍经肺部吸入的粉雾剂，即 DPI。

按照 DPI 给药形式的不同，吸入粉雾剂可分为泡囊型、胶囊型和贮库型。根据吸入部位的不同，可分为经鼻吸入粉雾剂和经口吸入粉雾剂。

与定量吸入气雾剂相比，吸入粉雾剂具有以下突出特点：

①粉雾剂不含抛射剂，可避免抛射剂的环保问题和毒副作用。

②患者主动吸入药粉，不存在定量吸入气雾剂的动作协同问题。

③给药剂量可大可小，而定量吸入气雾剂由于受到定量阀门系统等限制，给药剂量较小。

④药物以泡囊或者胶囊形式给药，剂量准确，避免超剂量给药的危险。

另外，吸入粉雾剂不含防腐剂以及乙醇等溶剂，对病变黏膜没有刺激性；肺部给药避免了肝脏首过效应，无胃肠道刺激或降解作用；黏膜给药，也特别适合蛋白多肽类生物制剂的途径，因此，吸入粉雾剂的开发受到越来越多地重视。

（二）吸入粉雾剂的装置 Device of inhalation powder aerosols

吸入粉雾剂的给药装置是影响其治疗效果的主要因素之一。国外 70 年代就开始研究干粉吸入装置，目前已有多种不同类型的吸入装置进入临床使用。理想的吸入给药装置应该具备以下特点：①使用方法易于掌握，患者应用方便；②递送药物剂量精准；③具有自动计数功能，可以让患者明确已经使用和剩余的药量；④可以有效递送多种药物，最好能够连续给药；⑤物美价廉；⑥患者的依从性和满意度良好。

1. 胶囊型吸入装置 Capsule type inhalation device

胶囊型吸入装置为第一代吸入装置，有多种不同结构，一般是通过装置中的刀片或针先将硬明胶胶囊刺破，当吸气时胶囊在装置中快速转动，药粉从刺破的孔中释出，或从分开的胶囊中释出，进入呼吸道。Spinhaler® 是由 Fisons 公司最早推出的第一代 DPI 吸入装置，使用时胶囊被金属刀片刺破，药粉被患者吸入；Rotahaler® 是 GSK 公司开发的单剂量胶囊型吸入装置，该装置比较简单，通过装置的转动，胶囊分为两部分，药物粉末从中释放进入给药室中，在气流的作用下进入患者的口腔；ISF Haler® 是由 ISF 公司研制的一种螺旋式吸入器，使用时用小针将胶囊两端刺破，吸入时胶囊像螺旋桨一样在一小腔中旋转，粉末则通过小孔进入吸入气流中。由于单剂量 DPI 装置的一些缺点，比如，每次都需要装载剂量，可能因每个患者的操作不同而产生差异性，也可能导致胶囊里的药物没有被吸入完全，或者可能被患者口服等问题。

2. 泡囊型吸入装置 Vesicle type inhalation device

泡囊型吸入装置是将药物按分剂量分装于铝箔上的水泡眼中，装入相应的吸入装置，用时装置可刺破铝箔，吸气时药粉即可释出。这类装置防潮性能更好，剂量可以很小而无须用附加剂，通常有碟式吸纳器和罗盘状吸入器两种。蝶式吸纳器一般由 4 个或 8 个含药的泡囊组成，刺针刺破泡囊后，由吸嘴吸入药物，转轮可自动转向下一个泡囊；圆盘状吸入器也是由多个含药的泡囊组成，满足多剂量给药的需要，比如英国 Allen&Hanburys 公司开发的 Diskhaler®，药盘由 4 个或 8 个药物泡罩的转盘和底座组成，使用时先刺破泡罩铝箔，干粉粒子随吸气流进入肺内。

3. 贮库型吸入装置 Reservoir type device

贮库型吸入装置是目前比较受欢迎的产品。这类装置是将分剂量药物预先装入，一般是多个剂量，用时只需旋转装置，单剂量的药物即可释出并随吸气吸入。如阿斯利康公司研发的 Turbuhaler®，是首个多剂量贮库型 DPI，当初用于递送布地奈德莫特罗复方药物；葛兰素史克（GlaxoSmithkline，GSK）公司开发的 Advair Diskus®，是多剂量单元型的，用于递送沙美特罗替卡松，患者的依从性良好。因患者不用换药，故使用方便，剂量可以很小，无须用附加剂，但防潮性和成本是主要的问题，也有患者过量用药的危险。

鉴于DPI装置直接影响产品的性能，美国FDA和欧盟都提出了相应的监管建议，建议如下。①装置的耐用性：均建议考察掉落、振摇、运输、不同放置方向等对制剂关键质量属性的影响；②流速：均建议考察装置在不同流速下关键质量属性的变化，从而预估流速对不同年龄、性别以及不同患病严重程度的患者用药的影响；③预喷：FDA建议对贮库型DPI装置进行预喷研究；④清洁：均建议在说明书中指出装置的清洁建议；⑤计数器：鉴于贮库型DPI装置，当使用至标示揿次后不包含任何锁定机制，均建议为多剂量型DPI配备计数器；⑥气流阻力：FDA建议考察整个装置的气流阻力，特别是吸入器气流通道中每个单独部件的气流阻力；⑦损失药量：欧盟建议考察驱动器或口接器部位的药量沉积。

鉴于市售DPI均为呼吸驱动型的被动式装置，因此说明书中通常推荐"尽可能用力"、"迅速"或者"快速"吸入。在使用中常见的错误是：使用前准备不当，吸入前没有充分呼气，吸入后没有屏气等。

（三）粉雾剂的处方设计 Formulation design of inhalation powders

粉雾剂的处方因素也是影响其治疗效果的重要原因。粉雾剂的处方可根据药物性质、用量及所用装置的特点等进行设计。

1. 处方中的附加剂 Additives in formulation

（1）不加任何附加剂的情况：①某些药物剂量较大，药物本身可形成松散聚集的颗粒，有较好的流动性，吸入时又可分散成微小粒子，可达到吸入治疗的要求；②采用特殊的装置。

（2）需要附加剂的情况：①固体药物微粉由于粒径极小，表面自由能很大，是热力学不稳定体系，聚集的趋势非常强，所以加入附加剂作为载体（后文简称为载体）后，药物的微粉可吸附在载体表面，从而阻止了药粉的聚集；②当药物的剂量极小时，载体具有稀释剂的作用；③药粉的流动性不佳时，载体的加入有利于改善药粉的流动性。

2. 处方中附加剂的选择 Selection of additive in formulation

理想的载体：①应与药物有适当的亲和力，混合不分离，但在吸入时可迅速分散于气流中，可从载体表面分离，进入有效的沉积部位而发挥治疗作用；②载体的粒径一般在$70 \sim 100 \mu m$；③无毒、对呼吸道黏膜或纤毛无刺激性的生物相容性物质。

常用的载体物质包括乳糖、葡聚糖、甘露醇、木糖醇等；有时也可加入少量的润滑剂如硬脂酸镁和胶体二氧化硅；以及加入某种稳定剂等。

需要注意：同种载体因来源不同，其吸入效果可能不同。有研究表明，重结晶乳糖与沙丁胺醇混合后，其有效部位沉积率远大于用喷雾干燥乳糖或商品乳糖的情况。

（四）粉雾剂制备及影响因素 Preparation of powder aerosols and influence factors

1. 粉雾剂的制备 Preparation of powder aerosols

（1）粉雾剂应在避菌环境下配制：各种用具、容器等须用适宜方法清洁、消毒，在整个操作过程中应注意防止微生物的污染。

（2）粉雾剂的制备比较简单，基本过程如下：药物原料的微粉化，与载体等添加剂混合，装入胶囊、泡囊或装置中，抽样质检，包装为成品。

2. 制备的影响因素 Influence factors of preparation

（1）微粉化：原辅料的微粉化是整个制备过程比较关键的一步，粉碎方法包括机械粉碎法（气流粉碎、球磨粉碎）、喷雾干燥法、超临界流体技术、水溶胶法和重结晶法等。

（2）混合：应控制一个最佳的混合时间，以达到较好的混合效果；环境的湿度、物料的表面电性和药物与载体的混合方式等都对混合过程有较大影响。

（3）载体的影响：粉雾剂常用的载体为乳糖，不同制备方法得到的乳糖，特性有所不同，可能导致粉雾剂在质量和疗效上的差异，所以，需要对乳糖的形态、粒度、堆密度、流动性等粉体学特性进行研究。甘露醇、氨基酸和磷脂等也可以作为粉雾剂的载体，但是，需要考察这些载体是否可用于吸入给药途径，评价所用载体的安全性等。

除了上述因素，还要考虑药物本身的理化性质、药物与载体的比例、水分的控制等因素。

（五）粉雾剂的质量控制 Quality control of powder aerosols

粉雾剂的部分要求与气雾剂类似，《中国药典》2020 年版四部通则规定，贮库型吸入粉雾剂说明书应标明：①总吸次；②递送剂量；③临床最小推荐剂量的吸次。胶囊型和泡囊型吸入粉雾剂说明书应标明：①每粒胶囊或泡囊中药物含量及递送剂量；②临床最小推荐剂量的吸次；③胶囊应置于吸入装置中吸入，而非吞服。

除另有规定，吸入粉雾剂应进行以下检查。

1. 递送剂量均一性 Delivery dose uniformity

除另有规定外，吸入粉雾剂照下述方法测定，应符合规定。除另有规定外，平均值应在递送剂量标示量的 80%～120%。

贮库型吸入粉雾剂瓶间递送剂量均一性测定同"吸入气雾剂"项下方法。

2. 微细粒子剂量 Fine particle dose

除另有规定外，照吸入制剂微细粒子空气动力学特性测定法（通则 0951）检查，照各品种项下规定的装置与方法，依法测定，计算微细粒子剂量，应符合规定。除另有规定外，微细药物粒子百分比应不少于标示剂量的 10%。

3. 多剂量吸入粉雾剂总吸次 Inhalation numbers of multi-dose powder aerosols

在设定的气流下，将吸入剂揿空，记录吸次，不得低于标示的总吸次（该检查可与递送剂量均一性测定结合）。

4. 微生物限度 Microbial limit

除另有规定外，参照《中国药典》2020 年版四部通则 1105 非无菌产品微生物限度检查、通则 1106 控制菌检查法及通则 1107 非无菌药品微生物限度标准检查，应符合规定。

（六）粉雾剂的处方举例 Examples of powder aerosols

色甘酸钠粉雾剂

【处方】　色甘酸钠　　　　　20 g
　　　　　乳糖　　　　　　　20 g
　　　　　共制成 1000 粒

【制法】　将色甘酸钠用适当方法制成极细的粉末，与处方量的乳糖充分混合均匀，分装到硬明胶胶囊中，使每粒含色甘酸钠 20 mg，即得。

【注解】　本品为胶囊型粉雾剂，用时需装入相应的装置中，供患者吸入使用。本品为抗变态反应药，可用于预防各种类型哮喘的发作。色甘酸钠在胃肠道仅吸收 1% 左右，而肺部吸收较好，吸入后 10～20 min 血药浓度即可达峰。处方中的乳糖为载体。

六、喷雾剂 Sprays

（一）概述 Introduction

喷雾剂系指原料药物或与适宜辅料填充于特制的装置中，使用时借助手动泵的压力、高压气体、超声振动或其他方法将内容物呈雾状物释出，直接喷至腔道黏膜或皮肤等部位的制剂。

喷雾剂按内容物组成分为溶液型、乳状液型或混悬型。按用药途径可分为吸入喷雾剂、鼻用喷雾剂及用于皮肤、黏膜的喷雾剂。按给药定量与否，喷雾剂还可分为定量喷雾剂和非定量喷雾剂。定量吸入喷雾剂系指通过定量雾化器产生供吸入用气溶胶的溶液、混悬液或乳液。

过去，喷雾剂一般以局部应用为主，喷射的雾滴比较粗，主要用于鼻腔、口腔、喉部、眼部、耳部和体表等不同的部位。其中以鼻腔和体表的喷雾给药比较多见，如一些抗组胺药、抗交感神经药和抗生素等常通过鼻腔喷雾给药来治疗鼻腔的充血、过敏、炎症或感染等；一些局麻药、抗菌药、止痒药或皮肤保护剂的喷雾剂等可用于烫伤或晒伤；含抗菌剂、除臭剂和芳香剂的喷雾剂可用于口臭、咽喉痛和喉炎等；其他一些喷雾剂可用于运动员的伤痛或真菌感染等。

近年来，由于喷雾装置的不断改进，喷雾剂产生粒子的粒径越来越小，其应用范围也越来越广泛，出现了一些用于全身治疗作用的新型喷雾剂。

与气雾剂相比，喷雾剂不需要抛射剂和耐压容器，对大气无污染；生产设备简单，生产成本低，生产安全性高。但是，随着使用次数的增加，内容物减少，容器压力也随之下降，导致喷出的雾滴大小及喷射量不能维持恒定。

（二）喷雾剂的装置 Devices of sprays

常用的喷雾剂是利用机械装置或电子装置制成的手动泵进行喷雾给药的。现在国内、外有不少专业公司可生产和销售各种不同规格与用途的喷雾给药装置。这些喷雾给药装置通常由两部分构成，一部分就是手动泵，另一部分为容器。手动泵和容器一般都是标准配件，通过螺纹口互相密封配合，相同的容器可根据需要与不同的手动泵相连，具有互换性，可组合出各种不同规格的产品，甚至可以定制特殊装置，因此选择余地比较大，应用比较方便。

手动泵主要由泵杆、支持体、密封垫、固定杯、弹簧、活塞、泵体、弹簧帽、活动垫或舌状垫及浸入管等基本元件组成。手动泵的种类非常多，从给药途径上分为口腔、喉部、鼻腔和体表给药装置；从喷雾的形式上有喷雾与射流给药装置；从给药剂量上分为单剂量和多剂量给药装置；从内容物的物态上可分为溶液、乳液和凝胶给药装置等。手动泵有不同的规格，可以选择需要的标准喷雾剂量（mL），或需要的喷嘴的长度（mm）等；有的手动泵可以旋转 360(，即便于包装，又便于患者按自己适合的角度进行喷雾给药；有的手动泵可以记数，可显示已经使用的次数，及余下的用药次数；有的手动泵在正置与倒置时均可正常喷雾给药，不受患者体位的影响；有的手动泵装有细菌过滤膜，而且只在喷雾的瞬间开启，内容物不含防腐剂，也可防止污染。

容器的种类较少，主要是塑料瓶和玻璃瓶，前者一般由不透明的白色塑料制成，质轻但强度较高，便于携带；后者一般由透明的棕色玻璃制成，强度差些。对于不稳定的药物溶液，还可封装于一种特制的安瓿中，在使用前打开安瓿，装上一种安瓿泵，即可进行喷雾给药。安瓿泵上有特殊材料制成的连接盖，可保证泵与安瓿之部的密封配合。

喷雾剂装置中各组成部件均应采用无毒、无刺激性和性质稳定的材料制备。

使供吸入的溶液、混悬液和乳液雾化形成气溶胶的装置称为雾化器。根据工作原理的不同，雾化器主要分为三种类型：喷射雾化器、超声雾化器和振动筛雾化器。雾化器的优点包括可以用于任何年龄的患者或者任何严重程度的疾病，可以递送几乎任何药物和任何剂量；患者的依从性好；可以按需混合药物；无需抛射剂等。缺点也是有的，包括一般体积较大，需要外接电源，相对容易污染，价格昂贵，不易装配等。随着科技发展的进步，越来越多设计简单、携带方便、雾化效率高、甚至智能化的雾化器被开发出来，以适应不断增加的患者需求。

（三）喷雾剂的处方设计 Formulation design of sprays

溶液型喷雾剂的药液应澄清；乳状液型喷雾剂的液滴在液体介质中应分散均匀；混悬型喷雾剂应将原料药物细粉和附加剂充分混匀、研细，制成稳定的混悬液。凝胶型喷雾剂要注意介质的黏度等性质的控制，即要使药液在用药部位的黏膜或皮肤上有一定的滞留时间，又要保证药液的喷射比较均匀，而且药物从介质中有适当的释放速度。吸入喷雾剂的有关规定见吸入制剂项下的要求。

配制喷雾剂时，根据需要可加入溶剂、助溶剂、抗氧剂、抑菌剂、表面活性剂等附加剂。除另有规定外，在制剂确定处方时，该处方的抑菌效力应符合抑菌效力检查法（《中国药典》

2020 年版四部通则 1121）的规定。所加附加剂对皮肤或黏膜应无刺激性。

（四）喷雾剂制备及影响因素 Preparation of sprays and influence factors

喷雾剂应在相关品种要求的环境配制，如一定的洁净度、灭菌条件和低温环境。各种用具、容器等须用适宜方法清洁、消毒，在整个操作过程中应注意防止微生物的污染。烧伤、创伤或溃疡用喷雾剂应在无菌环境下配制，各种用具、容器等须用适宜方法清洁、灭菌。喷雾剂的制备比较简单，配制方法与溶液剂基本相同，然后灌装到适当的容器中，最后装上手动泵即可。喷雾剂装置中各组成部件均应采用无毒、无刺激性、性质稳定、与原料药物不起作用的材料制备。喷雾剂成品应避光密封贮存。

喷雾剂用于烧伤治疗如为非无菌制剂的，应在标签上标明"非无菌制剂"；产品说明书中应注明"本品为非无菌制剂"，同时在适应证下应明确"用于程度较轻的烧伤（Ⅰ度或浅Ⅱ度）"；注意事项下规定"应遵医嘱使用"。

（五）喷雾剂的质量控制 Quality control of sprays

喷雾剂在生产贮藏期间应符合《中国药典》2020 年版四部通则 0112 中的有关规定，检查内容与气雾剂相似，主要包括以下几个方面：

1. 每瓶总喷次 Total spray times per bottle

多剂量定量喷雾剂依法检查，每瓶总喷次均不得少于其标示总喷次。

2. 每喷喷量 Quantity of each spray

除另有规定外，定量喷雾剂依法检查，每瓶 10 次喷量的平均值均应为标示喷量的 80% ～ 120%。凡规定测定每喷主药含量或递送剂量均一性的喷雾剂，不再进行每喷喷量的测定。

3. 每喷主药含量 Drug content of each spray

除另有规定外，定量喷雾剂依法检查，每喷主药含量应符合规定。平均每喷主药含量应为标示含量的 80% ～ 120%。

4. 递送剂量均一性 Delivery dose uniformity

除另有规定外，混悬型和乳状液型定量鼻用喷雾剂应检查递送剂量均一性，按照吸入制剂（《中国药典》2020 年版四部通则 0111）或鼻用制剂（通则 0106）相关项下方法检查，应符合规定。

5. 微细粒子剂量 Fine particle dose

除另有规定外，定量吸入喷雾剂应检查微细粒子剂量，照《中国药典》2020 年版四部通则 0951 的方法检查，应符合规定。

6. 装量差异 Weight variation

除另有规定外，单剂量喷雾剂按照下列方法检查，应符合规定。

除另有规定外，取供试品 20 个，照各品种项下规定的方法，求出每个内容物的装量与平均装量。每个的装量与平均装量相比较，超出装量差异限度的不得多于 2 个，并不得有 1 个超出限度 1 倍（检查标准见表 9-5）。

表 9-5　喷雾剂的装量差异检查标准

平均装量	装量差异限度
0.30 g 以下	±10%
0.30 g 及 0.30 g 以上	±7.5%

7. 装量 Packaging weight

非定量喷雾剂照最低装量检查法（《中国药典》2020 年版四部通则 0942）检查，应符合规定。

其他还有无菌和微生物限度检查，与气雾剂的检查方法和要求一致。对于鼻用喷雾剂，除符合喷雾剂项下要求外，还应符合鼻用制剂（《中国药典》2020 年版四部通则 0106）相关项下要求。

（六）喷雾剂处方举例 Examples of sprays

莫米松喷雾剂

【处方】　莫米松糠酸酯　　　3 g

　　　　　聚山梨酯 80 等　　　适量

　　　　　蒸馏水　　　　　　　适量

　　　　　共制成 1000 瓶

【制法】　将莫米松糠酸酯用适当方法制成细粉，加入表面活性剂混合均匀，再加入到含抑菌剂和增稠剂的水溶液中，分散均匀，分装于规定的喷雾剂装置中即可。

【注解】　本品为混悬型喷雾剂，用于鼻腔给药。每揿可喷射莫米松糠酸酯混悬液 0.1 mL，含莫米松糠酸酯 50 μg。莫米松糠酸酯是一种皮质激素类抗变态反应药，用于治疗季节性或成年鼻炎，对过敏性鼻腔有较好的预防作用。处方中加入聚山梨酯 80 和增稠剂都有利于混悬剂的稳定，但每次用药前仍应充分振摇。本制剂可在 2 ～ 25℃下保存，有效期为 2 年。

（张　华）

参考文献

［1］解嘉慧，宋薇，孙祎昕等 . 不同黏膜给药途径与载体优化的研究进展［J］. 中国现代应用药学，2020，37（12）：1517-1521.

［2］武晏屹，田硕，白明等 . 基于皮肤功能特点的药物透皮吸收新思考［J］. 世界中医药，2020，15（3）：361-363，368.

［3］吴正红，祁小乐. 药剂学［M］. 北京：中国医药科技出版社，2020.

［4］潘卫三，刘伟. 药剂学［M］. 北京：化学工业出版社，2019.

［5］龙晓英，田燕. 药剂学［M］. 北京：科学出版社，2016.

［6］国家药典委员会. 中华人民共和国药典：2020 年版［M］. 北京：中国医药科技出版社，2020.

［7］何忠贵. 药物制剂注解［M］. 北京：人民卫生出版社，2009.

［8］张翼，李鹏跃，徐冰等 . 原位凝胶的研究及应用进展［J］. 聊城大学学报，2020，33（5）：88-96.

［9］高蕾，马玉楠，王亚敏等 . 吸入粉雾剂给药装置浅析及其综合评价［J］. 中国新药杂志，2019，28（3）：335-337.

药品包装材料
Drug packaging materials

第一节　概　述
Introduction

药品包装材料是药品的重要组成部分，对药品具有保护作用，近年来以递送为目的的药品包装材料成为药械组合的新方向，引领了药物制剂的未来。本章将介绍药品包装材料的概况、要求、现状和未来。

一、药品包装材料简介 Introduction of drug packaging materials

（一）药品包装材料定义 Definition of drug packaging materials

药品包装材料（drug packaging materials）是指直接与药品接触的包装材料和容器，即指药品生产企业生产的药品和医疗机构配制的制剂所使用的直接与药品接触的包装材料和容器。作为药品的一部分，药品包装材料本身的质量、安全性、使用性能以及药品包装材料与药物之间的相容性对药品质量有着十分重要的影响。药品包装材料通常是由一种或多种材料制成的包装组件组合而成，应具有良好的安全性、适应性、稳定性、功能性、保护性和便利性，在药品的包装、贮藏、运输和使用过程中起到保护药品质量、安全、有效、实现给药目的（如气雾剂）的作用。

（二）药品包装材料分类 Classification of drug packaging materials

1. 按材质分类 Classification by materials

可分为塑料类、金属类、玻璃类、陶瓷类、橡胶类和其他类（如纸、干燥剂）等，也可由两种或两种以上的材料复合或组合而成（如复合膜、铝塑组合盖）。常用的塑料类药品包装材料如药用低密度聚乙烯滴眼剂瓶、口服固体药用高密度聚乙烯瓶、聚丙烯输液瓶；常用的玻璃类药品包装材料有钠钙玻璃输液瓶、低硼硅玻璃安瓿、中硼硅管制注射剂瓶等；常用的橡胶类药品包装材料有注射液用氯化丁基橡胶塞、药用合成聚异戊二烯垫片、口服液体药用硅橡胶垫片等；常用的金属类药品包装材料如药用铝箔、铁制的清凉油盒。

2. 按用途和形制分类 Classification by usage and shape

可分为输液瓶（袋、膜及配件）、安瓿、药用（注射剂、口服或者外用剂型）瓶（管、盖）、药用胶塞、药用预灌封注射器、药用滴眼（鼻、耳）剂瓶、药用硬片（膜）、药用铝箔、药用软膏管（盒）、药用喷（气）雾剂泵（阀门、罐、筒）、药用干燥剂等。

3. 按给药途径进行分类 Classification by route of administration

按给药途径可将药品包装材料分为胃肠道给药用药品包装材料和非胃肠道给药用药品包装材料两大类。胃肠道给药用药品包装材料包括了片剂、溶液剂、颗粒剂、胶囊剂、散剂、丸剂用药品包装材料等。非胃肠道给药用药品包装材料包括：①注射给药用药品包装材料，如静脉注射、皮下注射、肌内注射用药品包装材料；②皮肤给药用药品包装材料，如贴剂、凝胶剂、软膏剂用药品包装材料；③口腔给药用药品包装材料，如漱口剂、含片、舌下片剂、膜剂用药品包装材料；④肺部给药用药品包装材料，如气雾剂、吸入剂、粉末剂用药品包装材料；⑤眼部给药用药品包装材料，如滴眼剂、眼膏剂、眼用凝胶、植入剂用药品包装材料；⑥鼻腔给药用药品包装材料，如滴鼻剂、喷雾剂、粉雾剂用药品包装材料；⑦直肠、阴道和尿道给药用药品包装材料，如灌肠剂、栓剂用药品包装材料。

（三）药品包装材料功用 Function of drug packaging materials

1. 起到保护作用 Protection function

药品是特殊商品，暴露在空气中易氧化、染菌，某些药物见光会分解、变色，遇水和潮气会造成剂型破坏和变质，遇热易挥发、软化等。药品包装材料可以对药品起到保护功能，防止氧化、分解等情况。除此之外，药品包装材料可防止药品在运输、贮存过程中受到损坏。

2. 发挥给药功能 Dosing function

药品包装材料的设计常带有一些功能，如改善患者依从性（例如含计数器的瓶盖）、方便临床使用（例如预灌封注射器）、实现精确给药功能（例如预灌封注射器、透皮贴剂、干粉吸入器和定量吸入器）。

3. 便于存储和使用 Storage and use function

药品包装材料作为药物的载体或容器，应方便流通过程中的运输、仓储和陈列，同时应适应临床使用过程中的贮存及保管等。从方便患者使用及药店销售考虑，应便于携带使用，且与药品临床应用相配合。如采用单剂量包装和计数包装等，便于患者按剂量准确使用，可减少药品的浪费。

二、药品包装材料监管 Regulation of drug packaging materials

（一）国外药品包装材料监管 Oversea regulation of drug packaging materials

欧美等发达国家目前针对药品包装材料的管理主要有两种制度，一种是药品主控文档（drug master file，DMF）制度，即药品包装材料生成企业向监管部门提供 DMF 文件，主要包括药品包装材料质量控制和技术数据的详细资料；另外一种是随药品申请的制度，即关于药品包装材料资料的所有信息需包含在药品申报资料当中。

1. 美国对药品包装材料的监管 US regulation of drug packaging materials

美国对药品包装材料的监管经历了从无到有、循序渐进的过程。在著名的"磺胺酏剂事件"后，1938 年美国国会通过了《联邦食品、药品和化妆品法案》，该法案规定制剂厂商在上市前需递交临床研究申请、新药申请、简略新药申请（IND/NDA/ANDA）等，申请中需包含所使用的药品包装材料的化学、生产、控制信息（chemistry，manufacture and control，CMC），但是药品包装材料生成企业为保守商业秘密，不愿意将所生产的药品包装材料核心信息交给制剂生产厂家。因此，为了保护药品包装材料生产厂商的权益，同时可以审查制剂所使用的包材信息，美国联邦法令 CFR314、420 部分规定："申请人根据美国 CFR312 部分的规定递交试验用新药、仿制药申请或修改、补充申请时，可以通过参考 DMF 文件持有人上报的信息以支持其申请，而该文件持有人不用将信息披露。以此为法律依据，确保了 DMF 备案制度的实施，并将药品包装材料纳入 DMF 类型Ⅲ进行监管。美国对药品包装材料的监管历程如图 10-1 所示。

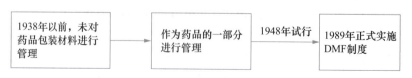

图 10-1 美国药品包装材料监管历程

2. 欧盟对药品包装材料的监管 EU regulation of drug packaging materials

欧盟未采用类似美国的 DMF 制度，而是要求将药品包装材料所有需要的信息包含在药品申报资料当中。"通用技术文件（CTD）"是欧洲药品申报的文件格式。包材资料要求主要在 CTD 文档中的"chemistry，manufacture and control"部分，3.2.P.2 Pharmaceutical Development，即药物开发中需要记录包装容器和密封系统的适用性，并且可能需要考虑药品与包材之间的相互作用，并从药品的稳定性、完整性和相容性方面，证明选择塑料材料的合理性。

3. 日本对药品包装材料的监管 Japan regulation of drug packaging materials

日本对药品包装材料管理采用的制度类似美国 DMF 制度，即注册原簿（master file，MF）。MF 制度将药品使用的药品包装材料资料单独列于药品上市许可注册资料里，由药品包装材料生产商在监管机构注册，提供给制剂厂家的只是其中的公开部分，从而确保对药品包装材料生产企业知识产权的保护。MF 制度并非强制实施，是否进行 MF 注册，由药品包装材料生产厂家决定。未进行 MF 注册的厂家须向制剂企业提供药品注册时所需要的药品包装材料质量和生产方法的相关资料。

（二）中国药品包装材料的监管 China regulation of drug packaging materials

在 20 世纪 80 年代以前，我国对药品包装材料的监管还是一片空白。1981 年国家医药管理局颁布了《药品包装管理办法》（试行），该文件主要针对制药企业的包装工艺进行要求。2014 年，国家食品药品监督管理总局颁布了《直接接触药品的包装材料和容器管理办法》，明确由国家食品药品监督管理总局制定注册药品包装材料产品目录，并对目录中的产品实行注册管理。注册审评、审批制度的建立极大地规范了药品包装材料市场，提高了行业准入门槛，保证了药品包装材料质量与安全；但易造成重审批轻监管现象，且当出现药品质量问题时，制剂企业与药品包装材料企业之间主体责任混乱。2015 年，国务院下发了《国务院关于改革药品医疗器械审评审批制度的意见》，明确将药用包装材料单独审批改为在审批药品注册申请时一并审评审批。2017 年，国家食品药品监督管理总局发布《关于调整原料药、药用辅料和药包材审评审批事项的公告》，总局药品审评中心建立原料药、药用辅料和药品包装材料登记平台与数据库，有关企业或者单位可通过登记平台按本公告要求提交原料药、药用辅料和药品包装材料登记资料，获得原料药、药用辅料和药品包装材料登记号，待关联药品制剂提出注册申请后一并审评。2019 年，国家药品监督管理局发布关联审评、审批细则。我国对药品包装材料的监管历程如图 10-2 所示。

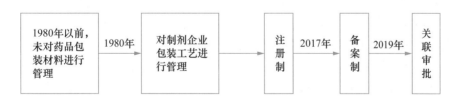

图 10-2 我国对药品包装材料的监管历程

三、风险评估与监管科学 Risk evaluation and regulatory science

风险评估是指在风险发生之前或之后（但未结束），对该事件给人们的生命、生活、财产等各方面造成的影响和损失的可能性进行量化评估的过程，即量化测评某件事件或事物带来的影响或损失的可能程度。作为药品的一部分，药品包装材料本身的质量、安全性、使用性能以及药品包装材料与药物之间的相容性对药品质量有着十分重要的影响。将药品给药途径以及药品包装材料与药物相容性等作为风险评估的因素，根据风险评估方式，将药品包装材料分为高风险、中风险、低风险类别。建立药品包装材料风险分级管理制度，有利于保证药品包装材料质量与药品安全，是药品包装材料监管科学的核心组成部分。

目前国家食品药品监督管理总局已经按照风险管理的原则在审批药品注册申请时对药品包装材料、药用辅料实行关联审评、审批，规定了高风险药品包装材料应包括：①用于吸入制剂、注射剂、眼用制剂的药品包装材料；②新材料、新结构、新用途的药品包装材料；③国家食品药品监督管理总局根据监测数据特别要求监管的药品包装材料。

给药途径、制剂与药品包装材料相容性是带来药品安全性风险的重要因素，基于此，我国建立了不同给药途径剂型与包装系统发生相互作用的风险等级分类系统，见表 10-1。

表 10-1　不同给药途径制剂与包装系统发生相互作用的风险分级表

风险程度	制剂与包装系统发生相互作用的可能性		
	高	中	低
最高	吸入气雾剂及喷雾剂、注射液和注射用混悬液	无菌粉针剂及注射用粉针、吸入粉雾剂	
高	眼用溶液及混悬液、鼻吸入气雾剂及喷雾剂、透皮软膏及贴剂		
低	局部用溶液及混悬液、局部及舌下用气雾剂、口服溶液及混悬液	局部用粉剂、口服粉剂	口服片剂、胶囊等固体制剂

第二节　药品包装材料及其生产加工
Drug packaging materials and manufacture

一、玻璃类药品包装材料 Glass drug packaging materials

（一）概述 Introduction

药用玻璃材料和容器是用于直接接触各类药物制剂的包装，是药品的重要组成部分。玻璃是经高温熔融、冷却而得到的非晶态透明固体，是化学性能最稳定的材料之一。该类产品不仅具有良好的耐水性、耐酸性和一般的耐碱性，还具有良好的热稳定性、一定的机械强度、光洁、透明、易清洗消毒、高阻隔性、易于密封等优点，可广泛地用于各类药物制剂的包装。

药用玻璃容器根据成型工艺的不同可分为模制瓶和管制瓶。模制瓶主要品种有大容量注射液包装用的输液瓶、小容量注射剂包装用的模制注射剂瓶（或称西林瓶）和口服制剂包装用的药瓶。管制瓶主要品种有小容量注射剂包装用的安瓿、管制注射剂瓶（或称西林瓶）、预灌封注射器玻璃针管等，口服制剂包装用的管制口服液体瓶、药瓶等。

药用玻璃容器作为药品包装材料使用应满足以下要求：①药用玻璃容器应清洁透明，便于检查药液的可见异物、杂质以及变质情况，一般药物应选用无色玻璃，当药物有避光要求时，可选择棕色透明玻璃；②应具有较好的热稳定性，保证高温灭菌或冷冻干燥过程中不破裂；③应有足够的机械强度，能够耐受热压灭菌时产生的较高压力差，并避免在生产、运输和贮存过程中造成的破损；④应具有良好的临床使用性，如安瓿折断力应符合标准规定；⑤应有一定的化学稳定性，不与药品发生影响药品质量的物质交换，如不产生玻璃碎片，不引起药液的 pH 值变化。

（二）玻璃类药品包装材料生产 Production of glass drug packaging materials

1. 原料 Raw materials

药用玻璃所需原料可分为主要原料及辅助原料两类。主要原料是指引入各种化学组成为氧化物的原料，主要包括石英砂、长石、纯碱、硼砂。辅助原料是指玻璃原料处方中加入少量的澄清剂、着色剂、脱色剂等。

2. 药用玻璃成分 Components of medicinal glass

《中国药典》2020 年版收载的《药用玻璃材料和容器指导原则》中将玻璃类药品包装材料根据线热膨胀系数和三氧化二砷含量的不同，结合玻璃性能要求分为高硼硅玻璃、中硼硅玻璃、低硼硅玻璃和钠钙玻璃四类。各类药用玻璃成分见表 10-2。

表 10-2　药用玻璃成分

化学组成（%）	玻璃类型			
	高硼硅玻璃（%）	中硼硅玻璃（%）	低硼硅玻璃（%）	钠钙玻璃（%）
B_2O_3	≥ 12	≥ 8	≥ 5	< 5
SiO_2	约 81	约 75	约 71	约 70
Na_2O+K_2O	约 4	4～8	约 11.5	12～16
MgO+CaO+BaO+SrO	—	约 5	约 5.5	约 12
Al_2O_3	2～3	2～7	3～6	0～3.5

3. 药用玻璃材料的生产工序 Production process of medicinal glass materials

不同类型的玻璃容器在生产工艺上存在着差异性，一般是药用玻璃成分不同（钠钙玻璃、低硼硅玻璃、中硼硅玻璃、高硼硅玻璃）、成型工艺不同。不同类型的玻璃均采用熔制、成型及退火这几道最重要的生产工序而成。

（1）熔制：熔制是玻璃类药品包装材料生产的重要工序，是配料经过高温加热形成的均匀、无气泡并符合成型要求的玻璃液的过程。玻璃熔制伴随着一系列物理、化学现象和反应。熔制工艺主要装备是玻璃窑炉。

（2）成型：玻璃成型是熔融的玻璃液转变为固定几何形状的过程，玻璃须在特定的温度范围内才能成型。玻璃成型过程可分为成形和定形两个阶段。

（3）退火：玻璃在成型过程中经受到剧烈的温度变化，内外层形成温度梯度，引起制品中产生不规则的热应力。退火是一种热处理过程，可使玻璃中存在的热应力尽可能消除或减小至允许值。退火的工艺过程包括加热、保温、慢冷及快冷四个阶段，可消除玻璃永久应力。

二、橡胶类药品包装材料 Rubber drug packaging materials

（一）概述 Introduction

橡胶（rubber）是指具有可逆形变的高弹性聚合物材料，在室温下富有弹性，在很小的外力作用下能产生较大形变，除去外力后能恢复原状。橡胶属于完全无定型聚合物，它的玻璃化转变温度（T_g）低。按其来源可分为天然橡胶和合成橡胶。按其合成聚合反应单体可分为聚异戊二烯橡胶、丁基橡胶、卤化丁基橡胶、硅橡胶、乙丙橡胶等。按其结构和加工工艺可分为涂层密封件和非涂层密封件，其中涂层密封件包括覆膜、涂膜和镀膜等。《国家药品包装材料标准》将橡胶类药品包装材料主要划分为注射用卤化丁基橡胶塞、注射用无菌粉末用卤化丁基橡胶塞、药用合成聚异戊二烯垫片和口服制剂用硅胶橡胶塞、垫片四类。

（二）橡胶类药品包装材料生产 Production of rubber drug packaging materials

1. 配方及组成成分 Formula and components

完整的橡胶配方包括生胶、硫化剂、填充增强剂、软化增塑剂和防护剂，有时还添加其他配合剂。

（1）生胶：生胶是一种具有高弹性的聚合物材料，是制造橡胶制品的母体材料，一般指未硫化的橡胶胶料。橡胶树流出的近中性液体，加入0.05%～0.1%氨水，制成胶乳（可短时间保存）。生胶包括异戊橡胶、丁基橡胶等高分子弹性体。

（2）硫化体系： 硫化体系是与橡胶分子通过化学交联形成的空间网状结构，用于提高橡胶性能及稳定性。最早采用硫黄实现天然橡胶的交联，故称硫化。硫化体系包括硫化剂、硫化促进剂和硫化活性剂。国内的主要硫化设备主要有平板硫化机、传统圆模缸式硫化机、新式圆模硫化机。

1）硫化剂： 硫化剂是与橡胶大分子进行化学交联形成空间网状结构的物质。最早使用的硫化剂是硫黄。除硫黄外，过氧化物、脂肪、芳香胺类、磺酸盐、芳香二元醇及季铵盐等化合物均可作硫化剂。

2）硫化促进剂： 硫化促进剂是一类能加快硫化反应速度，缩短硫化时间，降低硫化温度，减少硫化剂用量，并能提高或改善硫化胶物理机械性能的助剂。根据促进剂的化学结构通常将其分为噻唑类、秋兰姆类、次磺酰胺类、胍类、二硫代氨基甲酸盐类、醛胺类、黄原酸盐类和硫脲。

3）硫化活性剂： 提高硫化促进剂活性的物质。促进剂一般都需要活性剂的存在才能发挥作用，最常用的是氧化锌和（或）硬脂酸。

（3）填充增强剂： 填充增强剂包括了增强剂和填充剂。常用的增强剂包括炭黑、二氧化硅等矿物填料。常用填充剂有碳酸钙、陶土、高岭土、滑石粉等。

（4）软化增塑体系： 其作用是能够降低橡胶硬度和混炼胶的黏度，改善加工工艺性能。按其来源不同可分为石油系增塑剂、煤焦油系增塑剂、脂肪系增塑剂和合成系增塑剂。

2. 橡胶塞的生产工艺 Production process of rubber stopper

橡胶制品生产过程主要包括了原材料配合、混炼、预成型、硫化等工艺。橡胶塞的生产工艺流程如图10-3所示。

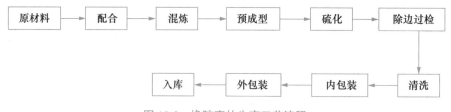

图10-3　橡胶塞的生产工艺流程

（1）原材料称配： 按照原材料配方，称量各种物料。

（2）混炼： 将配好的各种物料在炼胶机上混合均匀并压成合适的胶片。

（3）硫化： 胶料在一定温度和压力下，橡胶大分子由线性结构变成空间网状结构的交联过程。硫化后橡胶具有高弹性或硬质的交联橡胶，提高橡胶性能及稳定性，拓宽橡胶材料应用。硫化后橡胶定型成为产品，是密封件的成型工序。

（4）冲切工序： 将硫化成片的密封件用冲切设备冲成单只产品。

（5）清洗： 采用纯化水或注射水清洗胶塞、硅化后，干燥（灭菌），清洗过程中通常会加入适量的二甲基硅油进行硅化，使胶塞顺滑，走机顺畅。

（6）包装： 在C级+A级洁净区域，用双层无菌塑料袋包装，移到外包装间封装。

三、塑料类药品包装材料 Plastic drug packaging materials

（一）概述 Introduction

塑料（plastics）是以合成的或天然的高分子化合物为基本成分，在加工过程中可塑制成型，而产品最后能保持形状不变的材料。塑料一般以合成树脂为基本成分。一般含有填料、增塑剂、染料、稳定剂等辅助物料。塑料类药用高分子包装材料包括了聚氯乙烯（polyethylene chloride，PVC）、聚乙烯（polyethylene，PE）、聚丙烯（polypropylene，PP）、聚苯乙烯（polystyrene，PS）、聚对苯二甲酸乙二醇酯（polyethylene terephthalate，PET）、聚碳酸酯（polycarbonate，PC）等。常用塑料包装种类如表 10-3 所示。

表 10-3　常用塑料包装种类

包装种类	塑料制品
输液瓶	PP 瓶、PE 瓶
多层共挤膜（袋）	PP-PE 复合材料或改性 PP 塑料
塑料（软）袋	PP 直立式（软）袋、PP-PE 复合材料或改性 PP 塑料（软）袋
塑料安瓿	PE 安瓿、PP 安瓿
滴眼剂瓶	低密度 PE 滴眼剂瓶、PP 滴眼剂瓶
塑料瓶	PP 瓶、PE 瓶
预灌封注射器	COC（器身）注射器

塑料类药品包装材料具有如下特点：①重量轻、强度和韧性好，结实耐用，使用方便；②阻隔性良好，对气体具有阻隔作用，耐水耐油；③化学性质优良，耐腐蚀；④易加工成型，易热封和复合。不同塑料以及塑料与其他材料易于复合，有成熟的成型工艺；⑤包装适应性强，可替代许多天然材料和传统材料。

（二）塑料类药品包装材料的生产 Production of plastic drug packaging materials

1. 原料 Raw materials

（1）聚乙烯：聚乙烯是由乙烯单体在一定条件下聚合而成，根据制法与结构差异可分为低密度聚乙烯（密度为 0.910 ~ 0.935 g/cm^3）和高密度聚乙烯（0.935 ~ 0.965 g/cm^3）。聚乙烯化学稳定高，较耐酸碱和大多数溶剂，阻湿性好，但阻油性较差。

（2）聚丙烯：聚丙烯是由丙烯单体在一定条件下聚合而成，无毒、无色、无味，密度为 0.900 ~ 0.915 g/cm^3。化学稳定性好，气密性及蒸气阻隔性优良，但其透明度较低，耐寒性差，低温下脆性增加。

（3）着色剂：塑料类包材常加入一定量的着色剂，能够起到避光、防紫外线的作用。最常用的着色剂是钛白粉，加入一定比例可使产品呈乳白色。

（4）润滑剂：塑料类包材在生产过程中常加入一定量的润滑剂至主料中，在塑料瓶成型起到润滑作用，增加流动性，易于脱模。最常用的润滑剂是硬脂酸锌，润滑效果好。

2. 聚丙烯输液瓶的生产 Production of polypropylene infusion bottles

（1）概述：聚丙烯输液瓶的生产模式主要包括三种，一是注-拉-吹制瓶法，二是挤-拉-吹制瓶法，三是挤吹法。注-拉-吹制瓶法按工艺不同可分为一步法和两步法。在相同条件下，注-拉-吹制瓶法与挤-拉-吹制瓶法成型瓶比挤吹法透明度好、强度高、耐破损性好。缺点是成型设备复杂，精度控制要求高，造价昂贵。我国第一条超透明大型聚丙烯输液瓶生产线是 1984 年日本大冢制药提供的挤-拉-吹制瓶法，至今已有 100 多条一步注-拉-吹制瓶法和二步注-拉-吹制瓶法生产线正式投入生产使用。

（2）聚丙烯输液瓶注-拉-吹制瓶法生产工艺

1）一步成型法：一步法即将制瓶、灌装、封口三个工艺在同一台设备上完成，称为 BFS 技术，也称三合一技术。BFS 技术是一种无菌灌装技术，整个吹塑成型、灌装、封口过程在无菌状态下完成，无菌保证性更强，但其生产速度慢、投入大。

2）两步成型法：两步成型法生产工序包括制胚、吹瓶两道工序。注塑机通过模具生产瓶胚，所生产的瓶胚经过冷却后，通过引胚架、排料机进入焊环、吹瓶加热部位，再通过模具吹制成瓶，最后出瓶。

国内大多数输液瓶制造企业采用两步成型法制备聚丙烯输液瓶，工艺流程见图 10-4。

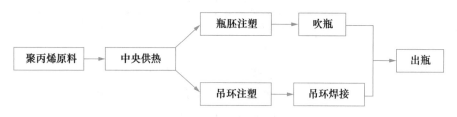

图 10-4　两步成型法制瓶的工艺流程

四、金属类药品包装材料 Metal drug packaging materials

（一）概述 Introduction

在金属类药品包装材料中，常用的基础原材料主要是金属铝、铝合金以及金属铁。其中，铝制品由于综合性能好，比如重量轻、耐腐蚀、无毒、无吸附等，在金属类药品包装材料中应用最为广泛。铝的密度约 2.7 g/cm³，有利于降低贮运费用，且内外表面都有一层致密的氧化铝薄膜，性质稳定，耐酸碱，硬度高，抗冲击能力强，适合长途运输。

目前，常用的金属类药品包装材料可分为两大类。一是金属类，如铝箔、药用铝瓶、气雾剂铝罐、铝盖。二是金属与塑料组合或复合类，如铝塑组合盖、封口垫片、铝塑复合软膏管。

（二）金属类药品包装材料的生产 Production of metal drug packaging materials

下面以药用铝箔为例进行讲述。

药用铝箔以工业用铝箔为基材，经印刷涂布机凹版印刷或辊涂布技术印刷文字图案，并在内、外侧分别涂上黏合剂和保护剂的一种联动工艺制备而成。使用的主要设备有涂布机、分切机和烘干机等。

（1）工艺流程：药用铝箔的生产过程在 D 级洁净环境，工艺流程如图 10-5 所示。

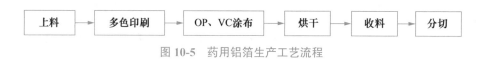

图 10-5　药用铝箔生产工艺流程

（2）生产工艺

1）放料：将原铝箔平稳放入传递至下一工位。

2）上料：根据要求备好合适规格、型号、印刷面的铝箔，放铝箔卷时注意卷轴的正确方向、放料时左右位置应合理，通常以铝箔在导辊上居中为好，放卷张力应合理。

3）单色印刷：将印刷版辊刻有的图案、文字，清晰、完整转移到铝箔上的过程。通常图案、文字面积越大，厚度越大，工艺温度要求较高，反之亦然。印刷版辊应居于橡胶压辊中央，确保版面所有图案、文字全部印刷至铝箔上。

4）保护剂涂布：在印刷好的文字或图案表面均匀涂覆一层保护剂，经烘干后固化，防止文字、图案的脱落，保证洁净。

5）黏合剂涂布：在铝箔另一面均匀地涂覆一层黏合剂并烘干，以备与 PVC 的黏合。

6）收料：将完成印刷、涂布后的铝箔冷却后卷成卷件。料卷张力均匀分布，无明显松脱或严重变形，卷面应平整，无卷边现象。

7）分切：将已完成的涂面的卷料按照需要的规格分切成数个标准卷。

第三节　特殊药品包装材料的生产加工
Production and processing of special drug packaging materials

一、管制西林瓶 Vials

（一）概述 Introduction

管制西林瓶根据材质的不同可分为钠钙玻璃管制西林瓶、低硼硅玻璃管制西林瓶、中硼硅玻璃管制西林瓶、高硼硅玻璃管制西林瓶。管制西林瓶颜色一般为棕色和白色两种，容量有 2 mL，5 mL，10 mL，20 mL，30 mL 等，可用做口服液、注射液、粉针剂等药品的包装容器。管制西林瓶的特点是：①化学稳定性好；②易于密封，气密性好，透明，可以从外面观察到盛装物的情况；③贮存性能好；④表面光洁，便于杀毒、消菌。

现有的小容量注射剂、冻干粉针剂药品包装玻璃瓶，较多采用低硼硅管制西林瓶，用于盛装酸性、碱性小容量注射剂、冻干粉针剂药品。但是在药品有效期内，低硼硅管制西林瓶易与药品产生相互作用，产生脱片、异物等现象，影响药品质量。中硼硅管制西林瓶含硼量高，耐酸、耐碱、耐水一级，具有较强的抗冷热冲击性和很高的机械强度，是生物制品、血液制品、pH 值偏酸或偏碱药物的首选玻璃包装，能很好地解决低硼硅玻璃造成的白点、脱片、异物等问题。

（二）生产与加工 Production and process

管制西林瓶是先拉成玻璃管，然后用玻璃管在立式转盘式机器制成的瓶子。生产过程中不使用模具，只使用两套模轮，外表光亮、透明度较好。中硼硅玻璃管制注射剂瓶生产工艺见图 10-6。

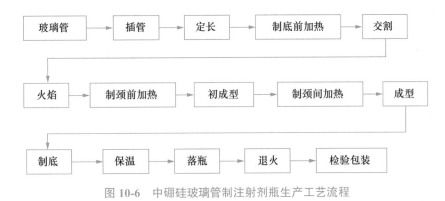

图 10-6　中硼硅玻璃管制注射剂瓶生产工艺流程

（三）管制西林瓶质量要求 Quality requirements of vials

1. 平均线热膨胀系数 Average linear coefficient of thermal expansion

平均线热膨胀系数是玻璃重要的热学性质，是指温度升高 1℃，单位长度上的伸长量。不同材质的管制西林瓶对应着不同范围的线性膨胀系数，因此可用来鉴别管制西林瓶类别。

2. 三氧化二硼含量 Content of boron trioxide

三氧化二硼是玻璃的主要成分之一。钠钙管制西林瓶三氧化二硼含量低于 5%，低硼硅管制西林瓶中三氧化二硼含量不低于 5%，中硼硅管制西林瓶中三氧化二硼含量不低于 8%，高硼硅管制西林瓶中三氧化二硼含量不低于 12%。

3. 耐水性 Waterproof

耐水性反映了玻璃抵抗水侵蚀的能力，可分为玻璃颗粒耐水性和内表面耐水性。在盛装、贮存药品时，尤其是在盛装、贮存部分高风险药品时，其化学组成中的某些成分可能被所接触的药品溶出、或与药品互相作用、或因药品浸泡、侵蚀而产生"脱片"现象，严重影响药品的质量。因此，管制西林瓶耐水性需符合国家药品包装材料标准。

4. 内应力 Internal stress

管制西林瓶存在较大的永久应力，会降低其自身机械强度，易炸裂。因此，在管制西林瓶生产过程中需经退火工艺，消除管制西林瓶成形或热加工后残留的热应力。照内应力测定法（YBB00162003-2015）测定，退火后的最大永久应力造成的光程差不得过 40 nm/mm。

5. 耐热性 Heat resistance

对于需高温灭菌的注射剂等，要求管制西林瓶具有较好的热稳定性，不能发生破裂、变形等现象。

6. 耐冷冻性 Freezing resistance

对于冷冻干燥注射用粉针剂等，要求盛装药液的管制西林瓶在冷冻干燥过程中不能发生破裂、自爆等现象。

二、吹灌封一体化技术 Integrated technique for blow-fill-sealing

（一）概述 Introduction

吹灌封一体化（blow-fill-sealing，BFS）技术是指将制瓶、灌装、封口三个工艺在同一台设备上完成，也称为"三合一"技术。BFS 技术是一种无菌灌装技术，整个吹塑成型、灌装、封口过程在无菌状态下完成，无菌保证性更强，主要应用于无菌液体、药膏、脂类药物的塑料包装。BFS 技术特点表现在以下几个方面：①最大限度避免操作人员对无菌生产的干扰，提供了更高的无菌保证度；②采用模块化安装，节约洁净厂房面积；③采用电脑等进行控制，可实现产品的高度自动化生产。

目前欧美药政机构均建立了针对 BFS 技术的法规要求和标准。美国药典《洁净室和其他受控环境的微生物学评价》中对 BFS 无菌灌装技术先进性和安全性做出了科学的评价。欧洲是 BFS 技术的发源地，欧盟药品管理部门对 BFS 无菌灌装工艺有比较系统的法规和技术要求。制定了多项与 BFS 无菌灌装工艺相配套的指导性技术文件，如《EMEA 直接接触塑料包装材料指导原则》《溶液剂型产品灭菌方法选择的决策树》《药品生产中计算机处理系统的验证指南》。为了鼓励药品生产企业使用 BFS 无菌灌装工艺生产无菌药品，提高我国无菌药品的质量和无菌药品的研发能力，我国《药品生产质量管理规范（2010）》在附录一（无菌药品）中新增了第五章《吹灌封技术》，对 BFS 技术进行了详细的介绍和要求。

（二）BFS 技术工艺 BFS technology and process

BFS 技术需在吹灌封一体机上完成吹瓶、灌装与封口工艺。首先需将塑料颗粒融化，挤成型胚，型腔内部连续吹入无菌空气，然后将模具闭合，无菌空气将型胚吹塑成型（或真空吸）后，将灭菌过滤后的药液快速注入瓶中，待瓶中药液达到既定量后立刻封口，最后将封口的瓶子从模具中取出。整个循环过程，可在 14 s 以内完成，BFS 技术具体工艺见图 10-7。

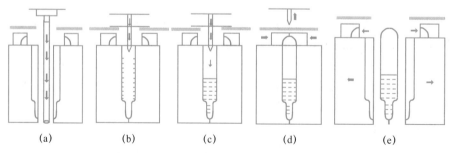

图 10-7　BFS 技术工艺流程

（a）将塑料颗粒融化，挤成型胚，型腔内部连续吹入无菌空气；（b）模具闭合，无菌空气将型胚吹塑成型（或真空吸）；
（c）将灭菌过滤后的药液通过注射装置即刻注入瓶中；（d）瓶中药液达到一定量后立刻封口；（e）将封口的瓶子从模具中取出。

（三）BFS 技术的发展前景 Prospect of BFS technology

随着我国对药品质量要求的不断升高，法律法规对药品制造和药品质量的规范力度也进一步加大。我国药政管理部门、行业协会、制药企业与供应商正在努力推行 BFS 技术的应用。BFS 技术也随着法律法规的进步、用户需求内容变化、相关配套技术发展进行不断完善。比如在灭菌方面，聚乙烯材料的容器可实现 F_0 值大于 8，聚丙烯材料的容器，可实现 F_0 值大于 12。未来我国会有更多制药企业引进并发展 BFS 技术，确保无菌制剂的质量与安全。

第四节　药品包装材料与药物相容性研究
Compatibility of drug packaging material with drug

一、概述 Introduction

药品包装材料与药物相容性研究是指考察药品包装材料与药物之间是否发生迁移或吸附等，进而影响药物质量和安全性而进行的试验过程。欧美国家率先对药品包装材料与药物相容性进行了规定。美国 FDA 于 1999 年发布的《针对人用药品和生物制品发布的药包装系统指导原则（Guidance for Industry Container Closure Systems for Packaging Human Drugs and Biologics）》明确要求包装材料不得有有害物质溶出使影响药品的质量或者危害患者的健康，并根据用药途径和剂型定义了 9 个包材相容性研究风险等级，其中以吸入型气雾剂、注射针剂为最高，眼用药、口服混悬剂居次，口服片剂和胶囊风险最低。欧洲药品管理局（EMA）于 2005 年发布了《直接接触药品的塑料包装材料指导原则（Guideline on Plastic Immediate Packaging Materials）》，明确要求当直接接触的非固体制剂为吸入、注射或眼用途径给药时，需对塑料包装进行提取研究，并建议研究包装材料与制剂处方组分的相互作用。

药品包装材料作为药品的重要组成部分，与药物相容性问题直接关系到药品的质量与安全。我国在 2002 年发布了《药品包装材料与药物相容性试验指导原则》，明确指出相容性试验是为考察药品包装材料与药物之间是否发生迁移或吸附等现象，同时指出要使用稳定性试验样品来考察相容性。国家药品审评中心分别在 2012 年、2015 年、2016 年、2020 年相继发布了《化学药品注射剂与塑料包装材料相容性研究技术指导原则（试行）》《化学药品注射剂与药用玻璃包装容器相容性研究技术指导原则（试行）》《化学药品与弹性体密封件相容性研究技术指导原则（征求意见稿）》《化学药品注射剂生产所用的塑料组件系统相容性研究技术指南（试行）》。《中国药典》2015 年版首次收录《药品包装材料通用要求指导原则》，明确指出药物制剂在选择药品包装材料时必须进行药品包装材料与药物相容性研究。该指导原则根据剂型以及药物与药品包装材料相互作用的可能性对药品包装材料风险程度进行分类。

二、研究内容 Study content

（一）提取研究 Extraction study

提取试验是指采用适宜的溶剂，在较剧烈的条件下，对包装组件材料进行的提取试验研究。提取研究的目的是通过提取试验，对可提取物（包装材料中溶出的添加物、单体及其降解物等）进行初步的风险评估并明确潜在的目标浸出物，并依据提取试验研究中获得的可提取物种类和水平信息，建立灵敏的、专属的分析方法，以指导后续的浸出物研究（迁移试验）。提取试验中获得的可提取物种类和水平信息，可以预测出潜在的浸出物；同时根据计算出的分析评价阈值（analytical evaluation threshold，AET），选择可达到其能灵敏检出的分析方法。

（二）相互作用研究 Interaction study

相互作用研究包括迁移试验和吸附试验。迁移试验用于考察从包装材料中迁移并进入制剂中的物质。吸附试验则用于考察由包材吸附可能引发的活性成分或功能性辅料含量的下降。

1. 迁移试验 Migration test

迁移试验需要所用包装材料在拟定的接触方式及接触条件下，浸出物（包括种类和含量）不会改变制剂的有效性和稳定性，且不至于产生安全性方面的风险。迁移试验的目的是采用所建立的灵敏、专属、可行的方法检测制剂在有效期内真实的浸出物情况，并据此进行安全性评估。

2. 吸附试验 Adsorption test

吸附试验是对活性成分或辅料是否会被吸附或浸入包装材料，进而导致的制剂质量改变所进行的研究。通常，吸附试验可通过在制剂的稳定性试验中增加相应的检测指标进行，例如活性成分、防腐剂、抗氧剂含量。吸附试验中应注意扣除含量降低的降解部分，以及抗氧剂、防腐剂的常规消耗量。

（三）安全性评估 Safety evaluation

根据提取试验获得的可提取物信息及迁移试验获得的浸出物信息，分析汇总可提取物及浸出物的种类及含量，进行必要的化合物归属或结构鉴定，根据结构类型归属其安全性风险级别，并做出包装系统是否与药品具有相容性的结论。

（四）相容性试验的条件 Conditions for compatibility test

1. 强光照射试验 photostability test

采用避光或遮光包装材料或容器包装的药品，应进行强光照射试验。将供试品置于装有日光灯的光照箱或其他适宜的光照装置内，放置 10 天，进行照射试验。照度条件为：4500 lx±500 lx，于第 5 天和第 10 天取样，按重点考察项目，进行检测。

2. 加速试验 Accelerated testing

将供试品置于温度 40℃±2℃、相对湿度为 90%±10% 或 20%±5% 的恒温恒湿箱内，放置 6 个月，分别于 0、1、2、3、6 个月取出，进行检测。对温度敏感的药物，可在 25℃±2℃、相对湿度为 60%±10% 条件下，放置 6 个月后，进行检测。用以预测包装对药物保护的有效性，推测药物的有效期。

3. 长期试验 Long-term testing

将供试品置于温度 25℃±2℃、相对湿度为 60%±10% 的恒温恒湿箱内，放置 12 个月，分别于 0、3、6、9、12 个月取出，进行检测。12 个月以后，仍需按有关规定继续考察，分别于 18、24、36 个月取出，进行检测，以确定包装对药物有效期的影响。对温度敏感的药物，可在 6℃±2℃ 条件下放置。

4. 特别要求 Special requirements

将供试品置于温度 25℃±2℃、相对湿度为 20%±5% 或温度 25℃±2℃、相对湿度 90%±10% 的条件下，放置 1、2、3、6 个月。本试验的主要对象为塑料容器包装的眼药水、注射剂、混悬液等液体制剂及铝塑泡罩包装的固体制剂等，以考察水分是否会逸出或渗入包装容器。

5. 过程要求 Process requirements

在整个试验过程中，药物与药品包装容器应充分接触，并模拟实际使用状况。如考察注射剂、软膏剂、口服溶液剂时，包装容器应倒置、侧放；多剂量包装应进行多次开启。

6. 相容性 Compatibility

必要时应考察使用过程的相容性。

（五）包材需考察项目 Study items on packaging materials

目前药品包装材料按材质主要可分为玻璃类、塑料类、橡胶类、金属类。不同类型的包材对药物的质量会产生不同的影响，需要做相应的考察。常见材质药品包装材料与药物相容性试验需重点考察项目见表 10-4。

表 10-4　常见材质药品包装材料与药物相容性试验需重点考察项目

材质	易出现的问题	主要考察项目
玻璃类	1. 玻璃的碱性离子释放导致药液 pH 变化 2. 光线透过使药物分解 3. 蛋白质和多肽药物被玻璃吸附等使药物澄明度改变 4. 瓶口歪斜、密封性差等	1. 碱性离子的释放性 2. 不溶性微粒（含脱片试验） 3. 有色玻璃的避光性 4. 药物与添加剂的被吸附性 5. 有害金属元素（铅、砷、等）
塑料类	1. 水蒸气、氧气的渗入，水分、挥发性药物的透出 2. 抑菌剂、油溶性药物等向塑料的转移（尤其是 PVC） 3. 某些溶剂与塑料的作用	1. 塑料对氧气和水蒸气的双向穿透性 2. 塑料添加剂的溶出性 3. 对药物的扩散性、吸附性 4. 化学反应性
橡胶类	1. 各种添加物的溶出对药物的作用 2. 橡胶对药物的吸附以及填充材料在输液中的脱落	1. 溶出物 2. 化学反应性 3. 对药物的吸附性 4. 不溶性微粒
金属类	1. 金属被药物腐蚀 2. 金属离子对药物稳定性的影响 3. 金属上保护膜的完整性	1. 金属离子或被腐蚀性离子向药物制剂中的释放性 2. 金属离子对药物稳定性 3. 金属覆盖层是否有足够惰性

第五节　药械组合产品用包材
Packaging materials for drug-device combinations

一、概述 Introduction

美国法规（code of federal regulation）CFR 21 将药械组合产品定义为由药品和器械，生物制品和器械，药品和生物制品，或由药品、器械和生物制品组成的产品。欧盟药品管理局（EMA）对药械组合产品没有明确定义。EMA 的权责范围仅限于药品，所有在欧盟上市的医疗器械必须通过委托第三方认证服务机构按照欧盟医疗器械有关标准进行 CE（Conformite Europeenne）认证后才可以上市。日本将药械组合产品定义为已按独立的药品、医疗器械或者细胞组织工程学产品类别批准上市，由其中两种及以上的药品、医疗器械或者细胞组织工程学产品组合而形成的产品。我国将药械组合产品定义为由药品与医疗器械共同组成，并作为一个单一实体生产的产品。常见的药械组合产品有预填充给药系统（注射器、胰岛素注射笔、定量吸入器），和给药器械包装在一起的药物或疫苗瓶，装有手术器械、手术铺单、麻醉剂或抗菌棉签的手术包，包含器械（绷带、纱布）和药物（抗生素药膏、止痛药）的急救包。

药械组合产品的包装与医疗器械或药品的包装一样，必须使药物或器械能安全、便于使用、外观精美地到达医护人员或患者手中。但药械组合产品的包装要同时满足医疗器械和药物的双重要求，例如药物浸渍的医疗器械可能需要传统医疗器械所不需要的空气阻隔。传统制药行业不熟悉包装完整性和无菌呈现等要求，而手术包等组合产品的包装就成为了制药厂商需要面对的挑战。

二、药械组合产品的包材要求 Requirements of packaging materials for drug-device combination

1. 包装必须使得药品或医疗器械在生产和加工后能够得到安全地保护和储存。无菌制备产品或药械组合产品的包装必须与灭菌方法兼容，且在产品销售和使用的整个过程中都能够保持无菌状态。

2. 在整个配送过程中，包装必须能保护内部的组件。除了必须要解决的冲击和振动问题外，药械组合产品可能还需要应对空气阻隔要求或温度限制问题。

3. 产品一旦到达医护人员手中，必须能够以适当的顺序和适当的方式进行使用。

4. 包装是一种交流媒介，应具有传达产品标识、使用说明和产品追溯性的功能。

三、预灌封注射器 Prefilling syringe

（一）概述 Introduction

预灌封注射器是将药物直接装入注射器中保存使用的药械组合产品用包材。预灌封注射器可分为带注射针和不带注射针两种类型。带注射针的为针头嵌入式，由玻璃针管，针头护帽，活塞和推杆组成。不带针的预灌封注射器可分为锥头式和螺旋头式，锥头式由玻璃针管，锥头密封护帽，活塞和推杆组成。螺旋式由玻璃针管，螺旋头护帽，螺旋头，活塞和推杆组成。不带针的预灌封注射器示意图见图 10-8。

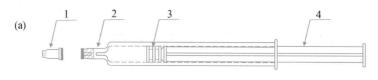

1. 护帽　2. 玻璃针管　3. 活塞　4. 推杆

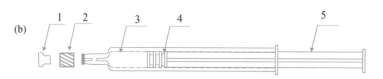

1. 护帽　2. 螺旋头　3. 玻璃针管　4. 活塞　5. 推杆

图 10-8　预灌封注射器（不带针）结构示意图

（a）预灌封注射器（不带针）锥头式；（b）预灌封注射器（不带针）螺旋头式。

预灌封注射器作为一种新型的特殊药用的注射用包装形式，其特点如下：

①省却了药液从玻璃包装到针筒的转移，减少药物因吸附造成的浪费，尤其适用于冻干粉末。对于昂贵的生化制剂和不易制备的疫苗制品，也具有十分重要的意义。

②能预防注射中的交叉感染或二次污染，也减少了如剂量等临床上可能出现的操作差错。

③操作简便，临床中比使用安瓿节省一半的时间，特别适合急诊患者。

④方便患者自己给药。

预灌封注射器取代一次性使用的无菌塑料注射器和玻璃注射器是医药发展的一个趋势。该类产品在欧美等发达国家已被广泛使用，至今已有 30 多年的历史了，在中国的使用仅仅是开始。

（二）预灌封注射器生产工艺 Production process of prefilling syringes

预灌封注射器根据材质的不同可分为玻璃类与塑料类。国内常用的为玻璃预灌封注射器。玻璃预灌封注射器生产工艺流程如图 10-9 所示：

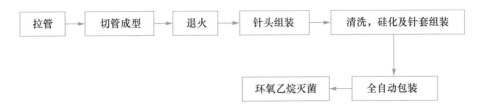

图 10-9 玻璃预灌封注射器生产工艺流程

（三）预灌封注射器的技术要求 Technical requirements for prefilling syringes

为加强直接接触药品的包装材料和容器的管理，国家食品药品监督管理局于 2015 年颁布了 120 项直接接触药品的包装材料和容器国家标准，其中涉及预灌封注射器的国家标准有 6 项，具体包括预灌封注射器组合件（带注射针）标准（YBB000112004-2015）、预灌封注射器用硼硅玻璃针管（YBB00062004-2015）、预灌封注射器用氯化丁基橡胶活塞（YBB00072004-2015）、灌封注射器用溴化丁基橡胶活塞（YBB00082004-2015）、预灌封注射器用不锈钢注射针（YBB00092004-2015）、预灌封注射器用聚异戊二烯橡胶针头护帽（YBB00102004-2015）。对预灌封注射器的综合性能要求主要有①外观；②密封性、透过性；③各部件连接力；④活塞的滑动性；⑤液体残留量；⑥硅油量；⑦不溶性微粒；⑧灭菌溶剂残留量；⑨无菌。

参考文献

［1］邵蓉.中国药事法理论与实务［M］.北京：中国医药科技出版社，2010.

［2］国家药典委员会.中华人民共和国药典：2020 年版［M］.北京：中国医药科技出版社，2020.

［3］中国食品药品检定研究院.药用辅料和药品包装材料检验技术［M］.北京：中国医药科技出版社，2019.

［4］陈蕾，康笑博，宋宗华等.《中国药典》2020 年版第四部药用辅料和药包材标准体系概述［J］.中国药品标准，2020，21（4）：307-312.

［5］高用华，武志昂.药品包装材料变更管理的分析与探讨［J］.中国药事，2019，33（3）：350-354.

［6］袁飞.药品包装材料监管须多管齐下：浅谈当前我国药品包装材料行业监管现状及对策建议［J］.中国食品药品监管，2017（11）：64-65.

［7］崔洁.关注药品包装材料关联审评制度保障药品质量安全［J］.印刷技术，2017（11）：19-23.

［8］任连杰，马玉楠，蒋煜等.对药包材药用辅料与药品关联审评审批有关事项公告的解读与思考［J］.中国新药杂志，2017（19）：25-29.

［9］贾晶晶，张勇.从药品包装的变化看我国药品包装材料的发展特点［J］.临床医学研究与实践，2017,2（5）：127-129.

［10］刘恕.关联审评审批制度下药品生产企业如何做好药品包装材料的质量控制［J］.中国医药工业杂志，2018，49（8）：173-176.

［11］田祝昕.新形势下原料药，药用辅料和药包材日常监管策略研究［J］.消费导刊，2019（22）：7，10.

［12］周健丘，梅丹.药品包装材料对药品质量和安全性的影响［J］.药物不良反应杂志，2011，13（1）：27-31.

［13］中华人民共和国国务院公报.直接接触药品的包装材料和容器管理办法.2005 年第 16 号：第 44 条-第 48 条［OL］.（2004-07-20）［2022-02-05］.http://www.gov.cn/gongbao/content/2005/content_64187.htm

［14］国务院办公厅.国务院关于改革药品医疗器械审评审批制度的意见（国发 2015-44 号）［OL］.（2015-08-18）［2022-02-05］.http://www.gov.cn/zhengce/content/2015-08/18/content_10101.htm

［15］国家食品药品监管局.总局关于药品包装材料药用辅料与药品关联审评审批有关事项的公告（2016 年第 134 号）［OL］.（2016-08-10）［2022-02-05］.https://www.nmpa.gov.cn/xxgk/ggtg/qtggtg/20160810115701940.html

［16］国家食品药品监管局.总局关于调整原料药、药用辅料和药品包装材料审评审批事项的公告（2017 年第 146 号）［OL］.（2017-11-30）［2022-02-05］.https://www.nmpa.gov.cn/xxgk/ggtg/qtggtg/20171130163301730.html

［17］国家食品药品监管局.总局办公厅关于公开征求原料药、药用辅料及药品包装材料与药品制剂共同审评

审批管理办法（征求意见稿）意见［OL］.（2017-12-05）［2022-02-05］. https://www.nmpa.gov.cn/zhuanti/ypqxgg/ggzhqyj/20171205172601595.html

［18］国家食品药品监管局. 国家药监局关于进一步完善药品关联审评审批和监管工作有关事宜的公告（2019年第56号）［OL］.（2019-07-16）［2022-02-05］. https://www.nmpa.gov.cn/yaopin/ypggtg/ypqtgg/20190716174501955.html

［19］Sacha G，Rogers JA，Miller RL. Pre-filled syringes：a review of the history，manufacturing and challenges［J］. Pharm Dev Tech，2015，20（1）：1-11.

［20］张颖，王瑞红. 变更药品包装材料补充申请相容性试验基本技术考虑［J］. 黑龙江医药，2018（4）：760-762.

［21］刘言. 药品包装材料与药物相容性研究的现状及展望［J］. 天津药学，2013，25（6）：56-59.

［22］马玉楠，马磊，蒋煜. 药品与包装材料相容性研究相关指导原则解读：试验结果的评估［J］. 中国新药杂志，2014，23（8）：940-943.

［23］霍秀敏，马玉楠，蒋煜. 药品与包装容器系统相容性研究探讨［J］. 中国新药杂志，2012，21（19）：2226-2229.

［24］王学芬，陈祖坚，闫超. 中国与欧美药品包装材料相容性研究规范［J］. 广州化工，2014，（5）：31-33，50.

［25］邹永红. 预灌封注射器在中国之路［J］. 现代包装，2008（5）：16，18.

［26］邹积功. 玻璃预灌封注射器的生产制造与中国市场：玻璃预灌封注射器相关供应商评述及市场发展分析［J］. 流程工业，2008（20）：30-33.

［27］姚玉成. 预灌封注射器药品生产车间设计若干问题的探讨［J］. 化工与医药工程，2020（1）：24-30.

第三篇

先进药物制剂
Advanced drug preparations

微囊与微球
Microcapsules and microspheres

第一节 概 述
Introduction

　　微囊（microcapsules）是指固态或液态药物被载体辅料包封而形成的微小胶囊，通常其粒径在 1 ~ 250 μm 之间，制备微囊的过程可称为微囊化（microencapsulation）。微球（microspheres）是指药物溶解或分散在载体辅料中而形成的微小球状实体，通常其粒径在 1 ~ 250 μm 之间。

　　按照《中国药典》2020 年版四部通则 9014（微粒制剂指导原则）中的介绍，微囊和微球均属于微粒制剂中的粗分散体系，虽然有时两者没有严格区分，可通称为微粒（microparticles），但两者在结构上有所不同。微囊是药库型的包囊结构，微球是高分子材料和药物均匀混合而形成的骨架型结构。无论是微囊还是微球，在制剂制备过程中均是一种中间体，后续可根据实际需要，将其制备成各种剂型，如注射剂、植入剂、滴眼剂、混悬剂。临床上可通过肌内注射、眼部、口服、介入给药等多种途径给药。

　　微球和微囊可作为小分子、多肽和蛋白质类药物的递送载体，具有如下特点：①缓释与长效性，微粒制剂具有与缓释制剂类似的优点，可以调节药物的释放速率和释放周期，降低体内血药浓度的波动，减少药物暴露引起的副作用，减少给药次数，提高患者的依从性；②栓塞性，微球直接经动脉管导入，阻塞肿瘤血管，进而阻断肿瘤给养，同时微球释放的药物可作用于肿瘤细胞，起双重抗肿瘤作用；③靶向性，通过被动分布、主动靶向性结合或磁性吸引，提高药物在体内局部的有效浓度；④掩盖药物的不良气味及口味、降低局部刺激性；⑤提高药物的稳定性，如包裹易氧化的胡萝卜素、挥发油类药物，可提高药物的稳定性，包裹尿激酶、红霉素后可防止药物在胃内失活；⑥使液态药物固态化，将油类、香料、脂溶性维生素包裹成微粒使之固态化，便于贮存、运输和携带。微粒制剂的主要缺点是其载药量有限，生产工艺和质量标准较为复杂等。

　　目前，生物可降解高分子材料制备的长效微球制剂已成为高端制剂研究的热点，微球制剂已有多个产品上市，包括亮丙瑞林（leuprorelin）、曲普瑞林（triptorelin）、戈舍瑞林（goserelin）、艾塞那肽（exenatide）、奥曲肽（octreotide）、利培酮（risperidone）、纳曲酮（naltrexone）、倍他洛尔（betaxolol）等，涉及促黄体素释放素（LHRH）类似物、抗精神病药物、阿片受体拮抗剂、胰高血糖素样肽-1（GLP-1）类似物以及生长抑素衍生物等，释药的周期为 1 周~ 3 个月。目前已上市的微球制剂产品如表 11-1 所示。

表 11-1　目前已上市微球制剂产品

药物	给药途径	释药周期	治疗领域	上市时间	生产方法
醋酸曲普瑞林	肌注	1 个月	子宫内膜异位症；肿瘤	1986	相分离法
醋酸亮丙瑞林	肌注	1～6 个月	癌症	1989	乳化法
利培酮	肌注	2 周	精神分裂症	1997	乳化法
奥曲肽	肌注	1 个月	肢端肥大症；肿瘤	1998	相分离法
生长激素	肌注	1 个月	生长激素缺乏	1999	低温喷雾提取法
双羟萘酸曲普瑞林	肌注	3 个月	子宫内膜异位症；肿瘤	2000	热熔挤出法
米诺环素	牙龈内给药	1 周	牙周炎	2001	相分离法
兰瑞肽	肌注	—	癌症	2001	相分离法
纳曲酮	肌注	1 个月	酗酒；戒毒	2006	乳化法
艾塞那肽	肌注	1 周	2 型糖尿病	2012	相分离法
双羟萘酸帕瑞肽	肌注	1 个月	肢端肥大症	2014	乳化法
曲安奈德	关节注射	3 个月	膝盖关节炎	2017	喷雾干燥法

第二节　微囊的组成
Composition of microcapsules

一、囊心物 Core materials

微囊的囊心物（core materials）系指载体辅料包裹的物质，它可以是固态或液态。囊心物除主药以外，还可以加入附加剂，如稳定剂、稀释剂以及控制药物释放速度的阻滞剂。通常将主药与附加剂混匀后再进行微囊化，也可单独将主药先微囊化，然后再按需要加入各类附加剂。若有两种以上的主药，可将主药混匀后进行微囊化，也可将主药分别微囊化后再混合，这取决于药物与囊材的性质以及工艺条件等。

二、微囊化材料 Materials for microencapsulation

用于囊心物包裹的外膜材料称为囊材（coating materials），也称微囊化材料。对囊材的基本要求是：①性质稳定；②有适宜的释药速率；③无毒、无刺激性；④能与药物配伍，不影响药物的药理作用及含量测定；⑤有一定强度、弹性及可塑性，能完全包封囊心物；⑥具有符合要求的黏度、渗透性、亲水性、溶解性等。

微囊化材料包括天然高分子材料、半合成材料和合成材料，亦可用于制备微球。

（一）天然高分子材料 Natural polymer materials

1. 明胶 Gelatin

明胶是从动物的皮、白色结缔组织和骨中获得的胶原，经部分水解而得到的产品，主要成分是蛋白质，为多种氨基酸交联形成的直链聚合物。明胶是目前常用微囊化材料之一，可口服和注射。明胶不溶于冷水，能溶于热水形成澄明溶液，冷却后则成为凝胶。根据其水解方法的不同，分为 A 型和 B 型。A 型明胶是酸水解产物，其等电点为 7～9；B 型明胶是碱水解产物，其等电点为 4.7～5.0。两者的成囊性无明显差别，在体内可生物降解，几乎无抗原性。通常可依据药物对 pH 的要求选用 A 型或 B 型，用于制备微囊的用量为 20～100 g/L。制备微囊时加入 10% ～ 20% 甘油或丙二醇可改善明胶的弹性；加入低黏度乙基纤维素可减少膜壁细孔。

2. 阿拉伯胶 Acacia

阿拉伯胶系一种天然树胶，取自一种名为 Acacia 的树或同属近似树种的树干得到的干燥胶状渗出物，性状为白色至棕黄色的半透明或不透明的球形或不规则的颗粒、碎片或粉末。阿拉伯胶由多糖和蛋白质组成。其中，多糖是以共价键与蛋白质肽链中的氨基酸相结合的，且占多数（＞70%）。阿拉伯胶中的多糖是高度分支的酸性多糖，主要有半乳糖、阿拉伯糖、鼠李糖、葡萄糖醛酸等。阿拉伯胶不溶于乙醇，在室温下可溶于 2 倍量的水中，无色无味，溶液呈酸性，带有负电荷。一般常与明胶等量配合使用，亦可与白蛋白配合作复合材料，用量为 20 ～ 100 g/L。

3. 海藻酸盐 Alginate

海藻酸盐系多糖类化合物，常用稀碱从褐色海藻植物中提取精制而得。海藻酸钠可在水中溶胀成胶体溶液，不溶于乙醇、乙醚及其他有机溶剂，不同产品的黏度有差异。可与甲壳素或聚赖氨酸合用作复合材料。海藻酸钠在水中与 $CaCl_2$ 反应生产不溶于水的海藻酸钙，通常用该法制备微囊。应注意，此类材料高温灭菌（120℃、20 min）可使其 10 g/L 溶液的黏度降低 64%；低温加热（80℃、30 min）几个循环的效果较差，会使海藻酸盐断键；用环氧乙烷灭菌也会引起黏度降低和断键；但膜过滤除菌的产物黏度和平均分子量都不变。

4. 壳聚糖 Chitosan

壳聚糖为 N-乙酰-D-氨基葡萄糖和 D-氨基葡萄糖组成的无分支二元多聚糖，可由甲壳素（chitin）经去乙酰化制得。壳聚糖在水及有机溶剂中均难溶解，但可溶于酸性水溶液，无毒、无抗原性，在体内能被葡糖糖苷酶或溶菌酶等酶解，具有优良的生物降解性和成囊、成球性，在体内可溶胀成水凝胶。

5. 蛋白类 Proteins

常用作微囊化材料的有白蛋白（如人血清白蛋白、小牛血清白蛋白）、玉米蛋白、鸡蛋白等，可生物降解，无明显抗原性，通常用量为 300 g/L 以上。常用不同温度加热交联固化或化学交联剂（加甲醛、戊二醛等）固化。采用热交联时，随交联温度的升高和时间延长，降解时间亦延长，如实验时最长的降解时间可达 6 个月（180℃加热 18 h 以上）。

（二）半合成高分子材料 Semi-synthetic polymer materials

半合成高分子材料多系纤维素衍生物，类别较多。该类材料的特点是毒性小、黏度大、成盐后溶解度增大；由于易水解，故不宜高温处理，需现用现配。

1. 羧甲基纤维素钠 Sodium carboxylmethyl cellulose

羧甲基纤维素钠（CMC-Na）属阴离子型的高分子电解质，常与明胶配合作复合材料，一般分别配 1 ～ 5 g/L CMC-Na 及 30 g/L 明胶，再按体积比 2∶1 混合。CMC-Na 遇水溶胀，体积可增大 10 倍，在酸性溶液中不溶。水溶液黏度大，有抗盐能力和一定的热稳定性，不会发酵，也可单独用作成球材料。

2. 邻苯二甲酸醋酸纤维素 Cellulose acetate phthalate

邻苯二甲酸醋酸纤维素也称醋酸纤维素酞酸酯（CAP），在强酸中不溶解，可溶于 pH ＞ 6 的水溶液，分子中含游离羧基，其相对含量决定其水溶液的 pH 值及 CAP 溶解性。用作微囊化材料时可单独使用，用量一般在 30 g/L 左右，也可与明胶配合使用。因其肠溶性，可用于制备肠溶性微囊。

3. 乙基纤维素 Ethyl cellulose

乙基纤维素的化学稳定性高，适用于多种药物的微囊化，但需加增塑剂改善其可塑性。不溶于水、甘油和丙二醇，可溶于乙醇，遇强酸易水解，故不适用于强酸性药物。

4. 甲基纤维素 Methyl cellulose

本品在水中溶胀成澄清或微浑浊的胶体溶液；在无水乙醇、氯仿或乙醚中不溶。用量为 10 ～ 30 g/L，亦可与明胶、羧甲基纤维素、聚乙烯吡咯烷酮（PVP）等配合作复合成球材料。

5. 羟丙甲纤维素 Hydroxylpropylmethyl cellulose

羟丙甲纤维素（HPMC）溶于水、二氯乙烷及大多数极性和适当比例的乙醇-水、丙醇-水等，在乙醚、丙酮、无水乙醇中不溶，在冷水中溶胀成澄清或微浊的黏性胶体溶液。HPMC 水溶液具有表面活性，透明度高、性能稳定，其加热后可形成凝胶析出，冷却后再次溶解。

6. 羟丙甲纤维素苯二甲酸酯 Hydroxylpropylmethyl cellulose phthalate

羟丙甲纤维素苯二甲酸酯易溶于丙酮、丙酮-乙醇、甲醇-二氯甲烷和碱溶液，不溶于水、酸溶液，常用于肠溶微囊的制备。物理、化学性质稳定，成膜性好，无毒副作用。

（三）合成高分子材料 Synthetic polymer materials

合成材料可分为生物降解和非生物降解两类。生物降解并可被生物吸收的材料受到普遍的重视并得到广泛的应用。

1. 聚酯类 Polyesters

聚酯类是迄今研究最多、应用最广、也是最成功的一类用于微球制备的高分子材料，它们基本都是羟基酸或其内酯的聚合物。常用的羟基酸是乳酸（lactic acid）和羟基乙酸（glycolic acid）。乳酸包括 D-型、L-型及 DL-型，直接由其中一种缩合得到的聚酯，分别用 P（D）LA、P（L）LA 和 P（DL）LA 表示。由羟基乙酸缩合得到的聚酯用 PGA 表示。聚酯类常用聚乳酸和乳酸-羟基乙酸共聚物两种。

聚乳酸（polylactic acid，PLA）是利用乳酸直接缩聚得到的聚合物，其分子量较低。制备高分子量聚乳酸的方法是用丙交酯（lactide）作为原料，丙交酯是乳酸的环状二聚体。PLA 分子量越高，在体内分解越慢。PLA 不溶于水和乙醇，可溶于二氯甲烷、氯仿、三氯乙烯和丙酮。常用作缓释骨架材料、微囊或微球化材料，无毒、安全，在体内可慢慢降解为乳酸，最后成为水和二氧化碳。

聚乳酸-羟基乙酸（polylactic-co-glycolic acid，PLGA）是将乳酸与羟基乙酸共聚制得。PLGA 不溶于水，能溶解于氯仿、四氢呋喃、丙酮和乙酸乙酯等有机溶剂中。目前已上市缓释微球产品的骨架材料绝大部分是以 PLGA 为骨架材料。

2. 聚酰胺 Polyamides

聚酰胺系由二元酸与二胺类或由氨基酸在催化剂的作用下聚合而制得的聚合物，也称尼龙（nylon）。对大多数化学物质稳定，无毒，安全，在体内不分解，不吸收，常供动脉栓塞给药。聚酰胺可溶于苯酚、甲酚、甲酸等，不溶于醇类、酯类、酮类和烃类，不耐高温，在碱性溶液中稳定，在酸性溶液中易被破坏。

3. 聚酸酐 Polyanhydrides

聚酸酐的基本结构是 $\{CO\!-\!R_1\!-\!COO\}_x$、$\{CO\!-\!R_2\!-\!COO\}_y$，其中 R_1、R_2 的单体有链状，也有环状的，有脂肪族聚酸酐、芳香族聚酸酐、不饱和聚酸酐、可交联聚酸酐等。聚合酸酐的平均分子量在 2000 ～ 200 000 之间。聚酸酐也是生物降解性的，不溶于水，可溶于有机溶剂二氯甲烷、氯仿等，制备微球时也可采用加热熔化的方法。

4. 聚乙烯醇 Polyvinyl alcohol

聚乙烯醇的化学式为 $[C_2H_4O]_n$，由聚醋酸乙烯酯的甲醇溶液中加碱液醇解而成，其醇解的百分率称为醇解度。聚乙烯醇属于非生物降解类材料，常用作栓塞微球的成球材料。药用规格有 PVA 04-88、PVA 05-88、PVA 17-88 等，其前一组数字乘 100 为聚合度，后一组数字为醇解度。各国 PVA 的规格很多，表示方法也不相同。醇解度 85% ～ 89% 的 PVA 的水溶性最好，醇解度在 50% 以下的不溶于水。

第三节　微囊的制备方法
Preparation methods for microcapsules

微囊制备方法可分为物理化学法、化学法和物理机械法。可根据药物、微囊化材料性质、释药性能以及微囊应用特点，选择或组合不同的制备方法来制备微囊。

一、物理化学方法 Physicochemical methods

物理化学方法在液相中进行，是将囊心物与囊材在一定条件下形成新相析出制备微囊的方法，也称为相分离法（phase separation）。其步骤大体可分为囊心物的分散、囊材的加入、囊材的沉积、微囊的固化四步，如图 11-1 所示。微囊形成的过程中，药物之间或和正在形成的微囊之间均可能碰撞合并，无药物的空囊之间和空囊与微囊之间也能合并，而形成的微囊又可因搅拌而分散，从而形成多种多样的形态。经工艺优化后得到的微囊的外形一般是均匀的球形。根据形成新相的方法不同，可分为凝聚法（coacervation）、溶剂-非溶剂法（solvent-nonsolvent method）、改变温度法、液中干燥法。

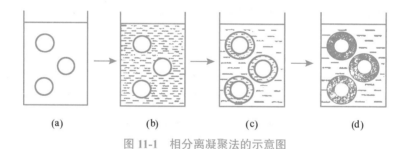

图 11-1　相分离凝聚法的示意图
（a）囊心物分散在液体介质中；（b）加入微囊化材料；（c）囊材的沉积；（d）囊材的固化。

（一）单凝聚法 Simple coacervation method

单凝聚法系指难溶性药物（囊心物）分散在高分子囊材的水溶液中，加入凝聚剂，通过降低囊材溶解度而凝聚成囊的方法。单凝聚法中可用的囊材包括明胶、邻苯二甲酸醋酸纤维素、乙基纤维素和白蛋白等，其中以明胶最常用。下面将以明胶作为囊材为例来介绍单凝聚法制备微囊的基本原理、制备工艺和微囊形成的影响因素。

1. 基本原理 Basic principle

单凝聚法以一种高分子化合物为囊材，将囊心物分散在囊材的水溶液中，然后加入强亲水性的凝聚剂，如乙醇、丙醇等非电解质或硫酸钠溶液、硫酸铵溶液等电解质。由于水分子与凝聚剂结合，囊材的溶解度降低，最终从溶液中析出而凝聚成囊。这种凝聚是可逆的，一旦解除形成凝聚的这些条件，就可发生解凝聚，使形成的微囊消失。这种可逆性在制备过程中可反复利用，直到凝聚微囊形状满意为止（可用显微镜观察）。然后再加入交联剂使囊壁交联固化，使之成为不凝结、不粘连、不可逆的球形微囊。

2. 制备工艺 Preparation process

明胶在水中完全溶胀形成溶液，在低温下，该溶液脱水而析出，这种相分离现象称为胶凝（gelation）。在大量的电解质、醇类以及酮的存在下也可以发生胶凝。明胶在 pH 小于等电点的溶液中带正电荷，且和醛类发生醛胺缩合，使明胶分子相互交联、固化。

为了找出适宜的处方比例，可先制作三元相图，确定其发生胶凝的区域。图 11-2 表示溶解在水中的明胶加入凝聚剂硫酸钠时出现了相分离区域。由图 11-2 可知，明胶在 20% 以下，硫酸钠在 7% ～ 15% 之间可以胶凝，即可用于制备明胶微囊。

明胶微囊的工艺流程如下。

①将药物分散在已经配好的 3% ～ 5% 的明胶溶液中（50℃），搅拌均匀。如果药物是固体粉末，将形成混悬剂；如果是油性药物，将形成乳剂，这时明胶起乳化作用。

②将混悬液或乳状液用 10% 的醋酸调节 pH 至 3.5 ～ 3.8，加入 60% 的硫酸钠溶液，使明胶凝聚成囊，此时明胶为囊材。

③另加入硫酸钠稀释液，在 15℃ 条件下将上述体系稀释至其体积的 3 倍。这里应当注意，稀释液硫酸钠的浓度要高于凝聚成囊体系中的硫

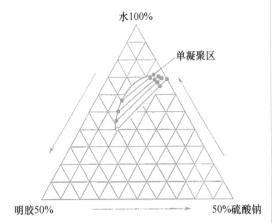

图 11-2 明胶-水-硫酸钠的三元相图

三元相图分析：由点向底边做两条平行线，建立小正三角形，同时也将底边分为三段，中间段为顶点组所占比例，左段为右侧组所占比例，右段为左侧组所占比例，其中顶点组、右侧组、左侧组分别代表水、硫酸钠、明胶。

酸钠浓度的 1.5%。例如成囊时体系中所用的硫酸钠为 a%，则作为稀释液的硫酸钠浓度应当为（a+1.5）%，以防止稀释液中盐的浓度过高或过低导致成囊粘连成团或溶解。

④加入 37% 甲醛作为交联剂固化微囊。交联剂反应的最佳 pH 为 8 ～ 9。

⑤水洗、过滤、干燥后，可得明胶微囊。

3. 微囊形成的影响因素 Influence factors of microcapsule formation

单凝聚法中影响高分子囊材固化成微囊或微球的主要因素有以下几个方面。

（1）囊材浓度和胶凝温度：在一定浓度的囊材溶液中，温度升高，不利于胶凝，而温度降低则有利于胶凝。明胶浓度增高可加速胶凝，当囊材浓度高时，可允许囊材在较高的温度下胶凝，浓度低则需在较低的温度下胶凝。例如，15% 明胶在 23℃ 以下均可胶凝，而 5% 明胶溶液只能在 18℃ 以下才胶凝。

（2）电解质：用电解质作为凝聚剂时，起胶凝作用的主要是阴离子，胶凝强弱次序为枸橼酸＞酒石酸＞硫酸＞醋酸＞氯化物＞硝酸＞溴化物＞碘化物，硫氰根离子可阻止胶凝，阳离子电荷数愈高的电解质胶凝作用愈强。比较常用的阴离子是硫酸根离子和氯离子。

（3）药物与囊材亲和力：单凝聚法在水性介质中成囊，成囊时系统中含有药物、凝聚相和水三相。成囊要求药物在水中不溶解，但也取决于药物与明胶的亲和力，亲和力强的药物易被微囊化。该过程可由界面张力加以说明。平衡时界面上几种界面张力 γ 的关系见图 11-3，并服从以下关系式。

$$\gamma_{CL} = \gamma_{CN} + \gamma_{LN} \cos\theta \tag{11-1}$$

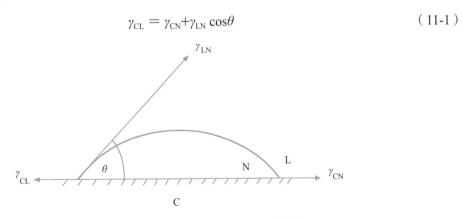

图 11-3 微囊囊心物界面上的界面张力及接触角

式中，下标 C 表示药物（囊心物），L 表示溶液，N 表示凝聚相。凝聚相完全铺展在药物上的条件是：接触角 $\theta = 0°$，或 $\gamma_{CL} \geqslant \gamma_{CN} + \gamma_{LN}$。实际上，只要凝聚相与药物有相当的亲和力，即使 $90° > \theta > 0°$，凝聚相也会在药物面上润湿、铺展，促进药物包裹和凝聚囊的形成。反之，药物或囊心物过于亲水或疏水均不易实现微囊化。

（4）pH 值：为了得到良好的球形微囊，凝聚囊应有一定的流动性。例如，A 型明胶通常在 pH $3.2 \sim 3.8$ 之间的溶液中才易得到较好的球形微囊，因为此条件下明胶分子中有较多的 $-NH_3^+$，可吸附大量的水分子，降低凝聚囊与水之间的界面张力，改善了凝聚囊的流动性，易于成囊；若 A 型明胶在 pH $10 \sim 11$ 则不能成囊。B 型明胶的等电点低，制备时不调 pH 亦可成囊。

（5）交联剂：如果预期得到不可逆的微囊，须加入交联剂，可阻止已成囊重新溶解或粘连。常用交联剂为甲醛，其通过醛胺缩合反应，使明胶分子相互交联形成不可逆的微囊。交联程度受甲醛浓度、反应时间、介质 pH 值等因素的影响。用甲醛交联的最佳 pH 为 $8 \sim 9$。当交联不足时，微囊易粘连，交联过度则所得的明胶微囊脆性太大。

若药物不适于在碱性环境中成囊，可改用戊二醛代替甲醛作为交联剂，其可在中性介质中使明胶交联固化。戊二醛通过席夫反应（Schiff reaction）使明胶交联固化：

$$R-NH_2 + OHC-(CH_2)_3-CHO + NH_2-R' \rightarrow RN = CH-(CH_2)_3-CH = NR' + H_2O$$

（6）增塑剂：为了使明胶微囊具有良好的可塑性，且不粘连、分散性好，常须加入增塑剂，如山梨醇、聚乙二醇、丙二醇或甘油。在单凝聚法制备明胶微囊时加入增塑剂，可减少微囊聚集、降低囊壁厚度。

（二）复凝聚法 Complex coacervation method

复凝聚法系指利用两种具有相反电荷的高分子材料作为复合囊材，将囊心物分散、混悬或乳化在囊材的水溶液中，在一定条件下交联且与囊心物凝聚成囊的方法。复凝聚法是经典的微囊化方法，操作简便，容易掌握，适合于难溶性药物的微囊化。可作复合囊材的有明胶与阿拉伯胶、明胶与海藻酸盐、海藻酸盐与聚赖氨酸、海藻酸盐与壳聚糖、海藻酸与白蛋白、白蛋白与阿拉伯胶等。

下面以明胶和阿拉伯胶作复合囊材为例，说明复凝聚成囊的基本原理。明胶分子结构中的氨基酸在水溶液中可以离解形成 $-NH_3^+$ 和 $-COO^-$。pH 值低时，$-NH_3^+$ 的数目多于 $-COO^-$；相反，pH 值高时，$-COO^-$ 数目多于 $-NH_3^+$；在两种电荷相等时的 pH 值即为等电点。pH 值在等电点以上明胶分子带负电荷，在等电点以下带正电荷；在水溶液中阿拉伯胶分子仅解离形成 $-COO^-$。将明胶溶液和阿拉伯胶溶液混合后，调节 pH 至 $4 \sim 4.5$，明胶正电荷达到最高量，与负电荷的阿拉伯胶结合成为不溶性复合物，凝聚形成微囊，且生成量最大。以明胶和阿拉伯胶为囊材的复凝聚法工艺流程如图 11-4。

复凝聚法中的水、明胶、阿拉伯胶三者的组成与产生凝聚现象的关系，可由图 11-5 三元相图说明。图中，阴影区 K 是低浓度明胶和阿拉伯胶产生凝聚的复凝聚区，即形成微囊的区域；曲线以下（P 区）为两溶液不能混溶的相分离区，故不能成囊；曲线以上（H 区）为两溶液能混溶但不能囊化的溶液区。例如 A 点溶液组成为 10% 明胶、10% 阿拉伯胶和 80% 水，沿着 A → B 虚线加水稀释进入凝聚区才能发生凝聚。这一实验说明两溶液发生凝聚时，除 pH 值为主要条件外，浓度也是重要的条件之一。

采用单、复凝聚法制备微囊时，药物表面应能被囊材溶液润湿。因此，在某些情况下可适当加入润湿剂。此外，还应控制温度等以使凝聚物保持一定的流动性，这也是保证良好囊形的必要条件。

天然植物胶如桃胶、杏胶、海藻酸盐及果胶，纤维素衍生物如 CAP、CMC-Na 同阿拉伯胶一样都含有 $-COOH$ 及 $-COO^-$，均能与明胶复凝聚，故也可用作复凝聚法制备微囊的囊材。

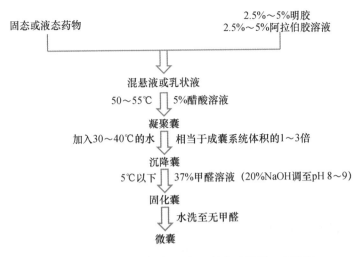

图 11-4 复凝聚法制备明胶-阿拉伯胶微囊工艺流程

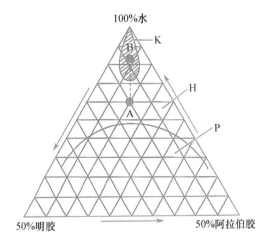

图 11-5 明胶和阿拉伯胶水溶液中（pH 4.5）复凝聚三元相图

（三）溶剂-非溶剂法 Solvent-nonsolvent method

溶剂-非溶剂法系先将微囊化材料用溶剂（良溶剂）溶解后，将囊材溶液加入一种对该囊材不溶的溶剂（非溶剂）中，引起相分离而将囊心物包成微囊的方法。本法所用囊心物可以是水溶性、亲水性的固态或液态药物，但应在以上溶剂与非溶剂中均不易溶解，也无化学反应发生。视囊心物的溶解情况，可将囊心物与囊材混合溶解在良溶剂中，也可将药物混悬或乳化在良溶剂中。本法可使用的囊材种类很多，一些常用囊材及其溶剂和非溶剂的组合见表 11-2。

表 11-2 部分囊材及其溶剂和非溶剂

囊材	溶剂	非溶剂
乙基纤维素	四氯化碳（或苯）	石油醚
醋酸纤维素	丁酮	异丙醚
聚氯乙烯	四氢呋喃（或环己烷）	水（或乙二醇）
聚乙烯	二甲苯	正己烷
聚醋酸乙烯酯	氯仿	乙醇
苯乙烯马来酸共聚物	乙醇	乙酸乙酯

（四）改变温度法 Temperature adjusting method

本法是通过控制温度制备微囊，无需加凝聚剂。如用乙基纤维素作材料时，可先在高温溶解，后降温成囊或成球。如需改善粘连可使用聚异丁烯（PIB）作分散剂。如用白蛋白作囊材时，先制成 W/O 型乳剂，再升高温度将其固化。用蜡类物质做囊材时，可先在高温下熔融，药物混悬于或溶解于其中，制成 O/W 型乳剂，然后降温固化成囊。

（五）液中干燥法 In-liquid drying method

液中干燥法，也称乳化溶剂挥发法，系指以囊材溶液作为分散相分散于不溶性的溶剂中形成乳剂，然后通过搅拌或透析等方法除去乳滴中的溶剂而固化成囊的方法。根据所用溶剂的不同，可形成 W/O 型乳滴、O/W 型乳滴，用复乳法可形成 O/W/O 型乳滴、W/O/W 型乳滴。根据连续相的介质不同分为水中干燥法和油中干燥法。

以复乳法为例，将 5% 阿拉伯胶水溶液的液滴分散在含 4% 乙基纤维素（EC）的乙酸乙酯溶液（含有邻苯二甲酸二正丁酯作为增塑剂）中形成 W/O 型乳状液。阿拉伯胶与乙基纤维素在分散相和连续相的界面分别形成两层吸附膜，阿拉伯胶膜在内，乙基纤维素膜在外，见图 11-6（a）。该 W/O 型乳状液进一步与阿拉伯胶溶液乳化，形成 W/O/W 型复乳，出现新的水 / 油界面，阿拉伯胶与乙基纤维素再一次形成两层吸附膜，见图 11-6（b）。外水相阿拉伯胶膜强度低于内水相，可通过透析除去内、外乙基纤维素膜之间的乙酸乙酯有机溶剂。过滤、干燥后得到内外层是阿拉伯胶膜、中间是乙基纤维素膜的三层膜的微囊，见图 11-6（c）。

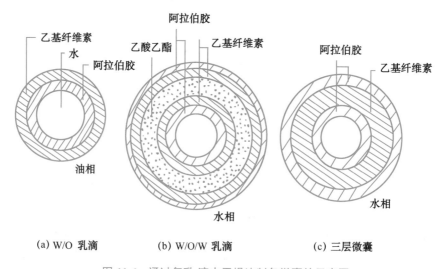

图 11-6　通过复乳-液中干燥法制备微囊的示意图

二、化学法 Chemical methods

化学法制备微囊系指利用溶液中单体或高分子发生反应制备得到微囊的方法。其特点是先制备 W/O 型乳状液，再利用聚合、辐射或醛类化学交联等原理在界面形成囊膜。

（一）界面缩聚法 Interface polycondensation method

界面缩聚法又称界面聚合法，系指当亲水性或亲脂性的单体在分散相和连续相的界面上发生聚合反应生成聚合物而形成微囊的方法。例如，将含有 1,6-己二胺和碱（如硼砂）的水相（分散相）和含有对二甲苯酰氯的环己烷、氯仿溶液（连续相）混合搅拌，在两相的界面上发生缩聚反应，生成聚酰胺，反应式如下：

$$nH_2N(CH_2)_6NH_2 + nClCOC_6H_4COCl \rightarrow Cl[COC_6H_4CONH(CH_2)_6NH]_nH + 2nHCl$$

$$Na_2B_4O_7 + HCl + 7H_2O \rightarrow 4H_3BO_3 + NaCl + NaOH + H_2O$$

由于缩聚反应的速率超过 1,6-己二胺向有机相扩散的速率，故反应生成的聚酰胺几乎完全沉积于界面成为囊膜。

例如，天门冬酰胺酶微囊的制备：取 L-天门冬酰胺酶 10 mg 及天门冬氨酸 50 mg 置反应瓶中，加入人血红蛋白液（比酶更易与二甲酰氯反应并且结合到壁膜中）1 mL 和 pH 8.4 的硼酸盐缓冲液 1.5 mL 使溶解。再加亲水性单体 1,6-己二胺的碱性硼酸钠溶液 1 mL 置反应瓶中，再加混合溶剂 20 mL（环己烷 150 mL、氯仿 30 mL、脂肪酸山梨坦 850.9 mL），摇匀，置 4℃冰浴中搅拌（3000 r/min）1 min。加入疏水性单体对苯二甲酰氯 15 mL，继续搅拌 5 min，最后加入 30 mL 的混合溶剂，继续搅拌 0.5 min。在显微镜下观察到形成微囊后，立即转入离心管中，以 1000 r/min 转速离心 1 min，倾去上清液，加入 25 mL 的分散液（12.5 mL 聚山梨酯 20 加 12.5 mL 的纯化水），搅拌 3 min，加入 50 mL 纯化水再搅拌 1 min。倾去上清液，将微囊混悬于生理盐水中，4℃保存，即得微囊，平均粒径 20 μm。

（二）辐射化学法 Chemical radiation

辐射化学法系用聚乙烯醇或明胶为囊材，在乳状液状态下以 γ 射线照射，使囊材在乳状液表面发生交联而成囊的方法。将得到聚乙烯醇或明胶微囊浸泡于药物的水溶液中，使其吸收药物，干燥后即得含药微囊。此法特点是工艺简单，成型容易，微囊大小在 50 μm 以下。由于囊材是水溶性的，交联后能被水溶胀，因此，凡是水溶性的固体药物均可采用此法，但由于辐射条件所限，目前应用不多。

三、物理机械法 Physical methods

物理机械法主要是在气相中使囊心物与囊材的混合液同时分散成雾滴并迅速蒸发或冻结成微囊，或将囊心物单独分散、悬浮，用囊材包被而成。物理机械法需要有一定的设备条件，具体的制备方法包括喷雾干燥法、喷雾冷凝法、空气悬浮法等。物理机械法制备的微囊一般不适用于注射给药，主要是原材料和微囊产品的灭菌较困难。

（一）喷雾干燥法 Spray drying method

喷雾干燥法是指将药物（囊心物）分散在囊材的溶液中，形成混悬液或乳状液，再将此液喷入惰性热气流中，溶剂迅速蒸发，囊材收缩成膜并包裹囊心物，进而干燥，得到直径为 5～600 μm 的球型微囊。该法可用于水溶性或难溶性固态或液态药物的微囊化，特别适用于对热敏感的药物。

影响微囊形成的因素主要包括混合液的黏度和均匀性、药物及微囊化材料的浓度、喷雾的方法和速率、干燥的速率等。制备微囊时药物比例不能太大，否则药物难以被囊膜包裹，通常囊膜多孔，故所得微囊产品堆密度较小。如药物为液态，通常载药量不超过 30%。

微囊带电易引起粘连，在最后干燥阶段更是如此。如材料中含有聚乙二醇作抗黏剂时，可降低带电而减少粘连；处方中使用水或水溶液，或在工艺中采用连续喷雾而无间歇时，均可减少带电而避免粘连。其他常用于喷雾干燥法的抗黏剂还包括二氧化硅、滑石及硬脂酸镁和单硬脂酸甘油酯等。理想的成品应质地疏松，为自由流动的干燥粉末。

（二）喷雾冻凝法 Spray congealing method

喷雾冻凝法系指将药物分散于熔融的微囊化材料中，再喷于冷气流中凝聚成囊的方法。可采用喷雾冻凝法的材料有蜡类、脂肪酸和脂肪醇等，它们均是在室温为固体，而在较高温度能熔融的材料。

例如单硝酸维生素 B$_1$ 微囊的制备：取单硝酸维生素 B$_1$ 细粉 340 g，搅拌分散于 660 g 熔融（65.5℃）的棕榈酸和硬脂酸单甘油酯及双甘油酯混合物中，边搅拌边加热至 74℃，然后移至离心雾化器中，以 12 000 r/min 在喷雾室中进行喷雾，雾化小滴经冷气流冷却，囊膜凝固即得，微囊的粒径约 60 μm。

（三）空气悬浮法 Air suspending method

空气悬浮法又称流化床包衣法（fluidizing-bed coating），系指垂直强气流使药物悬浮在包衣室中，材料溶液通过喷嘴射洒于药物表面，使药物悬浮的热气流将溶剂挥干而得微囊的方法。本法设备装置基本上与片剂悬浮包衣装置类似。所得微囊直径一般在 40 μm 左右，囊材可以是多聚糖、明胶、树脂、蜡类、纤维素衍生物及合成聚合物。在悬浮成囊的过程中，药物虽已微粉化，但喷雾过程中可能会黏结，可加入滑石粉或硬脂酸镁，先与微粉化药物黏结成一个单位，然后再通过空气悬浮法成囊，可防止药物在喷雾过程中黏结。

上述几种物理机械法均可用于水溶性和脂溶性的固态或液态药物，其中以喷雾干燥法最常用。通常采用物理机械法时，药物有一定的损失且微囊有粘连，但药物损失在 5% 左右、粘连在 10% 左右，生产中都认为是合理的。

第四节　微球的制备方法
Preparation methods of microspheres

微球制备采用的方法与微囊的制备方法大体相似，大多数微囊化材料也可用于微球的载体材料。根据药物、微囊化材料的性质以及制备条件不同可形成微囊或微球。目前，制备微球的常用方法主要有乳化分散法、凝聚法及聚合法三种。根据所需微球的粒度与释药性能、临床给药途径不同，可选用不同的制备方法。

一、乳化分散法 Disperse emulsification methods

乳化分散法系指药物与载体材料的溶液混合后，将其分散在不相溶的介质中形成类似油包水（W/O）或水包油（O/W）型乳剂，然后使乳剂内相固化、分离制备微球的方法。

（一）加热固化法 Heat solidification method

加热固化法系指利用蛋白质受热凝固的性质，在 100 ～ 180℃ 的条件下加热，使乳剂的内相固化、分离制备微球的方法。常用的载体材料为血清白蛋白，药物必须是水溶性的。常将药物与 25% 白蛋白水溶液混合，加到含适量乳化剂的油相中，制成油包水的初乳，另取适量油加热至 100 ～ 180℃，控制搅拌速度将初乳加入热油中，约维持 20 min，使白蛋白乳滴固化成球，用适宜溶剂洗涤除去附着的油，过滤、干燥即得。

例如，氟尿嘧啶微球的制备：取牛血清白蛋白 250 mg 溶于 1 mL 氟尿嘧啶的溶液中，再与 100 mL 含 10% 脂肪酸山梨坦 85 的注射用棉籽油混合，2500 r/min 搅拌 10 min，再超声乳化，形成初乳。另取注射用棉籽油 100 mL 加热至 180℃，在 2500 r/min 搅拌下逐渐加入上述初乳，于 180℃ 保温 10 min，继续搅拌至室温，加乙醚或石油醚 200 mL 脱脂，离心（3000 r/min），弃去油相，沉淀依次用乙醚、乙醇漂洗、干燥即得直径约为 1 μm 的微球。氟尿嘧啶为常用的抗癌药，制成微球注射剂可以增加癌细胞对药物（或对氟尿嘧啶）的摄取，减少不良反应。

（二）交联剂固化法 Crosslinking solidification method

交联剂固化法也称乳化交联法（emulsification cross-linkage method），系指对于一些预热易变质的药物可采用化学交联剂，如甲醛、戊二醛、丁二酮，使乳剂的内相固化、分离而制备微球的方法。要求载体材料具有水溶性并可达到一定浓度、且分散后相对稳定，在稳定剂和匀化设备配合下，使分散相达到所需大小。常用的微囊化材料有白蛋白、明胶等。

（三）溶剂蒸发法 Solvent evaporation

溶剂蒸发法系指将水不溶性的载体材料和药物溶解在油相中，再分散于水相中形成 O/W

型乳液，蒸发内相中的有机溶剂，从而制得微球的方法。

二、凝聚法 Coacervation method

凝聚法是指药物溶解或分散在载体材料溶液中，通过外界物理化学因素的影响，如通过降低温度、加入电解质、溶剂置换或调节 pH 值等措施使载体材料的溶解度发生改变、凝聚、装载药物而自溶液中析出。凝聚法制备微球的原理与微囊制备中相分离法中的凝聚法基本一致。常用载体材料有明胶、阿拉伯胶等。例如，常用的盐析固化法（salting-out coagulation method），是向含有药物和载体材料的混悬剂或乳状液中加入适量的电解质如硫酸钠，使溶液浑浊而不产生沉淀，制得的颗粒粒径约为 1 ～ 5 μm，然后再加入交联剂固化，可得到稳定的微球。

三、聚合法 Polymerization method

聚合法是指通过聚合反应使制备体系中的单体聚合，并在聚合生成载体材料的过程中将药物包裹，形成微球。此种方法制备微球具有粒径小、易于控制等优点。例如，常用的乳化 / 增溶聚合法（emulsion/solubilization polymerization method）是将聚合物的单体用乳化或增溶的方法高度分散，然后在引发剂作用下，使单体聚合，同时将药物装载后制成微球的方法。

第五节　微囊与微球的影响因素
Influence factors on microcapsules and microspheres

一、影响粒径的因素 Influence factors of particle sizes

微囊、微球的粒径及分布是判断其质量的重要指标。口服的微囊、微球粒径小于 200 μm 时，在口腔内无异物感。粒径及其分布还直接影响药物的释放、生物利用度、载药量、有机溶剂残留甚至无菌控制等。影响粒径的因素有以下几方面。

（一）药物粒径的大小 Drug particle sizes

通常，如要求微囊的粒径约为 10 μm 时，药物（囊心物）粒径应达到 1 ～ 2 μm；要求微囊的粒径约 50 μm 时，药物粒径应在 6 μm 以下。对不溶于水的液态药物，用相分离法制备微囊时，如先乳化再微囊化，可得小而均匀的微囊。粒径 150 ～ 250 μm 的维生素 C 粉末用相分离法制成微囊，其平均粒径为 512 μm，且粒径分布较窄；粒径小于 120 μm 的维生素 C 粉末制得的微囊也小，但其粒径范围分布较广。由粒径更大的维生素 C 粉末所制成的微囊较大，粒径分布范围也广。

（二）载体材料的用量 Material amount for microencapsulation

一般药物粒子愈小，其表面积愈大，要制成囊壁厚度相同的微囊，所需的微囊化材料愈多。在囊心物粒径相同的条件下，囊材用量越多，微囊的粒径越大。

（三）制备方法 Preparation methods

微囊、微球的粒径对制备方法的依赖性较大，不同的制备方法得到的粒径不一定相同。同一种制备方法，采取不同处理过程，得到的粒径也可不同。例如，氮烯苯酸明胶微球可以用单凝聚法或乳化交联法制备。单凝聚法得微球粒径 7 ～ 14 μm 的占 93.9%，载药量 54.2%；乳化交联法得微球粒径 7 ～ 14 μm 的占 7.6%，载药量 67%。采用相分离法制备微囊，微囊粒径可小至 2 μm，物理机械法制备微囊，其粒径一般大于 35 μm。微囊化方法的适用药物和粒径范围见表 11-3。

表 11-3 微囊化方法的适用药物和粒径范围

微囊化方法	适用的药物	微囊粒径范围（μm）
空气悬浮	固态	35～5000*
相分离	固态和液态	2～5000*
喷雾干燥和冻凝	固态和液态	5～600

* 最大的粒径可以超过 5000 μm（超过 250 μm 的已属于小丸范围）。

（四）制备时的温度 Temperature for preparation

一般在不同温度下制得的微囊的包封率、大小及其粒径分布均不同。一般来说，温度越低，粒径越大。以乙基纤维素为材料的茶碱微囊，药物与材料的重量比为 1：1，甲苯-石油醚为 1：4，采用溶剂-非溶剂法，搅拌速率 380 r/min，成囊温度分别用 0℃、20℃、40℃，微囊粒径见表 11-4。

表 11-4 不同温度下各粒径范围的茶碱微囊的重量百分率（%）

温度（℃）	粒径（μm）				
	＜90	＜150	＜180	＜250	＜350
0	12.0	49.8	95.8	97.8	98.3
20	2.2	15.7	42.1	84.7	73.1
40	0.5	3.9	10.3	62.0	76.3

（五）制备时的搅拌速度 Stirring speed for preparation

搅拌速度直接影响微囊、微球的粒径。在一般情况下，搅拌速度越快，制备得到的微囊、微球粒径越小，如超声处理比搅拌法制备的微球粒子更小。血红蛋白微囊在 800 r/min 时得微囊平均粒径为 19.2 μm，而用乳匀机，由于转速高，得平均粒径为 4.9 μm 的微囊。聚乙烯醇交联微球制备过程中，影响粒径的最大因素是搅拌速率，如搅拌速率 200 r/min 时其平均粒径为 75 μm，300 r/min 时平均粒径为 35 μm。

然而，有时候搅拌速度太高，微囊、微球可能因碰撞合并而使粒径变大。此外，搅拌速度又取决于工艺的需要。如明胶为材料时，以相分离法制备微囊、微球的搅拌速率不宜太高，所得粒径约为 50～80 μm；因高速搅拌产生大量气泡会降低微囊、微球的产量和质量。

（六）附加剂 Additives

附加剂的类型和浓度会影响微囊、微球的粒径。表面活性剂通过降低分散相与分散介质间的界面张力，改变制备过程中乳滴的大小，从而影响粒径的大小。不同的表面活性剂降低界面张力的能力不同，制备的微球不一定相同。表面活性剂的浓度与微囊、微球的粒径不一定是正比或反比关系。如采用界面缩聚法制备微囊，在搅拌速度一致的情况下，分别加入浓度为 0.5% 与 5% 的脂肪酸山梨坦 85，前者得小于 100 μm 的微囊，而后者则得小于 20 μm 的微囊。又如，采用 PLGA 为囊材，制备醋炔诺酮肟微囊时，加入高分子保护剂明胶的浓度不同，则微囊的粒径不同：1%、2%、3% 明胶制得的微囊粒径分别约为 70 μm、80 μm、60 μm。

二、影响药物释放的因素 Influence factors of drug release

影响药物释放的因素有微囊化或载体材料的类型及规格、药物的性质、微囊的粒径及囊壁厚度、处方与工艺条件等。

（一）材料 Materials

对于微囊，不同的微囊化材料形成的囊壁具有不同的物理化学性质。如明胶所形成的囊壁具有网状结构，药物嵌入网状孔隙中，孔隙很大，因此药物能较快速释放。若是囊壁由聚酰胺形成，其孔隙半径小（约 1.6 nm），药物释放比明胶微囊慢得多。常用的几种材料形成的囊壁释药速率的次序如下：

明胶＞乙基纤维素＞苯乙烯马来酸酐共聚物＞聚酰胺

对于微球，载体材料是否溶蚀及溶蚀的速率影响药物释放。载体材料溶蚀愈快，释药也愈快。生物降解材料的降解速率不同，使得微球形成孔隙的多少和大小不同，从而表现不同的释药速率。由 PLA_{3000}、$PLA_{50\,000}$、$PLGA_{105\,700}$ 三种材料分别作成微球，置磷酸盐缓冲液中，发现 0、10、30 天后微球表面都有孔洞生成且孔洞变大，属初步溶蚀阶段，30 天后溶蚀均变明显，PLA_{3000}、$PLA_{50\,000}$、$PLGA_{105\,700}$ 微球的平均分子量分别变为 2275、40 000 和 24 760，后者含有羟基乙酸单体故降解快，显然三者在体内的释药和残留情况会大不相同。用液中干燥法以 PLA 制备硫酸庆大霉素的微球时，如用无定形 PLA（溶剂用丙酮），则开始释药为突释效应，此后 2 个月为缓释；但如用半晶态的 PLA（溶剂用氯仿），制得的微球多孔，药物在 6 h 即可释放完全。

（二）药物的性质 Drug property

药物的溶解度与药物释放速率有密切关系，在材料等条件相同时，溶解度大的药物释放较快。例如用乙基纤维素为材料，分别制成巴比妥钠、苯甲酸及水杨酸微囊。这三种药物在 37℃水中溶解度分别为 255 g/L、9 g/L、0.63 g/L，巴比妥钠的溶解度最大，其在微囊中的药物释放也最快。

药物在囊壁与水之间分配系数的大小也影响释放速率。如材料为乙基纤维素的巴比妥钠、苯甲酸及水杨酸微囊，其乙基纤维素 / 水的分配系数分别为 0.67、58、151，结果释药 $t_{1/2}$ 分别为 22 min、70 min、80 min，亦是以巴比妥钠释放最快。用扫描电镜发现，水杨酸钠的乙基纤维素微囊在水中形成小孔，而进入水之前并无小孔，小孔是由水溶性的药物水杨酸钠产生的内高渗形成的，小孔形成后水进一步进入，故释放速率受药物的溶解速率的控制。因此，为了使药物实现更长时间的缓释效果，可以将药物先制成溶解度较小的衍生物，或缓释固体分散体，然后再进行微囊化。

（三）粒径大小和囊壁厚度 Particle size and wall thickness of microcapsules

通常，微囊、微球粒径愈小，表面积愈大，释药速率相对愈大。当囊壁材料相同时，囊壁的厚度和密度均影响药物的释放。以磺胺嘧啶微囊为例，当以乙基纤维素为囊材时，其累积释放速率随粒径减小而增高，而且微囊的囊壁愈厚，释放速率愈低。然而，当以乙基纤维素为囊材制备苯巴比妥钠的微囊时，粒径对药物释放的影响却不同。大粒径的苯巴比妥钠，微囊囊膜较厚，虽然其释药的表观扩散系数较高，但囊壁的密度却比小的微囊低，囊膜具有更多孔，导致其释放更快。

（四）处方与工艺条件 Formulation and process

1. 溶剂的影响 Influences of solvent

有人研究用 10 种不同的溶剂以喷雾干燥法制备载模型药物白蛋白的聚乳酸微球，发现溶剂的沸点、溶解性能和表面张力等物理性质影响微球质量和药物释放。用二氯甲烷或硝基甲烷作溶剂可得到外形圆整的微球，微球突释效应仅 5%，但白蛋白的抗原性已明显降低（50%）；而用氯仿、四氢呋喃或二氧六环得到的则是微球的聚集体。

2. 药物与材料比的影响 Influences of drug-to-material ratio

以液中干燥法制备氟尿嘧啶-聚乳酸微球，处方中氟尿嘧啶与聚乳酸的重量比不仅影响微球的包封率，也影响最终产品的突释效应和释放时间。

3. 附加剂的影响 Influences of additives

为了进一步延缓药物的释放，可加入疏水性物质，如硬脂酸、蜂蜡、十六醇以及巴西棕榈蜡。例如地西泮与一定重量的熔融蜂蜡制得的微囊，口服后 8 ~ 12 h 内能均匀释放地西泮，其阻止戊二烯四唑对大鼠诱发惊厥可达 10 h 之久。又如磺胺嘧啶微囊，以乙基纤维素为微囊化材料，采用不同量的硬脂酸为阻滞剂，随着阻滞剂含量增加，药物体外释放速率降低。这是因为硬脂酸溶于有机溶剂中，成囊后填充在乙基纤维素囊壁内起增塑作用，阻塞膜孔使膜致密，从而使药物体外释放速率降低。

以体外释放作为评价指标考察不同因素对药物释放的影响时，应关注不同释放介质的 pH 值与离子强度对体外释放的影响。介质的 pH 值不同时，生物降解材料的降解速率不同，释放速率也就不同。以壳聚糖-海藻酸盐为材料的尼莫地平微囊，分别在 pH 1.4 和 pH 7.2 的缓冲盐溶液中测定其释药速率。在 pH 7.2 时的释药明显快于 pH 1.4 时，这是由于材料中的海藻酸盐在 pH 较高时可缓慢溶解以致微囊破裂。有研究考察了不同离子强度的 PBS（pH 7.4）对荧光素尼龙微囊中药物释放的影响，当介质的离子强度为 0.8、1.0、1.2 时，1 h 时体外释药结果分别为 38.78%、64.35%、71.99%。

三、影响包封率和载药量的因素 Influence factors for entrapment efficiency and drug loading capacity

许多因素（如处方、制备方法和工艺条件）都会影响药物包封率和载药量。表面活性剂可改善蛋白（模型药物）与 PLA-PEG 之间的界面张力。当不用表面活性剂时，载药量为 2.44%，蛋白包封率为 30.5%；若用脂肪酸山梨坦 80（0.2%）时，载药量为 4.8%，蛋白包封率为 60.0%。微囊、微球的药物包封率和载药量高低主要取决于采用的工艺。喷雾干燥法和空气悬浮法可制得药物包封率 95% 以上的微囊、微球；用相分离法制得的微囊和微球，其药物包封率常为 20% ~ 80%。

第六节　微囊与微球的质量控制

Quality control of microcapsules and microspheres

微囊、微球的质量控制是保证药物发挥应有作用的重要一环。《中国药典》2020 年版四部微粒制剂指导原则（通则 9014）明确微囊和微球属于微粒给药系统，对生产过程与贮存期间应检查的项目有相应的规定，简介如下。

一、形态与粒径及其分布 Shape，size and size distribution

微囊与微球的外观与形态可采用光学显微镜观察，粒径小于 2 μm 时可采用扫描电子显微镜、透射电子显微镜或原子力显微镜观察。

应采用适当仪器测定微囊与微球粒径的平均值及其分布的数据或图形。测定粒径有多种方法，如光学显微镜法、电感应法或光感应法。微囊与微球的粒径分布数据常用各粒径范围内的粒子数或百分数表示，可按重量分布、体积分布或数目分布来计算。也可采用跨距评价粒径分布，可按照式（11-2）计算。

$$跨距 = \frac{D_{90} - D_{10}}{D_{50}} \tag{11-2}$$

式中，D_{10}、D_{50}、D_{90} 分别指粒径累积分布图中 10%、50%、90% 处所对应的粒径。

如需作图，将所测得的粒径分布数据，以粒径为横坐标，以频率（每一粒径范围的粒子个数除以粒子总数所得的百分率）为纵坐标，即得粒径分布直方图；以各粒径范围的频率对各粒径范围的平均值可作粒径分布曲线。

二、载药量与包封率 Drug loading capacity and entrapment efficiency

载药量（Drug loading capacity）是指微囊或微球制剂中所含药物的重量百分率。一般采用溶剂提取法测定载药量。溶剂的选择原则，应使药物最大限度溶出而最少溶解囊材，溶剂本身也不应当干扰测定。载药量可由式（11-3）求得：

$$载药量 = \frac{微囊或微球中所含药物重}{微囊或微球的总重} \times 100\% \tag{11-3}$$

包封率（entrapment efficiency）是指被实际包封于微囊或微球中的药物量与微粒制剂中包封和未包封的药物总量的比值百分数。包封率可由式（11-4）求得：

$$包封率 = \frac{微囊或微球中所包封药物的量}{微囊或微球中包封与未包封的总药量} \times 100\% \tag{11-4}$$

包封率测定时，应当通过适当方法（如凝胶柱色谱法、离心法或透析法）将游离药物与被包封药物进行分离后再计算。微粒制剂的包封率一般不得低于 80%。

三、释药速率 Drug release rate

为了掌握微囊、微球中药物的释放规律、释放时间，必须进行释药速度的测定。根据微囊、微球的特点，可采用《中国药典》2020 年版四部通则释放度测定法进行测定。

四、有害有机溶剂的限度 Limit of harmful organic solvents

在生产过程中引入有害溶剂时，应按《中国药典》2020 年版四部通则 0861（残留溶剂测定法）测定，凡未规定限度的，可参考 ICH（The International Council for Harmonisation of Technical Requirements for Pharmaceuticals for Human Use）指导原则，制定有害溶剂残留量的测定方法与限度。

五、药物突释效应与渗漏率 Burst effect and leakage rate of drug

药物在微粒制剂中一般有三种情况，即吸附、包入和嵌入。在体外释放试验时，表面吸附的药物会快速释放，称为突释效应（burst effect）。开始 0.5 h 内的释放量要求低于 40%。

若微囊、微球产品分散于液体介质中贮存，应检查渗漏率，可由式（11-5）计算。

$$渗漏率 = \frac{产品在贮存一定时间后渗漏到介质中的药量}{产品在贮存前包封的药量} \times 100\% \tag{11-5}$$

六、其他 Others

微囊或微球制剂，除应当符合《中国药典》2020 年版四部微粒制剂指导原则（通则 9014）的要求外，还应当符合有关制剂通则，如片剂、胶囊剂、注射剂、眼用制剂、气雾剂等的规定。若微囊、微球制成缓释、控释、迟释制剂，则还应符合其相应指导原则的有关规定。

（代文兵）

参考文献

[1] 张强，武凤兰. 药剂学 [M]. 北京：北京大学医学出版社，2005.

[2] 唐星. 药剂学 [M]. 4 版. 北京：中国医药科技出版社，2019.

[3] 方亮. 药剂学 [M]. 8 版. 北京：人民卫生出版社，2016.

[4] 国家药典委员会. 中华人民共和国药典：2020 年版 [M]. 北京：中国医药科技出版社，2020.

[5] 李想，孙考祥，李又欣. 长效微球制剂产业化研究进展 [J]. 中国药学杂志，2019，54（21）：1729-1733.

纳米制剂
Nanopreparations

第一节 概 述
Introduction

一、基本概念 Basic concepts

纳米（nano）这个前缀来自希腊语单词 dwarf，1 纳米（nm）相当于 1 米（m）的十亿分之一（10^{-9} m）。纳米技术这一术语最早出现于 1974 年，日本东京大学科学家 Norio Taniguchi 报道的纳米尺度材料（简称纳米材料），引起了各领域研究者的兴趣。自此，纳米技术逐步进入了药剂学领域，成为了药物制剂的重要应用技术之一。

纳米结构并非人类创造，自然界物质中就存在，从牛奶到控制生物活动的蛋白质中都存在纳米结构。纳米结构可以改变材料的体内外特性，其主要体现在两个方面。一方面，纳米结构具有更大的比表面积，随着粒径减小，越来越多的原子暴露到界面上。当颗粒粒径为 30 nm 时，5% 的原子存在于颗粒界面上，10 nm 时为 20%，3 nm 时则达到 50%。另一方面，当药物制剂的尺度降至纳米级时，即形成纳米尺度药物制剂（简称纳米制剂），其可能改变药物的体内药动学特征，从而显著影响治疗效果。

纳米制剂的形式多样且层出不穷。用于药物制剂的常见形式包括脂质体、脂质圆盘、聚合物胶束、纳米粒（聚合物纳米粒、脂质纳米粒等）和纳米晶等。因脂质体会在脂质体章节中介绍，故本章不再赘述。

纳米制剂可用于多种给药途径。用于口服给药时，纳米制剂可提高药物生物利用度和稳定性；用于黏膜给药时，纳米制剂因其粒径小、表面能大，能有效滞留于黏膜上，有利于提高药物的局部生物利用度或全身吸收。用于静脉注射时，纳米制剂是实现药物靶向递送的最重要形式。

二、药物靶向递送系统 Targeting drug delivery systems

药物靶向递送是指借助载体、配体或抗体将药物选择性递送至靶组织、靶器官、靶细胞或特定细胞器，以期将药物最大限度地浓集到靶区，或以可控的速度和方式在靶区释放药物，实现提高治疗效果和降低毒副作用的目标。

药物靶向递送的概念最早由德国免疫学家、肿瘤化疗的奠基人保罗·埃尔利希（Paul Ehrlich）于 20 世纪初期提出。20 世纪下半叶，随着分子生物学、细胞生物学和材料学等多个学科的进步，药物靶向递送研究获得飞速发展，成为了药剂学领域方兴未艾的热点研究领域之一。

按照药物靶向递送机制之不同，可将药物靶向递药系统（targeting drug delivery system）或靶向制剂分为三类，即被动靶向递药系统（passive targeting drug delivery system）或被动靶向制剂、主动靶向递药系统（active targeting drug delivery system）或主动靶向制剂、物理化学靶向递药系统（physicochemical targeting drug delivery system）或物理化学靶向制剂，其靶向递药机制如图 12-1 所示。

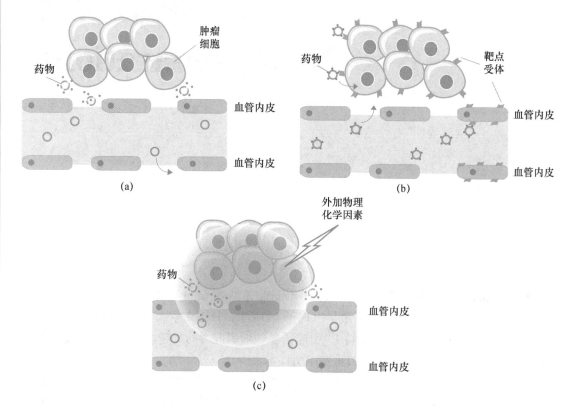

图 12-1 抗肿瘤药物的三种靶向递药机制示意图
（a）被动靶向递药；（b）主动靶向递药；（c）物理化学靶向递药。

（一）被动靶向纳米制剂 Passive targeting nanopreparations

被动靶向纳米制剂是指可根据机体各组织、器官或细胞对不同纳米尺度颗粒滞留性的差异，实现有差异阻留或摄取的纳米制剂。被动靶向纳米制剂通常采用注射方式给药，其体内分布取决于纳米颗粒的尺度。纳米尺度与体内分布特征之间的关系如表 12-1 所示。

表 12-1 纳米尺度与体内分布特征

给药方式	粒径（nm）	体内分布特征
静脉注射	< 10	透过血管内皮后导入淋巴系统或进入骨髓
	10 ～ 100	肝实质细胞摄取
	100 ～ 200	被单核吞噬细胞系统从血液中清除，到达肝和脾
	200 ～ 400	集中于肝后，迅速被肝清除
组织间隙注射	10 ～ 100	透过毛细淋巴管内皮间隙导向淋巴系统

在很长一段时间内，研究者都相信具有适宜粒径的被动靶向制剂能利用肿瘤的渗透和滞留增强效应（enhanced permeability and retention effect，EPR）被动靶向到实体瘤，因为诸多实验动物模型中的肿瘤都表现出了显著不同的病理生理特征，肿瘤部位血管渗透性增强，某些特定大小的大分子物质和纳米制剂可穿透肿瘤部位的血管内皮进入肿瘤组织；又因为肿瘤部位淋巴系统异常，对组织间隙纳米颗粒的清除存在障碍，所以大分子物质和纳米制剂能长时间、高浓

度地蓄积在肿瘤部位。但肿瘤的这种效应在临床上尚无定论，有待进一步考证。

除粒径外，纳米颗粒的表面性质也会影响其体内分布。单核吞噬细胞系统（mononuclear phagocyte system，MPS）对纳米颗粒的摄取主要由颗粒吸附血液中的调理素（opsonin），包括 IgM、IgG、C3b 或纤维结合素等辅助完成。纳米颗粒表面吸附调理素后，可以与吞噬细胞上相关受体作用而被摄取。

纳米颗粒的粒径及其表面性质决定了所吸附调理素的种类及其程度，也就决定了吞噬的途径和机制。表面强亲水性的纳米颗粒吸附调理素较少，被 MPS 吞噬较少，相对易浓集于肺部。当纳米颗粒的亲水性表面吸附免疫球蛋白后，表面疏水性增强或激活补体，进而被吞噬细胞吞噬而富集至肝部。荷负电的纳米颗粒表面电位绝对值越大，越易为 MPS 摄取而聚集于肝脏；纳米颗粒表面带正电荷则更易被肺部丰富的毛细血管所截留而聚集于肺部。

（二）主动靶向纳米制剂 Active targeting nanopreparations

主动靶向纳米制剂是一类由具有主动识别靶组织、靶细胞或靶分子的功能分子（简称"靶头"）修饰的纳米制剂，其具有主动寻靶功能，可以将药物靶向递送至病灶组织、细胞或细胞器内，实现对疾病的精准治疗。主动靶向纳米制剂尺度通常需控制在 100 nm 及以下，以便在毛细血管中顺利通行和通过受体途径穿越生物膜屏障，同时也要注意改善其表面性质，避免 MPS 将其过快清除。

根据所用靶头的种类，主动靶向纳米制剂可以粗略分为两大类：抗体介导主动靶向纳米制剂和受体介导主动靶向纳米制剂。抗体介导主动靶向纳米制剂通过抗体与抗原的特异性结合，使连接了抗体的纳米制剂在体内识别对应抗原的病灶组织或细胞，从而将药物靶向递送至疾病部位。如通过抗体直接与药物相连为抗体药物偶联物（antibody-drug conjugate，ADC），将单克隆抗体的高特异性与小分子细胞毒药物的高活性结合起来，可将细胞毒药物靶向递送至病灶组织，在提高治疗效果的同时降低毒副作用。连接抗体的纳米粒称为免疫纳米粒，其余载体类型以此类推。受体介导主动靶向纳米制剂是利用靶区表达的特定受体能与对应配体分子发生特异性结合的特点，将配体分子修饰在荷药载体或药物上，从而将荷药载体或药物靶向递送到病灶区域。

目前主动靶向纳米制剂最常见的靶向治疗疾病是肿瘤。治疗肿瘤的化疗药物对正常组织和器官的毒性较强，亟需通过制剂手段提高药物在肿瘤部位的富集程度，减少药物向正常组织的分布。由于肿瘤细胞与正常细胞在基因及其表达方面存在差异，肿瘤细胞及其新生血管表面具有一系列特异或过度表达的受体，故而研究者寻找或设计出可以与肿瘤细胞表面高表达受体发生特异性结合的配体分子，如小分子（叶酸等）、多肽分子（精氨酸-甘氨酸-天冬氨酸）和蛋白分子（转铁蛋白）。随着对疾病病理生理认识的深入，研究者不断发掘新颖的配体分子，这方面的研究成果层出不穷，在实际工作中需要追踪最新文献报道，及时了解该研究领域的发展状况。

（三）物理化学靶向纳米制剂 Physicochemical targeting nanopreparations

物理化学靶向纳米制剂是通过某些物理或化学方法将药物递送到疾病部位而发挥靶向治疗效果的纳米制剂。例如，因 pH 而改变结构的载体材料可制备成病灶组织 pH 敏感释药的纳米制剂；因温度而导致相转变的载体材料可制备成温度敏感释药的纳米制剂；将磁性材料包载在纳米制剂中，在外磁场引导下可定位到预设定的靶位等。本章所涉及的环境敏感型纳米制剂均属于此类靶向机制。

三、纳米制剂与蛋白冠 Nanopreparations and protein corona

蛋白冠（protein corona）是指微粒进入体内后其表面非特异性吸附的蛋白质集群。随着对纳米制剂体内命运研究的深入，纳米制剂进入体后被体内环境赋予的"蛋白冠"逐渐进入研究者的视野。

（一）蛋白冠的形成 Formation of protein corona

蛋白质在纳米制剂表面的吸附由纳米制剂与蛋白质之间的相互作用驱动。蛋白冠的形成主要取决于纳米制剂表面的物理化学性质（包括表面曲率、颗粒大小和形状）、表面电性（如电荷属性及数量）、表面极性（如亲水性能和疏水性能）、表面极化（如在外电场作用下的电子极化、离子极化所形成的电偶极子，或取向极化所形成的电矩）、环境中蛋白质种类及其浓度。血浆中存在 3000 多种蛋白质，其中几十种都可能会参与同纳米制剂的相互作用。

蛋白冠的吸附与解吸附是一种动态平衡。蛋白冠形成过程是不同蛋白质与纳米制剂表面相互作用的竞争过程，故而蛋白冠的组成可能会随时间变化。随着时间的推移，弱结合、低亲和力的蛋白质将被高亲和力、紧密结合的蛋白质取代，这种变化过程称为 Vroman 效应。

（二）蛋白冠对纳米制剂的影响 Influences of protein corona on nanopraparations

1. 对稳定性的影响 Influences on stability

由于纳米制剂具有尺寸小、比表面积大和表面能高的特征，蛋白质在纳米制剂表面上吸附而形成蛋白冠的过程是一个热力学驱动的自发过程。蛋白冠对纳米制剂稳定性的影响并无确定趋势，有的研究提示蛋白冠能提高纳米制剂的胶体稳定性，有的研究发现蛋白冠会导致纳米制剂的聚集。这种不确定性可能与蛋白质浓度有关：当蛋白质含量较低时，蛋白质将充当纳米颗粒之间交联的桥梁，从而导致纳米制剂聚集；随着蛋白质浓度的增加，当有足够的蛋白质能够完全包裹单个纳米制剂而形成完整蛋白冠时，则能提高纳米制剂的空间稳定性。

2. 对靶向性的影响 Influences on targeting

蛋白冠可能会直接影响纳米制剂的靶向能力，诸多主动靶向纳米制剂临床试验的失败或许与此有关。蛋白冠会屏蔽主动靶向纳米制剂表面的靶向分子，阻断其对靶点分子的识别。体外研究发现，即使只有很低浓度水平（体积比 10%）的血清，蛋白冠也会降低纳米制剂对靶细胞的靶向能力。靶头越小，受蛋白冠影响的可能性越大。蛋白冠还可能直接作用于靶向分子并引起其结构变化，从而影响纳米制剂对靶细胞的亲和力。但若善加利用，蛋白冠也可能助力靶向递药，即借助靶向制剂所吸附血浆蛋白对特定器官或组织的亲和力，实现纳米制剂的靶向，例如有研究设计了一种能结合血液中载脂蛋白 A1 的脂质体，可将载脂蛋白 A1 受体的结合域暴露在脂质体表面，借助血脑屏障内皮细胞上的 LRP1、LRP2 或 SR-B1 等受体介导转胞吞作用，实现跨越血脑屏障，抗脑部肿瘤的效果。

3. 对血液循环时间的影响 Influences on blood circulation time

足够的血液循环时间是纳米制剂靶向递药的前提条件。蛋白冠的形成改变了纳米制剂表面性质，必然会影响 MPS 对纳米制剂的吞噬，从而影响纳米制剂的体内循环时间。调理素属于蛋白冠的组成部分，若调理素在蛋白冠中比例较高，将诱导巨噬细胞识别并吞噬，导致纳米制剂被快速清除。相反，若蛋白冠富含白蛋白或载脂蛋白，则会延长纳米制剂的循环时间。可见，蛋白冠对纳米制剂血液循环时间的正面影响或负面影响取决于蛋白冠的成分。

4. 对细胞非特异性摄取的影响 Influences on the cell nonspecific uptake

细胞非特异性摄取是细胞在没有生物分子控制情况下随机进行的过程。纳米制剂被细胞非特异性摄取过程通常分为两步：第一步是纳米制剂吸附在细胞膜表面，第二步是细胞通过能量依赖途径内化纳米制剂。蛋白冠的存在会降低纳米制剂的表面自由能，削弱纳米制剂对细胞的黏附力，进而减少细胞摄取。如在研究培养基中血浆蛋白对 PEG 化聚苯乙烯纳米粒细胞非特异性摄取的影响时发现：当培养基中不含血浆蛋白时，PEG 化聚苯乙烯纳米粒的细胞非特异性摄取较高；当培养基中含血浆蛋白时，PEG 化聚苯乙烯纳米粒的细胞非特异性摄取较低，即没有或拥有较少蛋白冠的纳米制剂更容易被细胞非特异性摄取。对于某些存在接触毒性的纳米颗粒（如带正电荷的聚苯乙烯纳米粒），蛋白冠可对其造成的膜损伤起保护作用。

（三）减少蛋白冠的策略 Strategies for reducing protein corona

一般来说，以下特征有利于减少蛋白冠的形成：亲水性、不带电荷、无氢键供体、只有氢键受体。PEG 化（pegylation）修饰能有效阻止非特异性蛋白的吸附，减少蛋白冠的形成。有研究表明：将分子量 5000 的 PEG 修饰在 PLGA 纳米粒表面，可使纳米粒对血浆蛋白的吸附量降低约 87%（PLGA 纳米粒的血浆蛋白吸附量 99.1 μg/0.08 m^2，PEG 化 PLGA 纳米粒血浆蛋白吸附量 13.0 μg/0.08 m^2），其蛋白冠组成亦有变化，如补体系统组分（补体因子 D、补体因子 I 和补体成分 3）的吸附量显著降低。但 PEG 化修饰也不能完全规避血浆蛋白吸附，PEG 的分子量、结构、端基和接枝密度对纳米制剂的"隐身"性能有一定影响，同时纳米制剂本身的性质也至关重要。

第二节　纳米粒
Nanoparticles

根据《中国药典》2020 年版四部微粒制剂指导原则（通则 9014）的规定，药物或与载体辅料经纳米化技术分散形成的粒径＜ 500 nm 的固体粒子称为纳米粒。纳米粒（nanoparticle）按结构可以分为纳米囊和纳米球（图 12-2）。纳米囊的结构为膜壳型，纳米球的结构为骨架型或核壳型，两者均可分散在水中，形成胶体溶液。

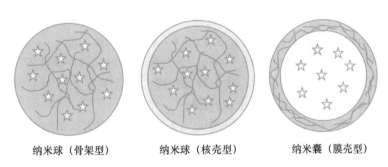

纳米球（骨架型）　　　纳米球（核壳型）　　　纳米囊（膜壳型）

图 12-2　纳米球和纳米囊的结构示意图

一、常用载体材料 Commonly used carrier materials

理想的纳米粒载体材料应具有良好的载药能力、生物相容性、生物降解性、组织穿透性以及靶向性。以下对具有较好医药领域应用价值的生物可降解材料做初步介绍。随着材料科学的不断进步，新颖材料不断涌现，实际工作中应参考最新专著与文献。

（一）天然高分子材料 Natural polymer materials

1. 白蛋白 Albumin

白蛋白是血浆中含量最高的蛋白质，其包括牛血清白蛋白（BSA）和人血清白蛋白（HSA）等，以 HSA 最为常用，其可生物降解，水溶性好，无毒、无免疫原性。因 HSA 所含酸性氨基酸残基数量大于碱性氨基酸残基数量，其在生理条件下荷负电。因其结构中存在较多的荷负电氨基酸残基可作药物结合位点，HSA 的药物负载能力较强。基于上述优点，HSA 已被用于多种药物的递送载体材料，《中国药典》2020 年版将以白蛋白作为药物载体形成的纳米粒称为白蛋白纳米粒。白蛋白作为纳米粒载体材料的优势在于：①原材料来源广，易于纯化和生产；②适用药物范围广，且能保护药物免受降解；③白蛋白表面的氨基及羧基易被化学修饰，容易与靶向配体连接，可实现药物的主动靶向递送；④白蛋白的低免疫原性及其本身的蛋白组成，有利于提高纳米粒血浆稳定性，进而能充分利用肿瘤 EPR 效应，实现肿瘤的被动靶向；⑤白蛋白纳米粒可与肿瘤血管上皮细胞表面高表达的 gp60 糖蛋白受体结合，启动细胞的转胞吞作用并导致细胞膜内化形成胞膜窖，胞膜窖与细胞膜融合内化可促进纳米粒进入肿瘤间质部位，实现肿瘤的主动靶向。

2. 壳聚糖 Chitosan

壳聚糖是由虾蟹类壳成分甲壳素经脱乙酰基而得，其是 N-乙酰-D-葡萄糖胺和D-葡萄糖胺通过 1,4-糖苷键连接而成的阳离子多糖，可溶于酸或酸性水溶液，无毒、无抗原性，在体内能被溶菌酶等酶解，具有良好的生物降解性和生物相容性，可通过与戊二醛或三聚磷酸钠等交联剂相互作用而制备成纳米粒。壳聚糖骨架上具有高反应活性的 C_2 氨基和 C_6 羟基，易于进行进一步功能化修饰。壳聚糖纳米粒表面荷正电，能够与带负电荷的细菌或黏膜表面的唾液酸残基发生电性吸附，故而具有显著的黏膜黏附性，在黏膜给药途径方面应用很多。

3. 明胶 Gelatin

明胶是由胶原经酸或碱催化水解所得的蛋白质混合物，其分子量在 15 000 ～ 25 000 之间，主要由甘氨酸、脯氨酸和羟脯氨酸残基构成，在体内可被水解成氨基酸。因制备时水解方法不同，可分为酸法明胶（A 型）和碱法明胶（B 型）：A 型明胶等电点为 7 ～ 9，溶液（1%）在 25℃时 pH 为 3.8 ～ 6.0；B 型明胶等电点为 4.7 ～ 5.0，溶液（1%）在 25℃时 pH 为 5.0 ～ 7.4；两者均几乎无抗原性，可根据药物对酸碱性的要求选用。

（二）合成高分子材料 Synthetic polymer materials

1. 聚酯类 Polyester

聚酯类材料包括聚乳酸（polylactic acid，PLA）、聚羟基乙酸（polyglycolic acid，PGA）、聚乳酸-羟基乙酸（polylactic-co-glycolic acid，PLGA）和聚己内酯（polycaprolactone，PCL）等。这些材料均为疏水性可生物降解性材料，不同的聚合度对应不同的理化性质。PLGA 已经被美国 FDA 批准上市。PCL 属于半晶体聚合物，降解较慢，一般作为长效制剂的载体。

2. 聚氰基丙烯酸烷酯 Polyalkylcyanoacrylate

聚氰基丙烯酸烷酯（polyalkylcyanoacrylate，PACA）是由氰基丙烯酸烷酯在温和条件下聚合而成，可生物降解，其降解速率随烷基碳原子数的增加而降低，毒性亦随烷基碳原子数的增加而降低。20 世纪 50 年代初，氰基丙烯酸烷酯的快速黏接功能为医疗领域研究人员所认识，氰基丙烯酸甲酯最早作为医用胶上市，氰基丙烯酸正丁酯和氰基丙烯酸正辛酯等同族产品相继问世，后来被用于载药微粒的制备，其特点是水解速率快，故而释药速度较快。

3. 两亲性嵌段共聚物 Amphiphilic block copolymer

两亲性嵌段共聚物是将两种或两种以上性质不同的聚合物链段连在一起制备而成的两亲性聚合物。其分子中同时具有亲水性基团和亲脂性基团，亲脂性基团形成疏水核芯，可作为疏水性药物储库，亲水性基团通常是柔性高分子链，能形成亲水的外壳。常用于制备纳米粒的材料有甲氧基聚乙二醇-聚乳酸（mPEG-PLA）和甲氧基聚乙二醇-聚乳酸羟基乙酸共聚物（mPEG-PLGA）等。

4. 温度敏感型材料 Thermosensitive materials

温度敏感型材料是对温度有响应性的材料，其物理特性（如体积、电泳性、荷电性、流变性、胶体稳定性、亲水性）在特定的温度变化时会发生不连续变化。N-异丙基丙烯酰胺聚合物（poly N-isopropyl polyacrylamide，PNIPAM）可用于制备热敏性水凝胶纳米粒，其最低临界共溶温度（lower critical solution temperature，LCST）在 32 ～ 34℃，基本不受分子量和浓度的影响。当温度低于该温度时，PNIPAM 水溶液呈现透明均相；当温度高于该温度时，分子链坍塌收缩，纳米粒释放药物。另一类重要的温敏聚合物是聚 N-乙烯基己内酰胺（poly

N-vinylcaprolactam，PVCL），相转变温度在 30～50℃，生物相容性较好。

二、制备方法 Preparation methods

（一）分散法 Disperse method

用高分子材料制备纳米粒时，可以选用分散法。

1. 液中干燥法 In-liquid drying

该法又称"溶剂挥发法"。将载体材料和药物溶于可挥发且在水中有适当溶解度的有机溶剂中，制成 O/W 型乳状液，挥发除去有机溶剂，即得。所得纳米粒的粒径取决于溶剂蒸发之前的乳滴粒径，亦与有机溶剂中载体材料浓度有关。可通过调节搅拌速率、分散剂的种类和用量、有机相及水相的量及黏度、容器及搅拌器的形状以及温度等因素来控制纳米粒粒径。此方法既可包裹水溶性药物，也可包裹脂溶性药物。

2. 高温变性法 High temperature denaturation

此方法适用于制备基于蛋白质载体材料的纳米粒，系利用蛋白质在 100～180℃变性的性质来制备纳米粒，适用于包载水溶性药物。具体方法为：将药物与载体材料（如白蛋白或明胶）一起溶解于水中作为水相，加至 40～80 倍体积的油相中，通过搅拌或超声形成 W/O 型乳状液。然后将此乳状液快速滴加至 100～180℃的热油中，保持 10 min 左右，使乳滴在高温下因蛋白质变性而形成纳米粒。最后将上述纳米粒胶体溶液搅拌冷却至室温，加乙醚溶解油相，离心分离，即得。常用油相为液体石蜡和棉籽油。

3. 化学交联法 Chemical crosslinking

此方法系利用甲醛或戊二醛交联固化乳滴中的蛋白质类载体材料而制成纳米粒。此方法第一步同高温变性法，首先制备 W/O 型乳状液；第二步为在冰浴中冷却至胶凝点以下，使含有蛋白质载体材料的乳滴完全胶凝，再用丙酮稀释，过滤，洗涤除去油相；第三步为加入甲醛或戊二醛，利用胺醛缩合反应（甲醛）或席夫反应（戊二醛）使纳米粒固化，以丙酮洗去多余甲醛或戊二醛，在空气中自然干燥，即得。此方法不涉及高温操作，适合于热不稳定药物纳米粒的制备。

4. 盐析凝聚法 Salting-out condensation

此方法系在表面活性剂存在时加入盐析剂，使明胶或白蛋白等蛋白质类载体材料发生盐析脱水而凝聚成颗粒，以适量固化剂（如戊二醛）固化，经透析或葡聚糖凝胶柱除去盐类即得。此方法同样适合于热不稳定药物纳米粒的制备。

（二）聚合法 Polymerization

这类方法从材料单体出发，在一定的物理和化学条件下，使单体发生聚合反应而制得纳米粒。所得纳米粒的粒径、结构和表面性质可通过调节聚合反应的条件来控制，但可能会有残留的未反应单体、引发剂或催化剂，需要特别小心地进行分离纯化并对残留物质的安全性进行严格考察。此外，单体还可能与药物（特别是多肽或蛋白质药物）交联而致药物失活，所得聚合产物分子量亦存在不确定性。根据聚合反应发生的微观位置不同，可分为乳液聚合法、胶束聚合法和界面缩聚法。

1. 乳液聚合法 Emulsion polymerization

此法系在机械搅拌和乳化剂存在的条件下，将疏水性聚合物单体（如氰基丙烯酸正丁酯）分散于含有药物的水相中，单体在 OH^- 离子或其他引发剂的作用下发生聚合反应，即得纳米粒。也可采用后吸附的方式载药，先制得空白纳米粒，再加入药物，使药物吸附于纳米粒上。

现以注射用盐酸米托蒽醌纳米粒为例对此方法做一详细说明：将药物、右旋糖酐和亚硫酸氢钠溶解于蒸馏水中，加稀盐酸调节 pH 为 1～2，在机械搅拌下缓缓加入氰基丙烯酸正丁酯，继续搅拌 3 h，加入无水硫酸钠，再继续搅拌 1 h，以稀氢氧化钠溶液调节 pH 至近中性，经微孔滤膜滤过，即得。此法中，聚合反应在室温进行，以水中的 OH^- 作引发剂，故聚合反应速率受 pH 影响。碱性溶液中聚合反应速率快，所得纳米粒粒径大，而酸性溶液中聚合反应速率慢，形成的纳米粒粒径小，因而水相 pH 值在 4 ~ 10 内较好。右旋糖酐系稳定剂，解离后的阴离子可取代 OH^- 作为聚合反应引发剂，由于右旋糖酐阴离子的空间位阻比 OH^- 大，可防止纳米粒继续聚合粘连，有利于保持较小粒径。另外，体系中单体浓度和搅拌速度也是影响粒径的重要因素。此法避免了有机溶剂的使用。

2. 胶束聚合法 Micelle polymerization

此法系将水溶性聚合物单体及药物溶解于水中，在表面活性剂存在的条件下，经搅拌分散至大量疏水性有机溶剂中（如正己烷），加入引发剂或以 γ 射线、紫外线或可见光引发，使单体发生聚合反应，即得纳米粒。

3. 界面缩聚法 Interfacial polycondensation

此法系将药物和单体溶于有机相中，在搅拌条件下将其缓缓滴入含有表面活性剂的水溶液中，分散得到 O/W 型乳状液，使单体在油/水界面上进行聚合反应，即得纳米粒。也可用脂溶性更强的有机溶剂（如环己烷或异丙烷）作为外相。该法适合于脂溶性药物纳米囊的制备，包封率和载药量较高。

（三）纳米粒的表面修饰 Surface modification of nanoparticles

纳米粒的表面修饰已被广泛用于延长血液循环时间和提高靶区富集。一般来说，因血管内皮表面荷负电，荷正电的纳米粒容易吸附在血管内壁上，很快从血液中被清除，荷负电的纳米粒会因电荷选择性过滤而更容易富集在肝脏。为减少血液中纳米粒的清除，常用策略是在其表面修饰一层抗调理素吸附的聚合物或者适宜的细胞膜。最经典的抗调理素吸附策略是 PEG 化。修饰在纳米粒表面的 PEG 分子量和表面接枝密度会显著影响其抗调理素吸附的效能，一般来说，长分子链、高接枝密度的 PEG 表现更为优异。另一类抗调理素吸附聚合物是两性离子聚合物，即同时含有带正电和带负电的基团且总体呈中性的聚合物，例如聚磷酸胆碱、聚磺基甜菜碱和聚羧酸甜菜碱。

近年来发展出了以细胞膜（如红细胞、血小板、白细胞或癌细胞等细胞的细胞膜）包裹纳米粒的新策略，所得的仿生纳米粒能借助细胞膜的性质实现特定的递释目标。例如，红细胞膜包裹能减少巨噬细胞对纳米粒的吞噬，血小板膜包裹能选择性将纳米粒富集在血栓部位，白细胞膜或肿瘤细胞膜包裹能延长纳米粒的血液循环时间并提高肿瘤富集。

三、纳米粒的质量控制 Quality control of nanoparticles

纳米粒的质量要求与微囊、微球及脂质体等微粒系统基本一致，《中国药典》目前均采用同一指导原则。一般而言，纳米粒的质量研究应包括以下研究内容。

（一）理化特性 Physicochemical properties

纳米粒的理化特性包括粒径及粒径分布、外观形态和表面电位等。

（二）药剂学特性 Pharmaceutical properties

1. 体外特征 In vitro characterization

纳米粒的体外特征包括包封率、载药量、体外释药动力学及机制、纳米载体降解规律及机理、冻干品重分散性、药物泄漏率、纳米粒中的药物稳定性和纳米粒本身的物理稳定性等。

2. 细胞水平评价 Cell level evaluation

纳米粒的细胞水平评价包括靶细胞对纳米粒的摄取过程、摄取机制和药理学效应。

3. 体内特征 In vivo characterization

纳米粒的体内特征包括体内药物动力学过程、体内分布（特别是靶向性评价）、药效学评价、毒理学评价及免疫原性评价等。

四、纳米粒的应用 Application of nanoparticles

（一）抗肿瘤治疗 Antineoplastic therapy

纳米粒制剂可改变药物的体内过程，包括延长血液循环时间，改变体内分布。单核吞噬细胞系统摄取纳米粒对其自然靶标（如肝脏）的疾病治疗非常有利，进行适当的主动靶向修饰还可提高其对特定靶区的靶向性。鉴于抗肿瘤药物的全身毒性问题，抗肿瘤治疗是纳米粒制剂最有价值的应用之一，目前研究所涉及的药物非常广泛。

针对特定实体瘤细胞表面高表达的受体或抗原蛋白，利用特异性配体多肽或抗体修饰纳米粒，构建主动靶向纳米粒制剂，可提高药物抑瘤效果。例如，将针对血脑屏障（blood-brain barrier，BBB）或血-肿瘤屏障（blood-tumor barrier，BTB）的主动靶向分子修饰在纳米粒表面，可有效地解决化疗药物难以进入脑部发挥抗脑内肿瘤作用的难题。

紫杉醇白蛋白结合物纳米制剂是抗肿瘤药物纳米粒的经典实例。注射用紫杉醇白蛋白结合物（Abraxane）于 2005 年在美国上市，平均粒径约 130 nm。该制剂避免了传统紫杉醇注射剂所用的增溶剂聚氧乙烯蓖麻油可能导致的过敏反应和特殊的输注装置等。以紫杉醇注射剂（Taxol）为对照进行的临床药动学研究（表 12-2）表明，Abraxane 和 Taxol 在组织隔室中的末端消除速率相似，而 Abraxane 的血中 AUC 较小，这可能与以下两个原因有关：① Abraxane 中的紫杉醇从血管隔室向各组织器官的分布更快，而 Taxol 在血中形成的聚氧乙烯蓖麻油胶束不利于紫杉醇从血液向组织分布；② Abraxane 中的白蛋白会介导 gp60 受体被细胞摄取。一项在 460 例乳腺癌患者中进行的Ⅲ期临床试验比较 Abraxane 和 Taxol 效果：Taxol 依标准步骤给药，剂量为 175 mg/m^2，静脉输注 3 h，提前给予类固醇和抗组胺药物以防止聚氧乙烯蓖麻油引起的超敏反应；Abraxane 给药剂量为 260 mg/m^2，静脉输注只需要 30 min，不需要提前预防性抗过敏用药，可使用更高的剂量，不会引发超敏反应，中性粒细胞减少症发生率降低（血浆中紫杉醇浓度超过 0.1 μmol/L 时白细胞数量会显著降低），有效抑瘤率明显提高（33% vs. 19%）。

表 12-2　Abraxane 和 Taxol 临床药动学参数

药物和剂量	C_{max}（ng/mL）	$AUC_{0\sim\infty}$（ng·h/mL）	$t_{1/2}$（h）	CL［L/（h·m^2）］
Abraxane 135 mg/（m^2·30 min）	6100	6427	15	21
Taxol 135 mg/（m^2·3 h）	2170	7952	13	18

（二）抗感染治疗 Antiinfective therapy

将抗生素制成纳米粒制剂的优势可分为两个方面：第一，纳米载体可改变药物的体内药动学行为，延长了药物在血中的循环时间，使药物进入炎症部位的机会增加（微生物感染引起的炎症反应使局部血管壁通透性增强）；第二，纳米载体对 MPS 有明显的靶向性，其进入细胞的过程与微生物感染的途径可能类似，因而纳米载体可增加药物在感染部位的蓄积，有利于抗微生物药物的治疗。

纳米粒制剂早期被用于治疗利什曼原虫，因为利什曼原虫的感染部位是肝脏，纳米粒又容易在肝中聚积，故将抗感染药物载入纳米粒后，对利什曼原虫的治疗效果可提高近百倍。在抗菌药物中研究较多的是两性霉素 B。此外，纳米粒制剂还可用于治疗细胞内微生物的感染。某些微生物（如白色念珠菌、伤寒沙门菌和单核细胞增多性李斯特菌）可在细胞内生长繁殖而引起病变，即胞内感染。游离抗生素药物进入感染细胞能力较弱，即便进入细胞，在生理条件下往往也不太稳定，或只进入了未感染的细胞器等，疗效不佳，甚至完全无效。将抗生素制成纳米粒制剂后，可通过内吞或融合途径将药物带入被感染细胞，实现较高的胞内抗生素浓度，提高抗胞内感染效果。

（三）眼部给药 Ophthalmic delivery

普通滴眼剂给药后易刺激眼部产生大量泪液，导致药物被迅速稀释并清除，药液在结膜囊内的作用时间极短，加之药物一般难以透过角膜而进入眼内，大多需要频繁给药，给患者带来不便，药效亦不能充分发挥。相比之下，纳米粒分散度高，表面积大，与结膜的相互作用较强，因而在结膜囊内滞留时间相对长，泪液清除作用弱。此外，基于亲脂性高分子材料的纳米粒与角膜亲和力更高，可提高房水和角膜组织中的药物浓度。例如，载曲安奈德的核壳结构纳米粒（以 PCL 为核心，包裹 Pluronic F68 为壳）滴眼后能有效地将药物递送到视网膜，改善视网膜结构，减轻视网膜的炎症反应。除了滴眼给药以外，纳米粒也被用作眼内给药载体，用于眼底病治疗。例如，含有贝伐单抗的白蛋白修饰 PLGA 纳米粒制剂玻璃体注射后能将玻璃体内药物浓度维持 8 周。

（四）口服给药 Oral delivery

蛋白质多肽类药物易被胃肠道内的酶降解，难以通过生物屏障，加之半衰期大多较短，需要重复给药，其口服给药一直是世界性难题。将蛋白质多肽类药物载入纳米粒是该领域的热点策略之一，从理论上说，纳米粒制剂有可能提高蛋白质多肽类药物的口服吸收率：①纳米粒通过小肠的 Peyer 结直接经淋巴系统进入体内；②纳米粒分散度高，表面积巨大，与胃肠道壁的接触机会多，从而增加药物吸收机会；③纳米粒比溶液剂更容易被十二指肠的微绒毛所捕获并滞留较长时间，如采用具生物黏附性的聚合物制备或修饰纳米粒，还能进一步增加药物与肠道上皮细胞的接触时间；④包裹在纳米粒中可减少蛋白质多肽类药物被胃肠道内酶所酶解，并减少蛋白质多肽类药物的聚集变性。例如，聚谷氨酸修饰壳聚糖纳米粒、壳聚糖 / 聚酰胺纳米粒和海藻酸钠 / 右旋糖酐纳米粒等都被尝试用于胰岛素口服载体。

Peyer 结（Peyer's patches，PPs）是肠道相关淋巴组织（gut-associated lymphoid tissue，GALT）中重要的诱导位点，纳米粒制剂口服后可被 Peyer 结所摄取。纳米粒制剂不仅可用于蛋白质多肽类药物的口服吸收，而且适合作为抗原载体，用于诱导黏膜免疫反应。M 细胞（microfold cells，M cells）是 Peyer 结中的一类特化上皮细胞，能摄取肠腔内抗原并将其传递到 Peyer 结的树突状细胞中，故而常被作为纳米粒靶向到 Peyer 结的靶细胞。例如，将对 M 细胞有高度亲和性的 CKSTHPLSC（CKS-9）肽修饰在纳米粒上，纳米粒能更有效地进入 M 细胞。常用作肿瘤靶向分子的精氨酸-甘氨酸-天冬氨酸序列多肽（Arg-Gly-Asp peptide，RGD 肽）能识别 M 细胞上的整合素 β1，也可用作针对 M 细胞的靶向分子，经 RGD 肽修饰的 PLGA 纳米粒口服后在 M 细胞中更为聚集。

（五）鼻腔给药 Nasal delivery

药物入脑的主要障碍是血脑屏障（blood brain barrier，BBB）。BBB 是将大脑与血循环系统分隔开的血管网络，其内皮细胞紧密堆积，生理意义在于保护大脑免受毒素和细菌等有害物质的侵入，但也会将绝大多数药物排除在脑部之外。为了治疗脑部疾病，可利用嗅觉途径将纳米粒递送到大脑内（即"经鼻入脑"，图 12-3）。壳聚糖纳米粒在该领域应用甚多，例如，载干扰小 RNA（siRNA）的壳聚糖纳米粒制剂在小鼠鼻腔给药后能在脑内检测到 siRNA。又如，壳聚糖-聚谷氨酸纳米粒制剂在鼻腔给药后，脑中药物浓度明显高于游离药物组。PLGA 纳米粒也有应用，如乳铁蛋白修饰 PEG-PLGA 纳米粒制剂能提高抗帕金森病药物罗替高汀的脑内浓度。

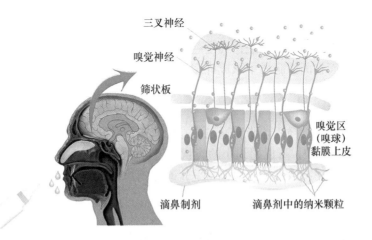

图 12-3　纳米制剂滴鼻后"经鼻入脑"示意图

第三节　固体脂质纳米粒
Solid lipid nanoparticles

一、概述 Introduction

固体脂质纳米粒（solid lipid nanoparticles，SLN）是以脂质材料作为药物载体形成的纳米粒，具体来说，其以固态天然的或合成的类脂（如卵磷脂和三酰甘油）为载体材料、将药物包裹或内嵌于类脂核中制成的、粒径在 50～1000 nm 范围内的固体胶粒制剂。SLN 主要适合于载亲脂性药物，亦可先将亲水性药物通过酯化等方法制成脂溶性较强的前体药物后再行制备。

固体脂质纳米粒的优点包括：①所用载体材料生物相容性好、毒性低；②可采用已有成熟工艺的高压均质法进行工业化生产；③其水分散系统可进行高压灭菌；④亦可通过冻干或喷雾干燥法制成固体粉末后加工成片剂、胶囊剂、丸剂等剂型；⑤固体基质使固体脂质纳米粒具有聚合物纳米粒的优点，包括可控制药物释放和避免药物降解等。

早期的固体脂质纳米粒完全采用高熔点的固体脂质，但载药量和稳定性不理想，因在脂质重结晶过程中形成了具有较少缺陷的完美晶体，没有足够的空间容纳药物分子，长期贮存过程中所包载的药物还可能以结晶析出。为了克服上述缺点，20 世纪 90 年代末开发出第二代纳米结构脂质载体（nanostructured lipid carriers，NLC）（图 12-4）和药脂结合体（lipid drug conjugate，LDC）。

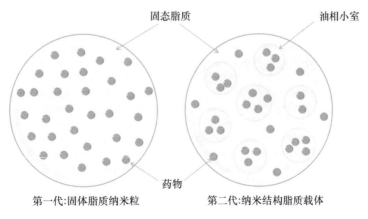

图 12-4　固体脂质纳米粒和纳米结构脂质载体示意图

纳米结构脂质载体包括三种类型：①缺陷型，将空间结构不同的固体脂质混合，增大甘油酯脂肪链间的距离，导致结晶缺陷，提高载药量；②多元型，在固体脂质中添加一定量的液态脂质，由于相分离而在固体脂质中形成许多油相小室，药物溶解在液态油中；③无定形，混合使用某些特定固体脂质（如羟基硬脂酸酯和异丙豆蔻酸酯），可避免冷却过程中结晶形成及晶型转换，从而降低药物析出。

药脂结合体是将药物与固体脂质通过成盐反应或形成共价键结合在一起后加入乳化剂经高压均质而形成的纳米颗粒，可以超细小的囊状、胶束或聚集体存在，粒径范围为 10 ～ 200 nm。药物与脂质的结合可提高亲水性药物包封率，避免药物从载体中渗漏。

二、常用材料 Commonly used materials

制备材料按组分通常可分为固体脂质和乳化剂两类。

（一）固体脂质 Solid lipids

饱和脂肪酸、硬脂酸甘油酯和脂肪酸均可用作制备固体脂质纳米粒的固体脂质材料，包括：三酰甘油类，如三棕榈酸甘油酯、三硬脂酸甘油酯、二十二酸单、双、三甘油酯混合物；脂肪酸类，如硬脂酸、棕榈酸；类固醇类，如胆固醇；蜡质类，如鲸蜡醇十六酸酯、鲸蜡醇棕榈酸酯。其中，硬脂酸最为常用，是机体脂肪的主要成分和能量来源，在室温下呈固态，理化性质稳定，体内有现成的降解途径，生物相容性好，是一种比较理想的载体材料。

（二）乳化剂 Emulsifiers

常用的乳化剂有磷脂类（如大豆磷脂和卵磷脂）、非离子型表面活性剂类（如泊洛沙姆系列和聚山梨醇酯系列）和胆酸盐类（如胆酸钠、甘胆酸钠和牛磺胆酸钠）。研究表明，联合使用多种乳化剂能更好地阻止固体脂质纳米粒聚集，保持其稳定性。

三、制备方法 Preparation methods

（一）高压均质法 High pressure homogenization method

高压均质法是目前常用的生产方法，市场上有不同规格的高压均质机可供选择，也可以利用现有的静脉乳生产线进行工业化大生产。其原理如图 12-5 所示。

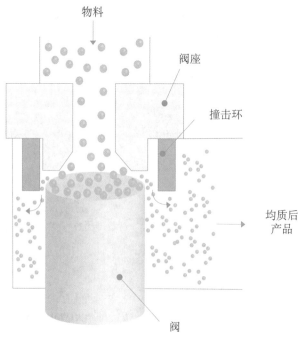

图 12-5　高压均质法原理

根据工作温度不同，高压均质法可分为热均质法和冷均质法。

1. 热均质法 Hot homogeneous method

热均质法在高于脂质熔点的温度条件下进行，以高剪切混合设备将载药熔融脂质和相同温度的水及乳化剂制成初乳，再在高于脂质熔点的温度条件下对初乳进行高压均质，冷却至室温或以下，即得。所得固体脂质纳米粒粒径与均质压力、均质次数有关，一般来说，温度越高，内相的黏度降低，固体脂质纳米粒的粒径越小，但高温也可能增加药物和载体的降解。

2. 冷均质法 Cold homogeneous method

由于热均质法所用高温易诱导热稳定性差的药物降解，因而发展了冷均质法。此方法将药物溶解于熔融脂质材料中，固化后在液氮或干冰等介质中快速冷却（低温能够增加脂质的脆碎度，有助于粒子的粉碎），用球磨机粉碎成粒径为 50 ～ 100 μm 的粉末，在高速搅拌条件下分散于冷的表面活性剂溶液中得到初乳，最后将初乳于室温下高压均质，即得固体脂质纳米粒。

冷均质法可避免高温引起的热敏感性药物降解的问题，降低均质过程中药物向水相中分布，同时避免中间相的形成，适用于对热不稳定药物和低熔点脂类，但所制备固体脂质纳米粒粒径较大且分布较宽。

（二）微乳法 Microemulsion method

该法又称"乳化-分散法"。将低熔点脂肪酸（如硬脂酸）在 65 ～ 70℃下加热熔化，加入药物、乳化剂、辅助乳化剂和水，制成外观透明且热力学稳定的 O/W 型微乳，在搅拌条件下将微乳加至 2 ～ 3℃的冷水中，即得固体脂质纳米粒。分散体系中微乳和水的体积比一般控制在 1：25 ～ 1：50，冷却时微乳与冷水应有足够的温度差，以获得较理想的小粒径固体脂质纳米粒，因为油滴的快速结晶有助于形成较小粒径的固体脂质纳米粒，并避免油滴之间的融合。与高压均质法相比，此法所需设备简单，能耗较低，但稀释步骤使得分散液中固体脂质纳米粒浓度较低，且需使用大量的乳化剂和辅助乳化剂。

（三）溶剂乳化挥发法 Solvent emulsion volatilization method

此法将药物与脂质溶于有机溶剂中构成油相，将表面活性剂溶于水中构成水相，将油相和水相分别加热至相同温度，在机械搅拌条件下将油相倾入水相中，继续搅拌，挥去有机溶剂，将所得混合物快速分散于另外的低温水相中，搅拌即得。此方法装置简单，操作简便，但制备过程中使用的有机溶剂难于除尽，存在潜在的毒性风险，且制备过程中易析出晶体。

（四）薄膜-超声分散法 Film-ultrasonic disperse method

此方法类似于制备脂质体的薄膜水化法：将脂质材料和药物等溶在合适的有机溶剂中，旋蒸除去有机溶剂，成膜，加入适量的乳化剂水溶液，超声分散，即可制成粒径小且分布均匀的固体脂质纳米粒。该方法操作简单，易于控制，但仅适合实验室小规模制备。

此外，还有溶剂乳化扩散法、溶剂分散凝聚法和熔融-高速剪切超声法等方法，在此不再赘述，实际工作中可参考相关专著。

四、固体脂质纳米粒质量控制 Quality control of solid lipid nanoparticles

所需考察项目与纳米粒类似，此处不再赘述。

五、固体脂质纳米粒的应用 Application of solid lipid nanoparticles

（一）口服给药 Oral drug delivery

固体脂质纳米粒制剂可直接以液体形式口服，也可经冷冻干燥或喷雾干燥制成粉末后再加工成其他口服剂型（如片剂、丸剂、粉剂和胶囊）。将难溶性药物或易被胃酸破坏的药物制成固体脂质纳米粒口服制剂后，具有药物保护作用及淋巴吸收特征，有利于提高药物的生物利用度。

（二）注射给药 Injectable drug delivery

固体脂质纳米粒制剂可供静脉注射、皮下注射、肌内注射和关节腔注射等多种注射途径之用，其中研究较多的是静脉注射给药。固体脂质纳米粒平均粒径均小于 1 μm，可制成胶体溶液或冻干粉针用于静脉注射，不会引起血液凝块或毛细血管栓塞，可达到血中长循环或靶向递药的目的。

（三）肺部给药 Pulmonary drug delivery

固体脂质纳米粒水分散体雾化后形成的气溶胶可用于肺部给药，其优点在于降解较快，释药速度合适，且其成分的生物相容性和耐受性好。肺部的吞噬细胞极易吞噬固体脂质纳米粒，可用于治疗肺部 MPS 感染。

虽然固体脂质纳米粒自身具备诸多优点，应用前景广阔，但还存在着一些不足。第一，载药量较低，一般只有 1% ～ 10%，以甘油单酯、双酯和三酯的混合物作为脂质材料或可容纳更多的药物分子，但混合脂质易形成过冷熔融液而非固态粒子，缓释效果相对较差。第二，易出现突释现象，这是因为药物在固体脂质纳米粒中的分布由药物性质（如熔点和极性）、脂质材料性质、表面活性剂浓度和制备工艺参数（如制备温度）等因素决定。若药物熔点高于脂质材料，冷却时药物会优先凝固形成药物核心，表现出缓释行为和高包封率，但若药物熔点低于脂质材料，脂质会优先重结晶形成脂质核心，药物分布在其外层，则表现出突释行为。第三，易发生药物泄漏，这是因为三酰甘油类脂质在加热或贮存过程中会发生晶型转变，通常是从亚稳态 α 型经过 β′ 变为具有完整结晶态的 β 型，随着晶格的有序性提高，容纳药物的能力降低，药物逐渐泄漏；第四，粒径很小，热力学上不稳定，长期放置的固体脂质纳米粒物理稳定性不佳。未来需要从分子水平进一步了解 SLN 的结构特征（尤其是药物与脂质结合方式），并开发新型脂质材料。

第四节　纳米结晶
Nanocrystal

一、概述 Introduction

纳米结晶（nanocrystal）简称纳米晶。纳米晶是以表面活性剂或聚合物为稳定剂、将纳米尺度的药物粒子分散在水中形成的胶体分散体系。纳米结晶技术发展极快，自 1994 年出现至 2000 年第一个纳米结晶制剂（西罗莫司片剂）上市只用了不到十年的时间，这与其独特优点是分不开的：①饱和溶解度高，溶出速率快，口服生物利用度高；②载药量高，理论载药量可以达到 100%，考虑到稳定剂的存在，实际载药量通常可达 30% ～ 90%（w/w）。

目前，纳米结晶的应用实例以口服给药制剂为主。第一个上市的纳米结晶制剂是西罗莫司（sirolimus）片剂，优于口服溶液剂。又如非诺贝特纳米结晶制剂，在进食状态下较普通制剂的生物利用度提高了 35%，减少了食物对吸收的影响。不过，纳米结晶亦可用于其他给药途径，注射给药和黏膜给药都是未来可能得到发展的重要方向。

二、稳定剂与表面修饰 Stabilizers and surface modifiers

纳米结晶为热力学不稳定系统，必须加入稳定剂来提高其稳定性。稳定剂的作用主要基于空间稳定效应和静电排斥效应。所谓空间稳定效应指的是稳定剂包裹在纳米结晶表面，一端与纳米结晶接触，另一端留在溶剂中，在润湿纳米结晶的同时，还能阻碍粒子间的聚集。可见，基于空间稳定效应的稳定剂一端要能与药物紧密接触，另一端要能与溶剂产生良好的溶剂化效应，才能发挥较理想稳定效果。静电排斥效应指的是带电荷的稳定剂吸附在纳米结晶表面，借助静电排斥力阻止纳米结晶聚集的发生。

纳米结晶常见的稳定剂可分为两大类：聚合物型和表面活性剂型。聚合物型稳定剂包括羟丙甲纤维素（HPMC）、聚维酮 K30（PVP K30）和微晶纤维素（MC）等。表面活性剂型稳定剂包括泊洛沙姆 188、泊洛沙姆 407、聚山梨酯 80、聚乙二醇 1000 维生素 E 琥珀酸酯（D-α-tocopherol polyethylene glycol 1000 succinate，TPGS；又名托可索仑，tocofersolan）和十二烷基硫酸钠（sodium dodecyl sulfate，SDS）等。此外，蛋白质也被尝试用作制备纳米结晶的稳定剂，如白蛋白、酪蛋白和 β-乳球蛋白。例如将血清白蛋白吸附在纳米结晶表面，以提高纳米结晶在血清中的稳定性。稳定剂种类对纳米结晶的粒径有重要影响，需通过试验筛选确定最优稳定剂。在一定范围内，稳定剂浓度越高，稳定效果越好。

除使用稳定剂外，还可对纳米结晶进行表面修饰，在提升其稳定性的同时，改变其与机体的相互作用，将应用范围拓展至靶向递药等领域。目前已见报道的纳米结晶表面修饰策略包括以下三类：①基于物理吸附，例如可将类脂（如磷脂和 PEG 化磷脂）吸附在纳米结晶表面，还可进一步在类脂材料中混入主动靶向基团修饰的类脂材料（如靶头-PEG 化磷脂），赋予纳米结晶主动靶向性；②聚多巴胺修饰，即利用多巴胺单体可以在固体基体表面自聚形成聚多巴胺的特性，在纳米结晶表面形成牢固的聚多巴胺包覆层，该包覆层还可进一步与亲核试剂（如巯基和氨基）发生席夫碱加成反应，共价连接主动靶向靶头；③细胞膜包被，即借助细胞膜特性改善纳米晶性质，例如以红细胞膜包裹的多西他赛纳米结晶具有良好的稳定性，进一步修饰以脑肿瘤靶向基团后，在实验动物水平上得到了良好的抗脑胶质瘤疗效。

三、制备方法 Preparation methods

纳米结晶的制备方法可以"从大到小"，也可以"从小到大"，还可二者联用。

（一）从大到小 Top-down

以高能机械力将药物破碎成为纳米尺度颗粒，包括介质研磨法和高压均质法。此方法重现性好，避免了有机溶剂的使用，生产污染少，技术简单，重复性好，易于产业化。

1. 介质研磨法 Medium grinding method

将粗混悬液加入到装有研磨介质（钢珠、玛瑙珠或二氧化锆珠等）的研磨罐内，借助研磨机使药物粒子、研磨介质和研磨室内壁三者之间发生剧烈碰撞，从而粉碎药物颗粒（设备及原理如图 12-6 所示）。研磨后，通过筛网分离将研磨介质和过大的药物颗粒截留在研磨室内，得到小颗粒药物结晶，若粒径达到要求则可直接取出，其余的进行新一轮研磨。研磨过程中可能大量产热，要注意控制温度（热不稳定性药物尤其要注意这点）。此方法应用甚广，多种在美国批准上市的纳米结晶药物（如 Rapamune、Emend、Tricor 和 Megace ES）均以此法制备。

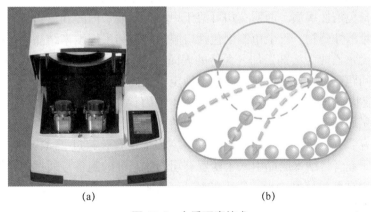

(a)　　　　　　　　　　　　(b)

图 12-6　介质研磨技术

（a）典型设备（实验室规模）；（b）原理，箭头为研磨的方向。

2. 高压均质法 High pressure homogenization method

按均质原理，高压均质技术可分为两类：微射流技术和活塞-裂隙均质技术。微射流技术是将大颗粒药物分散于水或其他溶剂中形成粗混悬液，在高压作用下使粗混悬液高速通过一个特别设计（Z形或Y形）的均化室，利用撞击力、剪切力和空穴作用来减小药物的粒径。活塞-裂隙均质技术是将微粉化的原料药分散在含有稳定剂的溶剂中制得粗混悬液，利用高压使粗混悬液通过均质阀座的狭缝，依赖空化作用、剪切力或冲撞力制备纳米晶体，直到符合粒度要求。已经上市的纳米结晶药物中非诺贝特片剂就是采用高压均质技术制备，但此法均质化周期长，设备能耗较高。

（二）从小到大 Bottom-up

此方法通过在溶剂中产生晶核，再使晶核生长到合适大小。晶核的可控生成至关重要，较高的晶核生成率可使含有药物的溶液更快地脱离过饱和状态，减少晶核生长时间，从而减小纳米晶体粒径及分布离散度。

1. 微量沉淀法 Microprecipitation method

此法将难溶性药物的热饱和溶液加入可混溶的不良溶剂中，通过控制析晶条件来制备纳米晶体。该方法对仪器的要求不高，所得纳米晶体粒径小，分布窄，但操作重现性相对较差。

2. 超临界流体制备法 Supercritical fluid method

此法将药物溶解在超临界流体（如CO_2）中，将所得溶液通过喷嘴的细孔减压雾化，随着超临界液体的迅速气化，析出纳米晶体粒子。此制备方法所用溶剂对环境和人体无害，避免了有机溶剂残留，但设备要求高，亦不适用于在超临界流体中不溶解的药物。

3. 微射流制备法 Microfluidic method

此法将药物溶于良溶剂中，与不良溶剂经单向阀在高压腔内混合并加压，通过喷嘴微孔挤压出来，形成高速喷射流，喷入反应腔，在反应腔内对流、剪切、形成湍流并相互对撞，通过剪切、对撞和空化等效应控制晶体粒径。

（三）组合技术制备法 Combination technology preparation methods

单独采用上述一种技术有时很难制备出符合要求的纳米结晶，因而近年来常将 Bottom-up 和 Top-down 技术相结合，发展出了微量沉淀-高压均质组合技术、高压空化沉淀-均质组合技术、喷干分散-高压均质组合技术、冻干分散-高压均质组合技术、沉淀-冻干-高压均质组合技术和介质研磨技术-高压均质技术等。

四、应用实例 Application examples

（一）西罗莫司片剂 Sirolimus tablets

西罗莫司是第三代免疫抑制剂，用于器官移植抗排斥作用和治疗类风湿性关节炎、红斑狼疮、牛皮癣等自身免疫性疾病。西罗莫司可溶于甲醇、乙醇、丙醇和氯仿等有机溶剂，极微溶于水，是典型的难溶性药物，已上市制剂包括口服溶液剂和采用纳米结晶制备的片剂。西罗莫司口服溶液剂以无水乙醇为溶剂，加入大量的表面活性剂（如卵磷脂、聚山梨酯80），在临床应用上存在以下问题：①西罗莫司在溶液中不稳定，其顺反两个构型的比例在溶液状态下可能发生改变；②溶液状态下的卵磷脂易被氧化，对生产条件要求苛刻；③人体口服生物利用度低，仅为14%；④定量服用不便，需按处方量以特定给药器从药瓶中准确吸取后稀释服用；⑤需冷藏条件下运输储存，开封后须在1个月内用完，室温下保存（超过25℃）不超过30天。为了克服上述缺点，研究者将纳米结晶引入了西罗莫司固体制剂的制备，通过将西罗莫司与泊洛沙姆水溶液混合后以球磨机研磨5天，得到粒径小于400 nm的纳米晶体，喷于乳糖片芯上，解决了西罗莫司口服溶液剂的稳定性问题，口服生物利用度也有所提高（提高了约27%）。

（二）棕榈酸帕利哌酮长效注射剂 Paliperidone palmitate long acting injection

精神分裂症为慢性疾病，需长期服药控制病情进展。帕利哌酮是临床治疗精神分裂症的常见药物，采用口服给药时，因存在患者依从性较差、可能出现擅自停药或忘记用药的难题，不利于病情的控制。棕榈酸帕利哌酮可在体内水解成帕利哌酮，将其制成纳米结晶后，可作为长效注射剂，只需要每月注射一次，有助于提高治疗效果。生产厂家所公布的专利中棕榈酸帕利哌酮长效注射液的制备方法如下：将棕榈酸帕利哌酮溶于乙醇，加热搅拌，在 70℃下溶解，采用不同的冷却梯度冷却至室温，得到结晶后再次加热，后再经梯度冷却。在每次梯度冷却后，过滤并分离所得晶体，加入聚山梨酯 20 与注射用水的混合溶液，混悬液在研磨室内使用锆珠无菌研磨，后通过 40 μm 滤器无菌过滤，与含柠檬酸、磷酸氢二钠、磷酸二氢钠、氢氧化钠和 PEG 4000 的无菌水溶液混合直至均一，即得棕榈酸帕利哌酮注射液。后续还通过增大制剂粒径，进一步降低其体内释放速率，形成了 3 个月给药一次的升级产品。

第五节　聚合物胶束
Polymeric micelles

一、概述 Introduction

聚合物胶束（polymeric micelles）是指由两亲性嵌段聚合物在水中自组装并包埋难溶性药物的胶束溶液。聚合物胶束优点包括：①可增加疏水性药物的溶解性和稳定性；②粒径较小，适宜静脉注射，组织渗透性好；③亲水链段可在胶束表面形成水化膜，阻止血浆蛋白吸附，减少单核吞噬细胞系统摄取，较易实现血中长循环；④当聚合物材料临界胶束浓度足够低时，进入血液后可长时间保持聚合状态，可耐受血液稀释；⑤较易进行表面修饰，实现主动靶向递药目标；⑥材料结构多变，可实现特定功能，如刺激响应型胶束能对外界环境的微小变化作出响应，产生相应的结构形态和释药行为上的变化（甚至突变）。

二、常用材料 Commonly used materials

从药剂学角度来说，具有应用潜力的聚合物胶束材料应具有良好的生物可降解性和生物相容性，故而常见的疏水链段有聚氧丙烯、聚乳酸和聚己内酯等，亲水链段可用 PEG 或 PEO。PEG 化磷脂也可作为胶束材料，如 PEG 化二硬脂酰磷脂酰乙醇胺（PEG-DSPE）。具有酸敏感性的聚-2-乙基-2-噁唑啉和透明质酸等也可作为聚合物胶束的亲水链段。可在其亲水链段末端进一步修饰以主动靶向靶头，使其暴露于所成胶束的表面，以提高聚合物胶束对特定部位的靶向性能。常见聚合物胶束材料如图 12-7 所示。

近年来多种环境响应型聚合物胶束见诸报道，此类载体被温度、pH、氧化还原电位、离子强度、磁、光、电和生物酶触发后，能在特定靶区快速地释放药物或基因。必须强调，作为药物或基因载体的聚合物胶束材料，在实现功能性响应的同时，应该充分考虑其安全性及免疫原性，为未来的应用奠定基础。

三、制备方法 Preparation methods

（一）直接溶解法 Direct dissolving method

当胶束材料中亲水嵌段占比较高、胶束材料水溶性较好时，可将胶束材料直接溶解于水中，也可采用加热或搅拌等方式促进其溶解。当胶束材料浓度高于其临界胶束浓度时，疏水链段在水中聚集形成胶束的核，亲水链段向水中伸展形成胶束的壳，材料自发形成胶束。

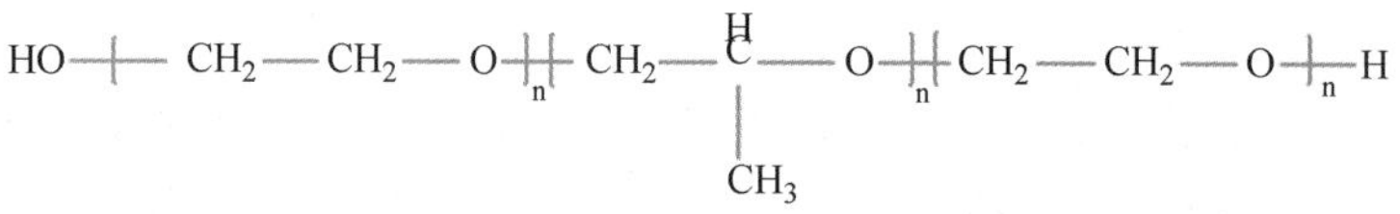

泊洛沙姆

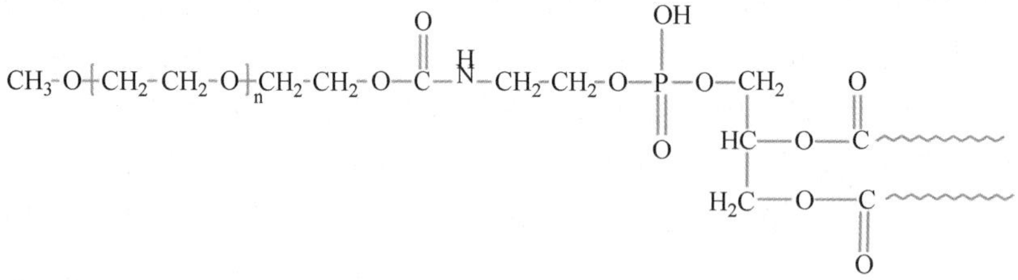

mPEG-DSPE

甲氧基聚乙二醇-二硬脂酰磷脂酰乙醇胺

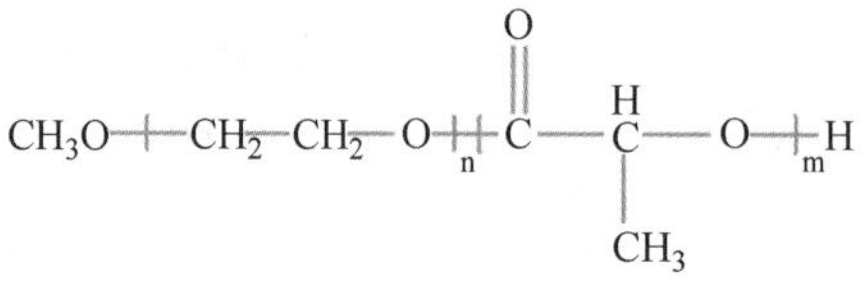

mPEG-PLA

甲氧基聚乙二醇-聚乳酸

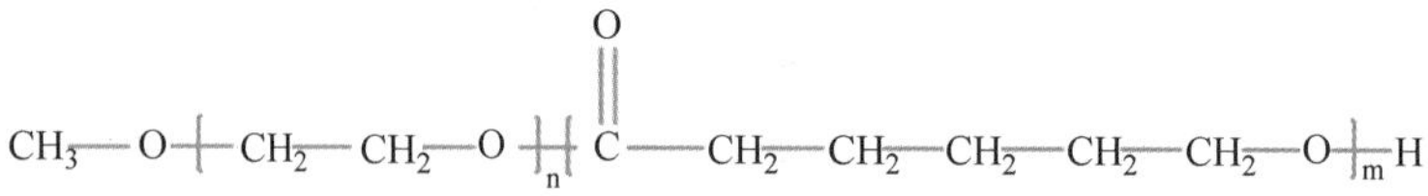

mPEG-PCL

甲氧基聚乙二醇-聚己内酯

图 12-7 常见聚合物胶束材料

（二）透析法 Dialysis method

透析法一般适用于溶解性较差的胶束材料。将胶束材料溶解在溶剂中，待完全溶解后将其转入透析袋，放进水中进行透析。在透析过程中，原溶剂逐渐被水置换，亲水链段形成胶束的壳，疏水链段形成胶束的核，材料自组装形成胶束。

（三）溶剂诱导法 Solvent induction method

此法将胶束材料溶解在适宜的低沸点有机溶剂中，搅拌状态下逐渐加水。随着水的加入，亲水链段溶于水而形成胶束的壳，疏水链段聚集形成胶束的核，随后将有机溶剂蒸发除去，材料自组装形成胶束。

四、载药方式与影响因素 Drug loading ways and influence factors

（一）载药方式 Drug loading ways

聚合物胶束载药方式分为三种：物理包埋法、化学结合法和静电作用法。

物理包埋法是利用胶束内核与药物之间的疏水作用及氢键作用，将药物增溶于聚合物胶束中。实现方法有乳化溶剂蒸发法、固体分散法和透析法等。此方法应用范围较广，但包封率相对较低。

化学结合法是将药物分子共价结合到胶束材料上，然后根据胶束材料性质选择适当方法制备胶束。由于药物与胶束材料通过牢固的共价键相连，故其载药量较大，理论上其包封率的上限可达近 100%，但此方法需要药物含有合适的官能团方能进行反应。

静电作用法是指药物与带相反电荷的聚合物胶束材料通过静电作用紧密结合而被包封于胶束内，当药物为核酸或单克隆抗体时多采用此法。

（二）影响载药量的因素 Influence factors of drug loading amount

1. 药物与疏水段相容性 Compatibility of drug with hydrophobic segment

决定胶束载药量的最主要因素是材料疏水段与药物分子的相容性。亲水性药物在聚合物胶束中的载药量通常较低，而当胶束内核与药物分子间相容性较好时，载药量较高。

当药物与聚合物胶束疏水核心以物理方式结合时，胶束内核与药物分子的相容性可用

Flory-Huggins 作用参数（χ_{sp}）表示：

$$\chi_{sp} = \frac{(\delta_s - \delta_p)^2 \times V_s}{R \times T}$$

其中，δ_s 和 δ_p 分别表示溶质和疏水聚合物的溶度参数，V_s 是溶质的摩尔体积，R 是气体常数，T 是开尔文温度。χ_{sp} 越小，两者相容性越好，当 $\delta_s = \delta_p$ 时，相容性达到最大。例如，用 mPEG$_{2k}$-b-PCL$_{2k}$ 胶束分别包载疏水性药物多柔比星和 β-胡萝卜素时，由于 β-胡萝卜素与形成疏水内核的 PCL 的结构相似，二者具有较好的相容性，故而 β-胡萝卜素载药量高达 25.9%，而多柔比星的载药量仅为 3.5%。

2. 疏水链段长度 Hydrophobic segment length

胶束的核是包载疏水性及两亲性药物的部位，因而疏水链段长度对聚合物胶束载药量有至关重要的作用。增加疏水链段长度，胶束的核随之增大，有可能提高聚合物胶束的载药量。胶束材料分子量也会影响载药量，因为当亲水链段与疏水链段比例确定时，胶束材料相对分子量越大，疏水链段越长，胶束的核芯越大，载药量越高。

3. 工艺条件 Process conditions

采用溶剂蒸发法制备聚合物胶束时，选择合适的溶剂能够提高载药量。不同的制备温度也可能得到不同的载药量，因为在不同温度下聚合物链段的柔韧性及活动能力不同，载药量也可能会有明显不同。

投药量对载药量也有影响，通常聚合物胶束的载药量会在一定范围内随着投药量的增大而增大。例如，以透析法制备包载两性霉素 B 的 PEO-b-PLA 聚合物胶束，投药量增大 2 倍，聚合物胶束载药量提高 3%，可见，适当增加投药量可以增加聚合物胶束的载药量，但载药量与投药量之间并没有线性关系，聚合物胶束的载药量不会无限增大。若投药量过大，会造成浪费，增加成本，必要时可采用适当的方法将未包载入胶束内部的药物进行回收。

五、应用实例 Application examples

（一）紫杉醇胶束 Paclitaxel micelle

紫杉醇聚合物胶束制剂 Genexol 已在韩国获批上市，以 PEG-PLA 为载体材料，作为一线药物治疗复发性、转移性乳腺癌，并与顺铂合用治疗非小细胞肺癌。临床前数据显示，Genexol 对人类卵巢癌和乳腺癌细胞株的毒性与 Taxol 相当，但其安全性更优，在健康小鼠体内的最大耐受剂量为 60 mg/kg，是 Taxol 的 3 倍，在 SD 大鼠体内的半数致死量为 205.4 mg/kg（雄）和 221.6 mg/kg（雌），约为 Taxol 的 25 倍，在荷 B16 黑色素瘤小鼠肿瘤内的药物浓度比 Taxol 高 2～3 倍，其抗肿瘤作用显著增强。在 Ⅰ 期临床试验中，最大耐受剂量为 390 mg/m^2，比 Taxol（175 mg/m^2）高出 1 倍多。Ⅱ 期临床推荐剂量为 300 mg/m^2，静脉滴注 3 h，每 3 周给药 1 次。Genexol 虽未能完全避免过敏反应的发生，但减少了抗过敏药物的用量，对转移性乳腺癌疗效显著，对非小细胞肺癌和胰管癌也表现出优异的治疗效果。

印度也批准了一种紫杉醇聚合物胶束制剂（Nanoxel），载体材料为聚乙烯基吡咯烷酮-聚 N-异丙基丙烯酰胺（PVP-PNIPAM），用于治疗转移性乳腺癌、卵巢癌、非小细胞肺癌及艾滋病相关 Kaposi 肉瘤，其疗效与 Taxol 相当，但不会引起过敏反应的发生，安全性有所提高。

俄罗斯批准了一种紫杉醇聚合物胶束制剂（Paclical），所用载体为 XR-17（一种视黄醇衍生物），与卡铂联用治疗乳腺癌。

以聚乙二醇-聚 L-天冬氨酸为载体材料的紫杉醇聚合物胶束制剂（NK105）针对胃癌和乳腺癌开展了 Ⅲ 期临床试验。该胶束的载体材料采用 4-苯基-1-丁醇对主链疏水端的游离羧基进行修饰，以芳香基团增加了疏水核的内聚力，提高了胶束的载药量和稳定性，载药量可达 23%。

（二）主动靶向多西他赛胶束 Active targeting of docetaxel micelles

首个进入临床研究的主动靶向纳米制剂 BIND-014 也是聚合物胶束制剂，所载药物为多西他赛，载体材料为 PEG-PLA，其中 2.5% 的载体材料进行了靶头修饰，所用靶头为 S,S-2-[3-（5-氨基-1-羧基戊基）-脲基]-戊二酸（ACUPA），能主动靶向至前列腺特异膜抗原（PSMA）。PSMA 是一种跨膜受体，在前列腺癌细胞表面以及大部分非前列腺实体瘤的新生血管上过度表达。该胶束使荷前列腺癌模型肿瘤小鼠的肿瘤质量平均减少 26%，优于未修饰 ACUPA 的多西他赛 PEG-PLA 胶束组和多西他赛溶液组，但遗憾的是，Ⅱ期临床研究结果不佳。

第六节　纳米脂质圆盘
Nanodisk

一、概述 Introduction

纳米脂质圆盘（nanodisk，lipodisk，简称脂质圆盘）是圆盘状纳米级脂质结构。脂质圆盘具有类似于胶束的疏水性脂质内核，磷脂分布于圆盘中心上、下两面，PEG 化磷脂主要分布在圆盘的边缘（图 12-8）。

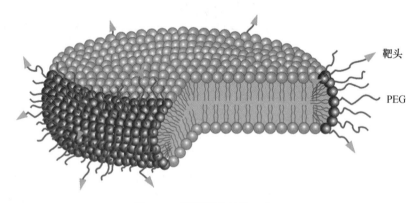

图 12-8　脂质圆盘结构示意图

作为纳米递药系统，脂质圆盘具有在血流中易"着边"、在血管内皮上易吸附的优点。所谓"着边"，指的是血中粒子接触到血管内皮的现象。在血流中，脂质体和胶束等球状纳米粒在形状上具有各向同性，受到的横向作用力小，相对不易"着边"至血管壁。相反，非球状的脂质圆盘能在血流中翻转、振荡，与相同体积的球状颗粒相比，"着边"概率更大。粒子附着在血管内皮表面后，不可避免地受到血流剪切力作用，拉扯其脱离血管壁，回到血液循环中。圆盘形粒子所受的流体动力阻力和转矩小于同体积的球形粒子所受的流体动力阻力和转矩，因而已附着在血管内皮表面的脂质圆盘脱离血管壁的倾向相对较低。此外，脂质圆盘能提供更大的黏附接触面，也有利于其在血管壁内皮上的吸附。

二、常用材料 Commonly used materials

脂质圆盘通常是由磷脂、胆固醇和 PEG 化磷脂组成的。磷脂多选用相变温度较低的磷脂。能否形成圆盘结构取决于材料的组成与比例。磷脂、胆固醇和 PEG 化磷脂三者的混合物在水中会自发形成聚集体，其聚集体的结构会随着 PEG 化磷脂含量的增加，发生从球状脂质体到脂质圆盘再到球状胶束的变化。一般认为，当 PEG 化磷脂占总磷脂材料摩尔比 5% 以下时，主要形成脂质体；当 PEG 化磷脂占总磷脂材料摩尔比在 15%～25% 左右时，主要形成脂质圆盘；当 PEG 化磷脂占总磷脂材料摩尔比超过 30% 左右时，主要形成胶束；需要强调的一点是，形成脂质圆盘的最佳比例因具体磷脂种类而异，需要通过具体试验摸索确定。

三、制备方法与载药方式 Preparation methods and drug loading ways

（一）制备方法 Preparation methods

脂质圆盘多采用薄膜水化法制备。以不载药的空白脂质圆盘制备为例，称取处方量的磷脂、胆固醇和 PEG 化磷脂等载体材料，溶于易挥发溶剂中，旋转蒸发，去除有机试剂，在瓶壁上形成均匀的薄膜，置于真空干燥箱内后，加入适当水化介质（如磷酸盐缓冲液），于适宜温度振摇水化，并进行必要的超声处理，即得脂质圆盘。

（二）载药方式 Drug loading ways

脂质圆盘的疏水内核适合负载疏水性小分子药物。将疏水性小分子药物和载体材料一起溶于易挥发溶剂后旋蒸、水化、超声，即得。例如，以 DOPC、胆固醇和 PEG$_{2000}$-DSPE 构建的脂质圆盘可以此法包载紫杉醇，载药量可达 8%，包封率约 85%。

脂质圆盘也可以吸附的方式负载两亲性多肽类药物。例如，蜂毒肽（melittin）是一种含有 26 个氨基酸的正电性抗菌肽，在低浓度条件下呈现无规则卷曲的构象，一旦与脂质圆盘接触，就会与磷脂膜发生疏水作用，采取 α 螺旋构象结合到脂质圆盘表面上。

四、研究实例 Research examples

有研究者以 c（RGDyK）为靶向分子，制备了由 1-棕榈酰-2-油酰卵磷脂（POPC）、胆固醇、mPEG-DSPE 和 c（RGDyK）-PEG-DSPE（摩尔比为 35：40：23：2）的脂质圆盘，以吸附法包载蜂毒肽。该主动靶向脂质圆盘制剂粒径约 57 nm，载药量 8.84%，能够有效保护蜂毒肽不受蛋白酶的水解，还避免了游离蜂毒肽可能引起的红细胞溶血、注射部位静脉内膜损伤、中膜平滑肌坏死、血栓形成和管周出血等病理现象。在原位脑胶质瘤模型进行的药效学试验显示，该主动靶向脂质圆盘制剂显著延长了模型动物中位生存期。脂质圆盘也可共载蜂毒肽和紫杉醇，即疏水性的紫杉醇负载于脂质圆盘的疏水内核，蜂毒肽吸附于脂质圆盘高度弯曲的外周边缘，发挥了两药协同增效的优势。

（刘　瑜　陆伟跃）

参考文献

［1］Thassu D. 纳米粒药物递送系统［M］. 王坚成，张强，译. 北京：北京大学医学出版社，2010.

［2］褚宇琦，陆飞妃，刘洋等. 蛋白冠与纳米粒子的相互作用［J］. 中国生物工程杂志，2020，40（4）：78-83.

［3］Partikel K，Korte R，Stein NC，et al. Effect of nanoparticle size and PEGylation on the protein corona of PLGA nanoparticles［J］. Eur J Pharm Biopharm，2019（141）：70-80.

［4］Zhang Z，Guan J，Jiang Z，et al. Brain-targeted drug delivery by manipulating protein corona functions［J］. Nat Commun，2019（10）：3561.

［5］Desai N，Trieu V，Yao R，et al. Increased endothelial transcytosis of nanoparticle albumin-bound paclitaxel（ABI-007）by endothelial gp60 receptors：a pathway inhibited by Taxol［J］. EJC Suppl，2004（2）：182.

［6］Mahaling B，Srinivasarao DA，Raghu G，et al. A non-invasive nanoparticle mediated delivery of triamcinolone acetonide ameliorates diabetic retinopathy in rats［J］. Nanoscale，2018，35（10）：16485-16498.

［7］Varshochian R，Riazi-Esfahani M，Jeddi-Tehrani M，et al. Albuminated PLGA nanoparticles containing bevacizumab intended for ocular neovascularization treatment［J］. J Biomed Mater Res A，2015，103（10）：

3148-3156.

［8］Urimi D, Agrawal KA, Kushwah V, et al. Polyglutamic acid functionalization of chitosan nanoparticles enhances the therapeutic efficacy of insulin following oral administration［J］. AAPS Pharm Sci Tech, 2019, 20（3）: 131.

［9］Mukhopadhyay P, Kundu PP. Chitosan-graft-PAMAM-alginate core-shell nanoparticles: a safe and promising oral insulin carrier in an animal model［J］. RSC Adv, 2015, 114（10）: 93995-94007.

［10］杜瑶瑶，王冰，张宁. 肠道派氏结 M 细胞在淋巴传递中的生物功能及靶向载体研究进展［J］. 药学学报，2020, 55（6）: 1166-1174.

［11］Woensel M, Wauthoz N, Rémi R, et al. Formulation for intranasal delivery of pharmacological agents to combat brain disease: a new opportunity to tackle GBM?［J］. Cancer, 2013, 30（5）: 1020-1048.

［12］Mittal D, Shadab Md, Hasan Q, et al. Brain targeted nanoparticulate drug delivery system of rasagiline via intranasal route［J］. Drug Deliv, 2016, 23（1）: 130-139.

［13］Bi CC, Wang A, Chu YC, et al. Intranasal delivery of rotigotine to the brain with lactoferrin-modified PEG-PLGA nanoparticles for Parkinson's disease treatment［J］. Int J Nanomedicine, 2016（11）: 6547-6559.

［14］范迪，宋艳志，邓意辉. 紫杉烷及其胶束制剂的历史与发展［J］. 中国药剂学杂志，2015, 13（2）: 63-75.

［15］Bernabeu E, Cagel M, Lagomarsino E, et al. Paclitaxel: What has been done and the challenges remain ahead［J］. Int J Pharm, 2017, 526（1-2）: 474-495.

［16］Agrawal M, Saraf S, Dubey SK, et al. Stimuli-responsive in situ gelling system for nose-to-brain drug delivery［J］. J Control Rel, 2020（327）: 235-265.

［17］Gao J, Xie C, Zhang MF, et al. RGD-modified lipid disks as drug carriers for tumor targeted drug delivery［J］. Nanoscale, 2016（8）: 7209-7216.

［18］Wang H, Zhan CY, Lu WY, et al. Nanodisk-based glioma-targeted drug delivery enabled by a stable glycopeptide［J］. J Control Release, 2018（284）: 26-38.

第13章

脂质体制剂
Liposome preparations

第一节　概　述
Introduction

脂质体（liposomes）是指当两亲性脂质分子分散于水相时其分子的疏水尾部倾向于聚集在一起避开水相，而分子的亲水头部暴露在水相，形成具有脂质双分子层结构的封闭囊泡。早在1965年，英国科学家 Alec Bangham 等发现，当磷脂分散在水中时形成多层囊泡，而且每一层均为脂质双分子层，各层之间被水相隔开。后来将这种由脂质双分子层组成，内部为水相的闭合囊泡称为脂质体。由于脂质体膜的结构类似生物膜，故又称人工生物膜（artificial biological membrane）。脂质体的大小可以从几十个纳米到几十个微米，在脂质体的水相和膜内可以包裹多种物质。由天然膜成分组成的脂质体，其脂质体膜的双层结构原则上与天然细胞膜一样，另外，脂质体还可以完全由人工合成的脂质组成，以改善它们的化学和生物学性质。

当前，脂质体的研究主要集中在四个领域：①模拟生物膜研究；②药物可控释放和靶向性递药系统；③皮肤及化妆品等日用工业品的基质；④基因及其他生理活性物质向细胞内的转运载体。近十年来，用脂质体携载的药物、核酸、疫苗等新产品不断问世，极大地推动了脂质体给药系统的研究。

近年来，随着生物技术的不断发展，脂质体的制备工艺逐步完善，加之脂质体适合于生物体内降解、毒性和免疫原性低，特别是脂质体作为药物和生物分子的载体，具有保护作用和靶向递送的性质，从而减小药物剂量，降低毒性，减少副作用等。因此，脂质体携载药物或生物分子已愈来愈受到重视并得到广泛应用。

1988年第一个脂质体制剂，即含益康唑的脂质体凝胶"Pevaryl Lipogel"在瑞士由 CILAG 制药公司注册，在瑞士、意大利、比利时和挪威等国上市销售。临床研究证实，由于脂质体凝胶可以增加药物在角质层内的浓度，所以起效更快，治疗周期可以缩短，每天使用1次相当于硝酸益康唑霜剂每天给药2次的效果。

脂质体药物输送系统已成功地用于治疗感染，主要是真菌感染。第一个上市的脂质体注射型药物输送系统是两性霉素 B 制剂（AmBisome，美国 NeXstar 制药公司），于1990年底首先在爱尔兰得到批准上市销售，随后在欧洲上市。AmBisome 为两性霉素 B 及氢化大豆磷脂酰胆碱：二硬脂酰磷脂酰甘油：胆固醇（2:0.8:1）组成的小单层脂质体。紧随其后，两性霉素 B 胶体分散体（Amphocil，美国 SEQUUS 制药公司）于1994年在欧洲上市，其主要组成为两性霉素 B 和胆甾醇硫酸酯组成的圆板状胶体分散体。两性霉素 B 脂质复合物（Abelcet，美国脂质体公司）于1995年初在欧洲上市。其主要组成成分为两性霉素 B 和二肉豆蔻酰磷脂酰胆碱：二肉豆蔻酰磷脂酰甘油（7:3）组成的带状两层膜结构的复合物。第一个在美国得到批准上市的是 Abelcet，于 1995 年底得到批准。所有这些制剂都可以有效地降低游离两性霉素 B 在治疗过程中对真菌感染患者引起的急性肾毒性。由于脂质体、脂质复合物或脂质分散体的粒子相对于游离的药物来说，主要聚集于单核吞噬细胞系统，可以很大程度地降低肾脏的摄取，因此，肾毒性的降低使得医生可以给予患者一个高的药物剂量，这是此类药物制剂增加治疗指数的原因之一。

世界上第一个抗癌药物脂质体是多柔比星脂质体（Doxil，美国 Sequus 制药公司），于 1995 年在美国获得 FDA 批准。随后，此产品在欧洲获得批准。应用于由于人体免疫缺乏病毒（human immunodeficiency virus，HIV）引起的难以医治的卡波西肉瘤（Kaposi sarcoma，KS）。长循环或"隐型"脂质体的发展是此产品得以发展的必要基础。此技术中，脂质体的组成中含有亲水性聚合物聚乙二醇修饰的二硬脂酰磷脂酰乙醇胺（1,2-distearoyl-sn-glycero-3-phosphoethanolamine，DSPE）的衍生物（PEG-DSPE），其作用是阻止血浆蛋白吸附即调理化（opsonization）于脂质体表面。没有 PEG 层的脂质体，血浆蛋白很快黏附于脂质体的表面上，激发起单核吞噬细胞系统对脂质体从血循环中的快速清除。含有 PEG 层的脂质体可以很大程度地阻止调理化作用，延长血循环时间，因此，脂质体可以有效地到达病变部位。在实体肿瘤增长部位及感染、炎症部位，病变引起毛细血管的通透性增加，含有药物的长循环脂质体能够增加药物在这些部位的聚集量，而正常组织的毛细血管床完整使得大部分的脂质体不能渗透。在病变部位的脂质体，由于药物的缓释直接作用于病变部位，增加了治疗效果。此种增加药物治疗指数的机制称为"被动靶向"。因此，应用 Doxil 治疗，一方面增加了多柔比星到卡波西肉瘤部位的输送，另一方面显著降低心脏毒性，从而改善了治疗效果。

1996 年，另一个抗癌药柔红霉素脂质体（DaunoXome，美国 NeXstar 制药公司）得到美国 FDA 的批准在美国上市，随后在欧洲得到许可。DaunoXome 的作用机制与 Doxil 类似，增加了所携载药物在实体瘤的蓄积，同时降低了在敏感部位如心脏的浓度。DaunoXome 组成中，固相脂质和胆固醇形成紧密的脂质体膜而阻止了血浆蛋白的调理化，再加上小的粒径使 DaunoXome 从血液中清除的速度减慢，DaunoXome 也明显地降低游离药物的毒副作用，心脏毒性大大降低。

另外，上市的脂质体产品还有阿糖胞苷脂质体（DepoCyt）、制霉菌素脂质体（Nyotran）、甲肝疫苗脂质体（Epaxal）等，其他的药物脂质体制剂，包括抗癌、抗菌和抗感染药物，也有的进入了临床试验阶段。此外，在脂质体的特异部位接上配体或抗体，通过配体或抗体的主动寻靶技术，设计出更能增加部位特异性的脂质体药物输送系统也被广泛地研究着，有望进一步提高脂质体制剂的疗效。

第二节　脂质体的结构与性质
Structure and property of liposomes

一、脂质体的组成 Composition of liposomes

细胞膜的化学成分主要是类脂和蛋白质。类脂是脂的衍生物，动物细胞膜中的类脂主要是磷脂和胆固醇，植物细胞膜中的类脂主要是磷脂和植物甾醇。各种脂质和脂质混合物均可用于制备脂质体，而磷脂（phospholipids）最常用。如图 13-1 所示，磷脂由一个亲水的头部和两个疏水的尾部组成。头部由磷酸骨架与水溶性分子如胆碱、丝氨酸酯化形成，可以溶于水；向下延伸的两条尾部是脂肪酸链，每条链有 10～24 个碳原子和 0～6 个双键，不溶于水。由于这种分子的头部是亲水（hydrophilic）部分，而尾部是疏水（hydrophobic）部分，所以被称为两亲分子（amphipathic molecules）。最简单的磷脂是磷脂酸（phosphatidic acid，PA），其二酸甘油酯的自由—OH 基被酯化为磷酸。由于两条烃链的组成在不同的磷脂酸分子中是可以不相同的，所以磷脂酸一词指的是一类化合物，而不是指一种特定的化合物。细胞中最重要的磷脂是磷脂酸的衍生物（主要是 L 构型），同时还有其他的物质，常为含氮的碱基连接于一个磷酸烃基。连接于磷脂酸的物质包括胆碱、乙醇胺、丝氨酸和肌醇等，如图 13-2 所示。最常用的磷脂是磷脂酰胆碱（phosphatidylcholine，PC）。类似磷脂酸，卵磷脂和其他的磷脂也不是单一化合物，因为每个磷脂分子中烃链的组成是有变化的。例如，文献报道，人体细胞膜中的卵磷脂是由 20 多个不同的分子所组成的。

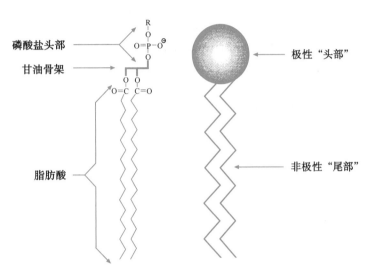

图 13-1　磷脂分子的结构

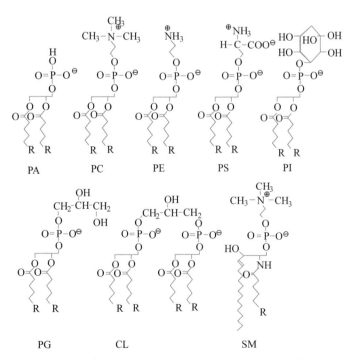

PA：磷脂酸；PC：磷脂酰胆碱；PE：磷脂酰乙醇胺；PS：磷脂酰丝氨酸
PI：磷脂酰肌醇；PG：磷脂酰甘油；CL：心磷脂；SM：神经磷脂或鞘磷脂。

图 13-2　部分磷脂的分子结构和缩写

常用的脂质体的材料简介如下。

（一）中性磷脂 Neutral phospholipids

磷脂酰胆碱（phosphatidylcholine，PC）是最常见的中性磷脂（neutral phospholipids）。卵磷脂和大豆磷脂的组成成分主要以磷脂酰胆碱为主。磷脂酰胆碱有天然和合成两种来源。磷脂酰胆碱是许多细胞膜的主要磷脂成分，它们也是脂质体的主要组成部分。与其他磷脂比较，它具有价格低、中性电荷、化学惰性等性质。天然来源的 PC 是一种混合物，每一种 PC 具有不同长度、不同饱和度的脂肪链。合成的磷脂酰胆碱有二棕榈酰磷脂酰胆碱（dipalmitoylphosphatidylcholine，DPPC）、二硬脂酰磷脂酰胆碱（distearoylphosphatidylcholine，DSPC）、二肉豆蔻酰磷脂酰胆碱（dimyristoylphosphatidylcholine，DMPC）等。

脂肪链的饱和度影响脂膜排列的紧密度，因而影响脂质体的稳定性。图 13-3（a）为全饱和磷脂的排列示意图，磷脂可以紧密排列，所以用饱和磷脂制备的脂质体稳定，药物的泄漏少；图 13-3（b）为含有不饱和键的磷脂的排列示意图，脂质体膜不能紧密排列，所制备的脂质体因而不稳定，药物的泄漏多。

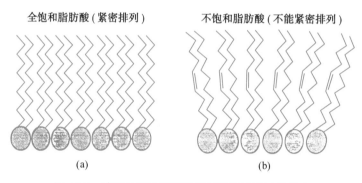

图 13-3 磷脂的脂肪链饱和度对磷脂膜排列的影响

除了 PC 外，其他中性磷脂还有鞘磷脂（sphingomyelin，SM）或烷基醚磷脂酰胆碱类似物。在鞘磷脂结构中，酰胺键和羟基团之间形成氢键相互作用。因此它与 PC 比较具有更高秩序的胶相。

另一种较常见的中性磷脂是磷脂酰乙醇胺（phosphatidylethanolamine，PE），这种脂质具有一个不可置换的伯胺基团，在中性 pH 条件下发生质子化。它与磷脂酰胆碱比较，有两个不同点：它的头部基团比磷脂酰胆碱的小；它在膜上与其邻近基团相互作用发生氢键结合。

（二）负电荷磷脂 Negatively charged phospholipids

负电荷磷脂又称为酸性磷脂。制备脂质体常用的负电荷脂质有磷脂酸（phosphatidic acid，PA）、磷脂酰甘油（phosphatidylglycerol，PG）、磷脂酰肌醇（phosphatidylinositol，PI）、磷脂酰丝氨酸（phosphatidylserine，PS）、双鲸蜡磷脂酸（dicetylphosphate，DCP）等。由酸性和中性脂质组成的膜，加入阳离子能引起相分离。

（三）正电荷脂质 Positivity charged lipids

制备脂质体所用的正电荷脂质均为人工合成产品，目前常用的正电荷脂质有硬脂酰胺（stearylamine，SA）、胆固醇衍生物等。

正电荷脂质制备的脂质体在基因的递送系统中应用非常普遍。常用的带正电荷的胆固醇衍生物有 DC-胆固醇 ｛3-［N-（N′,N′-dimethylaminoethane）carbamoyl］cholesterol，DC-chol｝、二油酰丙基氯化三甲铵 ｛N-［1-（2,3-dioleoyl）propyl］-N,N,N-trimethylammonium chloride，DOTMA｝、N-［1-（2,3-二油酰基）丙基］-N-（精氨酸基酰胺）乙基-N,N-二甲基三氟乙酸铵（DOSPA）、1,2-二油酰氧丙基-N,N,N-三甲基溴化铵（1,2-dioleoyl-3-trimethylammonium-propane methyl sulfate salt，DOTAP）等。

（四）胆固醇 Cholesterol

胆固醇（cholesterol，Chol）（图 13-4）是自然界膜中的另一类重要的组成成分。它是一种中性脂质，亦属于双亲性分子，但是亲油性大于亲水性。它在各类动物细胞的质膜中含量较高，而在植物细胞质膜中及细胞器的膜系中含量较少。由于胆固醇本身相聚合的能量较大，故常不与蛋白质结合，而主要与磷脂相结合，阻止磷脂凝集成晶体结构。它趋向于减弱膜中类脂与蛋白质复合体之间的连接，它像"缓冲剂"一样起着调节膜结构"流动性"的作用。胆固醇掺入脂质体脂双层引起囊泡性质的变化。胆固醇本身不形成脂质双层结构，但它能嵌入磷脂膜，羟基基团朝向亲水面，脂肪族的链朝向并平行于磷脂双层中心的烃链（图 13-5）。当胆固醇达到一定浓度，酰基链和胆固醇结合占领膜的部分大于或等于 PC 头基团占领的部位，这样含有高浓度胆固醇的 PC 膜并不出现链的倾斜。在 PC 膜上加入胆固醇对相变温度具有限定作用，在 DPPC 中加入 33% 胆固醇，相变温度从 41℃升到 44℃，然而随着胆固醇的浓度增加，胆固醇可以使相变温度变化为零。50% 的胆固醇可以改变接近相变温度时的膜流动性，在相变温度以下，有序的胶相流动性增加；在相变温度以上时，降低酰基链的自由度使脂质双层排列紧密，引起膜流动性降低。这种流动性变化与膜的通透性变化相平行，在温度高于相变温度时降低膜的通透性，低于相变温度时增加膜的通透性。

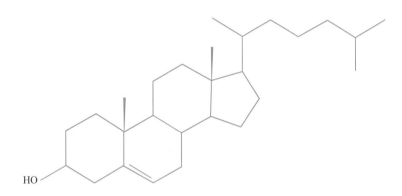

图 13-4　胆固醇的结构

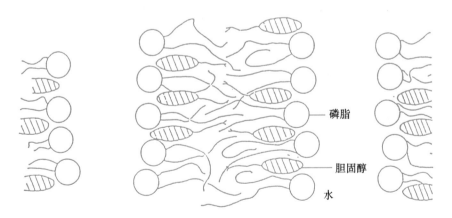

图 13-5　胆固醇与磷脂的排列示意图

（五）大豆甾醇 Soybean sterol

植物中存在的甾醇类物质主要有 β-谷甾醇（β-sitosterol）、菜油甾醇（campesterol）、豆甾醇（stigmasterol）及菜籽甾醇（brassicasterol）等。植物甾醇与胆固醇结构相似，β-谷甾醇能提高脂质体膜稳定性，其膜稳定性作用大于胆固醇。植物甾醇为纯天然产物，较安全，而且来源丰富，价格便宜。

二、脂质体的结构 Structure of liposomes

磷脂分散在水中时形成多层囊泡，而且每一层均为脂质双分子层，各层之间被水相隔开，将这种由脂质双分子层组成，内部为水相的闭合囊泡称为脂质体。脂质体的结构类似生物膜，在脂质体的水相和脂质双分子层组成的膜内可以包裹多种物质。由于脂质体膜内部是一种由非交联相互作用的分子组成的非常流动的脂肪族基质，它容易接受和保留脂溶性化合物，而不要求此种化合物有任何固定的特异性化学结构。在正常情况下，这些脂溶性化合物掺入浓度大约 1%～10%（重量比）时不会严重破坏双层结构。但是某些物质如聚烯抗生素即使浓度很低，也可以使膜完全破坏。

从实用的观点出发，脂质体作为治疗和其他物质的载体，其价值在于能掺入各种物质。如图 13-6 所示，脂溶性药物定位于双分子层脂质膜之间，极性部分可以伸展到脂质体的极性区域；两性化合物定位在水相与膜内部之交界磷脂上；水溶性的分子包裹在水相中；而且可以对脂质体进行多种修饰从而赋予其更多的功能。两类化合物不能有效地掺入脂质体，其一，在水相和有机溶剂中都不溶的物质；其二，在两种介质中溶解性都非常好的物质，因为脂质体对该种化合物从脂质体的内面到其外面没有屏障作用。

制备脂质体的方法和脂质的组成可细微的影响脂质体的结构，可参见本章第三节脂质体的分类。

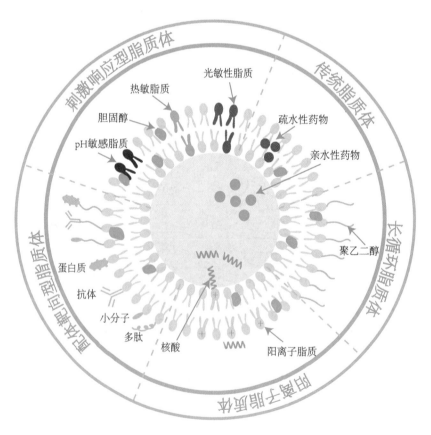

图 13-6　载药脂质体及其修饰的结构示意图

三、脂质体的理化性质 Physicochemical properties of liposomes

（一）相变温度 Phase transition temperature

脂质体膜的物理性质与介质温度有密切关系。当升高温度时，脂质双分子层中酰基侧链从有序排列变为无序排列，这种变化引起脂膜的物理性质发生一系列变化，可由"胶晶"态变为"液晶"态。此时，膜的横切面增加，双分子层厚度减小，膜流动性增加。这种转变时的温度称为相变温度（phase transition temperature，T_c）。所有磷脂都具有特定的 T_c 值，这依赖于极性基团的性质、酰基链的长度和不饱和度。一般酰基侧链越长或增加链的饱和度，相变温度愈高，反之则相变温度愈低。如二肉豆蔻酰磷脂酰胆碱的相变温度为 23℃，而二棕榈酰磷脂酰胆碱及二硬脂酰磷脂酰胆碱的相变温度则分别为 41℃和 55℃。在相变温度以下时，由于磷脂分子的脂肪酰链为全反式构象，排列紧密，膜刚性和膜厚度都增加，膜结构处于"胶晶态"；当在相变温度以上时，由于脂肪酰链的伸缩、弯曲及外扭现象和侧相移动，膜结构处于"流体态"和"液晶态"；当磷脂发生相变时，可有液态、液晶态和胶晶态共存，出现相分离，使膜的流动性增加，易导致内容物的泄漏（图 13-7）。

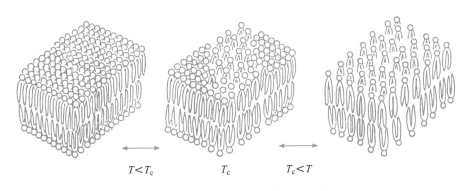

$T < T_c$　　　　T_c　　　　$T_c < T$

图 13-7　相变温度与脂质体膜稳定性

了解磷脂膜的相变在制备和应用脂质体时是非常重要的，由于脂质体的相变行为决定其通透性、融合、聚集和与蛋白质的结合，所有这些都明显影响脂质体的稳定性和它们在生物系统的行为。常见磷脂的相变温度见表 13-1。

表 13-1　常见磷脂的相变温度

磷脂	中文名称	缩写	T_c（℃）
Egg phosphatidylcholine	蛋黄卵磷脂	Egg PC	$-15 \sim -7$
Dilaurylphosphatidylcholine（C12：0）	二月桂酰磷脂酰胆碱	DLPC	-1.8
Dimyristoylphosphatidylcholine（C14：0）	二肉豆蔻酰磷脂酰胆碱	DMPC	23
Dipalmitoylphosphatidylcholine（C16：0）	二棕榈酰磷脂酰胆碱	DPPC	41
Distearoylphosphatidylcholine（C18：0）	二硬脂酰磷脂酰胆碱	DSPC	55
1-Myristoyl-2-palmitoyl phosphatidylcholine（C14：0，16：0）	肉豆蔻酰棕榈酰磷脂酰胆碱	MPPC	27
1-Palmitoyl-2-myristoyl phosphatidylcholine（C16：0，14：0）	棕榈酰肉豆蔻酰磷脂酰胆碱	PMPC	35
1-Palmitoyl-2-stearoyl phosphatidylcholine（C16：0，18：0）	棕榈酰硬脂酰磷脂酰胆碱	PSPC	44

磷脂	中文名称	缩写	T_c（℃）
1-Stearoyl-2-palmitoyl phosphatidylcholine（C18：0，16：0）	硬脂酰棕榈酰磷脂酰胆碱	SPPC	47
Dioleoylphosphatidylcholine（C18：1）	二油酰磷脂酰胆碱	DOPC	−22
Dilaurylphosphatidylglycerol	二月桂酰磷脂酰甘油	DLPG	4
Dimyristoylphosphatidylglycerol	二肉豆蔻酰磷脂酰甘油	DMPG	23
Dipalmitoylphosphatidylglycerol	二棕榈酰磷脂酰甘油	DPPG	41
Distearoylphosphatidylglycerol	二硬脂酰磷脂酰甘油	DSPG	55
Dioleoylphosphatidylglycerol	二油酰磷脂酰甘油	DOPG	−18
Dimyristoyl phosphatidic acid	二肉豆蔻酰磷脂酸	DMPA	51（pH 6.0）
Dimyristoyl phosphatidic acid	二肉豆蔻酰磷脂酸	DMPA	45（pH 9.0）
Dipalmitoyl phosphatidic acid	二棕榈酰磷脂酸	DPPA	67（pH 6.5）
Dipalmitoyl phosphatidic acid	二棕榈酰磷脂酸	DPPA	58（pH 9.1）
Dimyristoyl phosphatidylethanolamine	二肉豆蔻酰磷脂酰乙醇胺	DMPE	50
Dipalmitoyl phosphatidylethanolamine	二棕榈酰磷脂酰乙醇胺	DPPE	60
Dimyristoylphosphatidylserine	二肉豆蔻酰磷脂酰丝氨酸	DMPS	38
Dipalmitoylphosphatidylserine	二棕榈酰磷脂酰丝氨酸	DPPS	51
Brain phosphatidylserine	脑磷脂酰丝氨酸	BPS	6～8
Brain sphingomyelin	脑神经磷脂	BSM	32
Dipalmitoyl sphingomyelin	二棕榈酰鞘磷脂	DPSM	41
Distearoyl sphingomyelin	二硬脂酰鞘磷脂	DSSM	57

　　脂膜的相变温度可借助差示扫描量热法（differential scanning calorimetry，DSC），电子自旋共振光谱（electron spinning resonance，ESR）等测定。

　　（二）膜的通透性 Membrane permeability

　　脂质体膜是半透性膜，不同离子穿膜和分子扩散过膜的速率有极大的不同。对于在水溶液和有机溶液中溶解度都非常高的分子，磷脂膜是一种非常弱的屏障。极性溶液如葡萄糖和高分子化合物过膜非常慢，中性电荷的小分子如水和尿素能很快扩散，而带电荷的离子的行为有很大差别，质子和氢氧根离子过膜非常快，可能是由于水分子间氢键结合的结果，钠离子和钾离子跨膜则非常慢。随着磷脂脂肪酸链不饱和度的增加，钠离子的通透性下降，而葡萄糖分子的通透性稍有增加。若增加磷脂脂肪酸链的长度，由于膜的厚度增加，所有物质的通透性都将有所下降。在相变温度时，质子的通透性增加，并随温度的升高而进一步提高，相反，钠离子和大部分物质在相变温度时通透性最大。

　　当脂质体膜由两种以上磷脂组成时，它们各有特定的相变温度，在一定的环境下它们可以同时存在着不同的相（即液晶相及胶晶相），称之为相分离（phase separations）。有人用冰冻刻蚀技术直接证明磷脂酰胆碱与磷脂酸的混合膜为一光滑表面，当加入 Ca^{2+} 或赖氨酸则引起二者相分离，导致膜表面产生区块结构（domain structure）。这种区块结构与膜的通透性有关。脂质体中添加不同物质，可诱发区块结构的产生，如药物、离子均有可能引起脂质体膜的相变温度变化，从而引起相分离，增加膜的通透性。

　　因为磷脂膜的半渗透性，膜两侧物质浓度的不同会产生渗透压，当脂质体包裹较高浓度的物质，而该物质在外相的浓度较低时，由于水分子的渗入而引起脂质体的膨胀，扩大了相邻脂质分子间的空间，磷脂膜的面积也随之增大，在这种情况下，那些包裹在脂质体内、分子量较小的物质的渗漏就会增加，有时渗透压还可能导致磷脂膜的破裂。

（三）膜的流动性 Membrane fluidity

膜的流动性是脂质体的一个重要物理性质，在相变温度时膜的流动性增加，被包裹在脂质体内的药物具有最大释放速率，因而膜的流动性直接影响脂质体的稳定性。胆固醇具有调节膜流动性的作用，当在脂质体膜中加入 50%（质量分数）的胆固醇可使脂质体膜相变消失，Papahadjopoulos 等称胆固醇为 "流动性缓冲剂（fluidity buffer）"，这是因为在低于相变温度时，磷脂中加入胆固醇可使膜减少有序排列而增加膜流动性，高于相变温度时加胆固醇则可增加膜的有序排列而减少膜的流动性。

（四）脂质体荷电性 Electric charge of liposomes

含酸性脂质如磷脂酸（PA）和磷脂酰丝氨酸（PS）的脂质体荷负电，含碱基（胺基）脂质例如十八胺的脂质体荷正电，不含离子的脂质体显电中性。脂质体表面电性与其包封率、稳定性、靶器官分布及对靶细胞作用有关。脂质体表面电性的测定方法有荧光法和显微电泳法等。显微电泳法是将脂质体混悬液放入电泳装置样品池内，在显微镜监视下测量粒子在外加电场强度 E 时的泳动速度 V。向正极泳动的脂质体荷负电，反之为正电荷脂质体。由测定结果可求出单位电场强度下的运动速率，即淌度 $u = V/E$，依公式 $\xi = 6\pi\eta u/\varepsilon$，求出 ξ 电势，式中 η 是脂质体混悬液黏度，ε 为介电常数。ξ 电势（mV）随带电脂质体增加而增大。荧光法是依据脂质体结合荷电荧光探针的量与其表面电性和电荷量有关，二者荷电相反，结合多，荧光强度增加，相反，二者带电相同时结合少，荧光强度减弱。增加或减弱强度与带电脂质的比例有关。目前，更多的是利用激光粒度分析仪，采用电泳光散射法，结合激光散射与显微电泳，记录脂质体在显微电泳池中的运动速率，计算得到 ξ 电势。

第三节 脂质体的分类
Classification of liposomes

一、按结构类型分类 Classification by structure types

（一）单层脂质体 Unilamellar vesicles

单层脂质体是由一层双分子脂质膜形成的囊泡，又分为小单层脂质体（small unilamellar vesicles，SUVs）和大单层脂质体（large unilamellar vesicles，LUVs）。

SUVs 的最小直径约为 20 nm 左右。由于水溶液中的离子强度和膜的脂质组成不同，最低限度略有差异。由于 SUVs 的粒径小，包封容积（每摩尔脂质形成的囊泡中包裹的水相体积，单位为 L/mol 或 μL/μmol 相对较低；而且小的直径，造成脂质在膜内外分布不均匀，酰基链暴露部分较多，易发生脂质的融合和聚集，因而作为药物载体受到限制。但是，注射给药后，由于 SUVs 的粒径小，单核吞噬细胞系统的捕获相对较少，一定程度上会延长脂质体在体内的循环时间。

LUVs 的直径一般大于 100 nm。LUVs 与 SUVs 相比，对水溶性药物的包封率高，包封容积大。如果粒径较大（> 500 nm），膜也会不稳定。

（二）多层脂质体 Multilamellar vesicles

多层脂质体（multilamellar vesicles，MLVs）是双分子脂质膜与水交替形成的多层结构的囊泡，可由五层或更多层的同心板（concentric lamellae）组成，仅仅由较少层数的同心板组成的囊泡（两层到四层的多层脂质体）又称为寡层脂质体（oligolamellar vesicles，OLVs）。MLVs 的直径一般从 100 nm 到 5 μm，包封容积相对较低（1 ~ 4 L/mol）。

（三）多囊脂质体 Multivescular liposomes

1983 年 Sinil 等用复乳法制备了一种不同于传统脂质体结构的新型脂质体，命名为多囊脂质体（multivescular liposomes，MVLs）（图 13-8）。制备多囊脂质体的膜材中除了传统的磷脂和胆固醇外，还须添加中性脂材，如三油酸甘油酯。多囊脂质体由许多非同心囊泡构成，每个囊泡中包裹着被装载药物的水溶液。这些不连续的囊泡被连续的类脂双分子磷脂膜所分隔，具有更大的包封容积，在这些多囊脂质体中被包裹的药物水溶液的体积可占到 95%。多囊脂质体的典型的粒径范围为 5 ~ 50 μm，比传统的单层脂质体和多层脂质体的粒径大。多囊脂质体适用于包裹水溶性物质和亲水性的蛋白质多肽类物质，其载药量比传统的单层脂质体和多层脂质体要高得多。多囊脂质体具有缓释作用，多囊脂质体具有不连续的药物溶液囊泡，这些囊泡被连续的非同心类脂双分子磷脂膜所分隔，当某个囊泡破裂时，药物只从破裂囊泡释出，完整的囊泡仍然可以保持原状，因而有很好的缓释效应。齐宪荣等用复乳法制备顺铂多囊脂质体，具有较高的载药量和较高的包封率，其体外释药试验表明，顺铂的 MVLs 的释药时间可达 7 天，体内药动学实验结果也显示有明显的缓释效果。多囊脂质体制剂的给药方式多采用肌内注射、脑硬脂膜外给药等，已有多个产品上市。

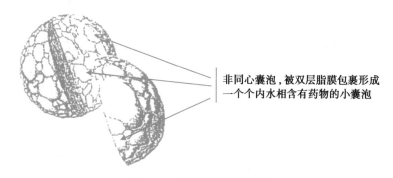

非同心囊泡，被双层脂膜包裹形成一个个内水相含有药物的小囊泡

图 13-8　多囊脂质体的结构

二、按结构性能分类 Classification by structure performance

（一）普通脂质体 Regular liposomes

由一般脂质组成的脂质体，包括上述的小单层脂质体、大单层脂质体和多层脂质体。

（二）功能化脂质体 Functional liposomes

1. 热敏脂质体 Thermo-sensitive liposomes

由 T_c 稍高于体温的脂质组成的脂质体，其药物的释放对温度具有敏感性。当温度升高到某特定温度（T_c）时，脂质体膜在由"胶晶"转变到"液晶"结构的过程中，其磷脂的酰基链的紊乱度和活动度增加，膜的流动性增加，此时脂质体所包封的药物释放率增大，而在低于 T_c 和高于 T_c 时，药物的释放相对较缓慢。热敏脂质体就是基于这个原理而设计的。应用时，通过适当的技术使靶部位温度稍高于 T_c，导致脂质体迅速释放内含药物。例如，含新霉素的热敏脂质体，在各种温度下与大肠埃希菌一起培育，新霉素的释放受温度控制、其释药程度及杀菌作用于 42 ~ 44℃最强。热敏脂质体的特点是在受热时，可将包封药物释放至无内吞作用的靶细胞，这种热释放取决于脂质体的 T_c。低于 T_c 时，双层膜呈凝胶状，适当温度（T_c）时，凝胶与溶液共存，一旦与靶细胞表面结合，就可引起脂质体泄漏，将较高浓度的药物释放到局部靶细胞表面。目前，Celsion 公司的阿霉素热敏脂质体（ThermoDox®）正在全球多个国家进行 I ~ III 临床研究。

2. pH 敏感脂质体 pH-sensitive liposomes

若干动物和人体肿瘤间质液的 pH 比正常组织低。pH 敏感脂质体（又称为酸敏感脂质体）能在低 pH 范围内释放药物。这种 pH 敏感脂质体可用对 pH 敏感的类脂与其他脂质（DPPC、DHPC、DSPC 等）混合制成脂质体。对 pH 敏感的类脂有 N-棕榈酰同型半胱氨酸铵盐（PHC）和游离酸，因 pH 不同，存在两种平衡构型，一种是开链式，一种是环式。pH 低时，闭合 PHC 是中性类脂，破坏脂质双层的稳定性，不断将脂质体内的药物释放出去。

细胞内吞空泡为弱酸环境。某些脂质体能在弱酸条件触发下，形成六角型非相层结构（类脂颗粒），有利于与内吞空泡融合使药物释放到细胞浆内。这类脂质体的脂质双层主要由不饱和 PE（如双油酸磷酯乙醇胺，DOPE）组成。不饱和 PE 自身在中性生理情况下，可形成类脂颗粒。胆固醇琥珀酸单酯（Cholesteryl hemisuccinate，CHEMS）所提供的酸可诱导 PE 脂质体的融合，这种 pH 敏感脂质体有利于将药物运送到细胞浆内。对 pH（特别是低 pH）敏感脂质组成的脂质体如 DOPE、PC 或 Chol 组成的脂质体，当 pH < 6.0 时，脂质体释放其内容物。

3. 多糖被覆脂质体 Polysaccharide coated liposomes

在脂质体双分子层中掺入多糖或糖脂后称之为多糖被覆脂质体，又称掺入糖基脂质体。可作掺入糖基的物质有：唾液糖蛋白、N-十八酰二氢乳糖脑苷、神经节苷岩藻糖、半乳糖、甘露（聚）糖衍生物、右旋糖酐、支链淀粉、出芽短梗孢糖（CHP）等。掺入糖基的方法可以先将上述物质糖链的一部分用棕榈酰或具有适当间隔基的胆固醇基取代得到糖类衍生物。再与内含药物的脂质体混合，在适当的条件下孵育，即可制得多糖（糖脂）被覆的脂质体。

糖基可改变脂质体的组织分布，例如，①半乳糖残基脂质体，为肝实质细胞所摄取；②甘露糖残基脂质体为 Kuffer 细胞所摄取；③含唾液糖基脂质体，肝脏摄取减少，其中肝实质细胞摄取增加，而 Kuffer 细胞摄取减少；④甘露聚糖、支链淀粉或胆固醇氨基甘露糖衍生物掺入的脂质体，具有高度的向肺性；⑤有 CHP 被覆的脂质体，在血流中不易被吞噬细胞吞噬。多糖被覆的脂质体能大幅度抑制给药后在血流中的某些崩解过程，使脂质体稳定化和构造强化。掺入糖基后的脂质体，经高碘酸处理成带有游离醛基，有利于与抗体进行交联反应。

4. 免疫脂质体 Immunoliposomes

掺入抗体形成被抗体修饰的具有免疫活性的脂质体称为免疫脂质体。脂质体对靶细胞分子水平上的识别能力，取决于其表面所连接识别分子的结合特异性。将抗体结合于脂质体表面形成免疫脂质体，有可能发挥靶向识别的作用，特别是应用杂交瘤技术成功获得具有高纯度的抗体即单克隆抗体（mAb），其对有相关抗原的靶细胞有特异性结合。当以抗癌细胞 mAb 结合到脂质体上，体内、外试验证明结合后的脂质体能选择性地与抗原阳性的癌细胞结合并杀伤之。抗体与脂质体结合方法有：①吸附法，单纯地在脂质体混悬液中加抗体使之被吸附。②脂质蛋白融合法，将已以化学键结合脂肪的抗体蛋白加到脂质体中，通过与脂质体脂质部分的融合而结合到脂质体上，又称抗体衍生化法。③交联法，用交联剂将抗体结合到脂质体表面上，或称脂质交联剂衍生化法，将脂质（PE）经交联剂衍生化后制成脂质体，再与抗体或衍生化后的抗体共价结合。目前进行的工作中，主要是交联法和脂质蛋白融合法。

免疫脂质体按其性能不同又分为：热敏、pH 敏感、多糖被覆和免疫诊断用免疫脂质体。

5. 长循环脂质体 Long circulation liposomes

长循环脂质体也称为立体稳定脂质体（sterically stabilized liposomes，SSL）或隐形脂质体（stealth liposomes）。该脂质体被神经节苷脂（GM_1）、磷脂酰肌醇、聚乙二醇（PEG）、聚丙烯酰胺（PPA）、聚乙烯吡咯烷酮（PVP）等在脂质体表面高度修饰，交错重叠覆盖在脂质体表面，形成致密的构象云。这种立体保护作用取决于聚合物的柔性、位阻，保护脂质体不被血液中的调理素（opsonin）识别、摄取，从而使脂质体清除速率减慢，血液中驻留时间延长，使药物作用时间延长。其中对含有神经节苷脂 GM_1 或聚乙二醇衍生物的脂质体的研究较为深入。

GM₁引入了唾液酸残基增强了膜的稳定性、大大地降低了血浆成分诱发的脂质体溶解的敏感度和其内容物的泄漏率，明显减少了单核吞噬细胞系统细胞对脂质体的摄取，延长了脂质体的体内循环时间。掺入 GM₁ 增加循环时间的主要缺点是 GM₁ 对不同种属的选择性强，对小鼠有效；而且因 GM₁ 从天然材料中分离和人工合成上都存在困难，使 GM₁ 脂质体在治疗应用中受到限制。

极性的聚乙二醇基则增强了脂质体膜的亲水性，减少了血浆蛋白与脂质体膜的相互作用，阻止了脂质体的凝集和融合，避免了单核吞噬细胞系统细胞对脂质体的摄取，从而也延长了脂质体的体内循环时间。PEG-DSPE 易于大量人工合成，纯度高，是脂质体治疗应用中通常使用的物质。PEG-DSPE 修饰的脂质体具有适于体内作为药物载体的药物动力学特性，既可作血管内药物的缓释系统，又可作体内特异性组织或器官的靶向药物载体。单克隆抗体与长循环脂质体相结合，可进一步增强长循环脂质体的靶向性，将为其作为药物载体的应用展现更广阔的前景。多柔比星长循环脂质体与多柔比星给予癌症患者后的血药曲线见图 13-9。当多柔比星的剂量为 50 mg/m² 时，隐型的长循环多柔比星脂质体的半衰期为 45 h，而游离多柔比星的半衰期仅为 10 min。由此可见脂质体制剂显著延长了多柔比星在体内的循环时间。

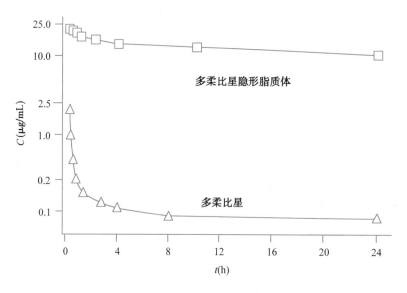

图 13-9   多柔比星长循环"隐形"脂质体与游离多柔比星的血药浓度时间曲线

因此，长循环脂质体作为药物载体应用于临床特别是肝、脾以外组织或器官的靶向性给药，可延长脂质体的体内循环时间，延缓药物的释放速率，为机体的持续靶向给药提供了方便，将获得良好的治疗效果。

6. 聚合膜脂质体 Polymeric membrane liposomes

人们发现用常规方法制得的脂质体易于聚集和融合，有效期较短。因此提出了两种方法来防止脂质体粒子的融合：在脂质体双分子膜上加入第二种表面活性剂，其不能单独形成脂质体（如胆固醇）。用带电荷的化学基团修饰膜的表面（如氨基半乳糖），因同种电荷相斥可增加其稳定性。通过共价键将构成膜的类脂分子连接起来，即产生出聚合膜脂质体。

因此聚合膜脂质体是构成脂质体的每个类脂分子通过共价键的形式连接起来的一种新型脂质体，通过共价键把脂质体双分子膜与表面活性剂分子连接起来。可显著提高其稳定性，降低脂质体的融合与聚集。使脂质体中药物渗漏显著降低，延长了有效期。

7. 光敏脂质体 Photosensitive liposomes

用适当波长的光照射到含有光敏物质的靶组织时，由于吸收光子导致光物理和光化学变化，因而产生治疗作用，被光敏物质吸收的光能也可起到活性药物治疗作用。

光敏脂质体是将光敏物质包裹在脂质体内来进行光学治疗。当在一定波长的光照射时，脂质体发生融合作用而释放药物。

8. 前体脂质体 Precursor liposomes

前体脂质体通常为干燥，具有良好流动性能的粉末，贮存稳定，应用前与水水合即可分散或溶解成等张的脂质体。这种脂质体为冻干产品，解决了稳定性和高温灭菌等问题，为工业化生产奠定基础。例如将两性霉素 B 制成山梨醇前体脂质体，经水合后用显微镜检查有无游离的两性霉素 B 析出。

9. 前体药物脂质体 Prodrug liposomes

前体药物脂质体是首先将不稳定或不适宜制备脂质体的药物制成前体药物，再制成脂质体制剂。侯新朴等制备环胞苷二棕榈酸脂前体脂质体，因环胞苷接上了两条长疏水链，亲脂性大为增加，同时受酶的作用可以缓慢水解释放环胞苷，可以延长环胞苷作用的有效时间。

10. 磁性脂质体 Magnetic liposomes

磁性脂质体是在制备脂质体时，处方中加入磁性物质（如 Fe_3O_4）可以使脂质体具有磁性，通过外部磁场的牵引或导向作用赋予脂质体靶向性。

三、按荷电性分类 Classification by electric charges

磷脂头部基团带有不同的电荷，带正电荷的脂质形成的脂质体为正电荷脂质体或阳性脂质体，带负电荷脂质形成的脂质体为负电荷脂质体或阴性脂质体，不带电荷的脂质形成的脂质体称为中性脂质体。

四、按给药途径分类 Classification by routes of administration

脂质体的给药途径很多，包括静脉给药、口服给药、肺部吸入给药、眼部用药、黏膜给药、外用、经皮给药、局部注射给药（肌注、关节腔、脊髓腔、肿瘤内等）等。但以静脉注射为主，经皮给药和黏膜给药也较多。

第四节　脂质体的制备方法
Preparation methods of liposomes

磷脂与水相互作用的结果是磷脂膜自发形成，因此制备脂质体所强调的不是膜的组装，而是如何使膜形成大小适当、结构适当、包封率高的囊泡，而且所包封的物质在形成脂质体后不漏出，即稳定。

制备均匀脂质体的基本点是应用优级或性能良好的脂质材料。脂质成分的选择是非常重要的。其一，要考虑毒性；其二，要考虑脂质体应用的目的。常用脂质有非饱和的磷脂，如 PC、PA 和 PG，以及饱和的磷脂，如 DMPC、DPPC、DSPC、DPPA、DMPG、氢化卵磷脂和氢化豆磷脂，这些脂质在动物实验中相对无毒，胆固醇用于稳定双层膜，40% ～ 50% 的胆固醇使脂质体在生物液中最稳定。加入 5% ～ 20% 带电荷脂质可防止脂质体聚集。常用的天然酸性脂质包括 PS、PG、PA、PI、DCP 和心磷脂，当需要制备正电荷脂质体时常用 DC-Chol、SA，以及合成的正电荷脂质等。当应用非饱和脂质时，应加入少量抗氧化剂，如 α-生育酚、BHT、

BHA 等。

制备脂质体的所有方法都包括 3～4 个基本步骤：①磷脂、胆固醇等脂质与所要包裹的脂溶性物质溶于有机溶剂形成脂质溶液，过滤去除少量不溶性成分或超滤降低致热原，然后在一定条件下去除溶解脂质的有机溶剂使脂质干燥形成脂质薄膜；②使脂质分散在含有需要包裹的水溶性物质的水溶液中形成脂质体；③纯化形成的脂质体；④对脂质体进行质量分析。

多年来，人们对脂质体的制备方法进行了大量的研究，目前制备脂质体的方法颇多，这里只将常用和主要的方法分述如下。

一、薄膜分散法 Film dispersion methods

薄膜分散法，最早由 Bamgham 报道，至今仍常用的方法，系将磷脂等膜材溶于适量的氯仿或其他有机溶剂，脂溶性药物可加在有机溶剂中，然后在减压旋转下除去溶剂，使脂质在器壁形成薄膜，加入含有水溶性药物的缓冲液，进行振摇，则可形成大多层脂质体，其粒径范围约 1～5 μm。

由于通过水化制备的多层脂质体（multilamellar vesicles，MLVs）太大而且粒径不均匀，为了调节脂质体的大小和特性，尤其是将 MLVs 转变成 LUVs 或 SUVs，设计了许多可以使粒径能够匀化的技术。根据不同的分散方法还可将薄膜法分成超声法、薄膜振荡分散法、薄膜匀化法、薄膜挤压法、French 挤压法等各类方法。以下为由薄膜法为基础的制备脂质体的方法。

（一）超声法 Ultrasonic method

加入含有水溶性药物的缓冲液后，将振摇分散改为用超声波仪超声处理。或将薄膜法制成的 MLV 再用超声波仪超声处理。根据所采用超声的时间长短可获得 0.25～1 μm 的单层脂质体。有两种超声方法即探针型和水浴型超声。当小量脂质的混悬液，浓度高或较黏稠，需要高能量时用探针型超声，水浴型更适合于大量的稀释脂质。因超声时会产生热，应注意水浴的温度，防止对温度敏感的药物受到破坏。将超声后的脂质体混悬液通过葡聚糖凝胶（Sephadex G-50 或 G-100 等）进行柱层析，分离除去未包入的药物即得到脂质体混悬液。用本法制得的脂质体小而均匀，适合于包裹多种物质，如化学药品、生物活性物质、蛋白质。本法的缺点是药物包封率不高。

（二）薄膜振荡分散法 Film oscillation disperse method

此法是将制备的脂质体干膜加入缓冲溶液后，用液体快速混合器振荡数分钟则形成脂质体。此法制备的脂质体均匀度不好。

（三）薄膜匀化法 Film homogenization

此法是将薄膜分散法制备的 MLV 通过组织捣碎机或高压乳匀机匀化成较小粒径的脂质体。此法较适合工业生产。

（四）薄膜挤压法 Film extrusion method

使脂质体挤压通过固定孔径的滤膜，而使脂质体的粒径变小和均匀的方法称薄膜挤压法。该方法需要较低的压力，689 kPa 即可。最早由 Olson 提出。当把薄膜法制备的大小不一的 MLVs 连续通过孔径 1.0 μm、0.6 μm、0.4 μm、0.2 μm、0.1 μm 的聚碳酸酯膜（polycarbonate membrane）后，发现不但脂质体的大小分布趋于均一，而且单层脂质体的比例也有所提高。

一般的微孔滤膜的孔道是弯曲的，这些通道的孔径由基质中纤维密度决定，由于通道的卷曲性质，当大于膜孔径的脂质体通过此膜时，膜孔很容易堵塞，脂质体不能达到另一面。聚碳酸酯膜的通道是核打孔的直通道，而且孔径一致，即使脂质体直径大于膜的孔径在加压时也能通过，通过的速率除与压力的大小有关外，也与脂质的浓度有关，一般将脂质体原液稀释到 12 μmol/mL 后再过膜较方便。脂质体通过几次聚碳酸酯膜后变成了粒径相对均匀的脂质体，其粒径等于或略大于膜的孔径（图 13-10）。应根据所需脂质体的粒径大小选择膜的孔径，一般先挤压通过大的孔径逐渐过渡到挤压通过小的孔径，有利于得到均匀度好的脂质体。

（五）French 挤压法 French extrusion method

超声制备脂质体的最大问题是生物材料遭受超声辐射，这样不仅脂质易变性，而且包裹在脂质体内的大分子和其他敏感化合物也易发生变性，目前有几种方法可在温和情况下使膜破碎和重建，其中之一是将形成的大脂质体放入 French 压力室，在很高的压力下挤压。这种方法产生直径 30 ～ 80 nm 单层或寡层脂质体。除了制备条件温和，适于作为敏感大分子载体外，其稳定性比超声脂质体更好。另外，高压挤压对于重组稳定的膜蛋白也是非常有用的方法。

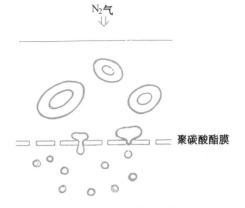

图 13-10　聚碳酸酯膜调节脂质体粒径的示意图

French 压力室的中央是压力室，由不锈钢材料制成，能持续耐受 137 824 kPa 甚至 275 648 kPa 的压力，有不同大小的压力室，分别为小于 4 mL 和 4 ～ 40 mL。French 挤压法操作简单，节约时间，一般几分钟内可使 90% 的多层脂质体转变为单层脂质体，重复性好。只要压力循环次数、流量和脂质组成相同，可获得同样大小的囊泡，制备量大，一次可制备 40 mL，脂质浓度在 20 ～ 25 mg/mL。缺点是仪器昂贵，制备温度不易控制。

（六）反复冻融法 Freeze-thaw method

完全由中性脂质组成的 MLV，其多层结构非常紧密，相邻双分层间水相空间很小。在膜脂质中加入负电荷使相邻双层间互相排斥，明显增加包封容量，另外反复冻融法（freeze-thaw method）制备的中性脂质体也可达到增加包封容积的效果。详见本节中的"冻结融解法"。

二、逆相蒸发法 Reverse-phase evaporation method

逆相蒸发法最初由 Szoka 提出。一般的制法系将磷脂等膜材溶于有机溶剂如氯仿、乙醚，加入待包封药物的水溶液（水溶液：有机溶剂＝1:3 ～ 1:6）进行短时超声，直至形成稳定的 W/O 型乳剂，减压蒸发有机溶剂至凝胶形成，继续减压蒸发至形成水性悬浊液即脂质体混悬液；或在混匀器上机械振荡，凝胶块崩溃转成液体，减压蒸发挥去有机溶剂，进一步去除残留有机溶剂形成脂质体。用逆相蒸发法制备的脂质体一般为大单层脂质体，常称为 REVs。示意图见图 13-11。

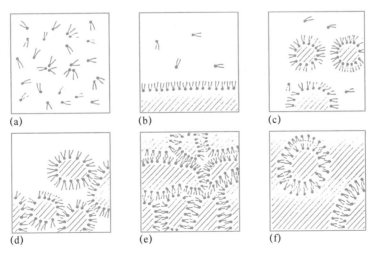

图 13-11　逆相蒸发法制备的脂质体的示意图

（a）有机溶剂溶解膜材；（b）有机相加入到待包封水溶液形成两相体系；

（c）超声形成 W/O 型乳剂；（d）减压蒸发去除有机溶剂；

（e）凝胶形成；（f）脂质体形成。

该方法可用于包裹基因和耐受有机溶剂的物质。逆相蒸发与前述的聚碳酸脂膜加压过滤联合使用，使 REVs 的直径变小，可制备 0.1 ～ 0.2 μm 的单层均匀脂质体，包封量在 12.5% ～ 87.5%。

三、溶剂注入法 Solvent injection methods

Deamer 最早发表溶剂注入法制备脂质体的方法。应用溶剂注入法首先是将脂质体膜的组成成分溶解于有机溶剂中，然后加入到含有待包裹材料的水溶液中，混合后出现两相，采用振荡、超声等方法使磷脂在水相中形成脂质体。

（一）乙醇注入法 Ethanol injection method

乙醇注入法最早由 Batzri 和 Korn 报道。脂质乙醇混合液通过细针头快速注入到大量缓冲液中，形成 SUVs。通常注射的压力足以达到完全混合，乙醇在水中很快被稀释，磷脂分子均匀分散到整个介质液中。如果混合不均匀，可以产生脂质聚集和形成大脂质体。尽管如此，这种方法制备的 SUVs（25 nm）比例较高。优点是简单快速，敏感成分变性的可能性小，对于脂质和包裹的材料比较温和；其缺点是脂质在乙醇中溶解度低（PC 为 40 mmol/L），并且乙醇在介质液中的浓度最高为 7.5%（v/v），这也限制了分散脂质的量，因此制备的脂质体悬液浓度相当低；如果包封材料溶于水相，包封率会极低；另一缺点是乙醇难以从磷脂膜中去除。

（二）乙醚注入法 Ether injection method

尽管这种方法与上述的乙醇注入法非常相似，但是乙醚注射在许多方面与乙醇注射不同。本法是将乙醚脂质溶液通过细孔针头慢慢注入 55 ～ 60℃ 的缓冲液中，乙醚蒸发形成单层脂质体（直径 50 ～ 200 nm）。

乙醚注射的方法对敏感脂质非常温和，由于溶剂去除的速率与其注入的速率相等，因此脂质的最终浓度不受限制，该过程可长时间进行，水相包封率高。缺点是制备一批脂质体需要的时间长，需要机械输入泵精确控制注入脂质的浓度。如果所包封的材料在 60℃ 被破坏，可以用氟化氢代替乙醚，氟化氢在较低温度下易蒸发。有机溶剂对某些溶质有害，不适合将蛋白质掺入脂质体。

四、表面活性剂分散法 Surfactant dispersion method

表面活性剂分散在水中的浓度非常高时形成胶束，表面活性剂在水中形成胶束的浓度叫临界胶束浓度（critical micelle concentration，CMC）。表面活性剂在 CMC 以下完全以真溶液的形式存在，当表面活性剂溶于水中的浓度高于 CMC 时，胶束形成的量越来越多。表面活性剂与磷脂分子相连，掩蔽磷脂分子中的疏水部分，磷脂通过表面活性剂介导与水相密切接触形成的结构，称为混合胶束（mixed micelles），它由数百个化合物分子组成，其形状和大小依赖于表面活性剂的化学性质、浓度及有关的脂质成分等。由于表面活性剂分子容易从混合胶束中去除，因此可以通过透析降低水相中表面活性剂的浓度。

表面活性剂制备脂质体的所有方法的基本特征是从含有磷脂的混合胶束中去除表面活性剂，自发形成单层脂质体。该方法的缺点包括脂质体形成过程中药物的漏出和稀释，脂质体形成后，难以去除微量的表面活性剂。去除表面活性剂所用的技术（如透析、柱层析）会不可避免地去除其他小分子的水溶性物质，因此表面活性剂方法并不是包裹水溶性物质最有效的方法；另外，按得到的包封率来讲，该方法是制备亲脂性蛋白质掺入脂质体膜的常用方法，因为使用温和的、不使蛋白质变性的表面活性剂时，这些蛋白质在不需要修饰的情况下进入混合胶束，可达到 100% 的掺入。该方法的另外一个特征是通过精确控制表面活性剂去除的条件，可控制脂质体大小，获得粒径非常均匀的脂质体。

五、钙离子融合法 Ca²⁺-induced fusion method

磷脂酰丝氨酸等带负电荷的磷脂中，加入 Ca^{2+}，使之相互融合成蜗牛壳圆桶状，加入络合剂 EDTA，除去 Ca^{2+}，即产生 LUVs，此种方法称为钙离子融合法（图 13-12）。此方法的特点是形成脂质体的条件非常温和，可用于包封 DNA、RNA 和酶等生物大分子。

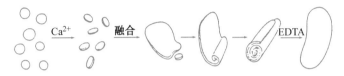

图 13-12 钙离子融合法制备脂质体的示意图

六、冻结融解法 Freeze-thaw method

冻结融解法是将用超声波处理得到 SUVs 混悬液，加入待包封的物质，在低温下（如液氮中）冻结，取出融解，脂质双分子膜重新排列形成了 LUVs，经凝胶过滤等方法除去未包封的物质即得。一般情况下，融解后的脂质体混悬液用聚碳酸酯膜挤压以使粒径均匀；并经过多次（如三次）冻结融解的过程，可以使脂质体的包封率提高。

脂质体悬液在低温下冻结形成冰晶，由于磷脂亲水基团结合的水分子从亲水基团上脱离，脂质双分子层发生融合，随后的融解过程使亲水基团上再结合上水分子，所以双层脂质膜重新排列，SUVs 变成了 LUVs。此方法中被包封的物质由于不和有机溶剂接触、没有经过超声波处理等，故对蛋白质等分子的损伤小，而且，在冻结融解的过程中溶质发生浓缩使得包封效率得到提高，磷脂的选用范围宽。冻结融解的双分子层的重新排列受冻结融解的速度、脂质的浓度、溶质的种类和浓度的影响。

七、主动包封法 Active loading method

主动包封法使得制备高包封率脂质体成为可能，从根本上改变了难以制备高包封率脂质体的局面。但是主动包封技术的应用与药物的结构密切相关，不能推广到任意结构的药物，因而受到了限制。主动包封法也称为遥控包封装载技术（remote loading），对于弱碱性的药物可采用 pH 梯度法、硫酸铵梯度法等，对于弱酸性的药物可采用醋酸钙梯度法等。

下面分别以 pH 梯度法（图 13-13）和硫酸铵梯度法（图 13-14）包封多柔比星为例，简述具体操作过程如下。

①空白脂质体的制备：以 pH 为 4 的 300 mmol/L 枸橼酸水溶液为介质，采用逆相蒸发法或薄膜法制备空白脂质体（脂质体囊泡内部 pH 为 4）。

②用 1 mol/L 的氢氧化钠溶液或碳酸钠溶液调节上述空白脂质体混悬液的 pH 至 7.8，使脂质体膜内外形成质子的梯度，即得到脂质体膜的内部为酸性（pH 4.0），外部为碱性（pH 7.8）的脂质体。

③将多柔比星用 pH 7.8 的 Hepes 缓冲液溶解，60℃保温孵育。

④在 60℃孵育条件下，将脂质体混悬液与多柔比星溶液混合并轻摇，孵育 10 ～ 15 min 即可。

在脂质体膜内部的 pH 为 4，脂质体膜外部的 pH 为 7.8 的条件下，弱碱性药物多柔比星在脂质体膜外呈分子型，可穿透脂质体膜，进入脂质体膜后即在酸性条件下质子化，而质子化的多柔比星不易穿透膜，因而多柔比星被包封于脂质体内。pH 梯度法制备的多柔比星脂质体的包封率可达 90% 以上，理论包封率接近 100%。在形成空白脂质体后，可以采用挤压法使脂质

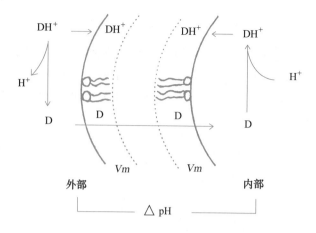

图 13-13 pH 梯度法主动包封制备多柔比星脂质体的示意图

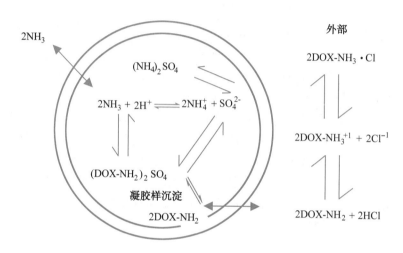

图 13-14 硫酸铵梯度法主动包封制备多柔比星脂质体的示意图

体通过聚碳酸酯膜的数量减少和调节脂质体的粒径。如果用卵磷脂制备脂质体,孵育温度可以在室温下进行,一般孵育温度要求略高于脂质的相变温度 $10 \sim 20℃$。

如果采用硫酸铵梯度法制备多柔比星脂质体,先使用 120 mmol/L 的硫酸铵溶液制备空白脂质体,随后在 5% 葡萄糖溶液中透析除去脂质体外部的硫酸铵,使脂质体膜内外形成硫酸根离子的梯度,即脂质体内部为高浓度的硫酸根,脂质体膜外为低浓度的硫酸根,随后将空白脂质体与多柔比星溶液混合孵育,即得多柔比星脂质体。硫酸铵梯度法制备多柔比星脂质体主要的根据是硫酸多柔比星的溶度积远远小于盐酸多柔比星的溶度积,在脂质体膜外多柔比星的存在形式是盐酸多柔比星,水溶性好,易于穿透脂质体膜进入脂质体内;而在脂质体内部由于硫酸根离子的存在使多柔比星的存在形式变成硫酸多柔比星,硫酸多柔比星的溶解度小,形成胶态沉淀。硫酸铵梯度法制备的多柔比星脂质体的包封率可达 90% 以上。

八、冷冻干燥法 Freeze-drying method

1978 年冷冻干燥法就被收载为制备脂质体的专利技术。将类脂高度分散在水溶液中。冷冻干燥,然后再分散到含药的水性介质中,形成脂质体。冷冻温度、速度及时间等因素对形成脂质体的包封率和稳定性都有影响,以制备模型药物羧基荧光素为例,以 7℃ /min 快速冷冻至 −30℃ 包封率最高。事关本实验成功的另一重要因素是冻结保护剂的选择,冻结保护剂能降低冷冻和融化过程对脂质体的损害。各保护剂的保护机制不同。例如,甘露醇,可增加黏度、降低水的结晶速度和内水相形成冰晶的共熔点温度。D-葡萄糖，冻结时它在水相的冰晶生长空隙间浓缩并覆盖在脂质体表面，而使冰晶不能嵌入脂质体的双分子层膜。海藻糖，通过氢键与磷脂的极性基团结合来稳定冻结时的脱水膜，有效地取代了在极性基团周围的残余水分。还可增加空间效应，减少磷脂酰基之间的范德华力，降低相变温度。用量一般为 2% ～ 5%（w/v）。

九、复乳法 Multiple emulsion method

复乳法是指将少量水相与较多量的磷脂油相进行第 1 次乳化，形成 W/O 的反相胶团，减压除去部分溶剂（或不除去也可），然后加较大量的水相进行第 2 次乳化，形成 W/O/W 型复乳，减压蒸发除去有机溶剂，即得脂质体。此法包封率为 20% ～ 90%。

此种类型的脂质体与常规的脂质体从结构上看不十分相同。复乳法制备的脂质体为非同心多囊脂质体（multivesicular liposomes，MVL），制备时常常需要加入辅助乳化剂，更适合包封水溶性药物，增加包封率，并具有缓释效果。

十、制备方法比较 Comparison of preparation methods

如上所述，脂质体的制备方法很多，根据需要可选用不同的方法，方法不同，所制备的脂质体的粒径、层数、药物的包封率、渗漏性、甚至药物的释放也不同。下面对上述几种方法进行比较。

（一）手摇法 Hand-shaking method

操作简单，无需特殊仪器。一般研究室即可制备。制备的脂质体为 MLV，其粒径分布与脂膜的厚度和振荡强度有关。粒径分布不均匀，水溶性药物包封率低，而且不稳定，重复性差。

（二）超声法 Ultrasonic method

超声可将 MLVs 变成 SUVs，是制备小脂质体的常用方法，但包封率低。超声强度大，对药物和脂质的稳定性有影响。

（三）钙离子融合法 Ca²⁺-induced fusion method

这种方法仅限于 PA、PS、PI 等酸性磷脂。制备的脂质体为 LUVs，其制备条件温和，可包裹 DNA、RNA 和酶等生物大分子。

（四）French 挤压法 French extrusion method

可制备不同结构的脂质体，包括粒径分布均匀的极小脂质体（20 nm）、小的多层脂质体（50 ～ 150 nm）和小双层脂质体（50 ～ 60 nm）。该方法在制备过程中不用表面活性剂和有机溶剂，因而不需要透析，不需要浓缩程序，不需要柱层析，不需要离心，缺点是仪器昂贵，另外仪器需要细心护理。

（五）逆相蒸发法 Reverse-phase evaporation method

制得的脂质体一般为单层结构（REVs）。该方法适于各种脂质和脂质混合液及小分子物质。水溶性物质包封率高，因此 REVs 方法是包封水溶性物质的有效方法。缺点是制备过程中脂质和药物需要超声，而超声可使某些物质变性；包裹的物质与有机溶剂接触，减压蒸发有机溶剂需要一定的温度，也可使某些物质变性。

（六）冻结融解法 Freeze-thaw method

此种方法得到的脂质体为 LUVs，被包封的物质由于不和有机溶剂接触、没有经过超声波处理等，对蛋白质等分子的损伤小，而且，在冻结融解的过程中溶质发生浓缩使得包封效率得到提高，磷脂的选用范围宽。

（七）表面活性剂分散法 Detergent method

该方法制备的脂质体粒径分布均匀，可控制温度，适于膜重组及包裹易受热变性的大分子物质，其缺点是制备的脂质体有表面活性剂残余。

（八）冷冻干燥法 Freeze-drying method

最大的特点是适应于对热敏感的药物，不使用有机溶剂。

（九）复乳法 Multiple emulsion method

制备的脂质体为非同心多囊结构，更适合包封水溶性药物，增加包封率，并具有缓释效果。

脂质体的种类和特点见表 13-2，其制备方法与粒径和包封率的关系见表 13-3。

表 13-2 脂质体的种类与特点

类型	优点	缺点	体内动态
MLVs	包封容积较大，包封率较高 稳定性较好 膜的性质与细胞膜相似	粒径大，不均匀 不易包封蛋白质、核酸等大分子 向细胞内的输送较困难	静脉给药后易被网状内皮细胞捕获
SUVs	粒径大小、形态均匀	包封率和包封容积小 易发生脂质体的融合 弯曲率大的脂质体内外膜有差异	静脉给药后可分配进入实质细胞 静脉给药后血中的半衰期长
LUVs（REVs）	可包封蛋白质、核酸等大分子 包封容积大，包封率高	粒径大小不均匀	静脉给药后易被网状内皮细胞捕获 体内稳定性比 MLVs 差

表 13-3 脂质体的制备方法与粒径和包封率

类型	制备方法	发明者	粒径（nm）	包封率（%）	包封容积（L/mol）
MLVs	①振摇水化法	Bangham	100 ～ 300	2 ～ 20	2 ～ 4
	②超声法	Huang	20 ～ 50	0.1 ～ 1	0.2 ～ 1.5
SUVs	③乙醇注入法	Batzri	30 ～ 110	小	0.5
	④French 挤压法	Barenholz	30 ～ 50		
	⑤去除胆酸法	Kagawa	50 ～ 100		0.5
	⑥钙融合法	Papahadjopoulos	200 ～ 1000	10 ～ 15	7
	⑦乙醚注入法	Deamer	100 ～ 400		14±6
LUVs	⑧冻结融解法	Kasahara	20 ～ 200		
	⑨复乳法	Matsumoto	2000 ～ 10 000	20 ～ 90	
REVs	⑩逆相蒸发法	Szoka	200 ～ 1000	30 ～ 60	20

注：包封率代表水溶性小分子时的包封率。

十一、未包封药物的分离 Separation of non-entrapped drug

脂溶性物质掺入脂质体的双层膜中，其包封率取决于脂溶性药物在脂质中的溶解度。在未饱和的情况下，包封率可大于 90%，没有必要去除非包封的脂溶性药物。在脂质体包裹水溶性药物情况下，包裹的水溶性药物只是总量的一小部分。因为脂质体的分子量比所包封的药物大得多，大多数药物分子量小于 1000，而最小的 SUVs 分子量也有几百万，脂质体在通过传统的超滤系统和凝胶过滤时，不会破裂或释放出内容物。根据大小的差异，可通过凝胶过滤柱层析或通过透析分离非包裹的物质。当包裹的物质是 DNA 或蛋白质时，或非包裹的物质形成大聚集体时，利用脂质体和被包裹物质的密度，可应用离心技术分离。常用的分离方法如下。

（一）透析 Dialysis

透析适合于分离小分子的物质，不适用于除去大分子的药物。其优点是不需要复杂昂贵的设备，能除去几乎所有游离药物。透析过程是缓慢的，在室温条件下，不断更换外部介质（透析袋外面的洗涤液），在 10 ～ 24 h 内可以除去 95% 以上的脂质体中游离的药物。应注意在透析过程中，所用洗涤液的渗透压与脂质体混悬液的渗透压应相同，否则会引起脂质体的内水相体积发生变化，导致被包封的药物泄漏。脂质体浓度高时，装入透析袋和从中取出时，在试管、枪头和透析袋中都有脂质体的黏附，造成丢失。

（二）柱层析分离 Column chromatographic separation

柱层析分离最常用的物质是葡聚糖凝胶（如 Sephadex G-50），所以又常称为凝胶过滤法。当溶质分子（被分离的物质）在一个流动液体中通过多孔粒子固定床时，这些填料有许多小孔。较大的脂质体渗入小孔的比例较少，因此，它比小的分子更易从柱上洗脱。其结果是粒径大的脂质体先从凝胶柱上流出，粒径小的游离药物后流出。分离时应注意选用的凝胶颗粒大小，分离小分子物质时可选用 Sephadex G-50，分离大分子物质时可选用 Sepharose 4B。柱层析分离脂质体中未包封的药物或其他杂质时应注意以下两点：

①葡聚糖表面上的许多位点能与脂质体膜结合并互相作用，尽管这种作用不影响脂质体悬液通过柱的流动过程，但可能有小量的脂质体丢失。膜不稳定时引起的通透性改变会导致包裹物质的漏出。如果脂质浓度低，这种现象将特别明显。因此可在装柱前或装柱后用与实验样品同样脂质成分的空白脂质体预先饱和柱的表面，可避免由于吸附造成的脂质体丢失现象的发生。

②如果凝胶颗粒直径太小或胶床内含有许多细小的颗粒，较大脂质体（＞ 0.4 μm），有时会停留在柱内。用于 MLVs 层析的、直径在 50 ～ 150 μm 的葡聚糖颗粒比细颗粒更好，而所有各种直径的颗粒的凝胶都适于 SUVs。

（三）离心 Centrifugation

离心是脂质体与游离物质分离的有效方法。沉淀脂质体的离心力依赖于脂质体组成成分、大小，在某些条件下，依赖于脂质体的密度。纯的卵磷脂密度为 1.0135 g/mL，掺入 50% 胆固醇后密度增至 1.0142 g/mL，如果掺入饱和脂质尤其在 T_c 以下时，密度将进一步提高。在膜中掺入蛋白质（平均密度为 1.35 g/mL）明显增加膜的密度。在生理盐水中的 SUVs，离心 200 000 g，10 ～ 20 h；MLVs 在 100 000 g 或离心力更小的情况下，1 h 即可沉淀。这是分离 MLVs 与 SUVs 的基础。因此，考虑价格原因，这种方法不适合分离小脂质体。对于相对大的脂质体，短时、低速离心可以浓缩或稀释到所需要的量。为了避免脂质体破裂，重悬介质液的渗透强度应与原脂质体液一样。用 0.3 mol/L 的蔗糖做离心介质时，离心后脂质体聚集在离心管的上部。

（四）微型柱离心 Microcolumn centrifugation

对于长期贮存、血液稳定性研究以及最初制备产物的分析，需要取小量样本进行研究，因此，必须选用简单、快速的方法分离未包封物质，其程序如下：取在生理盐水中室温膨胀的 Sephadex G-50 适量，填入 1 mL 塑料注射器中，此注射器事先去芯后塞入一块 Whatman GF/B 滤纸垫；将注射器放入离心机中 2000 r/min 离心 3 min，去除过量生理盐水，柱床高度达 0.9 mL 刻度线位置；取 0.2 mL 未稀释的样品加入到微型柱上；随后微型柱在 2000 r/min 离心 3 min，收集含脂质体的洗脱液；最后加入 0.25 mL 缓冲液漂洗微型柱。微型柱离心的方法分离非包裹药物快速有效，脂质体回收率高，几乎不稀释，这种方法适用于分子量小于 7000 的物质。

十二、脂质体制剂的灭菌 Sterilization of liposome preparations

常用的脂质体消毒方法如下。

（一）加热灭菌 Heating sterilization

在 103.4 kPa 121℃可以造成脂质体不可恢复的破坏。100℃流通蒸气灭菌适用于饱和磷脂制备的脂质体。

（二）滤过除菌 Sterilization by filtration

这是脂质体除菌最常用的方法。0.22 μm 或更小的脂质体可通过该方法除菌，脂质体及其内容物损失 0.3% ~ 18.6%，大于 0.6 μm 的脂质体不能用过滤方法除菌，因为当它们通过滤膜时完整性将被破坏，内容物游离。将脂质体挤压通过 0.2 μm 聚碳酸酯膜也可以得到无菌的脂质体，这样可将粒径的调节和除菌结合完成。

（三）γ-射线消毒 γ-Ray disinfection

这种方法对消毒脂质体可能是理想的。但也有研究表明，γ-射线可破坏脂质体膜。

（四）无菌操作 Sterile operation

这是实验室制备无菌脂质体最常用的方法，但不是最理想的方法。操作时将脂质体的组成成分脂质、缓冲液、药物和水分别通过过滤除菌或热压灭菌，所用的容器及制备仪器均经过灭菌，然后在无菌环境下制备脂质体。制备的脂质体小部分（1%）进行无菌检查。这个过程费力、耗时、成本高，适于实验室制备少量无菌脂质体。

第五节   脂质体与细胞的作用机制
Action mechanism between liposomes and cells

脂质体在体内的组织处置及在细胞水平上的作用机制有吸附、交换、内吞、融合、渗漏和扩散等（图 13-15）。在体内，脂质体与细胞的作用显然受给药途径影响。

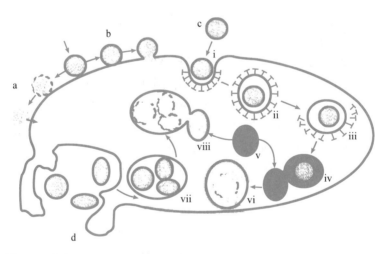

a. 细胞表面吸附脂质体，脂质体外层脂质可与细胞脂质发生交换，当脂质体发生破裂时，药物释放；b. 表面吸附的脂质体与细胞融合，携载包封的物质进入细胞质；c. 小粒径的脂质体（< 150 nm）在受体介导下内吞进入细胞；d. 大粒径的脂质体（> 150 nm）主要被噬菌体（例如吞噬细胞）吞噬。i. 脂质体内吞；ii. 早期内吞体；iii. 晚期内吞体；iv. 内吞溶酶体；v. 溶酶体；vi. 脂质体在溶酶体中降解；vii. 吞噬体；viii. 吞噬溶酶体。

图 13-15   脂质体与细胞的相互作用

一、吸附 Adsorption

吸附是脂质体作用的开始。在适当条件下，脂质体通过静电疏水的作用非特异性吸附到细胞表面，或通过脂质体特异性配体与细胞表面结合而特异吸附到细胞表面。吸附在细胞表面的脂质体仅在蛋白溶解酶作用下才能与细胞脱离。吸附使细胞周围药物浓度增高，药物可慢慢地渗透到细胞内。

二、脂质交换 Lipid exchange

脂质交换是指脂质体的脂质成分与细胞膜的脂质成分进行交换而不释放水相内容物进入细胞。磷脂与细胞脂交换可能是通过细胞表面特异交换蛋白介导，因为某些磷脂（如 PC、PE）在用膜蛋白酶处理后，交换过程减慢。脂质交换过程为脂质体首先吸附在细胞上，然后在细胞表面特异交换蛋白介导下，特异性地交换脂质的极性头部基团或非特异性地交换酰基链。交换仅发生在脂质体双分子层中外部的单分子层和细胞质膜外部的单分子层之间。

三、融合 Fusion

融合是指脂质体的膜插入细胞膜的脂质层中而释放出水相内容物到细胞内，在多层脂质体情况下，脂质体内膜层与胞浆接触，这样脂质体与亚细胞器之间按上述方式相互作用。在体外条件下，膜中掺入融合剂（如溶血卵磷脂、PS 和表面活性物质）后容易发生融合。但这些材料对细胞有一定毒性。到目前为止，融合是脂质体包裹的材料释放入细胞的最有效的方法。加入仙台病毒融合蛋白，不但水溶性物质进入胞浆，而且功能膜蛋白可插入细胞质膜。增强融合的其他方法有：应用 PE、油酸和正电荷脂质，融合方式特别适于分子生物学基因转移。

四、内吞 / 吞噬 Endocytosis/phagocytosis

内吞 / 吞噬是脂质体与细胞作用的主要机制。吞噬细胞摄取脂质体进入吞噬体（endosomes），质膜内陷形成亚细胞空泡，由于膜结合质子泵（membrane-bound proton pump）的作用，使空泡内 pH 为 5～5.5，这些吞噬体与溶酶体（lysosomes）融合形成次级溶酶体（环境的 pH 约 4.5），发生细胞消化，溶酶体溶解脂质体，释放药物。磷脂被水解成脂肪酸，重新循环再掺入到宿主细胞膜。包裹在脂质体内的内容物如能抵抗溶酶体的作用则可释放到胞浆。

五、渗漏 Leakage

渗漏为考察脂质体稳定性的指标。在血液中，由于渗透压及血浆蛋白的影响，或者脂质体本身的稳定性不足，药物发生渗漏。在组织中，当受纤维细胞、癌细胞、肝细胞及胆囊细胞等诱导时，脂质体内容物漏出。这也许是细胞表面蛋白与脂质体相互作用的结果。含适量胆固醇可减少或防止脂质体渗漏。

六、扩散 Diffusion

皮肤用脂质体凝胶剂，类脂膜成了控制释药膜，内含药物通过扩散方式释放进入体内。口服脂质体，大多数在胃肠道内被破坏，但还有通过脂质体与胃肠道黏膜吸附、扩散或融合释放内容物。

七、磷酸酯酶消化 Phosphatase digestion

脂质体的磷脂膜消化与体内磷酸酯酶含量有正比例关系，肿瘤组织中磷酸酯酶水平明显高于正常组织，所以脂质体在肿瘤组织中更容易释放药物。

第六节　脂质体的体内命运与靶向性
In vivo fate and targeting of liposomes

一、影响脂质体体内命运的因素 Influence factors for in vivo fate of liposomes

（一）脂质体的大小 Size of liposomes

脂质体的大小是影响脂质体在体内选择分布的主要因素。以静脉给药为例，综合起来有：①< 50 nm 可透过肝内皮，单核吞噬细胞系统巨噬细胞内吞，转到肝 Kupffer 细胞溶酶体中；②> 1 μm 趋向于肺内停留；③2～7 μm 被毛细血管网摄取后，积聚于肺、脾和肝，7～12 μm 多被肺机械性摄取；④> 15 μm 经肠系膜、肝门静脉或肾动脉给入，分别被肠、肝和肾摄取。依脂质体大小的不同，在循环系统内停留时间不同，脂质体的粒径愈小，在体内停留时间愈长。如将甲氨蝶呤包封于 SUVs，注射后 4 h，血浆中仍然有注射量的 50% 存在，比注射游离药物高 100 倍；如果为 LUVs，同一时间则仅提高 6 倍。脂质体小，分布广，代谢率低。

（二）脂质体的表面电荷 Surface charge of liposomes

脂质体的表面电荷和荷电量影响脂质体与细胞膜的吸附作用，靶细胞与脂质体带相反电荷时，会显示静电亲和力。将磺胺嘧啶钠制成不同电性的脂质体，给入感染负电性弓形虫小鼠，试验结果表明，正电性脂质体的治疗效果最佳。机体脏器对脂质体摄取的选择性大致如表 13-4。

表 13-4　机体脏器对脂质体摄取的选择性

脂质体	肝	脾	肺	肾	心	脑	骨髓	胃肠
正电荷	++	++	+++	+	+	−	−	+++
中性	+++	++	++	+	+	+++	+	
负电性	++	+++	+	+++	+++	++	+++	+

注：+++、++、+、−分别表示个各脏器对荷不同电性脂质体摄取量的多少，无脏器间的量比关系。

肿瘤细胞往往较其他正常细胞活跃，它们的表面负电荷密度高于正常的成熟粒细胞。荷正电脂质体对该细胞亲电性显示出更高的选择性。由表 13-4 可知，用正电荷脂质体还可降低药物对心、肾和骨髓的毒性。但是，也要注意，体内大多数组织、细胞为负电性，正电性的脂质体也会增加与这些组织和细胞的亲和性。

（三）脂质体的组成 Composition of liposomes

膜成分可直接影响脂质体的作用机制和脂质体在体内的行为。特殊性能的脂质体就是通过改变脂质体膜组成对膜修饰，达到提高其靶向性的作用。组成膜成分不同，脂质体内含物释放速度可以不同，脂质体的表面电性也可以不同。

（四）药物的包封方式 Drug entrapment way of liposomes

药物是嵌入双分子层亲油部分还是包入水层，会影响其分布和释放。Hardy 用两种方法将 ^{131}I 制备成脂质体，一种在脂相，^{131}I 与亲油基团共价结合（甲）；一种在水相，^{131}I 包封于水层（乙）。家兔静脉给药后，甲主要分布于肝，乙主要分布于颈部。Rahman 等用同样方法包封放线菌素 D 得 LPL（油相）和 ALP（水相）两种脂质体。给小鼠静脉注射后。LPL 肺部浓度高，肠壁中浓度低，而 ALP 相反。体外试验证明，药物包于水层中比嵌入脂相亲油基释放速度快，如 ^{131}I 在甲中的释放速度为 0.15%/h，在乙中的释放速度为 2%/h。

（五）给药途径 Route of administration

静脉给药受血浆蛋白、酶和血清等多种因素影响。口服避免不了饮食、胆盐、酶和 pH 等因素的影响。静脉给药以小粒径脂质体的作用时间长，而眼、鼻和皮肤给药以大粒径的脂质体的作用时间长。气雾化脂质体吸入，不论大小，均多滞留在肺。

二、脂质体靶向性载体的优势 Advantages of liposomes as drug targeting carrier

脂质体作为靶向药物递送载体，除具备颗粒药物递送系统的共同特点外，还有其独特的优势：

①脂质体的主要成分是磷脂和胆固醇，它们是哺乳动物细胞膜的天然成分，因此毒性很低，免疫原性低，无致热原性，能正常代谢和消除；

②脂质体的大小、成分、表面电荷等有很大的选择空间；

③脂质体能包裹亲水性和亲脂性的很多药物，包括酶、激素、维生素、抗生素和细胞因子等；

④制备方法简单；

⑤不同于聚合物载体系统（如微粒、纳米粒），脂质体双层脂膜是动态的结构，允许表面结合的靶向分子有更大的自由度，因此靶向分子能以最优构型与靶受体结合；

⑥脂质体还为所包裹药物的靶向性提供了新的可能性，包括细胞外释放、细胞膜融合和内吞，这样药物的靶向范围将更广泛；

⑦在载药脂质体表面结合不同的配基，如抗体、糖脂、小分子配体；可将药物递送到特定靶组织和靶细胞。

三、靶向脂质体的局限性与对策 Limit of targeting liposomes and solutions

脂质体作为药物与基因载体的应用前景主要取决于脂质体在体内的稳定性、与靶细胞选择性作用、药物或基因释放进入靶细胞内的效率与浓度。

在体内，靶向脂质体需要成功地完成以下几个步骤：①脂质体必须到达靶细胞，然后被靶细胞识别或主动识别靶细胞或它的环境，脂质体选择性与靶细胞作用而几乎不对非靶细胞起作用；②脂质体携载的药物在释放位点能达到所需的药物浓度；③药物不应对正常组织产生毒性。如果上述任何步骤不能成功地完成，药物的靶向性治疗就不能实现。

应用脂质体作为药物载体可以利用 MPS 吞噬作用，将未修饰脂质体靶向到 MPS 细胞。但是，作为药物载体靶向治疗 MPS 外疾病有许多障碍，因为静脉注射脂质体后，脂质体快速被 MPS 细胞和巨噬细胞从循环中清除。脂质体主要聚集在肝、脾，其次是肺、淋巴结和骨髓。循环中的脂质体逃避 MPS 的能力，不但取决于 MPS 的功能状态，而且与脂质体的大小、组分、表面电荷和所带的配基有关。因此，封闭 MPS 系统或改变脂质体的大小、组分，可以减少 MPS 细胞的摄取。然而，封闭 MPS 可影响机体的防御功能。因此，任何增加脂质体循环时间的方法都不应该抑制 MPS 防御效率。

目前减少 MPS 细胞对脂质体摄取的最有效的方法是改变脂质体的组分。含有唾液酸分子的某些神经节苷脂脂质体影响循环时间，SM、PC、胆固醇和单神经节苷脂 GM_1 共同构成的脂质体有较长循环时间。红细胞含有大量唾液酸残基的糖蛋白，模拟红细胞外膜脂质组成的脂质体（PC：SM：Chol：GM_1＝1：1：1：0.14，mol/mol）半衰期长，增加负电荷脂质如脑磷脂和磷脂酰肌醇（PI）也能延长脂质体的半衰期。用胆固醇和高相变温度磷脂（如 SM、DSPC、DSPE）代替 PC，使脂质体在 37℃成为刚性（rigid）或使脂质分子排列紧密，可以减少包裹药物的渗透，逃避 MPS 摄取。这是由于肝特异性调理素参与了从循环中清除脂质体，肝调理素与刚性或排列紧密的脂双层的吸附较少。脂质过氧化可以促进肝脏摄取脂质体。因此，在脂质膜上掺入抗氧化剂生育酚，可以明显减慢肝脏清除的速率。由这些材料所制备的脂质体增加了血浆稳定性以及减慢了 MPS 清除率。动物的种属也与脂质体的清除有关，离体动物肝脏灌流实验发现，大鼠肝脏清除脂质体依赖于调理素的作用，而调理素对小鼠肝脏摄取脂质体无明显影响。

根据 PEG 与蛋白质结合后可以明显延长蛋白质半衰期的实验结果，在脂质体膜上掺入 PEG 的脂质衍生物可以延长脂质体的循环时间，该技术称为 PEG 化，已经被广泛使用。

应用脂质体的另一个问题是静脉注射脂质体后大部分限制在血管。毛细血管的结构是脂质体从血循环中移出的屏障。根据组织微血管的结构将毛细血管分为三类：连续毛细血管、有孔毛细血管和窦状毛细血管。在骨骼肌、心脏、平滑肌、肺、皮肤、皮下组织、浆液膜、黏液膜是连续毛细血管，这些血管间隙 2 ~ 6 nm，这样即使是最小的脂质体也不能通过。有孔毛细血管血管壁有 30 ~ 80 nm 孔，这些孔由一层薄膜覆盖。由于这种限制，靶向到血管外位点是成问题的，至今尚无直接证据证实脂质体可完整穿过前两类毛细血管。窦状毛细血管在全身仅见于肝、脾和骨髓，间隙平均直径为 100 nm，肝脏允许 200 nm 的脂质体穿过，这样，直径小于 200 nm 的脂质体可通过这些孔离开循环。容易靶向达到的另一个血管外位点是实体肿瘤，这些肿瘤的毛细血管比正常血管通透性高。血管通透性增加的部位还包括炎症组织和高血压血管损伤部位，这也是能用脂质体间接治疗血管外病变的原因。

四、靶向性脂质体的应用 Application of targeting liposomes

静脉注射未修饰的脂质体，由 MPS 的细胞摄取，集中于肝、脾、肺、淋巴结和骨髓；肌肉和皮下注射的脂质体近 80% 储存在注射部位，部分脂质体可以被巨噬细胞吞饮，到达邻近的淋巴组织。应用脂质体包裹巨噬细胞因子，被动靶向至 MPS，激活巨噬细胞清除肿瘤，对治疗转移瘤是一种有前途的方法。激活的巨噬细胞能区分肿瘤细胞和非肿瘤细胞，它们能破坏肿瘤细胞，包括对其他宿主反应机制和抗瘤药物耐受的肿瘤细胞。

在脂质体的脂质双层上装上归巢装置（homing devices）可使其具有组织特异性，常用的归巢装置有抗体、激素、糖残基和肽类配体等。细胞膜上的抗原、细胞黏附分子、受体等常作为靶结合位点，而相应的抗体、配体等作为靶向分子用于修饰脂质体。Snfimov 等人的实验证明，人颈动脉脂质纤维斑块下有大量 I 型胶原，应用牛或人的 I 型胶原的抗体，或人血浆的纤维连接蛋白相结合的脂质体，灌流牛、兔和人的动脉发现，带有识别标记的脂质体可选择性地与动脉结合。此外，与动脉内皮细胞单克隆抗体特异结合的脂质体经静脉注入小鼠，与动脉内皮细胞结合的脂质体占注入剂量的 75%。

在脂质体中掺入某些特殊脂质，使脂质体对 pH 或温度等变化敏感，以使脂质体携带的药物作用于靶向位点，于是有了 pH 敏感脂质体、热敏脂质体、光敏感脂质体和磁性脂质体等（详见本章第三节中的功能化脂质体）。

第七节　脂质体的质量控制
Quality control of liposomes

一、包封率 Entrapment efficiency

（一）包封率的测定 Determination of entrapment efficiency

脂质体包封率（包裹率）有三种表示法：重量包封率（Q_w）、包封容积（或称容积包封率，Q_v）、药脂包封比率（D）也称载药量百分比。包封率的测定方法需将脂质体中包封药物与游离药物进行分离测定，常用的分离方法有：葡聚糖凝胶过滤法、超滤膜过滤法、超速离心法、微型柱离心法和透析法。

1. 重量包封率 Weight encapsulation efficiency

重量包封率常简称为包封率，是指包入脂质体内的药物量与投料量的重量百分比，用下式表示：

$$Q_{w}（\%）= W_{包}/W_{总} \times 100\% \quad 或 \quad Q_{w}（\%）=（W_{总}—W_{游}）/W_{总} \times 100\%$$

式中 $W_{总}$、$W_{包}$ 和 $W_{游}$ 分别表示药物投料量、包封于脂质体的药量及未包入脂质体的游离药量。

2. 包封容积 Entrapment volume

包封容积为每摩尔脂质形成脂质体后所包裹溶液的体积。脂质体的包封体积与脂质体的类型、粒径和制备方法有极大的关系。包封容积可以从 SUVs 或 MLVs 的 0.5 μL/μmol 到 LUVs 的 30 μL/μmol 变动。测定脂质体包封容积的最好方法是直接测定水相的体积。例如，将非渗透性的放射性溶质（^{22}Na 或 ^{14}C 标记的菊粉）与脂质制备成脂质体，通过离心、透析和凝胶过滤等方法除去外部的放射性溶质，测定脂质体内部包封溶质的放射性。也可将脂质体离心（200 000 g，6 h），形成沉淀，弃上清液后，沉淀用氘代水（deuterium oxide，D_2O）重新悬浮，D_2O 很快与包裹的水相平衡，通过测定氘的放射性强度可求的脂质体的内水相体积。

用脂质体包封水溶性的荧光标记物（如钙黄绿素、羧基荧光素）是测定脂质体包封容积的好方法，目前大多数脂质体的包封容积可用此方法测定。

3. 载药量比率 Drug loading rate

载药量比率是指一定重量的类脂所包封药物重量百分比。

$$D（\%）=（W_{总}—W_{游}）/M_{类脂} \times 100\% \quad 或 \quad D（\%）= W_{包}/M_{类脂} \times 100\%$$

式中 $M_{类脂}$ 为处方类脂总量，$W_{总}$、$W_{包}$ 和 $W_{游}$ 分别表示药物投料量、包封于脂质体的药量及未包入脂质体的药量。D% 可以明确制剂中药物与辅料的关系，对脂质体工业化生产具有实用价值。

（二）影响包封率的因素 Influence factors of entrapment efficiency

1. 制备方法和结构 Preparation methods and structures

药物与脂质的亲和力是亲脂性药物包封率的主要影响因素，此外脂质体的结构类型不同其包封率也不同。对于亲水性药物，药物包封率大小顺序一般为：LUVs > MLVs > SUVs。当处方拟定后，制备方法就可决定脂质体的结构类型，因此制备方法也与包封率有关，各制备方法的包封率大小顺序如下：乙醚注入法>逆相蒸发法>干膜法>乙醇注入法>超声法。冷冻干燥法的冷冻过程往往致包封率下降，选用适当的冻干保护剂可大大改善。超声法制备的脂质体的粒径小，因而包封率一般较低。超声和剧烈搅拌都会使水溶性药物的包封率下降。另外制备脂质体使用的容器、温度和各过程顺序、时间等均对包封率有影响。

2. 类脂膜的组成与电性 Composition and electric charge of lipid membranes

膜的组成与脂质体的结构密切相关，因此对脂质体的包封率有影响，如 PC 中加入适量 Chol 可增加包封率。组成脂质体的脂质材料的电性对离子型药物的包封率影响很大，例如水相离子性药物的电性与脂质体表面电性相反时，可能由于静电结合的原因，包封率高。脂质纯度高、氧化指数低，包封率高。类脂浓度高，一般 Q_{w} 和 Q_{v} 增加，D% 有下降的可能。

3. 药物的性质和浓度 Nature and concentration of drugs

对于固定膜材料和方法制备的脂质体，其包封率则由被包封的药物本身决定。

①主要取决于药物的溶解性。药物的溶解性与脂质体的包封率关系非常密切，药物在水中

和在油相中的溶解性可用油水分配系数或辛醇-水分配系数（log P_{oct}）说明。脂溶性好和水溶性特别好即 $4.5 <$ log $P_{oct} < 0.3$ 的药物在脂质体中包封率高。对具有 log P_{oct} 处于中间值的药物就难于形成高包封率的脂质体。因此，首先将药物制成盐（log $P_{oct} < 0.3$）或酯化（log $P_{oct} > 4.5$）再包封脂质体，可以形成包封率高且稳定的脂质体；②药物电性。药物的电性与脂质体膜电性相反则包封率高，与发生电性吸附有关；③药物分子量。一般分子量大的比分子量小的包封率高；④药物浓度。一般随药物浓度增加，Q_w 下降，$D\%$ 升高。

4. 溶剂组成 Solvent constituents

①有机溶媒为脂质体的制备方法中常用有机溶剂，因此有机溶剂的挥发速度、密度、与脂质的亲和力等会影响脂质体的包封率。

②水相介质的组成也与包封率有关，水相中的离子强度和 pH 值也与包封率有关，详见脂质体制备方法。

二、稳定性与渗漏 Stability and drug leakage

脂质体稳定性研究包括药物的漏出、脂质体结构变化（包括颗粒大小的分布、脂质体聚集、融合、脂质体沉淀）、脂质体及药物的化学稳定性以及 pH、离子强度、缓冲液组成和溶剂系统对脂质体稳定性的影响。

（一）脂质体的稳定性 Stability of liposomes

1. 药物性质 Nature of drug

渗漏率是表示脂质体在贮存期间包封率变化情况的参数，是脂质体不稳定性的主要指标。

$$渗漏率 = 贮存后渗漏到介质中的药量 / 贮存前包封的药量 \times 100\%$$

如果包裹的药物是脂溶性的（log $P_{oct} > 5$），主要掺入到脂质双层，脂质体可以冰冻干燥后存储，用前水化轻微加热或振荡即可。水溶性的药物（log $P_{oct} < 0.3$）包裹在脂质体水相内，脂质体制备后去除游离药物。如果 log P_{oct} 值在 $0.3 \sim 1.7$ 之间，药物从脂质体内漏出非常快。$1.7 <$ log $P_{oct} < 4$ 之间的药物难以包入脂质体中，这些药物难以溶于水，因此在脂质体制备过程中和脂质一起溶于有机溶剂，然后加入缓冲液。根据它们在水和脂质中的溶解性，药物在水相和脂质相中重新分布。因此，只有在不改变药物的活性的前提下，通过修饰药物的化学结构，使其具有较高的 P_{oct} 值（log $P_{oct} > 5$）时才能提高其包封率和减少渗漏率。

2. 磷脂和胆固醇的稳定性 Stabilities of phospholipids and cholesterol

磷脂最常见的变性是脂肪酸氧化，连接脂肪酸与甘油骨架的醚键在氧化前水解，为一级动力学反应，该反应在 40℃ 以上非常明显，而且为 pH 依赖性。磷脂在 pH 6.5 左右最稳定。不饱和的脂质酰基链上的双键易被氧化，完全饱和的脂质不易发生氧化。加入抗氧化剂如 α-生育酚，在惰性气体如氩气或氮气条件下避光储存，加入 EDTA 螯合各种痕量金属离子等以减少脂质体发生氧化。在脂溶性抗氧化剂中，有效抗氧化能力依次为叔丁基对羟基茴香醚（bulylated hydroxyanisole，BHA）>邻苯二酚（catechin）>二丁基羟基甲苯（butylated hydroxytoluene，BHT）>生育酚（tocopherol）>绿原酸（chlorogenic acid）。在水溶性抗氧化剂中，抗坏血酸和二硫苏糖醇（dithiothreitol）有效，而谷胱甘肽无效。

（二）影响脂质体稳定性的因素 Influence factors of liposome stability

全血、血浆和血清影响脂质体的稳定性，高密度脂蛋白（HDL）使脂质体不稳定，可能原因是从脂质双层组分中去除了磷脂。富含胆固醇的脂质体可对抗 HDL 的作用。脂质体在全血中比在血清中稳定，这可能是由于 HDL-红细胞相互作用先于 HDL-脂质体相互作用，也可能是胆固醇从红细胞转移到了脂质体。

重金属和光催化不饱和磷脂易发生氧化。可以通过加入金属螯合剂 EDTA，在无氧环境下低温避光存储并加入生育酚抑制氧化作用等方法降低其氧化的可能。

蛋白质与脂质体表面结合，会在脂质体表面形成"蛋白冠"，严重影响脂质体的稳定性和脂质体的命运。脂质体膜对包封葡萄糖通透性的增加与蛋白质结合呈直线关系，脂质表面结合蛋白质的脂质体在磷脂相变温度的区域通透性比正常区域更高。这提示当磷脂的胶相和液晶相共存时通透性最高，脂质双层错位（dislocation）是通透性增加的机制。

在脂质双层掺入 PEG，或非离子型表面活性剂（如聚山梨酯 80）制备立体化学性质稳定的脂质体，比传统的胆固醇稳定脂质体或多聚脂质体更稳定，其理论是当两个立体化学性质稳定的脂质体接近时，由于存在水溶性链，脂质体间的化学能降低，因此，由于渗透作用，脂质体之间进入大量的水而分离。

甲醇、乙醇可使 PC 脂质双层从凝胶相转成交错态，当乙醇浓度增加时，漏出率增加。

（三）克服脂质体不稳定的方法 Circumvention of liposome instability

脂质体的不稳定性包括脂质的氧化降解和脂质体的聚集、融合、渗漏等。

注意以下几点可以减少脂质氧化：①用纯化的脂质和新鲜蒸馏的有机溶剂；②制备过程中避免高温；③在无氧条件下制备；④用氮气使水溶液脱氧；⑤脂质体混悬液在惰性气体中存储；⑥脂质体膜或成分中掺入抗氧化剂，减少膜氧化脂质水平；⑦用饱和脂质代替非饱和脂质，如用合成的饱和脂质 DMPC、DPPC、DSPC 制备脂质体；⑧在 pH 接近中性时醚键的水解明显降低，然而，在包裹药物需要低 pH 的情况下，必须注意从干燥脂质体去除残余的有机溶剂，使其水解降到最低。

在制备脂质体过程中，可以发生脂质体漏出和融合。

由于范德华力相互作用可以引起中性脂质体的聚集，进而融合，对于无电荷的脂质膜是自然和不可避免的现象。克服这种现象最简单的办法是在这种混合物中增加少量的负电荷（10%PA 或 PG）减少融合过程。在膜上掺入适量的胆固醇能减少或完全防止融合，尤其是当相变温度范围接近脂质体存储温度时。在 T_c 以上易发生融合，最好在 T_c 以下存储脂质体。脂质体的通透性很大程度上依赖于脂质体膜的组成及所包封的药物。

（四）脂质体稳定性的研究方法 Study methods for liposome stability

水溶性荧光染料作为脂质体包裹药物的标记。常用的有羧基荧光素（carboxyfluorescein，CF）和钙黄绿素（calcein）。这两种荧光素的共同特点是在高浓度时（如高浓度包入脂质体的情况）不易激发荧光，而脂质体渗漏或破坏释放出药物到周围介质或进入胞浆时，荧光素浓度降低，此时可以激发荧光。荧光自我淬灭（fluorescence self-quenching，FSQ）用于测定脂质体内容物进入细胞的方式；测定体外血清、蛋白质、脂蛋白和酶或相变温度对脂质体稳定性的影响；测定体内脂质体消除率。

三、粒径和分布 Particle size and distribution

脂质体粒径大小和分布均匀程度与其包封率和稳定性有关，直接影响脂质体在机体组织的行为和处置。脂质体的粒径小于 100 nm，在血循环中的时间较长，若脂质体的粒径大于 200 nm，则脂质体很容易被巨噬细胞作为外来异物而吞噬，脂质体在体内的循环时间很短。影响脂质体粒径和分布的因素很多，可以这样认为，凡影响脂质体聚结稳定的因素，都关系到脂质体的粒径和分布，其中最主要的是脂质体的制备方法。超声法、乙醇注入法制备的脂质体是 SUVs，而乙醚注入法、钙离子融合法等制备的脂质体为 LUVs。当方法相同时，一般制备的脂质体层数越多粒径越大。经超声 / 匀化等分散的脂质体粒度均匀性比薄膜搅拌法好。LUVs 和 MLVs 通过超声等方法进一步分散最终可得到 SUVs，SUVs 经炼韧或 Ca^{2+} 融合能转变成 LUVs，适当调节处方中类脂用量也可使 SUVs 和 LUVs 增加双分子层数形成 MLVs。

测定粒径和分布的方法有以下几种。

1. 光学显微镜法 Optical microscopy

将脂质体混悬液稀释，取 1 滴放入载玻片上或滴入细胞计数板内，放上盖玻片，观察脂质体大小从数目，然后按其大小分档计数，以视野见到的粒子总数，求出各档次的百分数，该方法仅适于大的脂质体。

2. 电子显微镜法 Electron microscopy

这是直接测定粒径最精确的方法。负染和冰冻蚀刻均可用于分析小脂质体，尤其是负染技术应用简便，适于粒径小于 5 μm 的脂质体。如果粒径大于 5 μm，样品在蒸发过程中会发生扭曲。

3. 激光散射法 Laser light scattering method

激光散射（laser light scattering）又称为 photon correlation spectroscopy（PCS）或 dynamic light scattering（DLS）。该方法能快速简单地测定出脂质体样品的平均粒径和分布。样品溶液必须没有其他颗粒性物质。

4. 凝胶过滤 Gel filtration method

凝胶柱层析应用于粒径为 0.1 ～ 3 μm 的脂质体。大脂质体不能进入凝胶，它们在柱中的储留时间与它们的大小成反比。为避免非特异脂质体的吸附，用空白脂质体预先饱和层析柱，层析柱用一系列已知粒径大小的脂质体或带色凝胶颗粒标定，通过洗脱液的浊度测定样品的潴留时间，对比得到脂质体的粒径大小。

5. 浊度 / 光散射测定 Turbidity/light scattering method

浊度 / 光散射测定技术（turbidity/light scattering）也是一种快速测定脂质体大小的方法，但是不能提供脂质体物理性质方面的信息如脂质体的聚集和融合。当不需要定量测定颗粒大小的分布时，可用浊度 / 光散法。如在脂质体稳定性的实验和粒径调节中，所有脂质体的粒径增加（如储存过程中）或降低（如超声或挤压法），用分光光度计测吸光度的改变，或在激发波长和发射波长相同时，测定荧光改变以反映脂质体大小。脂质体在 500 nm 范围内，浊度 / 光散射的改变与脂质体大小呈线性关系。通过几个浓度和几个角度测定光散射可以得到脂质体的绝对大小。当用该方法时，将脂质体浓度调节到约 1 mg/mL；如果分析 MLVs，加入密度中和试剂（density-neutralizing agent），如 16.7% 蔗糖以防止脂质体沉降，一般用 400 ～ 600 nm 波长，散射（或吸光度）与脂质体的浓度呈线性关系。

四、表面电性的测定 Determination of surface charge

含酸性脂质如 PA 和 PS 的脂质体荷负电，含碱基（胺基）脂质如十八胺的脂质体荷正电，不含离子的脂质体显电中性。脂质体表面电性与其包封率、稳定性、靶器官分布及对靶细胞作用有关。测定方法有荧光法、显微电泳法和动态激光散射法等。

（齐宪荣）

参考文献

［1］Bangham AD, Standish MM, Watkins JC. Diffusion of univalent ions across the lamellae of swollen phospholipids［J］. J Mol Biol, 1965（13）: 238-252.

［2］齐宪荣，魏树礼. 脂质体作为药物输送系统的应用［J］. 中国药学杂志，1999，34（3）：145-147.

［3］奥直人. 脂质体的作成和实验方法［M］. 东京：日本东京广川书店发行. 平成六年.

［4］Gregoriadis G. Liposomes as drug carriers［M］. New York: John Wiley, 1988.

［5］Bogner JR, Goebel FD. In Stealth Liposomes［M］. Boca Raton: CRC Press Inc., 1995.

［6］Allen TM. The use of glycolipids and hydrophilic polymers in avoiding rapid uptake of liposomes by the mononuclear phagocyte system [J]. Adv Drug Deliver Rev, 1994 (13): 285-309.

[7] Xiao C, Qi XR, Maitani Y, et al. Sustained release of cisplatin from multivesicular liposomes: potentiation of antitumor efficacy against S180 murine carcinoma [J]. J Pharm Sci, 2004, 93 (7): 1718-1724.

[8] Kim S, Turker MS, Chi EY, et al. Preparation of multivesicular liposomes [J]. Biochim Biophys Acta, 1983, 728 (3): 339-348.

[9] Ye Q, Asherman J, Stevenson M, et al. DepoFoam technology: a vehicle for controlled delivery of protein and peptide drugs [J]. J Control Release, 2000, 64 (1-3): 155-166.

[10] 肖超菊, 齐宪荣, 艾尼瓦尔等. 顺铂缓释多囊脂质体的制备和体外释放性能研究 [J]. 药学学报, 2003, 38 (2): 133-137.

[11] Naeff R. Feasibility of topical liposome drugs produced on an industrial scale [J]. Adv Drug Deliver Rev, 1996 (18): 343-347.

[12] Shimizu K, Qi XR, Maitani Y, et al. Targeting of soybean-derived sterylglucoside liposomes to liver tumors in rat and mouse models [J]. Biol Pharm Bull, 1998, 21 (7): 741-746.

[13] Qi XR, Maitani Y, Nagai T. Effect of soybean-derived sterols on the in vitro stability and the blood circulation of liposomes in mice [J]. Int J Pharm, 1995 (114): 33-41.

[14] Grohmann FL, Csempesz F, Szogyi M. The influence of polymers on the physical stability and the thermal properties of dimyristoyl-phosphatidylcholine liposomes [J]. Pharmazie, 1999 (54): 52-55.

[15] 侯新朴, 宁保明, 高兴政等. 单克隆抗体修饰脂质体及体外寻靶研究 [J]. 中国药学杂志, 1994, 29 (5): 282-284.

[16] Rahman YE, Cerny EA, Patel KR, et al. Differential uptake of liposomes varying in size and lipid composition by parenchymal and Kupffer cells of mouse liver [J]. Life Sci, 1982 (31): 2061-2071.

[17] Gabizon A, Catane R, Uziely B, et al. Prolonged circulation time and enhanced accumulation in malignant exudates of doxorubicin encapsulated in polyethylene-glycol coated liposomes [J]. Cancer Res, 1994 (54): 987-992.

缓释与控释制剂
Sustained and controlled release preparations

缓释与控释技术（sustained and controlled techniques）在药学上主要应用于制备缓释与控释药物制剂。缓释、控释制剂与普通制剂比较，药物治疗作用持久，用药次数减少，毒副作用低。由于设计要求，药物可缓慢释放进入体内，血药浓度"峰谷"波动小，可避免因超过治疗血药浓度范围而出现的毒副作用，又能保持在有效浓度范围（治疗窗）之内以维持疗效。

缓释制剂（sustained-release preparation）系指在规定的释放介质中，按要求缓慢地非恒速释放药物，与相应的普通制剂相比较，给药频率比普通制剂减少一半或有所减少，且能显著增加患者依从性的制剂。

控释制剂（controlled-release preparation）系指在规定释放介质中，按要求缓慢地恒速释放药物，与相应的普通制剂比较，给药频率比普通制剂减少一半或有所减少，血药浓度比缓释制剂更加平稳，且能显著增加患者依从性的制剂。

迟释制剂（delayed-release preparation），即给药后不立即释放药物的制剂，包括肠溶制剂（enteric coated preparation）、结肠定位制剂（colon-located preparation）和脉冲制剂（pulsatile-release preparation）。

缓控释制剂与普通制剂相比，其主要特点在于活性药物释放缓慢，吸收入血后可维持较长时间的有效治疗血药浓度。典型的血药浓度经时曲线如图 14-1 所示。概括缓控释制剂的优点如下：①使用方便，对半衰期短的或需要频繁给药的药物，可以减少服药频率，大大提高了患者的依从性；②释药徐缓，使血药浓度平稳，避免峰谷现象，有利于降低药物的毒副作用，特

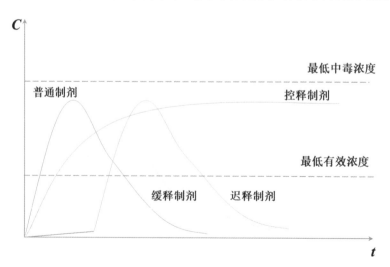

图 14-1　缓释、控释、迟释和普通制剂的血药浓度经时曲线比较

别是治疗指数低的药物；③毒副作用小，减少了血药浓度的峰谷波动，故可减少某些药物的毒副作用，减少耐药性的发生；④疗效好，缓控释制剂可发挥药物的最佳治疗效果；⑤可定时、定位释药，某些缓控释制剂可以按要求定时、定位释放，更加适合疾病的治疗。

然而，缓控释制剂也具有其局限性：①临床应用中剂量调节的灵活性较低，如遇到某种特殊情况（如出现较大的副作用），往往不能立刻停止治疗。这种情况通常可通过改变剂量规格来解决，如硝苯地平缓释片就有 20 mg、30 mg、40 mg 和 60 mg 等规格。②缓控释制剂往往是基于健康人群的群体药动学参数而设计的，当药动学受疾病状态的影响而有所改变时，往往难以灵活调节给药方案。③缓控释制剂的生产工艺较为复杂，成本较高。

缓释与控释制剂的研究与生产，已成为当前药物制剂发展一个重要方面，对于加速我国医药工业现代化进程、提高制剂质量有着重要的意义。目前国内外已上市缓释、控释制剂多达数百种，包括多种剂型，除口服制剂外，还有经皮吸收制剂、黏膜黏附剂、栓剂、植入制剂与注射缓释制剂（如微球、纳米粒和脂质体）等多种形式。国外缓释制剂与控释制剂名称也不统一，两者也不作严格区分。为方便起见，本章将缓释与控释制剂一起讨论。

本章重点讨论缓释与控释制剂的制备技术，包括缓释、控释骨架片（凝胶骨架片、溶蚀性骨架片、不溶性骨架片）、缓释、控释胶囊（内装小丸、颗粒、小片）、渗透泵片（osmotic pump tablets）、缓释、控释植入剂（implants）及迟释制剂等。

第一节 缓释与控释的原理和方法
Principles and methods for sustained and controlled release

将药物制成缓释或控释制剂，首先要考虑根据何种原理，采取何种方法。常用方法有以下几种。

一、控制溶出速度法 Control of dissolution rate

溶出速度慢的药物被证明有延缓作用的特性。药物释放由溶出速度限制，因此可以用降低药物溶出速度的方法制成缓释、控释制剂。例如控制药物的粒径大小，药物比表面积减小溶出速度减慢；将药物制成适当的盐或其他衍生物，药物溶解度减小，溶出速度减慢；用缓慢溶解的材料包衣，与慢溶解材料混合以其为载体制成骨架片剂。包衣包括片剂包衣与小丸包衣，包至不同厚度，就能得到不同释放速度的产品。溶出过程服从 Noyes-Whitney 方程，即

$$\frac{\mathrm{d}C}{\mathrm{d}t} = k_{\mathrm{D}}A\left(C_{\mathrm{s}} - C\right) = \frac{D}{h}A\left(C_{\mathrm{s}} - C\right) \qquad (14\text{-}1)$$

$\frac{\mathrm{d}C}{\mathrm{d}t}$，溶出速度；$k_{\mathrm{D}}$，溶出速率常数；$A$，比表面积；$C_{\mathrm{s}}$，药物的饱和溶解度；$C$，溶出介质中药物的浓度；$D$，溶解药物的扩散系数；$h$，扩散层厚度。

若 A 保持恒定，$C_{\mathrm{s}} \gg C$，药物在骨架中均匀分散，则溶出过程将是恒速的，符合零级过程，但实际过程中，A 往往逐渐变小且不易恒定，因而偏离零级。若要维持恒释状态，则应设法使 A 不变。

对于球形颗粒，表面积的变化与颗粒重量相关，设在漏槽条件下，则上述方程可写为立方根方程

$$W_0^{1/3} - W^{1/3} = k_{\mathrm{D}}t \qquad (14\text{-}2)$$

式中 W_0 为初始粒子的重量，W 为溶出时间 t 后的粒子重量。

这类药物制剂有两大类，一类为慢溶材料的包衣产品，另一类为慢溶材料的骨架产品。

另外，通过化学反应将药物制成溶解度小的盐或成酯，可减少其溶解度与溶出速度达到缓释或控释目的。如将青霉素制成普鲁卡因盐或二苄基乙胺盐，有效时间明显延长。醇类或羧酸类药物经酯化后水溶性减少，药效持续时间延长。如非诺贝特、环戊丙酸酯，一般以油注射液供肌内注射，药物由油相扩散至水相（液体），然后水解为母体药物而产生治疗作用。

二、控制扩散速度法 Control of diffusion rate

扩散系统中药物扩散速度依赖于药物通过惰性膜的扩散作用。以控制扩散为主的缓释、控释系统依据其控释原理可分为贮库型（通过包衣膜扩散）与骨架型（通过骨架扩散）。

（一）贮库型 Reservoir type

贮库型主要依赖于半透膜的控释作用。药物组成的芯即贮库，周围由聚合物膜包围，通常所用的膜是不溶性的聚合物。膜的性质决定药物从系统中释放的速度。根据包衣膜的特性又可以分为水不溶性包衣膜、含水通道包衣膜两种。

药物在水不溶性包衣膜中扩散过程，可用 Fick 第一定律来描述：

$$\frac{dQ}{dt} = \frac{ADK\Delta C}{d} \tag{14-3}$$

$\dfrac{dQ}{dt}$，释放速度；A，表面积；D，扩散系数；K，药物在膜与囊心之间的分配系数；d，包衣层厚度；ΔC，膜内外药物的浓度差。

若 A、d、D、K 与 ΔC 保持恒定，则释放速度就是常数，系零级释放过程。若其中一个或多个参数改变，就是非零级过程。实际保持上述所有参数不变是很困难的。

除上述通过包衣膜扩散外，还有通过水性孔道扩散，即通过不连续膜的扩散，在膜材中加有适量的致孔剂，此时上述公式可用下式表示，即：

$$\frac{dQ}{dt} = \frac{AD\Delta C}{d} \tag{14-4}$$

该式与上式（14-3）比较少了 K。这类药物释放，接近零级过程，当包衣制剂与水性介质接触，致孔剂溶解，形成水溶液填充的微孔，溶解的药物通过这些孔道扩散出来。

贮库型传递系统通常含有很多包衣单元（颗粒），诸如小球、小丸和微型片。与单一单元的片剂不同，贮库型系统中的颗粒足够多，可以尽可能减少或消除任何（与单元数量有限的系统相关的）因包衣缺陷产生的影响。贮库型传递系统的另一个引人关注的特点在于，将具有不同释放速率的颗粒的混合应用，很容易获得特定的药物释放曲线。越来越多的产品（如 Metadate CD 和 Ritaline LA）已经引入了类似的方式。最后，贮库型传递系统在调节剂量强度方面具有很好的灵活性，无需设计新的处方。这在临床研究过程中非常有用，因为在临床研究过程中，需要根据研究结果频繁修订剂量。

（二）骨架型 Skeleton type

骨架型主要依赖骨架本身的控释作用。药物均匀地分散在聚合物骨架中，释放介质向骨架核心方向扩散，骨架最外层的药物暴露在释放介质中，首先溶解，然后扩散出骨架，此过程会持续进行，使骨架内药物不断向外扩散，直至释放完全。很明显这种扩散控制的系统，骨架内药物颗粒溶出速度必须大于溶解的药物离开骨架的扩散速度。此种骨架片中药物释放是通过骨架中许多弯弯曲曲的孔道扩散进行的，该过程符合 Higuchi 方程。

$$Q = \left[D_s C_a \frac{p}{\lambda} (2C_0 - pC_a) t \right]^{1/2} \tag{14-5}$$

Q，单位面积在时间 t 的释放量；D_s，药物在溶出介质中的扩散系数；p，骨架的孔隙度；C_a，药物在释放介质中的溶解度；λ，骨架中的弯曲因子；C_0，单位体积骨架内含药物的总量。

以上公式基于以下的假设：

①药物释放时保持伪稳态（pseudo steady state）。

②存在过量的溶质。

③理想的漏槽状态（sink condition）。

④药物颗粒比骨架小得多。

⑤D_s 保持恒定，药物与骨架材料没有相互作用。

假设方程右边除 t 外都保持恒定，则上式可简化为：

$$Q = k_H t^{1/2} \tag{14-6}$$

k_H 为常数，即药物的释放量与 $t^{1/2}$ 成正比。

以下的参数控制药物的释放：①药物在骨架中的开始浓度；②孔隙度；③孔道弯曲因素；④形成骨架的聚合物；⑤药物的溶解度。利用以上原理可通过将药物微囊化、包衣、制成不溶性骨架片、制成植入剂等来达到控制药物的释放。

此类制剂易于制备，而且高分子量的药物也可应用，但不易达到零级释放。

三、溶蚀作用法 Application of erosion effect

溶蚀是溶出限速和扩散限速相结合的过程，释药机制可以用 Peppas 方程来表述：

$$\frac{Q_t}{Q_\infty} = k t^n \tag{14-7}$$

式中，Q_t、Q_∞ 分别为时间 t 和 ∞ 的累积释放量；k 为骨架结构和几何特征常数；n 为释放指数，用以表示药物释放机制。

当 $n = 1$ 时，释药速率与时间无关，即符合零级动力学（zero-order kinetics）；对于片状（slab）骨架系统，零级释放又被称为 II 相转运（phase II transport）。当 n 取极端值 0.5 和 1.0 时，是 Peppas 方程应用的两个特例，分别表示扩散控制和溶蚀控制的释放规律。n 值介于 0.5 和 1.0 之间时，表示释放规律是扩散和溶蚀综合作用的结果，为不规则转运（anomalous transport）。此外，极端值 0.5 和 1.0 仅适用于片状骨架，对于圆柱状和球状骨架，n 值是不同的（表 14-1）。

表 14-1 不同几何形状骨架药物的释放指数 n 及释放机制

释放指数（n）			释放机制
薄片状	圆柱体	球体	
0.5	0.45	0.43	Fick 扩散
$0.5 < n < 1.0$	$0.45 < n < 0.89$	$0.43 < n < 0.85$	不规则扩散
1.0	0.89	0.85	II 相转运

溶蚀型系统是骨架材料与药物二者溶解与扩散相结合的结果，如上文所讨论的骨架系统，不仅药物从剂型中扩散出来，而且骨架材料本身也有一个溶解过程。由于聚合物溶解，药物扩

散途径长度可能发生变化，只有当表面积不改变时的表面溶蚀可以是零级释放，但是实际上表面积是在变化的。还有一种溶解与扩散相结合的系统，就是用溶胀（swelling）控制骨架，药物溶解在骨架聚合物中，当与水接触时，药物将溶解并从溶胀的骨架中扩散出来，释放速度取决于聚合物的溶胀速度、药物溶解度和在骨架中溶解的药量，由于聚合溶胀在药物释放之前，所以这种系统通常不易发生突释。

四、渗透作用法 Application of osmosis effect

利用渗透压原理制成的控释制剂，能均匀恒速地释放药物。口服渗透泵片的片芯由水溶性药物、水溶性聚合物或其他辅料制成，外层用水不溶性的聚合物包衣，形成半透膜，水可渗过此膜，但药物不能。在片面上用激光开一细孔。当与水接触后，水即通过半透膜进入片芯，使药物溶解成为饱和溶液，由于膜内外渗透压的差别，药物饱和溶液由细孔持续以恒速流出，直到片芯内的药物溶解殆尽。

渗透压释药原理可进一步用下式说明：

$$\frac{dQ}{dt} = \frac{dV}{dt}C_s = \frac{kA}{h}\Delta\pi C_s \qquad (14\text{-}8)$$

式中 $\frac{dQ}{dt} = \frac{dV}{dt}C_s$，药物通过小孔的释放速率；$\frac{dV}{dt}$，水渗透进入膜内的流速；$k$，膜的渗透常数；$\Delta\pi$，渗透压差；$A$，膜的面积；$h$，膜的厚度；$C_s$，药物的溶解度。

公式右边的 $\Delta\pi$、k、A、h 均为常数，若片芯内 C_s 保持不变（即膜内药物维持饱和状态），则此释放过程为零级过程。

五、离子交换法 Application of ion-exchange effect

由水不溶性交联聚合物组成的树脂，共聚合物链的单元上含有成盐基团，带电荷的药物可结合于树脂上。当带有适当电荷的离子与离子交换基团接触时，通过交换可将药物游离释放出来。

$$\text{树脂}^+\text{-药物}^- + X^- \rightarrow \text{树脂}^+\text{-}X^- + \text{药物}^-$$
或
$$\text{树脂}^-\text{-药物}^+ + Y^+ \rightarrow \text{树脂}^-\text{-}Y^+ + \text{药物}^+$$

X^- 和 Y^+ 为消化道中的离子，交换后，游离的药物从树脂中扩散出来。药物-树脂复合物可通过将药物溶液反复通过树脂柱或用树脂与药物溶液长时间接触的方法制备。药物在树脂中的扩散速率受扩散面积、扩散路径长度和树脂的刚性的控制。阳离子交换树脂与有机胺类药物的盐交换；阴离子交换树脂与有机羧酸盐或磺酸盐交换，可制成药树脂。干燥的药树脂可制成胶囊剂或片剂供口服，药物在胃肠液中被交换而释放。药树脂也可以用乙基纤维包衣。

只有解离型的药物才适用于制成药树脂。离子交换树脂的交换容量甚少，故剂量大的药物不适于制成药树脂。

也可不用离子交换树脂，只要能产生药物离子交换即可。如阿霉素羧甲基葡聚糖微球，以 $RCOO^-NH_3^+R'$ 表示，在水中不释放，置于 NaCl 溶液中，则释放出阿霉素阳离子 $R'NH_3^+$，如下式：

$$RCOO^-NH_3^+R' + Na^+ \rightarrow R'NH_3^+ + RCOO^-Na^+$$

由于阿霉素羧甲基葡聚糖微球在体内与体液中的阳离子进行交换，阿霉素逐渐释放。

第二节　缓释与控释设计要求
Design requirements for sustained and controlled release

一、生物利用度及波动度 Bioavailability and degree of fluctuation

（一）生物利用度 Bioavailability

缓释、控释制剂与普通制剂相比其生物利用度应在普通制剂的 80%～120% 之间，与普通制剂具有生物等效性。对于口服缓释、控释制剂，若药物吸收部位主要在胃与小肠，宜设计成每 12 h 服用 1 次的制剂；若药物在结肠部位也有吸收，则可以考虑设计成每 24 h 服用 1 次的制剂。为了保证缓释、控释制剂的生物利用度，在关注制剂释药速率的同时，也应保证药物在吸收部位释放，或有足够的吸收时间，来达到足够的吸收量。

（二）波动度 Degree of fluctuation

波动度系指稳态最大血药浓度与稳态最小血药浓度之差与平均稳态血药浓度的比值。用公式可表示为：

$$DF = \frac{C_{max}^{ss} - C_{min}^{ss}}{\overline{C_{ss}}} \qquad (14-9)$$

式中 DF，波动度；C_{max}^{ss}，稳态最大血药浓度；C_{min}^{ss}，稳态最小血药浓度；$\overline{C_{ss}}$，平均稳态血药浓度。

缓释、控释制剂的波动度应小于普通制剂，其血药浓度更加平稳。一般半衰期短的药物可设计成每 12 h 服用 1 次的制剂，而半衰期较长的药物则可考虑设计成每 24 h 服用 1 次的制剂。

二、药物的选择 Selection of drug

药物品种很多，不是什么药物都可制成缓释、控释制剂，要根据药物的生物学与理化性质加以选择。

（一）根据药物半衰期 Based on half-life of drug

每种药物都有特定的半衰期，它是度量药物在体内消除快慢的重要参数。半衰期很短的药物，即 $t_{1/2} < 1$ h 的药物，一般不宜制成缓释、控释制剂，因为要维持缓释作用，每个制剂单位（如片剂）的药量必须很大，致使剂型本身增大，一般单剂量最大为 0.5～1.0 g。但也有例外，如硝酸甘油，半衰期很短，约 1～4 min，由于其剂量很小，故现已制成 2.6 mg 的硝酸甘油控释片上市。半衰期很长的药物，即 $t_{1/2} > 24$ h，因其本身具有药效持久的作用，一般也不必要制成缓释、控释制剂，如地高辛、华法林等药物。但也有特殊情况，美国药典收载地西泮缓释胶囊，而地西泮 $t_{1/2}$ 为 32 h，不过这种情况不多。

多数药物在胃肠道的运行时间（由口至回盲肠）是 8～12 h。因此，对于半衰期超过 8～12 h 的药物，会增加吸收困难。有时，有些药物可以从结肠吸收，则可持续到 24 h。故药物半衰期在 2～8 h，如吗啡 $t_{1/2}$ 为 2.28 h，普萘洛尔 $t_{1/2}$ 为 3.1～4.5 h，比较适合制备缓释、控释制剂。

（二）根据药物吸收部位 Based on absorption site of drug

了解药物的吸收部位，对研制口服缓释、控释制剂是很重要的，如果药物吸收部位在胃与小肠，则缓释、控释制剂应设计在服药后 8～12 h 释放完全，如果释放太慢，则药物尚未完全释放，就离开吸收部位，势必影响制剂的生物利用度。因为经过吸收部位的时间为 8～12 h，则最大吸收半衰期接近 3～4 h，相应的最小表观吸收速度常数为 0.17～0.23 h^{-1}，则在此时间内可吸收 80% ~ 95% 的药物。此处吸收速度常数是表观速度常数，实际相当于药物从剂型的释放速度常数。实际证明一般吸收速度常数低的药物不太适于制备口服缓释、控释制剂。

如果药物吸收部位不是在整个胃、小肠均匀吸收，而是在小肠某些特定部位如硫酸亚铁主要吸收部位在十二指肠与空肠，维生素 B_{12} 在十二指肠上部吸收，故设计此类药物缓释制剂，应大部分在小肠上段释放，若缓释制剂在通过吸收部位前释药不完全，则不利于吸收。

对于胃肠吸收范围有限的药物可以制成胃滞留制剂，延长药物在胃内的时间，增加药物的吸收，也可以用生物黏附材料，制成生物黏附制剂，改进药物吸收。其原理是含有黏附性的聚合物制剂对胃表面有亲和性，增加药物在胃内的滞留时间。但是，胃滞留制剂受进食的影响较大，可能会由于饮食因素导致较大的个体差异。

此外，在胃肠道中不稳定的药物，如丙胺太林和溴丙胺太林，若制成缓释制剂，其生物利用度会降低，因为药物在小肠释放后就被分解。

（三）根据药物溶解度 Based on solubility of drug

溶解度很低（< 0.01 mg/mL）的药物，其本身就有延长有效时间的作用，因为药物在胃肠的释放过程受药物溶出的限制。受溶出速度限制吸收的药物有地高辛、灰黄霉素和水杨酰胺。制备缓释制剂溶解度的低限为 0.1 mg/mL，即大于该限度的药物，才考虑设计为缓释、控释制剂。因为药物释放取决于药物在水性介质中的溶解度，若药物不易释放，则难以吸收。特别对利用扩散机制释放的缓释制剂，若溶解度低，则扩散驱动力就不足，故影响药物的释放。

（四）根据药物量效与适应证 Based on dose-effect and indication of drug

剂量很大、药效甚剧、剂量需精确调节的药物，如地高辛等不宜制成口服缓释、控释制剂，因为剂量太大（如> 1 g），剂型容量受到限制，不便口服。通常缓释制剂剂量比普通制剂大，剧毒药制成缓释剂型，一旦出现突释，将造成严重后果。有些药物临床用量需随时根据病情调节，如抗凝血药与强心苷，此种情况，不宜制成大剂量的缓释制剂。有蓄积作用且副反应大的药物，也不宜制成缓释、控释制剂。

下列类型药物适于制备缓释、控释制剂：抗心律失常药、抗心绞痛药、降压药、抗组胺药、支气管扩张药、抗哮喘药、解热镇痛药、抗精神失常药、抗溃疡药、铁盐、KCl 等。浓度依赖型抗生素类药物，由于其抗菌效果依赖于峰浓度，原则上不宜制成缓释制剂。个别药物制成缓释、控释制剂，严格控制适应证，属特殊情况。

国内开发的缓释、控释制剂有：阿司匹林肠溶缓释片、阿昔洛韦缓释片、氨酚氯雷伪麻缓释片、氨麻溴敏缓释片、氨茶碱缓释片、别嘌醇缓释片、丙戊酸镁缓释片、茶碱缓释片、茶碱沙丁胺醇缓释片、单硝酸异山梨酯缓释片、非洛地平缓释片、氟伐他汀钠缓释片、复方氯雷他定缓释片、复方单硝酸异山梨酯缓释片、格列齐特缓释片、琥珀酸亚铁缓释片、环丙沙星缓释片、己酮可可碱缓释片、甲硝唑缓释片、吲哚美辛控释片、硫酸庆大霉素控释片、硝酸甘油控释口颊片、氯霉素缓释眼丸、东莨菪碱贴片、可乐定贴片、硝酸甘油贴片、雌二醇贴片、芬太尼贴剂、萘普生缓释片等多个品种。国外上市的品种还有普罗帕酮缓释片、沙丁胺醇（舒喘灵）渗透泵片、伪麻黄碱渗透泵片、卡马西平缓释片、甲基多巴缓释片、丙戊酸缓释片、盐酸二甲双胍缓释片、甲硝唑缓释片、洛伐他丁缓释片、盐酸哌唑嗪控释片、甲磺酸多沙唑嗪控释片等。另外有资料报道正在研究的有：己酮可可碱缓释片、法莫替丁缓释片、酒石酸二氢可待因控释片、吡咯他尼缓释胶囊、阿米替林缓释胶囊、阿西美辛缓释胶囊、依托度酸缓释片、尼群地平缓释胶囊、酮洛芬缓释胶囊、氨溴索缓释胶囊等。

三、缓释与控释材料的选择 Selection of excipients for sustained and controlled release

缓释与控释制剂除了制备该制剂所用的成型材料外，主要的是要选择质量优良性能可靠的缓释、控释材料，常用的缓释、控释材料有以下几类。

（一）羟丙甲纤维素 Hydroxypyropylmethyl cellulose

羟丙甲纤维素在 40℃以下冷水中可溶解，可溶于 70% 的乙醇中，在热水中凝胶化。低黏度级别（5 ～ 50 mPa·s，cP ＝ mPa·s）可作黏合剂或薄膜包衣材料，高黏度（4000 ～ 100 000 mPa·s）的可用作缓释、控释材料。《中国药典》2020 年版根据甲氧基与羟丙氧基含量的不同将羟丙甲纤维素分为四种取代型，即 1828 型、2208 型、2906 型、2910 型。不同规格的 HMPC 有不同的缓释性能，研究者应根据需要慎重选择。缓释、控释材料常用其中两种，即 2208 型与 2910 型，现将各产品规格及性能列于表 14-2 和表 14-3 中。

表 14-2 HPMC 产品规格与甲氧基及羟丙基含量

取代型	甲氧基含量（%）	羟丙基含量（%）
1828	16.5 ～ 20.0	23.0 ～ 32.0
2208	19.0 ～ 24.0	4.0 ～ 12.0
2906	27.0 ～ 30.0	4.0 ～ 7.5
2910	28.0 ～ 30.0	7.0 ～ 12.0
2910（供胶囊用）	27.0 ～ 30.0	7.0 ～ 12.0

表 14-3 HPMC 产品规格与性能

Methocel 规格	甲氧基含量（%）	羟丙基含量（%）	黏度（mPa·s）
K100M Premium	19.0 ～ 24.0	7.0 ～ 12.0	75 000 ～ 140 000
K100M Premium CR	22.0 ～ 24.0	9.5 ～ 11.5	75 000 ～ 140 000
K200M Premium	19.0 ～ 24.0	7.0 ～ 12.0	150 000 ～ 280 000
K200M Premium CR	22.0 ～ 24.0	9.5 ～ 11.5	150 000 ～ 280 000

（二）乙基纤维素 Ethyl cellulose

乙基纤维素为乙基醚纤维素。按干燥品计算，含乙氧基（—OC_2H_5）应为 44.0% ～ 51.0%。乙基纤维素为白色或类白色的颗粒或粉末，无臭，无味，不溶于水，也不溶于酸或碱，可溶于乙醇、甲醇、丙酮、异丙醇、二氯甲烷等有机溶剂。根据分子中乙氧基的含量不同，乙基纤维素有多种规格。常用的有 7 mPa·s、10 mPa·s、20 mPa·s、45 mPa·s 和 100 mPa·s，规格不同，黏度也不同，按数字大小由低至高。在缓释、控释制剂中，可以作不溶性骨架材料，也可以作包衣材料（小丸包衣）。由于乙基纤维素单独作包衣时，形成衣膜渗透性较差，常常与一些水溶性成膜材料，如甲基纤维素、羟丙基纤维、羟丙甲纤维素或聚丙烯酸树脂等混合使用，以获得满意的包衣效果。由于有机溶媒对人体危害，近年来发展了乙基纤维素水分散体，《中国药典》2020 年版规定含乙基纤维素应为标示量 90.0% ～ 110.0%。乙基纤维素水分散体含适量的十六醇和十二烷基硫酸钠作为分散剂和稳定剂，也可加入适量的消泡剂和抑菌剂。

（三）醋酸纤维素 Cellulose acetate

醋酸纤维素是部分乙酰化的纤维素，其含乙酰基（CH_3CO—）29.0% ～ 44.8%（w/w），因其分子中所含结合酸量的不同，有一醋酸纤维素、二醋酸纤维素与三醋酸纤维素，结合酸量的多少影响形成膜的释药性能，缓释、控释制剂特别是渗透泵制剂，常用二醋酸纤维素，二醋酸纤维素的分子式为 $[C_6H_7O_2(OCOCH_3)_x(OH)_{3-x}]_n$，式中 n 为 200 ～ 400；x 为 2.28 ～ 2.48，平均相对分子量约为 5000。二醋酸纤维素为白色疏松颗粒、条状物或片状粉末，无毒，不溶于水、乙醇或酸、碱液中，可溶于丙酮、二氯甲烷、丙酮 / 乙醇（9：1）、二氯甲烷 / 异丙醇（9：1），溶液具有良好的成膜性。三醋酸纤维素含乙酰基量最大，熔点最高，可溶于二氯甲烷，但不溶于丙酮，渗透性差，但生物相容性好。

（四）聚丙烯酸树脂 Polyacrylic resin

聚丙烯酸树脂为甲基丙烯酸共聚物与甲基丙烯酸酯共聚物的统称，为一大类聚合物，现将各类树脂的名称、性能与应用范围说明如表 14-4。

表 14-4　各种聚丙烯酸树脂的名称、性能与应用范围

树脂类型	英文名	溶解性、渗透性	应用范围
高渗透型丙烯酸树脂	Eudragit RL-100	高渗透性，胃肠液中不溶	缓释、控释制剂
低渗透型丙烯酸树脂	Eudragit RS-100	低渗透性，胃肠液中不溶	缓释、控释制剂
肠溶型 I 号丙烯酸树脂乳胶液	Eudragit E 30D 55	在 pH ＞ 5 的溶液中溶解	肠溶制剂，隔离衣层
聚丙烯酸树脂 II	Eudragit L100	在 pH ＞ 6 的溶液中溶解	肠溶制剂，隔离衣层
聚丙烯酸树脂 III	Eudragit S100	在 pH ＞ 7 的溶液中溶解	肠溶制剂
胃崩型丙烯酸树脂	Eudragit E 30D	胃肠液中不溶	缓释、控释制剂，隔离衣层
聚丙烯酸树脂 IV	Eudragit E100	在 pH 1.2 ～ 5.0 的溶液中溶解，具渗透性	防潮避光，掩味包衣

聚丙烯酸树脂易溶于甲醇、乙醇、异丙醇、丙酮与氯仿、二氯甲烷中。缓释、控释制剂中常用 Eudragit RL 与 RS，其化学名为丙烯酸乙酯-甲基丙烯酸酯共聚物。

此外，一种水分散体，丙烯酸乙酯-甲基丙烯酸甲酯（2∶1）共聚物，分子量约 800 000，是一种含固体成分 30% 的水分散体，为白色乳胶液，黏度低，所成包衣不溶于水与消化液，但能在其中膨胀，渗透性欠佳，常与亲水性膜材（如 HPMC）合用，可获得满意的缓释制剂，用时可不加增塑剂，同时不受 pH 的影响。

Eudragit L100 与 S100，化学名甲基丙烯酸-甲基丙烯甲酯共聚物，此类材料常用增塑剂有枸橼酸三乙酯、PEG 6000、邻苯二甲酸二乙酯（丁酯）、包衣液常用丙酮/异丙醇（4∶6）混合溶剂。

（五）纤维素酯类 Cellulose esters

纤维素酯类是一类常用的肠溶性高分子材料，其在胃中不溶，在小肠偏碱性的环境下溶解。常用的有醋酸纤维素酞酸酯（cellulose acetate phthalate，CAP）、邻苯二甲酸羟丙甲纤维素酯（hydroxypropyl methylcellulose phthalate，HPMCP）、醋酸羟丙甲纤维素琥珀酸酯（hydroxypropyl methylcellulose acetate succinate，HPMCAS）等。

1. 邻苯二甲酸羟丙甲纤维素酯 HPMCP

邻苯二甲酸羟丙甲纤维素酯是一种新型肠溶包衣材料，有两种规格即 HP-50 与 HP-55。HP-50 可溶于 pH 5 左右的介质中，而 HP-55 可溶于约 pH 5.5 的介质中，它们可溶于丙酮/水（95∶5）、丙酮/乙醇（1∶1）、二氯甲烷/甲醇（1∶1）中。两者都不溶于水与胃液，常与虫胶合用，可降低胃液的渗透（约 2%）。

2. 醋酸羟丙甲纤维素琥珀酸酯 HPMCAS

醋酸羟丙甲纤维素琥珀酸酯为羟丙甲纤维素的醋酸、琥珀酸混合酯。按干燥品计算，其含甲氧基为 12.0% ～ 28.0%，2-羟丙氧基为 4.0% ～ 23.0%，乙酰基为 2.0% ～ 16.0%，琥珀酰基为 4.0% ～ 28.0%。醋酸羟丙甲纤维素琥珀酸酯为白色或淡黄色粉末或颗粒，无臭，无味。在乙醇、水中不溶，在甲醇、丙酮中溶解，冷水中溶胀成澄清或微浑浊的胶体溶液。本品有 L、M 和 H 三种规格，分别在 pH 值为 5.0、5.5 和 7.0 条件下溶解。例如丙烯酸树脂 L 型（pH ＞

5.5 溶解），丙烯酸树脂 S100 型（pH > 7.0 溶解）。可以根据具体的设计要求选择合适的材料，使其在适当的胃肠部位溶解而释放药物。

（六）生物溶蚀性骨架材料 Bioerodible matrix materials

生物溶蚀性骨架材料是指蜡质、脂肪酸及其酯类物质。这些材料逐渐溶蚀控制药物释放。常用的材料有十六或十八醇（或二者混合物）、巴西棕榈蜡、硬脂酸、单硬脂酸甘油酯等。

1. 十八醇 Stearyl alcohol

十八醇为白色蜡质块状或颗粒，不溶于水，可溶于乙醇、氯仿与植物油中，熔程 56 ～ 60℃。

2. 巴西棕榈蜡 Carnauba wax

巴西棕榈蜡主要含蜂花醇、蜡醇、蜡酸。本品为黄绿色至棕色固体，熔点 82 ～ 85℃，不溶于水，微溶于乙醇，质硬且脆。

3. 硬脂酸 Stearic acid

硬脂酸为白色或微黄色固体块状物颗粒或粉末。相对密度 0.9480，微溶于水，可溶于乙醇。

4. 单硬脂酸甘油酯 Glyceryl monostearate

单硬脂酸甘油酯由甘油与十八酸或硬脂酰氯作用而成。本品为白色蜡状固体或蜡状小球（或小片状），熔点 56 ～ 58℃，可溶于热有机溶剂。

第三节　缓释与控释骨架片
Sustained and controlled release matrix tablets

骨架制剂是指药物和一种或多种惰性骨架材料通过压制、融合等技术制成的片状、粒状、团块状或其他形式的制剂，它们在水或生理体液中能够维持或转变成整体式骨架结构。药物以分子或微细结晶状态均匀分散在骨架中，骨架起贮库作用，主要用于控制制剂的释药速率。药物和骨架材料共同构成的骨架可以单独作为制剂使用，也可以构成其他制剂的一部分。骨架制剂按制剂类型可分为片剂、颗粒剂、小丸剂、混悬剂、胶囊剂、膜剂、栓剂、植入剂等。

骨架片（matrix tablets）是指药物与一种或多种惰性固体骨架材料通过压制成型技术制成的片剂，药物分散在多孔或无孔的材料中，通过各种机制释放药物，使药物缓慢释放，在胃肠道释放过程中，药物与胃肠黏膜接触浓度小，有利于减少药物的毒副作用。缓释、控释骨架片可分类为亲水凝胶骨架片、溶蚀性骨架片与不溶性骨架片三大类，根据现在产品情况，亲水凝胶骨架品种最多，居缓释、控释制剂之首。骨架片多数可用常规生产设备和生产工艺制备，机械化程度高、产量大、成本低、质量稳定、重现性好。

一、骨架片的释药机制 Release mechanism of matrix tablets

固体药物颗粒包埋在骨架中时，与固体粉末系统相比，药物的释放机制更复杂，主要依赖于骨架系统的设计。其释放机制一般包括溶解或溶蚀作用，孔道扩散作用。有些骨架片的释药，往往是几个过程综合的结果。下面主要讨论溶解或溶蚀作用与孔道扩散作用。

（一）溶解作用或溶蚀作用 Dissolution or erosion

有一些药物制剂是药物包埋在可溶性骨架材料中，其释药机制主要是溶解作用（dissolution），释放过程中溶解是限速步骤。

例如，萘普生缓释片是以水中缓慢溶解的 HPMC 为骨架材料制成的凝胶骨架片，其释放过程可表示如图 14-2。

凝胶骨架片与水性溶液接触后，水渗透至骨架内部，水化后的聚合物从玻璃态（或结晶

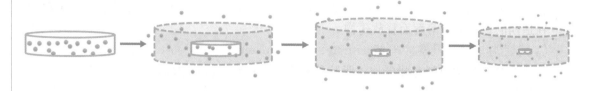

图 14-2   凝胶骨架片溶解示意图

相）转化为橡胶态。水化层溶胀，形成凝胶，然后凝胶层逐渐溶蚀，凝胶层中的药物溶解并扩散出骨架。应该指出的是，亲水凝胶片释药，可以认为是溶蚀、溶解、扩散过程的综合效应。溶解过程服从 Noyes-Whithey 方程，如第一节所述

$$\frac{\mathrm{d}Q}{\mathrm{d}t} = \frac{\mathrm{d}V}{\mathrm{d}t} C_\mathrm{s} = \frac{kA}{h}\Delta\pi C_\mathrm{s}$$

若比表面积保持恒定，药物溶解度比溶液浓度大很多时，则溶出过程为零级过程，但实际上保持 A 恒定是很困难的，很难达到零级要求。

另一些药物是包埋在蜡质骨架中，其释药机制主要是蜡质材料的溶蚀作用（erosion），在胃肠中由于胃肠蠕动及胃肠液的作用，使这类骨架片逐渐溶蚀、脱落，药物也随之逐渐释放，但蜡质骨架材料本身并不溶解。

（二）孔道扩散作用 Pore diffusion

对于水不溶性骨架片，溶出过程中骨架不发生变化（不溶解、不崩解也不溶胀）。药物固体在骨架内溶解后通过向骨架外扩散而释放。这种骨架片通常用疏水性或交联聚合物作为骨架。

水不溶性骨架片中药物释放是通过骨架中许多弯曲的孔道扩散进行的，该过程符合 Higuchi 方程。此方程第一节已介绍，可以表达为

$$Q = \left[D_\mathrm{s}C_\mathrm{a}\frac{p}{\lambda}(2C_0 - pC_\mathrm{a})\,t \right]^{1/2}$$

或

$$Q = k_\mathrm{H}t^{1/2}$$

二、亲水凝胶骨架片的制备 Preparation of hydrophilic gel matrix tablets

（一）亲水凝胶骨架片材料 Materials for hydrophilic gel matrix tablets

亲水性凝胶骨架片目前最常用的材料为 HPMC。HPMC 根据其甲氧基和羟丙基两种取代基含量的不同，可分为多种型号，如 HPMC K、F 和 E 系列，均可用于骨架型制剂，但是以 K 和 E 型应用较多。一般其规格应在 400 mPa·s 以上，常用的 HPMC K4M 和 K15M 的黏度分别为 4000 mPa·s 和 15 000 mPa·s。除 HPMC 外，还有甲基纤维素（400 mPa·s，4000 mPa·s）、羟乙基纤维素、羧甲基纤维素钠、海藻酸钠等。阴离子型的羧甲纤维素能够与阳离子型药物相互作用而影响药物的释放。低分子量的甲基纤维素因其不能形成稳定的凝胶层，使药物释放加快；高分子量的羟丙甲纤维素因其遇水形成凝胶，使药缓慢释放，具有较好的缓释效果。影响 HPMC 释药的因素主要有几个方面。

1. 药物的溶解度 Solubility of drug

药物的溶解度对于骨架系统中药物的释放曲线和释放机制具有重要影响。即使在凝胶相内，高度水溶性的药物也趋于迅速溶解。对于水溶性药物，其释放速度取决于药物通过凝胶层的扩散速度；而水中溶解度小的药物，释放速度由凝胶层的逐步溶蚀速度所决定，不管哪种释放机制，凝胶最后完全溶解，药物全部释放，故生物利用度高。

2. 载药量 Drug loading amount

载药量也是影响药物释放的因素，载药量大的制剂药物释放速率较快，但与载药量小的制剂相比，其释放更接近于零级。此外，在不改变剂量的前提下，载药量大意味着片剂的尺寸更小，由于面积/体积比更高，溶出也更快。

3. HPMC 的性质 Property of HPMC

HPMC 型号规格不同，而有不同的释放速度，以对乙酰氨基酚与 HPMC 按 68∶32 组成压片为例，结果发现 2906 型释放最快，2910 型次之，2208 型释放最慢，2910 型与 2208 型两种规格材料的性能在上一节中已有叙述，2906 型一般不适宜制备缓释、控释制剂。HPMC 的黏度大小对产品的释放速度影响最大，例如前述对乙酰氨基酚，用同一规格（2910 型）不同黏度（50 mPa·s 与 4000 mPa·s）的 HPMC 制片，其中 4000 mPa·s 者释放速度显著减慢，适合于制备缓释、控释制剂。HPMC 颗粒大小也不能忽视，以同一规格（2910 型），不同颗粒大小（120 μm，70 μm，55 μm）进行压片实验，结果 120 μm 释放最快，而 55 μm 释放最慢。

4. HPMC 在片剂中含量 HPMC content in tablets

HPMC 在片剂中含量多少对片剂的释放速度起着重要的作用。HPMC 的用量必须在一定含量以上才能达到控制药物释放的目的，当 HPMC 含量过低或其所含药物量较大时，片剂表面形成的凝胶层就是非连续性的，同时水溶性药物的释放在骨架的内部留下"空洞"，导致片剂局部膨胀甚至崩解，反而使药物迅速释放，不能达到控制药物释放的目的。例如，卡托普利亲水凝胶骨架片用同一型号 HPMC K4M 不同 HPMC 用量制得时，其 HPMC 含量高者，释放最慢。HPMC 用量＞30% 后，由于连续的凝胶层已经形成，用量再增加，缓释作用增加的程度减小。根据缓释、控释制剂要求，HPMC 在片剂中的含量以 20%～40% 为佳，具体用量应通过实验确定。

根据以上影响药物释放的因素，制备以 HPMC 为骨架材料的缓释片时，可以通过选用不同规格、不同黏度、不同 HPMC 的含量来调节制剂的释放速度，一般说来均可达到设计的释放速度要求。

（二）制备工艺 Preparation process

亲水凝胶骨架片的制备工艺取决于 HPMC 与药物的比例，也与所用辅料的性质有关，一般有以下工艺。

1. 直接压片 Direct tableting

HPMC 聚合物通常有很好的可压性、机械强度。有报道，高分子量的 HPMC 需要更高的压力才会变形。在一个骨架片处方中，若药物含量较低，含有直接压片的辅料和其他成分可以保证这个处方直接压片时具有可接受的机械性质，流动性及可压性较好时，可以直接压片。

2. 湿法制粒压片 Wet granulation tableting

当处方中药物含量较高时，可以采用湿法制粒压片，推荐使用 80% 以上浓度的乙醇为润湿剂。湿法制粒最大的困难是物料黏性太大，容易糊筛结块，难以制得满意的颗粒。可以采用亲水骨架材料外加的方法解决制粒困难。为了在制粒过程中避免结块，可以采用一项新的泡沫制粒技术。在这种方法中，空气被泡沫装置混合入黏合剂中，从而产生泡沫。泡沫的应用使黏合剂的表面积和体积增加，从而通过粉层提高水/黏合剂系统的功能。

（三）实例 Examples

通过以下几个产品实例，了解亲水凝胶骨架片的处方组成与生产工艺。

1. 卡托普利亲水凝胶骨架片 Captopril hydrophilic gel matrix tablets

【处方】　　组成　　　　　　　　每片量

卡托普利　　　　　　　　25.0 mg

HPMC K4M　　　　　　　60.0 mg

碳酸钙	50.0 mg
乳糖	15.0 mg
硬脂酸镁	适量

【制备工艺】 将卡托普利、HPMC K4M、乳糖和适量硬脂酸镁（均过80目筛）按等量递加法初混，再过80目筛3次充分混匀后，用9 mm浅凹冲粉末直接压片而成。

2. 盐酸二甲双胍缓释片 Metformin hydrochloride sustained-release tablets

据有关专利报道，盐酸二甲双胍缓释片处方及制备工艺如下。

【处方】 组成	每片量
盐酸二甲双胍	500 mg
羧甲基纤维素钠	51 mg
HPMC K100M	344 mg
HPMC E5M	9.5 mg
微晶纤维素	100 mg
硬脂酸镁	10 mg

【制备工艺】 先将盐酸二甲双胍与羧甲基纤维素钠混合均匀用95%乙醇制粒干燥，再加入HPMC及微晶纤维素混合均匀整粒，加入硬脂酸镁，混匀，压片即得。处方中羧甲基纤维素钠，也可用乙基纤维素25 g代替，以乙醇溶解后与二甲双胍制粒。以水为介质，用转篮法100 r/min，测得释放度如表14-5。

表 14-5 盐酸二甲双胍缓释片的体外释放

时间（h）	1	2	3	4	5	6	7	8	10
释放度（%）	35	51	62	70	76	82	85	88	92

在制备亲水凝胶骨架片时，对于一些水溶性大的药物，除了应用亲水性骨架材料外，为了降低释放速度，有时可加入少量不溶性骨架材料，如乙基纤维素与聚丙烯酸树脂类材料。

3. 对乙酰氨基酚缓释片 Acetaminophen sustained release tablets

【处方】 速释层：	
对乙酰氨基酚	325 g/1000 片
预胶化淀粉	85 g
羧甲基淀粉钠	20 g
10% 聚维酮 K30 水溶液	适量
硬脂酸	6.5 g
缓释层：	
对乙酰氨基酚	325 g/1000 片
HPMC K100M	117 g
HPMC K15M	45.5 g
乳糖	18.2 g
硬脂酸镁	6.5 g
成膜材料：	
Opadry（G-85-white）	20 g
纯水	加至 100 mL

采用亲水凝胶骨架成型技术制备缓释、控释片剂的产品还有：盐酸地尔硫䓬缓释片、法莫

替丁缓释片、复方丙戊酸钠控释片、依托度酸缓释片、咪唑斯汀缓释片、甲硝唑缓释片、洛伐他汀缓释丁、他莫昔芬缓释片、烟酸缓释片、盐酸奈福泮缓释片、硝苯地平控释片、酒石酸美托洛尔控释片、双氯芬酸钠控释片等，这些亲水凝胶骨架片的基本组成如表 14-6：

表 14-6　亲水凝胶骨架片的基本组成

亲水凝胶骨架片	基本组成
缓释材料	多用 HPMC 规格 2208，黏度有 K4M、K15M、K100M 或将 2208 与少量 2910 或 CMCNa 配合使用，也有加入少量乙基纤维素、聚丙烯酸树脂或前面两种辅料的溶液
填充剂	主要用乳糖、微晶纤维素
润湿剂与黏合剂	80% 以上乙醇为润湿剂，或 PVP 乙醇溶液
助流剂	胶态二氧化硅，主要用于直接压片
润滑剂	硬脂酸镁

三、溶蚀性骨架片的制备 Preparation of bioerodible matrix tablets

溶蚀性骨架片（erosion matrix tablets）为不溶解，但可溶蚀（erodable）的蜡质材料制成，如巴西棕榈蜡（carnauba wax）、硬脂醇、硬脂酸、氢化蓖麻油、聚乙二醇单硬酸酯、脂肪酸、蔗糖酯、甘油三酯等。这类骨架片是通过孔道扩散与溶蚀控制释放，部分药物被不穿透水的蜡质膜包裹，可加入表面活性剂或润湿剂以促进其释放。通常将巴西棕榈蜡与硬脂醇或硬脂酸乳糖结合使用。熔点过低或太软的材料不易制成物理性能优良的片子。此类骨架片的制备工艺技术有四种，包括湿法制粒压片法、溶剂蒸发技术、熔融技术、高温制粒法。

溶剂蒸发技术：将药物与辅料的溶液或分散体加入熔融的蜡质相中，然后将熔剂蒸发除去，干燥后混合制成团块再颗粒化。

熔融技术：即将药物与辅料直接加入熔融的蜡质中，温度控制在略高于巴西棕榈蜡熔点即 90℃左右，熔融的物料铺开冷凝、固化、粉碎，或者倒入一旋转的盘中使成薄片，再磨碎过筛形成颗粒。在没有附加剂的情况下，药物释放延长并为非线性，若加入 PVP 或聚乙烯月桂醇醚，则呈表观零级释放。用巴西棕榈蜡与 PEG 混合物可以制成缓释茶碱片。另一个方法是用胰脂酶与碳酸钙作附加剂用甘油三酯作阻滞剂，脂酶与水分接触后活化而促进溶蚀作用，释放速度由碳酸钙控制，因钙离子为胰酶的促进剂，溶蚀与肠液组成无关。枸橼酸钾缓释片用巴西棕榈蜡为骨架材料，采用本法制备。

高温制粒法：将药物与十六醇在其玻璃化温度 60℃混合，制成团块，团块冷却用玉米朊醇溶液制粒，此法制得的片剂释放性能稳定。

下面举例说明溶蚀性骨架的一般制法。

1. 硝酸甘油缓释片 Nitroglycerin sustained release tablets

【处方】	组成	每片量
	硝酸甘油	2.6 mg
	硬脂酸	60 mg
	十六醇	66 mg
	聚乙烯吡咯烷酮（PVP）	31 mg
	微晶纤维素	58.8 mg
	微粉硅胶	5.4 mg
	乳糖	49.8 mg

滑石粉	24.9 mg
硬脂酸镁	1.5 mg

【制备工艺】　①将 PVP 溶于硝酸甘油乙醇溶液中，加入微粉硅胶混匀，加入硬脂酸与十六醇，水浴加热到 60℃，使熔化。将微晶纤维素、乳糖、滑石粉的均匀混合物加入上述熔化的系统中，搅拌 1 h。②将上述黏稠的混合物摊于盘中，室温放置 20 min，待成团块时，用 16 目筛制粒。30℃干燥，整粒，加入硬脂酸镁，压片。本产品 12 h 释放 76%。开始 1 h 释放 23%，以后呈匀速释放，接近零级。

2. 氯化钾缓释片 Potassium chloride sustained release tablets

现在上市的为溶蚀性蜡质骨架糖衣片，在胃中不产生局部高浓度，有利于减少刺激。

【片芯处方】　组成　　　　　　　　　　　每片量

氯化钾细粉	600 mg
十六十八醇	150 mg
硬脂酸镁	6 mg

其他可用辅料有：阿拉伯胶、明胶、淀粉、PVP、硬脂酸镁、氧化铁、尼泊金、苯甲酸钠、蔗糖、滑石粉、二氧化钛。

四、不溶性骨架片的制备 Preparation of insoluble matrix tablets

不溶性骨架片（indissoluble matrix tablets）的材料有乙基纤维素、甲基丙烯酸-丙烯酸甲酯共聚物（methyl acrylate-methacrylate copolymer）等。此类片子药物释放后整体从粪便排出，在胃肠中不崩解。它的释药过程主要分为三步：消化液渗入骨架孔内，药物溶解，并自骨架孔道扩散释出。其中孔道扩散为限速步骤。制备方法有直接压片、湿法制粒。

1. 直接压片 Direct tableting

将缓释材料粉末与药物混合均匀后直接压片。

2. 湿法制粒 Wet granulation tableting

用乙基纤维素为不溶性骨架材料，可以将药物与乙基纤维素及其他辅料混合，用乙醇与二氯甲烷混合溶液制粒，也可用乙醇将乙基纤维素溶解，然后依法制粒。

下面举例说明不溶性骨架片的一般制法。

（1）硫酸庆大霉素胃内漂浮片

【处方】　　组成　　　　　　　　　　　每片量

硫酸庆大霉素	40 mg
HPMC K4M	110 mg
HPMC E50	55 mg
十八醇	150 mg
丙烯酸树脂 I 号	25 mg
硬脂酸镁	适量

【制备工艺】　首先将各组分过 80 目筛，然后将除十八醇外的辅料混合均匀，用 2/3 混合后的辅料与主药混匀，再加入熔融的十八醇充分混匀，趁热过 20 目筛，置冷后与剩余的辅料混匀，加入黏合剂制软材，过 18 目筛制粒，40 ~ 50℃烘干后加入硬脂酸镁混匀，用 10 mm 浅凹冲模压片，片剂硬度控制在 4 ~ 5 kg/cm^2。

胃内漂浮片由于制备工艺简单、处方设计容易，是常见的胃内滞留片。它是由药物和亲水凝胶材料及其他辅料制成的，实际上是一种不崩解的亲水性凝胶骨架片。为提高滞留能力，加入一些疏水性而相对密度小的酯类、脂肪醇类、脂肪酸类或蜡类辅料，聚丙烯酸树脂 II、III 等的加入可减慢释药。

（2）依托度酸缓释片

【处方】

组成	每片量
依托度酸	400 mg
羟丙甲纤维素	150 mg
乙基纤维素	35 mg
乳糖	36 mg
磷酸氢二钠	70 mg
硬脂酸镁	7 mg
滑石粉	2 mg

不溶性骨架片控释限速步骤是液体穿透骨架，将药物溶解，然后从骨架的沟槽中扩散出来，故孔道扩散为限速步骤，释放符合 Higuchi 方程。其生物利用度取决于药物与缓释聚合物的比例，在剂量小的处方中可以加入适量乳糖调节释放速度。这类骨架片有时释放不完全，大量药物残留在骨架中。因此，大剂量的药物不宜制成此类骨架片，这类骨架片现应用不多。

第四节　缓释与控释胶囊
Sustained and controlled release capsules

缓释、控释胶囊内可能包含数百个不同颜色包衣的小丸、颗粒、小片等，这些颗粒被分成 3 组或 4 组，每组的延时释药包衣层厚度不同。一般是将药物释放时间分别为 2 h 或 3 h、4 h 或 6 h、6 h 或 9 h 的小丸、颗粒、小片混合，从而在期望的时间内脉冲给药（重复作用）。每组中部分单元的释药期间与其他组的相重叠，这样就能得到平滑而连续的释放曲线。

目前上市的产品中，大多数缓释、控释胶囊内装缓释、控释小丸，少部分装缓释颗粒，装缓释小片的胶囊更少，装缓释颗粒胶囊工艺比较简单，可用常规制粒技术，但质量不及小丸，缓释小片装胶囊的关键是小片灌装设备的机械化问题。由于缓释、控释小丸装胶囊是最常用，产品质量最好的一种类型，故本节重点讨论缓释、控释小丸装胶囊这一技术。

一、小丸的特点 Characteristics of pellets

小丸直径大小一般为 0.5 ~ 2.5 μm，其特点：不受胃排空的影响，个体差异小；与胃黏膜接触面积大，药物局部浓度低、可减少药物对胃的刺激性；用药后广泛均匀分布在胃肠道内，释药完全，生物利用度高；个别小丸在制备上不完整或缺陷，不致对整个制剂释药行为产生影响，故释药规律重现性好；制成小丸包衣，可提高药物稳定性；各种不同释药小丸搭配组合，血药浓度平稳。因此，这类制剂目前应用日益增加。当前问题是工艺复杂、技术难度大，需要一定设备，才能保证产品质量。大多数缓释与控释小丸，均需包衣，故先讨论包衣有关技术与设备。

二、包衣的溶出 Dissolution of coating

（一）包衣溶出过程 Process of coating dissolution

包衣药物的释放首先是包衣材料的溶解过程，这一步是控制释放的限速步骤。一旦聚合物包衣膜溶解，膜内的药物随即溶出并吸收，此时的释药动力学取决于片芯（药物和辅料）的性质。

亲水的水溶性聚合物在水溶液中的溶出过程，第一步是水化，随后水化相溶出，溶出步骤涉及聚合物分子的解缠结。一般来说，溶出动力学符合 Noyes-Whitney 方程，即聚合物的溶解度和水化相的黏度是影响溶出速率的主要变量。溶解的药物分子经水化聚合物层的扩散也可能影响总体释放动力学。

（二）包衣溶出的影响因素 Influence factors of coating dissolution

影响包衣制剂释放速度的因素有以下几种。

1. 溶剂或分散介质的影响 Effect of solvent and disperse medium

对同一种聚合物材料采用不同的溶剂系统，药物释放速度可能不同，如单用二氯甲烷与用乙醇-二氯甲烷混合溶剂分别制备 5% 的乙基纤维素溶液，加入同样量的丁二酸二乙酯为增塑剂对盐酸苯海拉明小丸包衣，结果发现 2 h 以前单用二氯甲烷的溶剂系统包制的产品释放速度较混合溶剂为快，而 2 h 以后如 10 h 混合溶剂系统包制的小丸释放速度（40%）极显著高于二氯甲烷溶剂系统（15%）。

2. 增塑剂的影响 Effect of plasticizer

同一种聚合物用不同的增塑剂和不同用量，包衣制剂释放度也不同，如乙基纤维素水分散体用癸二酸二丁酯与枸橼酸三乙酯为增塑剂，用量为 25% 与 35%，对盐酸普萘洛尔小丸包衣，结果表明用枸橼酸三乙酯为增塑剂释药速度明显高于癸二酸二丁酯，增塑剂含量越高，释放速度越慢。

3. 致孔剂的影响 Effect of pore-forming agent

致孔剂的用量明显影响释药速度。如在乙基纤维素水分散体（surelease）中，分别加入 2%、5% 与 10% HPMC，对伪麻黄碱小丸包衣，释放速度明显不同，致孔剂越多，释放速度越快。

4. 包衣层厚度的影响 Effect of coating thickness

包衣完全溶解可引起所含药物的突释，聚合物包衣的厚度影响包衣完全溶解的起始时间。对于缓释、控释胶囊，如果制剂中仅含有三种或四种不同包衣层厚度的颗粒，则可能脉冲给药。另外，如果一种制剂采用了多组不同包衣的颗粒，则可以实现持续的药物释放。改变每一组中颗粒的数目，可以调节这一释药系统的药物释放模式。

5. 包衣工艺的影响 Effect of coating process

包衣工艺如喷雾方式与速率、操作温度、气流速率等对包衣膜的质量及释药速度也有一定影响，为了保证产品质量的重现性，应根据实验，确定最佳的操作条例及工艺参数。

（三）包衣系统的分类 Classification of coating system

1. 普通包衣 Regular coating

普通包衣用于改善片剂的味道和外观，以及避免药物受光和湿的影响。这类包衣不期望改变药物的生物药剂学行为。

2. 肠溶包衣 Enteric coating

肠溶包衣在 pH 值较低的胃中不溶，但可以在 pH 值较高的肠中溶解。这类包衣可以保护酸中不稳定的药物免受胃液的影响，并防止药物刺激造成胃不适和恶心。同时可以使药物以高浓度的形式传递到主要吸收部位和期待的吸收部位。

3. 控释包衣 Controlled release coating

其成分主要包括成膜材料、致孔剂和增塑剂。

（四）包衣膜成膜机制 Film-formation mechanism

1. 有机溶剂包衣液 Organic solvent coating solution

用聚合物的有机溶液包衣时，随着有机溶剂的蒸发，覆盖在小丸或颗粒上的聚合物溶液浓度增加，黏度升高，并形成胶凝，使原来在溶剂中伸展的聚合物链相互紧密相接，发生交叉或互相缠绕合并，随着残留溶剂的进一步蒸发，稠厚的胶凝状的聚合物溶液则形成三维空间的网状结构，即一层连续的包衣薄膜。

2. 分散体包衣 Aqueous dispersion coating

用水分散体包衣时，第一阶段水分蒸发，聚合胶粒凝集，沉积在小丸或颗粒表面上；第二阶段这些粒子紧密接触，但仍有薄的水膜隔开，实际上是一个不连续的膜；第三阶段随着胶粒外的水膜缩小，产生较高的毛细管力与表面张力，使粒子发生形变、凝聚，相互融化合并，胶粒间界面消失，则形成一连续均匀的薄膜；第四阶段在相邻粒子中聚合物链间进一步扩散，即聚结或称"硫化"（curing），从而形成紧密结实的薄膜，这四个阶段如图 14-3 所示。

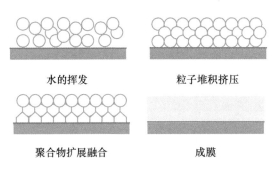

　　　水的挥发　　　　　　　　粒子堆积挤压

　　聚合物扩展融合　　　　　　　　成膜

图 14-3　水性聚合物分散体形成膜的机制

应该注意，在包衣结束时，一般只完成前三个阶段，胶粒的聚结可能不完全，药物释放速度较快，为获得满意结果，应进行"硫化"处理，一般用加热的方法进行"硫化"，即在包衣后，将包衣产品放在比包衣操作温度更高的温度环境中（一般用 60℃烘箱）一定时间（24 h），使衣膜完全聚结，获得稳定释药性能。

三、包衣液的组成 Components of coating solution

（一）膜材 Film materials

缓释、控释制剂中常用的膜材主要有三类，一是乙基纤维素类，特别是乙基纤维素水分散体；二是为聚丙烯酸树脂类；三是醋酸纤维素类，这些材料的规格与性能详见本章第二节。

（二）增塑剂 Plasticizers

聚合物因加入高沸点、低挥发性并能与聚合物混溶的小分子物质（液体或低熔点固体）而改变聚合物力学性质的行为称为增塑，所用的小分子物称为增塑剂（plasticizer）。也就是使聚合物脆性降低，韧性、柔软性、强度增加。增塑剂改变聚合物另一个重要参数是降低聚合物的玻璃化温度（T_g），所谓玻璃化温度，就是在这个温度以下，聚合物处在玻璃态，此时聚合物的分子处于一定的有序状态，分子链只有有限的运动。当温度高于玻璃化温度时，聚合物处于橡胶态，分子链的运动明显加强，聚合物变得富有弹性和一定程度的流动性。一般说来，如果聚合物玻璃化温度高于包衣床的温度，就必须加入增塑剂，以降低玻璃化温度，这样才能得到均匀连续的薄膜。增塑剂的增塑机制，是因为增塑剂插入聚合物链间，减少了聚合物分子间的力，使聚合物骨架延展和软化，增加其运动性与柔性，降低玻璃化温度。一般增塑剂的用量为被增塑聚合物的 15% ～ 30%，也有高达 40%。常用的增塑剂及适用材料见表 14-7。

表 14-7　增塑剂及适用材料

增塑剂名称	分子量	沸点（℃）	适用材料
水溶性增塑剂			
聚乙二醇类	200～8000	＞300	HPMC
甘油	92	290	
丙二醇	76	188	
脂溶性增塑剂			
苯二甲酸二乙酯（DEP）	222	296	乙基纤维素
苯二甲酸二丁酯（DBP）	278	340	聚丙烯酸树脂
癸二酸二丁酯（DBS）	314	345	醋酸纤维素
枸橼酸三乙酯（TEC）	276	127	均适用
枸橼酸三丁酯（TBC）	360	170	
乙酰枸橼酸三丁酯（TBAC）	402	173	
蓖麻油			

不同含量增塑剂对乙基纤维素水分散体（aquacoat）玻璃化温度的影响见表 14-8。

表 14-8　不同含量的增塑剂对乙基纤维素水分散体（aquacoat）玻璃化温度的影响

乙基纤维素中增塑剂的含量（%）	加入各种增塑剂后 EC 的玻璃化温度（℃）		
	DBS	DEP	TEC
0	129	129	129
5	77	81.5	84
10	74	60	73
20	44	44	36
25	—	43	35.5
30	42.5	38	33.3
40	39.5	38	33.3

（三）释放速度调节剂 Agents for adjusting release rate

乙基纤维素、醋酸纤维素等包衣材料，不溶于水且渗透性较差，制成包衣使药物无法溶出。通过一些释放速度调节剂或致孔剂控制药物释放，致孔剂有两类，一类是水溶性聚合物，如 PEG 类、PVP、HPMC、HPC。另一类为水溶性低分子物质，如蔗糖、盐类。乙基纤维素水分散体类包衣材料则不宜使用电解质类致孔剂，因其会使分散体产生胶凝作用，使乳胶破坏。

（四）抗黏剂 Antiadherents

包衣液一般都有一定黏性，所以在包衣过程中常常发生小丸或颗粒粘连，甚至结块，使包衣操作困难，影响产品质量。因此常在包衣液中加入一定量（包衣液体积 1%～3%）的抗黏剂，抗黏剂主要有滑石粉、二氧化硅、硬脂酸镁等。

（五）色料与遮光剂 Pigments and opacifying agents

二氧化钛在包衣液常作遮光剂，也是色料（pigments），应用较多，其他色料有柠檬黄、黄色氧化铁、红色氧化铁和黑色氧化铁、胭脂红等，应用时要特别注意色料与包衣材料是否会发生配伍禁忌，特别是水分散体包衣液，对无机电解质类色料敏感，以致出现沉淀，故色料的应用要通过实验慎重选择。

（六）溶剂与分散介质 Solvent and disperse medium

溶剂或分散介质的功能是将包衣材料溶解或分散后均匀地传送到剂型的表面，使形成光滑的薄膜。溶剂或分散介质对最终形成衣膜的性能（如释药性能）与机械性能产生重要的影响，故要很好地选择，选择原则是它与所选择的聚合物相互作用良好，也就是溶剂与聚合物应具有相似的溶解度参数。

从热力学考虑，为了保证聚合物能在溶剂中溶解，混合吉布斯（Gibbs）自由能 ΔG 必须是负值。

$$\Delta G = \Delta H - T \cdot \Delta S \tag{14-10}$$

式中，ΔH 是混合热，T 是绝对温度，ΔS 为混合熵，其中 ΔH 可从 Hildebrand 和 Scott 的关系式中求得。

$$\Delta H = V_m \left[\left(\frac{\Delta E_1}{V_1} \right)^{1/2} - \left(\frac{\Delta E_2}{V_2} \right)^{1/2} \right]^2 \phi_1 \phi_2 \tag{14-11}$$

式中，V_m 是混合物的总体积，ΔE 是组分 1 与组分 2 的蒸发能，V 是组分 1 与组分 2 的摩尔体积，ϕ 是组分 1 与组分 2 的体积分数。$\Delta E/V$ 通常指内聚能密度，其平方根是溶度参数 δ。因此上式可写成：

$$\Delta H = V_m (\delta_1 - \delta_2)^2 \phi_1 \phi_2 \tag{14-12}$$

如果溶度参数 δ_1 与 δ_2 相同，则 ΔH 为零，故 ΔG 为负数，说明溶剂与聚合物处于最大的相容状态。

常用的溶剂或分散介质有水、乙醇、异丙醇、丙酮、乙酸乙酯、二氯甲烷或这些溶剂的混合物，考虑到有机溶剂对人体的危害，故近年来发展了各种材料的水分散体，为包衣工业化生产提供了更有利的条件，有关各种水分散体，详见本章第二节。

（七）典型的包衣液处方 Typical coating fluid formulation

1. 纤维素薄膜包衣液 Cellulose film coating solution

【处方】　成分	用量（%，w/w）	作用
HPMC（5 mPa·s）	7.5	包衣聚合物
PEG 400	0.8	增塑剂
黄色氧化铁	0.6	色料、遮光剂
二氧化钛	3.1	色料、遮光剂
蒸馏水	80	聚合物溶剂

处方中总固体药物占 12% 是比较适当的，适合多数包衣条件，增塑剂占 1.0%，若衣层出现架桥或粘连现象则可调整增塑剂的浓度或类型。上述处方中的增塑剂若改为 1.6% 的丙二醇，则得高含量增塑剂包衣液处方，由于丙二醇较 PEG 400 易挥发，故提高增塑剂浓度有利于克服粘连、架桥或龟裂现象。上述处方中若用 4.4% 的红色氧化铁代替黄色氧化铁与二氧化钛，则可得高遮光性包衣液处方，适用要求低渗湿量的情况。若该基本处方中用滑石粉代替二氧化钛，可减少粘连、膜不易破裂，光泽好，但遮光性差，包衣过程中应加强搅拌，否则滑石粉易于沉淀。

2. 聚丙烯酸树脂水性包衣液 Polyacrylic resin water-based coating solution

【处方】　成分	用量（%，w/w）	作用
Eudragit RL 30D（30%，w/w 混悬液）	5.5	聚合物
含色淀等成分的混悬液（30%，w/w）	16.4	色料、遮光剂等

枸橼酸三乙酯	1.1	增塑剂
蒸馏水	77	介质

含色淀等成分的混悬液（固体含量30%）处方如下：

【处方】 成分	用量（%，*w/w*）	作用
滑石粉	15	抗黏剂
二氧化钛	8	色料、遮光剂
喹啉黄色淀	4	色料、遮光剂
消泡乳	0.1	辅助剂
PEG 6000	3	稳定剂
蒸馏水	69	介质

四、包衣方法与设备 Coating methods and equipment

缓释、控释制剂的包衣方法实际上就是薄膜包衣，故其方法与设备也类似，不过小丸及颗粒包衣与普通片剂包衣不完全相同，此处主要讨论小丸（或颗粒或小片）包衣方法与设备，缓释控释小丸常用锅包衣法与流化床包衣法，此外小丸也可用挤压成型法制备。

（一）锅包衣法 Pan coating

锅包衣法用常规包衣锅（coating pan）进行，现在一些改进的包衣锅更适合，如埋管式喷雾包衣锅。锅包衣法在片剂包衣中广泛使用，但用于小丸包衣时，操作条件有时难以控制，使用有限。干燥效率相对较低，且片芯需要在普通包衣锅内滞留较长时间，因此可能引起薄膜的不连续或不规则。

（二）流化床包衣法 Fluidizing-bed coating

空气悬浮流化床包衣，在小丸包衣中使用较多。此法是通过急速上升的空气将小丸、颗粒等物料在包衣室内悬浮流化，使其处于流动状态，将包衣液喷入流化床并雾化，即包裹在制剂表面，并被通入的热空气干燥，反复包衣直至增重到所需厚度。此法的特点是操作连续，操作时流化床温度易于控制。此法优于锅包衣法，包衣缺陷很少，且片与片之间的差异小。目前常用于缓释包衣的流化床类型有：顶喷造粒和包衣两用的流化床、底喷包衣流化床及旋转式流化床等。旋转式流化床以其独特的空气流型结合离心力使之既适用于造粒又可包衣，能均匀地混合物料，制成粒度重现性好的球形颗粒。

流化床（fluidizing-bed）有多种型号，容量从实验室用的 2.5 L（1～2 kg）到大生产用的 1250 L（620～1000 kg）。其工艺参数由数据采集系统监控。

（三）挤压滚圆成丸法 Extruding spheronization

此法分四步进行，第一步先将药物与辅料按常规方法制粒。第二步经挤压器通过一定孔径的筛使成圆柱形条状物。第三步将上述挤出物在滚圆机的自转磨擦板上，挤出物则被分散成长短相当于其直径的圆柱体，由于磨擦力的作用，这些塑性圆柱形物料在板上不停地滚动，逐渐滚成圆球形。第四步是干燥。

（四）微泵系统 Micropump system

微泵系统是以渗透压为驱动力的包衣微粒系统，用于延长吸收迅速的药物的吸收时间。水溶性和水不溶性聚合物合用，能更好地控制释放速率和特征。

（五）干法包衣 Dry coating

在口服控释系统中，多层片具有一些明显的优势。通过将具有不同释放类型的释放层组合或将缓释层与速释层组合的方式，可以改变药物的释放特征。如果多层片的片芯层完全被其周围的部分覆盖，称为干法包衣片。

（六）包衣工艺展望 Prospect of coating process

为了改善包衣效果而开发出新的包衣工艺，如 Contin®、Chronotopic®、Pulsincaps®、Ceform®、Timerx®、Oros®、Codas®、Diffucaps®、Egalet®。

五、包衣小丸的释药机制 Drug release mechanism of coated pellets

包衣小丸在胃肠中，首先胃肠液渗透薄膜进入，药物发生溶解，然后药物溶液通过跨膜扩散，故包衣小丸的释药机制主要是扩散作用。

药物释放以扩散作用（diffusion）有以下两种情况：

（一）包衣膜溶解 / 扩散 Dissolution/diffusion of coating film

水不溶性膜包衣的制剂，如乙基纤维素包制的微囊或小丸就属这类制剂。

其释放速度符合 Fick 第一定律，如第一节所述

$$\frac{\mathrm{d}Q}{\mathrm{d}t} = \frac{ADK\Delta C}{d}$$

若表面积、包衣层厚度、扩散系数、分配系数与膜内外浓度差不变，则为零级过程，然而，实际操作时控制这些参数同时不变，有一定难度，需在研究中探索，达到满意的释放要求。

（二）水性孔道扩散 Diffusion through aqueous pores

包衣中含有部分水溶性聚合物的情况，乙基纤维素与致孔剂 HPMC 混合组成的膜材，就具有这种性质，其中 HPMC 属于水溶性聚合物。此种情况，可用下式表示：

$$\frac{\mathrm{d}Q}{\mathrm{d}t} = \frac{AD\Delta C}{d}$$

与上式比较，少了参数 K，这类制剂接近零级释放，当致孔剂溶解后形成水溶液填充的微孔，溶解的药物通过此水性孔道扩散释放。

（三）渗透作用 Osmosis

包衣小丸，丸芯若由高渗物质组成，则小丸在释放介质中，膜内外的渗透压差对释药的作用也是应该考虑的。

包衣小丸的释药往往不仅受一种释药机制控制，而是几种释药机制的综合结果。最常见的是通过聚合物的溶解 / 扩散和通过水性通道的扩散作用，有时还可能有渗透压作用，如微孔膜包衣与胃肠液接触时，膜上存在的制孔剂遇水部分溶解或脱落，在包衣膜上产生无数肉眼不可见的微孔或弯曲小道，使衣膜具有通透性（图 14-4）。胃肠道中的液体通过这些微孔渗入膜内，溶解丸芯内的药物到一定程度，此时丸芯内的药物溶解便产生一定的渗透压，阻止水分继续渗入，由于膜内外浓度差的存在，药物分子便通过这些微孔向膜外扩散释放。药物向膜外扩散的结果使小丸内的渗透压下降，水分又得以进入膜内溶解药物，如此反复，只要膜内药物维持饱和浓度且膜内外存在漏槽状态，则可获得零级或接近零级速率的药物释放。包衣膜在胃肠道内不被破坏，最后由肠道排出体外。

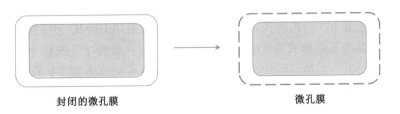

封闭的微孔膜　　　　　　　　微孔膜

图 14-4　微孔膜包衣片示意图

六、典型处方与工艺 Typical formulation and process

缓释小丸的制备有两种方法。当处方中药物含量少时，可用小丸种子（nonpareil seeds）作丸芯，该种子为蔗糖淀粉糖球，外包药物粉末至所需厚度。然后包保护层与缓释层，保护层常用 HPMC、PEG 6000 与 PVP 的乙醇溶液，缓释层一般用乙基纤维素水分散体或甲基丙烯酸共聚物的乙醇溶液包衣，包衣厚度可根据需要调节。例如伪麻那敏缓释胶囊。

（一）典型缓释胶囊 Typical formulation of sustained release capsules

复方伪麻黄碱扑尔敏缓释胶囊的处方及制备工艺如下。

【处方】	组成	含量（%）
	盐酸伪麻黄碱	44.04
	氯苯那敏	4.4
	糖球	22.01
	乙基纤维素	2.84
	药球	6.6
	聚乙烯吡咯烷酮（PVP）	1.57
	枸橼酸三乙酯	0.06
	滑石粉	9.8
	硬脂酸钙	适量

【制备工艺】　以 10% PVP 的异丙醇溶液为黏合剂，将盐酸伪麻黄碱与氯苯那敏混悬于黏合剂中包于糖球上，80℃干燥。再用同样黏合剂包滑石粉，80℃干燥。取乙基纤维素、硬脂酸钙、枸橼酸三乙酯于二氯甲烷与异丙醇的混合溶媒中包衣达所需要的厚度干燥得小丸，加入药球混匀装入胶囊即得。乙基纤维素为溶缓释材料；现在多用乙基纤维素水分散体。

（二）一般处方组成及工艺 General formulation components and process

采用先制备缓释、控释小丸，然后装入胶囊的产品有：双氯芬酸钠缓释胶囊（100 毫克/粒）、5-单硝酸异山梨酯缓释胶囊（60 毫克/粒）、盐酸地尔硫草缓释胶囊（60 毫克/粒）、盐酸普萘洛尔缓释胶囊（40 毫克/粒）、盐酸铵溴醇缓释胶囊（75 毫克/粒）、酮洛芬控释胶囊（100 毫克/粒）、盐酸文拉法辛（venlafaxine）缓释胶囊（75 毫克/粒）、吡咯他尼缓释胶囊等。

1. 处方组成 Formulation components

处方组成	材料
丸芯	糖球
包衣材料	乙基纤维素（EC）与聚丙烯酸树脂或虫胶混合
增塑剂	苯二甲酸二丁酯
致孔剂	HPMC 与 PEG
溶剂或介质	乙醇 / 乙醇与丙酮 / 乙醇与醋酸乙酯 / 乙醇与二氯甲烷
其他成分	滑石粉、二氧化硅与硬脂酸镁

2. 制备工艺 Preparation process

用流化床或包衣锅，采用糖球为丸芯时，多将药物加入 PVP 的水或乙醇液中制成溶液或混悬液，然后包于小丸上，再包缓释、控释衣层，也有最后用 HPMC 包薄膜衣。

此外，也可以制备不同释放速度的带色小丸，然后装入胶囊中。或将小丸分成四组，第 1 组为未包衣的速释小丸，其他三组依次 2 h 或 3 h、4 h 或 6 h、6 h 或 9 h 释放小丸。控制释放的关键因素是包衣层厚度，该厚度决定水分穿透的难易，丸芯吸收水分使包衣膨胀破裂而使药物释放。有些小丸在一定时间内各组交迭释放，即一组释放尚未完全，另一组接着释放，形成连续的光滑释放曲线。

（三）肠溶缓释胶囊 Enteric-coated and sustained release capsules

部分上市的产品既有缓释作用，也有肠溶（胃不溶）作用，故称为肠溶缓释胶囊，如双氯芬酸钠肠溶缓释胶囊及布地奈德（budesonide）肠溶控释胶囊。这些产品一般先制成缓释或控释小丸，然后再包肠溶衣层。也有将药物制成两种小丸，部分药制成缓释小丸，部分药制成肠溶小丸，然后混合装入胶囊。肠溶材料一般使用邻苯二甲酸醋酸纤维素（CAP）、聚醋酸乙烯邻苯二甲酸酯（PVAP）、虫胶、邻苯二甲酸羟丙甲纤维素酯（HPMCP）或 Eudragit L-100。

（四）复方缓释胶囊 Compound sustained release capsules

由两种药物组成，一般一种药物制成缓释颗粒，加入另一种药物混合装胶囊。也有做成双层片，将一种药制成缓释层而另一种药物制成常规释药层。缓释颗粒一般制成骨架型，复方缓释胶囊有硝苯地平阿替洛尔缓释胶囊、非洛地平美托洛尔缓释胶囊。

第五节　渗透泵片剂
Osmotic pump tablets

利用渗透压原理制成口服渗透泵片（osmotic pump tablets），可以在体内恒速地释放药物，现有不少上市产品，如沙丁胺醇控释片、硝苯地平控释片、洛伐他汀控释片、格列吡嗪控释片、多沙唑嗪控释片等，此类控释片最大特点是恒速释药，释药速度不受胃肠蠕动、pH、胃排空时间等因素影响，是比较理想的一类控释制剂，也是技术难度较大的一类制剂，国内也有批准上市的产品。

一、渗透泵片剂与释药原理 Osmotic pump tablets and principle of drug release

渗透泵型片的一般组成包括主药、渗透剂或渗透压活性物质、推动剂、半渗透膜材（图14-5）。渗透剂是产生渗透压的主要物质，其用量与释药时间有关。常用的渗透剂主要是氯化钠，还有葡萄糖或乳糖等。推动剂又称助渗剂，能吸水膨胀，产生推动力，最常用的推动剂为聚环氧乙烷（polyethylene oxide），分子量 200 000 ~ 5 000 000，还有分子量为 10 000 ~ 360 000 的 PVP。膜材常用醋酸纤维素，特别是二醋酸纤维素。

除上述成分外还有羟丙甲纤维素、硬脂酸镁、氧化铁及包衣材料用的有机溶剂（如丙酮、二氯甲烷）。外包半渗透膜上用激光打孔，口服后胃肠道的水分通过半透膜进入片芯，使药物溶解成饱和溶液或混悬液，同时渗透剂溶解而产生较大的渗透压，膜内压可达 4053 ~ 5066 kPa，而体内渗透压仅为 760 kPa，由于膜内外产生较大的渗透压差，药物通过小孔持续释放，其流

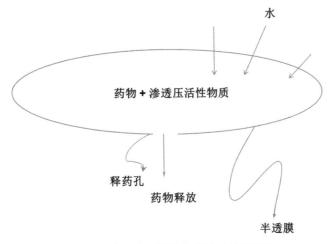

图 14-5　普通渗透泵药物传递系统示意图

出量与渗透进入膜内的水量相等，直至片芯药物释放完全。

对于难溶性药物的渗透泵片，用单室双层渗透泵片更为满意，即半透膜的片剂由双层片组成，药层由药物与部分助渗剂组成，渗透层由渗透剂与部分助渗剂组成，双层片外包以半透膜，并在药层用激光打一小孔。此外还有双室渗透泵片，此类片剂药室以聚合物膜隔成两室，适合于两种有配伍禁忌的药物。这类片剂由于工艺复杂，应用不多。

渗透压释药原理可进一步用第一节所述公式说明，即

$$\frac{\mathrm{d}Q}{\mathrm{d}t} = \frac{\mathrm{d}V}{\mathrm{d}t} C_s = \frac{kA}{h} \Delta\pi C_s$$

公式中右边的渗透压差、膜穿透常数、膜的面积与厚度保持不变，其释药过程为零级释放，对渗透泵类片剂以上要求基本上能够满足，故释药平稳。

对于片芯为难溶性药物时，其原理是利用下层或下室中的聚合物作推动剂，它溶胀并溶解时产生的溶胀压和渗透压，使上层药物混悬液在压力作用下而挤出。其释放速率可用下式表示：

$$\frac{\mathrm{d}Q}{\mathrm{d}t} = \frac{\pi C}{8} \cdot \frac{r^4}{\eta} \cdot \frac{\Delta\pi}{h} \tag{14-13}$$

式中，$\frac{\mathrm{d}Q}{\mathrm{d}t}$ 为药物释放速度，C 为药物在混悬液中的含量，r 为释药小孔的半径，η 为混悬液黏度，$\Delta\pi$ 为膜内外压力差，h 为膜厚度。

胃肠液中的离子不会渗透进入半透膜，故渗透泵片的释药速率与 pH 无关，在胃中与在肠中的释药速率相等。

二、影响释药因素 Influence factors of drug release

（一）释药孔径的影响 Effect of drug release pore diameter

渗透泵片至少应有一个释药小孔，一般用激光打孔，以利于机械化生产，孔径大小可以从几十微米到几百微米，现在有些上市产品的孔径为 0.5～0.8 mm，产品所需孔径的大小与半透膜性质、厚度与药物的性质及释放介质有关。为了满足恒速释药的要求，孔径的横截面积 A 应符合下述条件：

$$A_{\min} \leqslant A \leqslant A_{\max} \tag{14-14}$$

释药孔径 A 应小于允许最大截面积 $A_{\max}$，以免释药太快；而要大于最小截面积 $A_{\min}$ 以减低体系内的流体静压力，使药物恒速释放，$A_{\max}$ 可用下式计算：

$$A_{\max} = \frac{1}{f} \left[\frac{\mathrm{d}Q}{\mathrm{d}t} \right] \frac{L}{DC_s} \tag{14-15}$$

式中 L 为孔径长度，D 为药物通过小孔的扩散系数，D 与药物分子半径及介质黏度成反比，f 为大小因子，一般定为 50，提示药物经小孔泵出的速率比其自由扩散速率大 50 倍。$A_{\min}$ 可用 Poiseuille 定律估算：

$$A_{\min} = 5 \cdot \left[L \cdot \frac{\mathrm{d}V}{\mathrm{d}t} \cdot \frac{\eta}{\Delta\pi_{\max}} \right]^{1/2} \tag{14-16}$$

式中 $\frac{\mathrm{d}V}{\mathrm{d}t}$ 为通过小孔的体积通量，η 为介质黏度，$\Delta\pi_{\max}$ 为片剂内外最大允许流体静压差。

在实际工作中，孔的大小，多通过实验确定。

（二）渗透泵类型的影响 Effect of osmotic pump types

渗透泵系统的类型多样，A 型中片芯含有固体药物和电解质，遇水即溶解，电解质可形成

高渗透压差；B 型为药物以溶液形式存在于不含药物渗透芯的弹性囊中，此囊膜外周围为电解质，溶解后形成高渗透压差，使内膜产生压力而将药物溶液排出；C 型为推拉型，属于多室渗透泵，片芯上层由药物、具渗透压活性的亲水聚合物和其他辅料组成，下层由亲水膨胀聚合物、其他渗透压活性物质和片剂辅料组成，在外层包衣并打孔，它的释放是由上层的渗透压推动力和下层聚合物吸水膨胀后产生的推动力同时作用的结果。三种类型的体系其释药孔都可以为单孔或多孔。如图 14-6 所示。

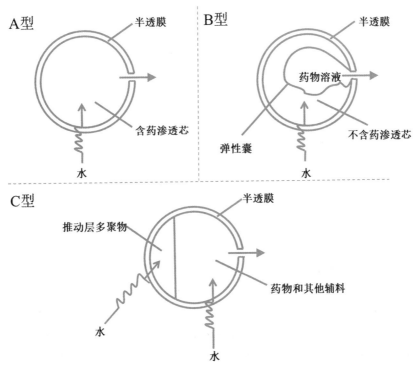

图 14-6　三种类型渗透泵系统的释药原理

（三）包衣膜的影响 Effect of coating film

不同包衣材料的包衣膜，对水有不同的渗透性，与膜的穿透常数 k 有关，现在所用的半渗透膜材料多为醋酸纤维素。要选用适合规格的醋酸纤维素，通常加入 PEG 3350 来调节其渗透速度。

关于膜的厚度，从前述公式（14-8）可知，释放速度与膜的厚度 h 成反比，膜越厚，释放速度越慢，要根据释放速度的需要控制适当的厚度。由于测定膜的厚度 h 不方便，故以膜的重量（W）来衡量 h，其关系式为：

$$W = \rho Ah \tag{14-17}$$

式中 ρ 为膜的密度，将此式代入（14-8）式得：

$$\frac{\mathrm{d}Q}{\mathrm{d}t} = \frac{kA^2}{W}\rho\Delta\pi C_\mathrm{s} \tag{14-18}$$

根据式（14-8），膜的面积 A 与释药速度成正比，因此渗透泵片不可能做得很大，膜面积的设计受到一定的限制，应在合理的范围内。

（四）渗透剂与推动剂的影响 Effects of osmotic and propellent agents

由于渗透剂是渗透泵片释放药物的动力来源，即渗透剂产生渗透压的高低，由式（14-8）可看出，$\Delta\pi$ 是决定释药的重要因素，其用量多少，关系到渗透泵零级释药时间的长短。因此，要根据渗透泵片设计所需维持释药时间决定渗透剂的用量。

三、实例 Examples

（一）维拉帕米渗透泵片 Verapamil osmotic pump tablets

【处方】

1. 片芯处方

盐酸维拉帕米（40 目）	2850 g
甘露醇（40 目）	2850 g
聚环氧乙烷（40 目、分子量 500 万）	60 g
聚维酮	120 g
乙醇	1930 g
硬脂酸（40 目）	115 g

2. 包衣液处方

醋酸纤维素（乙酰基值 39.85%）	47.25 g
醋酸纤维素（乙酰基值 32%）	15.75 g
羟丙基纤维素	22.5 g
聚乙二醇	4.5 g
二氯甲烷	1755 mL
甲醇	735 mL

【制备】

1. 片芯制备： 将片芯处方中前三种组分置于混合器中，混合 5 min；将 PVP 溶于乙醇中，缓缓加至上述混合组分中，搅拌 20 min，过 10 目筛制粒，于 50℃干燥 18 h，经 10 目筛整粒后，加入硬脂酸镁混匀，压片。制成每片含主药 120 mg，片重 257.2 mg，硬度为 9.7 kg 的片芯。

2. 包衣： 用空气悬浮包衣技术包衣，进液速率为 20 mL/min，包至每个片芯上的衣层增重为 15.6 mg。将包衣片置于相对湿度 50%、50℃的环境中，存放 45 ~ 50 h，再在 50℃干燥箱中干燥 20 ~ 25 h。

3. 打孔： 在包衣片上，于片剂上下两面对称处打一释药小孔。孔径为 254 μm。

本品每日口服，每日 1 ~ 2 次，用于治疗心律失常和心绞痛。

（二）甲磺酸多沙唑嗪控释片 Doxazosin mesylate controlled release tablets

甲磺酸多沙唑嗪控释片由药层与渗透层组成的双层控释片，处方如下（《国家级药物制剂新产品开发指南》），1000 片用量。

【处方】

1. 药层处方

甲磺酸多沙唑嗪	2.4 g
聚环氧乙烷（分子量 10 万）	83 g
聚环氧乙烷（分子量 20 万）	56 g
羟丙甲纤维素（分子量 11300）	7.5 g
氧化铁	0.015 g
硬脂酸镁	0.5 g

2. 渗透层处方

聚氧乙烷（分子量 750 万）	64.5 g
氯化钠	29 g
羟丙甲纤维素（分子量 11300）	5 g
氧化铁	1 g

硬脂酸镁	0.5 g

3. 包衣液处方

醋酸纤维素（乙酰基值 39.8%）	23.5 g（90%）
PEG 3500	2 g（10%）

用二氯甲烷 / 甲醇（9：1）配成 4% 包衣液

【制备】

1. 药层： 除硬脂酸镁外，主药与辅料混匀用无水乙醇（7 目筛）制粒，干燥，加入硬脂酸镁混匀。

2. 渗透层： 除硬脂酸镁外，其他辅料用无水乙醇制软材，10 目筛制粒，干燥，加入硬脂酸镁混匀。

3. 打孔： 用双层压片机压制双层片，然后用包衣液包衣，必要时再用欧巴代包薄膜衣，激光打孔，孔径 0.508 mm。

释放速度每小时约 6% ～ 10%。16 h 释放 80% 以上。除每片 2 mg 以外，还可制备每片 4 mg 的多沙唑嗪。

四、渗透泵片的发展展望 Prospect of osmotic pump tablets

（一）渗透泵脉冲递药系统 Osmotic pump pulsatile drug delivery system

渗透泵型择时释药系统是利用将药物与渗透压活性物质（崩解剂、溶胀剂、泡腾剂）组成片芯，并用含致孔剂和聚合物的混合包衣液对片芯外层包衣来获得脉冲效果的释药系统。当该制剂进入胃或小肠后，消化液通过外层衣膜的微孔渗入膜内，产生较强的渗透压，促使片芯不断膨胀直至撑破外层衣膜，从而使药物快速释放出来。

传统渗透泵定时释药系统的基本组成为片芯、半渗透膜包衣层和释药小孔。片芯可为单层或双层。以双层片芯为例：其中一层是接近释药小孔的渗透物质和含药物的聚合物材料层，另一层是远离释药小孔的渗透物质层，提供推动药物释放的渗透压。水分通过半透膜及渗透物质吸水产生足够渗透压的过程需要一定时间，因此包衣材料的种类、配比及药物层中聚合物材料的种类和用量都是控制药物释放时间的重要因素，必要时还可以在渗透泵片的外面包衣，以延长释药的时间间隔。如在美国上市的产品 Covera-HS，其主药为盐酸维拉帕米，片芯药物层选用聚氧乙烯（分子量 30 万）、PVP K30 等做促渗剂；渗透物质层则包括聚氧乙烯（分子量为 700 万）、氯化钠、HPMC E-5 等；外层包衣用醋酸纤维素、HPMC 和 PEG 3350。用激光在靠近药物层的半透膜上打释药小孔，这样制备的维拉帕米定时控释片在服药后间隔特定时间（5 h）以零级形式释放药物。治疗实践表明，高血压患者的最佳给药时间为清晨 3 点左右，当患者醒来时体内的儿茶酚胺水平增高，因为收缩压、舒张压、心率增高，因此心血管意外事件（心肌梗死、猝死）多发生于清晨。Covera-HS 晚上临睡前服用，次日清晨可释放出一个脉冲剂量的药物，十分符合该病节律变化的需要。

（二）离子驱动渗透泵系统 Ion driven osmotic pump system

常规渗透泵的驱动力由渗透压和膨胀力提供。其中，渗透压产生的主要来源是可溶性盐，如氯化钠，硫酸钠。膨胀力的主要来源是诸如聚氧乙烯的高分子聚合物。但高分子聚合物大多具有黏度高的特性，长期贮存后性能会发生变化。高黏度影响渗透泵片的制备，影响药物的稳定释放。因此近些年来一些科学家开发了一种新型的离子驱动渗透泵系统。

离子驱动渗透泵的驱动力仅由药物和渗透剂的溶解产生的离子渗透压提供，驱动力强度只由氯化钠的浓度控制。与常规的渗透泵系统相比它具有如下优点：第一，克服了时滞的缺点；第二，制备工艺简单；第三，可以预测其他离子驱动渗透泵中药物的释放速率和释药特征，释药机制可以被清晰准确地描述。离子驱动渗透泵的释药过程如图 14-7 所示：

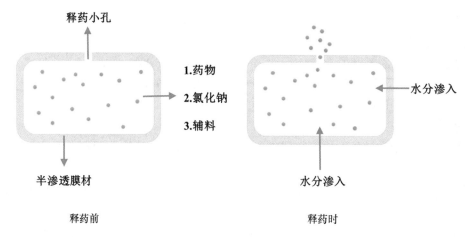

图 14-7　离子驱动渗透泵的释药过程

第六节　缓释与控释植入剂
Sustained and controlled release implants

植入剂（implant）系指将药物与辅料制成小块状或条状供植入体内的无菌固体制剂。植入剂一般采用特制的注射器植入，也可用手术切开植入。

一、植入剂的特点 Characteristics of implants

（一）生理活性强 Strong bioactivity

植入剂皮下给药，不像口服给药由于胃肠道吸收和肝脏首过效应而造成生物利用度的差异。用皮下植入方式给药，药物很容易达到循环，因而其生物活性高。例如醋酸甲地孕酮是一种强效的抗排卵孕激素，如在硅橡胶管中皮下植入给药，其延缓着床、抑制生育作用及抗排卵作用为该药常规皮下注射混悬液的 13 倍。如以皮下注射生物效价为 1，则孕酮皮下植入延缓着床为皮下注射 12.5 倍，炔诺孕酮皮下植入延缓着床为皮下注射 32 倍，由此可见皮下植入药物生物活性强，用量小。

（二）药物作用时间延长 Longer time for drug action

皮下植入不像静脉注射，由于时间短而需频繁给药，因为其释药均匀而缓慢，吸收也较慢，故血药浓度比较平稳，维持时间可长达数月甚至数年。例如阿托品碱大鼠皮下注射 6.25 mg，扩瞳时间为 2 天，而皮下植入给药同样剂量扩瞳时间达 4 天，而且皮下注射部位出现严重坏死，故植入给药刺激性小，组织分布更加均匀。

二、植入剂的分类 Classification of implants

按药物在植入剂中的存在方式可分为固体载体型药物植入剂、植入泵型药物植入剂和原位凝胶型药物植入剂。

（一）固体载体型药物植入剂 Solid carrier drug implants

固体载体型药物植入剂系指药物分散或包裹于载体材料中，以柱、棒、丸、片或膜剂等形式经手术植入给药的植入剂。该植入剂根据材料不同可分为生物不降解型和生物降解型两种，其中生物不降解型又可分为管型植入剂和骨架型植入剂。

（二）泵型药物植入剂 Pump type drug implants

泵型药物植入剂系指将携载药物的微型泵植入体内发挥疗效的制剂。该微型泵能按设计好的速率自动缓慢输注药物，控制药物释放速率。理想的植入泵应满足以下条件：第一，能长期缓慢输注药物且能调节释放速率；第二，动力源可长期使用和埋植；第三，可通过简单的皮下注射等方式向泵中补充药液；第四，药液储存室大小适宜；第五，可长期与组织相容。

（三）原位凝胶型药物植入剂 In situ gel type drug implants

原位凝胶型药物植入剂系指将药物和聚合物溶于适宜的溶剂中以原位凝胶的形式植入的一类制剂。该原位凝胶经局部皮下注射，给药后聚合物在生理条件下迅速发生相转变，在给药部位形成固体或半固体状态的凝胶植入物，药物由凝胶中扩散出发挥疗效。原位凝胶由水溶性高分子材料制备而成，具有高度亲水性的三维网格结构即良好的组织相容性、生物黏附性和独特的溶液-半固体凝胶相转变性质。相对于预先成型的植入剂，原位凝胶的优势在于使用前为低黏度的液体，因此可以通过无创伤或微创方式介入目标组织、器官以及体腔内，同时无需二次将其取出。

三、植入剂的材料 Materials of implants

（一）非生物降解型植入剂 Non-biodegradable implants

经过多年的研究，认为硅橡胶是生物相容性好、无毒、释放速度理想的生物不降解植入剂材料，典型的产品为避孕用的左炔诺孕酮植入剂，商品名 Norplant。采用的医用硅橡胶，管长 34 mm，外径 2.4 mm，内径 1.57 mm，内装左炔诺孕酮微晶 36 mg，微晶大小 < 20 μm，两端用硅橡胶黏合剂封固，经环氧乙烷灭菌，每组 6 根，总药量 216 mg，由于本产品根数较多，故该厂对其结构与生产工艺进行改进，即将药物结晶，与硅橡胶按比例为 50∶50，均匀混合制成骨架型小棒，在小棒外再包上硅橡胶薄膜，实际上为骨架型与膜透过型结合的产品，每根长 4.4 cm，外径 2.4 mm，每根含药 70 mg，两根一组，共 140 mg，此种类型植入剂称 Norplant- Ⅱ。这类植入剂的缺点是达到预定时间后，要用手术方法将其从植入处取出。

（二）生物可降解型植入剂 Biodegradable implants

生物可降解材料植入体内后，在体内酶的作用下降解成单体小分子，被机体吸收，不需将其取出。常用生物可降解材料有聚己内酯与乳酸-乙醇酸共聚物或称丙交酯乙交酯共聚物（D, L lactic and glycolic acid copolymer，PLGA）。例如，由美国国立卫生研究院（USA National Institutes of Health，NIH）研制的以聚己内酯作为控释管膜材料制备的左炔诺孕酮生物可降解植入剂，商品名 Capronor，长 2.5 cm，直径 2.5 mm，内装左炔诺孕酮 16 mg，释药速率为 20 ～ 40 μg/d，一根植入剂可维持半年，后加以改进，将药物与乙基油酸酯混合，使用药物 40 mg，可避孕一年。

四、植入剂药物释放与应用 Drug release and clinical application of implants

（一）体内释放过程 Drug release process in vivo

采用在注射部位注射聚合物溶液后形成植入剂的在位成型植入剂可缓解由植入引起的不适感。Atrix 实验室用这种方法开发了一种名为 Atrigel 的专利技术。该系统中，PLGA、PLA、聚己内酯等可生物降解、水不溶性聚合物与药物一同溶解在如 N-甲基-2-吡咯烷酮（NMP）、甘油醋酸酯等生物相容的有机溶剂中。然后将药物-聚合物溶液或混悬液用普通的 21 ～ 22 号针头皮下或肌内注射。接触到生理环境后，NMP 缓慢扩散进入周围的组织中，而水则渗透进入聚合物溶液内。这一过程导致相分离及随后的聚合物凝聚，并在原位形成包埋有药物的植入剂。药物释放可以通过选择诸如聚合物和溶剂性质等的最佳系统参数加以调节。

前述左炔诺孕酮植入剂，开始释药时体内释放速度为 68 μg/d，释放一段时间后因药芯中空带逐渐增加而使释药速度减慢，一年末释放速度为 40 μg/d，5 年末降为 30 μg/d。142 例临床试验证明，在起初 500 天（约一年半）内植入释药量较多，以后释药量与天数呈线性关系，其释药速度为 34.6 μg/d。

（二）临床应用 Clinical application

植入剂主要的应用领域有：①计划生育（避孕），已经成熟，效果很好，如缓释依托诺孕酮皮下植入体在体内存留五年仍具有疗效；②抗肿瘤，如戈舍瑞林植入剂用于前列腺癌，在其他药物如环磷酰胺、5-氟尿嘧啶、氮芥等采用植入剂治疗癌症，正在研究中；③妇科疾病，如子宫内膜异位症，已有植入剂应用；④戒毒，如纳曲酮（Naltrexone）采用 PLGA 制成植入剂，用于戒毒治疗，研究工作已取得一定进展；⑤微型植入输注泵，如肝素治疗慢性血栓病患者，可利用这种装置，减少给药频率。此外也有人研究用胰岛素制成植入剂治疗糖尿病的可能性；⑥眼部疾病治疗（如 ICL 晶体手术），本领域植入剂发展迅速，是高度近视患者恢复视力的主要途径。⑦鼻窦炎的临床治疗，植入体发挥了重要作用，如糠酸莫米松鼻窦植入体在治疗慢性鼻窦炎复发性鼻息肉的 III 期试验中表现出良好的疗效。

第七节　迟释制剂
Delayed release preparations

迟释制剂为口服后不立即释放而按预定时间释放的制剂，包括肠溶制剂、结肠定位制剂与脉冲制剂。

一、肠溶胶囊及片剂 Enteric-coated capsules and tablets

由于肠溶胶囊本身特性限制，将药物粉末或颗粒直接装入空的肠溶胶囊中，可能导致释放不均匀，有些在胃中溶解而有些在肠中迟迟不能释放，甚至整个胶囊以原形排出。理想的解决方案是制成肠溶小丸再装入普通胶囊中。

奥美拉唑肠溶胶囊：肠溶小丸制备的方法与前面讨论缓释、控释小丸基本相同，以糖球为丸芯，先将奥美拉唑混悬于 HPMC、滑石粉溶液中包于小丸芯上为药层，再用甲基丙烯酸共聚物水分散体为肠溶材料，用枸橼酸三乙酯为增塑剂，以二氧化钛为遮光剂进行包衣得小丸，然后装入胶囊。

对 81 mg 规格的阿司匹林肠溶片，片芯采用 HPMC、微晶纤维素与巴西棕榈蜡硬脂酸为辅料制造，肠溶衣材料用甲基丙烯酸共聚物加 PEG、聚山梨酯 80、丙二醇、二氧化硅、二氧化钛，增塑剂用枸橼酸三乙酯。另有 325 mg 与 500 mg 两种规格，片芯用淀粉、微晶纤维素、硬脂酸、羧甲基淀粉钠为辅料制备，肠溶衣材料则用邻苯二甲酸醋酸纤维素酯（或邻苯二甲酸羟丙甲纤维素酯），增塑剂用邻苯二甲酸二乙酯，另有二氧化钛、二氧化硅等物质制成肠溶包衣材料包衣。

二、结肠定位制剂 Colon positioning preparations

也有将其称为迟释制剂，代表性药物有美沙拉秦（mesalazine），是治疗溃疡性结肠炎的有效药物，先将美沙拉秦以乳糖、PVP、羧甲基淀粉钠、硬脂酸镁等为辅料制成片芯，Eudragit S 为肠溶材料，邻苯二甲酸二乙酯为增塑剂，另加 PEG、二氧化钛、滑石粉及色素等制成包衣液进行包衣。由于本品使用 Eudragit S 为包衣材料，故在大于 pH 7 的环境中才能溶解释放，故有结肠定位的作用。

三、脉冲制剂 Pulsatile preparations

缺血性心脏患者往往在凌晨突然发病而死亡，若设计一个制剂在晚上 10 时服用，在早上 4～5 点时突然释放即所谓脉冲释放，可有效改变这一现状。目前要达到理想的脉冲释放还有困难，但是可以做到定时释放。近年上市的维拉帕米迟释片，就是这类制剂，服后 5 h 开始释放，7 ～ 8 h 达到峰浓度，维持 10 h 有效，能有效地预防与治疗相关突发疾病，深受患者欢迎。

　　用于治疗注意缺陷多动症（即儿童多动症，ADHD）的盐酸哌甲酯缓释片（商品名：Concerta），是一种盐酸哌甲酯脉冲释放系统。胶囊由三层构成，外层包衣含药用来提供初始释药。三层中，前两层为含药层，第三层为渗透压驱动的助推层。制剂与胃内容物接触后，水渗透通过胶囊的半透膜包衣，使助推层和两个含药层水化。助推层膨胀，药物通过位于胶囊含药层端的精确激光打孔释放。服药后的最初 2 h，通过外层包衣中药物的溶出达到治疗水平。5 h 或 6 h 后，药物再次以脉冲的方式释放。

　　此外，还有用定时爆破原理设计的脉冲释放片（图 14-8）。

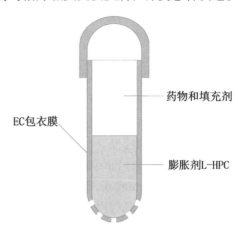

图 14-8　定时爆释胶囊示意图

第八节　缓释与控释制剂的质量控制
Quality control of sustained and controlled release preparations

一、体外评价 In vitro evaluation

　　释放度是缓释、控释制剂制剂体外评价最重要的指标之一，根据《中国药典》2020 年版四部缓释、控释和迟释制剂指导原则的规定，缓释、控释制剂的药物释放度试验可采用溶出度测定仪测定。《中国药典》2020 年版目前有篮法、桨法、小杯法、流池法及往复筒法（另有第四、第五法用于透皮贴剂）。方法的选择以操作简便、质量可控、更符合体内情况为原则。

（一）药物释放度试验 Drug release test

　　释放介质以去空气的新鲜水为最佳，或根据药物的溶解特性、处方要求、吸收部位使用稀盐酸（0.001 ～ 0.1 mol/L）或 pH 3 ～ 8 的磷酸盐缓冲液，对难溶性药物不宜采用有机溶剂，可加少量表面活性剂（如十二烷基硫酸钠）；释放介质的体积应符合漏槽条件，一般要求不少于形成药物饱和溶液量的 3 倍，并脱气。缓释、控释制剂应研究不同 pH 条件下的释放，应选择释放与体内吸收特性最相关的 pH 作为质量控制的条件。

（二）取样点设计 Sampling point design

　　除肠溶制剂外，体外释放速率试验应能反映出受试制剂释药速率的变化特征，且能满足统计学处理的需要，释药全过程的时间应不低于给药的时间间隔，且累积释放率要求达到 90% 以上。制剂的质量研究中，应将释药全过程的数据制作累积释放率-时间的释药速率曲线图，制订出合理的释放度取样时间点。除另有规定外，从释药速率曲线图中至少选出 3 个取样时间点（表 14-9）。

表 14-9　缓释、控释制剂释放度考察的取样时间点设计

取样时间点	累积释放率	作用
0.5 ～ 2 h	约 30%	考察是否有突释
中间取样时间点 t	约 50%	确定释药特性
最后取样时间点 t	> 75%	考察释药量是否基本完全

（三）结果分析 Results analysis

为了直观地说明不同 pH 条件下药物释放的差异，缓释、控释制剂的释放曲线最好做三维图，即时间、pH 与释放量。释药数据可用 4 种常用的数学模型拟合，即零级方程、一级方程、Higuchi 方程和 Peppas 方程，通过方程可对可能的释药机制进行判断。

二、体内评价 In vivo evaluation

缓释、控释制剂体内评价的主要意义在于在动物或人体内验证该制剂控制释放性能的优劣，评价体外实验方法的可靠性，并通过体内试验进行制剂的体内药动学研究，计算各动力学参数，为临床用药提供可靠的依据。主要包括生物利用度和生物等效性评价。

生物利用度（bioavailability）是指制剂中的药物吸收进入人体血液循环的速度和程度。生物等效性（bioequivalence）是指一种药物同一剂型的不同制剂在相同实验条件下给以相同剂量，其吸收速度和程度没有明显差异。《中国药典》2020 年版规定缓释、控释制剂的生物利用度与生物等效性应在单次给药与多次给药两种条件下进行。

单次给药（双周期交叉）的实验目的在于比较受试者于空腹状态下服用缓释、控释受试制剂与参比制剂的吸收速度和吸收程度的生物等效性，并确认受试制剂的缓释、控释药物动力学特征。多次给药是比较受试制剂与参比制剂多次连续用药达稳态时药物的吸收程度、稳态血药浓度和波动情况。参比制剂一般选用国内外上市的同类缓释、控释制剂的主导产品，若系创新的缓释与控释制剂，则应选择国内外上市的同类普通制剂的主导产品。其他要求可参考《中国药典》2020 年版。

三、体内与体外相关性 In vivo and in vitro correlation

（一）评价方法 Evaluation method

体内-体外相关性，指的是由制剂产生的生物学性质或由生物学性质衍生的参数（如 t_{max}、C_{max} 或 AUC），与同一制剂的物理化学性质（如体外释放行为）之间建立合理的定量关系。缓释、控释和迟释制剂要求进行体内-体外相关性的试验，它应反映整个体外释放曲线与血药浓度-时间曲线之间的关系。只有当体内外具有相关性时，才能通过体外释放曲线预测体内情况。

《中国药典》2020 年版将体内-体外相关性归纳为三种：①体外释放曲线与体内吸收曲线（即由血药浓度数据去卷积而得到的曲线）上对应的各个时间点分别相关，这种相关简称点对点相关，表明两条曲线可以重合或者通过使用时间标度重合；②应用统计矩分析原理建立体外释放的平均时间与体内平均滞留时间之间的相关，由于能产生相似的平均滞留时间可有很多不同的体内曲线，因此体内平均滞留时间不能代表体内完整的血药浓度-时间曲线；③一个释放时间点（$t_{50\%}$、$t_{90\%}$ 等）与一个药物动力学参数（如 AUC、C_{max} 或 t_{max}）之间单点相关，它只说明部分相关。

《中国药典》2020 年版四部缓释、控释和迟释制剂指导原则规定，缓释、控释和迟释制剂体内外相关性系指体内吸收相的吸收曲线与体外释放曲线之间对应的各个时间点回归，得到直线回归方程的相关系数符合要求，即可认为具有相关性。

（二）相关性的建立 Establishment of correlation

1. 体外释放度-时间曲线 In vitro release rate-time curve

如果缓释、控释和迟释制剂的释放行为随体外释放度试验条件（如装置的类型，介质的种类和浓度）变化而变化，就应该另外再制备两种供试品（一种比原制剂释放更慢，另一种更快），研究影响其释放快慢的体外释放度试验条件，并按体外释放度试验的最佳条件，得到基于体外累积释放百分率-时间的体外释放曲线。

2. 体内吸收百分率-时间曲线 In vivo absorption percentage-time curve

根据单剂量交叉试验所得血药浓度-时间曲线的数据，对体内吸收符合单室模型的药物，可获得基于体内吸收百分率-时间的体内吸收曲线，体内任一时间药物的吸收百分率（F_a）可按以下 Wagner-Nelson 方程计算。

$$F_a = \frac{c_t + k\mathrm{AUC}_{0 \sim t}}{k\mathrm{AUC}_{0 \sim \infty}} \times 100\% \qquad (14\text{-}19)$$

式中 c_t 为 t 时间的血药浓度；k 为由普通制剂求得的消除速率常数。

双室模型药物可用简化的 Loo-Riegelman 方程计算各时间点的吸收百分率。

可采用非模型依赖的反卷积法将血药浓度-时间曲线的数据换算为基于体内吸收百分率-时间的体内吸收曲线。

3. 体内与体外相关性检验 In vivo-in vitro correlation test

当药物释放为体内药物吸收的限速因素时，可利用线性最小二乘法回归原理，将同批供试品体外释放曲线和体内吸收相吸收曲线上对应的各个时间点的释放百分率和吸收百分率进行回归，得直线回归方程。

如直线的相关系数大于临界相关系数（$P < 0.001$），可确定体内外相关。

四、植入剂的质量控制 Quality control of implants

（一）生产与贮藏 Production and storage

不同种类植入剂的质量控制方法不同，检测方法也有差异。植入剂在生产与贮藏时应符合下列规定：①植入剂所用辅料必须是生物相容的；②植入剂应进行释放度测定；③植入剂应单剂量包装，并对包装容器进行灭菌；④植入剂应密封，遮光保存。

（二）装量差异 Weight variation

除另有规定外，应参照下述方法检查：取植入剂供试品 5 支，精密测定每一支的装量，各瓶装量与平均装量的差异应符合以下要求：①平均装量在 0.05 g 及以下的植入剂，装量差异应小于 15%；②平均装量在 0.05 ～ 0.15 g 的植入剂，装量差异应小于 10%；③平均装量在 0.15 ～ 0.50 g 的植入剂，装量差异应小于 7%；④平均装量在 0.50 g 及以上的植入剂，装量差异应小于 5%。

（三）无菌检查 Sterility check

无菌检查是用于检查药品、生物制品、医疗器械与原辅料等是否无菌的一种方法。植入剂应按照《中国药典》2020 年版四部通则（1101）规定的无菌检查法检查。

（何仲贵）

参考文献

［1］国家药典委员会. 中华人民共和国药典：2020 年版［M］. 北京：中国医药科技出版社，2020.

［2］方亮. 药剂学［M］. 8 版. 北京：人民卫生出版社，2019.

［3］崔福德. 药剂学实验指导［M］. 3 版. 北京：人民卫生出版社，2017.

［4］崔福德. 药剂学［M］. 2 版. 北京：中国医药科技出版社，2011.

［5］Cole G，Hogan H. 片剂包衣的工艺与原理［M］. 郑俊民，译. 北京：中国医药科技出版社，2001.

［6］Banker G. Rhodes C T. Modern Pharmacokinetics［M］. 4th ed. New York：Marcel Dekker，Inc.，2002.

［7］Ronald Arky. Physicians' Desk Reference［M］. 50th ed. New Jersey：Medical Economics，1996.

［8］Ogawa Y，Okada H，Yamamoto M，et al. In vivo release profiles of leuprolide acetate from microspheres prepared with polylactic acids or copoly（lactic/glycolic）acids and in vivo degradation of these polymers［J］. Chem Pharm Bull，1988（36）：2576-2581.

［9］Robinson J R. Sustained and controlled drug delivery System［M］. New York：Marcel Dekker，1978.

经皮递药系统
Transdermal drug delivery system

第一节 概 述
Introduction

一、经皮递药系统的发展史 History of transdermal drug delivery system

经皮递药系统（transdermal drug delivery system，TDDS）或经皮治疗系统（transdermal therapeutic system，TTS）是指药物以一定的速率透过皮肤经毛细血管吸收进入体循环的一类制剂。TDDS 一般系指经皮递药新剂型，即贴剂（patches），而广义的经皮递药制剂包括软膏剂（ointments）、硬膏剂（plasters）、巴布剂（cataplasms）和贴剂（patches），还有涂剂（liniments）、气雾剂（aerosols）、喷雾剂（sprays）、泡沫剂（foams）和微型海绵剂（microsponges）等，本章仅介绍贴剂。

通过皮肤表面用药治疗各类疾病可以追溯到远古。经皮给药的理念源于中国，在大约公元前 1300 年的甲骨文中就有关于中药经皮给药的文字记载。现代经皮给药系统的实施起源于美国，于 1979 年上市的第一个 TDDS 产品东莨菪碱贴剂一经出现，就以独特优点备受医药界的关注。由于皮肤强大的屏障作用，截至 2020 年，在欧美日等发达国家已有 25 种药物的 TDDS 获准使用，如表 15-1。另外起局部作用非甾体抗炎药酮洛芬、联苯乙酸、吲哚美辛、双氯芬酸（钠、二乙胺、依泊胺）、洛索洛芬钠等贴剂在临床上广泛用于治疗骨关节炎、类风湿性关节炎。

近年来，人们对皮肤形态学、功能及角质层屏障作用的研究取得了一定进展，从而促进了对经皮给药吸收机制和透皮吸收促进剂的研究，使更多的以物理、化学、材料科学及工程学原理为基础的经皮给药促进方法在研究中得到应用。将科学原理及概念转化为实际产品的过程会漫长且艰辛，但很多公司都积极进行经皮给药技术的开发，将会有更多新的经皮给药系统在不久的将来成功问世。

表 15-1 国外已上市的经皮给药贴剂一览表

药物	商品名	治疗用途	作用时间	类型	批准时间
东莨菪碱	Transdermal-Scop®	晕动症	3 天	贮库型	1979
硝酸甘油	Transdermal-Nitro®	心绞痛	1 天	贮库型	1981
可乐定	Catapres-TTS®	高血压	7 天	贮库型	1984
雌二醇	Estraderm®	骨质疏松症	3 天	贮库型	1986
硝酸异山梨酯	Frandol Tape-S®	心绞痛	1 天	黏胶分散型	1987
芬太尼	Duragesic®	癌症疼痛	3 天	贮库型	1990

药物	商品名	治疗用途	作用时间	类型	批准时间
尼古丁	Nicoderm®	戒烟	1 天	黏胶分散型	1991
睾酮	Androde®	男性更年期综合征	1 天	贮库型	1993
雌二醇 / 炔诺酮	CombiPatch®	更年期综合征	7 天	黏胶分散型	1998
妥洛特罗	Hokunalin®	哮喘	1 天	黏胶分散型	1998
利多卡因	Lidoderm®	疱疹后神经痛	12 h	骨架型	1999
诺孕曲明 / 炔雌醇	Ortho Evra®	避孕	7 天	黏胶分散型	2001
奥昔布宁	Oxytrol®	膀胱过动症	3 天	黏胶分散型	2003
哌甲酯	Daytrana®	注意缺陷多动症	9 h	黏胶分散型	2006
司来吉兰	Emsam®	严重抑郁	1 天	黏胶分散型	2006
罗替高汀	Neupro®	帕金森病	1 天	黏胶分散型	2007
卡巴拉汀	Exelon®	阿尔茨海默病	1 天	黏胶分散型	2007
格拉司琼	Sancuso®	化疗引起的呕吐	7 天	黏胶分散型	2008
辣椒碱	Qutenza®	带状疱疹神经痛	1 h	黏胶分散型	2009
丁丙诺啡	BuTrans®	癌症疼痛	7 天	黏胶分散型	2010
比索洛尔	Bisono®	高血压	1 天	黏胶分散型	2013
依美斯汀	Allesaga®	过敏性鼻炎	1 天	黏胶分散型	2018
布南色林	Lonasen®	精神分裂症	1 天	黏胶分散型	2019
罗匹尼罗	Haruropi®	帕金森病	1 天	黏胶分散型	2019
阿塞那平	Secuado®	精神分裂症	1 天	黏胶分散型	2019

二、经皮递药系统的特点 Characteristics of transdermal drug delivery system

TDDS 可实现无创伤性给药，具有超越一般给药方法的独特优点，如：①直接作用于靶部位发挥药效；②避免肝脏的首过效应和胃肠因素的干扰；③避免药物对胃肠道的副作用；④长时间维持恒定的血药浓度，避免峰谷现象，降低药物毒副反应；⑤减少给药次数，而且患者可以自主用药，特别适合于婴儿、老人及不宜口服给药的患者，提高患者的用药依从性；⑥发现副作用时，可随时中断给药。

如同其他给药途径，经皮给药亦存在一些缺点：①不适合剂量大或对皮肤产生刺激的药物；②由于起效较慢，不适合要求起效快的药物；③药物吸收的个体差异和给药部位的差异较大等。

第二节　药物经皮吸收
Transdermal absorption of drug

一、皮肤构造及经皮吸收 Skin structure and transdermal absorption

（一）皮肤的构造 Skin structure

皮肤解剖学结构及其屏障功能的了解对于经皮吸收制剂的研究很有必要。简要地说，皮肤可被分为两层：表皮层和真皮层，如图 15-1 所示。表皮（epidermis）层的厚度大约从 0.06 mm

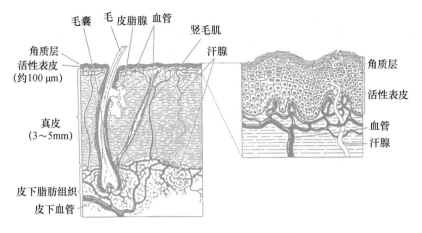

图 15-1　人体皮肤基本结构示意图

到 0.8 mm 不等，包括角质层、透明层、颗粒层、有棘层和基底层。真皮层主要由结缔组织构成，厚度约 3 ～ 5 mm，与皮下组织层无明显界限。真皮中还包含大量的毛细血管、淋巴及神经丛。皮肤的附属物包括毛囊和腺体（皮脂腺及汗腺）。这些附属器由表皮的管状开口延伸到真皮。

　　角质层（stratum corneum）是表皮的最外层，厚度约 10 ～ 15 μm。它是大多数物质经皮转运的最主要屏障。角质层中的细胞间脂质主要由神经酰胺、胆固醇及脂肪酸组成，以多重薄片状双分子膜的形式存在。角质层中的蛋白质多数是由角化细胞浓缩而成的角蛋白纤维。亲脂性化合物通过角质层的转运与细胞间脂质有关（类脂或细胞间通道）。另外，角质层的水合状态使极性化合物和离子能够被转运，称水性通道或极性通道。

（二）药物经皮吸收途径 Transdermal route of drug absorption
　　药物经皮吸收进入体循环的路径有两条，即经表皮途径和经附属器途径（图 15-2）。

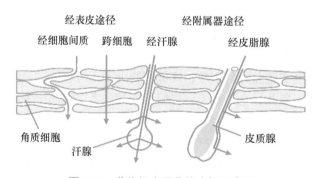

图 15-2　药物经皮吸收的途径示意图

1. 经表皮途径 Transepidermal route

　　经表皮途径是指药物透过表皮角质层进入活性表皮，扩散至真皮被毛细血管吸收进入体循环的途径。此途径是药物经皮吸收的主要途径。经表皮途径又分为细胞途径（transcellular route）和细胞间质途径（intercellular route），前者系指药物穿过角质细胞达到活性表皮，而后者系指药物通过角质细胞间类脂双分子层到活性表皮。由于药物通过细胞途径时经多次亲水/亲脂环境的分配过程，所以药物的跨细胞途径占极小的一部分。药物分子主要通过细胞间质途径进入活性表皮，继而吸收入体循环。

2. 经附属器途径 Appendant organ route

　　另一条途径是经附属器途径，即药物通过毛囊、皮脂腺和汗腺吸收。药物通过附属器的穿透速度比经表皮途径快，但皮肤附属器仅占角质层面积的 1% 左右，因此该途径不是药物经皮吸收的主要途径。当药物开始透过时，首先通过皮肤附属器途径吸收。当药物经皮吸收达稳态后，皮肤附属器途径的作用可以忽略。对于一些离子型药物或极性较强的大分子药物，由于难以通过富含类脂的角质层，因此经皮肤附属器途径就成为其透过皮肤的主要途径。

二、影响药物经皮吸收的因素 Influence factors of transdermal drug absorption

（一）生理因素 Physiological factors

1. 种属 Species

种属不同，皮肤的角质层或全皮厚度、毛孔数、汗腺数以及构成角质层脂质的种类亦不同，从而导致药物透过性存在很大差异。一般认为家兔、大鼠、豚鼠皮肤对药物的透过性比猪皮大，猪皮透过性接近于人皮。

2. 性别 Gender

男性皮肤比女性皮肤厚；女性在不同年龄段角质层脂质含量不同，而男性则没有变化；因此导致药物透过性的性别差异。

3. 年龄 Age

不同年龄皮肤角质层中的含水量、血流量不同。成熟新生儿的皮肤透过性与成人相当；老年人皮肤通透性显著小于青年人。

4. 人体部位 Body sites

人体不同部位皮肤的角质层的厚度和细胞个数、皮肤附属器数量、脂质组成以及皮肤血流不同，因而对药物的透过性也不同。

5. 皮肤状态 States of skin

由于受到机械、物理、化学等损伤，皮肤结构被破坏时，会不同程度地降低角质层的屏障作用，致使药物对皮肤透过性明显增大。烫伤的皮肤角质层被破坏，药物很容易被吸收。皮肤水化后，引起组织软化、膨胀、结构致密程度降低，致使药物透过量增加。

6. 皮肤温度 Temperatures of skin

随着皮肤温度的升高，使药物的透过速度也升高。

7. 代谢作用 Metabolism action

由于皮肤内酶含量很低，皮肤血流量也仅为肝脏的 7%，并且经皮吸收制剂的面积很小，所以酶代谢对多数药物的皮肤吸收不会产生明显的首过效应。

（二）药物理化性质 Physicochemical properties of drugs

1. 分配系数与溶解度 Partition coefficient and solubility

药物的油水分配系数是影响药物经皮吸收的主要因素之一。脂溶性适宜的药物易通过角质层，进入活性表皮继而被吸收。因活性表皮是水性组织，脂溶性太大的药物难以分配进入活性表皮，所以药物穿过皮肤的通透系数的对数与油水分配系数的对数往往呈抛物线关系。因此用于经皮吸收的药物最好在水相及油相中均有较大溶解度。

2. 分子大小与形状 Molecular size and shape

当药物分子的体积小时对扩散系数的影响不大，而分子体积与分子量有线性关系，因此当分子质量较大时，显示出对扩散系数的负效应。分子量大于 500 的物质较难透过角质层。药物分子的形状与立体结构对药物经皮吸收的影响也很大，线性分子通过角质细胞间类脂双分子层结构的能力要明显强于非线性分子。

3. pK_a 值 pK_a value

很多药物是有机弱酸或有机弱碱，它们以分子型存在时有较大的透过性，而离子型药物难以通过皮肤。表皮内 pH 值为 4.2 ～ 5.6，真皮内 pH 值为 7.4 左右。经皮吸收过程中药物溶解在皮肤表皮的液体中，可能发生解离。因此根据药物的 pK_a 调节 TDDS 介质的 pH 值，使药物离子型和非离子型的比例，有利于提高药物的透过量。

4. 熔点 Melting point

一般情况下，低熔点药物易于透过皮肤，这是因为低熔点的药物晶格能较小，在介质（或基质）中的热力学活度较大。

5. 分子结构 Molecular structure

药物分子具有氢键供体或受体，会和角质层的类脂形成氢键，这对药物经皮吸收起负效应。药物分子具有手性，其左旋体和右旋体显示不同的经皮透过性。

（三）剂型因素 Factors of dosage form

1. 剂型 Dosage form

剂型能够影响药物的释放性能，进而影响药物的经皮吸收。药物从制剂中释放越快，越有利于经皮吸收。一般半固体制剂中药物的释放较快，骨架型贴剂中药物的释放较慢。

2. 基质 Matrix

药物与基质的亲和力不同，会影响药物在基质和皮肤间的分配。一般基质和药物的亲和力不应太大，否则药物难以从基质中释放并转移到皮肤。基质和药物的亲和力也不能太弱，否则载药量无法达到设计要求。

3. pH 值 pH value

给药系统内的 pH 值能影响有机酸或有机碱类药物的解离程度，因为离子型药物的透过系数小，而分子型药物的透过系数大，因而影响药物的经皮吸收。

4. 药物浓度与给药面积 Drug concentration and administration area

大部分药物的稳态透过量与膜两侧的浓度梯度成正比，因此基质中药物浓度越大，药物经皮吸收量越大。但当浓度超过一定范围，吸收量不再增加。给药面积越大，经皮吸收的量亦越大，因此一般贴剂都有几种规格，但面积太大，则患者的用药依从性差，实际经验证明，贴剂面积不宜超过 60 cm²。

5. 透皮吸收促进剂 Transdermal penetration enhancer

一般制剂中添加透皮吸收促进剂，以提高药物的吸收速率，这有利于减少给药面积和时滞。促进剂的添加量对促透效果也有影响，添加量过小，起不到促进作用；添加量过多，则会对皮肤产生刺激性。

三、经皮吸收促进方法 Methods for enhancing transdermal drug absorption

皮肤是人体的天然屏障，阻碍药物进入体内。即使是有效剂量较低的一些药物，经皮透过速率也难以满足治疗需要，已成为 TDDS 开发的最大障碍。如何保证足够量的药物透过皮肤进入体内达到治疗剂量，是目前 TDDS 研究的重点。目前常用的促透方法包括：化学方法、物理方法和药剂学方法等。

（一）化学方法 Chemical methods

常用的化学促透方法包括应用透皮吸收促进剂和离子对。

1. 透皮吸收促进剂 Transdermal penetration enhancers

透皮吸收促进剂是增强药物经皮透过性的一类物质。透皮吸收促进剂的应用是改善药物经皮吸收的首选方法。至今，已开发了包括水、醇类、亚砜类、氮酮及其同系物、吡咯酮类、脂肪酸及酯类、表面活性剂类、萜类、环糊精类等在内的 200 余种的透皮促进剂。下面仅介绍目前在临床上常用的几种透皮促进剂。

（1）月桂氮䓬酮：月桂氮䓬酮是强亲脂性物质，其油水分配系数为 6.21，常用浓度为 1%～5%，促透作用起效缓慢。月桂氮䓬酮常常与极性溶剂丙二醇合用产生协同作用。

（2）油酸：反式构型不饱和脂肪酸具有很强的打乱双分子层脂质有序排列的作用。油酸常与丙二醇合用产生协同作用，常用浓度小于 10%，浓度超过 20% 会引起皮肤红斑和水肿。

（3）肉豆蔻酸异丙酯：刺激性小，具有很好的皮肤相容性。肉豆蔻酸异丙酯与其他促进剂合用产生协同作用，如肉豆蔻酸异丙酯和 N-甲基吡咯烷酮合用可以大大降低起效浓度，减少毒性。

（4）N-甲基吡咯烷酮：具有较广泛的促透作用，对极性、半极性和非极性药物均有一定的促透作用。N-甲基吡咯烷酮具有用量低、毒性小、促进作用强等特点，但对人体皮肤会引起红斑和其他刺激，因而使其应用受到一定限制。

（5）醇类：低级醇类可以增加药物的溶解度，改善其在组织中的溶解性，促进药物的经皮透过。在外用制剂中，常用丙二醇作保湿剂，乙醇作为药物溶剂。

（6）薄荷醇：具有清凉和止痛作用，具有起效快、毒副作用小等优点，常与丙二醇合用产生协同作用。

（7）二甲基亚砜：二甲基亚砜可被皮肤吸收，促透作用需要高浓度，对皮肤产生较严重的刺激性，因此其使用受到限制。

（8）表面活性剂：阳离子型表面活性剂的促透作用优于阴离子和非离子型表面活性剂，但对皮肤产生刺激作用，因此一般选择非离子型表面活性剂。常用的表面活性剂有蔗糖脂肪酸酯类、聚氧乙烯脂肪醇醚类和失水山梨醇脂肪酸酯类等。

2. 离子对 Ion pairs

离子型药物难以透过角质层，通过加入与药物带有相反电荷的物质，形成离子对（ion pairs），使之容易分配进入角质层类脂。当它们扩散到水性的活性表皮内，解离成带电荷的分子继续扩散到真皮。双氯芬酸、氟吡洛芬等强脂溶性药物与有机胺形成离子对后，可显著增加其经皮透过量。

（二）物理方法 Physical methods

透皮吸收促进剂在 TDDS 的开发中，在减少贴剂的使用面积方面起到了积极作用，但是未能扩大 TDDS 候选药物范围。近年来，通过物理方法促进药物经皮吸收受到越来越多的关注。物理促透技术有效地扩大了可用于经皮给药的药物范围，特别是蛋白质类和肽类药物。物理促透方法可以通过控制外部能量，达到精密控制经皮吸收的目的。物理促透法包括离子导入（iontophoresis）、电致孔（electroporation）、超声导入（sonophoresis）、微针（microneedles）、无针注射递药系统（needle-free drug delivery system）等。本章仅介绍离子导入及微针技术。

1. 离子导入 Iontophoresis

离子导入是利用电流将离子型药物经由电极定位导入皮肤，进入局部组织或血液循环的一种生物物理方法，其原理如图 15-3 所示。药物离子从基质中通过皮肤进入组织，阳离子在阳极，阴离子在阴极通过静电排斥作用进入皮肤。药物的透过量与电流强度成正比，但从安全角度考虑，临床上电流强度应控制在 0.5 mA/cm² 以下。离子导入经皮给药系统适用于离子型和

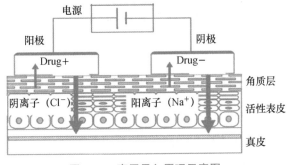

图 15-3　离子导入原理示意图

大分子多肽类药物的经皮给药；可通过调节电流的大小来控制药物经皮导入的速率。除电流强度之外影响离子导入的因素还有电场持续时间、介质的 pH 值、药物解离性质和电极等。

2. 微针 Microneedles

微针可以定义为高 10 ～ 2000 μm、宽 10 ～ 50 μm 的针。微针刚好能穿破表皮。微针分实心和空心两种，其中空心微针阵列具有注射器与经皮给药贴剂的双重优点，适用于液态和治疗剂量要求更大的药物，特别适合核酸类、多肽类、蛋白疫苗等生物技术药物的给药。微针介导的经皮吸收促进机制是通过微针的穿刺作用对皮肤角质层造成轻度的物理损伤。通过微针的机械作用，皮肤角质层上形成直径为微米级的空洞，并在微针移走后仍然存在，从而实现导入药物。近年来开发了微针装置 Macroflux®（图 15-4），人生长激素经 Macroflux® 给药后，血药浓度达峰时间为 30 min（皮下注射为 45 ～ 60 min），生物利用度高达 50%（皮下注射为 65%）。

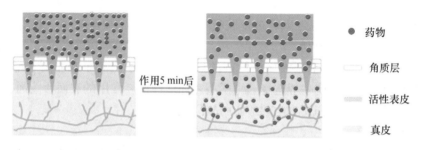

作用5 min后

● 药物

▭ 角质层

▨ 活性表皮

▧ 真皮

图 15-4　微针贴片作用示意图

（三）药剂学方法 Pharmaceutics method

药剂学方法主要借助于微米或纳米药物载体，包括微乳（microemulsion）、脂质体（liposomes）、传递体（transfersomes）、醇脂体（ethosomes）、囊泡（niosomes）、纳米粒（nanoparticles）等，以改善药物透过皮肤的能力。

第三节　经皮递药贴剂设计与生产工艺
Design and production of transdermal drug delivery patches

一、选择药物的原则 Principles of drug selection

（一）剂量 Dose
药物剂量要小、药理作用强，日剂量最好小于 10 mg 为宜。

（二）物理化学性质 Physicochemical properties
药物的分子量小于 500；油水分配系数对数值为 1 ～ 2；熔点小于 200℃；药物在液体石蜡与水中的溶解度应大于 1 mg/mL；饱和水溶液的 pH 值为 5 ～ 9；分子中的氢键受体或供体小于 2 个为宜。

（三）生物学性质 Biological properties
药物的生物半衰期短，对皮肤无刺激，不发生过敏反应。

二、经皮递药贴剂的种类 Types of transdermal delivery patch

经皮给药贴剂一般由背衬膜、含药基质、胶黏剂和防粘层等数层组成。按其结构可分为贮库型和骨架型两大类；按基质大致分为贴剂和巴布剂两大类。贴剂常用压敏胶作为基质，而巴布剂则常用水溶性高分子材料作为载药基质。

常用的贴剂可分为三种（图 15-5），即黏胶分散型（drug-in-adhesive）、周边黏胶骨架型（drug-in-matrix with peripheral adhesive）、贮库型（drug-in-reservoir）。

（一）黏胶分散型贴剂 Drug-in-adhesive patch

黏胶分散型贴剂是将药物分散在压敏胶中，铺于背衬材料上，加防粘层而成，与皮肤接触的表面都可以输出药物。该系统具有生产方便、依从性好、成本低等特点。这种系统的不足之处是药物的释放随给药时间延长而减慢，导致剂量不足而影响疗效。

（二）周边黏胶骨架型贴剂 Drug-in-matrix with peripheral adhesive patch

在含药的骨架周围涂上压敏胶，贴在背衬材料上，加防粘层即成。通常使用亲水性聚合物材料作骨架，如聚乙烯醇、聚乙烯吡咯烷酮、聚丙烯酸酯和聚丙烯酰胺；骨架中还含有一些润湿剂，如水、丙二醇和聚乙二醇。亲水性骨架能与皮肤紧密贴合，通过润湿皮肤促进药物吸收。这类系统的药物释放速率受骨架组成与药物浓度影响。

（三）贮库型贴剂 Drug-in-reservoir patch

贮库型贴剂是利用高分子包裹材料将药物和透皮吸收促进剂包裹成贮库，主要利用包裹材料的性质控制药物的释放速率。一般由背衬膜、药物贮库、控释膜、黏胶层、保护膜组成。药物分散或溶解在半固体基质中组成药物贮库。该系统在控释膜表面涂加一定剂量的药物作为冲击剂量，缩短用药后的时滞。如果该系统控释膜因某种原因损坏，会造成大量药物释放，引发严重毒副反应，甚至死亡。贮库型贴剂生产工艺复杂，依从性较差，贴剂面积较大。

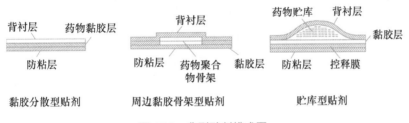

图 15-5　典型贴剂模式图

三、经皮递药贴剂的辅助材料 Auxiliary materials for transdermal patches

（一）压敏胶 Pressure sensitive adhesive

压敏胶（pressure sensitive adhesive，PSA）是对压力敏感的胶黏剂，它是一类无需借助溶剂、热或其他手段，只需施加轻度指压，即可与被粘物牢固黏合的胶黏剂。压敏胶在经皮药物给药系统中起着多重作用：①使贴剂与皮肤紧密贴合；②作为药物贮库或载体材料；③调节药物的释放速度等。作为药用辅料的压敏胶应具有良好的生物相容性，对皮肤无刺激性，不引起过敏反应，具有足够的黏附力和内聚强度，化学稳定性良好，对温度和湿度稳定，且有能黏结不同类型皮肤的适应性，能容纳一定量的药物与经皮吸收促进剂而不影响化学稳定性和黏附力。经皮吸收制剂中常用的压敏胶有如下几类。

1. 聚丙烯酸酯压敏胶 Polyacrylic pressure sensitive adhesive

聚丙烯酸酯压敏胶是以丙烯酸高级酯（碳原子数 4～8）为主成分，配合其他丙烯酸类单体共聚制得。丙烯酸酯压敏胶在常温下具有优良的压敏性和黏合性，不需加入增黏剂、抗氧化剂等，很少引起过敏反应和刺激，同时又具有优良的耐老化性、耐光性和耐水性，长期贮放压敏性能不会明显下降。

2. 聚异丁烯压敏胶 Polyisobutylene pressure sensitive adhesive

聚异丁烯为一种自身具有黏性的合成橡胶，系由异丁烯在三氯化铝催化下聚合而得的均聚物。聚异丁烯较长的碳氢主链上，仅在端基含不饱和键，反应部位相对较少，故本品非常稳定，耐候性、耐热性及抗老化性良好，但对水的通透性很低。聚异丁烯压敏胶多由生产厂家自行配制，可以采用不同配比的高、低分子量聚异丁烯为原料，通常添加适当的增黏剂、增塑剂、填料、软化剂和稳定剂。

3. 硅酮压敏胶 Silicone pressure sensitive adhesive

硅酮压敏胶是低黏度聚二甲基硅氧烷与硅树脂经缩聚反应形成的聚合物。硅酮压敏胶具有耐热氧化性、耐低温、疏水性和内聚强度较低等特点。硅酮压敏胶的软化点较接近于皮肤温度，故在正常体温下具有较好的流动性、柔软性以及黏附性。

4. 热熔压敏胶 Hot-melt pressure sensitive adhesive

苯乙烯-异戊二烯-苯乙烯嵌段共聚物（styrene-isoprene-styrene，SIS）可以作为热熔压敏胶（hot-melt pressure sensitive adhesive）的原料。加热到100℃左右时，SIS呈热可塑性。采用热熔压敏胶时，在贴剂的生产过程中不需有机溶剂和干燥设备，贴剂表面不出现气泡，生产过程安全、节能、环保。SIS热熔压敏胶与皮肤的黏附性好，与药物混合性好，过敏性和刺激性低于天然橡胶。

5. 水凝胶型压敏胶 Hydrogel pressure sensitive adhesive

水凝胶型贴剂（巴布剂）的压敏胶基质组成很复杂，包括凝胶骨架成分、增黏剂、填充剂、保湿剂、成膜剂和水等，交联型水凝胶型贴剂还需添加适当的交联剂和交联调节剂。由于含水量较高，通常需添加适当的抑菌剂。凝胶骨架成分和增黏剂为亲水性高分子材料，是主要的黏附材料。最常用的凝胶骨架成分和增黏剂为聚丙烯酸及其钠盐。

（二）系统组件材料 System component materials

1. 背衬材料 The backing materials

一般采用着色的铝-聚酯膜、聚乙烯、聚酯-聚乙烯复合膜、着色的聚乙烯-铝-聚酯/乙烯-乙酸乙烯复合膜、多层聚酯膜、乙烯-乙酸乙烯酯共聚物（ethylene vinyl acetate，EVA）复合膜、无纺布、弹力布等。

2. 控释膜 Controlled release membrane

一般采用多孔聚丙烯膜、EVA复合膜、聚乙烯膜、多孔聚乙烯膜等。

3. 骨架和储库材料 Matrix and reservoir materials

一般采用压敏胶、EVA、胶态二氧化硅、肉豆蔻酸异丙酯、月桂酸甘油酯、月桂酸甲酯、油酸乙酯、羟丙甲纤维素、轻质液体石蜡、乙醇、乳糖、硅油、聚乙二醇、卡波姆、甘油等。

4. 防粘层材料 Anti-stick layer materials

一般采用硅化聚酯薄膜、氟聚合物涂覆聚酯薄膜、铝箔-硅纸复合物、硅化铝箔、硅纸等。

四、经皮递药贴剂的生产工艺 Production of transdermal delivery patches

TDDS的类型与结构不同，其生产工艺也不同，下面介绍已上市两大类型贴剂的生产工艺。

（一）黏胶分散型贴剂生产工艺 Production of drug-in-adhesive patches

生产工艺流程如图15-6所示。黏胶分散型贴剂涂布设备如图15-7所示。

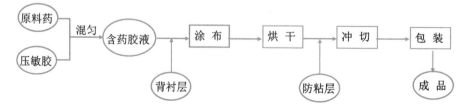

图 15-6　黏胶分散型贴剂的生产工艺流程

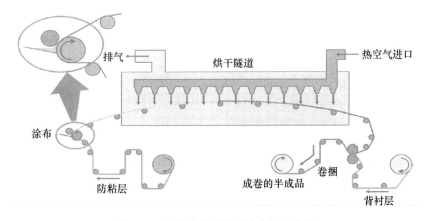

图 15-7 黏胶分散型贴剂涂布机示意图

（二）贮库型贴剂生产工艺 Production of drug-in-reservoir patches
生产工艺流程如图 15-8 所示。

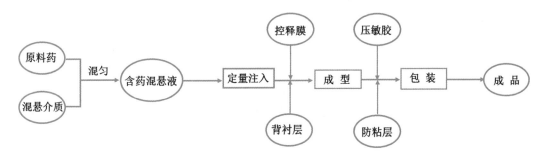

图 15-8 贮库型贴剂的生产工艺流程

五、典型处方 Typical formulations

1. 贮库型芬太尼贴剂 Depot fentanyl patch
【处方】
贮库层：

芬太尼	14.7 mg/g
乙醇	30%
纯化水	适量
羟乙基纤维素	2.0%
甲苯	适量

背衬层：　复合膜
限速膜：　乙烯-乙酸乙烯共聚物
压敏胶层：聚硅氧烷压敏胶
防粘层：　硅化纸

【制法】 将芬太尼加入到 95% 乙醇中，搅拌使药物溶解。向芬太尼乙醇溶液中加入足够量的纯化水，制得含有 14.7 mg/g 芬太尼的 30% 乙醇-水溶液。将 2% 羟乙基纤维素缓慢加入到上述溶液中，并不断搅拌，直至形成光滑的凝胶。在聚酯膜上展开聚硅氧烷压敏胶溶液，并挥发溶剂，得到 0.05 mm 厚的压敏胶层。将 0.05 mm 厚的乙烯-乙酸乙烯共聚物（乙酸乙烯含量为 9%）限速膜层压在压敏胶层上。背衬层是由聚乙烯、铝、聚酯、乙烯-乙酸乙烯共聚物组成的多层结构复合膜。使用旋转热封机将含药凝胶封装到背衬层和限速膜 / 压敏胶层之间，并使得每平方厘米面积上含有 15 mg 凝胶，然后切割成规定尺寸的单个贴剂，注意切割封装要迅速，以防止乙醇泄漏。该贴剂需要平衡至少两个星期，使得药物和乙醇在限速膜和压敏胶层中达到平衡浓度。

【注解】 ①芬太尼的正辛醇 / 水分配系数为 860，分子量是 336.46，熔点为 84℃，对皮肤刺激性小，非常适合制成透皮贴剂。②经过平衡时间后，药物贮库中将不存在过量药物，贮库中的药物浓度下降至 8.8 mg/g（芬太尼在 30% 乙醇中的饱和浓度）。

2. 黏胶分散型奥昔布宁贴剂 Viscose dispersed oxybutynin patch

【处方】
奥昔布宁游离碱	15.4%
甘油三醋酸酯	9.00%
聚丙烯酸酯压敏胶（Duro Tak 87-2888）	75.6%

【制法】 将奥昔布宁游离碱、甘油三醋酸酯和聚丙烯酸酯压敏胶（Duro Tak 87-2888）混合到均匀的溶液中，并采用两用区涂覆 / 干燥 / 层压烘箱以 6 mg/cm^2（干重）的涂覆率涂覆到用硅酮处理的聚酯纺黏衬底上得到奥昔布宁黏性基体。随后将厚度为 15 μm 的聚乙烯衬背膜层压到含有奥昔布宁的黏性基体的干燥黏性表面上，冲切，得到尺寸范围为 13 ～ 39 cm^2 不同规格的贴剂。

【注解】 ①该贴剂可贴在腹部、髋部或臀部，每周用药两次，每天经皮肤持续释放 3.9 mg 药物入血。奥昔布宁经皮给药制剂可克服口服制剂及膀胱给药的不足和局限性，减少不良反应的发生频率和严重程度。②甘油三醋酸酯是促透剂，对 pK_a 约为 8 或更大的碱性药物或其加酸成盐后的药物具有经皮吸收促进剂作用。奥昔布宁的 pK_a 值为 10.3，经研究表明，甘油三醋酸酯是奥昔布宁的优良透皮促进剂，而熟知的促进剂，如脱水山梨醇单油酸酯、N-甲基吡咯烷酮、月桂醇、肉豆蔻酸异丙酯或单油酸甘油酯，没有一种能够增加基质系统中奥昔布宁游离碱的经皮肤吸收量。

第四节 经皮递药贴剂的质量控制
Quality control of transdermal delivery patches

一、体外评价方法 In vitro evaluation method

体外经皮透过性研究的目的是预测药物经皮吸收特性，揭示经皮吸收的影响因素，为处方设计、选择经皮吸收促进剂及压敏胶提供实验依据。

体外经皮吸收研究通常是将剥离的皮肤或高分子材料膜夹在扩散池中，药物给予皮肤角质层一侧，在一定的时间间隔测定皮肤另一侧接受介质中的药物浓度，解析药物经皮透过动力学，求算药物经皮透过的稳态速率、扩散系数、透过系数、时滞等参数。

（一）试验装置 Test devices

体外经皮吸收试验一般采用扩散池，根据研究目的可以选用不同类型的扩散池。常用的扩散池由供给池（donor cell）和接受池（receptor cell）组成，分为卧式和立式两种（如图 15-9），前者主要用于药物溶液的经皮透过的基本性质的研究，而后者主要用于贴剂、软膏剂、凝胶剂等制剂的体外透过性的研究。接受池应有很好的搅拌装置，避免在皮肤表面存在扩散边界层，一般采用星型搅拌子和磁力搅拌。

（二）离体皮肤的制备及保管方法 Preparation and storage of in vitro skin

体外经皮透过试验用皮肤，以取自临床上给药部位的离体人皮为佳。但人体皮肤不但不易得到，而且很难使条件保持一致，因此常需用动物皮肤代替。一般认为兔、大鼠和豚鼠等皮肤

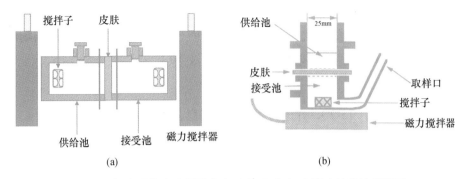

图 15-9　经皮吸收实验用卧式（a）和立式（b）双室扩散池示意图

透过性大于人体皮肤，而乳猪和猴的皮肤与人体皮肤的透过性相近。

有毛动物的皮肤用前需去毛，否则影响制剂与皮肤的接触效果，带来实验误差。通常采用宠物剪毛器剪去毛发后进一步用电剃须刀处理短毛发。药理试验中常用的硫化钠溶液等脱毛剂具有较强的碱性，会破坏皮肤角质层，改变皮肤对药物的透过性，故经皮通透试验一般不推荐使用脱毛剂。

经皮透过试验最好采用新鲜皮肤，然而常需要保存部分皮肤供后期试验使用。一般真空封闭包装后在 $-70℃$ 下保存，且最好在一个月内使用。

（三）接受液的选择 Selection of receiving fluids

在体药物经皮吸收能很快被皮肤血流移去，形成漏槽条件（sink condition），因此体外试验时接受液应满足漏槽条件。接受液应有适宜的 pH 值（$7.2 \sim 7.3$）和一定的渗透压。常用的接受液有生理盐水、等渗磷酸盐缓冲液等。对于一些脂溶性强的药物，如油水分配系数大于 1000 的药物，由于它们在水中溶解度小，为了满足漏槽条件，接受液中加入醇类和非离子表面活性剂等，其中 $20\% \sim 40\%$ PEG 400 生理盐水较为常用。接受液中的气泡会影响药物透过，因此接受液预先需要脱气处理。

（四）温度的控制 Temperature control

为了减少药物经皮透过试验的误差，必须控制试验温度。一般扩散池夹层水浴温度应接近于皮肤表面温度 $32℃$。

（五）数据处理 Data processing

在药物经皮透过试验中，为了描述药物透过特性，需要从累积通透量-时间数据中求算出特征参数。常用的参数有药物稳态透过速率（flux，J_s）、扩散系数（diffusion coefficient，D）、经皮透过系数（permeation coefficient，P）与时滞（lag time，t_L）。一般认为药物透过是一个被动扩散过程，常用 Fick 扩散定律描述。

若给予皮肤表面的药物是饱和系统，扩散过程中药物浓度保持不变，将皮肤看作一个均质膜，则药物累积经皮透过量 M 与时间 t 的关系为：

$$M = \frac{DC_0't}{h} - \frac{hC_0'}{6} - \frac{2hC_0'}{\pi^2} \sum_{n=1}^{\infty} \frac{(-1)^n}{n^2} \exp\left(-\frac{Dn^2\pi^2t}{h^2}\right) \qquad （15\text{-}1）$$

式中，D，药物在皮肤中的扩散系数，cm^2/s；C_0'，皮肤最外层组织中的药物浓度；h，皮肤厚度；n，从 1 到 ∞ 的整数，根据计算精度而定。从该式中可见 M-t 关系是一条曲线，如图 15-10 所示。当时间充分大时，式（15-1）的右边第三项可以忽略，则

$$M = \frac{DC_0'}{h}\left(t - \frac{h^2}{6D}\right) \qquad （15\text{-}2）$$

式（15-2）表达药物通过皮肤的扩散达到稳态时的 M-t 关系，即图 15-10 的直线部分。由于皮肤最外层组织中的药物浓度 C_0' 一般不能测得，而与皮肤接触的介质中的药物浓度 C_0 可知，当 C_0' 与 C_0 达到平衡后，可由分配系数 K 求得 C_0'，即

$$C_0' = KC_0 \tag{15-3}$$

将式（15-3）代入式（15-2），并进行微分，可得稳态透过速率 J

$$J = \frac{\mathrm{d}M}{\mathrm{d}t} = \frac{DKC_0}{h} \tag{15-4}$$

J 就是药物累积透过量-时间曲线的直线部分的斜率。式（15-4）中的 DK/h 称作通透系数 P，单位是 cm/s 或 cm/h，它表示透过速率与药物浓度之间的关系，即

$$J = PC_0 \tag{15-5}$$

如果皮肤内表面所接触的不是"漏槽"，则透过速率与皮肤两侧的浓度差 ΔC 成正比，即：

$$J = P\Delta C \tag{15-6}$$

图 15-10 中曲线的直线部分延伸与时间轴相交，得截距，即 $M = 0$ 的时间，称为时滞 t_L。

$$t_L = \frac{h^2}{6D} \tag{15-7}$$

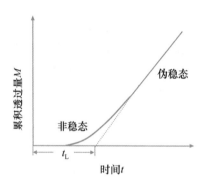

图 15-10　药物经皮透过累积透过量-时间曲线

二、体内药物动力学评价方法 In vivo pharmacokinetic evaluation methods

经皮给药制剂生物利用度 F 的测定方法有血药法、尿药法和血药加尿药法，这里仅介绍血药法。

血药法是对受试者分别给予经皮给药制剂和静脉注射剂，测定相应血药浓度，根据血药浓度-时间曲线求算的 AUC 计算生物利用度。

$$经皮吸收量 = CL \cdot AUC_{TDDS} \tag{15-8}$$

式（15-8）中，AUC_{TDDS}，经皮给药后测得的血药浓度-时间曲线下面积；CL，药物的总清除率，它由静脉注射一个剂量 D_{iv} 后测得的 AUC_{iv} 计算。

$$CL = \frac{D_{iv}}{AUC_{iv}} \tag{15-9}$$

$$F = \frac{CL \cdot AUC_{TDDS}}{D_{TDDS}} = \frac{AUC_{TDDS}}{D_{TDDS}} \cdot \frac{D_{iv}}{AUC_{iv}} \tag{15-10}$$

式（15-10）中，D_{TDDS} 为经皮给药制剂的剂量。

三、贴剂的质量控制 Quality control of patches

1. 外观

贴剂外观应完整光洁，有均一的应用面积，冲切口应光滑，无锋利的边缘。

2. 残留溶剂含量测定

使用有机溶剂涂布的贴剂应照残留溶剂测定方法（《中国药典》2020 年版四部通则 0861）检查，应符合规定。

3. 黏附力测定

贴剂为贴覆于皮肤表面的制剂，首先要求对皮肤具有足够的黏附力，以利于将药物通过皮肤输送到体内循环系统中。通常贴剂的压敏胶与皮肤作用的黏附力可用三个指标来衡量，即初黏力、持黏力及剥离强度。

初黏力表示压敏胶与皮肤轻轻地快速接触时表现出对皮肤的黏接能力，即通常所谓的手感黏性；持黏力表示压敏胶内聚力的大小，即压敏胶抵抗持久性剪切外力所引起蠕变破坏的能力；剥离强度表示压敏胶黏结力的大小。《中国药典》2020 年版四部通则 0952 收载了经皮给药贴剂的黏附力测定方法。

4. 释放度测定

贴剂照释放度测定方法（《中国药典》2020 年版四部通则 0931 第四、五法）测定，应符合规定。

5. 含量均匀度测定

贴剂照含量均匀度测定方法（《中国药典》2020 年版四部通则 0941）测定，应符合规定。

6. 微生物限度

除另有规定外，照微生物限度检查法（《中国药典》2020 年版四部附录 1105）检查，应符合规定。

（方　亮）

参考文献

[1] 方亮. 药剂学 [M]. 8 版. 北京：人民卫生出版社，2016.

[2] 森本雍憲. 図解薬剤学 [M]. 改訂 5 版. 東京：南山堂，2012.

[3] 郑俊民. 经皮给药新剂型 [M]. 北京：人民卫生出版社，2006.

[4] 梁秉文，刘淑芝，梁文权. 中药经皮给药制剂技术 [M]. 8 版. 北京：化学工业出版社，2013.

[5] Williams A. Transdermal and Topical Drug Delivery [M]. London：Pharmaceutical Press，2003.

[6] Kenneth AW. Dermatological and Transdermal Formulations [M]. New York：Marcel Dekker，2002.

[7] Heather AEB，Adam CW. Transdermal and Topical Drug Delivery：Principles and Practice [M]. New York：John Wiley & Sons，2012.

[8] Michael NP，Yogeshvar NK，Michael H，et al. Transdermal patches：history，development and pharmacology [J]. Brit J Pharmacol，2015，172（9）：2179-2209.

[9] 国家药典委员会. 中华人民共和国药典：2020 年版 [M]. 北京：中国医药科技出版社，2020.

抗体药物制剂
Antibody drug preparations

第一节 概 述
Introduction

一、抗体药物的定义 Definition of antibody drugs

抗体（antibody，Ab）是由效应 B 细胞（浆细胞）在抗原刺激下产生并释放的一种免疫球蛋白（immunoglobulin，Ig），能与相应抗原发生特异性结合。根据结构和功能的不同分为 IgA、IgD、IgE、IgG 和 IgM 五类。抗体由两条轻链（L 链）和两条重链（H 链）构成，链间通过二硫键进行连接，呈"Y"字型结构，其两臂末端为抗原结合片段（fragment of antigen binding，Fab），柄部为可结晶片段（crystallizable fragment，Fc）。整个抗体分子又可分为可变区（variable region，V 区）和恒定区（constant region，C 区）两部分；V 区中的高可变区（hypervariable region，HV 区）和互补决定区（complementarity-determining region，CDR 区）是抗原特异性结合的部位（图 16-1）。当细菌、病毒等抗原进入机体后，机体产生的抗体主要通过以下三种方式中和、除去这些有害物质：一是直接使抗原失去活性；二是使免疫细胞将其吞噬并加以破坏；三是使抗原表面弱化而易于受补体破坏。

抗体药物（antibody drugs）是指以抗体为基础，通过抗体与抗原的特异性反应，靶向阻断或消灭携带抗原的有害物质或抗原本身，从而治疗疾病的药物。早在 19 世纪，人们便发现用白喉毒素免疫后的马血清可以治疗白喉。20 世纪初，Paul Ehrlich 提出利用偶联有白喉毒素的

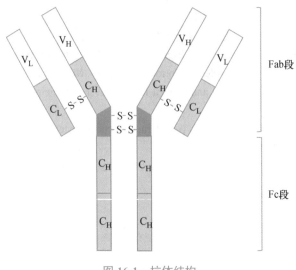

图 16-1 抗体结构

多克隆抗体治疗肿瘤的策略，并将其比喻为"魔术导弹"。1975 年，Köhler 和 Milstein 创立了杂交瘤技术，并采用该技术首次制备得到鼠源性单克隆抗体，并因此获得 1984 年的诺贝尔奖，这是抗体药物发展史上的一大突破。但由于人的免疫系统可识别此种鼠源性抗体，产生人抗鼠抗体（human anti-mouse antibody，HAMA），因此其应用受到限制。此后的 40 年间，抗体药物开始蓬勃发展，1986 年，FDA 批准了第一个用鼠杂交瘤生产的抗 CD3 单克隆抗体 OKT3，用于预防器官移植的排斥反应。此外，抗体嵌合技术和抗体人源化技术等相继出现，可将杂交瘤抗体的鼠源成分置换成人抗体成分，可降低机体的免疫原性。1994 年、1997 年及 2002 年，FDA 分别批准了第一个嵌合抗体、第一个人源化抗体以及第一个全人源化抗体上市。由于抗体库技术的不断更新发展，目前已成功生产出单克隆抗体、抗体片段、基因工程抗体以及免疫偶联物等多种类型的抗体药物。其中，利用 DNA 重组技术修饰或制备的基因工程抗体为抗体药物的临床应用奠定了重要基础；免疫偶联物则将抗体与多种"弹头"药物相连，是新一代抗体药物发展的里程碑。

二、抗体药物的特点 Characteristics of antibody drugs

抗体药物发挥作用的基础在于抗原和抗体的特异性反应。以单克隆抗体为例，其进入机体后会准确地定位至表达靶抗原的细胞或组织，并与之发生特异性结合，从而通过多种途径调节机体的免疫反应，如抑制特定的信号转导。同时，单克隆抗体还可以与体内的活性受体或酶抗原发生结合，封闭受体或酶的结合位点，或者中和酶的活性，从而对某些疾病进行治疗。此外，由于具有特异靶向能力，抗体也可作为载体，与多种化疗药物、毒素片段、放射性核素等治疗药物相连，形成药物与抗体的偶联物，可进一步提高抗体的治疗效果，也可拓宽抗体药物的疾病治疗范围。因此，抗体药物的作用机制可归纳为：①靶点封闭；②中和作用；③信号转导抑制。

抗体药物主要具有如下三大特点。

（一）特异性 Specificity

单克隆抗体仅针对特定的单一抗原表位具有高度的特异性。主要表现为能与相应抗原发生特异性结合；对肿瘤细胞具有选择性杀伤作用；对特定肿瘤呈现出更强的疗效；在动物体内可靶向分布至特定部位，从而减少对其他组织的损伤；具有特定分子靶点的抗体药物，临床疗效明确。

（二）多样性 Diversity

1. 抗原的多样性 Antigen diversity

抗体由效应 B 细胞在抗原的刺激下产生并释放，不同的抗原被刺激后将产生不同的抗体。根据性质的不同可将抗原分为完全抗原和半抗原，抗原的种类包括蛋白质、糖蛋白、脂蛋白、多糖、核酸等，可来自细菌、病毒、正常细胞、坏死或凋亡的细胞、肿瘤细胞等，极具复杂性和多样性，这些因素决定了抗体药物的多样性。

2. 抗体结构的多样性 Diversity of antibody structure

免疫球蛋白的不同结构特点是抗体多样性的物质基础。例如，免疫球蛋白的可变区中以 CDR3 的变异性最大，人重链的 CDR3 多样性可多达 10^{14} 种。

3. 抗体活性的多样性 Diversity of antibody activity

针对同一抗原或靶点制备的抗体，其活性和作用机制可能存在较大差异。以抗 ErbB-2 单克隆抗体为例，在体外试验中，其活性并不完全相同，部分抗体可抑制肿瘤细胞的增殖，而另一部分则显示出促进作用或无明显作用。

4. 免疫偶联物的多样性 Diversity of immune conjugates

单克隆抗体可与多种"弹头"药物相连构成免疫偶联物，主要包括放射性核素、化疗药物和毒素。多种多样的"弹头"药物也进一步增加了抗体药物的多样性。

（三）定向制造性 Directional manufacturability

一方面，可以根据治疗需要，针对特定的靶点或分子定向制备出不同的抗体药物；另一方面，免疫偶联物由抗体和"弹头"药物两部分组成，除了能够定向制备抗体部分外，也可以根据不同的需求对"弹头"药物进行选择和替换。

抗体药物由于具有特异性强、种类丰富、不良反应小等优点，目前已被广泛应用于肿瘤、自身免疫疾病、感染性疾病、心血管疾病等的治疗。例如，英夫利昔单抗（infliximab）于 1998 年被 FDA 批准上市，该抗体药物作用于肿瘤坏死因子 α（tumor necrosis factor-α，TNF-α），可治疗自身免疫病；阿利库单抗（alirocumab）和依洛珠单抗（evolocumab）于 2015 年获批上市，作用靶点为前蛋白转化酶枯草溶菌素 9（proprotein convertase subtilisin/kexin type 9，PCSK9），可将血中低密度脂蛋白胆固醇降低 50% ～ 60%；阿特珠单抗（atezolizumab）针对细胞程序性死亡蛋白-配体 1（programmed cell death ligand 1，PD-L1）发挥作用，于 2016 年被 FDA 批准用于治疗膀胱癌和非小细胞肺癌。

第二节　抗体药物的分类
Classification of antibody drugs

根据发展历程及制备技术的不同，可将抗体药物系统地分为多克隆抗体、单克隆抗体和基因工程抗体三类（图 16-2）。

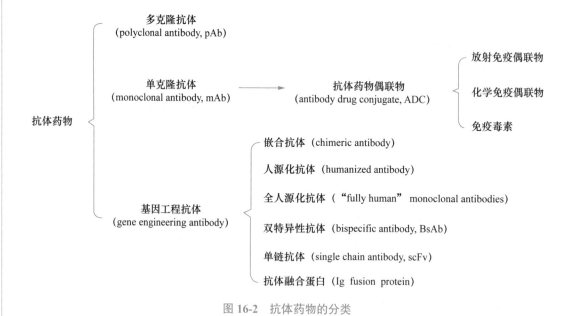

图 16-2　抗体药物的分类

一、多克隆抗体 Polyclonal antibody

多克隆抗体也称常规抗体（conventional antibody），指用含多种抗原决定簇的抗原刺激机体，机体多个 B 细胞应对多种抗原表位产生的不同抗体的混合物。多克隆抗体具有制备成本低、制备周期短、反应强度高，且可以同时检测同一抗原的多个表位等优点，在科研领域中使用较多。破伤风抗毒素是采用破伤风类毒素免疫马所得的血浆，经胃酶消化后进一步纯化制成的抗毒素球蛋白注射剂，是一种常见的多克隆抗体药物，可用于预防和治疗破伤风。

二、单克隆抗体 Monoclonal antibody

单克隆抗体简称"单抗"，是指在特定抗原刺激下，由只能识别一种抗原表位的 B 细胞克隆产生的化学结构完全相同的同源抗体。单克隆抗体均一性高、特异性强、交叉反应少，但同时具有反应强度低、制备过程费时费工等缺点。单克隆抗体是抗体药物发展的里程碑，目前在肿瘤、自身免疫病、心血管疾病中均具有广泛且深入的应用。单克隆和多克隆抗体的比较见表 16-1。

表 16-1　单克隆和多克隆抗体比较

	多克隆抗体	单克隆抗体
来源	鼠源性及人源性血清，来源广泛	多为鼠源性血清，来源单一
组成	抗体混合物	同种抗体
制备成本	低	高
制备速度	较快	制备杂交瘤细胞时间较长
抗体性质	特异性弱	特异性强
缺点	交叉反应、工业化生产困难	人体排异反应
应用	疫苗、科研使用	疾病诊断治疗、基因工程抗体制备

为了避免单抗的缺陷，实现更高效的治疗作用，可通过化学方法将单克隆抗体与"弹头"药物连接制成抗体药物偶联物（antibody-drug conjugate，ADC），或称免疫偶联物。可作为"弹头"的药物主要包括放射性核素、化疗药物与毒素，这些效应分子与抗体连接，分别构成放射免疫偶联物、化学免疫偶联物与免疫毒素。ADC 可将抗体的靶向性与效应分子的细胞杀伤作用有效结合，协同发挥作用，因此可设计为精准靶向的药物输送系统。恩美曲妥珠单抗（trastuzumab emtansine，商品名为 Kadcyla）是 FDA 批准的第一个用于治疗乳腺癌的抗体药物偶联物。其通过硫醚键将抗乳腺癌药物曲妥珠单抗和高活性的有丝分裂抑制剂稳定连接，实现对癌细胞的强力杀伤作用。

三、基因工程抗体 Gene engineering antibody

基因工程抗体是采用基因工程技术对编码抗体的基因进行改造后表达的新型抗体，多采用人抗体的部分氨基酸序列代替部分鼠源性抗体序列，降低或消除人体对鼠源性抗体的免疫原性及作用。基因工程药物具有独特的优点：①通过基因工程技术的改造，保留了具备特异性和活性的抗体片段，去除无关结构，可以降低甚至消除人体对抗体的排斥反应；②基因工程抗体的分子量较小，具有较强的穿透力，更易于穿透血管壁，到达病灶深处；③可根据治疗的需要，制备新型抗体；④抗体分子来源广泛，大大降低生产成本。目前已上市的部分基因工程抗体见表 16-2。

表 16-2　目前已上市的部分基因工程抗体

抗体名称	通用名	抗体种类	靶向抗原	适应证
达利珠单抗	Daclizumab	人源化抗体	CD25	移植物排斥
利妥昔单抗	Rituximab	嵌合抗体	CD20	非霍奇金淋巴瘤
巴利昔单抗	Basiliximab	嵌合抗体	CD25	移植物排斥
英夫利昔单抗	Infliximab	嵌合抗体	TNF-α	克罗恩病
曲妥珠单抗	Trastuzumab	人源化抗体	HER2	乳腺癌
阿达木单抗	Adalimumab	全人源化抗体	TNF-α	类风湿关节炎
贝伐珠单抗	Bevacizumab	人源化抗体	VEGF	转移性结肠癌
博纳吐单抗	Blinatumomab	双特异性抗体	CD19、CD3	急性淋巴细胞白血病

基因工程抗体根据其分子结构的不同可进一步细分为嵌合抗体、人源化抗体、全人源化单克隆抗体、双特异性抗体、单链抗体、抗体融合蛋白六类。

（一）嵌合抗体 Chimeric antibody

嵌合抗体是指应用 DNA 重组技术将鼠源性单克隆抗体可变区和人抗体恒定区连接起来，与质粒结合，导入骨髓瘤细胞中表达产生的抗体。嵌合抗体是第一代基因工程抗体，人源化程度达到 70% 左右。同鼠源性抗体相比，嵌合抗体可根据治疗需要选择效应活性强的人抗体恒定区，并且仍保持鼠源性单克隆抗体的特异性，降低机体的免疫原性。但嵌合抗体也具有相应的缺点，如抗体的分子量大，不利于深入实体瘤组织，体内毒副作用大，生产成本高等。

（二）人源化抗体 Humanized antibody

人源化抗体是指利用基因工程技术，将人抗体重链和轻链可变区的 CDR 氨基酸序列更改为鼠源性抗体的 CDR 序列，抗体其余部分均为人源性。在该类抗体中，人源化程度达到了 95% 左右，鼠源性抗体占极少比例，可基本消除免疫原性，但抗体亲和力下降。

（三）全人源化单克隆抗体 "Fully human" monoclonal antibodies

全人源化单克隆抗体是指通过基因工程技术，将人类编码抗体的基因全部转移至基因工程改造的抗体基因缺失动物中，使该动物表达全部人类抗体，以达到抗体全人源化的目的。同嵌合抗体和人源化抗体相比，全人源化单克隆抗体免疫原性更小、与人体免疫系统相容性好、不良反应少。

嵌合抗体、人源化抗体、全人源化单克隆抗体均由鼠源性单克隆抗体改造而得，抗体的人源化程度逐渐提高，因此这三类抗体既属于由基因工程技术制备的基因工程抗体，又属于衍生化的单克隆抗体，本书中将其归为基因工程抗体。

（四）双特异性抗体 Bispecific antibody

双特异性抗体简称"双抗"，是指具有两种抗原结合特性的抗体。这种抗体的两个抗原结合位点表现出不同的特异性，即可与两个不同的抗原或抗原决定簇同时结合，表现出结构上双价、功能上单价的特征。与单克隆抗体相比，双抗具有特异性高、作用强、靶向性强、稳定性好等优点。双抗用于肿瘤治疗的作用机制为抗体的一条 Fab 臂与肿瘤表面抗原结合，另一条与效应细胞上的标记抗原结合。后者激活效应细胞，使其靶向杀伤肿瘤细胞。FDA 于 2014 年 12 月批准上市的博纳吐单抗（blinatumomab）是一种 CD19/CD3 双特异性抗体。该抗体可同时与肿瘤细胞表面的 CD19 抗原和 T 细胞表面的 CD3 抗原实现双结合，从而激活 T 细胞，通过活化的 T 细胞识别和杀灭过度增殖的 B 淋巴细胞，显著增强抗体对肿瘤细胞的结合特异性和靶向性，降低脱靶等副作用。双特异性抗体作为抗体药物领域的新理念，被视为治疗肿瘤的第二代抗体疗法，有助于实现肿瘤的突破性治疗。

（五）单链抗体 Single chain antibody

单链抗体（single chain antibody，scFv）是指在 DNA 水平上用一段长度适宜的寡聚核苷酸链将抗体的重链和轻链可变区连接起来，形成的稳定单链片段。scFv 是具有完整抗原活性的最小功能片段，免疫原性低，引起机体的排异反应较小，并且对肿瘤组织的穿透力强。但scFv 缺乏抗体 Fc 段，难以呈现抗体 Fc 段介导的免疫效应，且体内半衰期较短。

（六）抗体融合蛋白 Ig fusion protein

抗体融合蛋白是指利用基因工程技术将抗体分子片段（如单链抗体 scFv）与其他"弹头"蛋白（如免疫毒素、细胞因子或肽段药物）融合的产物。以抗体为基础的融合蛋白，由于引入多种蛋白，可显示出多种多样的生物活性，具有良好的应用前景。

第三节　抗体药物的制备方法
Preparation methods of antibody drugs

单克隆抗体的制备多采用淋巴细胞杂交瘤技术，基因工程的发展使抗体制备技术进入了一个全新的时代，它取代了杂交瘤技术，创造出更多免疫原性更低、临床效果更好的基因工程抗体。目前，制备这些抗体药物的方法主要有噬菌体抗体库技术、核糖体展示技术、转基因小鼠技术。

一、杂交瘤技术 Hybridoma technology

杂交瘤技术是以细胞融合技术为基础发展起来的用于生产单克隆抗体的技术，因此又被称为单克隆抗体技术。1975 年，Köhler 和 Milstein 采用仙台病毒作为促融合剂，成功将免疫后小鼠中提取的脾脏 B 淋巴细胞和骨髓瘤细胞融合，筛选出 B 细胞-骨髓瘤杂合细胞。这种细胞结合两种亲本细胞的优点，既能在体外培养中无限地快速增殖，又能分泌抗羊红细胞的单克隆抗体，从此，"杂交瘤"这一概念被正式提出。杂交瘤技术的成功应用基于三种关键技术：细胞的制备和选择、细胞融合和杂交瘤细胞筛选。

1. 细胞的制备和选择 Preparation and selection of cells

采用特定外来抗原对动物进行免疫，刺激体内能分泌特异性抗体的 B 淋巴细胞大量增殖，利于提取所需的 B 淋巴细胞；尽可能选择自身不合成或至少不分泌任何免疫球蛋白分子或片段，且处于良好生长状态的骨髓瘤细胞作为亲本细胞。

2. 细胞融合 Cell fusion

除通常采用的细胞融合技术除生物方法（如仙台病毒）外，还有化学方法（如 PEG）、物理方法（如电融合）。PEG 作为促融合剂更为高效稳定，电融合法的效率更高。

3. 杂交瘤细胞筛选 Selection of hybridoma

由于细胞融合是非特异性作用，即融合后的细胞中有骨髓瘤细胞-B 淋巴细胞、骨髓瘤细胞-骨髓瘤细胞、B 淋巴细胞-B 淋巴细胞融合的细胞，因此可通过 HAT 培养基筛选出既能无限增殖，又能分泌特异性抗体的杂交瘤细胞。HAT 培养基含特殊成分，在这种培养基中，骨髓瘤细胞不能生长，B 淋巴细胞一般不能连续培养，只有骨髓瘤细胞-B 淋巴细胞的融合细胞能正常增殖生长，因此采用 HAT 培养基可巧妙筛选出符合要求的杂交瘤细胞。

杂交瘤技术作为生命科学发展的一个重要里程碑，具有显著的优势，但该技术制备时间较长，产生的杂交瘤细胞不稳定，批间差异大，具有一定的局限性。总之，杂交瘤技术的发展极大地促进了单克隆抗体的开发和应用，并且将在免疫组化和细胞生物学中发挥重大的作用。

二、噬菌体抗体库技术 Phage antibody library technology

噬菌体抗体库技术是迄今为止发展最快、技术最成熟、应用最为广泛的抗体库技术。将应用聚合酶链式反应（polymerase chain reaction，PCR）技术扩增后再经过酶切的人抗体编码 DNA 序列插入编码噬菌体外壳蛋白基因的适当位置，建立噬菌体抗体库。利用噬菌体表面展示技术将抗体的 Fab 段或单链抗体与噬菌体外壳蛋白以融合蛋白的形式展示于噬菌体表面，再进一步通过"吸附—洗脱—扩增"的方法，利用噬菌体可感染大肠埃希菌的特性，筛选和富集得到特异性抗体。噬菌体表面展示技术是噬菌体抗体库技术发展应用的基础，这一技术可将外源蛋白的表型与基因型统一呈现，最终通过表型筛选即可获得相应的编码基因。

采用噬菌体抗体库技术制备抗体的优势在于：方法简便快速，无需复杂的杂交瘤技术；抗体筛选容量大、范围广，可筛选到特异性抗体基因。但该技术也有一定限制：从未经免疫的动物抗体库中获得的抗体亲和力不高；受外源基因转化率的限制，抗体库的库容量较小等，因此未来可对该技术进行进一步优化。

近年来，噬菌体抗体库技术的发展为基因工程抗体的研究提供了坚实的基础，目前已利用该技术获得了针对不同病原微生物的多种抗体，如甲型肝炎病毒（HAV）、乙型肝炎病毒（HBV）及严重急性呼吸综合征（SARS）病毒。噬菌体抗体库技术的广泛应用，可为临床诊断和治疗提供更多具有应用前景的基因工程抗体药物。

三、核糖体展示技术 Ribosome display technology

核糖体展示技术是一种将基因型和蛋白表型联系在一起，用于筛选目标蛋白质的有力工具。通过 PCR 技术将含有目的基因且经特殊加工修饰后的 DNA 文库在体外进行转录和翻译，由于该 DNA 文库缺失 3′ 端的终止密码子，所以可获得 mRNA-核糖体-蛋白质的三元复合物，采用特定方法筛选出含目标蛋白的三元复合物，并对其进行分解，释放出的 mRNA 进行逆转录聚合酶链反应（reverse transcription polymerase chain reaction，RT-PCR），生成的产物再次重复整个过程，多次循环后富集得到目标蛋白质和对应的基因序列。

核糖体展示技术是不基于细胞的技术，完全在体外进行，因此具有建库简单、抗体库容量大、亲和力高、分子多样性强、筛选方法方便等优点，但同时存在 mRNA-核糖体-蛋白质三聚体稳定性较差的问题。

核糖体展示技术可用于多种抗体的筛选和定向进化，还可对蛋白进行改造，未来该技术在新药开发以及蛋白质组学等方面具有广阔的发展前景。

四、转基因小鼠技术 Transgenic mouse technology

转基因小鼠技术是通过转基因技术将人的抗体表达系统引入抗体相关基因已灭活的小鼠体内，抗原免疫刺激后，小鼠直接产生大量高亲和力的全人源抗体。该技术是生产全人源化单克隆抗体的理想方法，并且目前大多数已上市的人源抗体药物都通过该技术制备。但转基因通常有体细胞突变和其他独特的序列，会导致其产生不完全的人抗体序列。例如美国 FDA 于 2006 年批准上市的首个由转基因小鼠技术制备的全人源抗体帕木单抗（panitumumab），该抗体可靶向表皮生长因子受体（epidermal growth factor receptor，EGFR），治疗晚期结直肠癌。

第四节　抗体药物的质量控制
Quality control of antibody drugs

自 FDA 在 1986 年批准了第一个治疗性抗 CD3 单克隆抗体 OKT3 上市后，英夫利昔单抗、贝伐珠单抗、阿达木单抗等抗体药物不断出现，并被广泛用于癌症和自身免疫疾病等疾病的治疗。但抗体药物制剂与普通药物制剂不同，其质量控制和评价更具多样性和复杂性，需从鉴别、纯度、效价、含量等多个方面进行严格控制，以保证抗体药物制品的安全性和有效性。根据《中国药典》2020 年版三部的规定，抗体药物的质量控制主要分为以下几个方面。

一、鉴别与一致性分析 Analysis of identification and consistency

抗体药物制品的鉴定方法包括毛细管区带电泳、毛细管等电聚焦电泳、离子交换高效液相色谱、生物和（或）免疫学方法等，可以根据不同制品的特性选择一种或多种方法对抗体药物进行鉴定，必要时还可与参比制剂进行比较。此外，若制品进行了糖基化修饰，由于糖链参与维持抗体的正常结构并会影响与其他蛋白质的结合，因此需要对其进行检测和控制，保证抗体药物糖基化程度的一致性，主要方法有毛细管电泳法、高效液相色谱法等。

二、纯度和杂质 Purity and impurity

相比于普通制剂，抗体药物的生产过程更为复杂、更难控制，在生产过程中可以引入的杂质包括载体 DNA、宿主蛋白质、宿主细胞、分子大小变异体和电荷变异体等。杂质的存在不仅会影响抗体药物的纯度和作用活性，甚至可能具有毒性。因此，抗体药物中相关杂质的检测是其质量控制的关键。其中，外源性 DNA 的检测可采用 DNA 探针杂交法、荧光染色法和定量 PCR 法，FDA 规定生产过程中外源性 DNA 的残留量应小于 100 皮克 / 剂量；宿主蛋白质的检测常采用高效液相色谱法、酶联免疫吸附法（ELISA 法）及 SDS 聚丙烯酰胺凝胶电泳法（SDS-PAGE）等；分子大小变异体的检测可采用十二烷基硫酸钠毛细管电泳（CE-SDS）紫外检测法，电荷变异体则可采用全柱成像毛细管等电聚焦电泳（icIEF）等方法进行检测。

三、效价 Titer

效价检测主要包括生物学活性和结合活性两方面；生物学活性是对制品特定生物学效应的定量测定，结合活性能够反映出抗体与相应抗原的结合能力。生物学活性的检测方法包括体外细胞增殖差异、细胞毒性试验、免疫沉淀和采用流式细胞仪测定等；结合活性亦可采用流式细胞仪、ELISA 法等进行测定。

四、含量 Content

常用的蛋白质含量测定方法主要有紫外-可见分光光度法、凯式定氮法、福林酚法（Lowry 法）、2,2′-联喹啉-4,4′-二羧酸法（BCA 法）、考马斯亮蓝法（Bradford 法）等，检测时需根据制品的质量属性选择和建立品种特异的方法，确保准确测定其含量。

五、其他 Others

除上述质量控制和评价指标外，根据抗体药物制品剂型的不同，同样需对其他常规项目进行检测，主要包括以下几点。①外观及性状：冻干粉针剂应为白色、类白色或淡黄色饼状疏松体，注射液或复溶的冻干粉针剂应无肉眼可见的不溶性颗粒。②复溶时间：加入标示量体积的溶剂后，规定量的冻干粉针剂应在限定的时间内完全溶解。③渗透压摩尔浓度：不低于 240 mOsmol/kg，同样适用于稀释使用的样品。④不溶性微粒：除眼用制剂外，每瓶≥ 10 μm 的颗粒不超过 6000 个，≥ 25 μm 的颗粒不超过 600 个。⑤水分：冻干粉针剂的残留水分应不高于 3.0%。⑥其他如装量差异、可见异物、无菌检查、细菌内毒素、异常毒性检查等按相应方法进行，均应符合规定。

六、抗体药物质量控制举例 Examples for quality control of antibody drugs

以《中国药典》2020 年版三部中收录的尼妥珠单抗注射液为例，具体说明抗体药物的质量评价标准。

1. 鉴别 Identification

采用等电聚焦电泳法测定其等电点，所得图谱应与对照品一致；同时选用人肺癌 H125 细胞，根据不同浓度的尼妥珠单抗注射液与细胞的结合状况不同，采用流式细胞术测定尼妥珠单抗的相对结合活性，结果与标准品进行比较，应均不低于 60%。

2. 纯度和杂质 Purity and impurity

可采用高效液相色谱法（HPLC）或毛细管凝胶电泳法（CE-SDS）进行测定。HPLC 包括分子排阻色谱法和弱阳离子色谱法，CE-SDS 包括 CE-SDS 还原电泳和 CE-SDS 非还原电泳。若以分子排阻色谱法进行测定，按面积归一法进行计算，免疫球蛋白单体含量应不低于95.0%；若以 CE-SDS 非还原电泳进行测定，则应不低于 92.0%。此外，还需采用高效液相色谱法检测制品中的聚山梨酯 80 含量，结果应为 0.1 ～ 0.3 mg/mL。

3. 效价 Titer

首先测定生物学活性，将不同浓度的尼妥珠单抗注射液与人肺癌淋巴结转移细胞（H292）共同培养，测定细胞的生长状况指标，结果与标准品进行比较，应均不低于 50%。再测定相对结合活性，与鉴别中方法相同，结果应为标准品的 60% ～ 140%。

4. 蛋白质含量 Content of protein

采用紫外-可见分光光度法，以磷酸盐缓冲液稀释供试品至每 1 mL 中约含 0.5 mg，同时以磷酸盐缓冲液为空白对照，选择波长为 280 nm，并以吸收系数为 14.04 计算，结果应不低于4.8 mg/mL。

5. 其他 Others

尼妥珠单抗注射液应为无色澄明液体，可带轻微乳光；pH 应为 6.5 ～ 7.5；渗透压摩尔浓度应为 240 ～ 360 mOsmol/kg；细菌内毒素检查结果应小于 1 EU/mg。

第五节　抗体药物举例
Examples of antibody drugs

一、阿达木单抗 Adalimumab

阿达木单抗，商品名为 Humira，是首个抑制 TNF-α 的全人源化单克隆抗体，用于治疗类风湿关节炎、强直性脊柱炎、银屑病等 14 种疾病。阿达木单抗通过噬菌体展示技术重组而得，由人重链、轻链的可变区和人 IgG1 的 κ 链恒定区组成。阿达木单抗的生产使用了一个商业规模培养的基因工程转基因中国仓鼠卵巢细胞系（CHO），通过噬菌体展示技术，将含阿达木单抗重链和轻链表达盒的质粒载体转染至 CHO 宿主细胞中，以标准化和控制良好的发酵和纯化工艺制备阿达木单抗。每批次的阿达木单抗均经一系列生理和生化检测严格控制，以确保其符合质量标准。阿达木单抗具有免疫原性低、特异性强、亲和性高等特点，但也存在一些潜在风险，如严重感染、其他机会感染和恶性肿瘤、罕见淋巴瘤。

二、贝伐珠单抗 Bevacizumab

贝伐珠单抗，商品名为 Avastin，是全球首个以血管内皮生长因子（vascular endothelial growth factor，VEGF）为靶点的从鼠抗体 A4.6.1 开发得到的人-鼠嵌合单克隆抗体，决定 A4.6.1 结合特异性的 6 个区域被转移到了人 DNA 框架，为了保证相当的结合亲和力，框架内的 7 个氨基酸残基变为了相应的鼠源氨基酸残基，人源化程度达 93%。作为抗血管生成的一线药物，贝伐珠单抗目前被广泛应用于结直肠癌、乳腺癌、非小细胞肺癌等适应证，为恶性肿瘤的治疗提供了高效低毒的药物。贝伐珠单抗治疗最常见的不良反应包括蛋白尿、高血压、动脉血栓形成、出血和伤口愈合并发症，但多数患者可耐受。2019 年，国内首个贝伐珠单抗生物类似药——贝伐珠单抗注射液（商品名：安可达）获批上市注册申请，该药主要用于晚期、转移性或复发性非小细胞肺癌、转移性结直肠癌患者的治疗。

三、英夫利昔单抗 Infliximab

英夫利昔单抗商品名为 Remicade，是一种抗 TNF-α 的嵌合型单克隆抗体。英夫利昔单抗应用重组 DNA 技术，将高选择性、特异性的结合人 TNF-α 鼠源抗体 cA2 部分连接到人 IgG1 κ 免疫球蛋白的恒定区域上，形成嵌合型单克隆抗体。英夫利昔单抗通过与 TNF-α 结合，阻碍 TNF-α 与相应受体结合，从而抑制炎症。英夫利昔单抗具有特异性强、适应证广泛等特点。目前，英夫利昔单抗被广泛用于治疗 TNF-α 相关的自身免疫疾病，且根据最新研究显示，英夫利昔单抗在治疗系统性血管炎、系统性红斑狼疮等疾病中也表现出一定的效果。然而，由于 TNF-α 是炎症反应中关键的细胞因子，使用英夫利昔单抗治疗后，可能引发某些严重的不良反应，如细菌感染、肺结核。

四、曲妥珠单抗 Trastuzumab

曲妥珠单抗商品名为 Herceptin 或 Kadcyla，是一种抗人表皮生长因子受体 2（human epidermal growth factor receptor 2，HER2）的人源化单克隆抗体，人源化程度达 95%。采用标准化的重组技术将曲妥珠单抗的 DNA 编码序列插入 CHO 细胞内，细胞将抗体分泌至培养基中，然后使用标准色谱法、离子交换法和过滤法进行纯化，并包括特定的病毒灭活和去除步骤。注射用曲妥珠单抗加入 L-盐酸组氨酸、L-组氨酸、α，α-海藻糖二水合物、聚山梨酯 20 作赋形剂，并以含 1.1% 苯甲醇的灭菌注射用水为稀释液。曲妥珠单抗通过与 HER2 结合，阻断其信号传导，从而抑制肿瘤。曲妥珠单抗具有治疗效益比高的优势，目前广泛用于治疗 HER2 阳性乳腺癌。此外，由于 HER2 在许多其他类型的肿瘤中也进行表达，随着研究深入，曲妥珠单抗有望对胃癌、卵巢癌、肺癌、肾癌、膀胱癌等癌症发挥良好的治疗作用。单一治疗或联用曲妥珠单抗后，患者通常耐受性良好，但也可能出现输注相关反应和心脏不良反应。

（何 勤）

参考文献

［1］甄永苏，邵荣光. 抗体工程药物［M］. 北京：化学工业出版社，2002.

［2］刘昌孝. 抗体药物的药理学与治疗学研究［M］. 北京：科学出版社，2015.

［3］张弢，陈卫，浦迪等. 抗体药物研究进展与趋势［J］. 中国新药杂志，2008，17（9）：713-718.

［4］赵晨曦，胡卓伟，崔冰. 单克隆抗体药物研究进展［J］. 药学学报，2017，52（6）：837-847.

［5］Nelson AL，Dhimolea E，Reichert JM. Development trends for human monoclonal antibody therapeutics［J］. Nat Rev Drug Discov，2010（9）：767-774.

［6］Carter PJ，Lazar GA. Next generation antibody drugs：pursuit of the 'high-hanging fruit'［J］. Nat Rev Drug Discov，2018，17（3）：197-223.

［7］Beck A，Goetsch L，Dumontet C，et al. Strategies and challenges for the next generation of antibody-drug conjugates［J］. Nat Rev Drug Discov，2017（16）：315-337.

［8］李书成，韩宁，李翀. 抗体库技术研究进展［J］. 医学综述，2018，24（2）：278-284.

［9］国家药典委员会. 中华人民共和国药典：2020 年版［M］. 北京：中国医药科技出版社，2020.

［10］高凯，陶磊，王军志. 重组抗体药物的质量控制［J］. 中国新药杂志，2011，20（19）：1848-1855.

基因药物制剂
Gene drug preparations

第一节 概 述
Introduction

近年来，随着人类基因组学研究和分子生物学研究的不断深入，越来越多与人类疾病发生、发展密切相关的基因及其调控机制不断被发现，为应用基因药物干预和治疗疾病打下了扎实的基础。基因药物制剂也逐渐发展成为一个新的研究热点。

一、基因治疗 Gene therapy

将脱氧核糖核酸（DNA）和核糖核酸（RNA）等作为药物治疗疾病的概念最早是在20世纪70年代提出并尝试的，统称为基因治疗（gene therapy）。传统意义上的基因治疗是将外源性正常基因或有治疗作用的基因通过载体或其他途径导入靶组织或靶细胞，进行适当表达以治疗疾病，广义的基因治疗包括从基因水平对基因表达的调控。

基因治疗的目标取决于所治疗的疾病类型：用于刺激机体产生免疫反应的疫苗，例如肿瘤疫苗、新冠病毒疫苗，只需要基因产物的瞬时表达；而针对一些遗传性疾病的治疗，例如功能因子Ⅷ和Ⅸ的缺失，需要基因产物的长期甚至终生表达；再如遗传性转甲状腺素蛋白淀粉样变性的治疗，需要对相应的基因进行沉默。

二、基因药物概念与特点 Concept and characteristics of gene drugs

《中国药典》2020年版规定：人用基因治疗制品通常由含有工程化基因构建体的载体或递送系统组成，其活性成分可为DNA、RNA、基因改造的病毒、细菌或细胞，通过将外源基因导入靶细胞或组织，替代、补偿、阻断、修正特定基因，以达到治疗疾病的目的。广义的基因药物包括各种cDNA表达系统（plasmid DNA等）、反义寡核苷酸（antisense oligonucleotide）、核酶（ribozyme）、信使RNA（messenger RNA，mRNA）、小干扰RNA（small interfering RNA，siRNA）以及微小RNA（microRNA，miRNA）等，它们都是通过磷酸二酯键连接起来的多核苷酸或寡核苷酸。

基因药物通常具有以下几个特点：①分子量大，属于生物大分子药物的范畴。②基因药物的作用靶点在细胞内甚至细胞核内，DNA、RNA等带有大量负电荷，水溶性好，几乎没有脂溶性，在没有外力或载体的作用下很难与同样负电性的细胞膜结合而进入细胞；需要借助合适的递送载体协助跨越细胞膜、核膜等生物学屏障。③在体内环境中，裸露的DNA和RNA分子容易被核酸酶降解，稳定性较差。有效的基因转染（gene transfection）或递送系统（delivery system）手段，是基因药物发挥作用的关键。除了一些有限的局部给药外，基因药物的体内应用必须借助基因递送载体。本章第二节将介绍基因导入技术与基因递送系统。

三、基因药物类型与作用机制 Gene drug types and mechanisms of action

（一）矫正性基因治疗药物 Drugs for corrective gene therapy

传统的基因治疗通常是将具有正常功能的基因（cDNA 表达系统、mRNA 等）转移到病人体内并发挥功能，纠正患者体内所缺乏的蛋白质或赋予机体新的抗病功能。应用这类基因药物的治疗方式属于矫正性基因治疗，可分为基因置换（gene replacement）、基因矫正（gene correction）、基因增强（gene augmentation）和基因编辑（gene editing）等。基因置换是通过同源重组，用正常基因替代突变基因；基因矫正是通过定点重组对突变基因的序列在原位进行特异的修复；基因增强是将正常功能的基因转移到有基因缺陷或丢失的细胞中以表达正常产物；基因编辑是一种新兴的、比较精确的、能对生物体基因组特定目标基因进行修饰的一种基因工程技术或过程，如基因编辑技术 CRISPR-Cas9。此外，mRNA 技术被成功应用于疫苗的开发，有效地激活了人体的免疫反应，减少了外源性基因整合进入基因组的风险。

（二）调控性基因治疗药物 Drugs for regulatory gene therapy

基因药物还可以调控某些基因的表达，包括基因沉默、剪接调控、基因激活、基因编辑等过程，从而实现调控性基因治疗。调控性基因治疗可以通过反义技术（antisense technology）、RNA 干扰（RNA interference，RNAi）、CRISPR-Cas9 基因编辑等技术实现。

反义技术是采用基于碱基互补原理设计的反义寡核苷酸（antisense oligonucleotides，ASOs）抑制、封闭或破坏靶基因的技术。ASOs 可以被分为两大类：①核糖核酸酶 H 依赖型（RNase H competent）；②空间位阻型（steric block）。一方面，核糖核酸酶 H 依赖型 ASOs 与同源的转录产物 mRNA 结合后，内源性 RNase H 酶 RNASEH1 会识别到 DNA-RNA 杂交双链，并催化目标 RNA 链的降解，实现目标基因的沉默。这一策略被广泛应用于下调致病（disease-causing）基因或疾病修饰（disease-modifying）基因的表达。截至 2020 年，已有三款 RNase H 依赖型 ASOs 经 FDA 批准上市，通用名分别为 Fomivirsen，Mipomersen 和 Inotersen。另一方面，空间位阻型 ASOs 因缺乏 RNase H 的参与，只与目标转录产物发生高亲和性的结合而不诱导其被降解。空间位阻型 ASOs 最广泛的应用在于基因选择性剪接（alternative splicing）的调控，实现对特定的外显子选择性跳读（exon skipping）或包含（exon inclusion）。利用空间位阻型 ASOs 进行选择性剪接可以对特定基因的翻译进行修复，恢复具有治疗作用蛋白质的表达，或者通过剔除外显子干扰特定基因的翻译。由于基因的选择性剪接是蛋白质组多样性的一个重要原因，所以利用空间位阻型 ASOs 可以促进蛋白质表型的转换，减少不良蛋白质表型的表达或促进有益蛋白质表型的表达。值得一提的是，空间位阻型 ASOs 可以特异地结合起始密码子 AUG 区域，抑制基因翻译的开始；也可以干扰对基因翻译有负性调节作用的上游可读框（upstream open reading frames，uORF）的作用，进而激活蛋白质的表达；还可以通过阻止外显子连接复合物（exon junction complexes）组装和影响多腺苷酸化信号（polyadenylation signal）来抑制无义介导的 mRNA 降解（nonsense-mediated mRNA degradation），从而增加转录产物的稳定性（图 17-1）。截至 2020 年，已有三款空间位阻型 ASOs 经 FDA 批准上市，通用名分别为 Eteplirsen、Golodirsen 和 Nusinersen。

RNA 干扰是指双链 RNA（dsRNA）特异性地诱发与其序列同源的 mRNA 分子降解，导致相应基因表达被抑制的现象，是一种特殊的转录后基因沉默。这类 dsRNA（如内源性的 miRNA）在细胞内被 RNA 酶 Dicer 以 ATP 依赖的方式，切割为 21 ～ 23 核苷酸长的 3′ 端有两个核苷酸突出的双链 RNA，即小分子干扰 RNA（siRNA）；siRNA 同 Argonaute 2（AGO2）蛋白等结合而形成 RNA 诱导沉默复合物（RNA-induced silencing complex，RISC）；RISC 在 ATP 的作用下将双链 siRNA 打开成单链，与靶基因表达的 mRNA 互补结合，诱导 mRNA 降

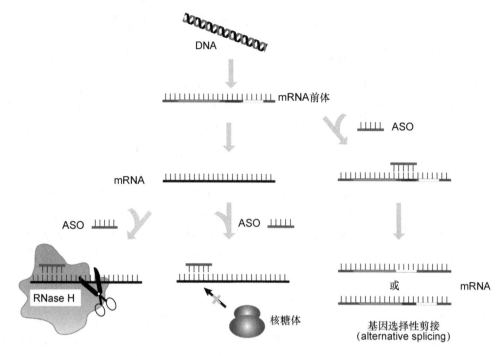

图 17-1 反义寡核苷酸药物作用机制

解，实现基因表达调控（图 17-2）。近年来，利用新型载体系统，将 siRNA 靶向递送到靶部位用于遗传病的基因治疗取得了巨大突破。截至 2020 年，Alnylam 制药公司共有三款 siRNA 药物被 FDA 批准上市，通用名分别为 Patisiran、Givosiran、Lumasiran，分别用于治疗遗传性转甲状腺素介导的淀粉样变性（hATTR）、急性肝卟啉症、Ⅰ型原发性高草酸尿症。

除了利用碱基互补配对原则识别靶标外，一些核酸分子还可以通过二级结构的形成与蛋白质产生相互作用，例如核酸适配体（aptamer）。核酸适配体是具有一定空间结构的单链核酸

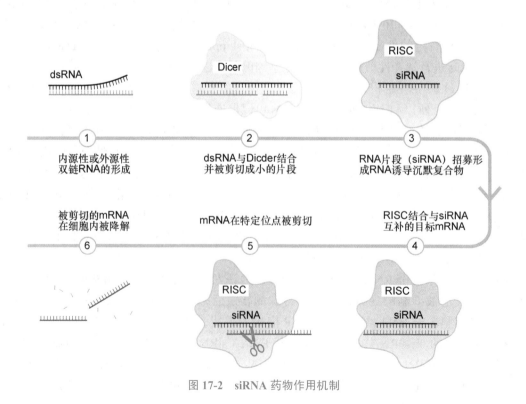

图 17-2 siRNA 药物作用机制

分子，能够与靶标分子高亲和地、特异性地结合。与其他核酸类药物不同的是，核酸适配体并不是经过合理设计制备出来的，而是利用了一种名为指数富集的配体系统进化（systematic evolution of ligands by exponential enrichment，SELEX）的体外制备方式。目前，只有一种核酸适配体药物被 FDA 批准应用于临床治疗，通用名为 Pegaptanib。Pegaptanib 是一类 RNA 适配体，通过靶向血管内皮生长因子异构体 VEGF 165 治疗年龄相关性黄斑变性。在 CRISPR-Cas 9 系统中，具有发卡结构的介导 RNA 分子可以与外源性的 Cas9 蛋白结合，并引导其到达特异的基因组 DNA 位点进行靶向的基因编辑。

第二节　基因导入技术与基因递送系统
Gene transfer technology and gene delivery system

目前基因治疗领域主要有三类基因导入技术，即一般理化导入技术、病毒基因载体系统和非病毒基因载体系统。

一个理想的基因递送系统应具备以下几个重要的性质。①优良的携带性能：能装载足够数量的核酸药物，或多种核酸，以及能提高表达效率的添加剂等，对装载的基因结构和大小没有太大的选择性；②安全性：对机体没有毒性、致病性或免疫原性，具有生物降解性或良好的生物相容性；③缓释作用：控制核酸的释放，延长核酸药物的作用时间，改善基因治疗的效果；④稳定性：载体系统本身稳定，而且可以保护装载的核酸免受核酸酶等的破坏；⑤靶向性能：即可有效地将基因药物输送到靶细胞内；⑥可促进核酸从内吞小泡释放到细胞浆中，对于需要进入细胞核发挥作用的基因药物可以促进其转运入核等。

一、理化导入技术 Physicochemical gene transfer methods

这类基因导入技术采用光、电、机械法或人工的方法将目的基因直接送至靶部位，如显微注射法、电穿孔法、基因枪法和磷酸钙-DNA 共沉淀法。这类技术很难在体内实现基因治疗，一般适用于体外细胞的转染或局限于体表使用。

（一）显微注射法 Microinjection

该法是在显微镜下，利用显微注射针将外源目的基因直接注射到细胞核中。该法转染安全性好，成功率高；但是操作费时费力，在进行大量细胞转染时效率低，一般只用于受精卵或早期胚胎的转染。

（二）电穿孔法 Electroporation

该法利用电脉冲刺激在细胞膜上形成纳米级大小的微孔，从而增加细胞膜的通透性，有利于核酸的导入。电穿孔法一般应用于细胞的瞬时转染，转染效率受细胞种类、电场强度、温度、培养液等因素影响。该法操作简单、可重复，但脉冲电流会对细胞产生一定的损伤。

（三）基因枪法 Particle bombardment

基因枪法，又称微粒轰击法，利用微粒加速装置将携带基因的微米级金（或钨）粒轰击到细胞上。这类方法最早用于植物细胞的转染，后来发展为可用于皮肤及经外科手术暴露的组织器官的基因转染。对于哺乳动物细胞的转染，金粒是最常用且有效的微粒轰击载体。该法转染率较高，核酸负载量大，适用于分子量大的基因；但是该法需要昂贵且专业化的设备，转染的基因缺乏有效的整合。

（四）磷酸钙-DNA 共沉淀法 Calcium phosphate-DNA coprecipitation

DNA 与 $CaCl_2$ 在 PBS 缓冲液中会慢慢形成 DNA-磷酸钙沉淀，这些细小的沉淀可以通过细胞内吞途径进入细胞，从而实现基因的递送。这种方法瞬时转染效率最高可达 20%，是最常用的离体细胞的基因导入技术。该法适用于多种 DNA 的转染，制备方法简便易行，对大多数细胞类型均有效；但磷酸钙-DNA 沉淀长期作用具有较高的细胞毒性，对于分化细胞或悬浮生长的细胞转染效率较低。

二、病毒基因载体系统 Gene delivery by viral vectors

病毒载体（viral vector）是将自然界存在的病毒用分子生物学的手段加以改造，去除掉部分或全部病毒基因，将治疗基因及基因表达所需要的功能片段克隆到病毒的基因组中，再经过在细胞内包装而产生重组病毒。重组的病毒基因载体保留了病毒的感染性，缺乏自我复制性，即在感染靶细胞递送目的基因的同时不会产生新的病毒颗粒。虽然病毒载体的基因转染效率高，但是很多病毒载体仍然具有较高的免疫原性和相关的毒副作用，限制了其在体内的应用。目前可选择的病毒载体包括逆转录病毒、腺病毒、腺相关病毒等。

（一）逆转录病毒载体 Retrovirus vector

逆转录病毒（retrovirus，RV）为 RNA 病毒，病毒遗传信息存储在 RNA 上。当逆转录病毒感染细胞后，其 RNA 基因组在病毒自身携带的逆转录酶的作用下逆转录为双链 DNA；该 DNA 进入细胞核后整合，并进入到宿主细胞的基因组中。构建逆转录病毒载体时，编码病毒蛋白的病毒基因被去除掉，取而代之的是外源基因及基因表达的相关功能片段。经过重组的病毒载体转染到靶细胞后，不能表达病毒蛋白且无法复制出新的病毒，只表达目的基因。

近年来，有一类基于更为复杂的逆转录病毒，即慢病毒（lentivirus），的载体得到了很大的发展。从慢病毒 HIV 发展出的新型逆转录病毒载体，能够感染一些不分裂的细胞，从而扩大了病毒的宿主范围。关于逆转录病毒载体的研究，目前主要集中在如何使其特异性感染靶细胞以及如何提高其包载效率方面。

（二）腺病毒载体 Adenovirus vector

腺病毒（adenovirus）是一种无包膜的线性双链 DNA 病毒，基因组长约 36 kb，最初是从人类腺样增殖体组织培养中分离得到的。腺病毒载体是基因治疗中最常用的病毒载体，多数是由人类血清 5 型腺病毒 Ad5 构建的。与逆转录病毒不同，腺病毒载体是一种非整合载体。其转导的基因不整合入宿主细胞基因组中，而是以非复制的染色体外实体（extrachromosomal entity）存在。近年来，基于腺病毒载体的基因治疗方案发展迅速，例如腺病毒载体疫苗。

目前发展的腺病毒载体包括复制缺陷型腺病毒载体和自主复制型腺病毒载体。尽管在大多数基因治疗中，腺病毒增殖是不利的，但对于肿瘤的基因治疗，腺病毒在肿瘤细胞中增殖、裂解细胞并释放出来，持续感染临近的肿瘤细胞，可以大大提高基因治疗的效率。

（三）腺相关病毒载体 Adeno-associated virus vector

腺相关病毒（adeno-associated virus，AAV）是无包膜的单链 DNA 病毒，属于小病毒家族。这种病毒是 20 世纪 60 年代在制备的腺病毒样品中被发现的，因此被称为腺相关病毒。腺相关病毒不能独立存在，只有在辅助病毒如腺病毒或单纯疱疹病毒的存在下，才能在感染的宿主细胞中复制，产生新的病毒颗粒。在没有共感染的情况下，AAV 可感染宿主细胞，整合入宿主细胞基因组中，其整合具有位点特异性，整合位点位于 19 号染色体。AAV 在遗传病的基因治疗方面显示出优势，被越来越多地应用于治疗恶性肿瘤、自身免疫性疾病、感染性疾病、器官移植和组织工程研究等。

（四）其他病毒载体及嵌合病毒载体 Other viral and chimeric vectors

除了以上介绍的常用病毒基因载体外，还有一些其他类型的病毒载体在基因递送方面具有广阔的应用前景，例如：牛痘病毒（vaccinia virus，VV）载体、单纯疱疹病毒（herps simplex virus，HSV）载体、辛德比斯病毒载体（Sindbis viral vector）。

不同的病毒载体在基因递送方面各有优劣（表 17-1），近年来发展了嵌合（杂合）病毒载体（chimeric or hybrid viral vector）将两种或两种以上的病毒载体结构组合起来，例如单纯疱疹病毒 / 腺相关病毒嵌合载体、腺病毒 / 逆转录病毒嵌合载体。

表 17-1　常用病毒基因载体比较

病毒基因载体	优点	不足
逆转录病毒	基因组小且简单 可稳定整合于宿主基因组 生物学特性清楚 细胞转染率高 转染谱较广 对宿主细胞无害	仅感染分裂细胞 随机整合（可致突变） 常常只有短暂表达 病毒滴度低（10^7 pfu/mL） 可能与有复制能力病毒重组 插入容量有限（10 kb）
腺病毒	生物学特性清楚 靶细胞范围广（可以转染非复制活跃细胞） 病毒滴度高（10^{10} pfu/mL） 无包膜，不易为补体灭活	不与宿主基因组整合（对于增殖旺盛细胞只短暂表达） 重复给予可能引起免疫应答 插入外源基因有限（～ 7 kb） 基因转移缺乏特异性 载体基因组复杂
腺相关病毒	基因组小（5 kb），构建简单 以人细胞为宿主 可特异整合 19 号染色体 对物理、化学处理稳定 无毒、无致病性	生物学研究尚不清楚 需辅助病毒辅助复制 携带外源基因有限（4 kb） 难以得到高滴度病毒

三、非病毒基因载体系统 Gene delivery by non-viral vectors

非病毒基因载体（non-viral vector）可以克服病毒载体的很多缺点，安全性好，但转染效率相对较低。目前较为成熟的技术包括 DNA 载体和脂质载体等。近年来，纳米技术与材料科学的发展为基因药物的递送提供了良好的解决方案，尤其是在克服生物屏障和跨膜胞浆递送方面。纳米载体递送体系的优势在于可以根据药物递送的需求，个性化地对其理化性质（例如粒径、形状、化学或材料组成）和生物学性质（例如靶向配体修饰）进行优化。各种应用于基因药物递送的纳米载体正处于不同的发展阶段，例如阳离子脂质载体、阳离子聚合物、阳离子多肽、无机纳米粒。

由于 DNA、RNA 等分子带有大量的负电荷，所以能够与带正电的载体材料相互复合，形成电荷相互作用复合物（complex）。其中阳离子脂质与核酸形成的复合物称为脂质复合物（lipoplex）；阳离子聚合物与核酸形成的复合物称为聚阳离子复合物（polyplex）。

（一）质粒 DNA Plasmid DNA

质粒 DNA，又被称为裸 DNA（naked DNA），可能是最简单的非病毒递送系统。将目的基因插入质粒并输入至靶细胞内，既方便又安全。质粒 DNA 作为载体，缺乏靶向性，所以一般只能局部使用，如采用物理或机械方法注入到易操作的部位。制备质粒 DNA 的程序一般为：发酵→回收细胞→裂解→净化与浓缩→分离→质粒 DNA →质量控制→分装→包装。

质粒 DNA 在靶细胞中的表达效率较低，持续时间短，因此需要的剂量比较大。大规模生产用于基因治疗的纯化质粒 DNA 需要考虑纯度、转染效率、规范化和安全性问题。

用于基因治疗的纯化质粒 DNA 产品与一般的药品很类似，需要一定剂型和质量标准等。

纯化的质粒 DNA 安全性较好，不会引起炎症反应等，适用面也很广，剂量可以因人而异。

《中国药典》2020 年版规定：对用于瞬时共转染生产过程的质粒 DNA，需对其来源、特性、分离纯化方法以及核酸序列等进行描述，对质粒 DNA 的复制起始点、启动子以及编码选择性标记的基因等组成元件的来源和功能进行说明。质粒的生产应基于细菌种子批系统，并符合相关要求。应采用适宜的方法纯化质粒，并基于风险分析和产品特性对每批质粒的质量进行检测，通常包括鉴别、基因组完整性、质粒含量、质粒纯度、宿主细胞 DNA 残留量、质粒对细胞的转染效率或其他可反映转染效率的检测项目，如细菌内毒素检查和无菌检查，检测结果符合要求后才能用于载体的生产。

（二）脂质载体 Lipid-based delivery vectors

基于脂质的载体可以促进大分子物质对细胞膜的穿透，有效增强基因药物的递送效率。将带负电的核酸药物与阳离子脂质混合，可以使核酸包载在脂质形成的纳米颗粒中，这类复合物具有良好的表面电荷且能够通过诱导细胞胞吞作用实现药物的胞内递送。直接通过电荷相互作用形成的脂质复合物往往稳定性较差，且具有异质性，需要在制备完成的短时间内使用。与之相对应的是，脂质体（liposome）与脂质纳米粒（lipid nanoparticles，LNPs）的组成更加复杂，表现出更为一致的物理化学性质，具有更好的稳定性。

1. 阳离子脂质体 Cationic liposomes

阳离子脂质体是基因治疗中应用较多的非病毒载体系统，一般是由带正电的脂质、促进内涵体逃逸的融合脂质、胆固醇和 PEG 化的脂质等按照一定比例组成的。用于制备阳离子脂质体的阳离子脂类大多是合成的双链季铵盐型两亲分子，主要作用是提供正电荷，增加与 DNA 的复合，一般化学稳定性较好，可以生物降解，但均具有一定的细胞毒性。常用的阳离子脂质包括 DOTAP、DOTMA 等（图 17-3）。用于制备阳离子脂质体的中性脂类包括胆固醇（Chol）、磷脂酰胆碱（PC）、磷脂酰乙醇胺（PE）、二油酰基磷脂酰胆碱（DOPC）和二油酰基磷脂酰乙醇胺（DOPE）等。中性脂类的作用是稳定脂质双层膜、降低阳离子脂质的毒性、促进脂质体对细胞的渗透。PEG 化的脂质可以提高脂质纳米粒在水相中的稳定性，并且通过减少在体循环过程中与蛋白质、细胞的结合达到长循环效果。胆固醇可以填补纳米颗粒中的空隙从而调节结构的刚性，限制与蛋白质的相互作用，并且可能会对膜融合有促进作用。

阳离子脂质体的制备可采用常规脂质体的制备方法。阳离子脂质体并不是将 DNA 包裹在其脂质双分子层中，而是若干阳离子脂质囊泡将 DNA 链夹在其中，形成片状结构。这种结构

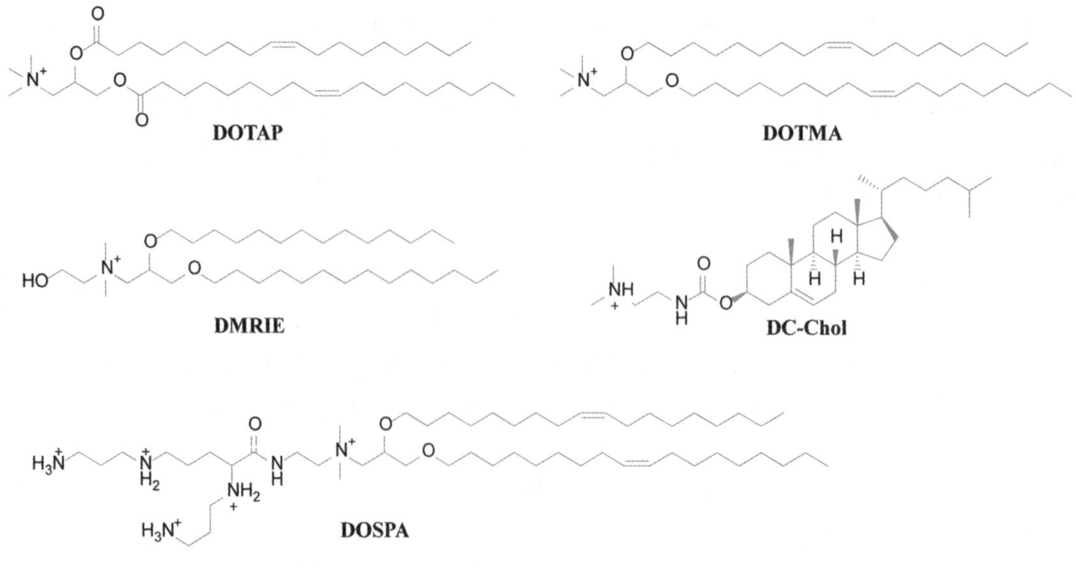

图 17-3　常用阳离子脂质

的形成受多种弱分子力控制，其中以静电作用为主，还包括离子键、氢键、疏水作用等。阳离子脂质体-DNA 复合物的转染机制是以内吞作用为主，同时还可能存在融合、吸附和脂交换等机制。目前，已有若干阳离子脂质体实现了商品化，如 lipofectin™ 和 lipofectamine，分别由阳离子脂质 DOTMA、DOSPA 与中性脂质 DOPE 构成。

2. 可离子化脂质纳米粒 Ionizable lipid nanoparticle

尽管阳离子脂质载体可以在体外实现有效的核酸递送，但是带有永久正电荷的季铵盐结构会使载体材料在体循环中易被清除且具有较大的毒性，从而限制了阳离子脂质载体在体内的应用。为克服阳离子脂类的缺陷，一系列可离子化脂质（ionizable lipid）材料被开发出来并且成功地应用于核酸的体内递送。具有里程碑意义的事件是，2018 年全球首个 siRNA 脂质纳米粒制剂 Patisiran（商品名 Onpattro）被批准上市，用于遗传性转甲状腺素介导的淀粉样变性（hATTR）引起的神经性疾病的治疗。此外，2020 年在全球新型冠状病毒疫情持续蔓延时，多款基于可离子化脂质纳米粒的 mRNA 疫苗被批准上市。

可离子化脂质均含有可质子化的叔胺结构（图 17-4）：在酸性环境下，带有正电荷的脂质与带有负电荷的核酸形成复合物，有效地将核酸包载在脂质纳米粒中；在生理 pH 条件下，脂质纳米粒整体表面电荷为近电中性，因此在体循环中消除了正电荷的作用；被细胞内吞后，可离子化脂质的叔胺结构可以在酸性的内吞细胞器（pH 5～6）中质子化，使其带有正电荷并与内源性负电荷脂质相互作用，从而促进了核酸药物的胞浆释放。大量研究表明：可离子化脂质的 pK_a 对于脂质纳米粒的体内递送效率和药效有至关重要的影响，采用 $pK_a = 6.4$ 的可离子化脂质构建的脂质纳米粒的体内转染效果最高，偏离该 $pK_a \pm 0.5$ 单位的可离子化脂质的脂质纳米粒药效降低 100 倍以上。此外，为了能够有效地对内吞细胞器产生膜扰动并实现核酸药物的胞浆递送，脂质材料需要具有一定的化学结构，能够与内源性脂质形成脂质 H_{II} 相（hexagonal lipid phase）。

目前，多采用微流控技术或 T 型接头（T-junction）将含有疏水脂质的乙醇溶液与含有 siRNA 或 mRNA 的水溶液（pH 约为 4）快速混合（rapid-mixing），用于制备脂质纳米粒。微流控技术可以有效混合小体积的乙醇相和含有核酸药物的水溶液，有利于对处方的多组分进行

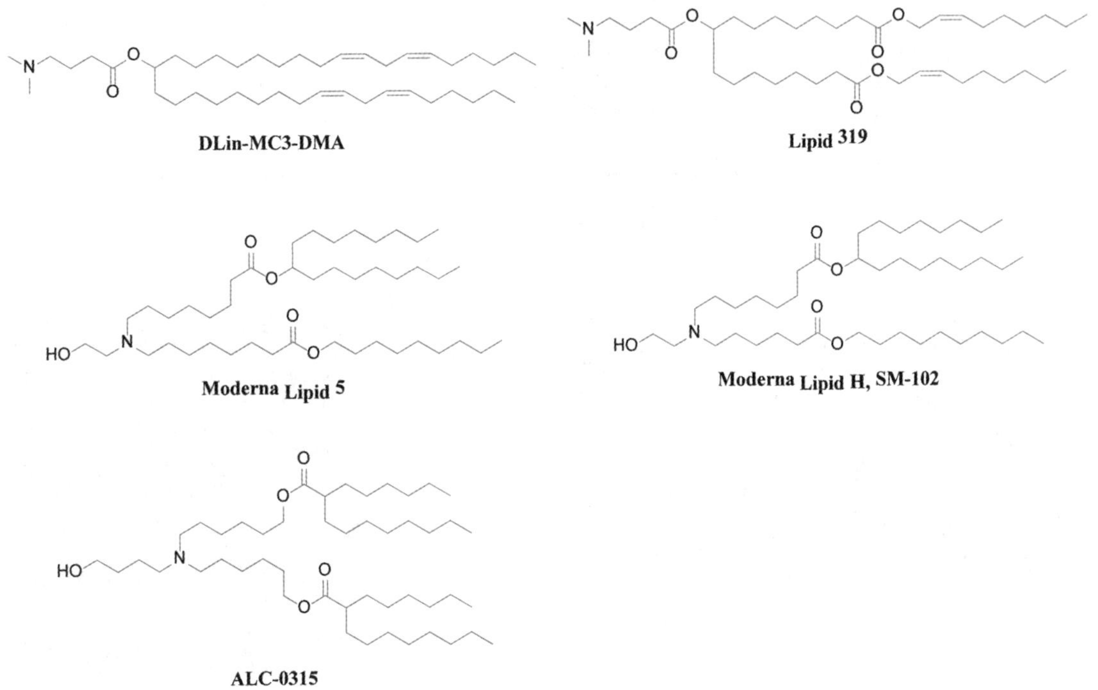

DLin-MC3-DMA

Lipid 319

Moderna Lipid 5

Moderna Lipid H, SM-102

ALC-0315

图 17-4　部分应用于临床的可离子化脂质

监测分析。T 型接头混合（T-mixing）是用于商业化核酸脂质纳米粒药物大规模生产的通用方法。脂质纳米粒的组装和形成依赖于疏水相互作用和电荷作用（图 17-5）。

【实例】 Onpattro®（Patisiran）：是一款可离子化脂质纳米粒药物制剂，用于治疗遗传性转甲状腺素介导的淀粉样变性（hATTR）引起的神经损伤。hATTR 是由甲状腺素转运蛋白（transthyretin，TTR）基因突变引起的遗传性疾病，TTR 的突变会使肝脏产生异常淀粉样蛋白并造成体内多器官和组织的淀粉样蛋白沉积，继而诱发外周神经系统疾病、自主神经系统疾病、心血管疾病和胃肠道反应等。Patisiran 可以靶向肝组织并特异性结合野生型和突变型转甲状腺素 mRNA 中 3′ 非翻译区（3′ UTR）的一段基因保守序列，诱导其发生降解从而减少 TTR 蛋白的产生；血清 TTR 蛋白的减少可以使蓄积在组织中的淀粉样蛋白含量降低。Patisiran 通过静脉输注给药，每三周给药一次，单次给药剂量基于患者的实际体重：对于体重 < 100 kg 的患者，Patisiran 的参考剂量为 0.3 mg/kg；对于体重 ≥ 100 kg 的患者，Patisiran 的参考剂量为 30 mg。

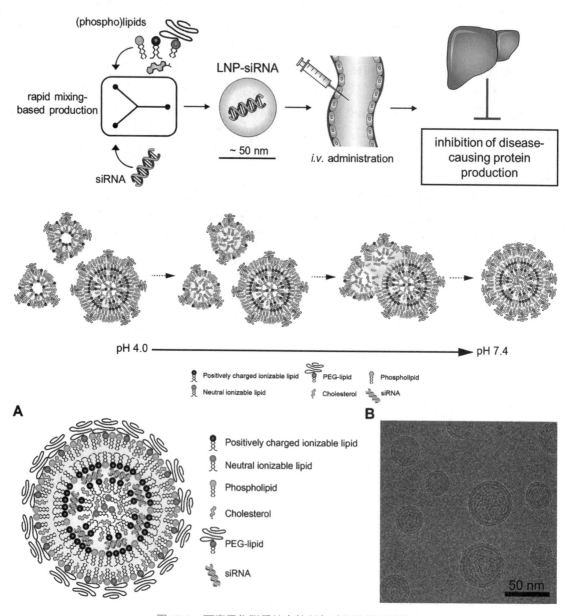

图 17-5 可离子化脂质纳米粒制备过程及微观结构

【处方】

Patisiran（TTR siRNA）	2.0 mg	$Na_2HPO_4 \cdot 7H_2O$	2.3 mg
DLin-MC3-DMA	13.0 mg	KH_2PO_4	0.2 mg
PEG_{2000}-DMG	1.6 mg	NaCl	8.8 mg
DSPC	3.3 mg	注射用水	加至 1 mL
胆固醇	6.2 mg		

【制剂性状】　Patisiran 是一种白色至灰白色、具有乳光的均匀液体。

【制备方法】　参照处方比例，1 份体积的含四种脂质（可离子化脂质、中性磷脂、胆固醇、PEG 化脂质）的乙醇溶液与 3 份体积的含有 siRNA 的醋酸盐缓冲溶液（pH = 4）快速混合，可离子化脂质此时发生质子化带上正电荷，与带有负电荷的核酸产生电荷相互作用；经过快速混合，脂质分子可以形成小的类似脂质体的纳米粒结构，同时 siRNA 层状分布在脂质层之间；随着溶液 pH 逐渐升高，带正电的脂质分子逐渐被中和，水溶性下降，颗粒之间相互融合逐渐形成更大的油相颗粒，可离子化脂质与 siRNA 均进入到脂质纳米粒的内部；PEG 化的脂质最终为脂质纳米粒提供了一个亲水性的表面，从而阻止了油性颗粒的融合。最终形成的 LNP-siRNA 复合物，其核心由被中和的可离子化脂质和胆固醇组成，并将 siRNA 包载在脂质层之间。

【实例】　COVID-19 mRNA 疫苗

可离子化脂质纳米粒作为一种有效的核酸递送载体，被成功应用于新型冠状病毒 mRNA 疫苗的开发。2020 年末，分别由 Pfizer/BioNTech 和 Moderna 公司开发的两款 mRNA 疫苗 BNT162b2 和 mRNA-1273，被授权紧急使用（Emergency Use Authorization，EUA）以遏制新型冠状病毒疫情的蔓延。这两款 mRNA 疫苗均是将编码 SARS-CoV-2 刺突蛋白（spike protein）的核苷修饰 mRNA（modRNA）递送到宿主细胞中；mRNA 翻译出的刺突蛋白作为一种抗原，可以有效使机体产生相应的抗病毒免疫反应。这两款 mRNA 疫苗的 LNP 组成相似（表 17-2、图 17-6），都含有可离子化脂质、PEG 化脂质、胆固醇和 DSPC，各组分摩尔比分别为 46.3∶1.6∶42.7∶9.4（Pfizer/BioNTech）、50∶1.5∶38.5∶10（Moderna）。这两种 LNP 中的可离子化脂质的疏水碳链部分均通过生物可降解键连接，从而有利于 mRNA 递送完成后载体材料的安全清除。

表 17-2　COVID-19 mRNA 疫苗脂质纳米粒组成

mRNA 疫苗	mRNA 剂量	脂质名称、缩写或编号	脂质类型
mRNA-1273（Moderna）	100 μg/0.5 mL	SM-102	可离子化脂质
		PEG_{2000}-DMG	PEG 脂质
		DSPC	辅助脂质
		胆固醇	辅助脂质
BNT162b2（Pfizer/BioNTech）	30 μg/0.3 mL	ALC-0315	可离子化脂质
		ALC-0159	PEG 脂质
		DSPC	辅助脂质
		胆固醇	辅助脂质

Pfizer/BioNTech 新冠疫苗是以存储于多剂量瓶中的冷冻混悬液形式提供的，在使用前需要每瓶加入 1.8 mL 的 0.9% 氯化钠注射用水稀释。给药方案为两次接种，每次 0.3 mL，间隔 3 周。每 0.3 mL 剂量的疫苗含有 30 μg 的编码 SARS-CoV-2 病毒刺突（S）蛋白的核苷修饰 mRNA。同时，每个剂量的 Pfizer/BioNTech 新冠疫苗还含有：0.43 mg 可离子化脂质 [（4-hydroxybutyl）azanediyl] bis（hexane-6,1-diyl）bis（2-hexyldecanoate）（ALC-0315）、0.05 mg PEG 脂质

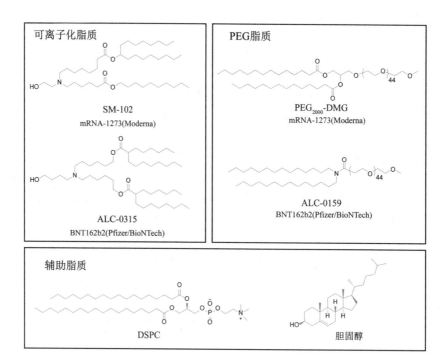

图 17-6　COVID-19 mRNA 疫苗脂质纳米粒的脂质成分

2〔（polyethylene glycol）-2000〕-N,N-ditetradecylacetamide（ALC-0159）、0.9 mg 中性脂质 DSPC、0.2 mg 胆固醇、0.1 mg 氯化钾、0.01 mg 磷酸二氢钾、0.36 mg 氯化钠、0.07 mg 二水合磷酸氢二钠和 6 mg 蔗糖。该疫苗适用于 16 岁及以上人群的主动免疫。

　　Moderna 疫苗为白色至灰白色混悬液，长期储存温度为 −25℃ 至 −15℃。该疫苗同样按两次肌内注射方案给药，每次 0.5 mL，间隔一个月。每 0.5 mL 疫苗含有 100 μg 编码 SARS-CoV-2 病毒 S 蛋白的核苷修饰 mRNA。此外，每个剂量的 Moderna 新冠疫苗还含有 1.93 mg 总脂质材料（SM-102、PEG$_{2000}$-DMG、DSPC 和胆固醇）、0.31 mg 缓血酸胺、1.18 mg 缓血酸铵盐酸盐、0.043 mg 醋酸、0.20 mg 三水合醋酸钠和 43.5 mg 蔗糖。三期临床试验结果显示：Moderna 新冠疫苗 mRNA1273 的保护效率达 94.1%（95% 置信区间为 89.3% ～ 96.8%），且安全性良好。

　　（三）有机高分子载体 Polymeric carrier

　　阳离子聚合物与核酸分子可以在电荷作用下发生缩合，形成稳定的复合物，防止核酸被降解，其大小可在 100 nm 以下，表面带正电，有利于与靶细胞的吸附。这类载体的安全性较好，容易制备，不足之处是缺乏靶向性，而且单独应用时转染效率较低。可选择的阳离子聚合物包括聚氨基化合物、聚氨基酸和树枝状高分子三大类。

　　聚氨基化合物与核酸结合的程度以及复合物的形状取决于聚氨基化合物的结构（线性或分枝）、分子量以及荷电基团之间的空间位置等。聚乙烯亚胺（polyethyleneimines，PEI）是一种比较常用的阳离子聚合物，具有高度分枝的结构，内部的氨基与末端的氨基可在不同的 pH 下离子化，因而有较强的缓冲性能，这一方面有利于 DNA 的稳定性。另一方面，PEI 在酸性条件下构象的改变可促进核酸分子从内吞小泡中的释放。PEI-DNA 复合物的转染效率高度依赖于 PEI 的分子量，支链 PEI（25 kDa）和线型 PEI（22 kDa）是公认的转染效率很高的基因载体，在阳离子聚合物基因载体领域被称为"金标准"。

　　虽然有四种带正电的氨基酸，但用于基因输送的聚氨基酸几乎只有聚赖氨酸。聚左旋赖氨酸（Poly L-lysine，PLL）是由 L-赖氨酸单体通过酰胺键连接形成的聚合物，是一类可生物降解的亲水性高分子材料。PLL-DNA 复合物的体内半衰期短，缺乏靶向性，不能促进复合物从内吞小泡中释放 DNA，因此往往需要进行一些修饰以改善其性能。

树枝状高分子（dendrimers）的核心分子至少有三个具化学活性的侧链，在这些化学活性部位与其他同样的分子聚合，产生一个类似球形的分枝状聚合物。典型的星状树突体是聚氨基酰胺（polyamidoamine，PAMAM）。合理的结构改造可有效地提高 PAMAM 的转染效率，并明显改善细胞相容性。

（四）无机材料载体 Inorganic vectors

目前，研究者使用的无机材料基因递送载体包括：二氧化硅纳米粒、氧化铁纳米粒、羟基磷灰石纳米粒、金纳米粒等。

SiO_2 的合成简便，可控性强，突出优点是表面修饰范围广。利用高盐条件下 DNA 会特异吸附到 SiO_2 表面的现象，非功能化的二氧化硅纳米颗粒就可作为一种有效的 DNA 提取材料。另一种硅基材料是高表面积、高孔容量和可控孔径的介孔二氧化硅纳米颗粒。这种纳米颗粒具有规则的孔道结构，表面积大，孔径分布较窄且在一定范围内可调，表面进行官能团化后也具有一定的水热稳定性。

氧化铁磁性纳米粒是四氧化三铁和 γ-三氧化二铁的纳米粒。磁性纳米粒载体的比表面积大，表面所带电荷使其能够装载许多大片段的 DNA；改变 pH 等因素可改变其表面电性，有利于进行表面修饰；在外加磁场的作用下，磁性氧化铁纳米粒可以定向移动，有利于靶向基因治疗。

羟基磷灰石（hydroxyapatite，HA）是人体骨和牙齿的组成成分之一，有良好的生物活性、化学稳定性、生物相容性，是临床骨缺损修复常用生物材料。HA 是一种高效的吸附材料，广泛应用于分离和纯化蛋白及核酸。

金纳米粒（AuNP）直径通常为 10 ～ 20 nm，一般以金溶胶形式使用，也被称为胶体金。它是一种具有众多生物学功能的新型材料，生物相容性好。AuNP 对许多生物大分子有很强的吸附作用，且不会使生物大分子变性。

第三节 质量控制与技术要求
Quality control and technical requirement

《中国药典》2020 年版对人用基因治疗制品生产和质量控制规定了通用性技术要求，重点针对以病毒和质粒 DNA 为载体的基因治疗制品。

一、制造基本要求 Basic requirements for preparation

人用基因治疗制品的制造主要包括生产用起始原材料、原材料和辅料的控制，载体的制备，目标成分的提取、纯化和制剂等过程。生产过程中使用的菌毒种和动物细胞基质应符合"生物制品生产检定用菌毒种管理及质量控制"和"生物制品生产检定用动物细胞基质制备及质量控制"的相关要求。使用的原材料和辅料应符合"生物制品生产用原材料及辅料质量控制"的相关要求。应采用经过验证的生产工艺进行生产，并对生产工艺全过程进行控制。

二、特性分析 Characteristics analysis

应采用先进的分析手段，从生物学、分子生物学、免疫学、物理化学等角度，对人用基因治疗制品的基因型和表型、纯度、治疗序列活性和（或）生物效价、感染性和（或）转导效率和预期用途的适用性等进行全面的分析，并提供尽可能详细的信息，以反映目标制品内在的质量属性，并作为建立和制定上市制品质量标准的基础。特性分析应包括对原材料、中间体、原液和成品特性的分析。对于复合核酸载体，应充分研究载体、复合组分和复合物的特性。特性分析数据可能来自整个开发和（或）制造过程。对于不同阶段（开发、试生产、完整规模生产等）生产的产品批次可根据不同情况开展适宜程度的特性分析研究，其中用于制定上市制品质量标准的产品批次工艺应代表预期的上市制品工艺。

特性分析一般在研发阶段进行，并通过生产工艺的优化，以及具有代表性的足够批次制品的周期性监测加以完善。

三、标准参考物质 Standard reference materials

对于效价、感染性滴度等活性检测方法，应建立具有长期稳定性的活性标准品或参考品。对于鉴别试验、颗粒数等各种理化分析，可选择已证明足够稳定且适合临床试验的一个（多个）批次，或用一个代表批次作为参考品或对照品，并应按特性分析要求进行分析鉴定。在采用 PCR 或定量 PCR 方法的检定项目中所用到的质粒 DNA 或核酸对照品，在制备和分装后应进行适宜的分析鉴定。

标准品、参考品或对照品的建立和制备可参照"生物制品国家标准物质制备和标定"的相关要求。

四、制品检定 Quality assay

应根据制品关键质量属性、对制品和工艺的深入了解和风险评估的原则，制定相应质量控制策略。制品检定采用的检测方法应经验证或确认并符合要求。纳入质量标准的检定项目、可接受限度，应结合特性分析数据、临床前和（或）临床研究多批次样品的数据、工艺验证批次的数据、稳定性研究数据等综合确定。基因治疗制品的质量检定至少应包括鉴别试验、纯度与杂质、效价、含量、一般安全性试验等项目，但对不同的制品和生产工艺还需结合具体情况加以考虑。

五、贮存、有效期及标签 Storage，validity and label

制品贮存应符合"生物制品分包装及贮运管理"规定，成品应在适合的环境条件下贮存和运输。自生产之日起，按批准的有效期执行。

标签应符合"生物制品分包装及贮运管理"要求和国家相关规定，标示内容至少应包括：制品名称，每瓶的活性单位（如必要），每瓶有效成分含量，每瓶标示体积（液体制剂），批号和有效期。

（汪贻广）

参考文献

［1］方亮. 药剂学［M］. 8 版. 北京：人民卫生出版社，2016.
［2］金义光. 纳米技术在药物递送中的应用［M］. 北京：化学工业出版社，2015.
［3］张志荣. 靶向治疗分子基础与靶向药物设计［M］. 北京：科学出版社，2005.
［4］Garrison LP. Biotechnology and biopharmaceuticals：transforming proteins and genes into drugs［M］. New Jersey：John Wiley & Sons Inc.，2013.
［5］国家药典委员会. 中华人民共和国药典：2020 年版［M］. 北京：中国医药科技出版社，2020.
［6］李元. 基因工程药物［M］. 2 版. 北京：化学工业出版社，2007.
［7］Roberts TC，Langer R，Wood MJA. Advances in oligonucleotide drug delivery［J］. Nat Rev Drug Discov，2020，19（10）：673-694.

［8］Wu HJ，Lima WF，Zhang H，et al. Determination of the role of the human RNase H1 in the pharmacology of DNA-like antisense drugs［J］. J Biol Chem，2004，279（17）：17181-17189.

［9］Crooke ST. Molecular mechanisms of antisense oligonucleotides［J］. Nucleic Acid Ther，2017，27（2）：70-77.

［10］Dominski Z，Kole R. Restoration of correct splicing in thalassemic premessenger RNA by antisense oligonucleotides［J］. P Natl Acad Sci USA，1993，90（18）：8673-8677.

［11］Calvo SE，Pagliarini DJ，Mootha VK. Upstream open reading frames cause widespread reduction of protein expression and are polymorphic among humans［J］. Proc Natl Acad Sci USA，2009，106（18）：7507-7512.

［12］Liang XH，Shen W，Sun H，et al. Translation efficiency of mRNAs is increased by antisense oligonucleotides targeting upstream open reading frames［J］. Nat Biotechnol，2016，34（8）：875-880.

［13］Nomakuchi TT，Rigo F，Aznarez I，et al. Antisense oligonucleotide-directed inhibition of nonsense-mediated mRNA decay［J］. Nat Biotechnol，2016，34（2）：164-166.

［14］Vickers TA，Wyatt JR，Burckin T，et al. Fully modified 2′ MOE oligonucleotides redirect polyadenylation［J］. Nucleic Acids Res，2001，29（6）：1293-1299.

［15］Hermann T，Patel DJ. Adaptive recognition by nucleic acid aptamers［J］. Science，2000，287（5454）：820-825.

［16］Ellington AD，Szostak JW. In vitro selection of RNA molecules that bind specific ligands［J］. Nature，1990，346（6287）：818-822.

［17］Tuerk C，Gold L. Systematic evolution of ligands by exponential enrichment：RNA ligands to bacteriophage T4 DNA polymerase［J］. Science，1990，249（4968）：505-510.

［18］Robertson DL，Joyce GF. Selection in vitro of an RNA enzyme that specifically cleaves single-stranded DNA［J］. Nature，1990，344（6265）：467-468.

［19］Knott GJ，Doudna JA. CRISPR-Cas guides the future of genetic engineering［J］. Science，2018，361（6405）：866-869.

［20］张强，武凤兰. 药剂学［M］. 北京：北京大学医学出版社，2005.

［21］许瑞安，陈凌，肖卫东. 分子基因药物学［M］. 北京：北京大学医学出版社，2008.

［22］de Fougerolles AR. Delivery vehicles for small interfering RNA in vivo［J］. Hum Gene Ther，2008，19（2）：125-132.

［23］Buschmann MD，Carrasco MJ，Alishetty S，et al. Nanomaterial delivery systems for mRNA vaccines［J］. Vaccines（Basel），2021，9（1）：65.

［24］Cheng X，Lee RJ. The role of helper lipids in lipid nanoparticles（LNPs）designed for oligonucleotide delivery［J］. Adv Drug Deliv Rev，2016，99（Pt A）：129-137.

［25］Kulkarni JA，Witzigmann D，Chen S，et al. Lipid nanoparticle technology for clinical translation of siRNA therapeutics［J］. Acc Chem Res，2019，52（9）：2435-2444.

［26］Cullis PR，Hope MJ. Lipid nanoparticle systems for enabling gene therapies［J］. Mol Ther，2017，25（7）：1467-1475.

［27］Semple SC，Akinc A，Chen J，et al. Rational design of cationic lipids for siRNA delivery［J］. Nat Biotechnol，2010，28（2）：172-176.

［28］Kulkarni JA，Darjuan MM，Mercer JE，et al. On the formation and morphology of lipid nanoparticles containing ionizable cationic lipids and siRNA［J］. ACS Nano，2018，12（5）：4787-4795.

［29］Vallet-Regí M，Balas F，Arcos D. Mesoporous materials for drug delivery［J］. Angew Chem Int Ed，2007，46（40）：7548-7558.

疫苗制剂
Vaccine preparations

第一节　概　述
Introduction

　　疫苗是指以病原微生物或其组成成分、代谢产物为起始材料，采用生物技术制备而成，用于预防人类相应疾病的预防性生物制品。疫苗的接种被评为 20 世纪最伟大的成就之一，是预防各种传染病最有效、最经济的方式。疫苗接种人体后可刺激免疫系统产生特异性体液免疫或（和）细胞免疫应答，使人体获得对相应病原微生物的免疫力，大大降低了传染性疾病的发生率，控制了传染性疾病的流行。由于广泛使用疫苗，天花病毒已被人类根除，小儿麻痹症、白喉、百日咳、麻疹、乙型肝炎以及其他传染性疾病的发生率在全球范围内大大降低。此外，疫苗也是肿瘤代谢性疾病、老年认知性疾病等慢性病最具潜力的防治手段。例如，HPV（人乳头瘤病毒）预防性疫苗是世界上第一支可以预防癌症的疫苗，已在全球多国上市使用，用于预防宫颈癌前病变，进而降低宫颈癌的发病率。

　　疫苗的研发已经历了数百年，涉及国家安全，是国家战略医药产业之一。提升疫苗研发能力和规范疫苗生产、使用和管理具有重大意义。目前，世界卫生组织（WHO）建议对 12 种疾病进行常规免疫规划，具体包括乙型肝炎、脊髓灰质炎、麻疹、风疹、流行性腮腺炎、白喉、破伤风、百日咳、甲型肝炎、流行性乙型脑炎、流行性脑脊髓膜炎和结核病。此外，WHO 还建议为高危人群或有特殊需要的地区提供额外的疫苗接种。我国基于国情，将疫苗分为第一类和第二类两种，其中第一类疫苗由政府免费保障，第二类疫苗需自费接种。

　　与治疗性药物相比，疫苗研制、生产、检验等过程的管理更严格，过程中应当建立健全生物安全管理制度，严格控制生物安全风险，加强菌毒株等病原微生物的生物安全管理，保护操作人员和公众的健康，保证菌毒株等病原微生物用途合法、正当。研制和生产过程中使用的菌毒株和细胞株，应当明确历史、生物学特征、代次，建立详细档案，保证来源合法、清晰、可追溯；来源不明的，不得使用。

第二节　疫苗的分类及特点
Classification and characteristics of vaccines

　　按照发展历史来分，人用疫苗可分为传统疫苗、基因工程疫苗和核酸疫苗。传统疫苗是第一代疫苗，主要是通过生物传代或物理化学方法处理病原体得到的减毒活疫苗或灭活疫苗。基因工程疫苗为第二代疫苗，是利用基因工程技术或蛋白质化学技术合成的重组疫苗，主要包括基因工程亚单位疫苗、病毒载体疫苗和多肽疫苗等。核酸疫苗为第三代疫苗，是通过基因工程手段编码的特定序列外源性基因直接导入机体内表达，诱导机体产生免疫应答。在疫苗的研究和发展过程中，免疫学、微生物学、遗传学、药学、生物工程、生物信息学和流行病学等领域取得的巨大进步，为疫苗的进步提供了更多的理论和技术支持。人用疫苗按其组成成分和生产工艺具体可分为减毒活疫苗、灭活疫苗、病毒载体疫苗、病毒样颗粒疫苗、蛋白亚单位疫苗、DNA 疫苗和 mRNA 疫苗等类型。

一、减毒活疫苗 Attenuated live vaccines

减毒活疫苗是指采用病原微生物的自然弱毒株或经培养传代等方法减毒处理后获得致病力减弱、免疫原性良好的病原微生物减毒株制成的疫苗。人类的疫苗史是从减毒活疫苗开始的，1796 年英国 Jenner 医生第一次通过接种活的牛痘病毒来预防人类天花，从此揭开了疫苗研发的历史。随后减毒狂犬疫苗、减毒活细菌疫苗（卡介苗）相继被研发成功。目前已上市的减毒活疫苗还包括麻疹减毒活疫苗、腮腺炎减毒活疫苗、脊髓灰质炎减毒活疫苗糖丸（猴肾细胞）和乙型脑炎病毒活疫苗等。

减毒活疫苗接种后，在体内有生长繁殖能力，接近于自然感染，有非常强的免疫原性，可刺激机体产生特异性记忆 B 细胞和 T 细胞，同时激活体液免疫和细胞免疫，因此，用量较小时即可获得持久免疫力，其免疫效果优于灭活疫苗。另外，减毒活疫苗还具有成本相对较低、生产工艺成熟等优点。减毒活疫苗研发包括两个关键步骤：传代筛选或人为突变致病位点获得减毒毒株和毒株安全性及免疫原性的验证，相关工艺具有一定的生物安全性风险，研发周期非常长。减毒活疫苗中被接种到人体后，活的病原体均保留一定的残余毒力，对部分免疫缺陷个体可能诱发严重疾病，还有可能出现"毒力返祖"现象。

二、灭活疫苗 Inactivated vaccines

灭活疫苗是指病原微生物（如细菌、病毒、立克次体）经培养、增殖，用物理化学方法灭活以除去其增殖能力但同时保持其抗原颗粒的完整性后制成的疫苗。灭活疫苗里失去繁殖能力的病原微生物没有了"致病力"，但保留免疫原性，病原微生物的"尸体"仍能刺激人体产生抗体。

灭活疫苗研发的关键环节主要包括病毒毒株的获得、病毒的扩增、病毒的灭活等。目前可用的灭活疫苗主要有甲型肝炎灭活疫苗、Sabin 株脊髓灰质炎灭活疫苗（Vero 细胞）、冻干乙型脑炎灭活疫苗和流感全病毒灭活疫苗等。

灭活疫苗是最传统的疫苗技术路线，是应对急性疾病传播通常采用的手段。其优点是研发及生产速度较快，技术成熟度高，质控和评价方法明确，安全性比较高。但由于灭活的"尸体"进入人体后不能繁殖，其缺点有对机体刺激时间短，要获得持久免疫力，需要多次接种，而且接种剂量大、免疫途径单一等，有时候会造成抗体依赖增强效应（ADE），使病毒感染加重。

三、蛋白亚单位疫苗 Protein subunit vaccines

包括减毒活疫苗和灭活疫苗在内的传统疫苗，普遍存在安全性低、副作用强以及对自然感染不能诱导有效免疫力的或无法进行工业化制备的病原体不能形成疫苗等不足，去除传统疫苗中的有害组分，选择有效组分（免疫原）成为了改进传统疫苗和研制新型疫苗的核心任务。蛋白亚单位疫苗是指采用基因重组技术将编码病原微生物保护性抗原的基因构建在表达载体上，再转化到细菌、酵母、哺乳动物或昆虫细胞中，经培养、增殖后，诱导表达出抗原蛋白，最后提取、纯化所表达的抗原制成疫苗。目前，蛋白亚单位疫苗研发技术相对成熟，已上市的亚单位疫苗包括重组乙型肝炎疫苗、流感亚单位疫苗、霍乱毒素 B 亚单位疫苗、狂犬病毒免疫体亚单位疫苗和麻疹亚单位疫苗等。

与灭活疫苗和减毒活疫苗相比，亚单位疫苗结构相对简单、生产工艺的生物安全性较高，产能高，适合于规模化生产，生产的抗原稳定，易于储运。另外，某种特定的抗原蛋白形成的亚单位疫苗，不存在感染风险，耐受性也相对较好。然而，亚单位疫苗只是病原体的一部分蛋白作为抗原，而且利用不同表达系统来表达病原体的抗原蛋白可能跟病毒蛋白的天然构象存在差异，其免疫原性差，一般需要在处方中加入佐剂来增强免疫原性，而且，产生免疫记忆的效应可能较弱。

四、病毒载体疫苗 Viral vector vaccines

病毒载体疫苗是指将特定病毒作为遗传信息的载体，用基因工程技术将外源性抗原基因植入到病毒基因组内并转染细胞获得重组病毒，获得的重组病毒能在机体内利用宿主的遗传物质表达目的抗原蛋白，并诱导机体产生相应抗体，从而达到免疫接种的目的。腺病毒、痘病毒和疱疹病毒等均可用作疫苗的载体。根据病毒载体能否产生活的子代病毒分为复制型和复制缺陷型（即非复制型）病毒载体。

腺病毒是研究最多的一类病毒载体，腺病毒是一种无包膜的双链 DNA 病毒，可引起呼吸道、眼部、胃肠道、尿路等感染。腺病毒载体疫苗有其独特的优势。首先，腺病毒的宿主范围广，大部分的腺病毒对人的致病性低，且不存在整合到宿主体中的风险，安全性风险较低。另外，腺病毒重组载体的构建技术相对成熟，生产成本相对较低，产能方面较传统的疫苗研发技术有所提升。此外，腺病毒载体疫苗的接种相对简单灵活，可以有多种接种途径，腺病毒载体疫苗可通过肠道或呼吸道进行黏膜免疫，如口服、鼻腔接种。最后，以腺病毒为载体的疫苗生产工艺的平台通用性较高，可以基于平台技术研发针对不同病原体的疫苗。这种疫苗也有缺点，病毒载体疫苗研发需要考虑如何克服"预存免疫"。人体对腺病毒的免疫力，可能会影响到疫苗诱导的免疫反应强度从而影响保护效果。另外，病毒载体仍然存在潜在性安全风险，而且，病毒的操作和生产要求技术程度高。目前，重组埃博拉病毒病疫苗（腺病毒载体）的新药注册申请已在我国获得批准。

五、DNA 疫苗 DNA vaccines

1990 年美国威斯康辛大学的 Wolff 等人将质粒 DNA 或 mRNA 直接注入到小鼠的骨骼肌中，意外发现编码基因在局部肌细胞内表达，并产生了抗体，从此拉开了基因转染和核酸疫苗的研究序幕。随后的研究中，研究者采用直接注射的方式，发现外源基因在心脏、甲状腺、皮肤和肝脏等组织中也有表达。1992 年，被誉为"DNA 疫苗之父"的 David B. Weiner 教授开发出了核酸疫苗技术，并利用该技术研制了预防性 DNA 疫苗产品；1994 年，该团队开展了全球第一个核酸疫苗的临床试验。DNA 疫苗属于核酸疫苗中的一种，其是将编码外源性抗原蛋白的基因重组到真核表达元件的质粒中，然后将质粒 DNA 导入到宿主体内，利用宿主细胞中的遗传物质表达抗原蛋白，通过抗原蛋白诱导机体产生相应的免疫应答，从而达到预防和治疗疾病的目的。免疫应答包括了细胞激活、细胞因子分泌、细胞毒 T 淋巴细胞产生以及特异性抗体形成等。虽然 DNA 疫苗在动物疫苗领域已经有多年的使用历史，但目前尚无 DNA 疫苗被批准上市，但 DNA 疫苗技术已经被用于针对各种人类病原体，如 HIV、流感病毒、疟疾、乙型肝炎病毒、呼吸道合胞病毒和单纯疱疹病毒的疫苗开发，并有多种 DNA 疫苗进入到临床试验阶段。

与传统的灭活疫苗、减毒活疫苗相比，DNA 疫苗具有非常明显的优势。首先，DNA 疫苗的研制主要是通过构建高效表达的质粒，将重组的质粒在细菌体内大量克隆而实现疫苗的批量生产，该过程没有抗原分泌、提取和纯化等耗时过程，不使用病毒载体，生产方式相对简单，生产效率高。DNA 疫苗虽然也引起细胞毒性 T 淋巴细胞应答，但无感染风险，适用于常规疫苗难以培养或危险的致病体。与亚单位蛋白疫苗不同，DNA 疫苗能在自身细胞中产生外源性蛋白，更像天然分子，更易诱导产生对应于天然抗原的免疫应答。最后，DNA 疫苗能在体内较长时间地存在并持续表达低水平的抗原蛋白，只需要很微量就能诱导持续的免疫效应。人用 DNA 疫苗批准上市有其需要解决的问题和挑战，具体包括：① DNA 疫苗的目的基因、载体和启动子的选择要慎重，对 DNA 免疫效果具有重要影响；② DNA 疫苗存在有部分或全部质粒序列整合到宿主基因组的风险，具有潜在的安全性风险；③需要选择合适的疫苗递送系统和接种途径。DNA 疫苗需要转运至细胞核内以实现抗原蛋白的表达，需要跨越细胞膜、避免内体、溶酶体和胞质核酸酶的降解等屏障才能诱导有效的免疫应答。目前 DNA 疫苗比较常用的转染方式是借助电穿孔、基因枪等给药装置或将 DNA 用脂质体、纳米颗粒等包载后进行肌内注射。

六、mRNA 疫苗 mRNA vaccines

mRNA 是信使核糖核酸，其最重要的作用是复制细胞核中 DNA 所携带的遗传信息，再转录到细胞质中，并翻译成蛋白质。mRNA 疫苗是基于 mRNA 指导蛋白质合成的特性，通过将编码抗原蛋白的 mRNA 接种到宿主，然后在体内细胞中利用宿主的遗传物质进行表达合成抗原蛋白，通过抗原蛋白诱导和激活机体的免疫系统产生免疫反应，从而达到预防和治疗疾病的目的。mRNA 通过模拟病毒感染可以同时诱导体液免疫和细胞免疫应答。mRNA 疫苗研发过程主要包括，目标抗原的选定、基因序列获取、目的基因质粒构建、mRNA 体外转录、mRNA 修饰、优化和纯化、mRNA 递送系统构建。近年来开发了各种 mRNA 疫苗技术平台，其免疫原性已在临床研究中得到验证，但一直未有产品成功上市。2019 新型冠状病毒肺炎（简称新冠肺炎）在全球范围的大流行促使辉瑞和德国 BioNTech 合作研发的新冠病毒 mRNA 疫苗 BNT162b2 于 2020 年 12 月先后获得英国和美国的紧急使用授权，标志着 mRNA 疫苗技术首次被批准使用。

mRNA 疫苗也是核酸疫苗的一种，相比于传统的疫苗也有其独特的优势。首先，mRNA 疫苗的获取是通过酶促体外转录的过程进行生产获得，避免了细胞培养、抗原提取和纯化等过程，大大缩短了生产时间，能够很容易实现量产，提高了疫苗的产能，mRNA 的研发和生产周期短，前期合成比较快，在快速开发疫苗方面具有潜力。mRNA 疫苗直接在胞质中翻译，无需转运至细胞核内，不存在 DNA 疫苗整合到宿主染色质中的风险。然而，mRNA 的递送效率及其稳定性是制约其发展的关键因素。mRNA 容易被血浆和组织中的 RNase 降解，给药后会被快速清除。增强稳定性既可以从提高 mRNA 自身的稳定性如优化合成体系、密码子优化和修饰核苷入手，也可以通过提高药物递送系统的效率来达到目的。mRNA 的分子量和负电荷使其不能自由通过生物膜，通过细胞膜后还需从内体逃逸至胞浆后才能发挥药效。递送系统是 mRNA 用于疾病预防或治疗的关键，主要包括基于脂质的递送系统［如核酸脂质复合物（lipoplexes）和阳离子脂质体］、基于聚合物的载送系统（如 polyplexes）、基于脂质和聚合物的载体系统（如 lipopolyplexex），其中，脂质纳米粒（lipid nanoparticle）是 mRNA 疫苗最具潜力的递送载体之一。脂质纳米粒的主要组成包括可离子化的脂质、辅助性脂质、结构性脂质和聚乙二醇化的脂质，目前比较成熟的制备方法是将脂材先溶解在乙醇中，然后按一定比例与 mRNA 的缓冲盐溶液在微流控设备中混合制备成纳米粒，再通过透析、浓缩、无菌过滤等工艺得到制剂成品。

七、其他疫苗 Other vaccines

除了几上的几类疫苗外，《中国药典》2020 年版、部分疫苗专著或文献中的疫苗分类还包括病毒样颗粒疫苗、结合疫苗、联合疫苗、多肽疫苗和多糖疫苗等。

病毒样颗粒（virus-like particles，VLPs）疫苗是由病毒的一种或几种衣壳蛋白在表达系统内重组表达，并自行组装形成不含病毒遗传物质且不能复制、不具有感染能力的病毒样蛋白颗粒，直径约为 20～200 nm。由于具有天然病毒颗粒类似的空间立体结构，病毒样颗粒疫苗是遗传物质向宿主细胞天然传递的载体，其进入机体后，可通过和病毒感染一样的途径，有效地引起特异性体液免疫应答和特异性细胞免疫应答。目前上市的 VLPs 疫苗包括重组乙型肝炎病毒（hepatitis B virus，HBV）疫苗、戊型肝炎病毒（hepatitis E virus，HEV）疫苗和重组人乳头瘤病毒（human papilloma virus，HPV）疫苗。

结合疫苗（conjugate vaccines）是指采用病原微生物的保护性抗原成分与蛋白质载体结合制成的疫苗。例如，为增加多糖的免疫原性，将多糖共价结合在蛋白载体上，如 A 群 C 群脑膜炎球菌多糖结合疫苗系用 A 群和 C 群脑膜炎球菌荚膜多糖抗原，经活化衍生后与破伤风类毒素蛋白共价结合为多糖蛋白结合物后制成的。

联合疫苗（combined vaccines）是指由两个或以上活的、灭活的病原微生物或抗原成分联合机制而成的疫苗，用于预防不同病原微生物或同一种微生物的不同血清型 / 株引起的疾病。联合疫苗包括多联疫苗和多价疫苗。多联疫苗用于预防不同病原微生物引起的疾病，如吸附百白破联合疫苗、麻腮风联合减毒疫苗；多价疫苗用于预防同一种病原微生物不同血清型 / 株引起疾病，如 23 价肺炎球菌多糖疫苗、流感病毒裂解疫苗。

多肽疫苗（peptide vaccines）是按照病原体抗原基因中已知或预测的某段抗原表位的氨基酸序列，通过化学合成技术制备的疫苗。多肽疫苗的优点是成分更加简单，质量更易控制，不存在毒力回升或灭活不全的问题。但随着免疫原分子量和结构复杂性的降低，免疫原性也显著降低。多肽疫苗一般需要特殊的结构设计、特殊的递送系统或佐剂来提高特异性免疫应答。

第三节　疫苗的配方
Formulations of vaccines

疫苗由抗原和辅料组成。抗原是疫苗的核心，是最主要的有效活性组分。在疫苗的研发和生产中，为了保证疫苗的生物学特性、增强抗原的特异性免疫应答、抑制疫苗中的微生物以及满足疫苗生产工艺的正常进行等，常需要加入各类辅料。按其使用目的，疫苗制品中的辅料一般包括佐剂、稳定剂、防腐剂、灭活剂及其他活性成分。

一、抗原 Antigen

抗原也称为免疫原，是决定疫苗的特异免疫原性物质。抗原应能有效地激发机体的免疫反应，包括体液免疫或（和）细胞免疫，产生保护性抗体或致敏淋巴细胞，最后产生抗特异性抗原的保护性免疫。抗原决定了所活化免疫应答攻击的靶向性，因此，研发疫苗的关键是选择或设计出合适的抗原。疫苗中的抗原包括减毒的活病毒或细菌体、灭活的病毒或细菌体、病毒裂解液、病毒或细菌成分、类毒素和重组表达的蛋白质。核酸疫苗的抗原是将编码抗原蛋白的 DNA 或 mRNA 导入体内后，通过宿主细胞的表达系统在体内合成的。传统减毒活疫苗的抗原可模拟自然感染，诱导针对病原体的强烈免疫应答，抗原性强。部分灭活疫苗、蛋白等亚单位疫苗的免疫原性较差，一般需要通过与佐剂合用来增强免疫应答。佐剂可增强原发性免疫缺陷、移植治疗或感染等导致的免疫功能低下人群的免疫应答。

近年来，研究者能够基于病原微生物结构来设计、修饰抗原并使其成为"更好"的疫苗用抗原。随着基因组学的发展，反向疫苗学、系统疫苗学、结构疫苗学和信息疫苗学为寻找新型抗原提供了新手段，通过对大量的数据进行计算分析和预测，优化了抗原设计。另外，X 射线晶体学、电子显微镜和核磁共振成像的发展大大提高了解析蛋白质三维结构的能力，获得关键抗原及其表位，以及其与保护性抗体复合物的原子级信息。

二、佐剂 Adjuvant

佐剂，其英文"adjuvant"来源于拉丁文"adjuvare"，是"帮助"之意，是一类非特异性的免疫增强剂，当与特异性抗原同时或提前给予时，可增强机体对抗原的特异性免疫应答，发挥辅助作用的一类物质。佐剂通过调节天然免疫反应，不仅可调节机体适应性免疫反应的水平，还可改变适应性免疫反应的类型。疫苗中的佐剂能够诱发机体产生长期、高效的特异性免疫反应，提高机体保护能力，同时又能减少免疫物质的用量，降低疫苗的生产成本。

传统减毒活疫苗由于其免疫原性强，且含有大量非免疫原性物质，这些物质除具有毒副作用外也具有佐剂效应，所以一般不需要外加佐剂。随着现代生物技术和基因工程技术的迅速发展，针对不同疾病已开展了各种新型基因工程疫苗的研制，而这些新佐剂普遍存在分子量小、免疫原性弱、难以诱导产生有效免疫应答等不足，从而需要某种物质来增强其免疫作用。一般情况下，如果抗原量及免疫原性能满足免疫保护的需要，则不宜使用佐剂。佐剂可根据其来源、作用机制、物理或化学性质来进行分类。美国 FDA 发布的指南《Regulatory considerations in the safety assessment of adjuvants and adjuvanted preventive vaccines》中将佐剂分为 3 类：①通过增强抗原向抗原呈递细胞和（或）淋巴结的传递，从而改善免疫反应的佐剂，例如传统铝佐剂和递送系统类佐剂（以乳剂和脂质体为主）；递送系统是解决抗原免疫原性低的一种可行解决方案，除稳定疫苗有效活性成分外，还可以控制抗原在免疫系统中的时空呈递，实现抗原的持续释放和抗原呈递细胞的靶向递送；递送系统能够通过刺激机体免疫系统产生多种细胞因子等方式增强机体免疫反应能力。②免疫刺激剂或免疫增强剂，主要通过受体介导的信号通路来调节免疫反应的质量，如单磷酰脂质 A（MPL，减毒脂多糖衍生物，激活 TLR4）、QS21（皂皮中提取的一种皂苷，分泌 Th1 细胞因子）、CpG（寡核苷酸，激活 TLR9）、聚肌胞苷酸［Poly（I∶C），激活 TLR3］、环二核苷酸（CDNs，激活 Sting）、细胞因子。③由以上 2 类组合而成的佐剂系统（adjuvant system，AS）。理想的佐剂除了应有确切的增强抗原免疫应答作用外，应该是无毒、安全的，且必须在贮藏条件下保持稳定。

在长达 96 年的时间里，铝佐剂是迄今为止使用最广泛的佐剂。1926 年，Glenny 等发现使用铝剂沉淀的白喉类毒素悬液要比类毒素本身具有更好的免疫原性，该发现为铝剂用于疫苗生产奠定了基础。基于其制备方法，传统的铝佐剂疫苗可分为铝沉淀疫苗和铝吸附疫苗，前者是将铝剂悬液加至抗原液中，形成抗原-铝盐沉淀物，后者是将抗原溶液添加至预先制备的氢氧化铝、磷酸铝、氢氧化铝-磷酸铝混合物或氧化铝中形成。铝佐剂的作用机制较复杂，可能与抗原的储库效应、补体激活、嗜酸性粒细胞或吞噬细胞的激活，以及引起局部炎症反应等有关。铝佐剂主要诱导 Th2 免疫反应类型，还存在免疫应答慢、持久性差等不足。另外，接种含铝佐剂的疫苗可导致一些局部不良反应，如肌筋膜炎、红斑、皮下结节、IgE 介导的超敏反应、肉芽肿。

随着新型疫苗的飞速发展，传统的铝佐剂越来越不能满足各种新型疫苗的需求，因此对新型佐剂的研究正在成为疫苗研究的热点之一。近年来对天然免疫信号通路和佐剂作用机制的理解，为开发新型佐剂奠定了基础。新型佐剂的研发更注重针对免疫细胞信号通路的活化，以提高特定免疫细胞亚群免疫应答的强度。新型佐剂的作用机制涉及对固有免疫的通路调节、对共激活信号通路的调节、有效活化抗体与 T 细胞应答、有效激活淋巴结微环境的佐剂等。目前研究较多的新型佐剂包括寡聚核苷酸、佐剂系统、活病毒载体和乳剂等。新型佐剂的开发推动了疫苗的创新，以新型佐剂为代表的疫苗可以诱导极强的 Th1 型免疫反应，接种后可维持高水平和持久性的抗体。已经批准的人用预防疫苗佐剂见表 18-1。

表 18-1　已经批准的人用预防疫苗佐剂

佐剂名称	上市时间	佐剂成分、药物递送技术及种类	上市疫苗种类
铝佐剂	1926	氢氧化铝或（或）磷酸铝；矿物盐	超过 80% 疫苗
MF59	1997	角鲨烯、聚山梨酯 80 和脂肪酸山梨坦 85；水包油乳剂	流感疫苗
类病毒颗粒	2000	流感病毒表面血凝素蛋白和神经氨酸酶蛋白；脂质体	甲肝疫苗和流感疫苗
AS04	2005	单磷酰脂质 A（免疫激活剂）、氢氧化铝；佐剂系统	宫颈癌疫苗和乙肝疫苗
AS03	2009	角鲨烯、α-生育酚（免疫增强剂）和聚山梨酯 80；水包油乳剂	流感疫苗
AS01	2017	QS21（免疫激活剂）、单磷酰脂质 A；脂质体；佐剂系统	疱疹病毒疫苗
CpG	2017	CpG 1018；免疫激活剂	乙肝疫苗

三、稳定剂 Stabilizer

疫苗和治疗用生物制品为保证作为抗原的病毒或其他微生物存活并保持免疫原性，常加入适宜的稳定剂。常用的稳定剂包括人血白蛋白、糖类、明胶、尿素、谷氨酸钠和辛酸钠等。

人血白蛋白是一种从健康捐献者的分离物（血源、血浆或血清）中获得的无菌、无热原的血清白蛋白产品，其生产过程必须经过验证的病毒灭活步骤保证制品安全，且不能添加抗菌、抑菌剂，通常被认为是一种基本无毒、无刺激性的物质。人血白蛋白是最常用的生物制品稳定剂，作为疫苗中蛋白质成分的稳定剂，也可在冷冻干燥过程中作为防冻剂，以防止表面吸附其他蛋白质。例如，麻疹减毒活疫苗、风疹减毒活疫苗、乙型脑炎减毒活疫苗和人用狂犬病疫苗中都常把人血白蛋白作为稳定剂使用，通常使用 1% ～ 5% 浓度。

葡萄糖、蔗糖、麦芽糖、山梨醇等糖类常用作生物制品的稳定剂。这些糖类除可作为传统的冻干保护剂外，常应用于疫苗中，有助于其他成分保持可溶性。例如，脊髓灰质炎减毒活疫苗中常使用蔗糖作为疫苗的稳定剂。

明胶由动物胶原水解得到，按水解方法，又可分为 A 型明胶和 B 型明胶，分别经酸法和碱法水解。明胶的品质一般由它的凝冻强度和黏度的高低来决定。明胶的分子量大，但因其为直链氨基酸结构，在体内易降解成低分子物质，抗原性很弱。明胶被广泛用于冷冻干燥生物制品中，起到了增溶和稳定的作用。麻腮风联合疫苗、流感疫苗、水痘疫苗及黄热病疫苗中均含有一定浓度的明胶。用于疫苗中的明胶，必须对其外源因子、致病物质或与该材料相关的特定污染物予以去除或灭活。

四、抑菌剂和抗生素 Preservative and antibiotics

抑菌剂是指用于防止外来微生物污染，防止制品腐败的化学物质。疫苗在制造过程中，为了脱毒、灭活，或一般液体疫苗为避免在保存期间微量的细菌繁殖，保证制品使用安全，需加入适宜的抑菌剂。大多数的灭活疫苗都使用抑菌剂。目前常用的防腐剂有硫柳汞、苯酚、间甲酚、氮仿等。疫苗制品中抑菌剂的使用应遵循以下原则：①应尽可能避免在注射剂的中间品和成品中添加抑菌剂，尤其是含汞类的抑菌剂。②单剂量注射用冻干制剂中不得添加任何抑菌剂；除另有规定外，单剂量注射液不得添加抑菌剂；供静脉用的注射液不得添加任何防腐剂抑菌剂。③对于多剂量制品，根据使用时可能发生的污染与开盖后推荐的最长使用时间来判断是否使用有效的抑菌剂。如需使用，应证明抑菌剂不会影响制品的安全性与效力。④成品中含抑菌剂的制品，应在有效抑菌范围内采用最小加量，且应设定限量控制。

抗生素是指由微生物（包括细菌、真菌、放线菌属）或高等动植物在生活过程中所产生的具有抗病原体或其他活性的一类次级代谢产物，能干扰其他生活细胞发育功能的化学物质。

《中国药典》2020 年版三部凡例中规定：①生物制品的生产过程中，应尽可能避免使用抗生素，必须使用时，应选择安全性风险相对较低的抗生素，使用抗生素的品种不得超过 1 种，且产品的后续纯化工艺应保证可有效去除制品中的抗生素，去除工艺应经验证。②除另有规定外，不得使用青霉素或其他 β-内酰胺类抗生素。③成品中严禁使用抗生素作为抑菌剂。④生产过程中使用抗生素时，成品检定中应检测抗生素残留量，并规定残留量限值。

五、灭活剂和脱毒剂 Inactivating agent and detoxifying agent

灭活是指通过物理或化学的方法破坏微生物的生物学活性、繁殖能力和致病性，但尽可能保持其原有免疫原性的过程。脱毒是指毒素经物理加温或化学处理后除去毒性而保留免疫原性，成为类毒素（如白喉类毒素、破伤风毒素）的过程。化学方法是目前主要的灭活方法，常用的灭活剂或脱毒剂包括甲醛、β-丙内酯，烷化剂（包括二乙烯亚胺、乙酰乙烯亚胺等）和过氧化氢等，这些物质对人体有一定毒害作用，灭活使用后必须及时除去。选择灭活剂时应考虑抗原的特性和灭活剂的活性，选择的灭活剂应能灭活彻底，并保持抗原的免疫原性，不影响疫苗的免疫效力。另外，在成品检定中应建立灭活剂残留量检测的方法和限度标准，确保疫苗的使用安全性。

甲醛是应用最广泛的灭活剂，迄今应用的灭活病毒疫苗约有 50% 以上是用甲醛作灭活剂。甲醛能破坏微生物蛋白质和核酸的基本结构，导致微生物的死亡而失去感染，也常用于细菌疫苗的杀菌，所用的甲醛浓度一般为 0.1%～0.5%。用甲醛灭活时间长，一般需要在 37～39℃处理 24 h 以上或更长时间。甲醛也是毒素脱毒的首选脱毒剂，所用的甲醛浓度一般为 0.2%～0.67%。适当浓度的甲醛灭活病毒后，病毒的抗原性、血凝性均不改变。

β-丙内酯是一种酮和甲醛的缩合物，是近年来常用的疫苗灭活剂。β-丙内酯灭活时间短，通过直接作用于 DNA 或 RNA，改变病毒核酸结构达到灭活目的，而不直接作用于壳蛋白，对病毒具有很强的灭活作用，而且不破坏病原体的免疫原性，在对狂犬病疫苗和出血热疫苗的灭活方面，在保持疫苗免疫原性方面优于甲醛。β-丙内酯能在疫苗液体中完全水解，水解产物对机体无害，不必考虑在成品疫苗中的残留。

六、其他 Others

疫苗生产过程中涉及的非活性成分还包括冻干保护剂、生产用培养液（基）等。选择适宜的冻干保护剂对获得稳定的蛋白质冻干制品至关重要。糖及多羟基化合物是常用的冻干保护剂，其中蔗糖、海藻糖等双糖对蛋白质抗原显示出良好的保护作用。除了冻干保护剂和类型和组合使用外，保护剂对某一蛋白质的保护作用通常有一个最佳的使用量。疫苗生产用培养液（基）的成分应满足使用目的，分为细菌用培养基和细胞用培养液。细菌用培养基供细菌生长所需的营养成分包括蛋白质、糖类、无机盐、微量元素、氨基酸以及维生素等物质。细胞用培养液的成分是以缓冲生理平衡盐溶液为基础，补加营养成分，如氨基酸、维生素、生长因子、辅酶、激素和一些微量元素。疫苗生产用培养液中不得使用人血清，除另有规定外，病毒减毒活疫苗生产时制备病毒液的维持液不得添加牛血清或其他动物血清。当使用生物源性材料时，应检测外源因子污染，并采用适宜的方法进行检测。

第四节　疫苗的质量控制
Quality control of vaccines

　　不同于化学药物，疫苗制品具有组分复杂、起始物料具有生物活性、生产系统及工艺错综复杂、质量控制方法独特以及疫苗使用对象特殊等特点。以疫苗抗原为例，大部分疫苗抗原成分复杂及多样，包括下列一种或多种组分：经化学和物理方法灭活仍具有适当免疫原性的微生物；被选择性减毒仍保留了免疫原性的活微生物；微生物分泌或经提取的抗原、重组 DNA 技术产生的抗原；嵌合体微生物或用于体内表达抗原的病毒载体或核酸序列等。这些抗原可能是天然状态抗原、不完全抗原、被修饰的抗原、与载体结合的抗原或与佐剂结合的抗原。因疫苗抗原的不均一性、结构难以确定、难以建立标准、难以采用理化方法定量和定性等特点，许多情况下只能通过测定生物学效价来间接测定其含量。疫苗的质量控制应包括疫苗生产用原材料及辅料的质量控制、疫苗生产过程质量控制、疫苗佐剂的质量控制和疫苗产品的质量控制。

一、原材料与辅料的质量控制 Quality control of raw materials and excipients

　　疫苗属于预防性生物制品，生产过程中使用的各种材料来源复杂，可能引入外源因子或毒性化学材料。疫苗制品的组成成分复杂，一般不能进行终端灭菌，制品的质量控制仅靠成品检定难以保证其安全性和有效性。因此，对疫苗生产用原材料和辅料进行严格的质量控制，是降低制品中外源因子或有毒杂质污染风险，保证安全有效的必要措施。

　　疫苗生产用原材料系指疫苗生产过程中使用的所有生物原材料和化学原材料。对于疫苗生产用的菌毒种，其筛选原则是具有安全性、免疫原性、遗传学稳定性及生产适用性。无论是来源于其他机构已上市产品的菌毒种、自己分离的菌毒种、重组构建的生产菌种、还是重配构建的生产毒种，生产用菌毒种均应该遵守《生物制品生产和检定用菌种、毒种管理规范》；提供菌毒种的历史、特征和对菌毒种的全部特征的描述。疫苗生产中，应建立生产用菌毒种的种子批系统，提供原始种子批、主代种子批、工作种子批及种子批建库资料。建库资料应包括各种子批的代交、制备、保存、生产用工作种子批的检定报告。生产用菌毒种应进行生物学特性、生化特性、血清学试验和分子遗传特性等的检定，具体包括菌毒种无菌试验、外源性因子检查、鉴别试验、病毒滴度、免疫原性、主要功能基因和遗传标志物、全基因序列、目的蛋白表达量、减毒特性以及传代稳定性等。疫苗生产用细胞基质是指可用于疫苗制品生产的所有动物源或人源的连续传代细胞系、二倍体细胞株及原代细胞，包括生产非重组制品所用的细胞基质和生产重组制品的细胞基质。用于生物制品生产的细胞系（株）均须通过全面检定，须提供细胞系（株）来源及培养历史的资料。疫苗生产的细胞建库及制备全过程应具有可溯源性及操作的一致性，并对各个环节的风险进行充分的评估。细胞建库就在符合中国现行《药品生产质量管理》的条件下制备，一般实行细胞种子、主细胞库及工作细胞库的三级细胞库管理。细胞检定主要包括细胞鉴别、外源性因子和内源性因子的检查、成瘤性 / 致瘤性检查等，必要时还须进行细胞生长特性、细胞染色体、细胞无一性及稳定性检查等。除细胞基质、菌毒种、生产用人血浆和动物免疫血清等之外的其他原材料的质量控制，我国是基于原材料的风险等级来管理和要求的，按风险等级从低至高分为四级，分别为较低风险的原材料、低风险的原材料、中等风险的原材料和高风险的原材料。不同风险等级生物制品生产用原材料进行的质量控制具有相应的要求，质量控制项目包括上市许可证明、供应商药品生产 GMP 证书、供应商出厂检验报告、国家批签发合格证、质量标准全检、关键项目检测、外源因子检查、进一步加工及纯化、来源证明、供应商审计等。

疫苗生产用辅料的使用应经国家药品监督管理部门批准，并符合国家相关技术要求和管理规范。生产用辅料的质量控制要求和控制项目与原材料相似，也是基于不同风险等级来管理的。应根据制品的工艺和产品的安全性、有效性研究结果，以发挥有效作用的最小加量确定疫苗配方中辅料的加量。具有毒副作用或特定功能的辅料以及其他需要在疫苗制品中控制含量的辅料，应在成品检定或适宜的中间产物阶段设定辅料含量检查项并规定限度要求。

二、生产过程的质量控制 Quality control of production process

基于疫苗在组成、性质、生产工艺和使用人群等特性，须对疫苗整个生产过程进行质量控制，以确保疫苗产品的质量和安全性。除了前述对生产用原材料及辅料的控制外，还要求疫苗生产过程要求执行现行版 GMP 及《中国药典》、生产符合批准的生产工艺过程、操作严格按照标准操作规程，对生产全过程的每一个环节做最大可能的控制。

疫苗生产过程质量控制要求画出生产工艺的流程图，并标明生产过程中的所有检验及质量控制要点。应提供生产方案和结果的总结报告，对于每一个关键过程的验证研究，或影响疫苗质量的因素，应用严格的统计学分析支持研究报告，确定可接受限；当变异与最终规格和质量相关时，应明确每一个过程的变异范围。

以减毒活疫苗为例，其生产过程的质量控制内容如下：

①制备细胞工序中，做好细胞分散和准确计数工作，观察细胞形态并注意控制培养温度和时间，严格注意无菌操作。

②接种工序应在局部 A 级的环境下进行，按照工艺规定的病毒接种比例，准确计算毒种用量并取用。

③病毒培养工序中，应观察细胞病变，检查病毒纯度，并在此过程中控制温度和时间。

④在培养至规定时间并达到病变要求时，进行病毒收获。该关键工序中应准确判定细胞病变和严格进行无菌操作，应对病毒滴度、无菌试验等项目进行检定。

⑤原液合并：检定合并后的收获液方可合并，合并过程中注意做好无菌操作并取样检定。检定应包括病毒滴度测定、无菌试验和支原体检测等。

⑥按照疫苗批准的配方进行半成品配制，严格无菌操作，准确加入经除菌或灭菌处理的适宜的稳定剂，并留样进行无菌检查。

⑦减毒活疫苗的分装应在 B 级背景下的局部 A 级环境下进行。容器及分装器皿的清洗、灭菌工艺应进行验证，高压灭菌过程应控制温度、压力、时间等参数；分装过程应严格进行无菌操作和微生物动态检测。分装系统要确保经验证和校验，保证分装准确度。

⑧若需要冻干，冻干系统要确保经验证和校验，仔细确认温度、温度和时间等参数。

⑨防止污染及交叉污染，如污染瓶数超过 30%，应全批废弃。

⑩中间品保存条件、保存期限按要求执行，储存区域应专用。

三、产品的质量控制和稳定性 Quality control and stability of vaccine products

（一）疫苗产品 Vaccine products

疫苗成品的质量控制检测项目一般鉴别试验、理化测定、纯度、效力测定、异常毒性检查、无菌检查、细菌内毒素检测、抑菌剂、工艺杂质残留量检测、稳定性试验、病毒安全性检测、一般安全性检测项目等。

1. 鉴别试验 Identification test

为了确定该疫苗含有目的组分，应进行鉴别试验。不同品种疫苗的鉴别试验包括：对于蛋白质 / 多肽疫苗的部分末端氨基酸序列分析、质谱分析、肽图分析、免疫印迹、ELISA 检验；

对于多糖-蛋白质结合疫苗的核磁共振检验；对于 DNA 疫苗、病毒载体、灭活细菌疫苗或灭活病毒疫苗的定量 PCR 测定或限制性片段长度多形性分析；对于 DNA 疫苗，琼脂糖凝胶电泳仍是描述 DNA 制剂和检测核酸污染物最有用的方法；对于病毒载体，建议长度小于 40 kb 的载体应该通过测定整个载体基因组的序列来描述其特征。

2. 抗原含量测定 Antigen assay

抗原含量测定是指测定每剂疫苗中抗原的量。对于蛋白质多肽疫苗，应用 Lowry 法、酶联免疫等抗原含量测定方法；对于病毒疫苗和 DNA 疫苗进行 Q-PCR 检测；对于重组病毒载体疫苗，应用层析法定量。

3. 效力测定 Determination of effectiveness

效力测定是指用于评价一个疫苗的特定生物学效应和免疫原性强度的试验。在疫苗开发的早期就必须建立效力检测指标，并在开展临床试验之前，建立最终效力检验方法和标准。效力实验包括体内试验和体外试验。疫苗的效力检验大多在动物中进行，一般采用小鼠 ED_{50} 的方法，如对灭活疫苗采用动物感染法测定减少发病、致死或感染病毒量检测疫苗效力。由于疫苗是通过机体的免疫应答反应来发生作用的，因此应评价其体液免疫和细胞免疫水平。在评价体液免疫效价时，应选择实验动物的品系，建立检测动物血清抗体的检测方法，并对该类方法进行验证，可以计算小鼠 ED_{50} 以及抗体滴度，如有必要且可行，还应当建立评价抗体质量的方法，对抗体的性质进行评价，如亚型测定及抗原中和位点分析；在评价细胞免疫效价时，可建立检测评价细胞免疫的方法（如 Elispot 方法），也可通过对细胞因子的定量检测评价其细胞免疫情况，如属于常规检定项目，方法应稳定、重复性好、可操作性强，并制定相应的质量标准。若有动物模型，可进行动物保护性试验。

某些情况下，体内效力检测可能会存在一些问题，如波动大造成判定标准的限度范围较宽、预测某些疫苗的人体免疫功效不够理想，因此，需要不断开展新的效力测定方法学研究及改进。体外效力检测，可用细胞培养法测定灭活疫苗减少感染病毒量来评价疫苗的免疫效果。对于蛋白质多肽疫苗，测定目的抗原的含量和生物活性，包括体外相对活性和应用体内试验测定该疫苗的免疫原性。对于核酸疫苗，进行转染效率和目的基因表达的检测，可以应用定量的体外测定与定性的体内生物检测。当体外检测有足够证据表明与其免疫原性之间存在相关性时，体外检验可以替代常规批签发检测的体内免疫原性试验。

当产品的高级结构可以完全用物理化学方法确定，并能证明与生物活性的相关性时，也可用物理、化学方法取代生物学方法测定产品的生物学活性。

4. 纯度测定 Determination of purity

疫苗产品纯度定义为抗原含量所占的比例。生产和储存过程不可避免地会有残留物和产生或增加，需要对其进行评价。纯度检测的方法也依赖于疫苗的类型。对于某些疫苗，特别是传统的减毒活疫苗，可能对处理非常敏感，操作不当可能损失效价，为了保持效价仅进行最小限度的纯化，将不可避免地存在大量细胞性杂质。这些疫苗纯度的测定应该集中在某些指标，如效价/总蛋白质比值和残留细胞核酸的量，以替代仅测定一个百分比纯度值。对于蛋白亚单位疫苗、多肽疫苗、重组腺病毒疫苗，纯度检测方法比较健全，能够保证获得高度纯化的制剂和批间高度一致性的产品。

高压液相色谱法、毛细管凝胶电泳法、聚丙烯酰胺凝胶电泳是疫苗纯度检查最常用的方法，可用于检验疫苗原液中目的抗原的含量和纯度。

5. 残余杂质研究 Study on residual impurities

残余杂质是潜在的危险污染物，可能影响疫苗的免疫原性，或使产品变质；对残余杂质的监测也能反映产品生产工艺的稳定性。残余杂质可分为工艺相关杂质和产品相关杂质。工艺相关杂质包括微生物污染、热原、细胞成分（细胞蛋白质、DNA、其他组分）、来自生产过程的物质（如产品纯化亲和柱中的抗体）；产品相关的杂质包括突变物、错误裂解的产品、二聚体和多聚体、化学修饰的形态、脱去酰氨基的或氧化的形态以及其他降解产物等。

生产过程中如采用有机溶剂或其他物质进行提取、纯化或灭活处理等，产品的后续纯化工艺应保证可有效去除制品中的有机溶剂或其他物质，去除工艺应经验证。生产过程中有机溶剂的使用及残留限值的规定应严格按照现行版应照残留溶剂测定方法（《中国药典》2020 年版四部通则 0861）的相关要求执行。

通常，对微量的生物大分子可采用酶联免疫或其他适宜的方法进行定量或限量分析；对小分子物质则采用液相或气相色谱等分析化学方法或敏感的生物学方法进行限量分析；对于具有自我复制和繁殖能力的病毒、支原体等危险致病因子用生物学、分子生物学、生物化学和免疫学等方法进行多重检测，确保最终制品的安全性。

6. 其他检测项目 Other tests

其他检测项目包括无菌试验、热原试验、异常毒性试验、水分、装量、pH 检测等，一般情况下均按现行版《中国药典》执行。异常毒性有别于药物本身具有的毒性特征，是指由生产过程中引入或其他原因所致的毒性。生物制品的异常毒性法应包括小鼠试验和豚鼠试验，系给予动物一定剂量的供试品溶液，在规定时间内观察动物出现的异常热效应或死亡情况。对冻干疫苗制品，水分检测标准为不超过 3.0%。

7. 稳定性评价 Stability evaluation

疫苗稳定性评价应包括对成品以及需要放置的中间产物在生产、运输以及贮存过程中有可能暴露的条件下的稳定性研究。以此为依据设定制品将要贮存的条件（如温度、湿度、光照度），以及在这种条件下将要贮存的时间。

疫苗稳定性评价的主要类型包括：实时实际保存条件下的稳定性研究，加速稳定性研究，强制破坏稳定性研究，热稳定性研究。疫苗最根本的稳定性评价应采用实时实际条件下的研究方案对疫苗产品进行评价，还应根据不同的研究目的所采用的其他适宜的评价方法进一步了解疫苗的成分、纯度、效力及降解程度的稳定性。确定成品保存条件的主要评估标准通常是考察其效力是否保持合格，也可结合理化分析和生物学方法进行稳定性检测。应根据疫苗运输过程可能出现的冷冻或脱冷链及震动等情况，选择适宜的评价方法。

应根据不同的疫苗产品、不同的目的制定适宜的稳定性研究方案，内容应包含检测指标及其检测方法、可接受的标准、检测间隔、数据及其分析的详细信息，同时，应尽可能取样检测至产品质量下降至不合格。检测指标应在质量控制研究、非临床安全性评价和临床试验中被证明与疫苗质量密切相关。对大多数疫苗而言，效力试验是反映产品稳定性的主要参数。其他与产品效力明确相关的检测项目可提供重要的补充数据，如抗原降解图谱、结合疫苗的载体蛋白解离，以及佐剂与抗原复合物的解离等。另外，一般安全性、pH 值、水分、抑菌剂、容器以及密封程度等常用检测也可作为稳定性研究的一部分。

稳定性研究结果用于确定疫苗的保存、运输条件及有效期，并证明有有效期内疫苗的有效性和安全性等指标符合规定要求。对联合疫苗的稳定性评价，应以成品中最不稳定疫苗组分的结果确定保存、运输条件及有效期。对模拟运输条件的稳定性评价，应根据评价结果考虑脱冷链的次数、最高温度、震动及持续时间对疫苗质量的影响。

（二）佐剂 Adjuvant

随着新佐剂的不断研发及应用，佐剂的来源和性质越来越多样化，佐剂的质控方式和质控指标也不尽相同。佐剂的质量控制首先应对佐剂本身进行必要的质量控制，其次应对佐剂的抗原混合后的指标进行质量控制。

研究各种佐剂质量特性的过程中，在进行多批次的研究后，将对佐剂放行有重大影响的参数列为常规放行检测。检测项目大多包括理化检测（如外观、密度、黏度、pH、分子量、颗粒大小分布、表面电荷、化学成分的定性定量检测）、生物学特性检测、杂质检测、无菌、内毒素等。以杂质检测为例，应根据佐剂自身特性制定不同的产品相关杂质等质控项目。如MPL 的酰基含量、QS-21 的同分异构体、CpG 的硫代率。此外，按照生物制品开发的要求，如适用，也建议建立佐剂单独的生物学效力质控标准。目前，佐剂系统已经成为佐剂发展的一大趋势，将佐剂系统中各组分作为整体进行研究逐渐受到重视。通过临床前及临床研究识别佐剂系统的关键质量属性，建立的放行检验既包括佐剂系统制备过程中单个佐剂成分易发生改变的组分的控制，也应包括佐剂系统关键质量属性的控制。疫苗质量研究中最重要的属性是疫苗效力，传统疫苗效力的体现主要表现为抗体水平的增加，新佐剂疫苗可能同时有助于细胞免疫发挥效力，在效力检测是应予以关注，以反映疫苗本身的作用机制、效力以及佐剂对疫苗效力的影响。

当疫苗的佐剂和抗原采用单独包装，在给药前将两者分别放在一个单独的容器中进行混合，则应在混合前对抗原和佐剂进行鉴别、纯度、无菌、抗原效力和佐剂含量的检测。抗原与佐剂的相容性在质量研究中非常重要，抗原的微环境和佐剂偏好的微环境可能不同，如何合理的开发制剂处方，利于抗原-佐剂系统的免疫原性及稳定性是关键。应整体评价佐剂和抗原之间的相容性和干扰。首先应明确抗原与佐剂的结合机制及结合效率，在佐剂-抗原结合的生物学特性（如吸附、结合特性）至关重要等关键方面应给予研究和控制。研究项目包括抗原与佐剂结合的程度和一致性、抗原与佐剂结合的完整性、佐剂对检测抗原能力的影响以及从佐剂中释放抗原的程度。其他参数可能包括化学和物理特性（如粒度、黏度）。

（代文兵）

参考文献

[1] 吴正红，祁小乐.药剂学［M］.北京：中国医药科技出版社，2020.

[2] 国家药典委员会.中华人民共和国药典：2020 年版［M］.北京：中国医药科技出版社，2020.

[3] 王军志.疫苗的质量控制［M］.北京：人民卫生出版社，2013.

[4] 国家食品药品监督管理局.关于印发预防用疫苗临床前研究技术指导原则的通知：国食药监注［2010］140 号［OL］.（2010-04-12）［2022-03-01］.https：//www.nmpa.gov.cn/xxgk/fgwj/gzwj/gzwjyp/20100412113301428.html.

[5] 徐建青，张晓燕，章树业.疫苗研究总论和关键科学问题［J］.中国科学基金，2020，34（5）：548-553.

[6] 宋全伟，王华庆.不同技术路线研发新型冠状病毒疫苗的特性和研究进展［J］.中华医学杂志，2020，100（38）：3030-3040.

[7] Wolff JA，Budker V. The mechanism of naked DNA uptake and expression［J］.Adv Genet，2005，54：1-20.

[8] 刘建东，张静飞，徐颖之，郑海发.已上市人用预防疫苗佐剂的研究进展［J］.中国生物制品学杂志.2020，33（4）：455.

细胞治疗制剂
Cell therapy preparations

第一节　细胞治疗概述
Introduction of cell therapy

一、细胞治疗制剂的定义 Definition of cell therapy preparations

细胞治疗制剂（cell therapy preparations）是人的自体、同种异体或异种的非生殖性活细胞治疗，经过体内、外途径扩增、筛选、药物处理或用其他方法改变了生物学性质的输入用血液制品，用于诊断、治疗或预防疾病的药物制剂。

二、细胞治疗制剂的特点 Characteristics of cell therapy preparations

相较于传统生物制品，细胞治疗制剂产品具有以下五方面的特点。

（一）生物活性的动态性 Dynamic bioactivity

一般多肽或蛋白质类物质在体内经过吸收、代谢等生理过程完成使命，而细胞制品是活的细胞，在输入用药者体内后仍维持细胞活性，其体内过程和药效发挥不遵循经典的药效学和药动学规律，如在体内增殖、分泌细胞因子，细胞治疗制剂在体内的分布、增殖、分化、效能发挥和清除情况复杂且具有不可预知的风险。

（二）细胞来源的复杂性 Complexity of cell origins

用于细胞治疗的细胞可来源于自体、同种异体或者异种细胞；细胞种类方面，细胞制剂产品可以来自干细胞（胚胎干细胞、成体干细胞和诱导多能干细胞）、免疫细胞和成纤维细胞等。由于年龄、性别和种族等差异，不同供体来源的细胞和不同种类的细胞在细胞特性和细胞表型等方面均存在差异。

（三）细胞群体的多样性 Diversity of cell population

在细胞样本获取、体外培养或诱导分化、基因修饰操作过程中，获取细胞本身的不均一性、细胞接受细胞因子刺激的差异、转染效率的高低、细胞自身的生长特征与状态等的影响而产生了不同基因型或表型的细胞群体，这为细胞制剂生产工艺的设计与验证、质量研究和放行检验等方面提出了新的挑战和要求。此外，一些细胞制剂产品为细胞与非细胞成分的组合型产品，除细胞外，还包含非细胞成分，如基质、支架。

（四）外源污染的高风险性 High risk of exogenous pollution

细胞制剂产品无法进行终端灭菌、无菌过滤或病毒的去除/灭活操作，因此生产过程中需要建立严格的质量管理体系，并需强化全过程监控。生产用原材料方面，需严格控制外源因素的污染。

（五）生产与储存的特殊性 Particularity of production and storage

细胞制剂产品可以提供一对一的个性化治疗，也可以进行多人份生产，其生产规模差异较大。细胞制剂的储存和运输中，细胞的活性对外界条件比较敏感，因此需要全面地研究和验证细胞制剂的储存条件、限制因素、包装容器、监测设置和操作规范等。

三、细胞治疗的发展沿革 Development history of cell therapy

大约 100 年前，Maximov 提出，在外周血淋巴细胞中有一个共存的循环干细胞群（gemeinsame stammzellen），这些细胞具有或能够获得多潜能性。大约过了 90 年，研究证明单一细胞也能长期进行骨髓增殖。该理论便是目前体细胞治疗研究的基础。

（一）骨髓移植 Bone marrow transplantation

20 世纪 40 年代，核战争的巨大威胁，迫使人们开始研究放射性物质对机体的长期影响。Thomas 等报道了首例临床病例，其将同种异体骨髓悬液，静脉注入接受过化疗和放疗的患者体内，用于治疗白血病。Kurnick 等利用自体骨髓移植，帮助接受化疗后的实体肿瘤患者恢复骨髓的功能。1963 年，Mathe 等报道了一例接受同种异体骨髓移植并长期存活的病例，患者被成功地进行了骨髓移植，但是患者还是在移植后 20 个月死于机会性病毒性脑炎。由于移植物抗宿主反应，使临床骨髓移植的结果难以预测，并且缺乏组织分型或者组织分型不可靠、移植失败和机会感染，使得骨髓移植治疗技术在 20 世纪 60 年代中期几乎被放弃。

1968 年，研究人员完成了首例严重免疫缺陷患者同种异体骨髓移植。1974 年，科学家发现脐带血中存在造血干细胞，可以利用新生儿脐带血获得免疫耐受，从而减轻移植物抗宿主反应，从而解决了骨髓移植患者排异反应的难题。

20 世纪 70 年代后期，通过克隆形成试验和其他体外试验，对血液及脐带血中造血干细胞的分析，打消了造血干细胞只有有限分化潜能的疑虑。1984 年，科学家利用低温保存造血干细胞，在狗体内进行干细胞移植实验，发现移植的造血干细胞完全具有长期的自我更新能力，克隆形成试验也证明超低温储存脐带血能保持活性及分化潜能。

在骨髓重建技术研究领域，应用化学治疗、生长因子或同时使用二者，可以动员外周造血干细胞，这项技术可免除非常疼痛的骨髓抽取程序，发展成为外周造血干细胞技术。

目前，造血干细胞移植优先用于肿瘤患者化疗后及放疗后的骨髓功能恢复重建，对一些先天性血液病（如 Fanconi 贫血、严重联合性免疫缺陷病）、获得性骨髓疾病、自身免疫病（如系统性红斑性狼疮）等，也可通过造血干细胞移植进行骨髓功能恢复重建。不论造血干细胞是来自骨髓、外周血还是脐带血，所有这些造血干细胞移植的探索和成功，最终促成了体细胞治疗的临床应用。

（二）特异性细胞移植 Transplantation of specific cells

1. 胰岛细胞移植 Islet transplantation

胰岛细胞移植是体细胞治疗应用于临床的一种方式。胰腺细胞分泌胰岛素功能被破坏，会导致 1 型糖尿病，已知引起这种疾病的细胞是胰岛 B 细胞，它们位于胰腺的朗氏（Langerhans）小岛中。B 细胞主要分泌胰岛素以维持血液中葡萄糖的正常水平。1 型糖尿病的特征是内源性胰岛素分泌功能丧失并导致葡萄糖代谢异常，该型糖尿病的治疗首先需要补充外源性胰岛素。对于患者来说，这种外源性注射补充胰岛素的治疗比较疼痛、费用高而且给药不便。对患者进行胰腺移植是可行的，但是，这种重要手术治疗后并发症发生率高。因此，对少数患者采取胰岛细胞移植成为临床治疗考虑的策略。目前，接受胰岛细胞移植的患者数量还很少，主要原因是胰岛细胞移植后会发生胰岛的排斥反应。

2. 肝细胞移植 Hepatocyte transplantation

1976 年，研究人员利用先天性葡萄糖醛酸转移酶缺乏症（Crigler-Najjar 综合征）模型大鼠，经门静脉注入肝细胞，可使大鼠的血浆胆红素水平下降。该实验为治疗先天遗传代谢缺陷病和肝脏疾病患者带来了希望。1992 年，人体肝细胞移植在临床试验中取得成功，Mito 等对慢性肝硬化导致肝衰竭的患者进行了部分肝切除手术，从切除的肝组织中分离出肝细胞，并将自体同源性细胞通过脾脏注射而植入体内。虽然移植的肝细胞在脾内可维持 6 个月，但其揭示的临床意义是移植物通过注射可成功植入体内。

3. 肿瘤特异性免疫细胞移植 Tumor specific immune cell transplantation

利用特异性免疫细胞移植方法来治疗肿瘤有两种途径。

第一个途径采用肿瘤疫苗治疗。这种疫苗利用树突状细胞的抗原呈递，诱导患者对肿瘤细胞产生免疫力。其原理是将树突状细胞预先载肿瘤抗原，然后通过体内、外扩增制备疫苗，其给药后在淋巴结环境里诱导宿主产生自然免疫反应。

第二种途径采用过继性细胞传递治疗。过继性细胞传递治疗（adoptive cell transfer therapy，ACT）是将自体或异体的免疫细胞分离，经体外激活或基因修饰后，扩增出足够量的抗肿瘤活性的免疫细胞，回输给肿瘤患者，放大患者体内的细胞免疫功能以提高抗肿瘤效果的治疗方法。例如，将患者血液中 CD8 阳性 T 细胞分离、扩增、回输到患者体内进行治疗。利用这种方法，可使黑色素瘤或淋巴瘤患者的肿瘤明显消退，但是，有些黑色素瘤患者发生了白斑病。

（三）干细胞移植 Stem cell transplantation

干细胞是指拥有自我更新能力和多潜能性的细胞。干细胞存在于成人体细胞组织和胚胎中。1919 年，Pappenheim 首次描述了干细胞这一想法，但直到 20 世纪 80 年代，胚胎干细胞的集落形成和全能性才得到证明。随后，研究人员报道了干细胞移植成功，该方法可使接受致死量放射的小鼠存活下来。后来，又有多种研究证明，成体干细胞具有发育和分化潜能。

应用干细胞修复心脏和神经系统组织的临床试验一直在尝试和进行着。发生心肌梗死后，将干细胞植入心脏可更好地促进新生血管形成，有助于愈合过程。但临床试验还未能证明植入的干细胞真正分化为心肌细胞。与其他细胞治疗一样，虽然这种治疗技术在动物模型上证明是成功的，但其临床治疗价值仍然有待验证。

随着生物工程器学的发展，研究人员尝试将干细胞移植用于修复人体组织支架，例如用干细胞生物工程制备软骨、膝关节或非关节组织。结果显示，人工组织支架可较大程度地改善关节的稳定性和运动能力。干细胞移植在膀胱和软骨组织的应用，显示了干细胞临床应用的巨大潜力。

第二节　细胞治疗制剂材料
Materials of cell therapy preparations

一、细胞治疗制剂所需细胞来源 Cell sources for cell therapy preparations

细胞治疗是一种先进的生物技术疗法，通常也被称作再生医学疗法。细胞治疗制剂是一种传统药物制剂的替代物，它们具有发挥疗效的能力，其被整合到体内后，与周围的细胞或组织建立联系，并逐渐发展成为具有功能的组织。

根据来源的不同，制剂所需细胞来源可以分为三种形式：①自体同源细胞，即供体和患者为同一个体；②同种异体细胞，即供体和患者为同一物种的不同个体；③异种细胞，即供体与患者为不同的物种。

根据种类的不同，制剂所需细胞来源可以分为：①干细胞，如胚胎干细胞、成体干细胞和诱导多能干细胞；②免疫细胞；③成纤维细胞等。目前，利用的细胞来源主要有以下几种。

（一）羊水干细胞 Amniotic fluid stem cells

人类羊水用于产前诊断已有 70 多年的历史。羊水可用于诊断发育和遗传疾病。羊水中存在稀少的羊水干细胞（amniotic fluid stem cells，AFS）。对羊水干细胞进行培养时，这些细胞很容易增殖并能向多种细胞类型分化。应用从羊水中分离出的干祖细胞，可用于治疗新生儿先天畸形。羊水干细胞的繁殖速度比脐带血干细胞和骨髓干细胞都快，也可用于医学急救治疗领域。

1. 羊水干细胞的分化 Differentiation of amniotic fluid stem cells

体外研究显示，羊水干细胞表现为多潜能性，可分化为脂肪细胞、骨细胞、内皮细胞、肝细胞、肌细胞和神经细胞表型。

（1）脂肪细胞：使用地塞米松、3-异丁基-1-甲基黄嘌呤、胰岛素、吲哚美辛等，可以诱导羊水干细胞向脂肪细胞分化。用成脂肪添加剂培养的羊水干细胞，8 天内形态由长形变为圆形，同时伴有细胞内脂滴的聚集。培养 16 天后，95% 以上的细胞充满富含脂肪的空泡。

（2）骨细胞：使用地塞米松、β-甘油磷酸、抗坏血酸-2-磷酸等，可诱导羊水干细胞发生成骨分化。这种培养基中，羊水干细胞 4 天内出现表型的改变，纺锤状形态消失，出现带有伸向细胞浆内指状通道的成骨细胞表型。在第 16 天，细胞聚集，形成典型的层状骨样结构。钙沉积的出现证明了成骨细胞的存在。

（3）内皮细胞：在凝胶包被的培养皿中，用内皮细胞基础培养基进行培养，可诱导羊水干细胞形成内皮细胞。

（4）肝细胞：在 Matrigel 或胶原蛋白包被的培养皿中，在肝细胞生长因子、胰岛素、抑瘤素 M、地塞米松、成纤维细胞生长因子 4、硫代甘油存在时，羊水干细胞 45 天可分化为肝细胞。

（5）肌细胞：在铺有薄层基质凝胶的培养皿中，羊水干细胞在含马血清和鸡胚提取物的培养基中培养，羊水干细胞会向肌细胞分化。

（6）神经细胞：使用二甲基亚砜（dimethyl sulfoxide，DMSO）、丁基羟基苯甲醚（butylhydroxyanisole，BHA）和神经生长因子（nerve growth factor，NGF）刺激培养，可使羊水干细胞分化为神经细胞。当培养基中缺少 DMSO 和 BHA 但含有 NGF 时，2 天后，细胞又恢复为羊水干细胞。

2. 羊水干细胞的临床应用 Clinical application of amniotic fluid stem cells

胚胎干细胞的使用存在伦理争论。羊水干细胞可能成为胚胎干细胞和成人干细胞的替代物，这是因为它具有易获取和多潜能的明显优势。许多临床工作中，都需要使用羊水干细胞。例如，羊水干细胞可以用来修复新生儿先天畸形，很少量的羊水干细胞就可产生足够的细胞，为新生儿移植提供组织工程基础材料。实验研究显示，使用间充质羊水细胞可修复膈疝。羊水干细胞在干细胞研究、组织工程、再生医学研究未来将会发挥重要作用。

（二）肝干细胞 / 祖细胞 Liver stem cells/progenitor cells

肝脏具有强大的再生能力。哺乳动物肝上皮细胞通常更新得很慢，每年 1 ～ 2 次，但在实施肝脏切除术后或者肝脏受到毒性损伤后，剩余的肝脏组织再生速度明显加快。肝脏再生的程度与组织缺失的多少有关，啮齿类动物的肝脏被切除 2/3 以后，1 ～ 2 周就能恢复到原来的大小。体型较大的动物的情况与之类似，但是，人体肝脏再生的速度要慢一些，同时取决于肝脏切除的程度以及肝病损伤程度。

患者期望通过肝移植来恢复肝脏的再生能力。但是，对于严重的肝衰竭、遗传性肝脏代谢疾病以及晚期肝脏疾病移植治疗的案例中，肝功能重建未能完全如愿。人类肝细胞的获得是有限的，且肝细胞分化快，不能将体外培养扩增物用于移植；由于存在手术并发症，也难以用大量肝细胞移植来修复肝功能。

干细胞（stem cells）是一类具有自我复制能力的多潜能细胞，在一定条件下，它可以分化成多种功能细胞甚至能分化成全部成熟细胞。祖细胞（progenitor cells）也是一种有分化潜能的细胞，但它一般只能分化一个系列的细胞群。干细胞在彻底分化前，能转化成某种中间细胞（intermediate cells），这种中间细胞被称作祖细胞（progenitor cells）或前体细胞（precursor cells）。祖细胞属于成体干细胞，是未分化的多能或专能干细胞。与干细胞不同，祖细胞的分化具有更多的明确性，干细胞可无限增殖，而祖细胞分裂的次数有限。在有些情况下，这两者之间不加以严格区分。啮齿类动物胚胎肝脏中的肝干细胞，可以增殖为具有双分化潜能的肝脏祖细胞，并且能够在体内外分化为肝系和胆系的成熟细胞。肝干细胞和肝祖细胞有望用于慢性肝损伤患者的肝脏重建以及代谢性肝脏疾病的治疗。

（三）脐带血 Umbilical cord blood

脐带血移植是同种异体造血干细胞移植领域最重要的进展之一。利用脐带血进行同种异体造血细胞移植（allogeneic hematopoietic cell transplantation，allo-HCT），可用于很多恶性疾病的治疗。例如，用于白血病、淋巴瘤、血红蛋白病、先天性骨髓缺陷综合征、遗传性代谢缺陷、免疫缺陷性疾病的治疗。

虽然脐带血移植输入的造血干细胞和造血祖细胞数仅相当于骨髓移植的1/10，但在多数患者中都能够达到持续的造血重建。与骨髓移植相比较，脐带血移植具有更多的优势，其造血干细胞和造血祖细胞比例更高、增殖能力更强、对造血生长因子响应性更高、向骨髓微环境归巢能力更强。此外，脐带血具有采集方便、对捐献者无风险、供者无损耗、移植物病毒污染率更低，对不同族裔人群的白细胞抗原耐受性强等优点。脐带血移植的主要缺点是造血恢复慢、移植失败率高。

在一些特定的体内外培养条件下，脐带血干细胞可以多向分化为不同的细胞，包括造血细胞、神经细胞前体、呼吸系统内皮细胞、肝细胞、胰腺细胞等。脐带血可用于阿尔茨海默病、帕金森病、肌肉萎缩症、脑血管病、糖尿病等疾病的治疗。

（四）同种异体细胞 Allogenic cells

几个世纪以来，外科医生一直在努力尝试通过移植他人身体的相应部位来修复受到损伤的组织或器官。早在 1869 年，医生曾尝试用小块表皮覆盖于肉芽肿表面，以进行皮肤移植。近 30 年来，研究人员在组织工程及细胞治疗方面取得了重要进展，异体组织移植被用于治疗烧伤、皮肤损失、手术伤口等。其中，取得了两项重要进展：①使分离得到的皮肤组织单细胞悬液可以生长为连续传代的角化细胞，这项进展表明，培养人表皮细胞可用于上皮细胞移植治疗。②用人成纤维细胞，压缩成胶原网格，可在体外产生组织样结构。由此出现了"生物工程组织"这一新概念。

（五）骨髓干 / 祖细胞 Bone marrow stem/progenitor cells

骨髓（主要指骨髓干细胞和骨髓祖细胞）移植应用于临床治疗至少已有 50 年的历史，骨髓的同种异体移植可恢复重度骨髓抑制患者的造血功能。研究还表明，人类骨髓细胞甚至在移植入体内后还可促使其他器官再生，例如心脏、肝、肌肉或大脑。骨髓中含有具有高度可塑性的干细胞，从骨髓中纯化的干细胞，在特定的条件下能够产生出具有 3 个胚层的细胞。

（六）人胚胎干细胞 Human embryonic stem cells

人胚胎干细胞（human embryonic stem cell，hESCs）是一种源于人囊胚内细胞团，经体外分离、培养获得的原始多能干细胞。Tomason 等首次报道从多余的体外人工授精治疗不孕症的植入前囊胚中分离出人胚胎干细胞。人胚胎干细胞可由两个特征进行界定：①在体外特定的培养条件下具有无限自我更新能力，具有形成 3 种原始胚层（外胚层、中胚层、内胚层）的潜能。②使用特定的细胞因子、生长因子和细胞基质培养时，它们能定向分化成为某种特定类型的祖细胞。在免疫功能健全的患者体内进行人胚胎干细胞移植，可能会引发免疫反应。应用胚胎干细胞治疗的伦理问题是非常复杂的，国际干细胞研究协会建议对胚胎干细胞研究进行恰当的监管。

（七）其他来源干细胞 Other origin stem cells

骨骼肌由于有肌肉干细胞的存在而具有完整的再生和恢复细胞结构的能力，再生过程中可以通过卫星细胞池而不断地补充新的细胞。脂肪组织存在显著数量的脂肪源性干细胞，亦具有可塑性和组织再生潜能，脂肪组织包含有微血管内皮细胞、平滑肌细胞和干细胞的间质群，这些细胞可能具备用于对多种疾病进行细胞治疗的潜能。

二、细胞治疗制剂所需生物材料 Biomaterials for cell therapy preparations

（一）生物材料的作用 Role of biomaterials

在细胞治疗中，生物材料通常用来替代原有组织结构及其细胞外基质的生物功能和机械功能。它为细胞进入新组织后重建提供三维结构的支架，并使细胞及生物活性因子（如多肽、生长因子）得以转运至所需部位从而发挥其功能。由于大多数的哺乳动物细胞都依赖于支持物生长，生物材料提供了一种细胞依附支架，可以将细胞递送至机体的特定部位。

（二）生物材料的种类 Types of biomaterials

生物材料主要有金属材料、陶瓷材料、天然高分子材料和合成高分子材料。有时也采用生物复合材料，例如，陶瓷-聚合物复合材料、天然材料-聚合物复合材料。聚合物材料和天然材料是细胞治疗用最主要的生物材料（表 19-1）。

表 19-1　用于体细胞治疗的生物材料

天然高分子材料	天然组织基质材料	人工合成高分子材料
蛋白质	血管	聚酯
胶原	SIS	PGA，PLA，PLGA
清蛋白	BSM	PHB，PHV，PHBV
纤维蛋白	无细胞真皮	PCL
凝胶	心瓣膜	PDO
纤维素	周围神经	多聚 B 苹果酸
弹性蛋白	DBM	聚酸酐
角蛋白	羊膜上皮	聚氧基丙烯酸酯
蚕丝	腱	多聚氨基酸
多肽	肝	邻酯多聚体
多糖		聚磷腈
壳聚糖		多聚丙烯富马酸
角素		可生物降解的聚氨酯
藻酸盐		水凝胶
淀粉		pHEMA
右旋糖酐		PNIPA
琼脂糖		普朗尼克
黏多糖		
透明质酸盐		
硫酸软骨素		
硫酸皮肤素		
硫酸角质素		
硫酸乙酰肝素		
肝磷脂		

注：SIS，小肠黏膜下层；BSM，膀胱黏膜下基质；DBM，去矿物质的骨基质；PGA，多乙交酯；PLA，聚乳酸；PLGA，聚乳酸-羟基乙酸；PHB，聚羟丁酸；PHV，聚羟基戊酸乙酯；PHBV，p-羟基丁酸与伊羟基戊酸共聚物；PCL，聚己内酯；PDO，聚二氧杂环己酮；pHEMA，聚羟乙基丙烯酸甲酯；PNIPA，聚-N-异丙基丙烯酰胺水凝胶。

（三）生物材料的临床应用 Clinical application of biomaterials

细胞治疗制剂用生物材料试验应用于多种组织或器官的治疗（表 19-2）。其中有几项材料已经成功应用于临床治疗，例如，将软骨细胞悬浮于海藻酸钙中治疗膀胱输尿管反流及失禁。藻酸盐可溶解葡萄糖醛酸和甘露糖醛酸，可作为体内软骨结构的保持，将取自耳软骨的自体同源软骨细胞，悬浮于藻酸盐中，在内窥镜下注射，可以纠正患者的输尿管反流及失禁。软骨细胞需要三维多孔的生物材料为软骨细胞的生长、形成提供合适的环境。

表 19-2　用于体细胞治疗的生物材料

修复组织 / 器官	人类体细胞	生物材料
软骨	骨髓间质干细胞 关节软骨细胞	PLA 蚕丝蛋白
骨骼	骨髓间质干细胞 胚胎干细胞	脱钙的骨基质 膀胱黏膜下基质 /PLGA
皮肤	成纤维细胞 / 角质形成细胞 胚胎皮肤细胞	胶原 / 壳聚糖 胶原
脂肪组织工程	脂肪祖细胞	人类脱细胞胎盘
促血管生成治疗	内皮细胞	蚕丝蛋白支架
心瓣膜	肌成纤维细胞 脐带细胞	PGA/P4HB 聚-3-羟基丁酸酯（P3HB）
血管	静脉内皮细胞 内皮细胞和平滑肌细胞	脱细胞血管 PGA
膀胱	平滑肌细胞 平滑肌细胞和尿路上皮细胞	PGA SIS
神经	施万细胞	三甲烯碳酸盐共聚物
骨骼肌细胞	鼠成骨骼肌细胞 肌卫星细胞	PLLA/PLGA 电纺丝聚酯型聚氨酯
涎腺组织	涎腺细胞	PGA
肝脏	肝细胞	胶原 /PLGAC

第三节　细胞治疗制剂
Cell therapy preparations

一、TCR-T 细胞治疗制剂 TCR-T cell therapy preparations

（一）TCR-T 细胞概述 Introduction of TCR-T cells

肿瘤细胞治疗主要有两大类，一类是以细胞因子诱导杀伤细胞（cytokine-induced killer，CIK）、树突状细胞因子诱导杀伤细胞（dendriticcells cytokine-induced killer，DC-CIK）、自然杀伤细胞（natural killer cells，NK）疗法等为代表的非特异性技术，一类是以 TCR-T、CAR-T 为代表的需要体外基因改造的特异性新技术。2002 年，Rosenberg 团队率先发现从黑色素瘤中分离出的肿瘤浸润淋巴细胞（tumor infiltrating lymphocyte，TIL）经体外扩增回输后，可以特异性杀伤肿瘤细胞，但在其他肿瘤中 TIL 不易获取且体外扩增时间长，扩增后多为终末分化的 T 细胞，其持续抗肿瘤效果较弱。为此，科学家考虑能否在正常外周血淋巴细胞（peripheral blood lymphocyte，PBL）上导入已知的抗原特异性 TCR 基因进行治疗，这便是 TCR-T 细胞治疗的由来。

TCR（T cell receptor）是 T 细胞表面的特异性受体，以非共价键与 CD3 结合，形成 TCR-CD3 复合物，通过识别并结合主要组织相容复合物（major histocompatibility complexes，MHC）呈递的抗原从而激活 T 细胞，促进 T 细胞的分裂与分化。

TCR-T 细胞治疗的作用机制是将普通 T 细胞中引入新的基因，使得改造过的 T 细胞能够表达有效识别肿瘤细胞的特异性受体（TCR），从而引导 T 细胞识别肿瘤特异性抗原并杀死肿瘤细胞。TCR-T 细胞治疗所采用的改造后的细胞也称为 TCR-T 细胞制剂。

TCR-T 细胞制剂的发展经历了四次更新换代。第一代 TCR-T 是从患者 T 细胞中分离出肿瘤抗原特异性识别的 T 细胞亚群，经体外扩增后回输治疗。这种 T 细胞数量极少，个体差异很大，很难产业化。第二代 TCR-T 是通过克隆上述肿瘤抗原特异性识别的 T 细胞，获取其 TCR 基因序列，再转导至患者的外周 T 细胞上，这种方法使得 TCR-T 产业化成为可能。第三代 TCR-T 是通过优化 TCR 的亲和力，使其能够更好地识别肿瘤抗原，再将其转导至患者 T 细胞上，整体提高 TCR-T 的成药性。第四代 TCR-T 是靶向肿瘤新抗原（neoantigen）的高特异性细胞疗法，肿瘤应答和安全性大幅提高，但由于个体突变差异，治疗效果还有待进一步研究。

（二）TCR 的结构 Structure of the TCR

TCR 是 T 细胞抗原受体，由于技术限制，其跨膜结构域目前尚无明确三维结构，而对其胞外区段结构则有深入的研究。T 淋巴细胞的 TCR 是由两条链组成的异源二聚体，链分为 α、β、γ 和 δ 四种。每条链的分子量大概在 40 000 ～ 60 000，且对于两种不同的 T 细胞，链的种类及配对均有差异。大多数 T 细胞表达 αβTCR（约占人体总 T 淋巴细胞的 95%），小部分 T 细胞表达 γδTCR（约占人体总 T 淋巴细胞的 5%）。以上 T 细胞胞外 α 链与 β 链、γ 链与 δ 链通过二硫键结合。以 αβTCR 为例，每条链由可变区（V 结构域）和恒定结构域（C 结构域）组成，之后是跨膜区（TM）。每个可变区结构域由三个互补决定区组成，互补决定区主要用于识别来自 MHC 上呈递给 T 细胞的多肽抗原，具体结构见图 19-1。

由于 TCR 本身没有细胞内信号转导功能，需要细胞膜上的多个 CD3 信号亚基与其形成 TCR-CD3 复合体进行后续的细胞信号转导功能，从而激活 T 细胞，因此 CD3 复合物是 TCR 发挥正常受体功能的基础。研究表明，TCR 在细胞表面的表达与 CD3 不同亚基有关（CD3

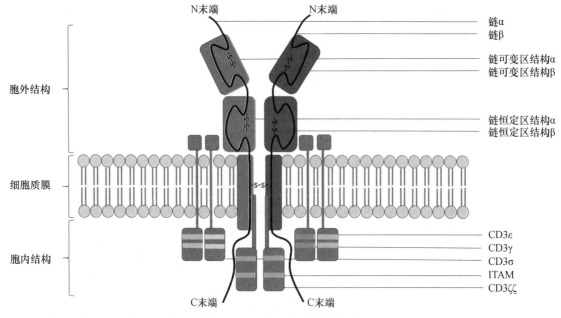

图 19-1　TCR-CD3 复合体结构

γε，δε 和 ζζ 信号转导亚基）。TCR-CD3 复合物由 TCR 与细胞膜上三种不同的 CD3 异源二聚体组成，每个异源二聚体的单体包含一个细胞外免疫球蛋白超家族结构域和一个免疫受体酪氨酸活化基序（Immunorecepter tyrosine-based activation motif，ITAM），CD3 链的胞内区段含有免疫受体酪氨酸激活序列，TCR 参与形成复合物后，这些基序形成信号转导的核心点。CD3 连接肽较 TCR 连接肽长度短，且链上富含半胱氨酸的基序，这有助于 CD3 异二聚体亚单位的配对，并在与 TCR 形成复合体后信号转导中发挥重要的作用。TCR 跨膜螺旋中高度保守的带电残基被认为是形成 TCR-CD3 复合体的重要组成基础，TCR 的 α、β 链上均有碱性跨膜残基，会与 CD3 酸性跨膜残基发生静电相互作用，对于空间关系的稳定形成发挥重要作用。

（三）TCR-T 的作用原理 Action principle of TCR-T

TCR/CD3 信号是抗原特异性 T 细胞对病原体、疫苗、移植组织、肿瘤和自身抗原反应的中心。

以 αβTCR 为例，在跨膜区内，复合亚单位之间的强烈静电相互作用形成支点，随之发生的是 CD3 亚单位胞内区的构象变化，可认为是跨膜运动的起始表现，介导以上构象变化的力量来源于 TCR 胞外结构域与 CD3 二聚体。当 TCR-CD3 复合物形成后，可导致 TCR 部分结构域构象的改变，发生 TCR 和 CD3 异二聚体的重定向（reorientation），作为刚性信号转导模块，介导后续的信号传递。

TCR 信号转导是以进行抗原特异性识别为起始步骤的。当 TCR 识别抗原呈递细胞的 HMC 特异性抗原肽段后，TCR-CD3 复合体与抗原肽-MHC（peptide-HMC，pMHC）复合物把信号传递到 T 细胞内部。这个信号使 CD3 链的胞内区的 ITAM 被激酶磷酸化，并引起一系列的其他信号向下游传递，最终完成对于 T 细胞的彻底激活，促进抗原特异性 T 细胞的分裂与分化，发挥免疫作用，作用细节见图 19-2。

在实体肿瘤治疗领域，TCR-T 取得了较大的应用进展与良好的治愈效果。研究人员应用 TCR-T 疗法对于黑色素瘤、食管癌等实体瘤进行研究，经过系列处理后，获得抗原特异性的 TCR-T 细胞，与负载特定抗原的细胞共培养，通过检测 T 细胞活化产生的 IFN-γ，证明

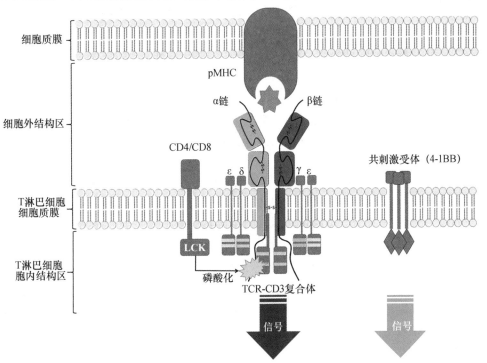

图 19-2　TCR-T 细胞作用机制图

TCR 的抗原识别能力与对于特定细胞的限制性。在临床人体试验中，将识别某一特定抗原的 TCR-T 回输给处于进展期的转移性黑色素瘤患者，17 例接受 TCR-T 治疗的黑色素瘤患者中有 2 例表现为客观的肿瘤持续消退现象。

（四）TCR-T 的制备方法 Preparation method of TCR-T

TCR-T 的制备方法主要由三部分组成：①首先，基于以往的基础研究和临床研究，筛选鉴定出一种或多种肿瘤抗原为肿瘤治疗靶点；②其次，将编码抗原特异性识别的 TCR 基因，采用基因工程技术导入患者自身的 T 细胞中，由此，在 T 细胞表面表达出具有该种抗原特异性的 TCR 后，即可获得具有较强肿瘤特异杀伤性的 T 细胞；③最后，将以上获得特异识别肿瘤抗原的 T 细胞在体外环境中大量培养扩增，以完成 TCR-T 细胞治疗的最后一步，将 TCR-T 细胞回输到患者体内，利用 TCR-T 细胞产生的特异性免疫反应来达到杀死肿瘤细胞的目的。

二、CAR-T 细胞治疗制剂 CAR-T cell therapy preparations

（一）CAR-T 细胞概述 Introduction of CAR-T cells

CAR-T 的全称是嵌合抗原受体 T 细胞疗法（chimeric antigen receptor T cell therapy），其实质是提取 T 细胞，在体外进行基因改造，通过转基因的方式，给 T 细胞转入一个人工设计的基因。这个人工设计的基因，就像一个抗癌导航仪，指引 T 细胞精准地到达并识别出癌细胞，从而启动 T 细胞对癌细胞的杀伤程序。

CAR-T 和 TCR-T 的原理非常类似，只不过 TCR-T 技术给 T 细胞转基因技术转入的基因是来自自然界存在的天然基因，而 CAR-T 转入的基因是人工设计的。此外，TCR-T 技术对接受治疗的患者，需要事先进行"配型"，类似于骨髓移植之前需要进行的匹配工作，如果匹配不上则无法使用，而 CAR-T 只要靶点合适，无需配型。

CAR 的概念最初在 1989 年由 Zelig Eshhar 团队提出。在 2011 年，研究人员通过将 CAR-T 细胞用于治疗成神经细胞瘤，证实了 CAR-T 细胞疗法在肿瘤治疗过程中的有效性，CAR-T 细胞疗法在最近的临床试验中展示出了很强的抗肿瘤潜能，被人们视为肿瘤治疗的突破性手段。

目前，美国 FDA 已经正式批准了两款以 CD19 为靶点的 CAR-T 技术，用于急性淋巴细胞白血病、非霍奇金淋巴瘤的治疗。这两款 CAR-T 技术，用于治疗血液系统肿瘤，即使是其他治疗失败的、复发难治的晚期患者，依然拥有 50% ~ 90% 的完全缓解率，同时其中部分患者甚至实现了长期生存、临床治愈。

在我国，近年来登记注册了上百家 CAR-T 细胞生产研发公司，进行了近百项关于 CAR-T 的临床研究项目，在数量上很接近美国。细胞治疗如火如荼开展的同时，相关的监管政策也在尽快完善，使我国的 CAR-T 制剂产品逐渐走向规范化，更好地推动 CAR-T 细胞临床研究的进展。

CAR-T 细胞治疗血液系统肿瘤，副作用相对较大，其中有两个副作用是最为棘手的：一个是细胞因子风暴，一个是神经毒性。细胞因子风暴，往往表现为高热、低血压、休克等，发生率超过 60% ~ 70%，其中较为严重的细胞因子风暴的发生率，大约在 20% ~ 30%。一般需要使用糖皮质激素、IL-6 抗体等药物进行控制。神经系统毒性，多表现为脑水肿、颅内压升高、癫痫、意识状态改变等，其发生机制目前尚不清楚。

CAR-T 细胞制剂需要满足以下几个条件：①必须收集足够数量的 T 细胞；②对 T 细胞进行安全有效的转基因修饰；③转基因后的 CAR-T 细胞必须扩大到足够数量以利于临床应用；④注入体内的 CAR-T 细胞必须能够达到肿瘤部位；⑤CAR-T 细胞在体内必须能够保持足够长的时间以产生抗肿瘤反应。

（二）CAR 的结构 Structure of the CAR

传统的 CAR 结构是由抗原特异性的抗体单链（包括重链和轻链）可变区（single-chain

variable fragment，scFV）、铰链区、跨膜结构域、共刺激结构域以及 T 细胞活化结构域这 5 个部分构成（图 19-3），其具体结构域及其功能如下所述。

CAR 的基础结构：当抗原与胞外受体结合时，激活信号就会从 CD3，经过跨膜结构域传入 CAR-T 细胞内部，最后经过 CAR-T 细胞内多种信号通路逐级放大信号，这使得 CAR-T 细胞活化结构域活化进而激活 CAR-T 细胞的肿瘤杀伤作用。

CAR 分子由识别抗原的单链抗体（scFv）与 T 细胞活化域（通常包括 CD3 ζ 链）组成，见图 19-3。这些分子通过逆转录病毒或者慢病毒等基因工程手段整合到 T 细胞上。

第一代 CAR 仅具有一个 CD3 Zeta 信号域，因而缺少 T 细胞持续应答。而第二代 CAR 具有 CD3 Zeta 信号域以及其他共刺激分子（通常为 CD28 或 4-1BB），使 CAR-T 暴露于抗原后能够持续应答并有效地扩增。第二代 CAR 结构是 CAR-T 细胞制剂成为 "活体药物" 的基础。设计的 CAR 结构可与特定抗原结合，引发 CAR-T 细胞活化。免疫 T 细胞被改造成表达嵌合抗原受体（CAR），经体外培养生成大量具有肿瘤特异性的 CAR-T 细胞，回输到患者体内，达到有效识别和杀伤肿瘤细胞的目的。

CAR-T 细胞治疗靶点不受 MHC 的限制。MHC 分子是一种糖蛋白，分布在细胞的表面，MHC 是哺乳动物体内具有最复杂多态性的基因系统。MHC 具有重要的生物学功能，主要包括参与胸腺对胸腺细胞的选择作用、参与对机体免疫应答的遗传控制、参与免疫细胞相互识别、对免疫细胞相互作用的遗传限制等。MHC Ⅰ 和 MHC Ⅱ 是 MHC 常见的两种类型，它们可以分布在不同的细胞表面。

TCR-抗原-MHC 分子结合模型认为，T 细胞要识别不同的细胞的话，需要依靠 T 细胞上的 T 细胞受体（TCR）与细胞上的 MHC 分子递呈的抗原相结合，才能发挥识别作用。MHC 在机体免疫中起调节作用，所有抗原都必须经过 MHC 处理、在细胞表面表达，才能被 T 细胞所识别。

然而，一旦 T 细胞共刺激信号因子 CD28/CD80 缺失，则 T 细胞无法分化、激活、增殖，导致 T 细胞失活，不能发挥正常免疫功能。在肿瘤转移时 MHC 功能被抑制，细胞共刺激信号作用减弱，导致了肿瘤细胞免疫逃逸，是肿瘤转移发生的重要原因。

肿瘤可以通过下调肿瘤特异性抗原或相关抗原的表达，而逃避 T 细胞的特异性免疫识别。例如肿瘤特异性 CD8 阳性 T 细胞识别肿瘤抗原从而被激活，对肿瘤细胞进行特异性杀伤均依赖于 TCR 对 MHC I-肽复合物的特异性识别与结合，为了有效逃逸免疫识别，肿瘤细胞可改变 MHC 分子和抗原肽之间的相互作用进而影响 TCR 对 MHC 分子抗原肽复合物的识别。

MHC Ⅰ 类分子提呈功能的缺乏常常是导致肿瘤免疫逃逸的主要原因之一。肿瘤细胞中 MHC Ⅰ 类分子的表达有不同程度的降低，且分化差的肿瘤细胞 MHC Ⅰ 表达更弱，转移的肿瘤则最弱甚至消失。此外，大多实体瘤均不表达 MHC Ⅱ 类分子，因此不能有效激活 T 辅助细胞。

肿瘤细胞是一类非常狡猾的细胞，通过调低或者丢失 MHC 的表达来避免 T 细胞的识别，从而逃脱 T 细胞对它的杀伤作用。为了避开 MHC 的限制作用，以色列科学家 Zelig Eshhar 教授发展出第一代 CAR-T 疗法。后来又在此基础上发展出第二代 CAR-T 疗法。目前已经发展出了第三代和第四代 CAR-T 细胞疗法。

CAR-T 疗法克服了以往肿瘤特异性 TCR 靶向肿瘤的 MHC 限制性，解决了肿瘤细胞下调 MHC 表达导致免疫逃逸的问题。而且，蛋白类抗原和糖脂类抗原都可以作为靶抗原，扩展了肿瘤分子靶点范围。

CAR 结构不受特异性 T 细胞受体和 MHC 的双重限制，由于其识别不受 MHC 限制，使之具有与 TCR-T 完全不同的抗肿瘤优势。

除了脂质双分子层外（宿主细胞膜），图中其他成分通常是由一个质粒编码的单一多肽产生。

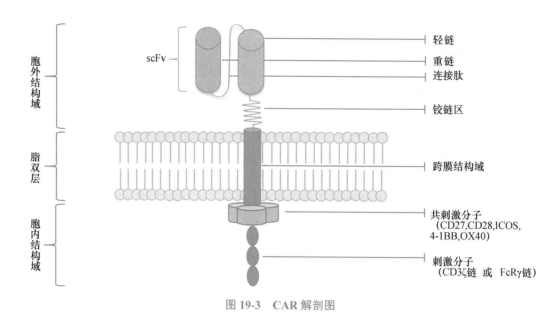

图 19-3 CAR 解剖图

（三）CAR-T 的作用原理 Action principle of CAR-T

CAR-T 疗法通过基因改造可以精准靶向肿瘤，并且是利用宿主自身的免疫系统对抗和杀死自身的癌细胞，促进患者自身的抗肿瘤免疫，起到杀伤肿瘤细胞的作用。活化的 CAR-T 细胞通过 3 种途径杀伤肿瘤细胞：①释放大量的穿孔素颗粒酶，发挥溶解肿瘤细胞的作用；②通过 FAS-FASL 途径，诱发肿瘤细胞自发的程序性死亡；③释放白介素、干扰素和肿瘤坏死因子等细胞因子，直接或间接抑制肿瘤细胞，调节肿瘤微环境。

与传统 T 细胞相比，CAR-T 细胞可利用其新型受体特异性杀伤表达特定抗原的肿瘤细胞，且这种特异性攻击不需要 MHC 参与，故对于不表达 MHC 分子的肿瘤细胞可发挥杀伤作用；其次，第二代以后的 CAR-T 细胞均表达共刺激信号域 CD28 和（或）4-1BBL，分别具有提供 T 细胞活化的第二信号，使其发挥更快更强的信号活动、延长 T 细胞寿命并维持抗癌效应。

与抗体药物相比，CAR-T 细胞有相对良好的归巢和组织穿透力，且 CAR-T 细胞具有增殖能力，在体内能维持治疗剂量，甚至针对肿瘤特定抗原产生记忆性 T 细胞。与其他类型的过继性免疫疗法相比，CAR-T 细胞识别的抗原类型更多，靶点选择范围更广。

（四）CAR-T 的制备方法 Preparation method of CAR-T

CAR-T 细胞制剂的商品化制备过程主要包括基因转导和激活扩增两个步骤。具体生产过程分四阶段完成：①首先从患者体内获取一定量的血液，用白细胞分离术除去血液中的血小板和红细胞，获得外周血单核细胞（PBMC）；②然后从 PBMC 中分离出 CD4 阳性 T 细胞和 CD8 阳性 T 细胞，通过进一步富集，确保分离的 T 细胞中不含非淋巴细胞，并在一定条件下进行体外培养，利用 IL-2、CD3 等激活 T 细胞；③再利用电穿孔、慢病毒载体等方法，将 CAR 的 mRNA 或 DNA 导入 T 细胞，mRNA 在胞质中经核糖体翻译后表达 CAR，DNA 通过整合到 T 细胞的基因组中使 T 细胞能够表达 CAR；④最后对获得的 CAR-T 细胞进行免疫分型、存活力、内毒素等方面的检测，在确保生产的 CAR-T 细胞纯度和安全性后回输给患者，实现 CAR-T 免疫治疗（图 19-4）。CAR-T 细胞治疗在胶质细胞瘤和血液瘤等肿瘤疾病中得到了应用，尤其在以 CD19 CAR-T 靶向治疗 CD19 阳性的白血病中患者的缓解率较高，体现出了较好的疗效。

当 CAR-T 细胞被输注到患者体内时，它必须进入肿瘤部位，与它们的同源抗原结合、增殖，避开来自肿瘤微环境的抑制信号，杀死靶细胞，并持续足够长的时间以确保没有残留的肿瘤细胞出现（图 19-5）。临床前和临床研究清楚地表明，T 细胞的稳态增殖和持久性通过淋巴

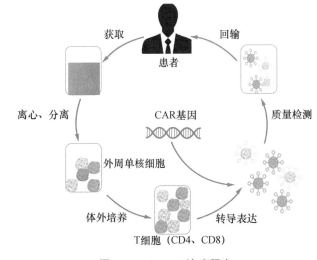

图 19-4　CAR-T 治疗程序

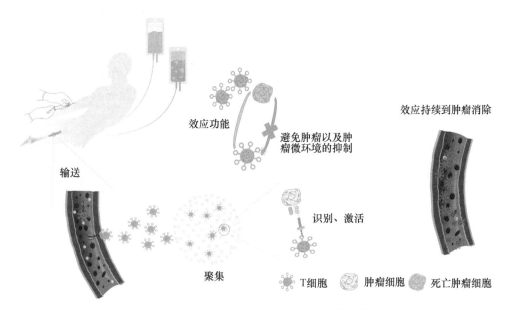

图 19-5　CAR-T 细胞治疗产生成功的过继性细胞免疫

在计划输注之前，患者接受了一段时间的淋巴消耗化疗。在静脉输注后，CAR-T 细胞进入血液循环，在其识别同源配体并被刺激进一步增殖从而产生效应功能的地方聚集。T 细胞必须避免来自肿瘤和肿瘤微环境的抑制信号，并持续存在，直到所有的恶性细胞被消除。

细胞减少而增强，这通常是通过化疗和（或）放疗来实现的。静脉输注后，过继转移的白细胞趋向于迅速从血液重新分布到组织中，在最初几小时内可在肺中看到，随后在肝脏和脾脏中聚集。

最后，CAR-T 细胞可能需要持续一段时间，以便继续提供免疫监测和防止复发。记忆 T 细胞的寿命长达多年，如前所述，逆转录病毒或慢病毒的整合可导致转基因的稳定整合。10 年前在某机构注射基因修饰 T 细胞的 HIV 患者仍有 T 细胞持久性的证据。因此，CAR-T 细胞表现出过继细胞免疫治疗的特征，其被输注到患者体内后，可进入肿瘤部位、增殖、释放细胞因子和溶解肿瘤细胞，并作为记忆细胞长期存在。

（五）制备 CAR-T 的细胞来源 Cell source for preparation of CAR-T cells

由于 CAR-T 细胞治疗技术还处在发展阶段，临床上对于 CAR-T 细胞的需求量还不是很大，相应的配套设施还不完善。用于制备 CAR-T 细胞的 T 细胞来源主要是患者自体的 T 细胞以及异体的 T 细胞，另外科研人员也在研究多能干细胞来源的 T 细胞，目前尚处于研究阶段。

1. 自体来源的 T 细胞 Autologous T cells

利用患者自身外周血中的 T 细胞来制备 CAR-T 细胞，是目前临床上使用最多的方法。其制备工艺流程和质检过程极为复杂而严格，并且治疗前需要通过放化疗去除自体淋巴细胞以免产生移植物抗宿主病（GVHD）。从肿瘤患者的外周血分离 T 细胞到将制备完成后的 CAR-T 细胞回输至肿瘤患者体内需要经历一段相对漫长时间的等待，这一段时间被称为 CAR-T 治疗的空窗期。漫长的空窗期等待，可能致使患者的病情进一步加重以至于可能出现死亡情况。

2. 异体来源的 T 细胞 Allogeneic T cells

异体来源的 T 细胞使得肿瘤患者无需在免疫系统极度缺陷的条件下等待 CAR-T 细胞制备所需的时间，因而能够避免在治疗空窗期的患者病情恶化。但是，异体来源的 T 细胞用于 CAR-T 细胞制备之前，首先需要考虑的问题是 HLA 配型的问题，内源性 TCR 不能完全清除而无法避免潜在的 GVHD 风险。其次，从外周血分离得到的大多数 T 细胞分化程度较高，扩增能力受限，实现放大规模化生产 CAR-T 细胞依然有很大的挑战性。

3. 多能干细胞来源的 T 细胞 T cells derived from pluripotent stem cells

多能干细胞可以产生各种类型的体细胞，科学家团队在思考如何可以利用多能干细胞来快速而且源源不断地获得 T 细胞，从而解决 CAR-T 细胞在肿瘤治疗过程中出现的空窗期以及 T 细胞增殖代数有限的问题。全球多个科学家团队都试图通过体外定向诱导 hESC 或者 iPS 分化的策略而获得大量 T 细胞。相关研究已取得了重大突破和进展，但是还有很多问题需要优化解决。

三、CAR-T 细胞制剂的临床应用 Clinical application of CAR-T cell preparations

1. CAR-T 用于血液肿瘤治疗 CAR-T for treatment of hematologic tumors

CAR-T 可与肿瘤抗原特异性结合，其在 B 细胞恶性血液肿瘤的治疗中取得了显著的缓解率，除此之外，CAR-T 在骨髓瘤、霍奇金淋巴瘤、以及慢性淋巴细胞白血病（chronic lymphocytic leukemia，CLL）等恶性血液肿瘤临床治疗中也取得了进展。抗 CD19 的 CAR-T 细胞制剂被美国 FDA 批准，为难治性肿瘤疾病提供了新的有效治疗手段。虽然 CAR-T 治疗在 B 细胞白血病和淋巴瘤中取得了初步成功，但 CAR-T 细胞制剂的广泛应用仍面临着重大挑战，例如，与 CAR-T 治疗相关的毒性、治疗后仍有较高复发率、在其他恶性血液肿瘤中的有效率有限。

2. CAR-T 细胞用于实体肿瘤治疗 CAR T for treatment of solid tumors

CAR-T 细胞治疗实体肿瘤始于 2006 年。美国 NIH 的 Grover 等人报道，对于 FR-α 阳性卵巢癌靶向治疗效果不佳的患者，对第二代 CAR-T 细胞治疗表现出较好的疗效。随着治疗 B 细胞淋巴瘤的 Kymriah 和 Yescarta 两种药物相继被 FDA 批准，标志着 CAR-T 细胞制剂已经从实验室走向产业化阶段。因此，科学家逐步尝试将 CAR-T 疗法应用于实体瘤的治疗。

3. CAR-T 治疗实体瘤存在的问题 Problems of CAR-T therapy in solid tumors

临床试验表明，CAR-T 治疗血液系统肿瘤的有效性、安全性、5 年生存率等均高于传统化疗和放疗。然而，CAR-T 细胞治疗实体肿瘤却因为缺乏特异性靶点、肿瘤微环境免疫抑制、归巢和维持困难等原因无法达到与血液肿瘤同样的疗效。

（1）实体瘤缺少特异性靶抗原 Lack of specific target antigens in solid tumors

与血液肿瘤公认的肿瘤特异性抗原 CD19 不同，实体瘤中肿瘤特异性抗原极少，可被选择的抗原往往在其他组织内也有表达。当 CAR-T 细胞与非肿瘤组织靶抗原接触时便会引起正常组织器官的损伤，出现所谓的"脱靶效应"。例如癌胚抗原（CEA）是胃肠道肿瘤进展和复发的标志物，在最近两项 CAR-T 细胞制剂的临床试验中作为 CAR-T 细胞的靶点，然而由于 CEA 也在正常肺组织表达，其在临床试验中出现了 Ⅲ 级以上的肺损伤。为增强 CAR 的特异性，使 CAR-T 细胞只在肿瘤部位起作用甚至起主导作用。Han 等人开发了 "masked CAR" 系统，该系统由阻断抗原结合位点的肽段和蛋白酶敏感的连接臂组成，使得 CAR-T 细胞只能在肿瘤部位识别目标抗原。或设置开关型 CAR-T，可以做到靶向切换和开关。此外可联合妥珠单抗来消除 CAR-T 疗法的脱靶效应，例如 Caruso 等人设计尼妥珠单抗衍生的 CAR，根据 EGFR 的表达密度调整 T 细胞活化的梯度，从而减轻对 EGFR 低表达的正常组织的损伤。

（2）肿瘤微环境抑制 Inhibition of tumor microenvironment

肿瘤微环境（tumor microenvironment，TME）中存在肿瘤细胞表达或分泌的抑制分子以及大量基质细胞，能加速 CAR-T 细胞衰老和凋亡或阻碍 CAR-T 细胞同肿瘤细胞的结合。即使能特异性靶向至肿瘤细胞，CAR-T 细胞也会因 TME 影响而迅速功能失调。其抑制机制如下：①营养损耗、酸性 pH 值和缺氧：缺氧和乳酸产生过多会抑制淋巴细胞的活化，减少淋巴细胞的增殖，降低其效应活性；低水平的葡萄糖或氨基酸可以导致效应 CAR-T 细胞的蛋白质翻译停止或自噬反应。②抑制性可溶性因子和细胞因子存在：最重要的抑制性肿瘤细胞因子之一是转化生长因子-β（transforming growth factor-β，TGF-β），该因子除了能够促进上皮-间质转化、基质生成、促进转移和使免疫反应偏向辅助型 T 细胞 2（T helper 2 cell，Th2）表型外，TGF-β 对 T 细胞效应功能有直接的负面影响。③多种抑制性细胞存在：抑制性免疫细胞，即调节性 T 细胞、骨髓源性抑制细胞、肿瘤相关巨噬细胞或中性粒细胞，以上细胞是 TGF-β、PGE2、活性氧 / 氮物种和精氨酸酶的生产者，会削弱 CAR-T 细胞的疗效。④ T 细胞固有的负调控机制：如细胞质和表面抑制受体（PD1 和 CTLA-4）的上调，可对整体抗肿瘤免疫反应产生拮抗作用，限制免疫反应的程度和强度。为了克服以上抑制作用，科研人员将功能性细胞因子用于 CAR-T 细胞的基因编辑，将分泌型抗体 PD1 抗体序列与 CAR 基因结合，使 CAR-T 能分泌 PD1 抗体，起到局部呈递免疫检查点阻断的作用；以及表达动员免疫系统细胞因子 IL-12 的 GPC-3-CAR-T 细胞，在免疫缺陷和免疫竞争的肿瘤模型中增强了治疗效果。另外，纳米载体可以传递免疫调节因子，去除抑制性基质细胞，同时激活免疫细胞。

（3）CAR-T 向实体瘤递送问题 Delivery issues of CAR-T to solid tumors

不同于血液肿瘤，注射到静脉就已经到达目的地。对于实体瘤而言，CAR-T 细胞需穿过多重病理生理屏障，才能到达实体瘤部位。一方面，成功的 CAR-T 细胞转运依赖于 T 细胞和肿瘤内皮细胞上黏附受体的适当表达和配对，以及 CAR 上的趋化因子受体（主要是 CXCR3 和 CCR5）与肿瘤分泌的趋化因子的匹配。但是，肿瘤产生的趋化因子量通常极少或不匹配，从而导致 CAR-T 细胞无法有效靶向肿瘤部位。另一方面，实体瘤瘤内输注困难远远高于静脉注射，并且，对于晚期患者有转移瘤的局部输注，CAR-T 细胞也较难递送到肿瘤周围。

科研人员尝试利用趋化因子与其受体的相互作用，诱导 CAR-T 细胞聚集到肿瘤病灶。例如，肿瘤细胞可趋化因子 IL-18，将其响应受体 CXCR1 或 CXCR2 设计于 CAR-T 细胞上，可有利于 CAR-T 细胞向肿瘤细胞的迁移和递送。另外，溶瘤病毒（oncolytic virus，OV）可以重塑肿瘤微环境，OV 可以表达趋化因子和炎性因子，促进 CAR-T 细胞向肿瘤部位浸润和递送。

第四节　其他细胞治疗
Other cell therapy

一、脂肪间充质干细胞治疗 Adipose derived mesenchymal stem cell therapy

脂肪间充质干细胞（adipose-derived stem cells，ADSCs）是一种脂肪组织来源的成体间充质干细胞，因其具有多向分化潜能以及分泌细胞因子的作用，ADSCs 被认为是基于组织再生改善皮肤老化最理想的方法之一。

脂肪组织含有约 2% 脂肪间充质干细胞，而骨髓中的骨髓间充质干细胞仅为 0.002%，脂肪间充质干细胞具有来源丰富、易于获得、免疫原性低等优点而受到广泛的关注。脂肪间充质干细胞在临床应用时，可以无需离体进行细胞扩增，从而最大限度地降低细胞培养过程中感染的风险。

脂肪间充质干细胞具有多项分化潜能，可以在谱系特异性培养基中分化成脂肪细胞、成骨细胞、软骨细胞和肌原细胞等多种细胞。同时，脂肪间充质干细胞可以分泌多种细胞因子。这些细胞因子可以参与到炎症反应、免疫调节、细胞增殖凋亡、血管新生等多种细胞活动中，从而为临床应用干细胞条件培养基（ADSC-CM）治疗多种疾病提供了可能。

目前已注册开展了多项关于 ADSCs 的临床试验，用于瘢痕、面部皮肤老化、烧伤及伤口愈合、植皮、硬皮病等疾病的治疗，以验证在人体中使用 ADSCs 的安全性和有效性。因此，ADSCs 有望成为治疗皮肤老化的一种选择。

二、干细胞治疗肾脏疾病 Stem cells treat kidney disease

干细胞是一类具有自我复制和多向分化潜能的原始未分化细胞，干细胞疗法为肾脏疾病患者开辟了一种新的生物治疗模式。干细胞可向受损组织或器官迁移，在治疗肾脏疾病中，干细胞可通过直接分化机制分化为肾固有细胞，或通过旁分泌机制分泌一系列生物活性分子、调节微环境、抑制炎症反应、减轻肾脏组织损害，对治疗起到积极性作用。目前，干细胞疗法已经在慢性肾脏病、糖尿病肾病、急性肾损伤、IgA 肾病的基础研究中表现出一定效应，其临床应用尚待后续研究。

第五节　质量控制
Quality control

一、细胞治疗制剂 GMP　GMP for cell therapy preparations

细胞治疗制剂产品的全生产过程应符合 GMP 的基本原则和相关要求。目前，我国尚没有与细胞治疗制剂产品相配套的 GMP 管理规范细则，因此建议在遵照 GMP 基本原则的基础上，建立全面的质量管理体系，并应重点关注以下几个方面：对生产人员的培训（如无菌操作）；对生产环境和设备的严格要求，如专用性、有效隔离性；文档管理系统的建立和运行；生产用材料供应商的审计；患者专属性产品的管理等。

（一）生产用细胞来源 Cell source for production

生产用细胞来源应符合伦理和国家相关法律法规的要求，并根据产品自身的特点，综合评估细胞用于生产的合理性。供者应经过相关的检查（尤其是人源特定病毒的检查），以满足后续操作和临床使用的要求。生产用细胞经获取、分选、初步检定后，可以考虑建立细胞库进行保存；有些种类的细胞限于细胞数量或治疗特点不适合建立细胞库时，应在适当阶段进行全面的检定。细胞在体外培养时，尤其在长期培养或特定条件下，可能产生非整倍体或出现 DNA 重排、缺失等，从而可能引起癌症等严重疾病的情况，因此生产用细胞的质量控制应关注细胞的传代稳定性，需要关注生产用细胞是否有外源因子的污染，评估是否存在病原体传播风险的可能性。

（二）其他原材料 Other raw materials

生产中使用的原材料包括细胞培养液、细胞因子、消化酶、生物材料和基因修饰材料等，其被添加到生产体系中，可能残留于终产品，因此应严格控制生产用原材料的来源、质量和用量等。应尽量避免使用人或动物来源的成分，如确有必要使用，应对外源性微生物进行全面的检定和安全性评估。对于一些目前认为具有较大潜在安全性风险的原材料，如同种异体人血清或血浆，不允许用于细胞制剂产品的生产。对于有可能对细胞活性或分化程度产生非预期影响（如导致细胞突变、有可能致敏）的生产用原材料应避免使用。外源性微生物的检定方面，建议参考输血操作规范，并应考虑已知的新型外源性微生物的检定与控制。一些细胞制剂产品中，含有非细胞成分，如支架、基质，在使用前应对非细胞成分的结构和功能进行研究，并评估其是否符合预期用途。生物可降解材料应考虑其降解后对生物微环境的影响，同时还需要考虑并验证其生物相容性问题和免疫应答情况，评估其对细胞营养物质的吸收和代谢废物的排出等潜在影响。如果某些非细胞成分通过了安全性评估并获得了药监局的相关认证，该类材料可以作为产品审评的参考，但还需结合产品的整体情况进行评估。对于需要进行基因修饰的细胞制剂产品，基因修饰的生产用材料也应进行质量控制。辅料成分的使用应经过评估、验证与研究，建议优选经批准可以用于人体的辅料，否则需要开展全面的研究与评估。对于新型的辅料应开展适当的临床前安全性研究。

（三）制备工艺与过程控制 Preparation technology and process control

细胞制剂产品应制定严格的制备工艺操作规范和建立完善的过程控制体系。细胞制剂产品制备工艺是指从供者体内获得生产用细胞到细胞制剂产品输入到使用者体内的一系列体外操作的过程，包括细胞的采集、分离、纯化、培养、诱导、基因转导操作、制剂处方配制、分装、冻存、复苏、标记、储藏、运输和回输等。制备过程中各个生产工艺步骤、生产工艺参数和过程控制指标的设置均应经过研究与验证，并在多个批次的生产验证中证明工艺的稳定性和可行性。制备工艺应满足可持续生产质量一致的细胞产品、具有有效去除杂质或外源物质的能力、且应尽量减少或降低生产过程中对细胞产生非预期的影响等。

二、细胞治疗制剂的质量研究 Quality study of cell therapy preparations

细胞制剂产品的质量研究与质量控制的基本原则与一般生物制品的要求基本一致，但应根据细胞制剂产品的自身特点，具体问题具体分析开展研究。细胞制剂产品质量研究的对象不仅限于最终产品，还应包括初始分离的细胞、中间体和制剂成品等，质量研究的内容应涵盖细胞纯度分析、鉴别试验、功能性分析和安全性等方面。

（一）纯度研究 Purity study

此研究包含产品相关的杂质（如非目的细胞）和工艺相关的杂质（如培养添加物的残留）。杂质可能有活性（如细胞因子），也可能有免疫原性（如聚集物、动物来源成分）。杂质的评估应结合临床给药量进行综合的评估。

（二）鉴别试验 Identification test

鉴别试验的设计或复杂性取决于细胞制剂产品生产的复杂性，一对一的个性化细胞制品和可以批量生产的细胞制品在鉴别试验的设计差别较大，要考虑严格的鉴别试验和避免交叉污染的措施。

（三）功能性分析 Functional analysis

功能性分析应充分考虑产品的作用机制和方法的可行性，生物学活性检测的变异性通常较大，在制定质量标准时应考虑到方法的稳定性和变异范围，另外在放行检测中的生物学活性分析还应满足时效性和操作简易性。在一些情况下可以采用替代性的方法，前提是替代性的方法与直接的功能性分析方法之间具备良好的相关性。

（四）安全性相关的质量研究 Safety related quality studies

应涵盖外源性因子的检测、细胞恶性转化的可能性、致瘤性和促瘤性、异常免疫反应性、相关杂质、病毒载体回复突变等。生产过程中与细胞接触的容器或包装材料应进行安全性评估。由于细胞制剂中的细胞为终产品，应关注生产和贮存过程中与其直接接触的容器或材料的相容性。

（五）建立放行检验标准 Establishment of product release test standards

由于细胞制品的特殊性，为保证制品在有效期内回输患者，一般需建立适用的放行标准以减少检验的时间，比如传统的无菌检测需要至少 14 天，支原体培养法检测需要至少 28 天，而有些细胞制剂产品的有效期仅有几个小时至几天。对于这类产品，首先可以通过加强过程控制和中间体的检测来简化放行检测，其次可以采用新型的放行检测方法辅助传统检测方法。细胞制剂放行检定一般应包括活细胞数、细胞存活率、纯度、鉴别、效力和一般检测（如无菌、支原体、内毒素、外观）等，标准的制定应比较准确地反映制品的质量和安全性。在研发阶段，放行检验的同时需考虑按照药典、相关质量控制原则及产品自身的特点进行制品全面的检定，如全面检定和放行检定中出现不一样的结果判定，需对制品的工艺和放行检定的方法进行回顾性的分析，并不断地完善放行检定标准。同时研究者应对检测结果后置可能出现的结果异常的情况制定处置方案，还可以考虑留样备查。一些细胞制剂产品在运输到医院后需要进行再操作，包括容器的转换、物理状态的转变、与其他结构材料的联合、过滤与清洗等。在再操作后，需要进行再次的质量核准以满足用于人体的需要。

三、CAR-T 制剂的质量控制 Quality control of CAR-T preparations

CAR-T 细胞治疗制剂的质量要求，一般应包括如下几个方面：

①应进行无菌试验和支原体检测；

②应进行内毒素检测；

③应对细胞存活率和回输数量进行检测；

④应对终产品中 CAR-T 细胞转导／转染率、免疫表型进行检测；

⑤应检测 CAR-T 细胞制剂对特异性肿瘤细胞的杀伤作用；

⑥病毒转导／转染后的细胞应进行 RCR/RCL 检测；

⑦应进行 CAR-T 细胞的基因拷贝数检查（VCN）；

⑧对于在半开放培养后不经冻存，直接回输的 CAR-T 制剂，应加强培养的全过程质量控制，设置合理的取样点，并采用合理的快速检测方法进行质量控制；

⑨如果细胞培养基内添加成分可能会对细胞制剂质量或安全性产生影响，应对培养基及其他添加成分残余量进行检测，如细胞因子；

⑩使用磁珠抗体刺激 T 细胞的，应检测制剂中的残余磁珠量。

第六节 监管和伦理
Regulation and ethics

体细胞治疗属于"先进治疗产品"（advanced therapy products，ATPs）。ATPs 包括 3 种不同的生物技术治疗方法：体细胞治疗、基因治疗和组织工程产品。这些方法随着科学进展而成为可能，为疾病的治疗提供了新的途径，并为将来治愈难治性疾病提供了可能。这 3 种新型治疗方法预期可以提高患者的生活质量和变革医疗实践，并在公共卫生方面产生深远影响。

目前，在欧洲还没有授权可以用于患者的细胞治疗或基因治疗的产品。主要是由于这些产品还处于开发的早中期阶段。在一些成员国中，已有某些组织工程产品可以用于患者。我国从

2019 年起，将细胞和基因治疗纳入监管科学研究的重点领域，经过几年的努力，一些重点项目陆续取得了重大进展。

一、监管考虑因素 Regulatory considerations

在临床前以及临床研究中必须考虑 ATPs 的异质性和特殊性。其复杂性涉及这些细胞与其他成分间的相互作用，因而为了临床前评估，任何附加组分都应该被视为最终生物产品的一部分。事实上，对于细胞产品，常规的非临床药理学和毒理学研究可能并不能说明问题，而新型的动物模型对其安全和成功的临床研发是至关重要的。细胞产品的临床研究可能与许多特殊问题有关，例如概念的验证、细胞动力学、与适当的研究设计和独特的治疗目的相关事件。

美国 FDA 已经制定了一个框架，为细胞和组织管理提供了分层的途径。该法规集中在 3 个基本领域：

①防止有潜在传染获得性免疫缺陷综合征（AIDS）和肝炎的污染组织或细胞的使用。

②防止可能污染或损害组织或细胞的不正确的处置或处理。

③确保全部的组织或细胞的临床安全性和有效性都要经过证实，无论这些细胞是经过高度加工、作为非正常功能使用、与非组织成分一起，还是以代谢为目的的使用。

二、细胞治疗的伦理问题 Ethical issues in cell therapy

随着科学技术的发展，人们越来越多地认识到，如果没有谨慎的伦理审查，科学研究的结果就不能适用于人类。如今，伦理评估的必要性已经在国内和国际被科学家和研究资助者所广泛接受。

研究者们也同样意识到了对生命研究进行伦理学评价的必要性。1999 年在布达佩斯召开了题为"21 世纪的科学：新的承诺"的世界科学大会，在其《科学与科学知识的应用宣言》的序言中提到：根据人权世界宣言和人类基因组与人权世界宣言，科学研究和科学知识的应用应当尊重人权和人类尊严。某些科学的应用可能对个人、社会、环境和人类健康产生危害，甚至可能会危及人类物种的持续存在。科学的贡献对于和平与发展事业、全球的安全保障是必不可少的。科学家及其他主要参与者对阻止不符合伦理学及产生负面影响的科学的应用负有特殊的责任。有必要根据经过公开全面讨论得出的恰当伦理标准来实施和应用科学。所有科学家都应当致力于达到高伦理标准，并且也应该为科学界制定一个以国际人权正式文件名相关准则为基础的伦理学法典。科学家们的社会责任要求他们要保持高标准的科学诚信和质量控制，分享他们的知识，与公众交流并且教育年轻一代。政府要尊重科学家的行为。科学课程也要包含科学伦理学、科学史、科学哲学及其文化影响的培训。

（一）脐带血干细胞 Umbilical cord blood stem cells

关于脐带血干细胞治疗方法的科学适用问题引起了广泛的讨论。如果没有合理的知情同意，脐带血干细胞是不会被采集和保存的。现在的困境在于需要谁提供这种知情同意，以及脐带和其中的细胞的所属问题，是属于新生儿还是其母亲。

另外，长时间冷冻保存的费用问题各个国家也不尽相同。在某些欧洲国家，生物库是公共开放的，满足国家医疗体系内患者的一般需求，并遵照公平、使用和公众民主监管机构原则。而在美国等一些国家，生物库基本上都是私人机构的，但也遵守透明原则和严格的内部伦理标准。现代生物库一般使用强调信任、保护隐私、资料安全及参与者授权等最先进的技术方法招募捐赠者。他们为知情的捐赠者做出决定提供一个健全的、动态的基础设施，它会明确地告诉捐赠者样品将如何和为什么使用，实现真正的知情同意。在许多案例中，生物库以与学术和工业合作伙伴开展合作的方式去开发新的方法，从而达到更好地理解和治疗人类疾病的目的。

（二）成体干细胞 Adult stem cells

取自成人血液的干细胞主要有两种用途：一个是用于本人的治疗干预，另一个是就细胞分化的生物学研究。然而，目前对这些细胞的治疗性应用同样被列入了更广泛的涉及人类干预的生物医药研究范畴。

关于成体干细胞的伦理问题是非常重要的，但是远远没有胚胎干细胞的伦理问题复杂。欧洲理事会筹划指导委员会起草的关于生物伦理的《人权与生物医学公约》，其中与研究相关的附加议定书为成人干细胞伦理问题提供了一个很有价值的通用框架。在那些已经签订和批准附加议定书的国家，此附加议定书是一个关于伦理的法律文件，其等级优先于国家内部法律。在国际法律文书上第一次确认："对研究项目的科学价值包括研究目的重要性的评估及其在伦理学上可接受性的跨学科评价，由有资质的单位进行独立审查批准后，此研究项目才能进行"。

相关研究的所有考虑都要服从伦理学公理，即人的利益和福利要凌驾于单纯的社会和科学的利益之上。只要认真地遵守和尊重科研伦理的国际管理准则，人类体细胞治疗研究在伦理上是可接受的。

（李佩珊　冯赫宣　陈毓凌　吕万良）

参考文献

［1］达米安·加西亚·奥默，乔斯·曼努埃尔·加西亚·维尔杜戈，乔治·阿莱马尼等.细胞治疗［M］.章静波，译.北京：人民军医出版社，2011.

［2］国家药典委员会.中华人民共和国药典：2020年版［M］.北京：中国医药科技出版社，2020.

［3］Kuhns MS，Davis MM，Garcia KC. Deconstructing the form and function of the TCR/CD3 complex［J］. Immunity，2006，24（2）：133-139.

［4］Watanabe K，Nishikawa H. Engineering strategies for broad appilication of TCR-T- and CAR-T-cell therapies［J］. Int Immunol，2021，33（11）：551-562.

［5］Ivica NA，Young CM. Tracking the CAR-T Revolution：analysis of clinical trials of CAR-T and TCR-T therapies for the treatment of cancer（1997-2000）［J］. Healthcare（Basel），2021，9（8）：1062.

［6］Gill S，Maus MV，Porter DL. Chimeric antigen receptor T cell therapy：25 years in the making［J］. Blood Reviews，2016，30（3）：157-167.

蛋白质多肽类药物制剂
Protein and peptide drug preparations

第一节 概 述
Introduction

一、基本概念 Basic concepts

随着生物技术的进展，蛋白质多肽类药物在诊断和治疗领域已经出现了许多新的应用和发展。蛋白质多肽类药物可分为多肽和基因工程重组蛋白、单克隆抗体（monoclonal antibody，mAb）和重组疫苗。与小分子化学药物相比，蛋白质多肽类药物具有活性高、特异性强、毒性低、生物功能明确、通用性强等特点，被广泛用于癌症、糖尿病、感染性疾病和许多其他疾病的治疗，存在广阔的临床应用前景。

1982 年世界上第一个重组蛋白类药物——重组人胰岛素上市，开启了重组蛋白药物的发展历史。20 世纪 90 年代是重组蛋白药物发展的黄金时期，一批重磅重组蛋白药物在该时期获批上市，为疾病治疗提供了新的手段。例如，醋酸亮丙瑞林（leuprorelin acetate），是促黄体生成激素释放激素（LHRH）的九肽类似物，能与垂体内的特异性受体结合，降低垂体反应性，从而抑制性腺系统；持续给药时，可用于治疗儿童性早熟和晚期前列腺癌。目前，共有 239 种治疗性蛋白和多肽被 FDA 批准用于临床，而超过 500 余种蛋白质和多肽类药物正在进行临床前研究。2015 年，蛋白质多肽类药物全球市场价值达 1747 亿美元，复合年增长率为 7.3%。蛋白质多肽类药物的市场估计占整个医药市场的 10% 左右，未来还将会有更大的市场份额。

目前国产的重组蛋白药物主要有：重组胰岛素、重组干扰素、重组凝血因子、重组促红细胞生成素、重组粒细胞集落刺激因子、酶替代重组蛋白药物、重组生长激素等（表 20-1）。

尽管蛋白质多肽类药物相较于小分子药物具有很多优势，但在临床应用中仍存在一些不足：溶解度低、理化性质不稳定性、易被酶降解、循环半衰期相对较短和免疫原性等限制了蛋白质多肽类药物的临床疗效和患者依从性。为了改善蛋白质多肽类药物的体内药动学和药效学特性，同时降低免疫原性和蛋白质的水解裂解，已经报道有多种改造或修饰策略，如糖基化、聚乙二醇修饰、氨基酸序列改造、与血清白蛋白偶联。此外，非天然氨基酸和伪肽键的结合也为增加蛋白多肽类药物的稳定性提供了有效手段。

表 20-1 已上市的部分蛋白质多肽类药物

类型	药品	用途
多肽类激素	重组人胰岛素、胰岛素类似物	治疗糖尿病
	重组人生长激素	治疗儿童矮小症等
	重组人促卵泡成熟激素	在辅助生殖治疗领域中促进女性排卵
细胞因子	α 干扰素	治疗白血病、肝炎、癌症、AIDS 等
	β 干扰素	治疗多发性硬化症
	γ 干扰素	治疗慢性肉芽肿、生殖器、过敏性皮炎等
	粒细胞-集落刺激因子	治疗骨髓移植、粒细胞减少、AIDS、再生障碍等
	粒细胞巨噬细胞-集落刺激因子	治疗骨髓移植、粒细胞减少、AIDS、再生障碍等
	人促红细胞生成素	治疗各种贫血症
	人血小板生成素	治疗实体瘤化疗后所致的血小板减少症
	白细胞介素 2	治疗癌症、免疫缺陷，作为免疫佐剂
	白细胞介素 11	治疗放化疗所致血小板减少
	碱性成纤维细胞生长因子	外用治疗烧伤、外周神经炎
	人表皮生长因子	促进创面伤口愈合恢复
血浆蛋白因子	凝血因子Ⅶ、Ⅷ、Ⅸ	主要用于血友病的治疗
	人抗凝血酶Ⅲ	止血
	人组织纤溶酶原激活素	治疗急性心肌梗死
	重组人血清白蛋白	主要作为血浆补充
	重组人 C 反应蛋白	治疗败血症
重组酶	重组人尿激酶原	治疗急性心肌梗死
	重组人 α 葡萄糖苷酶制剂	主要用于治疗糖原贮积症 Ⅱ 型
治疗性抗体	小鼠抗 T 细胞单抗	治疗急性肝移植后的排斥反应
	抗血小板凝聚单抗	预防血管成形术中的血液凝结
	小鼠抗 CD3 单抗	治疗肾移植后的排斥反应
其他	重组人骨形成蛋白 2	促进骨愈合
	重组水蛭素	治疗血栓性疾病
	乙肝病毒疫苗	预防乙型肝炎
	肿瘤坏死因子受体	治疗顽固性类风湿关节炎

二、蛋白质多肽类药物理化性质及生物学特点 Physicochemical properties and biological characteristics of proteins and peptides

（一）理化性质 Physicochemical properties

蛋白质多肽类药物的基本单元是氨基酸。除少数氨基酸为二氨基一羧基结构外，大多数氨基酸含一个氨基和一个羧基。根据侧链的不同，氨基酸可分为脂肪族、芳香族和杂环氨基酸；根据侧链的亲水性不同，可分为极性（含—H，—OH，—SH，或—CONH$_2$）和非极性氨基酸；根据电荷不同，可分为正电性与负电性氨基酸。

氨基酸少于 10 个的肽称为寡肽，10 个以上氨基酸组成的肽称为多肽，含有 50 个以上氨基酸的多肽则称为蛋白质，分子量一般在 $5 \times 10^3 \sim 5 \times 10^6$。蛋白质结构中的化学键包括共价键与非共价键，共价键包括肽键（一个氨基酸的氨基与另一氨基酸的羧基失水而成的酰胺键）和二硫键（两个半胱氨酸的—SH 脱氢而成的—S—S—），非共价键包括氢键、疏水相互作用、离子键、范德华力和配位键等。

蛋白质的结构分为四级。一级结构（primary structure，初级结构）是指多肽链中氨基酸的组成与排列顺序，是蛋白质最基本的结构，由共价键来维持；二级结构（secondary structure）为多肽链的折叠方式，是指多肽链中主链原子的局部空间排布，包括螺旋与折叠结构等；三级结构（tertiary structure）是指多肽链在二级结构的基础上进一步盘曲或折叠形成具有一定规律的三维空间结构，主要靠次级键来稳定，包括氢键、疏水相互作用、离子键以及范德华力等。由于次级键属于非共价键，因此易受环境中 pH、温度、离子强度等的影响；每个具有独立三级结构的多肽链单位称为亚基（subunit）。四级结构（quaternary structure）则是指两个以上的亚基通过非共价键连接而形成的空间排列组合方式。二、三、四级结构统称为蛋白质的高级结构，它与蛋白质的生物学活性和理化性质密切相关，主要是由非共价键和二硫键来维持的。在水中蛋白质可自发形成亲水基向外疏水区在内的空间结构。

由于蛋白质和多肽类药物均由氨基酸组成，除甘氨酸外，其余氨基酸的碳原子都是不对称的，都具有旋光性，因此蛋白质多肽类药物也具有旋光性。氨基酸分子上含有氨基和羧基，每一种氨基酸都有特定的等电点；各种多肽或蛋白质分子由于所含碱性氨基酸和酸性氨基酸数目的不同，具有各自的等电点，因此，蛋白质大分子是一种两性电解质；并且，其分子量大，质点大小为 1 ~ 100 nm，达到胶体范围，因而在水中表现出亲水胶体的性质。同样由于含苯环的氨基酸在近紫外区有光吸收，含有这些氨基酸的蛋白质也因此具有紫外吸收能力，一般最大吸收波长为 280 nm。

蛋白质多肽类药物的生物学功能取决于其特定的空间构象，一些理化因素可以使蛋白质的空间构象发生改变或破坏。蛋白质和多肽的化学不稳定性主要表现为原化学键的断裂和新化学键的形成，形成新的化学实体从而导致其一级结构改变，包括蛋白质或多肽的水解、脱酰胺基、氧化、外消旋作用、β 消除、二硫键断裂与交换等。

蛋白质和多肽的物理不稳定性包括变性、聚集、沉淀和表面吸附或界面吸附等，是指蛋白质的一级结构不变，高级结构发生改变，分子伸展成线状，分子内的疏水区暴露，分子间疏水区相互作用，形成低聚物或高聚物，并引起生物活性的损失和理化性能的改变（如产生沉淀），这就是蛋白质的变性。蛋白质的变性分为可逆与不可逆两种。影响因素包括温度、pH、化学试剂（如盐类、有机溶剂和表面活性剂），机械应力和超声波，甚至还有空气氧化、表面吸附和光照等。蛋白质多肽类药物对界面非常敏感，过多地暴露于界面可引起其变性或吸附损失等。多肽变性过程中，首先形成中间体。通常中间体的溶解度低，易于聚集，进而形成肉眼可见的沉淀。这些影响蛋白质稳定性的因素在蛋白质类药物的制剂研究中都需要重点关注。表20-2 列出的是影响蛋白质稳定性的因素。

表 20-2　影响蛋白质稳定性的因素

因素	如何影响蛋白质稳定性	影响哪些稳定性
温度	• 温度越高，蛋白质稳定性越差 • 温度过低蛋白质也会变性，如核糖核酸酶在 −22℃以下和 40℃以上均能变性	影响物理、化学稳定性，导致聚集、水解
pH	• 过于接近等电点可能导致蛋白质沉淀，在极端 pH 下可能导致蛋白质去折叠 • pH 介导的蛋白质变性可以是可逆的 • 蛋白质通常只在较窄的 pH 范围内稳定	影响物理、化学稳定性，导致聚集、水解、脱酰胺基作用、β 消除和消旋
表面 / 界面作用	• 引起蛋白质吸附，从而导致表面上蛋白质的重排和构象变化 • 蛋白质的表面 / 界面上的吸附通常具有浓度依赖性和容器种类 / 膜依赖性 • 蛋白质在表面 / 界面上的吸附可能达到饱和	主要影响物理稳定性，导致去折叠、吸附和聚集
盐类	• 盐类可以影响蛋白质的静电性 • 盐类对蛋白质有促稳定和去稳定的双重作用，这取决于：①盐类的种类和浓度；②蛋白质的带电残基；③离子相互作用的特性；④溶液的 pH	主要影响物理稳定性，导致去折叠、吸附和聚集

续表

因素	如何影响蛋白质稳定性	影响哪些稳定性
金属离子	• 可导致蛋白质多肽的氧化反应 • 易与金属离子相互作用的氨基酸残基包括 Met 残基、Cys 残基、His 残基、Trp 残基、Tyr 残基、Pro 残基、Arg 残基、Lya 残基、Thr 残基 • 特定的金属离子如 Zn^{2+}、Ca^{2+}、Mn^{2+}、Mg^{2+} 等可通过与蛋白质结合，使蛋白质的结构牢固来增加蛋白质的稳定性	影响物理、化学稳定性，导致聚集、氧化
螯合剂	• 可通过与蛋白质结合或促进蛋白质构象稳定的关键离子进行螯合降低蛋白质的稳定性 • 螯合剂可通过与有害金属离子螯合来增加蛋白质的稳定性，比如螯合促蛋白氧化反应的金属离子	主要影响物理稳定性，导致去折叠和聚集
摇晃/剪切力	• 摇晃会导致更大的空气/水界面，并可能暴露蛋白质的疏水基团，导致蛋白质去折叠 • 不同的蛋白质对剪切力相互作用的耐受不同	主要影响物理稳定性，导致去折叠、吸附和聚集
非水溶剂	• 当水溶性溶剂极性下降时，蛋白质的疏水核心会倾向于去折叠 • 破坏蛋白质外部的亲水层，导致去折叠 • 蛋白质与非水溶剂的相互作用是可逆的	主要影响物理稳定性，导致去折叠、吸附和聚集
蛋白质浓度	• 蛋白质浓度过高可能会导致蛋白质聚集 • 浓缩的蛋白质溶液对于冷冻引发的蛋白质聚集具有较好的抵抗作用	主要影响物理稳定性，导致聚集
蛋白质纯度	• 痕量杂质如金属离子、酶或生产包装中产生的其他杂质会潜在影响蛋白质的稳定性	影响物理、化学稳定性

（二）生物学特点 Biological characteristics

蛋白质多肽类药物大多为内源性物质，如临床上常用的干扰素、白细胞介素、胰岛素、生长激素，人体可以自行产生，而且在体内也有明确的代谢途径；这类药物的临床使用剂量通常很小，但药理活性却很强；一般副作用较少，很少有过敏反应的发生。一般情况下此类药物的安全性很好，但不正确的使用也会导致严重的问题。

蛋白质多肽类药物一般稳定性较差，在酸、碱环境中容易被破坏，在体内酶存在的条件下极易失活；这类药物分子量大，还经常以多聚体形式存在（多聚体可能有利于其结构的稳定），因此很难透过胃肠道黏膜的上皮细胞层，故吸收很少；这类药物一般不能口服给药，常用的只有注射给药一种途径，这对于长期给药的患者来讲，是很不方便的，甚至是非常痛苦的。一般此类药物的体内生物半衰期很短，如白细胞介素 6（IL-6）、乳铁蛋白、肿瘤坏死因子、超氧化物歧化酶和神经趋化因子的半衰期分别为 2.1 min、3.0 min、3.0 min、3.5 min 和 10 min。因此这类药物注射给药后很快从血中被消除，在体内的作用时间很短，没有充分发挥其应有的药理作用。

药剂学的任务就是要运用制剂手段，研究开发出性能优良的生物技术药物的给药系统。例如，针对给药途径单一的药物，要研究其非注射给药系统，通过其他途径给药并促进其吸收；对于半衰期短的药物，需要研究其长效制剂，以便延长其体内作用时间；对于稳定性差的药物要筛选适当的稳定剂，或者通过适当的载体（如脂质体、纳米粒）来防止药物的破坏。

第二节　蛋白质多肽类药物的普通注射给药系统
Regular injection delivery system for proteins and peptides

由于蛋白质多肽类药物稳定性差，在胃肠道中酶、酸、碱等条件下易被水解，吸收度差且半衰期短，临床上常需要重复给药，为保证生物利用度，目前市售的蛋白质多肽类药物主要是通过注射给药（parenteral administration）。根据其体内作用过程不同，可以分成两大类：一类是普通的注射剂，包括溶液型注射剂（含混悬型注射剂）和注射用无菌粉末；另一类是缓控释型注射给药系统，包括缓控释微球、微囊、脂质体、纳米粒和微乳制剂以及缓控释植入剂。在制备蛋白质多肽类药物的普通注射剂时，是选择溶液型注射剂还是注射用无菌粉末，主要取决于蛋白质多肽类药物在溶液中的稳定性。某些蛋白质多肽类药物的溶液在加有适当稳定剂并低温保存时可放置数月或两年以上；而其他一些蛋白质（特别是经过纯化的）在溶液中活性只能保持几个小时或几天。

一、处方设计 Design of formulation

蛋白质多肽类药物的注射剂，可用于静脉注射、肌内注射或静脉输注等，要求也与一般注射剂基本相同。在设计蛋白质多肽类药物的溶液型注射剂时，一般要考虑加入缓冲剂和稳定剂，有时还可加入防腐剂等。

pH 对蛋白质多肽类药物的稳定性和溶解度均有重要的影响。在较强的酸、碱性条件下蛋白质多肽类药物容易发生化学结构的改变，在不同的 pH 条件下蛋白质多肽类药物还可发生构象的可逆或不可逆改变，出现聚集、沉淀、吸附或变性等现象；一般而言，大多数蛋白质多肽类药物在 pH 4 ~ 10 的范围内是比较稳定的，在等电点对应的 pH 下是最稳定的，但溶解也最少。常用的缓冲剂包括枸橼酸钠 / 枸橼酸缓冲对和磷酸盐缓冲对等。pH 的控制不但要注意到稳定性问题，也要考虑到溶解度的要求。

在蛋白质多肽类药物的溶液型注射剂中常用的稳定剂包括盐类、表面活性剂类、糖类、氨基酸和人血清白蛋白（human serum albumin，HSA）等。

无机盐类对蛋白质的稳定性和溶解度有比较复杂的影响。有些无机离子能够提高蛋白质高级结构的稳定性，但同时使蛋白质的溶解度下降（盐析），而另一些离子却相反，可降低蛋白质高级结构的稳定性，同时使蛋白质的溶解度增加（盐溶）。常见无机离子从盐析作用到盐溶作用的大小排列顺序（即 Hofmeister 感胶离子序）为：SO_4^{2-} > HPO_4^{2-} > CH_3COO^- > F^- > Cl^- > CNS^-，$(CH_3)_4N^+$ > NH_4^+ > K^+ > Na^+ > Mg^{2+} > Ca^{2+} > Ba^{2+}。另外一个要考虑的重要因素是盐的浓度，在低浓度下可能以盐溶为主，而高浓度下则可能发生盐析。在适当的离子和浓度下，无机盐可增加蛋白质的表面电荷，促进了蛋白质与水的作用，从而增加其溶解度；相反，无机盐可通过与水的更强的作用，破坏蛋白质的表面水层，促进蛋白质之间的相互作用而使其产生聚集等。在蛋白质多肽类药物的溶液型注射剂中常用的盐类有 NaCl 和 KCl 等。

蛋白质多肽类药物对表面活性剂是非常敏感的。含长链脂肪酸的表面活性剂或离子型表面活性剂（如十二烷基硫酸钠），甚至长链的脂肪酸类化合物（如月桂酸）均可引起蛋白质的解离或变性。但少量的非离子型表面活性剂（主要是聚山梨酯类）具有防止蛋白质聚集的作用。可能的机制是表面活性剂倾向性地分布于气 / 液或液 / 液界面，防止蛋白质在界面的变性等。聚山梨酯类可用于单抗制剂和球蛋白制剂等。

糖类与多元醇等可增加蛋白质药物在水中的稳定性，这可能与糖类促进蛋白质的优先水化有关。常用的糖类包括蔗糖、葡萄糖、海藻糖和麦芽糖；而常用的多元醇有甘油、甘露醇、山梨醇、PEG 和肌醇等。

血清蛋白可以稳定蛋白质多肽类药物，其中 HSA 可用于人体，在一些市售的生物技术药物制剂中已被用作稳定剂，用量为 0.1% ～ 0.2%。HSA 易被吸附，可减少蛋白质药物的损失；可部分降低产品中痕量蛋白质酶等的破坏；可保护蛋白质的构象；也可作为冻干保护剂（如在白细胞介素 2 和组织型纤溶酶原激活物等制剂中）。但 HSA 对蛋白多肽药物分析上的干扰，以及对产品纯度的影响应予以注意。HSA 可稳定干扰素类、白细胞介素 2、促红细胞生成素、尿激酶、单抗制剂、组织纤维酶原激活剂、肿瘤坏死因子、球蛋白制剂和乙肝疫苗等。

一些氨基酸如甘氨酸、精氨酸、天冬氨酸和谷氨酰胺，可以增加蛋白质类药物在给定 pH 下的溶解度，并可提高其稳定性，用量一般为 0.5% ～ 5%。甘氨酸比较常用。氨基酸除了可降低表面吸附和保护蛋白质的构象之外，还可防止蛋白质多肽类药物的热变性与聚集。氨基酸类可稳定干扰素、EPO、尿激酶和门冬酰胺酶等。

一些常用蛋白质多肽类药物的溶液型注射剂处方见表 20-3。

表 20-3　蛋白质多肽类药物溶液型注射剂的处方举例

主药名称	主药含量	pH 调节剂	稳定剂	防腐剂
粒细胞集落刺激因子（G-CSF）	300 μg/mL	醋酸钠 10 mmol/L	0.004% 聚山梨酯 80，甘露醇 50 mg	
促红细胞生成素（EPO）	200 ～ 10 000 IU/ 瓶	枸橼酸钠 5.8 mg 枸橼酸 0.06 mg	HSA 2.5 mg，NaCl 5.8 mg	
α -n3 干扰素	500 万 U/mL	Na_2HPO_4 1.74 mg KH_2PO_4 0.2 mg	NaCl 8 mg，KCl 0.2 mg，HSA 1 mg	苯酚
γ -1b 干扰素	100 μg/0.5 mL	枸橼酸钠 0.36 mg	聚山梨酯 20 0.5 mg，甘露醇 20 mg	
胰岛素	40 IU/mL	Na_2HPO_4		
OKT3 单抗	0.015 ～ 0.24 mg/5 mL	Na_2HPO_4 2.3 mg NaH_2PO_4 0.55 mg	HSA 1 mg，甘氨酸 20 mg	
乙肝疫苗 /Al(OH)₃	20 μg HBS-Ag/mL	Na_2HPO_4 KH_2PO_4	NaCl 9 mg	硫柳汞

上述蛋白质多肽类药物溶液型注射剂的 pH 值一般在中性，但也有例外，如 G-CSF 注射液的 pH 值控制在 4.0。蛋白质多肽类药物溶液型注射剂一般要求在 2 ～ 8℃下保存，不能冷冻或振摇，取出后在室温下一般要求在 6 ～ 12 h 内使用。

在制备蛋白质多肽类药物的注射用无菌粉末（冷冻干燥制剂更常用）时，一般要考虑加入填充剂、缓冲剂和稳定剂等。由于单剂量的蛋白质多肽类药物剂量一般都很小，因此为了冻干成型需要加入填充剂。常用的填充剂包括糖类与多元醇，如甘露醇、山梨醇、蔗糖、葡萄糖、乳糖、海藻糖和右旋糖酐，但以甘露醇最为常用。糖类和多元醇等还具有冻干保护剂的作用。在冷冻干燥过程中随着周围的水被除去，蛋白质容易发生变性，而糖类和多元醇等多羟基化合物可代替水分子，使蛋白质与之产生氢键（有人称为水置换假说），这对蛋白质类药物的稳定是十分有利的。也可将一些稳定剂（如盐类和氨基酸类）直接用作填充剂。防腐剂和等张调节剂等可加入至稀释液中，在临用时用于溶解冻干制剂，或减少这些辅料与药物的接触时间。

一些常用蛋白质多肽类药物的注射用无菌粉末（冷冻干燥制剂）的处方举例见表 20-4。

表 20-4　蛋白质多肽类药物注射用无菌粉末的处方举例

主药名称	主药含量	pH 调节剂	填充剂 / 稳定剂
GM-CSF	250 微克 / 瓶	氨丁三醇 1.2 mg	甘露醇 40 mg，蔗糖 10 mg
hGH	5 毫克 / 瓶	Na_2HPO_4 1.13 mg	甘露醇 25 mg，甘氨酸 5 mg
α-2b 干扰素	5 毫克 / 瓶	Na_2HPO_4 9 mg NaH_2PO_4 2.25 mg	NaCl 43 mg，聚山梨酯 80 1 mg
t-PA	20 毫克 / 瓶	H_3PO_4 0.2 g	L-精氨酸 0.7 g，聚山梨酯 80 < 1.6 mg

　　上述蛋白质多肽类药物注射用无菌粉末在临用时加注射用水或专门的稀释液溶解，如 hGH 冻干制剂另配有 2.5 mL 的稀释液（装于 5 mL 安瓿中），其中含 0.3% 的防腐剂（甲酚）和 1.7% 的等张调节剂（甘油），pH 为 7.5。溶解后一般也要求在 2～8℃下保存，不能冷冻或振摇，并按要求在规定时间内使用，有的还需要避光。

二、制备对蛋白质多肽类药物的影响 Effects of preparation on proteins and peptides

　　蛋白质多肽类药物注射剂的制备工艺与一般注射剂基本相同，主要包括配液、过滤、灌封或灌装后冻干。要特别注意使蛋白质变性的各种影响因素，如温度、pH、盐类、振动或机械搅拌、超声波分散和表面吸附等。

　　在配制或过滤蛋白质多肽类药物的溶液时，要特别注意吸附问题。目前膜过滤是制备无菌的蛋白质多肽类药物溶液的基本方法，但在过滤时蛋白质多肽类药物产生吸附或失活现象比较常见。有人研究了各种膜材对蛋白质的影响，发现各种膜材吸附蛋白质的强弱顺序为：硝酸纤维素、聚酰胺、聚砜、二醋酸纤维素、聚氟乙烯。而且过滤可以改变蛋白质的高级结构，其中以聚酰胺和聚砜滤膜最为显著。蛋白质多肽类药物还可以吸附在容器或输液装置等的表面，在蛋白质多肽类药物浓度较低时损失非常明显。吸附作用的大小与溶液的 pH、离子强度、以及吸附表面与蛋白质多肽类药物的疏水性和电性等有关。吸附作用可使蛋白质多肽类药物聚集或变性。

　　对多数的蛋白质多肽类药物而言，冷冻干燥型注射剂比溶液型注射剂具有更长的有效期，而且在冷冻干燥过程中，水分的除去也是比较温和的，但对某些药物来讲冻干也可加速其失活。冻干过程中随着温度的下降，水分开始形成结晶，溶质不断浓缩（如盐浓度可高达 3 mol/L），化学反应的可能增加，而且也使蛋白质多肽分子相互靠近，容易产生聚集等；温度继续下降时，溶质也可析出结晶，对蛋白质结构可能产生影响；另外，缓冲剂形成结晶后残余溶液的 pH 会发生变化，对蛋白质稳定剂也可带来影响。

　　在制备蛋白质多肽类药物的冷冻干燥型注射剂时，应注意一些工艺参数如预冻温度和时间、最低与最高干燥温度、干燥时间和真空度对其稳定性和产品外观的影响，应该在预实验中了解产品发生降解的温度，以及使冻干制剂塌陷的温度等。预冻时温度下降到一定程度时，因水分以结晶形式析出，物料变得很黏稠，此时的温度称为玻璃化温度（T_g），大多蛋白质多肽类药物的 T_g 在 -40℃至 -60℃，在此温度下化学反应基本中止，因此预冻时一般应尽快将温度降至 T_g 以下（t-PA 例外）。冻干制剂的含水量也是一个重要参数，水分过多会影响药物的稳定性或引起制剂的塌陷；而干燥过度可能使蛋白质多肽类药物的极性基团暴露（一般认为蛋白质分子被单层水分子包围时最稳定），冻干制剂在加水溶解时出现混浊，因此应加以控制（一般在 3% 左右）。冻干制剂为无定型粉末的饼状物时，往往含水量适当，加水时溶解迅速而且澄清度好。

第三节　蛋白质多肽类药物的新型注射给药系统
New injection delivery systems for proteins and peptides

蛋白质多肽类药物的新型注射给药系统包括控释微球注射剂、注射用植入剂和 PEG 化的给药系统等，下面分别讨论。

一、微球注射制剂 Injectable microspheres

（一）蛋白质与多肽微球注射制剂 Injectable microspheres of proteins and peptides

1. 概述 Introduction

蛋白质多肽类药物一般剂量很小，但需要长期给药，这就为缓释微球制剂的应用提供了机会。将蛋白质多肽类药物包封于微球（microspheres）载体中，通过皮下或肌内给药，使药物缓慢释放，改变其体内转运的过程，延长药物在体内的作用时间（可达 1 ～ 3 个月），大大减少给药次数，明显提高患者用药的依从性。现在蛋白质多肽类药物的微球注射制剂已经有了很成功的应用。

首次上市的曲普瑞林（triptorelin，LHRH 的类似物之一）PLGA 缓释微球，可缓慢释药一个月，由法国 Ipsen 生物技术公司开发，1986 年生产上市。亮丙瑞林（leuprorelin）PLGA 缓释微球，也可释药一个月，由 Abott 公司和日本武田（Takeda）化学制药公司联合开发，1989年进入美国市场；多种 LHRH 类似物的缓释微球注射剂先后上市；每周一次艾塞那肽微球产品 Bydureon 在 2011 年获得欧盟批准，2012 年获得 FDA 批准，2018 年获得 CFDA 批准，为改善 2 型糖尿病患者的血糖控制提供了新的治疗选择（表 20-5）。另外，目前还有不少的蛋白质与多肽类药物的缓释微球注射剂正在研究与开发中（表 20-6）。

表 20-5　已上市的多肽微球注射剂

药物	$t_{1/2}$（min）	骨架材料	缓释时间（月）	商品名	开发厂家
曲普瑞林	30	PLGA 50：50	1	Trelstar/Decapeptyl	Ipsen/Fering
亮丙瑞林	16	PLGA 75：25	1	Prostap SR	Abbott/Takeda
奥曲肽	72~113	PLGA	1	SandostatinLAR	Novartis
帕瑞肽	16 d	PLGA 50：50	0.6	Signifor LAR	Novartis
兰瑞肽	5.2 ± 2.5	PLGA	0.5	Somatuline LA	Ipsen
艾塞那肽	144	PLGA 50：50	0.25	Bydureon	AstraZeneca

表 20-6　正在开发中的微球制剂

药物	骨架材料	研究情况
EPO	PLGA 50：50	体外缓释 17 d
rhIFN-	PLGA（120 kD）50：50	体外缓释 7 d
GM-CSF	PLGA（44 kD）50：50	动物体内缓释 9 d
rhGH	PLGA（12.8kD）50：50	动物体内缓释 18 d
rhGH	PLGA（13.5kD/15.5 kD）65：35	动物体内缓释 35 d

注：EPO，促红细胞生成素；rhIFN-，重组人干扰素；GM-CSF，粒细胞-巨噬细胞集落刺激因子；rhGH，重组人生长激素。

生物可降解聚合物作为微球的骨架材料在蛋白质多肽类药物的微球给药系统中得到广泛成功的应用，目前用于制备缓释微球的骨架材料主要有淀粉、明胶、葡聚糖、白蛋白、聚乳酸（PLA）、聚乳酸-乙醇酸（PLGA）、聚磷酯、聚内酯和聚酐等。其中，PLGA 和 PLA 是被 FDA 批准的可用于人体的生物降解性材料，又以 PLGA 更常用。PLGA 是乳酸与羟基乙酸的共聚物，20 世纪 70 年代就用作外科缝线及体内埋植材料。它在体内可逐渐降解为乳酸、羟乙酸，经三羧酸循环可转化为水和二氧化碳。它除具有良好的生物相容性、无免疫反应、安全性高外，更难得的是可通过改变两单体比例及聚合条件来调节聚合物在体内的降解速度，是最理想的缓释注射剂载体，可实现长达数天至数月的持续释放。PLGA 微球是作为多肽药物二次开发的最佳手段之一，目前已上市的产品中，PLGA 微球包括艾塞那肽微球、奥曲肽微球、帕瑞肽微球、亮丙瑞林微球和曲普瑞林微球，这些产品的市场效应已经不亚于新分子实体。

由于微球的注射剂量有限，在制备蛋白质多肽类药物缓释微球时，应选择日剂量小的药物；微球的释药模式与药物的临床需求应基本吻合；微球中药物的包封率要高，释药时突释作用应较小（这是一个难题），释药模式要恒定，释药时间要达到要求。影响释药的因素非常多，包括骨架材料的种类和比例、制备工艺、微球的形态、结构、粒径及粒径分布、微球中蛋白质与多肽类药物的包封率和载药量、微球中药物的状态与载体之间的相互作用等。由于要求释药的时间较长，故建立一个加速释放的评价体系是非常必要的，但最终应以体内释药为准。另外要考虑到骨架材料降解为乳酸和羟乙酸后，对注射部位微环境酸度的改变以及对蛋白质与多肽类药物稳定性的影响。另外还有注射剂的刺激性及与处方组成的关系，注射部位是否产生硬结等。

蛋白质多肽的控释型注射剂释药稳定，制备工艺成熟，一次给药可维持较长时间，患者服药的依从性好，在蛋白多肽的给药领域是一种较为成熟的方法，有着广阔的市场前景。

2. 制备方法 Preparation methods

制备缓释微球的方法较多，包括相分离法、熔融-挤出法、复乳-液中干燥法、低温喷雾提取和膜乳化法等，后三种方法在制备蛋白质多肽类药物微球中比较常用。

（1）复乳-液中干燥法 Multiple emulsion-liquid drying method

复乳-液中干燥法是将一种水溶液的液滴分散于有机相溶液中，形成 W/O 型乳剂，再与水相乳化形成 W/O/W 复乳，常压或减压去除有机溶剂后得到干燥粉末状的微囊。如将载体材料 PLGA 溶解在二氯甲烷中，将蛋白质多肽类药物的水溶液和混悬液加入上述有机相中，搅拌或超声振荡使成初乳（W/O），再将初乳转入含 PVA 等的水溶液中，匀化成复乳（W/O/W），除去有机溶剂，固液分离，最后洗涤干燥。

此方法设备简单，工艺稳定，既适于实验室研究，又可进行大规模生产，目前最为常用。但此方法包封率有时不太高，并且要注意对突释效应的控制。

复乳-液中干燥法的操作过程可用图 20-1 表示。

有人将亮丙瑞林的甲醇溶液加入 34%（w/w）PLGA 的二氯甲烷溶液中，形成澄清的混合溶液。将此溶液缓慢注入 0.35% PVP 的水溶液中，同时采用高速搅拌机在 7000 r/min 的转速下除去溶剂，38～40℃下持续搅拌 1 h，使充分相转换。过滤得到固化的微球，室温干燥 48 h。得到的产品用 HPLC 分析载药量，激光散射法

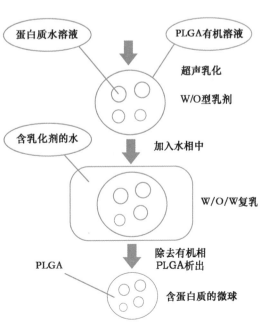

图 20-1　复乳-液中干燥法的操作过程示意图

测粒径分布，电子显微镜观察表面形态，并进行了相应的体内外评价。结果表明，粒径分布在52 μm 左右，包封率 13.2%，体内实验显示，给药后的 24 h 释放占总药量的 10%，在以后的150 天内按照线性方式释放药物。血浆中亮丙瑞林的浓度在给药后为 45.6 ng/mL，15 天时降至4.3 ng/mL，30 天时降到约 2.0 ng/mL。可以看出该法得到的产品具有较好的药动学特征。

（2）低温喷雾提取法 Freeze-spray drying

低温喷雾提取法是将蛋白质多肽类药物（可含稳定剂）的粉末或冻干品均匀分散于有机相（如二氯甲烷）中形成混悬液，通过一适当的喷头将此混悬液以雾状形式喷至液氮层中，液氮层的下面是冰冻的乙醇。喷出的液滴立即冰冻成为固体的微球，并沉降至冰冻的乙醇表面。当液氮被除去后，乙醇和二氯甲烷都融化，微球中的二氯甲烷不断扩散进入乙醇，最后过滤去除有机溶剂，收集微球，洗涤干燥即得。

此方法对蛋白质或多肽药物的包封率较高，由于在低温下进行，药物的稳定性不容易被破坏，并且控释效应比较容易控制。但本方法对设备要求较高。目前国外已有中试设备的应用。低温喷雾提取法的操作过程可用图 20-2 表示。

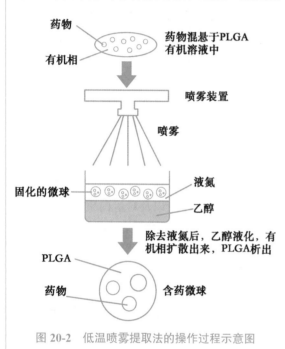

图 20-2　低温喷雾提取法的操作过程示意图

有人以 Zn 络合的 rhGH 为主药，使用本法制得了流动性好的微球粉末。本法可以防止蛋白质多肽类药物在水性介质中微囊化时，由于接触有机溶剂引起界面缩聚而破坏。改变处方比例，发现碳酸锌的存在有增加 rhGH 突释的效果。

（3）膜乳化法 Membrane emulsification

膜乳化法是通过无机膜微孔将分散相在外加压力的作用下，压入连续相中形成乳状液。通过控制分散压力和膜孔径，实现乳状液滴的单分散性以制备粒径均一微球的方法，与机械搅拌、超声乳化等传统乳化方法相比，具有无可比拟的优势。

膜乳化的基本原理如图 20-3。多孔膜的两侧分别是分散相和连续相，以一定的压力将分散相通过多孔膜压入到连续相中形成液滴，液滴在多孔膜上成长至一定尺寸后脱离。在膜乳化反应中，膜孔径的大小是影响液滴大小的最主要的因素。目前一般采用的膜是 SPG（shirasu

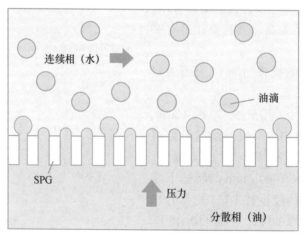

图 20-3　膜乳化过程的基本原理示意图

porous glass）膜和陶瓷膜。它们的孔径分布比较均匀，尺寸差异一般不超过 15%。SPG 膜是一种非常均一的玻璃膜，由亲水性的物质 SiO$_2$-Al$_2$O$_3$ 所构成。试验所用的膜的孔径大小是一系列的，一般是在 0.05 ~ 14.00 μm，而且在试验环境下，膜不会发生变形。欲制得单分散性优良的微球，应使用合适的过膜压力，合适膜孔参数（较大的相邻膜孔间距、合适的亲水性或亲油性）以及合适的流体行为，防止连续相中尚未固化的微球发生碰撞而破裂或合并。如果多孔膜的孔间距过小，则会发生液滴之间合并的现象。液滴的粒径和粒径分布不仅仅是由孔径和孔径分布所决定的，它还与液滴在膜上和溶液中的合并程度有关。近年来，较多文献报道了膜乳化制备微球的不同工艺方法，其本质均为使连续相对膜孔出口的分散相乳滴产生剪切力，使乳滴离开膜孔。

相较于制备微球的传统方法，膜乳化法具有诸多优势：①微球粒径可控，通过更换不同孔径的膜，能够制备粒径 100 nm 至 1000 nm 且单分散性良好的微球；②生产制备过程能耗低，有较好的工业化生产前景；③生产制备过程可实现管道化封闭，保证无菌环境；④可灵活调整工艺，用于制备单乳剂、多重乳剂和微球。

膜乳化法的工业化应用，有利于规模化制备微球，并将该膜乳化装置与后续微球收集清洗装置无缝对接，保证管道的无菌状态，实现微球的连续化制备。

（二）疫苗的微球注射制剂 Injectable microspheres of vaccines

疫苗微球注射剂是蛋白质微球制剂的一个特例。传统的疫苗接种一般需要多次才能完成，而且相隔时间很长，因此辍种率极高。科学家们希望研究出单次接种疫苗（single-administration vaccine，SAV），一次接种后即可以自动产生多次接种的效果。作为解决方案之一，疫苗的微球注射剂因其生物相容性好，释药速度便于调节等优点而逐渐受到重视。正在研究中的部分疫苗微球剂见表 20-7。

表 20-7　正在研究中的一次注射疫苗微球

抗原	微球粒径（μm）	骨架材料	动物 / 给药途径	体内释药模式
BSA	0.3	EVA	小鼠 / 皮下	突释 + 缓释
核糖核酸酶 A	0.3	EVA	兔 / 皮下	突释 + 缓释
BSA	0.5 g 微球（内含 BSA 50 mg）	聚 TTH-亚氨基碳酸盐	小鼠 / 皮下	缓释，后期减慢
白喉类毒素	30~100	PLA	小鼠 / 肺，皮下	突释 + 缓释
MN-rgp120	20~100	PLGA	豚鼠 / 皮下	脉冲释药
HSD 白喉类毒素	5~90	PLGA 65：35	大鼠，猴 / 肌肉，鼻腔	连续释药
MN-rgp120	0.37~0.5	PLGA 50：50	小鼠 / 皮下	
EPS8	35	PLA	小鼠 / 静脉注射	连续释药
多种类型抗原	50	PLA	小鼠 / 皮下	连续释药
BSA	3	壳聚糖	小鼠 / 鼻内	

注：BSA，牛血清白蛋白；EVA，乙烯-醋酸乙烯共聚物；MN-rgp120，HIV-1 预防疫苗的蛋白亚单位；EPS8，表皮生长因子受体途径底物 8；多种类型抗原，卵清蛋白、黏蛋白 1 肽、新抗原；表中空缺是因为原文献中未提及。

二、注射型植入剂 Injectable implants

植入剂系指将药物与辅料制成的小块状或条状供植入体内的无菌固体制剂。植入剂一般采用特制的注射器植入，也可用手术切开植入。

可注射给药的植入剂是植入制剂近年的研究成果。一般的制备过程是将药物与 PLGA 混合熔融，然后经多孔装置挤出成为条状，切割成一定的长度，条状物一般直径在 1 mm 左右，含有单剂量药物。将其灭菌处理后直接装入特制的一次性注射器内（针头较粗），再封装在相应的塑料袋中。临床应用时取出直接作皮下或肌内注射，药物随骨架材料的降解而释放，可以有很好的长效作用。注射型植入剂无需要手术植入或取出，使用方便，制备简单；但副作用往往比微球制剂大，如注射部位容易产生硬结，有时皮下注射的条状植入剂可能滑落出来等。

已上市的典型品种是阿斯利康公司生产的醋酸戈舍瑞林缓释植入剂（商品名：诺雷得，Zoladex），有 2 种规格，分别含醋酸戈舍瑞林 3.6 mg 和 10.8 mg，对应释药周期分别为 1 个月和 3 个月。该制剂是醋酸戈舍瑞林与 PLGA 热熔挤压制成的植入剂，在患者肚脐下方通过皮下注射给药，其活性成分醋酸戈舍瑞林是一种人工合成的十肽促黄体酮释放激素类似物，主要用于治疗如前列腺癌、乳腺癌等激素依赖性癌症。2012 年 9 月 22 日，10.8 mg 规格的诺雷得在中国正式上市，这一三个月长效的注射缓释植入剂，或可为前列腺癌患者提供更方便、经济的治疗。除此之外，已上市的蛋白质多肽类植入制剂还包括 Endo 的组氨瑞林、ALZA 的亮丙瑞林和 Sanofi 的布舍瑞林，而 Endo 的组氨瑞林的植入剂，使用的是体内相容的高分子控制释药库，植入后可维持一年。在研的蛋白质多肽类植入剂还包括环孢素 A（cyclosporine A，CsA）眼部植入剂，CsA 是由 11 个氨基酸组成的环状多肽，属于强效免疫抑制剂，目前已完成针对移植物抗宿主病（GVHD）和葡萄膜炎的 I 期临床试验。植入剂不仅是多肽药物二次开发的一个重要方向，还是一种非常有潜力的长效载药系统，其可以对一些小剂量、短半衰期、长治疗周期的药物进行制剂改良。已经上市或正在研究的部分注射型植入剂见表 20-8 和表 20-9。

表 20-8　已上市的植入剂

药物	$t_{1/2}$（min）	骨架材料	缓释时间（月）	商品名	开发厂家
布舍瑞林	80	PLGA 75：25	1	Suprefact Depot	Hoechst
戈舍瑞林	240～300	PLGA 50：50	1	Zoladex	ICI
组氨瑞林	240	PLGA	12	Vantas	Endo

表 20-9　正在开发中的植入剂

药物	骨架材料	研究情况
CsA	PLGA	维持有效治疗浓度 4～6 个月
Octreotide	PLA	能够维持有效药物浓度 250 天；同时采用 PLA 与 PLGA 混合物包衣，该包衣能够大大降低药物植入初期的突释
rhBMP-2	胶原蛋白海绵	体内滞留时间比 rhBMP-2 注射剂显著延长
Melanin-1	PLGA	能够使药物释放长达 1 个月
Insulin	PLA	分为两层，一层是载有胰岛素的基质层，另一层仅为 PLA。双层植入片具有优异的释药性能，释药稳定持续 19 天

注：CsA，环孢素 A；Octreotide，奥曲肽；rhBMP-2，重组人骨生成蛋白-2；Melanin-1，黑色素-1；Insulin，胰岛素。

三、PEG 化蛋白质多肽注射给药系统 Injectable pegylated proteins and peptides

（一）PEG 简介 Introduction of PEG

聚乙二醇（polyethylene glycol，PEG）是由乙二醇单体聚合而成的直链型、无毒、具有良好生物相容性和血液相容性的高分子，分子式可表示为 HO-(CH_2-CH_2-O)$_n$-H。PEG 分子可因聚合度的不同（n 的不同）而具有不同的分子量。PEG 链还可以与马来酸酐进一步聚合形成梳状 PEG 衍生物（简称 PM）。PEG 分子中存在的大量乙氧基，能够与水形成氢键，因此 PEG 具有良好的水溶性；分子末端剩余的羟基可通过适当方式活化，进而可与各类蛋白质与多肽分子共价结合。

（二）PEG 化蛋白多肽的优势 Advantages of pegylated proteins and polypeptides

用 PEG 修饰化合物的过程称为 PEG 化（pegylation），它是目前修饰生物活性分子和纳米粒子表面的首选聚合物之一。自 1977 年 Davis 首次采用 PEG 修饰牛血清白蛋白以来，PEG 修饰技术广泛应用于多种蛋白质和多肽的化学修饰。很多蛋白质多肽类药物在产生功效的同时，存在稳定性差、吸收很少、体内生物半衰期较短等不足，而 PEG 化后的蛋白质多肽类药物的一些体内外性质会发生明显变化。概括来讲，PEG 化主要有以下四大优势。

1. 改善药动学和药效学性质 Improving pharmacokinetic/dynamic properties

研究显示，一般经过 PEG 修饰后，体内的药动学性质会发生显著改变，包括：血浆半衰期延长，体内药物释放提高，肾清除率降低等。

2. 增强稳定性 Enhancing stability

蛋白质、多肽 PEG 化后，在其表面会形成较厚的水化膜，阻止凝集、沉淀现象的产生，同时增加修饰物的水溶性；此外，PEG 的柔性链可产生空间位阻效应，使修饰物免受蛋白酶攻击，降解速率明显降低，稳定性提高，因而可以在血液循环中停留更长的时间。

3. 改善药物体内分布 Improving drug distribution in vivo

蛋白质经 PEG 修饰后，分子量增大，超出肾小球的滤过阈值，在全身给药过程中大大减少了其经肾小球滤过作用，从而经尿液的排泄减少。此外，PEG 修饰后的药物在体循环中稳定性提高，滞留时间延长，有益于改善药物在体内的分布，特别是利于大分子药物在具有滞留增强效应的肿瘤及炎症部位的蓄积，从而延长药物的体内治疗时间。

4. 降低免疫原性 Reducing immunogenicity

PEG 在溶液中呈无规则卷曲，作为一种屏障，能掩盖蛋白质表面的抗原决定簇，使得蛋白质不能与各种细胞表面受体结合，不被机体的免疫系统识别，避免了相应抗体的产生，降低了蛋白质的免疫原性和毒副作用。

因此，PEG 修饰能赋予蛋白质和多肽类多种优良性能，在很大程度上拓宽了蛋白质和多肽的临床应用范围。研究表明，PEG 的长度、分子量的大小、结构（分支或直链结构）、连接方式与连接部位都可能影响最终产物的体内药动学行为、药效学和稳定性等。一般情况下，PEG 的分子量越大，使 PEG 化的药物分子变得越大，越可降低或躲避肾小球的过滤，从而使消除延缓。但 PEG 的分子量越大，可能对药物分子结构的影响也越大，从而可能影响其活性。事实上延长作用时间和保持活性是一对矛盾，重要的是找出一个适当的平衡点。

（三）PEG 的随机修饰与定点修饰 Random and fixed-point modification of PEG

传统的 PEG 修饰多为随机修饰，存在修饰剂呈现多种聚合度、选择性不够高、修饰后的蛋白质分子量范围分布宽、活性降低、稳定性有时不够理想等突出问题。相反，定点修饰能够选择特定基团进行修饰，避免或减少对活性位点的修饰，有利于保持蛋白质或多肽的活性，并且可较好地控制修饰程度，获得某一特定修饰位点的均一 PEG 产物，免去了复杂甚至不可能实现的分离纯化步骤，有利于产品质量控制和工业化生产，降低生产成本，已成为 PEG 修饰蛋白多肽药物的研究热点。蛋白多肽的 PEG 定点修饰主要从三个方面着手：蛋白质方面，如蛋白质的定点突变、蛋白质可逆性位点定向保护、非天然氨基酸的引入；PEG 的活化形式，如修饰氨基的 PEG-醛和修饰巯基的 PEG-乙烯基砜等；反应条件的控制，如 pH 值、金属离子或酶的催化。随着材料科学、新的化学专一技术、蛋白质化学合成和蛋白质重组技术的发展进步，以及准确快速灵敏的分析方法的建立，PEG 定点修饰技术将具有更加广泛的适用性和广阔的发展前景。

根据化学修饰剂与蛋白质之间反应性质的不同，修饰反应主要分为酰化反应、烷基化反应、氧化还原反应、芳香环取代反应等类型，对蛋白质进行氨基、疏基和羧基等侧链基团进行化学修饰。根据被修饰化合物包括蛋白质、多肽、单克隆抗体分子片段、以及小分子化合物等的不同分子量大小、分子结构以及其理化特性，采取不同的 PEG 化技术方法对这些化合物进行修饰。

1. 随机修饰 Random modification

随机修饰蛋白质多以赖氨酸的 ε-NH$_2$ 或 α-NH$_2$ 为修饰目标，由于赖氨酸在蛋白质内通常数量较多，这种修饰引起蛋白质中多个赖氨酸被修饰，得到的产物是 PEG 化修饰异构体的混合物，目前 FDA 批准的已经上市的 PEG 化新药多数为随机修饰的产物。

2. 定点修饰 Fixed-point modification

PEG 化定点修饰，是在随机修饰的基础上发展起来的第二代 PEG 修饰技术，通过对修饰方式、PEG 修饰剂和反应 pH 等的优化选择，实现定点修饰，这种修饰所得的产物为均一产物，异构体少，活性保留较好，免疫原性大大降低。

（1）N 端氨基定点修饰：由于蛋白多肽中存在多个 α-NH$_2$ 和 ε-NH$_2$ 基团，氨基的随机修饰可能导致药物活性的明显下降，这给蛋白质、多肽的修饰带来了障碍。采取对 N 端氨基定点修饰，特别是对于远离活性中心的 N 端定点修饰可以有效地保持药物的原有生物活性。

（2）疏基定点修饰：结合基因工程技术，将疏基或一些特异性基团引入到蛋白、多肽预设位点（如不影响活性的糖基化位点、抗原决定簇）后，再进行对该基团的修饰，可得到活性保留较高和免疫原性降低的定点修饰产物。

（3）羧基定点修饰：采用带酰肼活化基团的 PEG 衍生物对蛋白质、多肽进行羧基基团进行修饰，同样可以获得定点的修饰产物。

（4）酶催化修饰：采用酶催化手段诱导 PEG 分子与蛋白质、多肽等分子上特定的位点进行定向修饰。此方法具有以下特点：不需要对原蛋白质、多肽进行结构改造，保持原化合物的理化特性不受改变；定点修饰；工艺简单，容易大规模化生产和质量控制。

（5）点击反应修饰：利用基因密码子扩展编码非天然氨基酸方法，通过改变蛋白质翻译过程中终止密码子的功能，将自然界中不存在但能人工合成的、含叠氮基团的非天然氨基酸定点置入蛋白质药物中，再通过无铜点击化学（叠氮化物-炔烃环加成反应）实现与 DIBO-PEG 的偶联，在保留蛋白活性的前提下，实现了在体蛋白质药物任意位点温和、高效、快速、定量和特异地引入 PEG 分子。有研究团队借助此方法在干扰素药物的一系列位点引入不同长度的 PEG 分子，完成了 PEG 化生物大分子药物构效关系研究，发现了能显著延长寿命并增强生物利用度的新一代 PEG 化干扰素。同时，他们基于非天然氨基酸生物正交特性，仅使蛋白质的易降解部位选择性 PEG 化，实现了 PEG 化干扰素由异质向均一的跨越。该方法的推广将会推动一大批长效蛋白质药物的更新换代。

（四）PEG 修饰剂 PEG modifying agent

PEG 修饰剂常见分类如下。

1. 直链 PEG 修饰剂 Straight chain PEG modifying agent

直链 PEG 修饰剂有 mPEG-SC，mPEG-SCM，mPEG-SPA，mPEG-SH，mPEG-ALD，mPEG-butyrALD，mPEG-SS 等（SC，sucinimidyl carbonate，琥珀酰亚胺甲酸酯；SCM，succinimide acetate，琥珀酰亚胺乙酸酯；SPA，succinimidyl propionnate，琥珀酰亚胺丙酸酯；SH，sulfhydryl，疏基；ALD：aldehyde，醛类；butyr ALD，正丁醛；SS，succinimidyl succinate，琥珀酰亚胺

琥珀酸酯）；BTC，benzotriazole carbonate，苯并三唑碳酸酯。

2. 双官能团 PEG 修饰剂 Bifunctional group PEG modifying agent

双官能团 PEG 修饰剂有 HCOO-PEG-COOH，NH_2-PEG-NH_2，OH-PEG-COOH，OH-PEG-NH_2，HCl·NH_2-PEG-COOH，MAL-PEG-NHS 等（MAL，maleimide，马来酰亚胺；NHS，succinimide，琥珀酰亚胺）。

3. 分枝形 PEG 修饰剂 Branching PEG modifying agent

分枝形 PEG 修饰剂有（mPEG）$_2$-NHS，（mPEG）$_2$-ALD，（mPEG）$_2$-NH_2，（mPEG）$_2$-MAL 等（mPEG，methoxy-PEG，甲基 PEG）。

根据发展历史可分为第一代和第二代 PEG 修饰剂。第一代 PEG 修饰剂局限于应用低分子量的 mPEG（< 20 000）。常用的修饰剂有 PEG-SS、PEG-SC 等，其中大部分通过酰基化反应修饰蛋白质。第一代 PEG 修饰药物通常表现出不稳定性、较大的毒性和免疫原性，生物活性、药动学的性质与原型药物没有本质的改变。第二代 PEG 修饰剂分子量可大于 20 000，在二醇污染、稳定性、活性保留和专一性等方面均优于第一代 PEG 修饰剂，常用的二代修饰剂有 SPA-PEG，BTC-PEG，NHS-PEG$_2$，ALD-PEG 和 MAL-PEG 等。

（五）PEG 修饰剂的选择 Selection of PEG modifying agent

对修饰剂的选择主要考虑以下 5 个方面。① PEG 的相对分子质量（Mn）和分子量分布系数（PDI）：已有研究证明，修饰的蛋白药物在体内的作用时间与偶联的 PEG 数量、Mn 成正比，在体外的生物活性与偶联的 PEG 数量、Mn 成反比，应用 Mn 过大的 PEG 修饰蛋白药物会导致药物丧失绝大部分的生物活性。以往采用低 Mn（< 20 000）的 PEG 修饰蛋白药物，结果显示出 PEG 对蛋白质药物的修饰虽然有效地提高药物的水溶性，降低毒副作用，延长药物在血液中的半衰期，但是在提高靶向性和增加疗效等难题上较原型药物没有本质改变，现在普遍采用 Mn 大于 20 000 的高 Mn PEG 作为修饰剂。另外，PEG 修饰剂的 PDI 要求越小越好，分子量分布越宽将越不利于修饰后蛋白质药物的分离纯化。②修饰位点和 PEG 修饰剂的官能团：修饰位点的选择要根据蛋白质构效关系分析，选择不与受体结合的蛋白质表面残基作为修饰位点，这样修饰后的蛋白质能够保留较高的生物活性。PEG 修饰剂与氨基酸残基反应的特异性依赖于修饰剂的化学性质与修饰位点的选择。对于修饰反应的特异性，需要选择带合适官能团的 PEG 修饰剂。③ PEG 修饰剂的分子链结构：除了 PEG 的分子量，PEG 的支链特性会对蛋白质药物的许多药动学参数造成影响，支链特性不同的 PEG 化分子拥有不同的生物特性。以 PEG-IFNα-2b 为例，当采用小分子直链 PEG 进行 PEG 修饰时，半衰期约为 40 h，药物全身分布，按体重给药，经 FDA 批准用于治疗慢性丙型肝炎。当使用大分子支链 PEG 进行修饰时，半衰期约为 80 h，药物可浓聚于靶器官如肝脏，无需按体重给药，被 FDA 批准用于慢性丙型肝炎和慢性乙型肝炎的治疗。

（六）已上市产品实例分析 Example analysis of marketed products

自 1991 年 FDA 批准 PEG 化的腺苷脱氨酶（PEG-ADA）用于临床以来，已有多种 PEG 化的蛋白质多肽类药物用于治疗临床上的各种疾病，包括癌症、乙肝、丙肝、贫血、血友病、痛风等，应用范围非常广泛，并且这方面的研究与开发仍在进行当中。国内已经获批的 PEG 化蛋白质药物主要包括：聚乙二醇干扰素 α-2b 注射液（派格宾）、聚乙二醇重组人粒细胞刺激因子注射液（津优力、新瑞白）、聚乙二醇重组人生长激素注射液（金赛增）等。蛋白质多肽类药物与不同分子量、不同结构的 PEG 结合之后，可以增加溶解度和稳定性，减弱免疫原性和毒性，特别是体内药动学行为会发生一些变化，一般体内半衰期可以明显延长，使得药物治疗指数增加，治疗效果，更好临床应用也更加方便。

例 20-1：N 端氨基定点修饰——PEG 化 α 干扰素

α 干扰素（IFN-α）是治疗慢性丙型肝炎的核心药物，尽管采用连续用药 48 周，每周 3

次的方案，对患者的用药依从性仍有较大的影响，并且其持续抗丙型肝炎病毒效果仍很差，仅为 13%～19%。瑞士罗氏（Roche）公司研制生产的 Pegasys（商品名：派罗欣，PEG-IFNα-2a），分子量为 60 kDa，是重组 IFN-α（20 kDa）与支链 PEG 的共价结合物（40 kDa），PEG 部分通过与赖氨酸形成稳定的酰胺键连接到 IFN-α 的单一位点上；IFNα-2a 则是利用重组 DNA 技术，通过将克隆的人类白细胞 IFN 基因插入大肠杆菌并表达而生产的。PEG-IFNα-2a 半衰期约为 80 h（普通 IFN 的血浆半衰期仅为 8 h），可使患者体内 IFN-α 的有效血药浓度达 168 h，达到持续抑制病毒的目的，因而可以实现一周 1 次给药的方案，大大减轻患者的痛苦。该药物于 2002 年获得 FDA 批准上市，用于慢性丙型肝炎和慢性乙型肝炎的治疗。

例 20-2：酶催化修饰——PEG 化凝血因子

诺和诺德（Novo Nordisk）公司着重发展糖基化 PEG 修饰技术，利用酶促反应，将 PEG 分子偶联到蛋白质分子糖末端的唾液酸上（重组凝血因子Ⅶ、Ⅷ、Ⅸ）；Esperoct 是其中的代表，该药物是长效重组凝血因子Ⅷ（FⅧ）的 PEG 衍生物。Esperoct 中的 FⅧ蛋白是使用重组 DNA 技术在中国仓鼠卵巢（CHO）细胞中生产的，并且包含被 O-糖基化的截短的 B 结构域。分子的多肽部分分子量为 166 kDa，为重链和轻链的异二聚体，它们通过非共价相互作用结合在一起。然后，应用酶促反应将 40 kDa PEG 分子与 B 结构域的 O-聚糖部分缀合，得到 PEG 化的 FⅧ（PEG-FⅧ）。在血液循环中，当 PEG-FⅧ被凝血酶激活时，带有 PEG 部分的 B 结构域部分被裂解掉，由此产生的活化 FⅧ（FⅧa）在结构和功能上与天然 FⅧa 类似。PEG 化修饰后，显著延长了 FⅧ的半衰期，且具有优秀的安全性和耐受性。一般地，A 型血友病患者每周需要接受 3 次凝血因子输液治疗；而使用 Esperoct 只需要 4 天接受一次输液，可使患者的年出血率降低 96%。2019 年该药物获得 FDA 批准上市，用于成人和儿童 A 型血友病患者的预防性治疗和急性治疗。

（七）局限性 Limitations

PEG 修饰方法还存在一些局限性。首先是 PEG 修饰后大多数蛋白质多肽类药物的生物活性降低。这是因为 PEG 为长链的大分子，在与蛋白质多肽类药物结合时，可能破坏蛋白质多肽类药物的活性位点，甚至引起蛋白质药物空间结构的改变，也会影响到蛋白质多肽类药物与受体的结合。其次，PEG 修饰后蛋白质多肽类药物的分子量变大，在体内的扩散速度下降，可能会影响药物向目标组织的转运速度。另外，某些 PEG 结合物在生理条件下可能不稳定，化学反应时可能使用某些有毒的有机物等，这些问题都需要继续深入地研究。

四、其他注射给药系统 Other injectable delivery systems

其他用于注射的蛋白质多肽类药物的给药系统还有脂质体、纳米粒、乳剂、微乳等，其中以脂质体研究较多，脂质体作为蛋白多肽类药物载体可以保护药物的结构和生物活性，提高稳定性，延长半衰期，同时达到缓释的效果。脂质体还可阻止被包埋蛋白质多肽类药物与外部环境组分的反应，可以避免热、光等对蛋白质多肽类药物的影响。国内外学者对超氧化物歧化酶、胰岛素、生长因子、疫苗、生长激素释放肽、EPO、GM-CSF、IFN-γ、IL-1、IL-2、IL-6、TNF-α 等蛋白质多肽类药物的脂质体剂型进行了研究和探索，结果静脉给药有明显的缓释效果，大多改变了药物在体内的药物动力学行为，使药物更容易进入细胞内，提高受体敏感性。

脂质体作为蛋白质多肽类药物的载体有着非常突出的优势，随着科学技术的不断发展以及研究者对脂质体原理和制备方法的深入研究，新型脂质体制备技术不断被发明创新，其中就包括前体脂质体法、CO_2 超临界法、冰冻熔融法、离子梯度法等。提高脂质体包封率一直是脂质体研究中的热点和难点，尤其对于水溶性良好的蛋白质多肽类药物，目前报道的提高蛋白质多肽类药物脂质体包封率的方法有：以复合磷脂为膜材制备脂质体；制备多囊脂质体；对脂质体进行化学修饰；对包裹蛋白质多肽类药物的脂质体混悬液进行反复冻融等。虽然提高蛋白质多肽类脂质体包封率的方法比较多但依然存在很多局限。随着科学技术的不断发展，研究包裹物质与脂质体膜的相互作用将为所有新技术和方法的研发提供理论依据，相信能够创造发明出更好更有效的包裹蛋白质多肽类药物脂质体技术，使蛋白质多肽类药物得到更广泛的应用。

目前还没有蛋白质多肽类药物的脂质体在国内上市，国外已经有米伐木肽（mepact）、谷胱甘肽脂质体问世，脂质体流感疫苗也已经开发成功（inflexal V，Switzerland 1997），说明多肽药物的脂质体开发道路能行通。Pacira 的 DepoFoam 技术可以载入多肽、蛋白质和小分子药物，实现 1 ~ 30 天的缓慢释放药物。尽管尚无使用 DepoFoam 技术的多肽药物上市，但布比卡因脂质体的成功说明 DepoFoam 技术是非常有潜力的缓释注射技术。一旦该技术被成功仿制或引进，不但可以用在多肽上，还可以用于诸多抗癌药、止痛药的研究与开发。

第四节　蛋白质多肽类药物的非注射给药系统
Non-parenteral delivery systems of proteins and peptides

蛋白质多肽类药物的非注射给药系统（non-parenteral delivery systems）可以大体上分为黏膜给药系统和透皮给药系统两大类，黏膜给药途径包括口服、口腔、舌下、鼻腔、肺部、结肠、直肠、阴道、子宫和眼部等。其中结肠、直肠、阴道、子宫和眼部等长期给药不方便；而蛋白质多肽类药物的口服给药研究最早、最多，也最具有挑战性；蛋白质多肽类药物的鼻腔和肺部给药也已展现出较好的应用前景。

一、鼻腔给药系统 Nasal delivery systems

鼻腔给药（nasal delivery）是蛋白质多肽类药物到目前为止最成功的非注射给药途径，已有相当数量的蛋白质多肽类药物的鼻腔给药系统上市，如降钙素、催产素、去氧加压素、布舍瑞林、那法瑞林以及血管加压素。1995 年 FDA 批准了降钙素鼻腔喷雾剂（miacalcin nasal spray）的上市，这是 FDA 批准的第一个降钙素非注射制剂。胰岛素的鼻腔给药系统（nazlin）也曾由美国加州生物工程公司生产。干扰素的鼻腔给药在国内已批准生产。还有很多蛋白质多肽类药物的鼻腔给药系统正处于不同的研究阶段。有的产品虽然生物利用度并不高（如那法瑞林和催产素的生物利用度分别是 3% 和 1%），但临床应用却很好。

鼻腔给药对于蛋白质多肽类药物吸收利用具有一些有利条件，这包括鼻腔中丰富的毛细血管和毛细淋巴管、鼻腔中大量的纤毛、相对较高的黏膜通透性和相对较低的酶活性。另外，药物在鼻黏膜的吸收可以避开首过效应，并且很容易到达吸收部位，这一点较肺部给药优越。鼻腔给药的剂型主要是滴鼻剂和鼻用喷雾剂。

目前国内上市的蛋白质多肽类鼻喷雾剂共有两款：鲑降钙素鼻喷雾剂（商品名：金尔力），于 2016 年在国内获批，该药物活性成分是由 32 个氨基酸单链组成的多肽，用于骨质疏松症的治疗，具体处方成分见表 20-10。每日 20 μg（120 IU）或每日或隔日 40 μg（240 IU），一次或分次给药。鲑降钙素鼻喷雾剂由鲑降钙素、氯化钠、枸橼酸、枸橼酸钠、依地酸二钠、聚维酮 K30、植物甾醇、防腐剂和纯化水组成（表 20-10）。聚维酮 K30 可使鲑降钙素溶液分布均匀，与植物甾醇和依地酸二钠协同作用，增加鲑降钙素的稳定性；植物甾醇和聚维酮 K30 联合，同主要成分鲑降钙素形成特殊的刚性聚集体，该聚集体与鼻黏膜充分接触，使鲑降钙素在鼻腔中的滞留时间延长，降低鲑降钙素鼻喷雾剂的不良反应，提高鲑降钙素的生物利用度。

表 20-10　鲑降钙素鼻喷雾剂处方组成

鲑降钙素鼻喷雾剂处方组成	用量
鲑降钙素	1.25 g
氯化钠	30 g
枸橼酸	90 g
枸橼酸钠	110 g
依地酸二钠	8 g
聚维酮 K30	100 g
植物甾醇	20 g
防腐剂	0.5 g
纯化水	加至 10 L

缩宫素鼻喷雾剂（商品名：奥赛托星），于 2020 年在国内获批，为多肽类激素，可促使乳腺泡周围的平滑肌细胞收缩，用于协助产妇产后乳汁排出，并具有加强子宫收缩的作用。每毫升鼻喷雾剂中含有相当于 10 个 USP 催产素单位的催产素，0.5% 的无水氯丁醇（氯醛衍生物）和注射用水，并加入醋酸调节 pH。

另外，近年来对鼻腔疫苗的研究正引起人们的关注。研究证明很多重要的感染可由鼻腔开始，而黏膜免疫可提供重要的防御。鼻黏膜的免疫可使其他黏膜（如胃肠，阴道）产生抗体，而鼻腔相关的淋巴组织的作用在形成体液和细胞免疫时也是十分重要的。与传统的肌内注射相比，通过鼻腔接种的鼻喷疫苗发生免疫反应所需疫苗剂量更小。正在研究的蛋白质多肽类疫苗包括麻疹、流感和副流感、变应性鼻炎疫苗等，其中瑞士血清研究所（Swiss Serum Institute）研制的鼻流感疫苗已于 2001 年在欧洲上市。

蛋白质多肽类药物鼻腔给药存在的问题包括局部刺激性、对纤毛的妨碍和伤害、大分子药物吸收较少或吸收不规则，长期用药还有待评价。胰岛素鼻腔给药会诱导抗体 IgA 在鼻腔黏膜的形成，而 IgA 会使胰岛素灭活。鼻腔中的酶（如亮氨酸氨肽酶）也不能完全忽视。因此一些蛋白质多肽类药物（如降钙素）的鼻腔给药比较适合于作为注射给药的替换治疗。

提高蛋白质多肽类药物鼻腔给药生物利用度的方法包括应用吸收促进剂和酶抑制剂，或者制成微球、纳米粒、脂质体、凝胶剂等，以延长药物局部滞留时间以增加吸收。常用的鼻腔吸收促进剂有脂肪酸及其酯类、醚类、表面活性剂（如 SDS）、皂苷、环糊精类（如 DM-β-CD）等。一些蛋白质多肽类药物鼻腔给药的生物利用度情况如表 20-11 所示。

表 20-11　一些蛋白质多肽类药物鼻腔给药的生物利用度

药物	氨基酸个数	吸收分数（%）	加促进剂后吸收分数（%）
胰高血糖素	29	＜ 1	70～90（甘胆酸盐）
脑啡肽类似物	5	59	94（甘胆酸盐）
LHRH 激动剂	—	1～5	40～50（甘胆酸盐）
胰岛素	51	＜ 1	10～30（甘胆酸盐）

续表

药物	氨基酸个数	吸收分数（%）	加促进剂后吸收分数（%）
降钙素	32	<1	15～20（甘胆酸盐）
肠促胰液肽	—	10	27
GHRH	40～44	<1	2～20（特殊溶媒）
ACTH	—	12	18
Met-hGH	19	<1	7～8（甘胆酸盐）
促甲状腺素释放因子	3	45	
生长激素释放抑制因子类似物	6	73	—
催产素	9	1	
后叶加压素类似物	9	5～10	—

　　使用酶抑制剂也是提高蛋白质多肽类药物鼻腔吸收的途径之一。如表 20-12 所示，下列酶抑制剂的确能提高相应蛋白质多肽类药物在鼻腔的吸收，但单独使用酶抑制剂尚不能达到临床使用的要求。

表 20-12　用于促进蛋白质多肽类药物鼻腔吸收的酶抑制剂

酶抑制剂名称	机制	所能促进吸收的药物
Aprotinin（抑肽酶）	蛋白酶抑制剂	鲑鱼降钙素、胰岛素
Bestatin（贝他定）	氨肽酶抑制剂	去氨加压素
Amastatin（阿码他定）	氨肽酶抑制剂	人生长因子
Puromycin（嘌呤霉素）	抑制内啡肽降解	去氨加压素
Bacitracin（杆菌肽）	氨肽酶抑制剂	生长因子释放因子

二、肺部给药系统 Pulmonary delivery systems

　　肺部给药途径是蛋白质多肽类药物体内非注射给药的另一个研究热点。目前已上市的肺部给药的蛋白质多肽类药物包括重组脱氧核酸酶（deoxyribonuclease）、胰岛素等。还有许多蛋白质多肽类药物的肺部给药制剂进入了临床Ⅰ、Ⅱ期的研究，包括人生长激素（hGH，生长激素缺乏症）、IL-2（癌症）、rhIL-4（哮喘）、INF-γ（囊性纤维化、肺纤维化）、GM-CSF（肺泡蛋白沉积症）等。

　　肺部给药具有以下几方面的优势：①肺部具有巨大的可供吸收的表面积和十分丰富的毛细血管，从肺泡表面到毛细血管的转运距离极短，利于药物的吸收；②肺部的酶活性较胃肠道低，没有胃肠道那么苛刻的酸性环境，避开了肝脏的首过效应，因此肺部对那些在胃肠道难以吸收的药物（如大分子药物）来说可能是一个很好的给药途径；③因为肺部给药能在特定病患部位达到足够的药物浓度，因此有时局部给药比全身给药更为理想，例如可通过肺部喷雾将重组人类去氧核糖核酸酶直接输送到囊性纤维化患者肺部。

　　2006 年，FDA 批准了第一种吸入型重组人胰岛素（辉瑞公司的 Exubera）上市，它是一种粉末状速效胰岛素，用于治疗成年 1 型和 2 型糖尿病。这是自 19 世纪 20 年代发现胰岛素以来第一种获得批准的胰岛素非注射给药方式，而以前糖尿病患者使用胰岛素只能采用注射的方式。该药后因给药装置较大、患者携带不便以及呼吸系统安全性问题等退市。目前 Mannkind

公司获批上市的另一种吸入型重组人胰岛素 Afrezza，通过一种新型的吸入剂进行给药，起效时间快（15 min），目前 FDA 批准其应用于 1 型和 2 型糖尿病，但使用前需要进行肺功能检查。使用方法为餐前或开始进餐后 20 min 内给药，1 型糖尿病患者必须与长效胰岛素联用。其不良反应主要为低血糖、咳嗽、咽喉痛或刺激，同时慢阻肺患者禁用该药物。

蛋白质多肽类药物肺部给药目前还存在一些问题。第一，肺部是一个比较脆弱的器官，长期给药是否可行，还有待于进一步验证；最近有研究报导肺部长期给药可引起动物肺组织的纤维化；而且在美国进行的胰岛素吸入给药的Ⅲ期临床研究已经因肺部毒性问题而部分停止。第二，如何将药物全部输送到吸收部位，药物在上呼吸道的沉积减少了药物吸收的机会，而且对于治疗剂量较大（> 2 mg/kg）的药物（如单克隆抗体），如何将 100 mg 或更多的药物给到肺部并吸收也是个难题。第三，某些蛋白质多肽类药物可能对肺组织有局部作用，如生长因子和细胞因子会改变肺部组织的状态。第四，给药剂量固定的传统装置难以满足根据体重调整剂量的临床用药要求。

蛋白质多肽类药物肺部给药系统应尽量少用或不用吸收促进剂，而主要通过吸入装置的改进来增加药物到达肺深部组织的比率。将蛋白质多肽类药物制备成溶液或粉末的形式，采用定量吸入装置（MDI）或干粉吸入装置（DPI），但也有制成微球、纳米粒和脂质体等的报道。气雾剂由于其抛射剂对臭氧层可能造成破坏，因此目前认为不含抛射剂的粉末型吸入器将成为主导。

目前市场上应用较多的 MDI 和 DPI，可将 5% ~ 20% 的药物送入肺部，大部分药物损失在上呼吸道部位。现在给药装置的研究又有了新的突破。Innovata Biomed 公司研制的 DPI 肺部沉积率可达 30%；另一种带压缩部件的装置可将 15 μL 的液体药物输送到肺部，沉积率为 39%。BPT（Battelle Pulmonary Technologies）公司已成功地开发了一种吸入给药装置，利用了电液体技术，可将药物以 1 ~ 6 μm 的大小喷出，肺部沉积率可达 80%，而且不采用压缩空气，成本较低。

三、口服给药系统 Oral delivery systems

口服给药是最容易为患者接受的给药方式，研究最多，但也是最具挑战性的。大分子药物的口服给药存在着很多困难，主要表现在以下几个方面：蛋白质多肽类药物分子量大，而且常以多聚物形式存在，（如胰岛素在锌离子存在下可形成六聚体），不易通过胃肠黏膜；胃肠道中存在各种蛋白酶和肽酶，可将蛋白质多肽类药物水解成为氨基酸或二、三肽；胃肠道的酸碱环境也可能使蛋白质多肽类药物变性；即使有部分吸收，还有肝脏的首过效应。因此一般蛋白质多肽类药物在胃肠道的吸收都小于 2%。一些蛋白质多肽类药物口服吸收的情况见表 20-13。

表 20-13　一些蛋白质多肽类药物的口服吸收情况

药物	吸收分数（%）	分子量	动物模型
牛 IgG	2	150 000	大鼠
牛血清白蛋白	< 2	67 000	大鼠
人血红蛋白	1.2	64 000	大鼠
干扰素	< 1	25 000	大鼠
胰岛素	< 2	5700	大鼠

现在市场上用于全身作用的口服蛋白质多肽类药物很少，多数的口服酶制剂只是在胃肠道发挥局部作用。环孢菌素 A 制成适当的剂型（如微乳）后可有较好的吸收，已有商品用于临床，这与环孢菌素 A 分子量较小和稳定性较好有关。9 个氨基酸的 DDAVP 也可以口服给药。

胸腺肽的肠溶片和肠溶胶囊剂获得 NMPA 批准后已投入生产。有些蛋白质药物如蚓激酶（分子量 2 ～ 4 万），虽然吸收多少不清楚，但在较大剂量下仍能发挥一定药理效应，故也有口服制剂的产品。

提高蛋白质多肽类药物胃肠道吸收的方式已有较多的报道，包括使用酶抑制剂和吸收促进剂、制备脂质体、微球、纳米粒、微型乳剂、pH 敏感的水凝胶或肠溶制剂等各种剂型。

2019 年，FDA 正式批准口服索马鲁肽（诺和诺德公司，商品名 Rybelsus，每日 1 次）上市，用于结合饮食和运动以改善 2 型糖尿病患者的血糖控制。索马鲁肽属于 GLP-1（胰高血糖素样肽-1）药物，是一种由回肠内分泌细胞分泌的脑肠肽，它通过作用于 GLP-1 受体，刺激胰岛素分泌、抑制胰高血糖素分泌、增加胰岛素敏感性、刺激胰岛 β 细胞增殖并抑制其凋亡，从而促进葡萄糖代谢过程。另外，它还能够延缓胃肠道排空、抑制食欲，从而一定程度上控制糖的摄入。该药物具有与胰岛素可比的降糖疗效以及相对较宽的安全窗口，具备开发成口服制剂的可行性。口服索马鲁肽采用 8-（2-羟基苯甲酰胺基）辛酸钠（SNAC）作为辅料（促吸收剂）与 SNAC 的结合使得索马鲁肽能够在胃部完成吸收，并且 SNAC 的部分溶解能够在胃内局部形成相对高的 pH 环境，从而提高索马鲁肽的溶解度，减少胃内肽酶的降解作用，提高了生物利用度。

四、口腔给药系统 Buccal delivery systems

口腔给药的特点是给药方便，口腔黏膜有部分角质化，因此对刺激的耐受性较好，药物直接进入全身循环，从而避免药物的胃肠道破坏或肝脏的首过效应。不足之处是如不加吸收促进剂或酶抑制剂时，大分子药物的吸收较少，另外口腔给药对局部黏膜有刺激，可导致大量唾液的分泌。加拿大 Genetex 生物技术公司（Generex Biotechnology Corporation）历经约 10 年的潜心研发，在全球首次获准上市了胰岛素口腔喷雾剂（商品名：Oral-lyn）专利产品，用于治疗 1 型和 2 型糖尿病。该制剂以公司专利 RapidMist 释药装置将胰岛素释放至人口内，被口腔黏膜吸收而不沉积于肺部。Oral-lyn 提供了安全、简易、方便、快速有效的胰岛素给药新途径。通过舒适用药和提高患者的依从性、延缓糖尿病许多并发症的发作，改善患者的生活质量。RapidMist 释药系统就像普通吸入剂，但它是采用压缩的氟碳抛射剂释放肽类或蛋白质类药物的气雾剂。研究显示，给药后 20 min 该系统可使胰岛素达到治疗血药浓度。国内也有研究胰岛素口腔喷雾剂的相关报道。

蛋白质多肽类药物的口腔给药系统的关键问题是选择高效低毒的吸收促进剂。曾有报道口腔给药时促进剂的量要达鼻腔给药的 5 倍才有明显的作用。用于口腔给药的剂型已有喷雾剂、气雾剂、黏附片、柔性纳米脂质体或普通脂质体的喷雾剂等。其中报道的黏附片的生物利用度较低。

五、直肠给药系统 Rectal delivery systems

一般情况下，蛋白质多肽类药物的直肠给药吸收比较少，如胰岛素在直肠黏膜的吸收率低于鼻腔，但高于口腔黏膜和舌下给药。直肠中环境比较温和，pH 接近中性，而且酶的活性很低；在直肠中吸收的药物也可直接进入全身循环，避免肝脏的首过效应。不足之处是长期用药的依从性差。

选择适当的吸收促进剂可以明显提高蛋白质多肽类药物的直肠吸收。常用的吸收促进剂包括水杨酸类、胆酸盐类、烯胺类、氨基酸的钠盐、环糊精、依地酸钠、表面活性剂等。直肠给药的剂型以栓剂为主，可以结合固体分散技术或包合技术等。

有人用 Laureth 9 使胰岛素直肠给药的生物利用度达 30%，用水杨酸钠和依地酸钠使胰岛素直肠给药的生物利用度达 30% ～ 40%。其他研究比较见表 20-14。

表 20-14 蛋白质多肽类药物直肠给药的生物利用度

药物	生物利用度 %	加促进剂后的相对吸收（%）	氨基酸数目
五肽胃泌素	2～10	18（5-甲氧基水杨酸）	5
胃泌素	10～15	33（5-甲氧基水杨酸）	17
降钙素	0.8	26（PEO-9-月桂基醚）	191
胰岛素	＜1	27.5（烯胺衍生物＊）	32
表皮生长因子	0	68.2（羧甲基纤维素钠）	51
生长激素	0.2	7～9.5（水杨酸）	55

＊苯基苯胺乙酰乙酸乙酯

六、经皮给药系统 Transdermal delivery systems

虽然在所有非侵入性给药途径中，皮肤的透过性是最低的，但通过一些特殊的物理或化学的方法，仍能显著地增加蛋白质多肽类药物的经皮吸收。透皮递送虽然具有挑战性，但相对于口服、静脉或肠道等方式，它有着显著的优势：①避免肝脏的首过效应和药物在胃肠道的降解，减少用药的个体差异；②相较于口服给药而言可以使药物更稳定地直接进入血液，药效更快、更好；③维持恒定的有效血药浓度，避免了口服给药等引起的血药浓度峰谷现象，降低了毒副反应；④使用方便，可持续控制给药速度，灵活给药（可随时中断），特别适合婴儿、老人和不易服药的患者。虽然透皮给药技术为临床治疗提供了新的方案，但它也有一定的局限性：①皮肤为人体天然的屏障，大部分的药物均难以足够量地透过这道屏障，所以透皮给药不太适合剂量大的药物；②药物的分子量、极性、熔点均影响药物的透皮吸收；③皮肤表面的微生物及皮肤中的酶对某些药物有降解作用。未来透皮给药系统市场想要有大的发展，这些问题将是首先需要突破的。目前改善药物透皮吸收的技术包括超声导入技术、离子导入技术、电穿孔技术、经皮粉末给药、微针技术、微粒载体、化学促渗剂、激光促渗技术和热穿孔技术等，目前常用的促渗方法如表 20-15 所示。

表 20-15 主要促渗方法及技术特点

主要促渗方法	具体促渗技术	技术特点
化学方法	促进剂	包括醇类、亚砜类、氮酮类（如月桂氮䓬酮）、吡咯酮类、表面活性剂等多重透皮促进剂，帮助药物穿过皮肤角质层，改善药物透皮吸收
	离子对	通过加入与药物带有相反电荷的物质，形成离子对，使那些难以透过角质层的离子型药物，容易分配进入角质层类脂
物理方法	超声导入	利用具有高能量和高穿透率的超声波，促进药物经皮透过
	离子导入	在外部施加小电流，促进离子透过皮肤，进入局部组织或血液循环的一种生物物理方法
	电穿孔	采用瞬间（毫秒到微秒之间）高电压脉冲电场，在细胞膜脂质双分子层中形成暂时的、可逆的亲水性孔道，增加细胞膜渗透性，以提高药物经皮吸收
	微针 激光微孔	高 10～2000 μm，宽 10～50 μm 的微针，可以恰好穿过皮肤角质层而又不触及痛觉神经，在起到药物渗透的同时又不引起痛觉和皮肤损伤
药剂学方法		借助于微米或纳米药物载体，包括微乳、脂质体、传递体、醇脂体、囊泡、纳米粒等，以改善药物透过皮肤的能力

（一）超声导入技术 Phonophoresis

超声导入技术是利用超声波的能量来完成药物对皮肤转运的一种物理方式。在进行超声导入时，需要一些物质（偶合剂）将超声波的能量从源头传递到皮肤的表面，这些物质可以是凝胶、软膏、乳剂、甘油、丙二醇或矿物油和水的混合物等。有研究表明在低频超声波作用下，一些蛋白质多肽类药物如胰岛素、EPO 和 IFN 等可以透过人体的皮肤。其原理在于超声波引起的致孔作用（主要的）、热效应、机械效应和对流效应等，可能导致角膜脂质层的紊乱。超声波对皮肤的作用应是可逆的，应用时要防止产生气泡，否则会分散超声波，并可能使药物不稳定。目前国外在进行理疗时较多地应用了此项技术。

（二）离子导入技术 Iontophoresis

由于蛋白质多肽类药物的大分子都是两性电解质，在一定的电场作用下可以随之发生迁移并透过皮肤的角质层。影响其透皮性能的因素包括电场强度和维持时间、电场引起的膜的改变程度、药物溶液酸度和离子强度以及电场所致的水的渗透程度等。德国已经生产出基于离子导入技术的经皮给药装置。

有人将 300 IU 的猪胰岛素在 0.4 mA 的电流下应用于糖尿病兔并维持 2 h，结果血清胰岛素水平达 300 μIU/mL，而不用离子导入的对照组只有 10 μIU/mL。

（三）电穿孔技术 Electroporation

该技术在分子生物学和生物技术中已有较多的应用，如用于细胞膜内 DNA、酶和抗体等大分子的导入、制备单克隆抗体或进行细胞的融合等。现在已用于进行药物透皮给药的研究，其中包括不少的蛋白质多肽类药物（如肝素、LHRH 和环孢素）。有人研究了 LHRH 的透皮给药，不使用电学方法时 LHRH 的渗透速率为 0.05 μg/cm^2·h，而使用离子导入（0.5 mA/cm^2，30 min）后渗透速率达 0.27 μg/cm^2·h，而用电穿孔技术（1000 V，5 ms）后达 1.62 μg/cm^2·h。

（四）经皮粉末给药 Transdermal powder delivery systems

所用的给药装置又称无针注射器（needleless injector）。无针注射器以前主要用于液体给药，如 1993 年 FDA 批准一种无针注射器（biojector-2000）用于疫苗和其他注射液的给药，2000 年进行了第一个 HIV 疫苗的人体临床试验。采用无针注射器进行胰岛素溶液给药的研究已有 20 多年的时间，目前已有单剂量和多剂量的产品上市。经皮粉末给药系统已有少数生产，应用还不多。如美国的 Bio-Rad Laboratories 公司生产一种粉末经皮给药系统（HeliosTM gun system）。粉末经皮给药系统用于接种疫苗的研究较多，包括乙肝 DNA 疫苗和流感疫苗等，前者已有了产品。

（五）微针给药系统 Microneedle delivery system

微针给药是一种新型的透皮给药方式，以其安全有效、无痛等优点在透皮给药中得到广泛的应用。微针的概念在 20 世纪 70 年代提出，1998 年首次将微针应用于经皮给药研究。此后，在此领域的研究引起了许多学者的关注，经皮给药的应用范围也扩展到水溶性药物、蛋白质药物、多肽药物、疫苗及基因药物等。

微针可以定义为高 10 ~ 2000 μm、宽 10 ~ 50 μm 的针，具有给药意义的装置是微针阵列（microneedles array），即许多微针以阵列的方式排列在给药载体上。微针的长度在几百微米到几毫米不等，它可以恰好穿过皮肤角质层而又不触及痛觉神经，在起到促进药物渗透的同时又不引起痛感和皮肤损伤。制造微针的材料主要有金属、硅、二氧化硅及可生物降解的聚合物等。不同材料的微针具有不同的特性和用途。

微针的类型可分为实心微针和空心微针两大类。其中，空心微针阵列具有注射器与经皮给药贴剂的双重优点，适用于液态和治疗剂量要求更大的药物，特别适合核酸类、多肽类、蛋白质疫苗等生物技术药物的给药。

微针目前可以归纳为四种给药方式：①利用实心或空心微针在皮肤上形成相应的孔洞，然后把药贴敷在治疗部位上，利用这种方法给药的微针叫做贴针；②在实心微针表面包裹药物后注射入患者体内，通过这种方式给药的微针经常被称为包衣微针；③将药物包裹在能够生物降解的聚合物微针中，然后将微针扎入病患皮肤给药，运用这种给药方式的微针为包裹药物微针；④通过空心微针来微注射给药，将这种微针称之为微注射方式给药微针。在目前的研究以及应用中，前两种给药方式更加成熟一些。

微针的促渗机制与其他物理促渗方法有本质区别。采用离子导入、电致孔、超声导入、压力波导入等方法的结果都是打乱皮肤角质层脂质的有序排列，使药物对皮肤角质层的渗透性增加。而微针则在角质层上造成了实质上的孔道。微针最重要的优势在于它可以使大分子穿透角质层，并且相对于注射给药，它几乎无损伤性、无痛感，相当于皮下给药，易被患者接受。另外，通过微针给药，药物的剂量比较稳定且可控。

目前微针阵列技术已有 Macroflux（商品名）上市。该技术适合大分子药物的给药，如人生长激素的透皮速率可提高 100 万倍，这种技术也可以结合离子导入技术进行使用。目前，微针阵列经皮给药系统中研究较多有胰岛素、低聚核苷酸、DNA 及蛋白疫苗等。预计未来以微针和机械阵列为导向的透皮给药产品具有很大的增长潜力。然而，关于微针制作工艺、微针形态、阵列密度等与微针强度的关系还应加强研究。除此以外，有些问题也需要进一步的研究，比如：①如何保证空心微针不会被堵塞；②如何加强微针阵列的可重复利用性；③实心微针没有载药容量；④空心微针易折、易堵，须要特殊的推注装置，不能成为贴剂；⑤可溶性聚合物微针刺透表皮后在真皮层溶解释药，使得针体的聚合物沉积于皮肤，不适合长期而频繁地使用；⑥化学交联的水凝胶微针胰岛素利用率过低，不到注射剂的 1% 等。

例 20-3：胰岛素微针

与传统的皮下注射胰岛素给药方式相比，胰岛素智能微针经皮给药系统根据糖尿病患者体内血糖浓度的高低自动调节胰岛素释放量，使血糖水平始终保持在正常范围，从而达到高效、长效、速效、毒副作用小、剂量低和使用方便等目的。虽然目前还没有微针型胰岛素产品上市，但目前利用微针注射胰岛素已经有多个比较成功的案例，伴随着研究的不断深入，微针透皮给药技术必将在不久的将来惠及糖尿病患者。

2020 年，有研究团队利用透皮微针贴片同时负载胰岛素和胰高血糖素，在 1 型糖尿病小鼠模型上验证了其能随血糖响应进而可控释放的功效。该复合微针贴片由葡萄糖正响应的胰岛素微针和葡萄糖逆响应的胰高血糖素微针的双模块集成构建，两种模块由相同的聚合物单体以不同的比例通过掩模介导的贯序式光聚合方法共聚于一张贴片。贴片上的微针尺寸小于平时用于测血糖的采血针，而且仅仅扎入皮肤几百微米，能够有效减轻使用时的不适感。并且高分子微针在皮肤内并不会溶解，在使用完后可以完整的取出，不残留在体内，提高了长期使用的安全性。使用过程中，利用两种蛋白质激素等电点的差异，通过在不同血糖浓度下模块电荷及体积的协同变化实现两种激素的反向释放调节，模拟了胰岛中的 α 细胞和 β 细胞的功能，可根据血糖变化动态调控两种激素的释放（高糖时促进胰岛素释放，低糖时促进胰高血糖素释放）。这一血糖响应释放与反向调控相结合的递送策略避免了频繁的血糖检测和胰岛素剂量调控的不便，也为糖尿病患者因个体差异和生活方式改变所带来的低血糖隐患提供了双重安全保障。

Zenomics 公司正在准备向 FDA 提交该智能胰岛素贴片的临床试验申请，一旦这种智能胰岛素贴片（smart insulin patch）的安全性和有效性在临床试验中得到验证，将有望改变糖尿病现有的治疗方案，提升糖尿病患者的生活质量。同时，该体系还有望应用于其他药物的协同递送，促进便携式药物输送体系的精准调控。

（六）微粒载体 Carrier particles

近年来，微粒载体作为促进药物经皮吸收的方法得到迅速发展。目前研究较多的是脂质体、传递体、非离子型表面活性剂囊泡、微乳和生物聚合物微凝胶等。

1. 脂质体 Liposomes

脂质体由磷脂分子尾部相接的同心环组成，它们主要通过疏水相互作用保持在一起。脂质体可以将亲水性物质包裹在其亲水性水核内，而将两性性或亲脂性物质包裹在其疏水性脂质双层中。因此，它们可用于包封亲水性蛋白和具有大疏水结构域的蛋白质（例如自然界中嵌入细胞膜壁的蛋白）。

为了克服皮肤输送不足，特别是蛋白质多肽类药物的膜渗透不足的问题，有研究将蛋黄磷脂酰胆碱（EPC），PEG-二棕榈酰磷脂酰乙醇胺（PEG-DPPE）和胆固醇通过涡旋悬浮在 Tris 缓冲液中，后通过薄膜挤出法获得单层小囊泡，而后将适当体积的脂质体悬液和脂肽水溶液混合以获得所需的肽-脂质体复合物。

2. 传递体 Transfersomes

传递体又称柔性脂质体（flexible liposomes），它可通过柔性膜的高度自身形变并以渗透压差为驱动力，高效地穿过比其自身小数倍的皮肤孔道。测定表明，500 nm 的传递体透过 100 nm 的小孔，速度与水相似。它可以作为大分子药物如多肽及蛋白质的载体，使药物进入皮肤深部，甚至进入体循环。一般是在制备脂质体时加入胆酸盐或乙醇等物质获得柔性脂质体，加入乙醇所获得的柔性脂质体又被称为醇脂质。

3. 微乳 Microemulsions

油包水（W/O）微乳是一种热力学稳定的分散体，由分散在连续油层中的小（200 nm）水滴组成，该油层通过掺入高浓度的表面活性剂 / 乳化分子而稳定。外相中的亲脂性环境类似于皮肤上层中的环境，因此使其非常适合应用于皮肤表面。此外，W/O 微乳剂易于在皮肤上给药而无需输送装置，使其非常适合在皮肤上被动输送水溶性分子（在这种情况下为蛋白质和肽）。

抗 TNF 药物在皮肤的各种炎性病症中具有潜在的应用，例如牛皮癣、湿疹、荨麻疹、接触性过敏，但是由于缺乏合适的局部媒介物，目前必须通过注射给药。有研究通过辛酸 / 癸酸甘油三酸酯、甘油单辛酸酯、聚山梨酯 80、山梨糖醇单油酸酯制备微乳液递送 TNF-受体-Fc（TNFR-Fc）融合蛋白 ALSTII，表现出微乳制剂通过表皮层向真皮内输送毫克量的肽甚至大蛋白的巨大潜力。

七、其他给药途径 Other delivery systems

除了上述给药途径外，还有一些蛋白多肽类药物的舌下给药、眼部给药和阴道给药等的报道。

有人将亮丙瑞林（leuprolide）制成凝胶剂，分别给狗、猴和人舌下给药，结果发现，人和猴子的吸收速度和程度都很接近，给药后吸收过程可持续约 6 h；而狗的吸收速度和程度都明显高于人；提示对于此药的舌下给药来讲，用狗作动物模型是不适当的；另外，在不加吸收促进剂的情况下，人的舌下似乎并不是蛋白质多肽类药物的理想给药部位。

曾有公司研究开发了胰岛素眼部给药系统，并进行了临床研究申请但没有通过审批。主要原因是眼睛的结构与功能，不适合于作为一个全身给药，尤其是长期全身给药的途径，阴道给药的优点是局部通透性较大，血流丰富，主要缺点是环境偏酸性，存在首过效应以及长期用药不方便等问题。

第五节   蛋白质多肽类药物的质量控制
Quality control of protein and polypeptide drugs

一、原料药的质量控制 Quality control of raw materials

生物技术药物来源复杂，不可能有统一的质量控制指标。总的原则是要使质量标准能充分反映每个具体产品的特性，能够很好地控制其质量。蛋白质多肽类药物的一般检测项目包括：鉴定、纯度测定、效价或活性测定、含量测定、相对分子量测定、外源性 DNA 测定，等电点测定、无菌检查和热原检查等。

电泳技术可以进行蛋白质的鉴定，并测定其纯度、分子量和等电点等，成本低，操作快速、方便，在常规质量检测中比较常用。电泳方法包括垂直板状聚丙烯酰胺凝胶电泳（PAGE）、淀粉凝胶电泳和琼脂糖凝胶电泳等，其中 PAGE 分辨率较好。在聚丙烯酰胺凝胶中添加一些特殊成分，如尿素、SDS 和两性电解质，可达到更好的分离效果，后者称等电聚焦法（IEF），具有很高的分辨率。

快速蛋白液相色谱（FPLC）也可用于蛋白质的分离和测定，但不适合大批量样品的分析。分子排阻色谱成本较低，可用于蛋白质多肽的分子量测定。高效毛细管电泳（HPCE）具有高效、快速、简便、微量的优点，在生物技术药物的分离、分析方面已获得了很好的应用。

其他鉴定方法有氨基酸序列分析、组成分析、肽序列标签分析和肽图检查法等。其中，肽图检查法是目前鉴定蛋白质的常用方法，是一种用于表征蛋白质结构的高特异性鉴别方法，涉及具体品种时应基于其独特的结构特性，建立相应的肽图检查法。由于各种蛋白质多肽类药物的氨基酸序列不同，酶解后可产生不同的肽段序列和不同质量数的肽混合物。该方法系采用特定的化学试剂或酶，特异性将蛋白质裂解为肽段，经可靠方法分离和鉴定后与经同法处理的对照品图谱进行对比并判定结果。适用于产品放行检验中的鉴别试验、评价生产工艺的批间一致性和生产用细胞基质表达的稳定性；也可用于蛋白变异体的定性分析、二硫键定位、糖基化位点分析、蛋白修饰位点确定等。肽图检查法的常规步骤包括供试品预处理、蛋白质特异性裂解、肽段分离和检测以及结果分析和判定。供试品预处理是为了消除其有关成分（如载体蛋白、赋形剂、稳定剂）的干扰作用，所进行的必要的浓缩、分离或纯化处理；对于复杂的大分子蛋白，必要时还需进行变性、二硫键还原、游离巯基烷基化保护、亚基分离、甚至去除糖侧链等处理，以消除其高级结构对裂解剂的阻碍作用，并在此基础上去除上述处理过程中引入的变性剂、还原剂、酰化剂等试剂。必要时还需验证经过预处理后待测蛋白质的完整性和（或）回收率。接下来，根据供试品蛋白质的结构特性选择特定的裂解方法，再根据供试品蛋白质的特性以及后续表征研究目的，建立耐用性强、重现性高的分离方法来检测裂解所得的肽段。肽段分离可采用反相高效液相色谱（RP-HPLC）、离子交换高效液相色谱、疏水相互作用高效液相色谱、毛细管电泳等技术或方法，其中，RP-HPLC 法最为常用。

生物制品质量控制中生物活性 / 效价为反映生物制品有效性的关键质量属性，对相应的测定方法进行规范的验证是保障其适用性的前提。生物活性 / 效价测定主要是指相对效价测定，系将供试品的生物反应与已知标准品产生的反应相比较，从而定量测定供试品相对于标准品的效价。常见的验证指标包括专属性、相对准确度、精密度、线性和范围，后 4 个指标的验证通常可进行合并设计。不同的蛋白质多肽类药物其效价的测定方法是不同的。如测定胰岛素的效价可以使用生物检定法测定小鼠血糖值。

组成蛋白质的基本单位是氨基酸，氨基酸通过脱水缩合形成肽链，蛋白质是一条或多条多肽链组成的生物大分子。不同品种应针对自身蛋白质特性选择适宜的测定方法并做相应方法学验证，同时应尽可能选用与待测定品种蛋白质结构相同或相近的蛋白质作对照品。蛋白质多肽类药物的含量测定，可以采用凯氏定氮法、福林酚法（Lowry 法）、双缩脲法、2,2′-联喹啉-4,4′-二羧酸法（BCA 法）、考马斯亮蓝法（Bradford 法）和紫外-可见分光光度法。

对于蛋白质多肽类药物中残余的外源性 DNA 的含量可以采用 DNA 探针杂交法、荧光染色法或定量 PCR 法检测；对于用到鼠杂交瘤单克隆抗体的药物，可以依据免疫球蛋白 G（IgG）与相应的抗体特异性结合后，在适宜的电解质、温度、pH 值条件下会产生凝集反应，形成抗原-抗体复合物的原理，采用紫外-可见分光光度法，根据供试品的吸光度，求出供式品中 IgG 的含量。另外，圆二色谱（CD）可用于检测蛋白质的二级结构；傅立叶红外光谱（FTIR）、差示扫描量热分析（DSC）和 X 衍射等方法可以分析蛋白质多肽类药物的高级结构；浊度可用于评价蛋白质多肽类药物的聚集程度等。

生物制品稳定性评价指标较为复杂，应根据不同品种的成分特性开展稳定性试验工作。通常情况下，生物活性/效价测定是稳定性试验的关键指标。在产品纯度允许、有效成分明确的情况下，应尽量使用适当的理化、免疫化学方法对生物制品的活性成分进行定量检测。降解产物的分析也是稳定性试验的重要组成部分。对于生物制品，很难用单一的稳定性试验分析方法或参数来反映生物制品稳定性特征的全貌。应根据产品的实际情况，设计一系列合理的稳定性试验项目，对产品的各个阶段进行稳定性试验，以确保能反映产品的稳定性特征。主要试验项目包括：生物学活性/效价、纯度、含量、外观、可见异物、不溶性微粒、pH 值、注射用无菌粉末的水分、无菌检查等。添加剂（如稳定剂、防腐剂）或赋形剂在制剂的有效期内也可能降解，若有迹象表明这些物质的降解对药品质量有不良影响时，应在稳定性试验中加以监测。稳定性试验中还应考虑到包装容器和密闭系统可能对样品具有潜在的不良影响，在试验设计过程中应关注此方面。需要注意的是，在进行稳定性评价时，一般不能用高温加速试验的方法来预测蛋白质多肽类药物在室温下的有效期，因为这类药物在高温和室温下的变化过程可能是不一致的。

二、制剂的质量控制 Quality control of preparations

蛋白质多肽类药物可以开发为各种剂型，其质量控制的一部分与常规制剂相同。以注射剂为例，一般检查指标包括性状、鉴定、有关物质、pH 值、澄明度、热原检查、无菌检查等；对于新开发产品，要进行异常毒性、过敏试验、降压物质等的测定。

对于特殊的剂型，会有不同的检测指标。《中国药典》2020 年版将脂质体、纳米乳、纳米粒、聚合物胶束、亚微乳等归为微粒制剂，统一制定了指导原则。规定了微粒制剂生产过程中应进行过程控制，以确定可能影响终产品质量的工艺条件或参数。对于脂质体等微粒制剂，应控制生产规模变更（批量大小改变）等工艺过程。同时规定了生产与贮藏期间应检查的项目，包括：有害有机溶剂的限度检查，形态、粒径及分布的检查，载药量和包封率的检查，突释效应或渗漏率的检查，氧化程度的检查；特别地，对于粒径及分布检查而言，应提供粒径的平均值及其分布的数据或图形。测定粒径有多种方法，如光学显微镜法、电感应法、光感应法或激光衍射法。对于具有靶向作用的微粒制剂应提供靶向性的数据，如药物体内分布数据及体内分布动力学数据。微粒制剂稳定性研究还应包括药品物理和化学稳定性以及微粒完整性等，并应符合原料药物与制剂稳定性试验指导原则要求。对于脂质体制剂，还应注意相变温度对药品状态的变化、不同内包装形式的脂质体药品的稳定性试验条件，以及标签和说明书上合理使用等内容。

以蛋白质多肽类药物缓释微球注射剂为例，其质量控制指标包括：微球的形态、微球的平均粒径及粒径分布、微球中蛋白质多肽类药物的生物活性、药物的包封率和载药量、药物的体外释药动力学。由于要求释药的时间较长（1～3个月），故建立一个加速释放的评价体系是必要的。在研究开发阶段还应研究微球中蛋白质多肽类药物的存在状态，蛋白质的高级结构是否发生变化，药物与载体之间是否存在相互作用，载体材料是降解机制与规律等。

《中国药典》2020年版还增订了人用PEG化重组蛋白及多肽制品生产和质量控制的通用性技术要求，涉及重组蛋白的生产及质量控制。其生产过程主要包括重组蛋白和多肽的制备、PEG修饰、修饰产物的分离和纯化及制剂等过程。生产过程中使用的原材料和辅料应符合本版药典的相关要求。制备重组原型蛋白和多肽所需的工程细胞的来源、管理及检定应符合"生物制品生产检定用菌毒种管理及质量控制"和"生物制品生产检定用动物细胞基质制备及质量控制"的相关要求。生产质量管理应符合中国现行《药品生产质量管理规范》的要求。人用PEG化重组蛋白及多肽制品的质量控制与修饰蛋白和多肽的分子大小、修饰位点与修饰程度、结构特征、质量属性复杂程度以及生产工艺相关。应选用适宜的PEG进行修饰，并明确PEG的活性基团种类、拟成键的键型、分子形态、分子量范围等质量属性，以确保批间一致性。可采用基质辅助激光解吸附飞行时间质谱（MALDI-TOF-MS）、凝胶渗透色谱-多角度激光散射（GPC-MALLS）检测器或凝胶渗透色谱-示差检测器（GPC-RID）等方法测定PEG的重均/数均分子量及多分散性。PEG的分子末端需经活性基团取代后方可与蛋白质和多肽上的反应基团发生修饰，可采用核磁共振（NMR）或液相色谱柱前衍生法进行测定。应对PEG中可能存在的双醇、断裂与非活化PEG等特定杂质及其他需要控制的相关杂质进行分析及限量控制。PEG修饰方式包括定点修饰、单位点随机修饰或多位点随机修饰等方式。修饰及偶联工艺的选择应设定适宜的反应条件，以降低重组原型蛋白和多肽药物的活性损失及可能的修饰副产物。应设定关键工艺参数的可接受限值范围，包括PEG的加入方式、PEG与蛋白质或多肽的投料比、缓冲液的组成及酸碱度、反应条件等。应建立适宜的工艺过程控制，以保证偶联反应的批间一致性。采用适宜的、先进的分析技术手段，从理化（分子大小与分子量分布、等电点、氨基酸组成、修饰情况、空间构象等）、免疫学、生物学特性，有关物质和杂质等方面对修饰产物进行严格的特性分析，作为原液及制品质量标准建立的基础，以保证制品具有预期的构象、聚集和（或）降解状态。其他检测项目根据相关制品的特性和剂型而定。检测应包括但不限于外观（例如性状、颜色）、可见异物及不溶性微粒检查，pH值、渗透压摩尔浓度、装量、装量差异、稳定剂和水分测定。

（王坚成）

参考文献

［1］Agyei D，Ahmed I，Akram Z，et al. Protein and peptide biopharmaceuticals：an overview［J］. Protein Pept Lett，2017，24（2）：94-101.

［2］Anselmo AC，Gokarn Y，Mitragotri S. Non-invasive delivery strategies for biologics［J］. Nat Rev Drug Discov，2019，18（1）：19-40.

［3］Walsh C. Biopharmaceuticals：Biochemistry and Biotechnology［M］. Chichester：John Wiley & Sons Ltd，1998.

［4］Wu PS，Rojanasakul Y. Biopharmaceutical drug design and development［M］. New Jersey：Humana Press，1999.

［5］Banker GS. Modern Pharmaceutics［M］. 3rd ed. New York：Marcel Dekker，1996.

［6］Patton JS，Bukar J，Nagarajan S. Inhaled insulin［J］. Adv Drug Deliv Rev，1999，35（2-3）：235-247.

［7］Cleland JL，Daugherty A，Mrsny R. Emerging protein delivery methods［J］. Curr Opin Biotechnol，2001，12（2）：212-219.

［8］Yan X，Wang X，Zhang X，et al. Gastrointestinal absorption of recombinant hirudin-2 in rats［J］. J Pharmacol

Exp Ther，2004，308（2）：774-779.

［9］Wang Z，Zhang Q. Transport of proteins and peptides across human cultured alveolar A549 cell monolayer［J］. Int J Pharm，2004，269（2）：451-456.

［10］Yang TZ，Wang XT，Yan XY，et al. Phospholipid deformable vesicles for buccal delivery of insulin［J］. Chem Pharm Bull（Tokyo），2002，50（6）：749-753.

［11］Zhang Q，Yie G，Li Y，et al. Studies on the cyclosporin A loaded stearic acid nanoparticles［J］. Int J Pharm，2000，200（2）：153-159.

［12］Mathiowitz E，Jacob JS，Jong YS，et al. Biologically erodable microspheres as potential oral drug delivery systems［J］. Nature，1997，386（6623）：410-414.

［13］赵应征. 生物药物制剂学［M］. 杭州：浙江大学出版社，2011.

［14］马大龙. 生物技术药物［M］. 北京：科学出版社，2001.

［15］印春华，张敏. 蛋白质和多肽类药物的聚乙二醇结合物：一种新型给药系统［J］. 中国药学杂志，2001，36（5）：292-296.

［16］马利敏，张强，李玉珍. 载多肽和蛋白类药物的纳米粒给药系统的研究进展［J］. 中国药学杂志，2000，35（7）：437-440.

［17］张强，武凤兰. 药剂学［M］. 北京：北京大学医学出版社，2005.

［18］国家药典委员会. 中华人民共和国药典：2020 年版［M］. 北京：中国医药科技出版社，2020.

中华人民共和国国家标准《生活饮用水卫生标准》（GB 5749-2006）

表1 水质常规指标及限值

指标	限值
1. 微生物指标 [a]	
总大肠菌群（MPN/100 mL 或 cfu/100 mL）	不得检出
耐热大肠菌群（MPN/100 mL 或 cfu/100 mL）	不得检出
大肠埃希氏菌（MPN/100 mL 或 cfu/100 mL）	不得检出
菌落总数（cfu/mL）	100
2. 毒理指标	
砷（mg/L）	0.01
镉（mg/L）	0.005
铬（六价，mg/L）	0.05
铅（mg/L）	0.01
汞（mg/L）	0.001
硒（mg/L）	0.01
氰化物（mg/L）	0.05
氟化物（mg/L）	1.0
硝酸盐（以 N 计，mg/L）	10（地下水源限制时为 20）
三氯甲烷（mg/L）	0.06
四氯化碳（mg/L）	0.002
溴酸盐（使用臭氧时，mg/L）	0.01
甲醛（使用臭氧时，mg/L）	0.9
亚氯酸盐（使用二氧化氯消毒时，mg/L）	0.7
氯酸盐（使用复合二氧化氯消毒时，mg/L）	0.7
3. 感官性状和一般化学指标	
色度（铂钴色度单位）	15
浑浊度（散射浊度单位，NTU）	1（水源与净水技术条件限制时为 3）
臭和味	无异臭、异味
肉眼可见物	无
pH	不小于 6.5 且不大于 8.5
铝（mg/L）	0.2

指标	限值
铁（mg/L）	0.3
锰（mg/L）	0.1
铜（mg/L）	1.0
锌（mg/L）	1.0
氯化物（mg/L）	250
硫酸盐（mg/L）	250
溶解性总固体（mg/L）	1000
总硬度（以 $CaCO_3$ 计，mg/L）	450
耗氧量（COD_{Mn} 法，以 O_2 计，mg/L）	3（水源限制，原水耗氧量＞6 mg/L 时为 5）
挥发酚类（以苯酚计，mg/L）	0.002
阴离子合成洗涤剂（mg/L）	0.3
4. 放射性指标 [b]	指导值
总 α 放射性（Bq/L）	0.5
总 β 放射性（Bq/L）	1

a 代表 MPN 表示最可能数；cfu 表示菌落形成单位。当水样检出总大肠菌群时，应进一步检验大肠埃希菌或耐热大肠菌群；水样未检出总大肠菌群，不必检验大肠埃希菌或耐热大肠菌群。
b 代表放射性指标超过指导值，应进行核素分析和评价，判定能否饮用。

表 2　饮用水中消毒剂常规指标及要求

消毒剂名称	与水接触时间	出厂水中限制（mg/L）	出厂水中余量（mg/L）	管网末梢水中余量（mg/L）
氯气及游离氯制剂（游离氯）	至少 30 min	4	≥ 0.3	≥ 0.05
一氯胺（总氯）	至少 120 min	3	≥ 0.5	≥ 0.05
臭氧（O_3）	至少 12 min	0.3	—	0.02，如加氯，总氯 ≥ 0.05
二氧化氯（ClO_2）	至少 30 min	0.8	≥ 0.1	≥ 0.02

表 3　水质非常规指标及限值

指标	限值
1. 微生物指标	
贾第鞭毛虫（个 /10 L）	1
隐孢子虫	1
2. 毒理指标	
锑（mg/L）	0.005
钡（mg/L）	0.7
铍（mg/L）	0.002
硼（mg/L）	0.5
钼（mg/L）	0.07
镍（mg/L）	0.02

续表

指标	限值
银（mg/L）	0.05
铊（mg/L）	0.0001
氯化氰（以 CN⁻ 计，mg/L）	0.07
一氯二溴甲烷（mg/L）	0.1
二氯一溴甲烷（mg/L）	0.06
二氯乙酸（mg/L）	0.05
1,2-二氯乙烷（mg/L）	0.03
二氯甲烷（mg/L）	0.02
三卤甲烷（三氯甲烷、一氯二溴甲烷、二氯一溴甲烷、三溴甲烷的总和）	该类化合物中各种化合物的实测浓度与其各自限值的比值之和不超过 1
1,1,1-三氯乙烷（mg/L）	2
三氯乙酸（mg/L）	0.1
三氯乙醛（mg/L）	0.01
2,4,6-三氯酚（mg/L）	0.2
三溴甲烷（mg/L）	0.1
七氯（mg/L）	0.0004
马拉硫磷（mg/L）	0.25
五氯酚（mg/L）	0.009
六六六（总量，mg/L）	0.005
六氯苯（mg/L）	0.001
乐果（mg/L）	0.08
对硫磷（mg/L）	0.003
灭草松（mg/L）	0.3
甲基对硫磷（mg/L）	0.02
百菌清（mg/L）	0.01
呋喃丹（mg/L）	0.007
林丹（mg/L）	0.002
毒死蜱（mg/L）	0.03
草甘膦（mg/L）	0.7
敌敌畏（mg/L）	0.001
莠去津（mg/L）	0.002
溴氰菊酯（mg/L）	0.02
2,4-滴（mg/L）	0.03
滴滴涕（mg/L）	0.001
乙苯（mg/L）	0.3
二甲苯（总量，mg/L）	0.5
1,1-二氯乙烯（mg/L）	0.03

指标	限值
1,2-二氯乙烯（mg/L）	0.05
1,2-二氯苯（mg/L）	1
1,4-二氯苯（mg/L）	0.3
三氯乙烯（mg/L）	0.07
三氯苯（总量，mg/L）	0.02
六氯丁二烯（mg/L）	0.0006
丙烯酰胺（mg/L）	0.0005
四氯乙烯（mg/L）	0.04
甲苯（mg/L）	0.7
邻苯二甲酸二（2-乙基己基）酯（mg/L）	0.008
环氧氯丙烷（mg/L）	0.0004
苯（mg/L）	0.01
苯乙烯（mg/L）	0.02
苯并芘（mg/L）	0.00001
氯乙烯（mg/L）	0.005
氯苯（mg/L）	0.3
微囊藻毒素-LR（mg/L）	0.001
3.感官性状和一般化学指标	
氨氮（以 N 计，mg/L）	0.5
硫化物（mg/L）	0.02
钠（mg/L）	200

纯化水、注射用水、灭菌注射用水的药典标准

一、《中国药典》2020 年版二部纯化水项

【性状】 本品为无色的澄清液体；无臭。

【检查】

酸碱度 取本品 10 mL，加甲基红指示液 2 滴，不得显红色；另取 10 mL，加溴麝香草酚蓝指示液 5 滴，不得显蓝色。

硝酸盐 取本品 5 mL 置试管中，于冰浴中冷却，加 10% 氯化钾溶液 0.4 mL 与 0.1% 二苯胺硫酸溶液 0.1 mL，摇匀，缓缓滴加硫酸 5 mL，摇匀，将试管于 50℃水浴中放置 15 min，溶液产生的蓝色与标准硝酸盐溶液 [取硝酸钾 0.163 g，加水溶解并稀释至 100 mL，摇匀，精密量取 1 mL，加水稀释成 100 mL，再精密量取 10 mL，加水稀释成 100 mL，摇匀，即得（每 1 mL 相当于 1 μg NO_3^-）] 0.3 mL，加无硝酸盐的水 4.7 mL，用同一方法处理后的颜色比较，不得更深（0.000006%）。

亚硝酸盐 取本品 10 mL，置纳氏管中，加对氨基苯磺酰胺的稀盐酸溶液（1 → 100）1 mL 与盐酸萘乙二胺溶液（0.1 → 100）1 mL，产生的粉红色，与标准亚硝酸盐溶液 [取亚硝酸钠 0.750 g（按干燥品计算），加水溶解，稀释至 100 mL，摇匀，精密量取 1 mL，加水稀释成 100 mL，摇匀，再精密量取 1 mL，加水稀释成 50 mL，摇匀，即得（每 1 mL 相当于 1 μg NO_2^-）] 0.2 mL，加无亚硝酸盐的水 9.8 mL，用同一方法处理后的颜色比较，不得更深（0.000002%）。

氨 取本品 50 mL，加碱性碘化汞钾试液 2 mL，放置 15 min；如显色，与氯化铵溶液（取氯化铵 31.5 mg，加无氨水适量使溶解并稀释成 1000 mL）1.5 mL，加无氨水 48 mL 与碱性碘化汞钾试液 2 mL 制成的对照液比较，不得更深（0.00003%）。

电导率 应符合规定（通则 0681）。使用在线或离线电导率仪，记录测定温度。测定温度对应的电导率值即为限度值。如测定温度未在表中列出，则应采用线性内插法计算限度值。

表 1　温度和电导率的限度（纯化水）

温度（℃）	电导率（μS/cm）	温度（℃）	电导率（μS/cm）
0	2.4	60	8.1
10	3.6	70	9.1
20	4.3	75	9.7
25	5.1	80	9.7
30	5.4	90	9.7
40	6.5	100	10.2
50	7.1		

内插法计算公式如下：

$$k = \left(\frac{T-T_0}{T_1-T_0} \right) \times (K_1-K_0) + K_0$$

式中，k 为测定温度下的电导率限度值；K_1 为表中高于测定温度的最接近温度对应的电导率限度值；K_0 为表中低于测定温度的最接近温度对应的电导率限度值；T 为测定温度；T_1 为表 1 中高于测定温度的最接近温度；T_0 为表 1 中低于测定温度的最接近温度。

总有机碳　不得过 0.50 mg/L（通则 0682）。

易氧化物　取本品 100 mL，加稀硫酸 10 mL，煮沸后，加高锰酸钾滴定液（0.02 mol/L）0.10 mL，再煮沸 10 min，粉红色不得完全消失。

以上总有机碳和易氧化物两项可选做一项。

不挥发物　取本品 100 mL，置 105℃恒重的蒸发皿中，在水浴上蒸干，并在 105℃干燥至恒重，遗留残渣不得过 1 mg。

重金属　取本品 100 mL，加水 19 mL，蒸发至 20 mL，放冷，加醋酸盐缓冲液（pH 3.5）2 mL 与水适量使成 25 mL，加硫代乙酰胺试液 2 mL，摇匀，放置 2 min，与标准铅溶液 1.0 mL 加水 19 mL 用同一方法处理后的颜色比较，不得更深（0.00001%）。

微生物限度　取本品不少于 1 mL，经薄膜过滤法处理，采用 R2A 琼脂培养基，30 ～ 35℃培养不少于 5 天，依法检查（通则 1105），1 mL 供试品中需氧菌总数不得过 100 cfu。

二、《中国药典》2020 年版二部注射用水项

【性状】　本品为无色的澄明液体；无臭。

【检查】

pH 值　取本品 100 mL，加饱和氯化钾溶液 0.3 mL，依法测定（通则 0631），pH 值应为 5.0 ～ 7.0。

氨　取本品 50 mL，照纯化水项下的方法检查，其中对照用氯化铵溶液改为 1.0 mL，应符合规定（0.00002%）。

硝酸盐与亚硝酸盐、电导率、总有机碳、不挥发物与重金属　照纯化水项下的方法检查，应符合规定。

（1）其中，注射用水电导率限度值如下表，如测定的电导率值不大于限度值，则判为符合规定；如测定的电导率值大于限度值，则继续进行按（2）下一步测定。

表 2　温度和电导率的限度（注射用水）

温度（℃）	电导率（μS/cm）	温度（℃）	电导率（μS/cm）
0	0.6	55	2.1
5	0.8	60	2.2
10	0.9	65	2.4
15	1.0	70	2.5
20	1.1	75	2.7
25	1.3	80	2.7
30	1.4	85	2.7
35	1.5	90	2.7
40	1.7	95	2.9
45	1.8	100	3.1
50	1.9		

（2）取足够量的水样（不少于 100 mL），置适当容器中，搅拌，调节温度至 25℃，剧烈搅拌，每隔 5 min 测定电导率，当电导率值的变化小于 0.1 μS/cm 时，记录电导率值。如测定的电导率不大于 2.1 μS/cm，则判为符合规定；如测定的电导率大于 2.1 μS/cm，继续按（3）进行下一步测定。

（3）应在上一步测定后 5 min 内进行，调节温度至 25℃，在同一水样中加入饱和氯化钾溶液（每 100 mL 水样中加入 0.3 mL），测定 pH 值，精确至 0.1 pH 单位（通则 0631），在表 2 中找到对应的电导率限度，并与（2）中测得的电导率值比较。如（2）中测得的电导率值不大于该限度值，则判为符合规定；如（2）中测得的电导率值超出该限度值或 pH 值不在 5.0～7.0 范围内，则判为不符合规定。

表 3　pH 值和电导率的限度（灭菌注射用水）

温度（℃）	电导率（μS/cm）	温度（℃）	电导率（μS/cm）
5.0	4.7	6.1	2.4
5.1	4.1	6.2	2.5
5.2	3.6	6.3	2.4
5.3	3.3	6.4	2.3
5.4	3.0	6.5	2.2
5.5	2.8	6.6	2.1
5.6	2.6	6.7	2.6
5.7	2.5	6.8	3.1
5.8	2.4	6.9	3.8
5.9	2.4	7.0	4.6
6.0	2.4		

细菌内毒素　取本品，依法检查（通则 1143），每 1 mL 中含内毒素的量应小于 0.25 EU。

微生物限度　取本品不少于 100 mL，经薄膜过滤法处理，采用 R2A 琼脂培养基，30～35℃ 培养不少于 5 天，依法检查（通则 1105），100 mL 供试品中需氧菌总数不得超过 10 cfu。

三、《中国药典》2020 年版二部灭菌注射用水项

【性状】　本品为无色的澄明液体；无臭。

【检查】

pH 值　取本品 100 mL，加饱和氯化钾溶液 0.3 mL，依法测定（通则 0631），pH 值应为 5.0～7.0。

氯化物、硫酸盐与钙盐　取本品，分置三支试管中，每管各 50 mL，第一管中加硝酸 5 滴与硝酸银试液 1 mL，第二管中加氯化钡试液 5 mL，第三管中加草酸铵试液 2 mL，均不得发生浑浊。

二氧化碳　取本品 25 mL，置 50 mL 具塞量筒中，加氢氧化钙试液 25 mL，密塞振摇，放置 1 h 内不得发生浑浊。

易氧化物　取本品 100 mL，加稀硫酸 10 mL，煮沸后，加高锰酸钾滴定液（0.02 mol/L）0.10 mL，再煮沸 10 min，粉红色不得完全消失。

硝酸盐与亚硝酸盐、氨、电导率、不挥发物、重金属与细菌内毒素　照注射用水项下的方法检查，应符合规定。

对于电导率测定，调节温度至 25℃，使用离线电导率仪进行测定。标示装量为 10 mL 或 10 mL 以下时，电导率限度为 25 μS/cm；标示装量为 10 mL 以上时，电导率限度为 5 μS/cm。测定的电导率值不大于限度值，则判为符合规定；如测定的电导率值大于限度值，则判为不符合规定。

其他　应符合注射剂项下有关的各项规定（通则 0102）。

中英文专业词汇对照索引

A

阿拉伯胶　acacia　318

B

巴比妥类　barbiturates　040
靶向递药系统　targeting drug delivery system　333
白蛋白　albumin　337
包衣片　coated tablets　214
被动靶向递药系统　passive targeting drug delivery system　333
崩解迟缓　delayed disintegration　231
崩解剂　disintegrants　218
崩解时限　disintegration time　232
鼻腔给药　nasal delivery　342，507
比表面积　specific surface area　195
比表面积法　specific surface area method　193
比表面积径　equivalent specific surface diameter　192
变色　color changing　231
表面过滤　surface filtration　071
表面活性　surface activity　020
表面活性剂　surfactant　016
表面老化　surface aging　021
表面张力　surface tension　014
表面自由能　surface free energy　014
病毒基因载体系统　gene delivery by viral vectors　448
病毒载体疫苗　viral vector vaccines　460
薄膜-超声分散法　film-ultrasonic disperse method　345
薄膜分散法　film dispersion method　368
薄膜挤压法　film extrusion method　368

C

层压片　multilayer tablets　213
差向异构　epimerization　042
长循环脂质体　long circulation liposomes　365
肠溶胶囊　enteric capsules　206
超临界流体制备法　supercritical fluid method　348
沉降法　sedimentation method　193
沉降容积比　sedimentation rate　115
程序性细胞死亡配体-1　programmed cell death ligand 1，PDL1　002
程序性细胞死亡受体-1　programmed cell death protein 1，PD1　002
迟释制剂　delayed-release preparation　386，416
冲击式粉碎机　impact mill　080
初效过滤器　primary efficiency filter　071
处方　prescription　012
创面用制剂　trauma therapeutic preparations　190
垂直层流　vertical laminar flow　076
纯化水　purified water　059
醋酸亮丙瑞林　leuprorelin acetate　491
醋酸羟丙甲纤维素琥珀酸酯　hydroxypropyl methyl-cellulose acetate succinate，HPMCAS　394
醋酸纤维素　cellulose acetate　393
脆碎度　friability　235

D

DNA 疫苗　DNA vaccines　460
大片制粒压片法　slug granulation tableting method　231
单层脂质体　unilamellar vesicles　363
单独粉碎　separate pulverization　078
单核吞噬细胞系统　mononuclear phagocyte system，MPS　335
单克隆抗体　monoclonal antibody　437
单凝聚法　simple coacervation　320
单元过滤器　unit filter　072
胆固醇　cholesterol，Chol　359
蛋白冠　protein corona　335
蛋白亚单位疫苗　protein subunit vaccines　459
低共熔现象　eutectic phenomenon　082
低温粉碎　cryogenic pulverization　079
滴眼剂　eye drop　181
电渗析法　electrodialysis method　061
酊剂　tinctures　104
动态光散射法　dynamic light scattering　194
多层脂质体　multilamellar vesicles，MLVs　363
多囊脂质体　multivescular liposomes，MVLs　364

E

二肉豆蔻酰磷脂酰胆碱 dimyristoylphosphatidylcholine, DMPC 358

二硬脂酰磷脂酰胆碱 distearoylphosphatidylcholine, DSPC 358

二棕榈酰磷脂酰胆碱 dipalmitoylphosphatidylcholine, DPPC 358

F

法定处方 official prescription 012

反渗透 reverse osmosis 063，149

反渗透法 reverse osmosis method 061

反絮凝剂 deflocculating agents 113

芳香水剂 aromatic waters 102

防腐 antisepsis 131

防腐剂 preservatives 098

非病毒基因载体系统 gene delivery by non-viral vectors 449

非处方药 over-the-counter drug, OTC 012

非均相液体制剂 heterogeneous liquid preparations 088

非离子型表面活性剂 non-ionic surfactant 018

肺部给药系统 pulmonary delivery systems 509

分层 delamination 121

分配系数 partition coefficient 423

分散片 dispersible tablets 214

酚类药物 phenols 041

粉碎 pulverization 201

粉体的孔隙率 porosity of powder 196

粉体的密度 density of powder 195

粉雾剂 powder aerosols 283

复合制粒 complex granulation 084，226

复凝聚法 complex coacervation method 322

复配 compound use 025

G

干法粉碎 dry pulverization 078

干法制粒 dry granulation 083

干热灭菌法 hot-air sterilization 132

干细胞 stem cells 474

甘油剂 glycerins 105

高分子表面活性剂 polymer surfactant 020

高分子溶液剂 polymer solutions 106

高速搅拌制粒 high speed granulation 084

高温变性法 high temperature denaturation 339

高效过滤器 high efficiency filter 072

高压均质法 high pressure homogenization method 344

格林制剂 galenicals 004

固体脂质纳米粒 solid lipid nanoparticles, SLN 343

管制西林瓶 vials 307

光学异构化 optical isomerization 042

光阻法 photoresistance method 193

广义的酸碱催化 general acid-base catalysis 045

硅酮压敏胶 silicone pressure sensitive adhesive 428

滚压制粒压片法 rolling granulation tableting method 231

滚转包衣法 trundle pan coating 240

锅炉用水系统 boiler water system 067

国家药品标准 national drug standard 011

H

海绵剂 sponges 190

海藻酸盐 alginate 318

含量均匀度 content uniformity 232

合并 coalescence 123

红外干燥器 infrared dryer 086

化学交联法 chemical crosslinking 339

化学灭菌法 chemical sterilization 134

化学稳定性 chemical stability 032

化学药物 chemical medicines 003

缓释片 sustained release tablets 214

缓释制剂 sustained-release preparation 386

换气次数 air change times 076

混合 mixing 201

混合粉碎 mixed pulverization 078

混悬剂 suspensions 110

混悬型注射剂 suspension injections 143

活性药物成分 active pharmaceutical ingredient, API 003

J

肌内注射 intramuscular injection 144

基因治疗 gene therapy 444

激光衍射法 laser diffraction 194

几何学粒径 geometric diameter 192

几何异构化 geometrical isomerization 042

挤压制粒法 extrusion granulation 084

脊椎腔注射 spinal cavity injection 144

甲基纤维素 methyl cellulose 319

减毒活疫苗 attenuated live vaccines 459

胶囊剂 capsules 206

胶束 micelle 021

胶束聚合法 micelle polymerization 340

矫味剂 flavoring agents 100

介质研磨法 medium grinding method 347

界面缩聚法 interfacial polycondensation 340

经皮递药系统 transdermal drug delivery system，TDDS 420

经皮治疗系统 transdermal therapeutic system，TTS 420

静脉注射 intravenous injection 144

咀嚼片 chewable tablets 214

聚丙烯酸树脂 polyacrylic resin 394

聚丙烯酸酯压敏胶 polyacrylic pressure sensitive adhesive 427

聚合 polymerization 043

聚合物胶束 polymeric micelles 349

聚己内酯 polycaprolactone，PCL 338

聚氰基丙烯酸烷酯 polyalkylcyanoacrylate，PACA 338

聚乳酸 polylactic acid，PLA 319，338

聚乳酸-羟基乙酸 polylactic acid-glycolic acid，PLGA 319，338

聚乙二醇 polyethylene glycol，PEG 502

聚乙烯醇 polyvinyl alcohol 319

聚异丁烯压敏胶 polyisobutylene pressure sensitive adhesive 427

均相液体制剂 homogeneous liquid preparations 088

K

Krafft 点 Krafft point 023

抗体 antibody，Ab 434

抗体药物 antibody drugs 434

抗体药物偶联物 antibody-drug conjugate，ADC 335，437

抗原 antigen 462

颗粒剂 granules 204

壳聚糖 chitosan 318，338

可离子化脂质纳米粒 ionizable lipid nanoparticle 451

空气净化 air purification 068

控释片 controlled-release tablets 214

控释制剂 controlled-release preparation 386

口含片 buccal tablets 214

口腔给药系统 buccal delivery systems 511

口腔贴片 buccal patches 214

库尔特计数法 coulter counter method 193

L

离心制粒机 centrifugal granulator 084

离子导入 iontophoresis 425

离子交换法 ion exchange process 060

理化导入技术 physicochemical gene transfer methods 447

粒径 particle size 191

粒密度 granule density 195

两亲性嵌段共聚物 amphiphilic block copolymer 338

两性离子型表面活性剂 zwitterionic surfactant 017

裂片 sliver 231

邻苯二甲酸醋酸纤维素 cellulose acetate phthalate 318

邻苯二甲酸羟丙甲纤维素酯 hydroxypropyl methylc-ellulose pathalate，HPMCP 394

临界胶束浓度 critical micelle concentration，CMC 021

磷脂酸 phosphatidic acid，PA 358

磷脂酰胆碱 phosphatidylcholine，PC 357，358

磷脂酰甘油 phosphatidylglycerol，PG 358

磷脂酰肌醇 phosphatidylinositol，PI 358

磷脂酰丝氨酸 phosphatidylserine，PS 358

磷脂酰乙醇胺 phosphatidylethanolamine，PE 358

流出速度 flow rate 197

流化床包衣法 fluidizing-bed coating 241

流化床干燥器 fluidized bed dryer 085

流化床制粒 fluidizing-bed granulation 223

流能磨 fluid-energy mills 079

滤过灭菌法 filtration sterilization 134

氯霉素 chloramphenicol 039

M

mRNA 疫苗 mRNA vaccines 461

埋植给药系统 implantable drug delivery systems，IDDS 189

麦角异新碱 ergometrinine 043

灭活疫苗 inactivated vaccines 459

灭菌 sterilization 131

灭菌注射用水 sterile water for injection 059

明胶 gelatin 317，338

膜的流动性 membrane fluidity 363

膜的通透性 membrane permeability 362

膜剂 films 280

N

纳米结晶 nanocrystal 346

纳米粒 nanoparticle 337

纳米脂质圆盘 nanodisk 352

逆相蒸发法 reverse-phase evaporation method 369

黏冲 sticking 231

黏合剂 adhesives 217

捏合 kneading 082

P

pH 敏感脂质体 pH-sensitive liposomes 365

抛射剂 propellants 286

泡腾片 effervescent tablets 214，238

喷雾冻凝法 spray congealing method 325
喷雾干燥法 spray drying method 325
喷雾干燥器 spray dryer 086
喷雾剂 sprays 283
喷雾制粒 spray granulation 083，224
皮内注射 intracutaneous injection 144
皮下注射 subcutaneous injection 144
片剂 tablets 212
片重差异超限 overlimit of tablet weight variation 231
平衡溶解度 equilibrium solubility 091
破乳 demulsification 123
铺展 spreading 015
普通压制片 regular compressing tablets 213

Q

气流流型 air flow pattern 075
气体灭菌法 gas sterilization 134
气雾剂 aerosols 283
潜溶剂 cosolvent 095
嵌合抗原受体 T 细胞 chimeric antigen receptor T-cell, CAR-T 002
嵌合抗原受体 T 细胞疗法 chimeric antigen receptor T cell therapy 480
羟丙甲纤维素苯二甲酸酯 hydroxylpropylmethyl cellulose phthalate 319
羟丙甲纤维素 hydroxylpropylmethyl cellulose 319, 393
亲水亲油平衡值 hydrophile-lipophile balance, HLB 023
青霉素 penicillin 040
球磨机 ball mill 079
曲普瑞林 triptorelin 498
全粉末片 full powder tablets 239

R

热敏脂质体 thermo-sensitive liposomes 364
热熔压敏胶 hot-melt pressure sensitive adhesive 428
热原 pyrogen 064，146
人胚胎干细胞 human embryonic stem cell, hESCs 475
溶出度 dissolution 233
溶出速率 dissolution rate 094
溶剂-非溶剂法 solvent-nonsolvent method 323
溶剂乳化挥发法 solvent emulsion volatilization method 345
溶剂注入法 solvent injection method 370
溶胶 collosol，sols 108
溶解度 solubility 423
溶液剂 solutions 101

溶液片 solution tablets 214
溶液型注射剂 solution injections 143
乳膏剂 creams 269
乳化分散法 disperse emulsification 326
乳化剂 emulsifiers 119
乳剂 emulsions 116
乳剂型注射剂 emulsion injections 143
乳液聚合法 emulsion polymerization 339
软膏剂 ointments 263
软胶囊剂 soft capsules 206
润湿 wetting 015
润湿剂 wetting agent 027，112，217

S

散剂 powders 200
色斑 speckling 231
筛分法 sieving method 193
筛分径 sieving diameter 192
舌下片 sublingual tablets 214
射线灭菌法 gamma ray sterilization 133
深层过滤 deep filtration 071
渗透 osmosis 063，149
渗透泵片 osmotic pump tablets 409
渗透和滞留增强效应 enhanced permeability and retention effect，EPR 334
生物技术药物 biological medicines 003
生物利用度 bioavailability 418
湿法粉碎 wet pulverization 078
湿法制粒 wet granulation 083，222
湿热灭菌法 moist heat sterilization 132
世界卫生组织 World Health Organization，WHO 011
输液 infusions 164
栓剂 suppository 253
水解 hydrolysis 038
水凝胶型压敏胶 hydrogel pressure sensitive adhesive 428
水平层流 horizontal laminar flow 076
松密度 bulk density 195
松片 loosed tablets 231
送风量 delivery rate of air 077
速释片 rapid release tablets 214
酸败 rancidification 123
羧甲基纤维素钠 sodium carboxylmethyl cellulose 318

T

昙点 cloud point 023
糖浆剂 syrups 103
特性溶解度 intrinsic solubility 091

天然药物　natural medicines　003

头孢菌素类　cephalosporins　040

头孢唑啉钠　cefazolin sodium　040

W

外消旋化　racemization　042

微波干燥器　microwave dryer　086

微量沉淀法　microprecipitation method　348

微囊　microcapsules　316

微囊化　microencapsulation　316

微球　microspheres　316

微乳法　microemulsion method　345

微射流制备法　microfluidic method　348

微针　microneedles　426

温度敏感型材料　thermosensitive materials　338

无菌　sterility　131

无菌操作　sterile operation　135

无菌检查法　sterility test　070，135

物理化学靶向递药系统　physicochemical targeting drug delivery system　333

物理灭菌法　physical sterilization　132

物理稳定性　physical stability　032

X

吸附过滤法　adsorption filtration method　060

烯醇类　enols　041

细胞治疗制剂　cell therapy preparations　471

先进药剂学　advanced pharmaceutics　002

纤维素酯类　cellulose esters　394

显微镜法　microscopy method　192

线性变温法　linear variable temperature method　037

相变温度　phase transition temperature，T_c　361

相分离法　phase separation　320

相转变温度　phase inversion temperature，PIT　122

厢式干燥器　box oven　085

消毒　disinfection　131

小丸剂　pellets　247

协定处方　cipher prescription　012

新鲜空气量　fresh air volume　074

形态系数　coefficient shape　195

休止角　angle of repose　196

醑剂　spirits　104

絮凝　flocculation　122

絮凝剂　flocculating agents　113

血脑屏障　blood-brain barrier，BBB　341

血-肿瘤屏障　blood-tumor barrier，BTB　341

Y

压敏胶　pressure sensitive adhesive，PSA　427

压制包衣法　compression coating　242

亚高效过滤器　subefficiency filter　072

研钵　mortars　079

盐析凝聚法　salting-out condensation　339

眼部给药　ophthalmic delivery　342

眼用制剂　ophthalmic preparations　179

阳离子型表面活性剂　cationic surfactant　017

阳离子脂质体　cationic liposomes　450

氧化　oxidation　041

药品　medicinal products　003

药品包装材料　drug packaging materials　299

药品生产质量管理规范　good manufacturing practice，GMP　012

药筛　pharmaceutical sieves　080

药物　drugs　003

药物靶向递送系统　targeting drug delivery systems　333

药物非临床研究质量管理规范　good laboratory practice，GLP　013

药物剂型　dosage forms　003

药物经皮吸收途径　transdermal route of drug absorption　422

药物制剂　pharmaceutical preparations，drug preparations　003

药液灭菌法　drug solution sterilization　134

液中干燥法　in-liquid drying　324，339

医师处方　physician prescription　012

乙基纤维素　ethyl cellulose　318，393

阴道片　vaginal tablets　215

阴离子型表面活性剂　anionic surfactant　016

饮用水　drinking water　059

硬度　hardness　235

硬胶囊剂　hard capsules　206

有效径　effective diameter　192

Z

杂交瘤技术　hybridoma technology　439

增溶　solubilization　095

增溶剂　solubilizer　026

真密度　true density　195

蒸馏法　distillation method　061

脂质体　liposomes　355

植入剂　implant　414

植入片　implant tablets　215

中国药典　Chinese Pharmacopoeia　010

中效过滤器　medium efficiency filter　072

主动靶向递药系统　active targeting drug delivery system　333

主动包封法　active loading method　371

助溶　hydrotropy　095
助悬剂　suspending agents　112
注射剂　injections　143
注射用水　water for injection　059，145
注射用无菌分装制品　subpackage products of sterile powder for injection　173
注射用无菌粉末　sterile powder for injection　143，172

专属酸碱催化　specific acid-base catalysis　044
转动制粒　rotational granulation　083，225
转相　phase inversion　122
着色剂　coloring agents　101
最低临界共溶温度　lower critical solution temperature, LCST　338
佐剂　adjuvant　463